国家卫生健康委员会专科医师培训规划教材

心血管外科学

CARDIOVASCULAR SURGERY

主　审

刘迎龙

主　编

张宏家

副主编

徐志云　张海波　孙寒松　于存涛

U0284826

人民卫生出版社

·北　京·

图书在版编目（CIP）数据

心血管外科学 / 张宏家主编 . —北京：人民卫生
出版社，2022.8
国家卫生健康委员会专科医师培训规划教材
ISBN 978-7-117-31734-4

Ⅰ.①心⋯　Ⅱ.①张⋯　Ⅲ.①心脏外科学 – 教材②血
管外科学 – 教材　Ⅳ.①R654

中国版本图书馆 CIP 数据核字（2021）第 110096 号

人卫智网　**www.ipmph.com**	医学教育、学术、考试、健康， 购书智慧智能综合服务平台
人卫官网　**www.pmph.com**	人卫官方资讯发布平台

心血管外科学
Xinxueguan Waikexue

主　　编：张宏家
出版发行：人民卫生出版社（中继线 010-59780011）
地　　址：北京市朝阳区潘家园南里 19 号
邮　　编：100021
E - mail：pmph @ pmph.com
购书热线：010-59787592　010-59787584　010-65264830
印　　刷：北京华联印刷有限公司
经　　销：新华书店
开　　本：889×1194　1/16　印张：47
字　　数：1455 千字
版　　次：2022 年 8 月第 1 版
印　　次：2022 年 10 月第 1 次印刷
标准书号：ISBN 978-7-117-31734-4
定　　价：179.00 元

打击盗版举报电话：010-59787491　E-mail：WQ @ pmph.com
质量问题联系电话：010-59787234　E-mail：zhiliang @ pmph.com

编 委（按姓氏笔画排序）

于 洋	于存涛	王 强	王永梅	王晓龙	尤 斌	吕小东	朱文忠	朱俊明
刘 楠	刘迎龙	刘愚勇	关欣亮	许耀强	孙彦隽	孙寒松	贡 鸣	苏丕雄
苏俊武	李 刚	李晓峰	李海洋	杨 研	来永强	何怡华	宋智钢	张 良
张 岩	张宏家	张冠鑫	张晓丽	张海波	张海波*	陆方林	陈 或	郎希龙
范占明	范祥明	罗新锦	侯晓彤	贾 明	徐志云	唐 昊	唐杨烽	黄连军
董 然	董念国	韩 林	韩庆奇	韩建成				

（*：相同姓名）

秘 书

苏俊武　贡 鸣

前　言

伴随社会经济发展,中国心血管疾病危险因素流行趋势明显,心血管疾病已是导致城乡居民死亡原因的首位,成为重大的公共卫生问题。在此背景下,心血管外科疾病患者数量亦不断增加;同时,获益于我国国力不断加强和医疗技术水平的不断提高,开展心血管外科手术的医疗机构和从业医务人员不断增加。为此,全国诸多医学院校、大型医疗机构或专科医院均开展了心血管外科专科技术培训。但心血管外科本身具有知识结构复杂、手术技术难度高和涉及领域庞大的特点,需要一本能够兼顾理论及操作,并与最新疾病指南紧密贴合的教材,辅助专科医师培训,规范化操作流程。与既往教材不同,本教材以培养临床实践能力为目标,结合心血管外科基本知识和手术规范化操作流程,借鉴全国各心脏外科中心专家的临床实践经验,通过分析典型病例和最新疾病诊疗指南,对心血管外科各类常见疾病深入阐述。读者可以各章节要点为导读,系统地掌握各类疾病的诊疗规范、手术常规操作流程、疾病特点和常见诊疗误区,并根据最新指南和诊疗新进展,了解未来心血管外科发展方向。

本书分为七章内容。第一章为总论,主要介绍心血管外科专科医师应掌握的基础知识,包括心脏解剖、常用药物、常用检查方法等。第二章至第七章按病种分类介绍了各种先天及后天性心脏病的病理生理要点及诊疗原则,还包括病例解析、指南解读和手术要点等内容,便于心血管外科专科医师更生动、系统地理解各种心血管外科疾病。

本教材的参编单位为我国各大心脏外科中心,参编人员均为活跃在心血管外科临床工作一线具备高级职称的专业人员。教材组织编写时,充分考虑了各中心优势学科及编者的专业方向和特长。全体编委全情投入,在繁重的临床工作之余,完成了编写任务,对临床指南进行了深入浅出地剖析,分享了临床经验和实践技巧,为专科医师培训提供了良好的辅助工具。在此对大家的辛勤工作和无私奉献表示深深的感谢。

特别感谢主要参编单位:首都医科大学附属北京安贞医院、中国医学科学院阜外医院、海军军医大学第一附属医院(上海长海医院)、上海儿童医学中心、首都医科大学附属北京朝阳医院、北京大学人民医院、华中科技大学同济医学院附属协和医院。本教材在编写过程中,尽量做到精简扼要、与时俱进,但因自身水平和学科的迅速发展,不免存在不足甚至谬误之处,欢迎各位读者、同道批评指正。

张宏家

2022 年 6 月

目 录

第一章

总　　论

第一节　心脏及主动脉解剖

本节要点

1. **心脏支架结构**　心脏支架结构组成：四个瓣环、连接瓣环的纤维三角、连接主动脉瓣环和肺动脉瓣环之间的圆锥韧带。

2. **心脏传导系统**　窦房结位于右心房的上腔静脉入口处，在静脉右前方的界沟内；房室结位于房间隔后下部的右侧面，冠状窦开口前下方；在窦房结和房室结之间的结间传导束，分为前束、中间束和后束三条束支；从房室结发出向下走行的传导束称为房室束。

3. **右心房**　右心房位于右心室上方，解剖学标志是房壁上有终嵴和房间隔上有卵圆孔结构。有三个入口和一个出口，即上腔静脉口、下腔静脉口、冠状窦口和三尖瓣口。

4. **右心室**　右心室根据胚胎发育来源可以分为三个部分：右心室漏斗部、右心室窦部、右心室腔小梁化部。右心室内的重要解剖结构有：右心室前壁，冠状动脉的右冠和左前降支，三尖瓣瓣环、瓣叶及腱索和乳头肌。

5. **肺动脉主干**　肺动脉主干主要包括肺动脉瓣、主肺动脉、肺动脉分叉及左右肺动脉干。

6. **左心房**　左心房的右侧右心房相邻，前方为升主动脉，后方为食管，上方有右肺动脉和支气管分叉，仅左侧为游离壁。左心房的流入孔为四个肺静脉口，流出孔为二尖瓣口。

7. **左心室**　左心室作为心脏最重要的泵血部分，除上方是椭圆形的左心室口外，其余部分均由密闭且厚而有力的环行肌肉组织作为它的壁。

8. **主动脉根部**　主动脉根部可以分为以下几个部分：升主动脉根部（心包内的升主动脉）、主动脉窦、主动脉瓣环、主动脉瓣叶、主动脉瓣下组织。

9. **冠状动脉**　冠状动脉自主动脉窦内发出，位于主动脉瓣叶上方。主要包括：左主干、左前降支、回旋支、对角支、右冠状动脉及后降支。

一、心脏位置

(一)心脏及其周围组织

心脏由坚固的胸廓骨架包围，位于胸廓中心的纵隔之内，横卧于膈肌之上。心脏两侧为肺组织，前方紧邻胸骨，背部由脊柱支撑（图 1-1-1）。

心脏前方称为前纵隔，仅由壁层心包与胸骨相贴合，其间无重要组织，为胸骨距离心脏最近的位置，是大多数心脏手术的切口位置。在前纵隔两侧距胸骨缘外侧约 1.5cm 分别有左、右胸廓内动脉自上而下走行，它们起自锁骨下动脉，与伴行静脉走至剑突附近分为小支入肋间。紧贴肋骨前端的内侧表面，有胸膜覆盖,是冠状动脉手术的理想血管材料。心脏后方与脊柱之间为后纵隔,该区域包含多个重要器官。气管在胸骨角水平分叉为左右总支气管;食管上段走行于降主动脉右侧,下段食管与心脏后壁的心包贴近,经食管超声心动图可以精确显示心脏结构和功能,即以此解剖特点为基础;主动脉弓跨过左主支气管向下延伸为降主动脉,并与食管平行通过膈肌裂孔进入腹腔,降主动脉发出肋间动脉、食管动脉和支气管动脉,当弓降部巨大动脉瘤形成时可压迫左主支气管导致呼吸困难。心脏上方在胸骨与脊柱之间的区域为上纵隔,也有十分重要的器官和血管存在于该区域,如位于胸骨后方的胸腺,位于胸腺后的无名静脉及奇静脉,以及深部的主动脉弓及其头臂分支等。

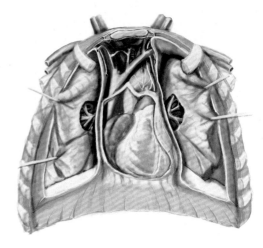

图 1-1-1　心脏大体观(正位)

中纵隔位于前后纵隔之间,称为心包腔。其为一密闭囊腔,囊壁由纤维组织构成。整个心包腔将心脏及大血管的起始部加以包盖,贴在心脏及大血管表面的心包称为脏层心包。未与心脏大血管直接接触的称为壁层心包,脏层与壁层心包之间即为心包腔,腔内有少量心包液,可在心脏跳动时起滑润作用。整个心包呈圆锥形,底部坐在膈肌上面。心包的反褶围绕在心脏的大血管起始部和左心房后壁的一部分,整个心尖完全埋于心包内。当心包内大量渗液或出血时,这些液体均集中于心尖四周,妨碍心脏搏动并压迫心房和腔静脉,阻碍静脉血回流。心包的反褶处在心脏外科的意义十分重大,升主动脉和主肺动脉起始部完全被其包裹,形成一个大动脉鞘,此鞘的周围为左右贯通的窦道,称为"横窦",心脏直视手术时可于此处钳夹阻断升主动脉和主肺动脉。左心房下方的心包反褶构成一条窄长的陷窝,称为"斜窦",这是心包腔后方的上界,在施行心包部分切除手术时,心尖和心膈面的游离范围应接近斜窦。在上腔静脉与下腔静脉起始部心包并未能完全将其包绕,即一部分腔静脉后壁不在心包腔内,如需在腔静脉根部放置阻断带则必须切开腔静脉两侧的心包反褶。

（二）观察心脏的视角

对心脏解剖的理解可以从不同视角进行观察和描述,但根据 X 线检查、外科手术和病理学研究的特殊要求,常需要采用一定的观察角度。解剖学中又人为地引入三条以中心纤维体为中心的轴线,以便学习及统一描述(图 1-1-2)。心脏正前方观察视角是描述心脏标本的常用角度,可认为是解剖视角;而从临床实用出发,以术者的观察角度(相当于自患者仰卧体位的右肩侧)进行描述,即手术视角,或在特殊情况下选用患者头侧或背侧视角进行描述,为更常用的一种描述方法(图 1-1-3)。

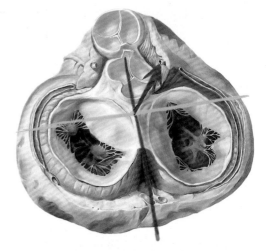

（三）心脏手术的剖胸途径

心脏手术要穿过胸廓骨架,在深而固定的术野进行操作。外科医生除了熟练掌握心内操作之外,首先要选择恰当的胸部切口。选择的首要原则是要保证心脏手术安全有效,同时尽量减少创伤。心脏外科的各种胸部切口如下:

1. 胸骨正中切口　此为目前临床最常用的切口。胸骨自中线完全劈开,各心腔均较易显露,对于右心室和主动脉瓣区尤为方便,可避免打开胸腔。

2. 右侧切口　右前外侧第 4 肋间,对二、三尖瓣手术较方便(图 1-1-4)。

图 1-1-2　与房间隔平行的蓝色线条为前后轴,自中心纤维体的红色线条为头尾轴,绿色线条为左右轴,三条线汇聚于中心纤维体

3. 左侧切口　左前外侧第 4 肋间开胸,有时需联合切断第 5 肋间(图 1-1-5)。

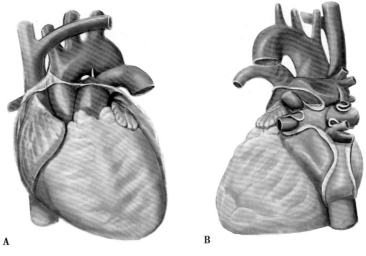

图 1-1-3 不同角度的心脏外观
A. 前面观；B. 后面观。

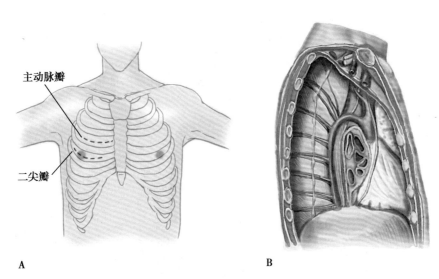

A

主动脉瓣

二尖瓣

B

图 1-1-4 右侧开胸途径解剖
A. 右侧切口；B. 纵隔右侧观。

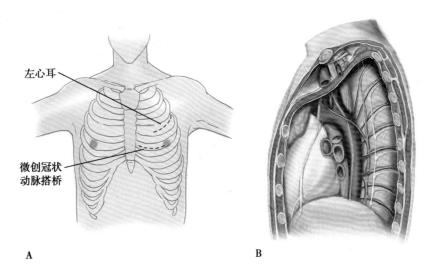

A

左心耳

微创冠状
动脉搭桥

B

图 1-1-5 左侧开胸途径解剖
A. 左侧切口；B. 纵隔左侧观。

4. 微创剖胸途径

（1）胸骨做"T"形劈开或自第 2 肋间横断胸骨并延伸至右侧肋间。

（2）胸骨上半段部分劈开术：可行主动脉根部手术。

（3）胸骨旁左侧平行切开第 2~4 肋软骨：此法便于游离左胸廓内动脉行冠状动脉旁路移植术，尤其适用于左前降支。

（4）左肩间区小切口 4~6cm，可进行未闭动脉导管结扎术。

二、心脏整体结构

心脏是一个近似圆锥形的空心球体，以四个瓣环相连作为心脏纤维性支架，心肌以此支架为基础分隔为四个心腔。靠近心底部的两个薄壁心腔为左右心房，靠近心尖部的两个厚壁心腔为左右心室。左右心房由房间隔完全隔开，左右心室由室间隔完全隔开。心房的作用主要是回收全身回心血流，心室则有排出心内血液的作用。心脏的结构十分复杂，从临床实用角度主要分以下几方面进行概述：

（一）心脏支架结构

沿着房室沟上缘剖开心脏，可在断面上看到心脏的四个瓣口，即二尖瓣口、三尖瓣口、主动脉瓣口和肺动脉瓣口。各瓣口均以致密的纤维性组织所环绕，称为瓣环。主动脉瓣环在中心将另外三个瓣环连接起来，这四个瓣环以及连接瓣环的纤维组织统称为心脏支架结构。由于心脏的肌肉、血管以及传导系统都与心脏支架有密切关系，因此正确判断支架的解剖位置对心脏外科手术至关重要。

心脏支架结构组成（图 1-1-6）：四个瓣环、连接瓣环的纤维三角、连接主动脉瓣环和肺动脉瓣环之间的圆锥韧带。主动脉瓣环右后方和左右心房室环相连接的纤维三角称为右纤维三角或中心纤维体，主动脉瓣环左侧与二尖瓣环连接处之纤维三角称为左纤维三角。

1. 中心纤维体　连接于主动脉后瓣环、二尖瓣环和三尖瓣环之间的纤维和纤维软骨片，其心房面有房间隔的肌肉附着，相当于卵圆孔下脚，中心纤维体前方与主动脉后瓣环相连续，其左缘与二尖瓣环相延续，其右缘相当于三尖瓣隔瓣上方的延续部分，中心纤维体的前面为膜部间隔和左心室流出道，尾端是托达罗腱（Todaro腱）与下腔静脉瓣延续。其周围有许多房室结区的传导纤维，且房室束由心房穿过中心纤维体进入心室。从右心观相当于冠状窦开口的前方，从左心观位于二尖瓣后交界之前。

2. 左纤维三角　为主动脉左冠瓣环外侧与二尖瓣环相连接的纤维和软骨片结构，体积较小。位于二尖瓣的前交界之前，其外侧与左冠状动脉靠近，是二尖瓣手术的重要外科标志，也较易损伤冠状动脉位置。

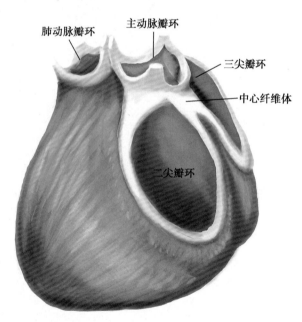

图 1-1-6　心脏支架组成

3. 肺动脉瓣环　由肺动脉三个半月瓣的基底缘构成，位于主动脉瓣环的左前方，是由三个弧形曲线构成，不在一个平面上，与右心室流出道相延续。

4. 主动脉瓣环　由三个弧形曲线构成，右瓣环位于室间隔上，左瓣环和后瓣环则与二尖瓣前瓣相延续。主动脉瓣环是心脏支架结构的中心结构，与其他瓣环均有密切联系。

5. 二尖瓣环　为一略呈马鞍形平面的圆环，其前叶以左、右纤维三角和主动脉瓣环相连，前方约 1/3 周长为前瓣附着部，后方约 2/3 周长则为二尖瓣后瓣的附着缘。左、右纤维三角稍后方分别为二尖瓣的前交界和后交界。

6. 三尖瓣环　也是一水平面圆环，全周基本上孤立存在，只有一处仅在中心纤维体处与主动脉瓣环和二尖瓣相连,此区域很小,相当于三尖瓣隔瓣与前瓣的交界处。隔瓣的附着处比较固定,为室间隔。

(二)心肌走行

心房壁肌肉层很薄,分为深浅两层。浅层心肌纤维包绕在左、右心房壁并进入房间隔,呈"8"字走行于两个房室环上。深层肌肉主要连在一个房室环上,右心房外侧壁有一条纵行肌束称为"终嵴",走行于上下腔静脉之间,并于上下腔静脉口前方走向房间隔。

心室肌肉甚厚,左心室厚于右心室。心肌纤维均环形包绕心室,通过心肌的收缩和扩张来改变心室腔以便于排血。心脏手术时尽可能平行于肌纤维走行方向做切口,但因为还会受到冠状动脉走行及其他因素的影响,往往难以做到。

(三)心脏自身血液循环

包括冠状动脉,心肌内微血管和冠状静脉系统。冠状动、静脉主支的分布将在之后的章节详细讨论。心肌内的血循环通道包括小动脉、小静脉、毛细血管和肌窦,它们可以互相交通也可以直接进入心腔。心肌窦状隙为深部心肌纤维间许多壁薄而不规则的管腔。小动脉与心腔之交通称为"动脉管腔",小静脉与心腔之通道称为 Thebesian 静脉。归纳起来,冠状动脉的血流可能有四个出路:①经毛细血管入冠状窦并注入右心房;②经过毛细血管流入 Thebesian 静脉;③经过动脉腔管入心腔;④经过心肌窦状腺流入心腔。

(四)心脏神经支配

心脏的节律性跳动主要依靠自身的传导系统,同时也有较高级副交感神经纤维分布于心脏各部,它们只能影响心率的快慢,不能代替传导系统。

交感神经由颈胸交感神经节发出心上、心中、心下神经,副交感神经为迷走神经。迷走神经和心上、心中、心下神经在心底部及升主动脉周围发出许多神经纤维互相连接形成神经丛,也有一部分神经纤维发展到心室及心尖,包括深部心脏神经丛(心后神经丛)、前部心脏神经丛(心前神经丛)、肺门神经丛、右冠状神经丛、左冠状神经丛和喉返神经等。

(五)心脏传导系统

窦房结位于右心房的上腔静脉入口处,在静脉右前方的界沟内,后者被一条脂肪索带所填充。窦房结形似纺锤,上端粗大,向下延伸终于上下腔静脉之间,平均宽 4mm,长 20mm,上端在脏层心包膜下,下端较深和心脏内膜相接触。由一支起自右冠的窦房结营养支。

房室结位于房间隔后下部的右侧面,冠状窦开口前下方,其前缘为宽约 3mm、长 8~10mm 的圆柱形,后方呈束状。由右冠的房室结动脉支供血。房室结周围有丰富的传导系纤维,称为房室结区。

现已证明,在窦房结和房室结之间存在着传导束,称为结间传导束。结间传导束分为前束、中间束和后束三条束支,其中前结间束又分支出房间束(Bachman branch),三束支分别从上腔静脉前方、后方及外侧将窦房结和房室结连接起来,如在术中损伤可致心律失常,如完全阻止可出现结性心律。

从房室结发出向下走行的传导束称房室束,又称"希氏束(His bundle)"。房室束向前下方走行穿过中心纤维体至三尖瓣隔瓣之下到达膜部间隔下缘,分为左、右两束支。右束支为房室束总干的延续部分,走行至心脏脏层心包膜下分出前浦肯野纤维,当右心室高度扩张时右束支易受损伤而出现传导阻滞;左束支起源于室间隔右侧面,穿过室间隔到达左心室,最终分成终末浦肯野纤维网布于整个心室面(图 1-1-7)。

三、右心房和右心室

(一)右心房

右心房位于右心室上方,以房室沟与其相连,以房间隔与左心房毗邻,是心脏外科手术最常用的插管部位。右心房在解剖学上的标志是一个卵圆窝及卵圆窝缘、右心房终嵴、上下腔静脉及冠状窦开口。从胚胎发育上讲,右心房可分为静脉窦部和心房体部,前者由原始静脉窦发育而来,构成右心房的主要部分,与上下腔静脉及冠状窦相连,后者即原始心房体发育成右心耳及右心房外侧壁(图 1-1-8)。

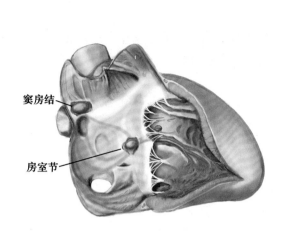
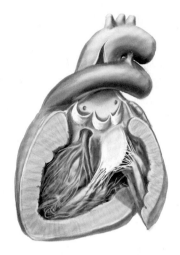

图 1-1-7   心脏传导系统

窦房结

房室节

右心房窦部内壁光滑位于后方,体部为梳状肌小梁,位于前方。窦部与体部之间以一条肌束为界,行于上下腔静脉之间,称为终嵴,有一支结间传导束走行其间。

右心房可大致分为六个壁:①右心耳;②右心房外侧壁,自终嵴向前整个右心房侧壁,其内壁为小梁化之肌束;③右心房内侧壁,房间隔部分;④右心房前壁,范围小,指右心房与主动脉窦部相接触部分;⑤右心房下壁,房间隔下缘与三尖瓣隔瓣附着线之间的间隔部分,是一个三角区,其后方为冠状窦开口,前方为房室结所在部位,也称此处为中间间隔;⑥右心房后壁,终嵴后方的右心房壁。

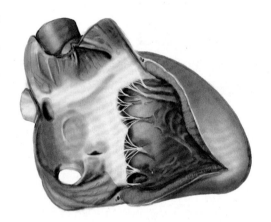

图 1-1-8   右心房全貌

1. 右心耳解剖特点   是三角形海绵样组织,紧靠右心房上方。右心耳比左心耳有更多的肌小梁,是心脏手术时手指探查心内和右心房插管的理想部位。

2. 右心房外侧壁解剖要点   实为右心房壁的游离部分,其后界就是终嵴。终嵴为连接上下腔静脉之间的肌束,终嵴的上端横行绕于上腔静脉之前最后到达房间隔,这个横行肌束也称为"腔静脉前肌束"。终嵴的下端连于"下腔静脉瓣",此瓣和冠状窦瓣与卵圆窝下缘支的组织相延续。

右心房外侧壁与上腔静脉连接处相当于腔静脉前肌束的部位,该处心外膜下方有窦房结,并向房室结发出三支结间传导束。右心房外侧壁与下腔静脉连接部位位于右心房后方且紧贴膈肌,下腔静脉甚短。

临床意义:游离上腔静脉时注意勿过低而损伤窦房结,在显露上腔静脉内侧壁时应将右心耳拉开;将右心房外侧壁推向中线就可看到房间沟,经房间沟切口可达左心房。

3. 右心房内侧壁解剖要点   房间隔平面与人体额平面约成45°夹角,因此当患者仰卧位时,房间隔并不在水平位置。

房间隔前缘与主动脉后窦的中点相邻,因此主动脉后窦与右心房和左心房均一壁之隔。

房间隔下缘在右侧和三尖瓣瓣环尚有一段距离,在左侧则与二尖瓣瓣环相近,二尖瓣的后交界大致位于房间隔下缘中点,中心纤维体的后端。

房间隔中部一较薄的陷窝称为卵圆窝。卵圆窝前缘一马蹄形隆起的边缘,称为 Vieussens 环。此环的上缘称为上缘支,其肌纤维通过腔静脉前肌束与终嵴相延续;此环的下缘称为下缘支,向后下方走行于下腔静脉瓣相连,故被看作下腔静脉瓣的乳头肌。该处的腱索样结构称为 Todaro 腱(图 1-1-9),它与中心纤维体的尾端相延续,因此,Todaro 腱可以看作卵圆窝下缘支和中心纤维体终末部与下腔静脉瓣的延续部分。

在右心房的冠状窦口前内缘、三尖瓣隔侧尖附着缘和 Todaro 腱之间的三角区,称科赫三角(Koch 三角)(图 1-1-10),是心内手术的重要标志,因房室结走行其中,以防术中损伤。

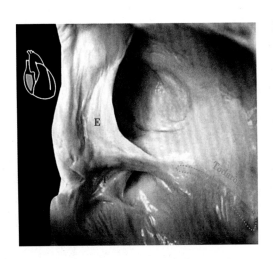

图 1-1-9　Todaro 腱
E.下腔静脉瓣;T.冠状窦瓣。

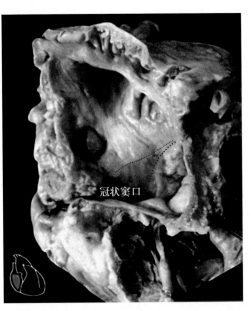

图 1-1-10　Koch 三角与卵圆窝的关系

冠状窦口

临床意义:房间隔前缘正对着主动脉后窦中点,因此该处的主动脉窦瘤既可破入右心房,又可破入左心房。

房间隔下缘的左侧面是二尖瓣后内交界,也位于中心纤维体的后下方,所以显露二尖瓣时经房间隔显露最表浅。

4. 右心房前壁　范围很小,包括右心房与主动脉右、后窦的黏附面,中心纤维体的右侧面和膜样间隔心房部。

5. 右心房后壁　为终嵴后方的心房壁,位于上下腔静脉开口之间,内面光滑,通常成人手术不在此做切口。

6. 右心房下壁　相当于中间间隔的右心房面,是一个三角形的斜坡面,位于房间隔下缘和三尖瓣隔瓣附着缘之间,右心房下壁的前端是膜样间隔,后界是冠状窦开口,房室结位于右心房下壁的心内膜下。

(二) 右心室

右心室为一扁平的锥形心腔,覆盖于左心室的右前方。顶部对向肺动脉瓣,底部相当于三尖瓣口,左右心室被室间隔隔开。在心表面以室间沟将左右心室分开,冠状动脉左前降支走行于前室间沟内,正中劈开胸骨显露心脏时即可看到右心室全貌。右心室根据胚胎发育来源可以分为三个部分(图 1-1-11):①右心室漏斗部,由胚胎圆锥部发展而来,位于肺动脉瓣与三尖瓣之间,为漏斗样肌肉结构;②右心室窦部,为右心室流入道,为胚胎期原始肌部室间隔不断生长所隔开的右心室腔,内壁光滑;③右心室腔小梁化部,相当于右心室腔下部,由于胚胎期心室腔海绵样吸收扩张而来,内部布满肌小梁,乳头肌均发自此处。

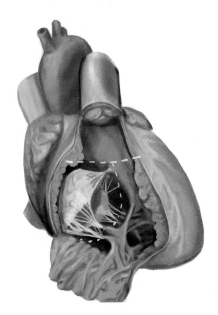

图 1-1-11　右心室全貌
正中切开心包显露心脏:可见右心室呈扁平圆锥形,贴附于左心室右前方。右心室两侧界限为左右冠状动脉沟,与肺动脉之间以圆锥动脉为界。

1. 右心室内的重要解剖结构

(1) 右心室前壁：位于心脏前面，显露最好，为右心室手术的主要切口途径。右心室前壁可作切口的区域为其上半部，因为其后下方为三尖瓣前乳头肌附着点和错综的肌小梁，无法切开。

冠状动脉的主干（右冠和左前降）走行于右心房室沟和前室间沟，并不妨碍手术。

(2) 三尖瓣

1) 三尖瓣环：是三尖瓣的附着缘，也是心脏纤维支架的组成部分。瓣环略呈三角形，其中一个角相当于隔瓣前端与中心纤维体相连。三尖瓣环向前横跨膜样间隔中部，将膜样间隔分为两半，即膜样间隔心房部和心室部（图 1-1-12）。

2) 瓣叶和交界：三尖瓣装置包括三个瓣叶：隔瓣、前瓣和后瓣。前瓣最大，是维持功能的主要部分，后瓣最小，隔瓣以许多小腱索贴于室间隔上。

3) 腱索和乳头肌：前乳头肌是三尖瓣最大的乳头肌，附着于右心室前壁的下半部，发出腱索主要连于前瓣叶，少数连于后半叶。后乳头肌较小，为单个或双个，腱索主要连于后瓣。另一个乳头肌是圆锥乳头肌，由室上嵴下缘发出，其腱索分布在隔瓣-前瓣交界附近，是右心室手术的重要外科标志（图 1-1-13）。

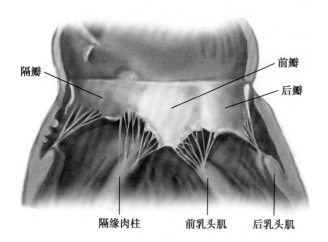

图 1-1-12 三尖瓣及其外科解剖关系

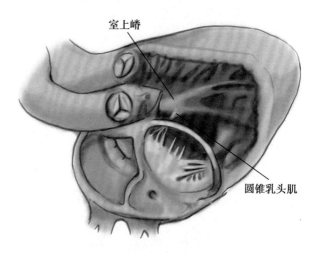

图 1-1-13 三尖瓣环及右心室重要结构

(3) 室间隔右心室面：室间隔自右心室面可分为四个部分。

1) 漏斗部间隔：位于肺动脉和三尖瓣之间，包括各种肌束。漏斗部间隔位于左、右心室的流出道之间，和主动脉瓣紧密连系，修补时易伤及主动脉瓣。

2) 肌部室间隔光滑部：相当于右心室流入道，有三尖瓣隔瓣附着。

3) 肌部室间隔小梁化部：为室间隔的最下部，通常外科意义不大。

4) 膜部室间隔：面积极小但临床意义很大，因为许多心脏复杂畸形都在此处发生，这是由于膜部室间隔是室间孔最后闭合的部分。它在胚胎期和心内膜垫、圆锥动脉干都有密切联系，室间隔缺损也多发生于此。

膜部室间隔的边界：其后上方以三尖瓣环与膜样间隔心房部相邻，其下方为肌部室间隔的嵴，其前缘为漏斗部肌肉，上方为隔瓣前端与主动脉瓣环的相邻部。

2. 右心室的外科解剖要点

(1) 三尖瓣瓣环成形术：三尖瓣环可分为两个部分，即固定部分与游离部分。三尖瓣环在室间隔的附着部比较固定，变化较小，三尖瓣环在心室游离壁的附着部则可随心室腔的扩大而伸长以至于形成关闭不全，因此缩环术主要是将附着于右心室游离壁的部分加以缩短。在三尖瓣的纤维带结构中，隔瓣-前瓣交界处和房室结、膜部间隔和主动脉瓣环很近，需特别注意；而其他部分相对安全，现行的三尖瓣缩环术都是在环的安全区进行的。

(2) 传导系的损伤：房室束穿过中心纤维体后沿膜样间隔的后下缘走行，故膜部室间隔缺损手术时容易损伤。右束支沿室上嵴通过调节束到达右心室前壁,故右心室手术时过度牵拉也可能造成右束支传导阻滞。

四、肺动脉主干

肺动脉主干主要包括肺动脉瓣、主肺动脉、肺动脉分叉及左右肺动脉干。

(一)肺动脉瓣

肺动脉瓣为三个半月瓣,分别为左瓣、右瓣和前瓣,瓣叶和瓣环均比较薄弱,瓣环和右心室漏斗部肌肉相连,和三尖瓣没有直接纤维连续。左右瓣的内 1/2 与主动脉壁相贴,左、右肺动脉瓣之间的交界与主动脉的左、右瓣交界相对应,但这两个交界并非连于同一个点上,肺动脉瓣的交界稍高。肺动脉瓣前瓣连于右心室游离壁(图 1-1-14)。

(二)主肺动脉

主肺动脉位于瓣环和左右分叉部之间,呈螺旋形贴于升主动脉的左前方,在左右冠状动脉之间。左冠状动脉主干走行于主肺动脉后方,手术时无法暴露,左前降支自主肺动脉左后方绕过,并于该处发出第一间隔支。主肺动脉与升主动脉之间为疏松的结缔组织,可钝性分离,游离主动脉根部。主肺动脉和升主动脉后方是心包横窦,用于术中阻断升主动脉。主肺动脉壁薄,可直视切开行肺动脉瓣狭窄或经肺动脉腔内闭合动脉导管未闭手术(图 1-1-15)。

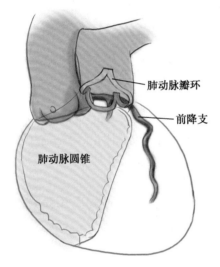

图 1-1-14　肺动脉瓣口和升主动脉瓣口的关系
肺动脉瓣位置高,主动脉瓣位置低,二者成 90°~100°夹角。左冠状动脉起始部走行于肺动脉后方,手术无法显露,肺动脉瓣左下方为左冠状动脉前降支。

标注:肺动脉瓣环　前降支　肺动脉圆锥

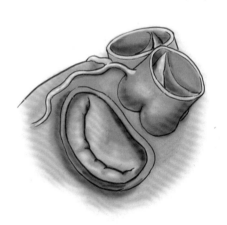

图 1-1-15　主肺动脉与左冠状动脉的关系

(三)肺动脉分叉

肺动脉分叉部偏左与主动脉弓之间有一韧带,称动脉导管韧带,左侧喉返神经绕过此韧带返回颈部,动脉导管未闭即在此处,左侧开胸显露较好。

(四)左右肺动脉干

左肺动脉在心包内的一段很短,主要在心包外,距左锁骨下动脉较近。右肺动脉干在心包内有较长一段,横行于主动脉和上腔静脉后方,牵开上腔静脉可以显露右肺动脉。

五、左心房和左心室

(一)左心房

左心房横卧于左心室上方,形似一个长方体,左心房腔可分为两个部分,即左心耳和左心房体部。左

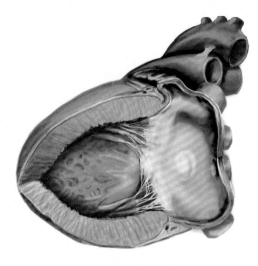

图 1-1-16　左心房结构

心耳为小梁化内腔，由胚胎时期的原始左心房发育而来。左心房体部内壁光滑，胚胎期由肺静脉共干扩大而成。

左心房的右侧与右心房相邻，前方为升主动脉，后方为食管，上方有右肺动脉和支气管分叉，仅左侧为游离壁。左心房的流入孔为四个肺静脉口，流出孔为二尖瓣口（图 1-1-16）。

1. 左心耳　为近似三角形的突出部，是手术探查左心房最理想的切开部位。左心耳外壁可见若干切迹，内壁为海绵状小梁，经左心耳心内探查时必须将这些小梁切断。心房颤动时左心耳最先发生血栓，其下方有左冠状动脉回旋支绕过，手术时需格外小心。

2. 左心房壁

（1）前壁：前壁下部与主动脉左窦及部分后窦相接触，上部和升主动脉相邻，中间以心包横窦相隔，此为阻断升主动脉的部位。

（2）后壁：后壁有四个肺静脉入口，后方与食管相邻，当左方扩大时，食管被挤压向后移位，二尖瓣狭窄患者尤为典型。

（3）上壁：上方为总气管分叉部，当左心房扩大时可将此分叉部抬高。

（4）右壁：即房间隔，与右心房毗邻，从左心房腔可以看到房间隔前方有一个半月形皱褶正是卵圆窝的底部，此为判定左心房的一个重要标志。由于左右心房之间仅以菲薄的卵圆窝相隔，可以通过此处穿刺或切开到达心房腔。巨大房间隔缺损时，切开右心房后甚至可以直接看到二尖瓣。

（5）左壁：即外壁，是左心房的游离壁。经左侧开胸行二尖瓣直视手术时可切开左心房左壁，这个途径显露二尖瓣较好，此切口通常自心耳沿房室沟切开左心房后壁。

3. 左心房外科特点　第一是左心房位置深显露难；第二是左心房位置固定；第三是左心房切口延伸的空间小且无伸展性，过度牵拉可能伤及毗邻重要组织；第四是左心房壁薄、脆弱，易被牵拉损伤。

（二）左心室

左心室作为心脏最重要的泵血部分，肩负保持体循环正常血流及血压的作用，因此左心室除上方是椭圆形的左心室口外，其余部分均由密闭且厚而有力的环行肌肉组织作为它的壁。右心室是一扁而壁薄的管道，平铺在左心室的右前方，左右心室之间以向右膨出的室间隔作为分界，外面以室间沟作为标志。

1. 左心室口　左心室口的右 1/3 周是室间隔上缘，其余 2/3 周是房室沟，有冠状血管走行其中。左心室口被二尖瓣前瓣分隔成两部分，前部为左心室流出口，与主动脉口相连，后部为左心室流入口，与二尖瓣口相连（图 1-1-17）。由于左心室口被二尖瓣前瓣这样一个膜样组织一分为二，主动脉口下方就不是一个环行肌肉圈，也就没有完整的主动脉瓣下圆锥，这是和肺动脉瓣的重要区别，肺动脉瓣下有完整的圆锥结构。同理，二尖瓣环也不是一个完整的环，其前瓣附着缘构成二尖瓣环的一部分。

2. 左心室壁　左心室壁可分为三部分：

（1）室间隔壁：为与右心室的相邻部分，以前、后室间隔为界。室间隔向右侧凸出，上方有膜部间隔。

（2）后壁：相当于心脏与膈肌的接触面，其分界线为左冠状动脉钝缘支和后室间沟之间，是手术时显露困难的部分。

（3）侧壁：也称外科壁，是左心室左前方的游离壁，左心室切口均

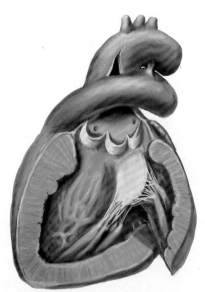

图 1-1-17　左心室结构

在此部分进行,界限为冠状动脉前降支(即前室间沟内)和左钝缘支之间,临床最常用的切口是左心室侧壁前下方的无血管区。

3. 左心室腔 可分为窦部和小梁化部。前者在左心室上部,内壁光滑;后者位于心尖,内壁为小梁,且有两组较大的肉柱为二尖瓣乳头肌。

由于主动脉瓣下无完整圆锥结构,即左心室并没有完整的圆锥部心腔,但在室间隔前方与右心室圆锥部相邻的部分为圆锥间隔,相当于左心室的圆锥部分。

4. 主动脉瓣 - 二尖瓣延续部 主动脉瓣的后瓣和左瓣与二尖瓣前瓣相延续,这个纤维延续部常被看作一个整体称之为"主动脉 - 心室膜",它包括主动脉后瓣的内 1/2、左瓣的内 1/2、二尖瓣前瓣、中心纤维体和左纤维三角。此局部的周围解剖关系最复杂,与手术关系又相当密切,如二尖瓣、主动脉瓣及室间隔手术都涉及此处,因此是认识心脏整体结构的重点和难点。

5. 二尖瓣装置

(1) 二尖瓣环:为附着于左心房室孔边缘的纤维性组织带,是心脏支架的一部分,二尖瓣环的前 1/3 为前瓣的附着缘,也是"主动脉 - 心室膜"的中部,该处最为坚韧牢固,二尖瓣环的后 2/3 周围后瓣附着缘,纤维组织比较薄弱。二尖瓣环和三尖瓣环并不完全在一个平面上,只是在中心纤维体处有两个房室瓣环相连接。

二尖瓣前瓣根部和主动脉瓣之间是一整片纤维结构,并不是一个纤维条,因此有学者不把这一段看作二尖瓣环的一部分,而认为后瓣以及交界部的纤维环才是真正的二尖瓣环。

二尖瓣环的口径是可变的,左心房收缩可使瓣环缩小,心室收缩期二尖瓣环进一步缩小使瓣口面积减小 20%~40%。另外,二尖瓣环所形成的平面并不是一个水平面,而是稍呈马鞍形,即前叶附着缘略高于后叶附着缘。

(2) 瓣叶:二尖瓣瓣叶并不是完全分割的瓣叶,而是一条连续的宽窄不等的膜状组织。三个瓣叶好似三个扇叶,也称"三扇贝形结构"。

(3) 腱索和乳头肌:腱索附着在瓣叶的边缘和瓣的心室面,另一端附着在乳头肌顶部并有少数直接连接于左心室壁肌肉。

乳头肌不是一个孤立的肉柱而是一级乳头肌,其上可再发出若干小乳头肌,再连接到腱索。乳头肌分为前后两组,前组收集前、后瓣前半部的腱索,血液供应主要来自左冠状动脉回旋支;后组收集前、后瓣后半部的腱索,血液供应来自回旋支或右冠状动脉的后降支(图 1-1-18、图 1-1-19)。

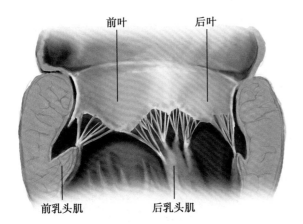

图 1-1-18 孤立的二尖瓣装置
包括二尖瓣环、瓣叶、腱索及乳头肌。

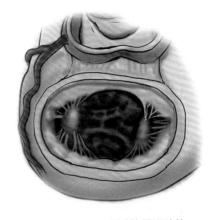

图 1-1-19 二尖瓣的周围结构
①二尖瓣不是正圆形而是近马蹄形,不是一个完整的环;②瓣环后半周较薄弱,且与左冠状动脉回旋支及冠状窦较近,应避免损伤;③二尖瓣内后交界与房室结和传导束临近,应注意避免损伤;④二尖瓣钙化可延伸至主动脉瓣,反之亦然,术中卸瓣时应注意勿伤及邻近瓣叶。

六、主动脉根部

主动脉根部指升主动脉在心包内的起始部以及主动脉瓣下组织,由于主动脉根部位于心脏的中心部位,主动脉瓣环是心脏支架结构的重要组成部分,因此此处的局部解剖具有重要的外科意义。主动脉根部可以分为以下几个部分:升主动脉根部(心包内的升主动脉)、主动脉窦(Valsalva 窦)、主动脉瓣环、主动脉瓣叶、主动脉瓣下组织。

(一)升主动脉根部

位于心包腔,处于游离状态,是非常重要的外科手术部位:阻断循环时由横窦夹阻断钳,主动脉灌注管及停搏液注入部位均在升主动脉前方。主动脉瓣手术时也由此处作主动脉壁切口。升主动脉瘤样扩张时可将整个心脏推向左下方(图 1-1-20)。

(二)主动脉窦

与主动脉瓣叶相对应的主动脉管腔向外呈壶腹样膨出,在半月瓣上方形成向上开口的腔,称为主动脉窦,窦的下界为主动脉瓣环,窦的上界称为"主动脉嵴",即主动脉壁的起始缘。主动脉窦的高度相当于瓣环底部至交界顶部的高度,正常人在 15mm 左右(图 1-1-21)。

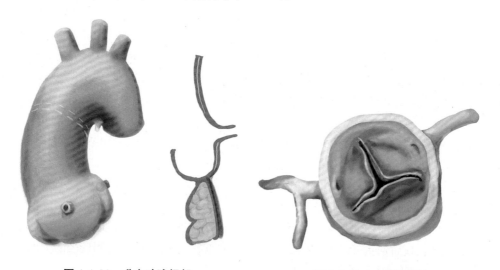

图 1-1-20 升主动脉根部　　　　图 1-1-21 主动脉窦

主动脉窦分为左窦(左冠状动脉窦)、右窦(右冠状动脉窦)以及后窦(无冠状动脉窦)。左右窦上方均有冠状动脉开口,窦壁为主动脉壁向瓣环的延伸部分。主动脉窦的基底部完全包埋在周围组织中,主动脉窦的后半周被左右心房包围,主动脉窦的右侧与右心房、室壁部分相贴,前方则与主肺动脉贴近。房间隔通常正对后窦的中点,左窦与无窦交点正对二尖瓣前叶中点,右窦与无窦交界下方为膜部间隔,左右窦的交点即左右主动脉瓣的交界,与肺动脉的左右瓣交界相对应。

(三)主动脉瓣环

主动脉瓣叶基底部的附着缘为致密的纤维组织索带,称为主动脉瓣环。它由三个弧形环连接而成,弧的顶部与底部不在一个平面上,如将瓣环切断扩展开来,就是一条波浪式的曲线,在主动脉瓣置换手术时,植入的瓣膜要求全周缝在瓣环底部的平面(图 1-1-22)。

(四)主动脉瓣叶

主动脉瓣叶实为三个半月形膜片,基底部附着在弧形弯曲

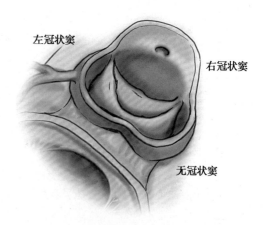

左冠状窦

右冠状窦

无冠状窦

图 1-1-22 主动脉瓣环结构,可见主动脉瓣环呈特征性的波浪状结构

的瓣环上,瓣叶与其相应的主动脉壁构成向上开口的袋状凹陷,即主动脉窦。三个瓣叶大小相同,位置等高,其游离缘互相接触,瓣叶游离缘的中点往往局部增厚形成"游离缘结节"。

（五）主动脉瓣下组织

1. 二尖瓣前瓣　二尖瓣前瓣直接和主动脉瓣相延续,通常主动脉左瓣与后瓣环的下方为致密的纤维组织,向下延伸为二尖瓣前瓣,它构成左心室流入口与流出口之间的尾翼分界。二尖瓣前瓣中线正对左瓣与后瓣交界。

由于二尖瓣和主动脉瓣的纤维性连续,当其中某个瓣叶严重钙化时,钙化区可延伸至另一个瓣叶,因此手术剥除主动脉瓣钙化时要注意避免伤及二尖瓣。

2. 膜部间隔　主动脉右瓣环和后瓣环交界的下方,肌部室间隔的上方有一片很小的区域为膜样组织,位于左右心腔称为膜样间隔。三尖瓣隔瓣环横跨于膜样间隔之上,将膜样间隔分为两部,位于三尖瓣隔瓣下方者称为膜部室间隔,隔瓣后上方者称为膜部房间隔。由于膜样间隔的上界就是主动脉瓣环,在修补室间隔缺损时可能伤及主动脉瓣,而心脏传导系走行于膜部室间隔后下方,行主动脉瓣手术时也可能损伤传导束。

3. 纤维三角　主动脉瓣环与二尖瓣之间有两个纤维三角,具备重要外科意义。

（1）中心纤维体:又称右纤维三角,位于主动脉后瓣,二尖瓣前瓣和三尖瓣隔瓣之间,有房室束穿过,由心房进入心室。其周围关系已述于本节第二部分"心脏整体结构"。

（2）左纤维三角:位于主动脉左瓣、二尖瓣前瓣和左心室侧壁之间,该处组织坚固,是行二尖瓣置换手术时缝针的吃力点,而此处在室壁的对应部位为左冠前降支与回旋支的分叉处,进针过深又易伤及冠状动脉,需十分小心。

4. 主动脉瓣下肌肉组织　主动脉下没有完整的圆锥部肌肉结构,在主动脉瓣下仅半周为肌肉组织,即肌部室间隔前方和左心室侧壁的一部分,构成左心室流出道的前半周。当此处肌肉高度肥厚时可导致主动脉瓣下狭窄,往往需要手术解除流出道梗阻。

七、冠脉循环

（一）冠状动脉

冠状动脉自主动脉窦内发出,位于主动脉瓣叶上方（图 1-1-23）。主要包括:

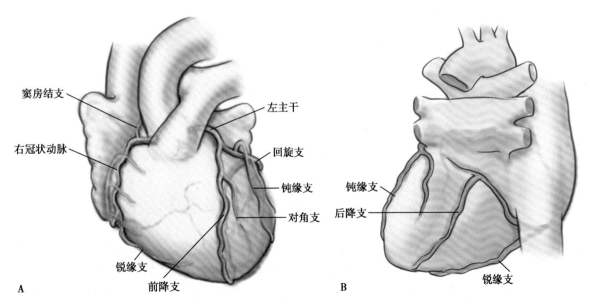

图 1-1-23　冠状动脉解剖
A.正面观;B.背面观。

1. **左主干**（left main，LM）　起自主动脉的左冠状动脉窦，长 10~15mm，表面少量脂肪覆盖，沿主肺动脉后方于左心耳之下伸向室间沟并分作 2~3 支，不易显露。

2. **左前降支**（left anterior descending，LAD）及其主要分支　左主干向室间沟延伸的一支。前降支沿室间沟下行并绕过心尖在后室间沟与后降支相会，其间分出众多间隔支。

3. **回旋支**（left circumflex artery，LCX）及其主要分支　左主干向后分支并沿左心房室沟走行的分支。向下主要延伸为钝缘支（obtuse marginal branch，OM）。

4. **对角支**（diagonal branch，D）　在左前降支与回旋支分叉处，常（约 42.3%）发出一较大分支，称为对角支，可认为是左冠状动脉的主要分支之一。

5. **右冠状动脉**（right coronary artery，RCA）及后降支（posterior descending branch，PDA）　右冠状动脉起自右冠状动脉窦，走行于右心房室沟内，前半段位于右心室前方，术中便于显露，后端绕至心脏右后方达后室间沟形成后降支。在走行过程中还发出窦房结支、右心室圆锥支、右心房支、右心室支、边缘支、房室结支等。

左右冠状动脉分布范围有若干变异：右冠发达，末端可分布至左心室后壁一部分者称为"右优势型"。左冠发达，末端分布至右心室后方的一部分者称为"左优势型"。处于二者之间者称为"均衡型"。

（二）心脏表浅静脉

心脏静脉回流可分为深、浅两个系统。前者起于心肌各部，直接流入各心腔，其中以流入右心房居多，成为心肌深部静脉；后者亦起于心肌，在心外膜下汇成网干，肉眼可透过心外膜看到，主要表浅静脉包括（图 1-1-24）：

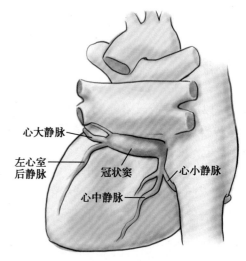

图 1-1-24　心脏表浅静脉解剖（背面观）

1. **心大静脉**　起于前室间沟，汇合左心室浅静脉、钝缘静脉及左心房前静脉，在左下肺静脉前方流入冠状窦。

2. **左心房后静脉**　斜行于左心房后壁，管径细小。

3. **左心室后静脉**　引流心尖和左心室后壁血液。

4. **心中静脉**　与后降支并行，注入冠状窦。

5. **冠状窦**　左心房室沟后缘注入右心房。

（张宏家）

推荐阅读文献

丁文龙，刘学政．系统解剖学．9 版．北京：人民卫生出版社，2018．

第二节　心脏生理学

本节要点

1. **心脏的生物电活动和生理学特性**　生理情况下，窦房结规律性产生动作电位，引起心房、心室进行有顺序、协调的收缩与舒张交替活动，实现泵血功能。心肌细胞具有兴奋性、自律性、传导性和收缩性四种生理特性，前三者与电活动有关，又称电生理特性。

2. **心脏泵血功能**　心脏内特殊的传导系统产生节律性兴奋并向整个心肌细胞传导，通过心肌兴奋-收缩偶联机制，引起心房和心室有序的节律性收缩和舒张交替完成泵血。心脏的泵血过程分三期：等容收缩期、快速射血期、减慢射血期。心脏的充盈过程分四期：等容舒张期、快速充盈期、减慢充盈期、房缩充盈期。心排血量、射血分数、心指数和心脏做功量是评价心脏泵血功能的常用指标。

影响搏出量和心率的因素都能影响心排血量,主要受前负荷、后负荷和心肌收缩力影响。

3. 心血管活动的调节 机体通过自身调节、神经和体液机制对心脏活动进行调节,适应各器官组织在不同情况下血流的需要。

4. 冠脉循环 冠状动脉是营养心脏自身的血液循环,具有血压较高、血流量大,摄氧率高、摄氧量大、血流量受心肌收缩的影响显著等特点。冠状动脉血流量主要受心肌自身代谢水平调节,体液调节作用相对次要。

一、心脏的生物电活动和生理特性

心脏的生理功能与解剖形态密切相关,解剖形态是生理功能的基础。外科治疗的目的是尽量恢复心脏的解剖形态,但更重要的是恢复生理功能,很多情况下无法恢复解剖形态。如瓣膜修复的目的是解决瓣膜的狭窄和反流,而无法恢复瓣膜的形态和结构;瓣膜置换则以人工机械或生物瓣替代病变严重的瓣叶。先天性心脏病的姑息手术也无法达到心脏的解剖矫治,而是部分或全部改善其生理功能。心脏手术的对象是病变的心脏,其生理功能均有不同程度改变。

根据心肌细胞的组织学和电生理特点可分为工作细胞和自律细胞。工作细胞具有稳定的静息电位,主要执行收缩功能,包括心房肌和心室肌。自律细胞大多没有稳定静息电位,可自动产生节律性兴奋,主要包括窦房结细胞和浦肯野细胞,组成传导系统。

(一) 心脏电活动的起源与传导

心肌细胞的电活动起源于窦房结,由它产生动作电位(兴奋),沿一定的路径传导,使所有心肌细胞产生一次动作电位,周而复始,形成节律性的心脏电活动。

1. 窦房结 P 细胞自动节律性动作电位的产生 窦房结 P 细胞是心脏生理活动的起源点。窦房结 P 细胞电位变化过程分为自动去极化 4 期,动作电位去极化 0 期和动作电位复极化 3 期。4 期缓慢自动去极化是窦房结能成为起搏点的关键机制,周而复始地诱发出新的动作电位,形成自律性。延迟整流钾电流(I_k)通道的时间依从性失活造成 K^+ 外流进行性衰减是 4 期自动去极化的最重要离子基础。

2. 工作细胞动作电位的产生

(1) 静息电位:心室肌细胞在静息状态下细胞膜内外两侧的电位差是动作电位形成和变化的基础,人和哺乳动物心室肌细胞静息电位是 –80~90mV,其形成机制与神经纤维和骨骼肌细胞相似,主要是 K^+ 外流形成的 K^+ 平衡电位。

(2) 动作电位:心肌细胞接受从窦房结传来的有效刺激后而去极化,产生快速、可逆性动作电位。根据形态将心室肌细胞动作电位分为 0 期、1 期、2 期、3 期、4 期 5 个时相,其主要特征是复极化过程缓慢而复杂,持续时间长,出现缓慢的平台期,动作电位升支和降支不对称。

心房肌细胞与心室肌细胞动作电位相似,但静息电位值较小(–80mV),平台期较短,时程较短(150~200毫秒)。

3. 快反应细胞和慢反应细胞 钠通道(I_{Na} 通道)激活和失活速度都很快,称为快通道,心房肌、心室肌和浦肯野细胞属快反应细胞,该类细胞去极速度快、波幅大,兴奋传导快。I_{Na} 通道可被河鲀毒素选择性阻断,但其敏感性仅为神经细胞和骨骼肌细胞的 1/(1 000~100)。L 型钙通道(I_{Ca-L} 通道)的激活、失活和复活过程均较缓慢,又称慢通道。窦房结和房室结细胞都属于慢反应细胞,这类细胞去极化速度慢,波幅小,复极缓慢且无明显的时相区分,传导速度慢。钙通道可被 Mn^{2+} 和多种钙通道阻滞剂(如维拉帕米)阻断。

(二) 心肌的生理特性

心肌细胞具有兴奋性、自律性、传导性和收缩性四种生理特性。兴奋性、自律性和传导性是以心肌细胞膜的生物电活动为基础的,故又称为电生理特性;收缩性以胞质内收缩蛋白的功能活动为基础,是心肌的机械特性,是心脏泵血的重要基础。

1. 兴奋性 心肌在受到适当刺激时可产生动作电位,即具兴奋性,刺激阈值是衡量心肌兴奋性的指标,阈值高表示兴奋性低;相反,阈值低表示兴奋性高。

兴奋性的周期性变化:心肌细胞发生一次兴奋,膜电位发生有规律的变化,形成一个周期,可分为有效不应期、相对不应期和超常期(图 1-2-1)。有效不应期,心肌细胞不能产生新的动作电位,又分为绝对不应期和局部反应期,其产生机制为钠通道全部失活或仅少量复活,激活产生的内向电流仍不足以使膜去极化至阈电位。在相对不应期,阈上刺激可引起新的动作电位,其产生机制为阈下刺激激活的钠通道不足以使膜电位去极化至阈电位水平,只有更强的刺激才能点燃膜的兴奋。在超常期,阈下刺激即能引起新的动作电位,其机制为膜电位绝对值小于静息电位,与阈电位的差距较小。

与神经细胞和骨骼肌细胞相比,心肌细胞的有效不应期特别长,一直延续到心肌收缩活动的舒张

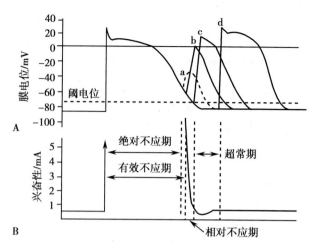

图 1-2-1　心肌细胞动作电位与兴奋性变化
A. 在复极化的不同时期给予刺激所引起的反应(a 为局部反应,b、c 和 d 为 0 期去极化速度和幅度均减小的动作电位);
B. 用阈值变化曲线表示心肌细胞兴奋后兴奋性的变化。

早期,不会像骨骼肌那样发生完全强直收缩。当窦房结产生的每一次兴奋传到心房肌和心室肌时,前一次兴奋的不应已结束,能产生新的动作电位,心肌细胞始终进行有规律的收缩和舒张交替,保证心脏的泵血功能。在心室肌的有效不应期后,下一次窦房结兴奋到达前,心室受到外来刺激,可提前产生兴奋和收缩,称为期前兴奋和期前收缩。期前收缩也有有效不应期,其后会出现一段较长的心室舒张期,称为代偿性间歇,然后再恢复窦性节律。

2. 自律性　自动节律性简称自律性,指心肌组织在没有外来刺激情况下具有自动发生节律性兴奋的能力或特性。正常情况下,心肌组织的自律性活动较规则,而自律性高低则常可发生改变。

窦房结 P 细胞、房室交界、房室束、心室内左右束支和末梢浦肯野细胞纤维网也具有自律性,但高低各不相同。窦房结自律性最高,约 100 次/min,房室交界约 50 次/min,房室束支约 40 次/min,浦肯野纤维约 25 次/min,造成这种差异的关键是 4 期自动去极化的原理不同。正常情况下,窦房结作为起搏点控制整个心脏的活动节律,由窦房结起搏而形成的心脏节律称为窦性节律;其他自律组织并未表现出来,称为潜在起搏点。

窦房结控制潜在起搏点的机制:①抢先占领;②超速压抑或超速驱动压抑。病理情况下,窦房结不能产生最高频率的节律性动作电位,或因传导阻滞不能下传,心房或心室就受当时情况下自律性最高区域发出的动作电位节律支配而搏动,此时的心脏节律称为异位节律。

3. 传导性　指心肌细胞具有传导兴奋的能力或特性。心肌细胞闰盘上缝隙连接构成的通道是心肌细胞之间兴奋传播的基础。正常情况下,窦房结发出的兴奋经心房肌传到整个右心房和左心房,并沿心房肌组成的优势传导通路迅速传到房室交界区,再经房室束和左、右束支传到浦肯野纤维网,引起心室肌兴奋。不同心肌细胞传导速度不同,普通心房肌约 0.4m/s,优势传导通路 1.0~1.2m/s,心室肌约 1m/s,浦肯野纤维可达 4m/s。房室交界区传导速度很慢,结区最慢,约 0.02m/s,而它也是兴奋从心房传到心室的唯一通道。兴奋从心房传到心室需要一个时间延搁,称为房 - 室延搁,它保证了心室的收缩必定发生在心房收缩之后,对心室的充盈和射血十分重要,但房室交界区也成为传导阻滞的好发部位。心肌细胞的结构特点和电生理特性是影响传导性的主要因素。

4. 收缩性　心肌细胞的收缩由动作电位触发,通过兴奋 - 收缩偶联使肌丝滑行引起。其特点包括 3 项。①同步收缩:由于心肌细胞之间存在缝隙连接,兴奋可在细胞间迅速传播,心肌可看作一个功能上的合胞体;解剖上,心房和心室被纤维环和结缔组织分开,分别构成两个合胞体。心肌兴奋后,心房和心室的所有细胞先后分别同步收缩,完成泵血功能,称为“全或无”式收缩。②不发生强直收缩。③对细胞外 Ca^{2+} 的依赖性:心肌细胞 Ca^{2+} 储备量少,T 管与肌质网之间形成二联管而非三联管,兴奋 - 收缩偶联过程高度依赖于细胞外 Ca^{2+},其浓度在一定范围内增加,可增强心肌收缩力,反之,则收缩力减弱。

二、心脏泵血功能

心脏的主要功能是泵血,右心将血液泵入肺循环,左心将血液泵入体循环进入各个器官。每侧心脏均由心房和心室组成,心房收缩力弱,起初级泵的作用,可提高 30% 的每搏输出量。心脏内特殊的传导系统产生节律性兴奋并向整个心肌细胞传导,通过心肌兴奋 - 收缩偶联机制,引起心房和心室有序的节律性收缩和舒张交替完成泵血。

(一)心肌舒缩机制

当心肌细胞兴奋去极化时,Ca^{2+} 进入细胞内,触发肌质网内 Ca^{2+} 进入胞质,胞质中 Ca^{2+} 与细肌丝上的肌钙蛋白结合,后者构型发生变化,肌动蛋白的活化点暴露,肌桥蛋白横桥头部与肌动蛋白结合,横桥头部发生摆动,粗肌丝与细肌丝间发生滑行,肌节长度缩短,此过程称为兴奋 - 收缩偶联过程。横桥头部摆动的能量来源于 ATP 的高能磷酸键,横桥摆动后,原来与之结合的 ADP 解离,横桥又与一个 ATP 结合,结合 ATP 分子的横桥与肌动蛋白解离。当心肌收缩后复极时,肌质网借助于钙泵的作用从胞质中把 Ca^{2+} 摄取回来,同时另一部分 Ca^{2+} 通过肌膜转至细胞外,胞质内 Ca^{2+} 浓度降低,肌钙蛋白 C 与 Ca^{2+} 解离,肌桥蛋白横桥头部不再与肌动蛋白结合,肌肉便回到舒张状态。上述心肌兴奋收缩和舒张的过程中,心肌胞质内 Ca^{2+} 浓度发生瞬时的升高和降低,称为钙瞬变。心肌的节律性收缩和舒张是心脏实现泵血功能的基础。

Ca^{2+} 在心肌的兴奋收缩偶联中起关键作用,心肌缺血、缺氧、酸中毒,离子通道异常,膜结构破坏等引起离子转运、分布异常,以及 ATP 生成和利用障碍,都可影响心肌兴奋 - 收缩偶联。细胞外液的 Ca^{2+} 浓度在一定范围内升高,心肌收缩力增强;低心排血量(简称"低心排")时,静脉补充 Ca^{2+} 可增强心肌收缩力,增加心肌排血量。

(二)心动周期

心脏一次收缩和舒张,构成一个机械活动周期,称为心动周期。心房和心室的机械活动都可分为收缩期和舒张期,但由于心室起主要作用,心动周期常指心室的活动周期。成年人心率每分钟为 75 次时,心动周期历时大约为 0.8 秒。在心动周期中,心房首先收缩,持续 0.1 秒,随后舒张 0.7 秒;心房收缩结束后不久,心室开始收缩,持续时间 0.3 秒。随后舒张 0.5 秒。左、右两个心房和左、右两个心室的活动都是同步的,收缩期均短于舒张期。心率加快时,舒张期缩短的程度更大,心肌的工作时间相对延长,休息时间相对缩短,不利于心脏的持久活动,尤其是缺血性心脏病患者。

(三)心脏的泵血过程

左、右心室的泵血过程相似且同时进行,现以左心室为例说明心脏的泵血机制。

1. 心室收缩期 此期可分为等容收缩期和射血期,后者又分快速射血期和减慢射血期。心室开始收缩后,心室内压急剧升高,当超过心房内压时,血液推动房室瓣关闭,血液不会倒流入心房,但心室内压低于主动脉压,半月瓣仍关闭,心室成为一个封闭腔。这时心肌的强烈收缩不引起心室容积改变,但心室内压急剧升高,此期称为心室等容收缩期,持续约 0.05 秒。等容收缩期时程的长短与心肌收缩力及后负荷有关,后负荷增大或心肌收缩力减弱,则等容收缩期延长。当心室内压超过主动脉压时,半月瓣开放,进入射血期。在射血早期,射入动脉的血量多,流速快,称为快速射血期,此期约 0.1 秒,射出血量占总量的 2/3。此后,心室肌收缩力量减弱,射血速度减慢,进入缓慢射血期,此期约 0.15 秒。快速射血中后期和缓慢射血期,心室内压已低于主动脉内压力,但心室内血液具有较大的动量,可逆着压力梯度继续进入主动脉。

2. 心室舒张期 此期分为等容舒张期和心室充盈期,后者又分为快速充盈期、缓慢充盈期和心房收缩期。心室收缩后开始舒张,心室内压急剧下降,主动脉内血液向心室方向推动半月瓣关闭,但心室内压仍高于心房内压,房室瓣处于关闭状态,心室又成封闭腔,容积不变,称为等容舒张期,持续 0.06~0.08s。当心室内压低于心房内压时,血液推开房室瓣快速进入心室,心室容积迅速增加,称快速充盈期,此期约 0.11 秒,进入血量占总充盈量的 2/3。随后,血液以较慢的速度继续流入心室,称为缓慢充盈期,此期约 0.22 秒。心室舒张的后 0.1 秒,心房开始收缩,进入心房收缩期,此期心室充盈量增加 10%~30%。虽然血液进入心室主要不是靠心房收缩,而是靠心室舒张心室内压下降形成的"抽吸"作用,但当机体需要较高的心排血量时,心房收缩增加心室的充盈非常重要;将心房颤动转复成正常的窦性节律,增加心排血量,可改善心力衰竭患者心功能;左心室肥厚导致舒张功能减弱时,心房收缩对于心室的充盈也具有重要意义。

心肌舒张是一个主动过程,也需要 ATP 供能。如果供能不足,舒张早期 Ca^{2+} 的回收速度减慢,心肌舒张障碍。心室早期的主动舒张可产生抽吸作用,增大心房和心室之间的压力差,有利于心室的充盈。在二尖瓣狭窄的情况下,心室舒张的抽吸效应更加重要。

心室肌的收缩和舒张引起心室内压力变化和瓣膜的开、闭活动从而实现血液的单方向流动。左右两侧心室射血过程相似,但肺动脉压力仅为主动脉压力的 1/6,故右心室内压力的变化幅度小。

（四）衡量心脏泵血功能的指标

单位时间内心脏的射血量和做功量是评价心脏泵血功能的常用指标,主要包括心排血量、射血分数、心指数和心脏做功量。

1. 心脏的输出量   一侧心室在一次心搏射出的血量,称为每搏输出量,又称搏出量。正常成年人安静状态下,左心室舒张末期容积约 125ml,收缩末容积约 55ml,二者之差即为搏出量,约 70ml。搏出量与心室舒张末期容积的百分比,称为射血分数。健康成年人射血分数 55%~65%,射血分数比搏出量更能反映心脏泵血功能,对早期发现心脏泵血功能异常具有重要意义。临床上如果射血分数降低了 20%~30%,心力衰竭风险极大;降低 30% 以上,可诊断心力衰竭;射血分数正常而临床有心力衰竭表现,提示左心室舒张功能减退。

一侧心室每分钟射出的血量,称为每分输出量,简称心排血量,等于每搏输出量与心率的乘积,受机体代谢水平影响,因年龄、性别和其他生理情况不同而异。健康成年男性安静时的心排血量为 4.5~6L/min,女性比同体重男性约低 10%。青年人比老年人高,剧烈运动时心排血量可达 25~35L/min,麻醉状态下可降至 2.5L/min。

静息时,心排血量与体表面积成正比,以体表面积计算的心排血量,称为心指数,空腹和安静状态下的心指数称为静息心指数,以它来评价心功能比心排血量更加全面。中等身材的成年人(体表面积为 1.6~1.7m^2),静息心指数为 3.0~3.5L/(min·m^2)。不同年龄和生理状态下,心指数可发生变化,10 岁左右少年最高,可达 4L/(min·m^2),随年龄增长而下降,80 岁时接近 2L/(min·m^2)。

心室一次收缩所做的功称为每搏功,可分为两部分。一是外功,主要指心室收缩而产生和维持一定室内压和心排血量所做机械功;二是内功,指完成离子跨膜主动转运、产生兴奋和收缩、产生和维持心壁张力、克服心肌组织内部的黏滞阻力所消耗的能量。内功消耗远大于外功,外功所占总能量消耗的百分比称为心脏的效率,正常心脏最大效率为 20%~25%,受生理情况影响。若将血压降至原来一半,而搏出量增加一倍,或动脉血压升高一倍,搏出量降到原来一半,心脏所作外功基本相同,但后者能量消耗明显大于前者。

2. 影响心排血量的因素   心排血量为每搏输出量与心率的乘积,凡能影响搏出量和心率的因素都能影响心排血量,搏出量主要受前负荷、后负荷和心肌收缩力影响。

（1）前负荷:心室舒张末容积相当于心室的前负荷,实验中常用心室舒张末期压力反映前负荷。为了分析前负荷和初长度对心脏泵血功能的影响,在实验中逐步改变心室舒张末期压力,并将相对应的搏出量或每搏功的数据绘制成心室功能曲线。从心室功能曲线看,一定范围内增加心室前负荷,心肌收缩力加强,搏出量增加。通过改变心肌初长度而引起心肌收缩力改变的调节,称为异长调节。Starling 将"心室舒张末容积在一定范围内增大可增强心肌收缩力"的规律称为心的定律,后人称之为 Frank-Starling 定律,把心室功能曲线定义为 Frank-Starling 曲线(图 1-2-2)。心肌肌节的最佳初长度

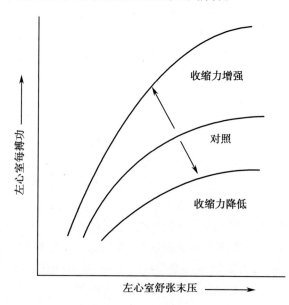

图 1-2-2   心室功能曲线

为 2.0~2.2μm，且具有较强的抗过度延伸能力，心功能曲线不会出现明显的下降趋势，但在病理状态下，心脏过度扩张时，心室功能曲线可出现降支，心肌收缩功能明显受损。

在心室其他条件如心室顺应性不变的情况下，心室舒张末期充盈的血量是影响前负荷的关键因素，它与静脉回心血量和心室残余血量有关。静脉回心血量受心室舒张充盈时间和静脉回流速度影响。心率增快，舒张期缩短，充盈不完全，搏出量减少；相反，一定程度心率减慢可增加回心血量。静脉回流速度则取决于外围静脉与心房、心室压力之差。心室残余血量则与心肌收缩力有关，收缩力强，射血分数大，残余血量减少。前负荷在调节心排血量方面具有重要作用，但得从整体的观念考虑对其他器官的影响。如左心室舒张压太高，引起肺淤血、水肿，造成呼吸衰竭；右心室舒张压太高，引起静脉回流受阻，导致全身水肿、肝大、胸腹水，影响全身各器官功能。

（2）后负荷：后负荷是心脏收缩过程中承受的负荷，动脉血压、总外周血管阻力、动脉血管顺应性、血容量和血液黏稠度是影响后负荷的因素。大动脉血压是心室收缩时所遇到的后负荷，大动脉血压升高，搏出量减少。在整体条件下，可通过异长调节和等长调节使心肌初长度和收缩力发生相应改变，以适应后负荷的改变。持续高血压可使心肌逐渐发生肥厚，最终导致泵血功能减退。健康人动脉血压在一定范围内升高或降低对心排血量没有太大影响，收缩压升高到 170mmHg 以上才影响心排血量；血压太低，则冠状动脉灌注不足。总外周血管阻力取决于小动脉床的横截面积和血管紧张度。舒张小动脉，减轻心脏后负荷是血管扩张药物改善心脏泵血功能的病理生理基础。动脉血管顺应性是指血管壁的弹性或扩张性。当动脉粥样硬化、大动脉炎等引起血管顺应性降低时，对血压的缓冲作用减弱或消失，可增加心室射血阻抗和后负荷。血容量增加或黏稠度增加时，可增加心脏后负荷。

（3）心肌收缩力：肌肉的内部功能状态也是决定肌肉收缩效果的重要因素。通过改变心肌收缩力的泵血功能调节，称为等长调节。凡能影响兴奋 - 收缩耦联的因素均可影响心肌收缩力，其中活化的横桥数目和肌球蛋白头部 ATP 酶的活性是影响心肌收缩力的主要环节。

（4）心率：正常成年人安静状态下，心率 60~100 次 /min，可随年龄、性别和生理状态发生较大变化。一定范围内心率加快可增加心排血量，但过快和过慢的心率都会使心排血量下降。

3. 心脏泵血功能储备　心排血量随机体代谢需要而增加的能力，称为心泵功能储备或心力储备，包括搏出量储备和心率储备。强体力劳动比静息状态泵血功能可增加将近 5 倍，运动员可达 8 倍。代谢活动增强时，主要通过交感 - 肾上腺髓质系统激活动搏出量和心率储备，体育锻炼可增加这两种储备。某些心脏病患者心泵功能储备显著降低，静息状体下相当部分储备都已被动用，无法满足代谢活动增强的需要。

心率的最大变化为静息时心率的 2 倍多，婴幼儿搏出量储备少，发生低心排时，主要靠增加心率来增加心排血量。搏出量储备可分舒张期储备和收缩期储备，舒张期储备比收缩期储备小得多。静息状态下，舒张末期容量约 145ml，由于心肌细胞外间质含有大量胶原纤维，心肌的伸展性较小，不能过分扩大，只能达到 160ml 左右，仅 15ml 的储备，而收缩期储备可使每搏输出量增加 55~60ml。临床常用运动试验评估心力储备，适当的心力储备对心脏术后顺利恢复非常重要，术后摄氧量增加（如躁动）或后负荷突然增加（如婴幼儿肺动脉高压危象）可使心力储备不足表现出来，甚至可导致猝死。

（五）瓣膜在心动周期中的作用和变化

房室瓣的功能是防止心室收缩期由心室反流至心房，半月瓣的功能是防止血液在心室舒张期由主动脉和肺动脉反流至心室腔。瓣膜的开闭是由瓣叶两侧的压差来决定的，心脏的舒缩是形成这种压差的动力。

由于腱索的存在，房室瓣的关闭不需要血液回流，仅房室间的压差即可关闭。心室收缩时，乳头肌也收缩，通过腱索牵拉瓣叶的边缘，可防止瓣膜脱向心房。腱索断裂或延长，引起房室瓣关闭不全，可影响心功能，严重者可引起心力衰竭。保持二尖瓣结构的完整对维持正常的左心室收缩功能有重要作用，瓣膜置换时，保留二尖瓣腱索可降低术后低心排的发生率和死亡率。半月瓣与房室瓣结构不同，心室舒张早期，较高的主动脉内压力可造成血液向心室方向反流，半月瓣迅速关闭。由于在心动周期中的迅速关闭和高速血流通过，半月瓣边缘受到机械磨损比房室瓣明显。

(六) 心音的产生与意义

在心动周期中,心肌收缩、瓣膜关闭、血液流速改变形成的涡流和血液撞击心室壁和大动脉壁引起的振动所产生的声音称为心音,瓣膜开放是一个较慢的过程,不产生心音。用传感器将这些机械振动转换成电信号记录下来,可得到心音图。一个心动周期可产生 4 个心音,即第一、第二、第三和第四心音,通常听诊器只能听到第一和第二心音。第一心音由房室瓣突然关闭引起心室内血液和室壁振动,及心室射血引起大血管壁和血液涡流所产生的振动而产生,音调低、持续时间较长,标志心室收缩开始。第二心音由主动脉瓣和肺动脉瓣关闭引起,音调高、持续时间短,标志心室舒张的开始。第三心音由快速充盈期末室壁和乳头肌突然伸展及充盈血流突然减速振动引起,在健康儿童和青年人偶可闻及。心室顺应性下降时,可产生病理性第三心音,与第一、第二心音构成三音律,临床称为"奔马律"。第四心音与心房收缩有关,正常情况下不产生,当异常强烈的心房收缩和左心室壁顺应性下降时产生,病理性第四心音可见于左心室肥厚、纤维化、顺应性下降等心房收缩加强的情况。病理情况引起血液涡流产生的心脏杂音对心脏疾病的诊断也具有重要意义。

三、心脏活动的调节

机体通过自身调节、神经和体液机制对心脏活动进行调节,适应各器官组织在不同情况下血流的需要。

(一) 自身调节

器官和组织的自身调节是指在不需要外来神经或体液因素参与的情况下器官和组织通过局部的机制对其自身活动进行调节。

器官的血流量也有自身调节机制。对很多器官来说,在一定范围内,动脉血压的变化不会引起器官血流量的明显变化。以肾脏为例,当肾动脉血压在 80~160mmHg 范围内变动时,肾血流量保持恒定。器官血流量自身调节机制主要有两种:肌源性机制和代谢性机制。

(二) 神经调节

心肌受自主神经的调节,机体通过心血管反射实现神经调节,支配心脏的传出神经包括交感神经和副交感神经(迷走神经)。

心交感神经的节前纤维位于脊髓第 1~5 胸段的中间外侧柱,节后纤维位于星状神经节或颈交感神经节内,支配心脏的各个部分,包括窦房结、房室交界、房室束、心房肌和心室肌,分泌递质去甲肾上腺素引起心率加快、房室传导加快、心肌收缩力加强,即正性变时、变力和变传导作用。去甲肾上腺素激活心肌细胞膜上 β_1 受体通过 G 蛋白 -AC-cAMP 途径激活蛋白激酶 A,激活 L 型钙通道和起搏通道(I_f 通道);激动肌质网上雷诺丁受体(ryanodine receptor,RyR)和钙泵,促进肌质网的 Ca^{2+} 释放和回收;降低肌钙蛋白 C 和 Ca^{2+} 的亲和力,促进舒张期它们的分离。正性变时作用主要与 I_{Ca-L} 和 I_f 通道电流的增强有关,正性变传导作用主要与房室结 L 型钙电流增强有关,正性变力作用主要与心室肌细胞膜上 L 型钙电流增强和 RyR Ca^{2+} 释放增加相关。

支配心脏的副交感神经节前纤维走行于迷走神经干中,节前神经元位于延髓的迷走神经背核和凝核,主要支配心房肌和传导系统,对心室肌影响较小。节后纤维末梢释放乙酰胆碱作用于心肌细胞膜上的 M 型胆碱能受体,兴奋后引起心率减慢、传导减慢、心房肌收缩减弱,产生负性变时、变传导、变力作用,其中负性变力作用对心室肌作用不大。这些负性作用主要与 M 受体激活后,通过 G 蛋白 -AC 途径使细胞内 cAMP 水平降低,PKA 活性降低,表现出与 β_1 受体激活相反的效应。负性变时作用与窦房结 P 细胞动作电位 4 期的钙电流和 I_f 电流被抑制有关。负性变传导与窦房结细胞 0 期钙电流减弱,除极速度和幅度降低有关。

心交感神经和心迷走神经平时都有一定程度的冲动发放,分别称为心交感紧张和心迷走紧张,两者可交互抑制。心脏中还存在多种肽能神经元,包括神经肽 Y、血管活性肠肽、降钙素基因相关肽和阿片肽等,其生理功能尚不清楚。

神经系统对心血管系统的调节是通过各种神经反射实现的,控制心血管活动有关的神经元集中的部位称为心血管中枢,但它并非集中在神经系统的某个部位,而是分布在从脊髓到大脑皮层的各个水平。最基本的心血管中枢位于延髓,包括四个部位:缩血管区(位于延髓头端外侧部)、舒血管区(位于延髓尾端外侧部)、传入神经接替站(位于延髓孤束核)、心抑制区(位于迷走神经的背核和疑核)。

当机体处于不同生理状态时,可引起各种心血管反射,调节心排血量和各器官舒缩状态,满足生命活动的需要,主要包括压力感受性反射、心肺感受器引起的心血管反射、躯体感受器引起的心血管反射、其他内脏感受器引起的心血管反射和脑缺血反应。对于某种特定的刺激,支配各器官的交感和副交感神经的反应方式和程度不同,表现为一定的整合形式。

(三)体液调节

体液因素中,有的是通过血液携带的,广泛作用于心血管系统,有些在组织中形成,对局部组织的血流起作用。体内重要的体液调节系统包括肾素-血管紧张素系统、肾上腺素和去甲肾上腺素、血管升压素、血管内皮生成的血管活性物质、激肽释放酶-激肽系统、心房钠尿肽和前列腺素等。

四、冠脉循环

冠脉循环是营养心脏自身的血液循环,冠状动脉主干走行于心脏表面,小分支常以垂直于心脏表面的方向穿入心肌,在心内膜下层分支成网,易在心肌收缩时受到压迫;心脏的毛细血管网非常丰富,与心肌纤维数的比例为1:1,心肌与冠状动脉血液交换非常迅速,心肌肥厚时肌纤维增粗,但毛细血管不增加,容易出现血供不足;冠状动脉之间还有侧支互相吻合,但正常时血流量少,不易很快建立侧支循环。

(一)生理特点

冠脉循环的生理特点:①血压较高、血流量大。正常成年人静息状态下,冠状动脉血流量为每100g心肌60~80ml/min,中等体重的人总冠状动脉血流量约225ml/min,占心排血量的4%~5%,而心脏重量只占体重0.5%;心肌活动加强时,冠状动脉血流量可增加到每100g心肌300~400ml/min。②摄氧率高,摄氧量大。动脉血流经过心脏后,其中65%~70%的氧被心肌摄取,比骨骼肌摄氧率高1倍。③血流量受心肌收缩的影响。由于冠状动脉深埋于心肌组织中,故心肌的节律性收缩对冠状动脉血流量影响很大。在左心室等容收缩期,心肌收缩对冠状动脉强烈压迫,左冠状动脉血流急剧减少,甚至可以发生倒流;在快速射血期,主动脉压升高,冠状动脉血流量增加;缓慢射血期血流量又有下降;心舒张期,对冠状动脉的压迫解除,冠状动脉血流量增加。左心室在收缩期血流量仅占舒张期的20%~30%,动脉舒张压高低和舒张期的长短是影响冠状动脉血流量的重要因素,某些病理状态(如主动脉瓣关闭不全)因舒张压太低引起心肌供血不足。

(二)冠脉循环的自动调节

冠状动脉血流量受神经和体液调节,但最主要因素是自身的代谢水平。冠状动脉灌注压突然改变时,仅暂时改变其血流量,很快又恢复到原来的稳定状态,这就是冠状动脉血流的自动调节作用。心肌摄氧量增加或心肌组织中氧分压降低都可引起冠状动脉舒张,这与心肌产生的某些代谢产物增多有关,其中腺苷所起作用最重要,其他包括H^+、CO_2、乳酸、缓激肽、前列腺素E等。神经调节包括交感和迷走神经调节,但在完整机体,神经因素的影响很短时间内就被心肌代谢改变引起的血流变化所掩盖。肾上腺素、去甲肾上腺素、甲状腺素、血管紧张素Ⅱ和血管升压素也都可影响冠状动脉血流。当灌注压在60~140mmHg范围内变化时,冠状动脉的自动调节才能维持正常的血流量。当主动脉压低于60mmHg时,特别是有冠状动脉粥样硬化时,冠状动脉灌注压比主动脉压力还要低,已超过自动调节的范围,冠状动脉已极度扩张,冠状动脉血流量呈压力依赖性,如果灌注压继续降低,则出现心肌缺血。

目前为止,冠状动脉血流的自动调节机制尚未完全明了,常见的学说有心肌源性学说、代谢学说和血管外部压力学说等。

(三)冠状动脉狭窄的临床意义

冠状动脉狭窄的主要原因是动脉粥样硬化斑块的形成和冠状动脉痉挛。

粥样硬化斑块多见于血管分支的开口处,且常偏于血管的一侧,血管近端病变较远端重。Bernoulli定理确定,流体经狭窄段压力降低程度和狭窄长度成正比,而和狭窄段半径的 4 次方成反比。当血管狭窄程度较轻时,阻力改变相应较小;但在严重狭窄,如狭窄程度从 80% 升高到 90% 时,阻力增高非常显著,此时,即使狭窄程度仅轻度增加,灌注压也会明显下降。实验和临床实践证明,单纯近端冠状动脉血管直径减少 80% 时,仍能够维持基础血流而不引起缺血这是由于心肌内远端血管舒张以代偿。当冠状动脉主干狭窄超过 80%~90% 时可引起血流的下降,此时尽管远端阻力血管已极度扩张,在安静状态下,仍存在缺血。随着冠状动脉造影(简称"冠脉造影")、动态心电图等检查日益普遍以及对变异型心绞痛的深入研究,冠状动脉收缩和痉挛所致的冠状动脉狭窄,特别是在原有粥样硬化的基础上发生的冠状动脉痉挛,已引起重视。诱发痉挛的原因有:寒冷刺激、情绪波动、肾上腺素受体激动、迷走神经张力增加、麦角新碱类药物、局部血小板凝集时血栓素 A_2 的释放,而硝酸甘油和钙通道阻滞剂可以有效地缓解这一痉挛。

冠状动脉血管床在供血区发生短暂的缺血时,可使扩张血管代谢产物增加,立即引起上部血管血流量增加,称为反应性充血,其供血不足被反应性充血引起的显著血管扩张而过度代偿。

当冠状动脉狭窄到一定程度时,其远端血管的阻力血管已扩张以保证正常血流量,此时若增加心肌的氧耗量或使用扩张血管的药物,将使正常区域的阻力血管扩张,血流量增加,而狭窄远端的血液供应不增加,反而减少,这种正常冠状动脉扩张,而缺血区的灌注压降低,进一步减少缺血区灌注的现象,称为"冠状动脉窃血"。

(李　刚)

推荐阅读文献

[1] 王庭槐. 生理学. 9 版. 北京:人民卫生出版社,2018.
[2] 吴清玉. 心脏外科学. 济南:山东科学技术出版社,2003.
[3] HALL J E. Guyton and Hall textbook of medical physiology.13th ed. Philadelphia:Elsevier,2015.

第三节　心脏外科常用药物

本节要点

1. 正性肌力及血管活性药物是心血管手术围术期最常见的药物,对心脏和血管系统的影响主要体现在对血管紧张度的影响、对心肌收缩力的影响(心脏变力效应)及心脏变时效应。

2. 利尿药是一类作用于肾脏,增加水和电解质的排泄,使尿量增加的药物,包括高效、中效和低效利尿药,是心脏手术中治疗的重要药物之一。

3. 血管扩张剂及抗高血压药物广义上是指直接或间接扩张动脉及静脉的药物,狭义上是指直接作用于血管平滑肌的药物,作用广泛,临床应用甚广。

4. 抗心律失常药物分为钠通道阻滞剂(Ⅰ类)、β 受体阻滞剂(Ⅱ类)、阻断钾通道并延长动作电位时程的药(Ⅲ类)和钙通道阻滞剂(Ⅳ类),其中Ⅰ类又可分为Ⅰa 类(适度阻滞钠通道)、Ⅰb 类(轻度阻滞钠通道)和Ⅰc 类(明显阻滞钠通道)。

5. 抗凝血药物是通过影响凝血过程中的某些凝血因子阻止凝血过程的药物,可用于防治血管内栓塞或血栓形成的疾病,预防卒中或其他血栓性疾病。抗血小板聚集药物是通过封闭血小板膜上的受体或血小板内 TXA2 合成途径等促使血小板不被激活,从而达到抑制血小板的黏附和聚集的作用。

6. 目前临床上可供选择的调脂药物种类繁多,归纳起来可分为 6 类,即他汀类、贝特类、烟酸类、树脂类、胆固醇吸收抑制剂及其他。

一、正性肌力及血管活性药物

(一)强心苷类药物

以洋地黄类制剂为代表,选择性作用于心脏,治疗剂量可增强心肌收缩力,减慢心率,抑制心脏的传导系统,使心排血量增加,降低心肌摄氧量,是常用的强心药物之一。根据给药后起效的快慢,大致可分为速效、中效和慢效3种制剂:

1. 速效制剂 代表药物毛花苷 C(西地兰),经静脉给药后多在 5~30 分钟内起效,主要用于急重心力衰竭患者,特别适用于急性心力衰竭伴快速心房颤动者。

2. 中效制剂 代表药物地高辛,口服后 1~2 小时内起效,为临床最常用制剂,适用于中度心力衰竭的维持治疗。

3. 慢效制剂 代表药物洋地黄毒苷,对于慢性心力衰竭一般情况下可选用中效或慢效制剂。

给药方法有两种:①速给法,采用静脉注射速效洋地黄制剂。传统的先给较大剂量亦即饱和量或负荷量的方法称为洋地黄负荷量或洋地黄化量,如静脉注射毛花苷 C 0.4~0.8mg,2 小时后可根据病情再给予 0.2~0.4mg,主要用于治疗急性左心衰竭或危重的充血性心力衰竭患者,起效后改口服维持。用药时需注意盲目增加洋地黄剂量不仅易出现中毒反应,且能加重心力衰竭。②每日维持量疗法,适用于慢性心力衰竭患者。临床上应用最多的是地高辛,每日 1 次口服 0.125~0.25mg,心房颤动和个别患者可达 0.375mg/d,约 5 个半衰期后(即 1.5×5=7.5 日),血药浓度即可达到治疗水平,有条件时最好监测血药浓度进行剂量调整。

本类药物的不良反应包括三类:①胃肠道反应;②神经系统反应及视觉障碍;③心脏反应,包括异位节律点自律性增高引起的心律失常、房室传导阻滞及窦房结抑制。

洋地黄中毒:①黄绿视,停药 1~2 日可缓解;②心律失常:最常见者为室性期前收缩,多为二联律或三联律;③胃肠道反应:恶心、呕吐。

洋地黄中毒的治疗:①对快速型心律失常用苯妥英钠 0.125~0.25g 稀释后 5~10 分钟静脉注射完毕;②对室性心律失常可静脉注射利多卡因 1~2mg/kg;③对快速型心律失常者一般也常用钾盐;④对中毒时的传导阻滞或窦性心动过缓、窦性停搏等,可用阿托品 0.5~1mg 肌内注射或静脉注射。

注意事项:①使用前评估患者心率;②洋地黄治疗量与中毒量很接近,易发生过量而中毒,故应严格遵医嘱给药,用药期间加强观察;③以下情况慎用,如心肌缺氧缺血、重度心力衰竭、低钾血症、高钙血症及肝肾功能不全等;④急性心肌梗死前 24 小时禁用;⑤禁止与奎尼丁、维拉帕米、胺碘酮及钙剂等药物合用,以免增加药物毒性;⑥毛花苷 C 静脉给药时,用葡萄糖液稀释后,缓慢静脉注射 15 分钟,边静脉注射边观察心率及心律;⑦用药期间应注意随访检查,有洋地黄中毒者监测血药浓度。

(二)儿茶酚胺类药

1. 多巴胺 低心排治疗的一线用药,并可改善肾前性少尿和肾功能不全。适用于心肌梗死、创伤、内毒素败血症、心脏手术、肾功能衰竭、充血性心力衰竭等引起的休克综合征;补充血容量效果不佳的休克,尤其有少尿及周围血管阻力正常或较低的休克,也可用于洋地黄及利尿药物无效的心功能不全。心脏术后可用 5% 葡萄糖 50ml+ 多巴胺(体重 /kg×3)mg 微泵输入,根据血压高低调整泵入速度。不良反应有胸痛、呼吸困难、心律失常等,大剂量长期应用可出现手足疼痛或手足发冷,室性心律失常或心房颤动患者慎用。

(1)小剂量[0.5~2μg/(kg·min)]:主要兴奋肾、脑、冠状动脉和肠系膜血管壁上的多巴胺能受体,使肾及肠系膜血管扩张,肾血流量及肾小球滤过率增加,尿量及钠排泄量增加;同时兴奋心脏 β_1 受体,有轻度正性肌力作用,对心率和血压影响不大。

(2)中等量[2~10μg/(kg·min)]:能直接激动 β_1 受体以及间接促使去甲肾上腺素由肾上腺素能神经末梢释出,对心肌产生正性肌力作用,收缩压升高,舒张压无变化或有轻微升高,外周总阻力常无改变,冠状动脉血流及心肌氧耗改善。

(3)大剂量[>10μg/(kg·min)]:兴奋 α 受体,导致周围血管阻力增加,肾血管收缩,肾血流量及尿量反而减少。由于心排血量及周围血管阻力增加,致使收缩压及舒张压增高,升高血压,有轻微加快心率的作用。

2. 多巴酚丁胺　低心排治疗的一线用药,用药指征和方法与多巴胺相似。较强的 β_1 受体正性肌力效应,轻度 β_2 受体效应;对心脏和周围血管的 α 受体效应很小。适用于器质性心脏病时心肌收缩力下降而引起的心力衰竭,包括心脏直视手术后所致的低心排血量综合征,作为短期支持治疗。心脏术后可用 5% 葡萄糖 50ml+ 多巴酚丁胺(体重 /kg×3) mg 微泵输入,根据血压高低调整泵入速度。副反应有头昏、头痛、恶心等、偶可诱发反射性心动过速等心律失常和心绞痛。

3. 盐酸肾上腺素　盐酸肾上腺素为心脏外科常见药物,也用于支气管痉挛、过敏反应和心脏骤停抢救等。β_1 受体效应较强,<2μg/min 具有 β_2 肾上腺素效应,轻度扩张外周血管,且对心率影响较小;>2μg/min 表现为 α 受体效应,明显升高血压,增加体循环阻力。心脏术后顽固性低血压可用 5% 葡萄糖 50ml+ 盐酸肾上腺素(体重 /kg×3) mg 微泵输入,根据血压高低调整泵入速度。心脏术后使用肾上腺素时应随时观察病情及血压变化,观察尿量及末梢温度,大剂量或静脉注射过快,可致心律失常和血压骤升,有发生脑出血的危险,应注意观察患者神志变化及手指脚趾等肢体末端部位,防止局部组织坏死缺血。

(1) 小剂量[0.03μg/(kg·min)]:扩张阻力血管,降低心脏后负荷,从而改善心肌作功。

(2) 中等剂量[0.07μg/(kg·min)]:仍扩张阻力血管,而使静脉系统容量血管收缩,静脉回心血量增加,提高心排血量。

(3) 大剂量:兴奋 α 受体,使阻力血管收缩,收缩压和舒张压均明显升高,改善冠状动脉血流量;兴奋 β_1 受体,使冠状动脉扩张,心肌供血、供氧改善,从而提高心脏复苏成功率。

4. 去甲肾上腺素　对 α 受体作用强,对 β_1 受体有一定作用,兴奋心血管系统,具有很强的血管收缩作用,使外周阻力增高,血压上升,适用于低外周血管阻力性低血压、心功能不全患者和心脏骤停急救治疗。对心率影响弱于上述药物。常用量为 2~5mg 加于 5% 葡萄糖 250~500ml 内静脉滴注或心脏术后可用 5% 葡萄糖 50ml+ 去甲肾上腺素(体重 /kg×3) mg 微泵输入,根据血压高低调整泵入速度。长期大量使用可导致重要脏器和组织血流减少,加重微循环障碍,可致急性肾衰竭。可与血管扩张剂等合并应用改善心排血量,减少副作用。

5. 异丙肾上腺素　较强的 β_1 受体效应,可增强心肌收缩力,加快心率,扩张周围血管及支气管平滑肌,促进代谢,适用于心功能不全伴心动过缓和支气管痉挛等患者的治疗。常用量为 1~2mg 加于 5% 葡萄糖 250~500ml 内静脉滴注。副作用:①增加心肌耗氧,易致心肌缺血;②变时性效应可诱发严重心律失常,包括室性心动过速和心室颤动;③可致低钾血症。

(三)磷酸二酯酶抑制药

米力农与氨力农为双吡啶衍生物,具有增强心肌收缩力和舒张血管的作用,抑制心肌细胞内磷酸二酯酶,使 cAMP 增加,从而发挥正性肌力作用,其对血管平滑肌有直接松弛作用,使全身动、静脉阻力下降,降低心脏前后负荷,适用于对洋地黄、利尿药、血管扩张剂治疗无效或效果欠佳的各种原因引起的急慢性顽固性充血性心力衰竭。本类药物具有以下特点:①兼有正性肌力与扩张血管双重作用;②不明显增加心肌摄氧量;③可改善心力衰竭的外周血循环紊乱,增加心力衰竭患者的运动能力和改善生活质量;④对于心脏 β 受体处于低调和对 β 受体激动剂敏感性降低的心力衰竭患者,本类药物仍然有效;⑤正性肌力作用无快速耐药现象;⑥对动脉压和心率无明显影响。

氨力农用法:成人首剂 0.75mg/kg,生理盐水稀释成 1mg/ml 后缓慢静脉注射(2~3 分钟注射完),继以 5~10μg/(kg·min)用微泵持续给药[最大剂量不超过 10μg/(kg·d)]。米力农强心作用为氨力农的 10~30 倍。米力农用法:成人每次 1mg/kg,用生理盐水稀释成 1mg/ml 后缓慢静脉注射。注意事项:①静脉滴注时先以生理盐水稀释成 1mg/ml 后再稀释于 5% 葡萄糖液中;②治疗期间应监测血压和心率(因为对房室传导稍有加强作用),若血压过度下降或出现心律失常,则应减慢或停止静脉注射;③因本药有扩血管作用,用药前应补足血容量。禁忌证:低血压、心动过速和心肌梗死慎用;肾功能不全者宜减量。氨力农长期应用可引起血小板减少和严重的胃肠道反应,近年来口服制剂已趋于淘汰,被作用更强和副反应少的米力农替代。

（四）其他及新型强心药物

1. 氯化钙　通过提供钙离子,增加心肌收缩,使外周血管阻力增加。常用于体外循环手术后期血压提升或心功能的支持,也可用于高血钾、钙通道阻滞剂毒性反应和低钙血症的治疗。常用剂量为 0.5~1g,静脉缓推。可使心率减慢。

2. 左西孟旦（levosimendan）　左西孟旦为钙离子增敏剂,通过改变钙结合信息传递而起作用。左西孟旦直接与肌钙蛋白相结合,使钙离子诱导的心肌收缩所必需的心肌纤维蛋白的空间构型得以稳定,从而使心肌收缩力增加,而心率和心肌耗氧无明显变化。同时,左西孟旦具有强力的扩血管作用,通过激活三磷酸腺苷（ATP）敏感的钾通道使血管扩张。左西孟旦主要使外周静脉扩张,使心脏前负荷降低,对治疗心力衰竭有利。当大剂量使用左西孟旦时,具有一定的磷酸二酯酶抑制作用,可使心肌细胞内 cAMP 浓度增高,发挥额外的正性肌力作用。

左西孟旦用法:每次 1~4mg,每日 2~4 次。静脉滴注以 5% 葡萄糖稀释,起始以 12~24μg/kg 负荷剂量静脉注射 10 分钟,而后以 0.1μg/(kg·min)的速度滴注。用药 30~60 分钟后,观察药物的疗效,滴注速度可调整为 0.2~0.5μg/(kg·min)。建议输注 6~24 小时。左西孟旦可与多巴酚丁胺或氨力农、二磷酸腺苷（ADP）合用,具有协同作用。本品适用于传统治疗（利尿药、血管紧张素转换酶抑制剂和洋地黄类）疗效不佳,并且需要增加心肌收缩力的急性失代偿心力衰竭的短期治疗。左西孟旦口服可被肠道菌群还原,还原产物参与肠肝循环并且具有与左西孟旦相似的生物活性,使头痛和眩晕等副作用的发生率增高。

3. 新活素（natriuretic peptide）　新活素即冻干重组人脑利钠肽,本品适用于休息或轻微活动时呼吸困难的急性失代偿心力衰竭患者的静脉治疗（NYHA 分级大于Ⅱ级）。本品采用按负荷剂量静脉注射本品,随后按维持剂量进行静脉滴注。本品首先以 1.5μg/kg 静脉冲击后,再以 0.007 5μg/(kg·min)的速度连续静脉滴注。负荷剂量:1.5~2μg/kg,维持剂量速率:0.007 5~0.01μg/(kg·min)[建议开始静脉滴注的维持剂量速率为 0.007 5μg/(kg·min)]。调整增加滴注给药速率需谨慎。本品国内临床试验采用连续静脉滴注 24 小时的给药方式。

在给药期间应密切监测血压变化。如果在给药期间发生低血压,则应降低给药剂量或停止给药并开始其他恢复血压的措施（如输液、改变体位等）。由于新活素引起的低血压作用的持续时间可能较长（平均 2.2 小时）,所以在重新给药开始前,必须设置一个观察期。新活素最常见的不良反应为低血压,其他不良反应多表现为头痛、恶心、室性心动过速和血肌酐升高等。禁用于对新活素中的任何一种成分过敏的患者和有心源性休克或收缩压 <90mmHg 的患者。应避免在被怀疑有或已知有低心脏充盈压的患者中使用新活素。

二、利尿药

利尿药广泛应用于治疗心源性水肿,减轻心脏负荷治疗心力衰竭。此外,利尿药也具有降压作用,常用的主要药物有以下几种:

（一）髓袢利尿药

其利尿作用迅速、强大,作用于髓袢升支粗段,通过抑制氯离子的主动重吸收和钠离子的被动重吸收而起效。由于 NaCl 的重吸收减少,肾髓质间质渗透浓度降低,浓缩功能降低,尿量增加。本品能扩张小动脉,并通过利尿作用迅速减少血容量及回心血量,从而减轻左心负荷,属于排钾利尿药。常见药物有呋塞米、托拉塞米和布美他尼。

适应证:严重水肿、心力衰竭、急性肺水肿、肾衰竭、毒物排泄及高血压危象的辅助治疗等。在低钾血症或低钾血症倾向时,应注意补充钾离子。长期服用可致低盐综合征、低氯血症性和低钾血症性碱中毒等。无尿或严重肾功能损害、糖尿病、高尿酸血症或有痛风病史者、小儿及晚期肝硬化患者慎用。无尿患者应用最大剂量后 24 小时仍无效时应停药。孕妇、低血钾症、超量服用洋地黄和肝性脑病患者禁用。

（二）噻嗪类利尿药

主要作用于肾髓袢升支的皮质段及远曲小管起始部,抑制钠离子和氯离子重吸收,排钠离子和氯离子,也增加钾离子的排泄,可致低血压。对远曲小管可能有直接作用,抑制钠离子重吸收,同时刺激钙离子的重吸收而减少尿钙排泄,产生中等强度的利尿作用,属于排钾利尿药。常用药物为氢氯噻嗪(双氢克尿噻)和吲达帕胺等。本品也有降压作用,可与其他降压药物配合作用。本品还有抗利尿的作用,可用于治疗尿崩症。大多不良反应与剂量和疗程有关。水、电解质紊乱较为常见。低钾血症较易发生,低氯性碱中毒或低氯、低钾性碱中毒,噻嗪类特别是氢氯噻嗪常明显增加氯化物的排泄。此外,低钠血症亦不罕见,导致中枢神经系统症状及加重肾损害。本药可使糖耐量降低,血糖升高,此可能与抑制胰岛素释放有关。干扰肾小管排泄尿酸,少数可诱发痛风发作,由于通常无关节疼痛,故高尿酸血症易被忽视。无尿或严重肾功能减退者,因本类药物效果差,应用大剂量时可致药物蓄积,毒性增加。

(三)保钾利尿药

螺内酯(安体舒通)与醛固酮有类似的化学结构,在远曲小管和集合管的皮质段上皮细胞内与醛固酮竞争结合醛固酮受体,从而抑制醛固酮促进钾钠交换的作用,使钠离子和氯离子的排出增多,起到利尿作用,而钾离子则被保留。利尿作用弱而持久,尤适用于继发性醛固酮增多性顽固性水肿,并可与其他利尿药合用,防止低血钾。高钾血症是本品最为常见的副作用,尤其是单独用药、进食高钾饮食、与含钾制剂同时使用以及存在肾功能损害、少尿、无尿时。即使与噻嗪类利尿药合用,高钾血症的发生率仍可达8.6%~26%,且常以心律失常为首发表现,故用药期间必须密切观察血钾和心电图。肾衰竭患者及血钾偏高者忌用。长期用药可出现头痛、嗜睡、精神紊乱、运动失调、性欲减退、勃起功能障碍、男子乳腺发育、女性乳房触痛和月经失调、红斑性皮疹、多毛症、粒细胞减少和泌尿系统紊乱等。

(四)渗透性利尿药

主要渗透性利尿药为甘露醇,作用机制是静脉给药后在肾小管腔内形成高渗透压,妨碍肾小管对 Na^+ 和水的再吸收,也影响集合管对水的再吸收而利尿;另外,还因扩充血容量,增高有效滤过压,提高肾血流量和肾小球滤过率而利尿。用药后 10 分钟开始利尿,20 分钟颅内压开始下降,作用持续 6 小时左右。适于治疗脑水肿、青光眼,防治急性肾衰竭。用法如下:①治疗脑水肿及青光眼:成人每次 1~2g/kg,1 次 /4~6h,15~30 分钟静脉滴注完;②急性少尿和预防急性肾衰竭:成人 125ml/ 次,5~10 分钟滴完,观察 2~3 小时,若尿量不能增加到 40ml/h,则应按急性肾衰竭处理;若尿量 >40ml/h,则应按继续静脉滴注脱水药,总量不超过 100g/24h,并注意补充血容量。不良反应:久用大剂量可引起肾小管损害和血尿;输注过快可致一过性头痛、眩晕和视力模糊等,心功能不全者慎用。

三、血管扩张剂及抗高血压药物

(一)硝酸酯类

硝酸酯类药物是非内皮依赖性的血管扩张药物,主要扩张静脉容量血管、大的冠状动脉和部分外周动脉。本品的血管舒张效应呈剂量依赖性,随着剂量递增,依次扩张静脉血管、大中动脉和阻力小动脉。主要作用机制包括:①降低心肌摄氧量;②扩张冠状动脉和侧支循环血管;③减弱心肌收缩力,产生负性肌力作用,达到抗缺血的效应;④抗血小板聚集、抗增殖、改善冠状动脉内皮功能和主动脉顺应性、降低主动脉收缩压等机制。

代表药物为硝酸甘油(nitroglycerin),直接扩张周围血管,以扩张静脉为主;扩张冠状动脉,使冠状动脉血流明显增加、心肌供氧明显增加,可以改善缺氧心肌的代谢,使心功能改善、心排血量增加。大血管手术后、冠状动脉搭桥术后和术前即有心室肥厚伴劳损的心脏术后患者均可常规应用硝酸甘油,以保护和改善其心功能。用法与硝普钠相似。大剂量可产生动脉血管扩张,形成硝普钠类似的血流动力学反应。

主要用于治疗和预防心绞痛、急性心肌梗死、充血性心力衰竭和高血压。不同个体对药物的耐受性和副作用发生程度有较大差异。不良反应:常见有眩晕、头晕、昏厥、面颊和颈部潮红;严重时可出现持续的头痛、恶心、呕吐、心动过速、烦躁;而皮疹、视力模糊、口干则少见;过量时口唇指甲青紫、眩晕欲倒、高度乏力、心率快而弱、发热甚至抽搐。下列情况应慎用或禁用:①脑出血或头颅外伤,因本品可升高颅内压;②严重贫血患者;③青光眼,因本品可升高眼压;④梗阻性心肌病时可加重心绞痛;⑤严重肝、肾功能损害患者。服本品时要防止直立性低血压。中度或过量饮酒时,本品可导致血压过低。长期含服可产生耐药性,需调整剂量,但停药需逐渐减量。

（二）硝普钠

硝普钠为一种速效和短时作用的血管扩张药,对动静脉平滑肌均有直接扩张作用,血管扩张使周围血管阻力减低而降低血压,心脏前后负荷均降低而使心排血量改善。本品给药后几乎立即起作用并达到作用高峰,作用迅速,静脉滴注停止后维持1~10分钟,肾功能正常者半衰期为7日。静脉滴注,开始剂量宜小,开始按每分钟体重 $0.5\mu g/kg$,根据治疗反应以每分钟 $0.5\mu g/kg$ 递增逐渐调整剂量。常用剂量为 $3\mu g/kg$,极量为 $10\mu g/kg$。心脏术后可用5%葡萄糖50ml+硝普钠(体重/kg×0.3)mg微泵输入,根据血压高低调整泵入速度。可产生反射性心率增快和心肌收缩力加强。常用于高血压急症,如高血压危象、高血压脑病和恶性高血压;嗜铬细胞瘤手术前后阵发性高血压的紧急降压;外科麻醉期间进行控制性降压;急性心肌梗死或瓣膜关闭不全所致急性心力衰竭,包括急性肺水肿;也可用于心脏手术后患者末梢循环不良时改善组织灌注。

硝普钠在光线下可分解为硫氰酸盐,因此必须临时配制并于4~6小时内输完,避光使用。注意事项:①麻醉中控制降压时突然停用硝普钠,尤其血药浓度较高而突然停药时,可能发生反跳性血压升高;②血压降低过快过剧,出现眩晕、大汗、头痛肌肉颤搐、神经紧张或焦虑、烦躁、胃痛、反射性心动过速或心律失常,症状的发生与静脉给药速度有关,与总量关系不大;③硫氰酸盐中毒或超量时,可出现运动失调、视力模糊、谵妄、眩晕、头痛、意识丧失、恶心、呕吐、耳鸣和气短;④氰化物中毒或超量时,可出现反射消失、昏迷、心音遥远、低血压、脉搏消失、皮肤粉红色、呼吸浅和瞳孔放大;⑤光敏感与疗程及剂量有关,皮肤石板蓝样色素沉着,停药后经较长时间(1~2年)才渐退。其他过敏性皮疹,停药后消退较快;⑥孕妇、肝肾功能不全、甲状腺功能减退、主动脉缩窄和动静脉瘘引起的代偿性高血压者均禁用。

（三）血管紧张素转换酶抑制剂和血管紧张素受体阻滞剂

1. 血管紧张素转换酶抑制剂（ACEI） 通过抑制血管紧张素转换酶阻断肾素血管紧张素系统(RAS)而发挥降压作用。大量循证医学证明ACEI的降压疗效和安全性,可有效改善血管壁和心脏重塑,对高血压患者具有良好的靶器官保护和心血管终点事件的预防作用,并能改善胰岛素抵抗,对糖、脂肪等代谢无不良作用。常用药物有:卡托普利(开博通)、依那普利(依苏)、贝那普利(洛汀新)、培哚普利(雅施达)等。ACEI类药物适用于伴有慢性心力衰竭、心肌梗死后伴心功能不全、糖尿病肾病、非糖尿病肾病、代谢综合征、蛋白尿或微量蛋白尿患者。主要不良反应为持续性干咳,多见于用药初期,不能耐受者可改用ARB类药物。肾功能不良、补钾或合用保钾利尿药患者易诱发高血钾。

2. 血管紧张素受体阻滞剂（ARB） 主要通过选择性阻断血管紧张素I型受体(AT1),从而阻断血管紧张素Ⅱ(AngⅡ)收缩血管、促进醛固酮分泌、水钠潴留、交感神经兴奋等作用,发挥降压作用。另一方面,ARB具有激活血管紧张素Ⅱ型受体(AT2)的作用,产生扩张血管、抗细胞增殖、调节细胞凋亡等作用。ARB适用于伴左心室肥厚、心力衰竭、糖尿病肾病、代谢综合征、微量蛋白尿或蛋白尿患者。ARB类药物不良反应少见,长期应用的耐受性和依从性较好,长期应用可致血钾升高,应注意监测血钾及肌酐水平。

（四）钙通道阻滞剂

钙通道阻滞剂(CCB)通过阻断心肌和血管平滑肌细胞膜上的钙离子通道,抑制细胞外钙离子内流,使细胞内钙离子水平降低而导致心肌收缩力减弱,减少心肌耗氧,心率减慢;同时血管扩张,包括冠状动脉在内的血管扩张,解除冠状动脉痉挛,外周阻力降低,血压下降,减轻心脏负荷,从而减少心肌做功量和摄氧量;并可降低血液黏度,抗血小板聚集,改善心肌微循环。另外,此类药物具有负性肌力,降低窦房结自律性和延缓房室传导作用,但其作用程度依各药物不同而互有差异。多用于心功能满意,而表现有高血压、心动过速、快速室上性心律失常及冠状动脉痉挛患者的治疗。

根据化学结构的不同,可将CCB分成二氢吡啶类钙通道阻滞剂和非二氢吡啶类钙通道阻滞剂,二氢吡啶类钙通道阻滞剂具有较强的血管选择性和外周血管扩张作用,可反射性引起交感神经兴奋。用于降压治疗的主要是二氢吡啶类钙通道阻滞剂。非二氢吡啶类钙通道阻滞剂具有较强的心脏选择性和负性变力、负性变传导和负性变时作用。

早期应用的第一代二氢吡啶类钙通道阻滞剂为短效制剂,如硝苯地平(心痛定),可快速降低血压,但降压效果维持时间短,反射性心率加快、头痛、面部潮红等不良反应常见。第二代二氢吡啶类钙通道阻滞剂为短效 CCB 的缓释和控释型,如硝苯地平缓释片、非洛地平缓释片等,可达到 24 小时平稳降压,但胃肠道反应常见。第三代 CCB 主要代表药物为氨氯地平和拉西地平,不良反应少,可达到 24 小时平稳降压。

二氢吡啶类钙通道阻滞剂是唯一一种没有绝对禁忌证的降压药物,尤其适用于老年性高血压、单纯收缩期高血压、稳定型心绞痛、冠状动脉或颈动脉粥样硬化及周围血管病患者。由于反射性交感神经兴奋可能会出现心跳加快、面部潮红和踝部水肿等。心动过速和心力衰竭的患者应慎用。

常用药物有:

1. 二氢吡啶类　硝苯地平(心痛定、拜新同、欣然)、氨氯地平、尼莫地平。

2. 硫氮䓬酮类　地尔硫草(合心爽、合贝爽)。

3. 苯烷胺类　维拉帕米(异搏定)。

（五）β 受体阻滞剂

该类药物作用广泛。①主要通过抑制过度激活的交感神经活性、抑制心肌收缩力、减慢心率发挥降压作用;②抗心绞痛作用:能竞争性抑制细胞膜上的 β 受体,通过抑制儿茶酚胺介导的 $β_1$ 受体活性引起心肌收缩力下降、心率减慢和血压降低,还可通过延长舒张期来改善缺血区域灌注和冠状动脉灌注时间;③抗心律失常作用:通过减慢心率、降低异位兴奋灶的自律性、减慢传导和延长房室结不应期发挥抗心律失常作用;④稳定动脉斑块作用;⑤逆转心室重塑。

根据其作用特性不同可分为三类:①非选择性 $β_1$ 和 $β_2$ 受体阻滞剂,如普萘洛尔(心得安),这类药物目前已较少应用于临床;②选择性 $β_1$ 受体阻滞剂,常见药物有美托洛尔、阿替洛尔和比索洛尔等;③非选择性 β 和 $α_1$ 受体阻滞剂,具有外周血管扩张作用,常见药物为卡维地洛和阿罗洛尔等。适应证广泛,包括因儿茶酚胺增多而诱发的快速型心律失常、高血压、冠心病心绞痛和充血性心力衰竭等。

β 受体阻滞剂的禁忌证包括明显一度房室传导阻滞、任何形式的二度或三度房室传导阻滞无起搏器保护者、哮喘病史者、严重的左心功能障碍、严重的心动过缓(心率 <50 次 /min)和低血压。

四、抗心律失常药物

（一）抗心律失常药物作用机制

1. Ⅰ类药物　阻断心肌和心脏传导系统的钠通道,具有膜稳定作用,降低动作电位 0 相除极上升速率和幅度,减慢传导速度,延长 APD 和 ERP。对静息膜电位无影响。根据药物对钠通道阻滞作用的不同,又分为三个亚类,即 Ⅰa、Ⅰb 和 Ⅰc。

（1）Ⅰa 类:适度阻滞钠通道,复活时间常数 1~10 秒,以延长 ERP 最为显著,药物包括奎尼丁、普鲁卡因胺、丙吡胺等。

（2）Ⅰb 类:轻度阻滞钠通道,复活时间常数 <1 秒,降低自律性,药物包括利多卡因、苯妥英钠、美西律等。

（3）Ⅰc 类:明显阻滞钠通道,复活时间常数 >10 秒,减慢传导性的作用最强,药物包括普罗帕酮、恩卡尼、氟卡尼等。

2. Ⅱ类药物　β 受体阻滞药抑制交感神经兴奋所致的起搏电流、钠电流和 L 型钙通道电流增加,表现为减慢 4 相舒张期除极速率而降低自律性,降低动作电位 0 相上升速率而减慢传导性。药物包括普萘洛尔、阿替洛尔、美托洛尔等。

3. Ⅲ类药物　延长动作电位时程药,抑制多种钾电流,药物包括胺碘酮、索他洛尔、溴苄胺、依布替利和多非替利等。

4. Ⅳ类药物　钙通道阻滞药,包括维拉帕米和地尔硫草等。

（二）常用抗心律失常药物用法及注意事项

1. Ⅰ类药物

（1）利多卡因：静脉注射后1~2分钟起效，半衰期15~30分钟。先以50~100mg/次或1~2mg/（kg·次）静脉注射，若无效可隔5~15分钟再注上述剂量，但1小时总量不宜超过300mg，有效后以100mg加于5%葡萄糖100~200ml内静脉滴注，滴速控制在1~4mg/min。静脉滴注时，一般以5%葡萄糖配成1~4mg/ml药液滴注或用微泵给药。在用负荷量后可继续以1~4mg/min速度静脉滴注维持，或以0.015~0.03mg/（kg·min）速度静脉滴注。紧急情况、院前急救或预防应用时可肌内注射。特别适用于室性心律失常，如室性期前收缩、室性心动过速和心室颤动等危急情况。老年人、心力衰竭、心源性休克、肝血流量减少、肝或肾功能障碍时应减少用量。不良反应有嗜睡、烦躁，大剂量使用可引起语言障碍、惊厥，甚至呼吸抑制及心脏骤停。

（2）普罗帕酮（心律平）：减慢传导速度，降低自律性，能延长动作电位时间和有效不应期而减少折返，用于室上性或室性期前收缩、室上性或室性心动过速，也适用于伴有预激综合征的室上性心动过速。口服初始剂量100~200mg，每8小时1次，如需要，3~4小时后加量到200mg，每8小时1次，最大200mg，每6小时1次。静脉注射可用1~2mg/kg（一般可用70mg），溶于50%葡萄糖液20ml缓慢静脉注射（5~10分钟注射完），若无效，每10~20分钟重复（最大剂量不超过350mg/d），见效后以0.5~1mg/min静脉滴注维持。不良反应：口干、胃肠道反应和头晕等，可有房室与室内传导阻滞，负性肌力作用。心肌缺血、心功能不全和室内传导阻滞者相对禁忌或慎用。

2. Ⅱ类药物

（1）艾司洛尔：为静脉注射剂，负荷量0.5mg/kg，1分钟内静脉注射，继之以0.05~0.1mg/（kg·min）静脉滴注4分钟，如果在5分钟末没有获得有效反应，则重复上述负荷量后继以0.1mg/（kg·min）静脉滴注4分钟。每重复一次，维持量增加0.05mg/（kg·min）。最大维持剂量可至0.3mg/（kg·min），连续静脉滴注不超过48小时。适应证：心房颤动、心房扑动时控制心室率；围术期高血压和窦性心动过速。注意事项：①高浓度给药（>10mg/ml）会造成严重的静脉炎，包括血栓性静脉炎，应尽量经深静脉给药；②可掩盖低血糖反应，糖尿病患者应用时应注意；③支气管哮喘或支气管哮喘病史的禁用；④与维拉帕米合用于心功能不良患者会导致心脏骤停；⑤与肾上腺素合用会降低肾上腺素的药效；⑥最重要的不良反应是低血压，用药期间需监测血压、心率和心功能变化。

（2）其他β受体阻滞剂：用于控制心房颤动和心房扑动的心室率，也可减少房性和室性期前收缩，减少室性心动过速的复发，如美托洛尔和普萘洛尔等。

3. Ⅲ类药物　胺碘酮（可达龙）：降低窦房结、浦肯野纤维等的自律性，减慢传导，为广谱抗心律失常药，适用于室上性及室性心律失常。本药口服后吸收缓慢，200mg，3次/d，1~2周后改为200~400mg/d，可以连续应用8~10日，维持量宜应用最小有效剂量。静脉注射负荷量150mg（3~5mg/kg），10分钟注入，10~15分钟后可重复，随后1mg/min静脉滴注6小时，以后根据病情逐渐减量至0.5mg/min。24小时总量一般不超过1.2g，最大可达2.2g。副作用主要为低血压和心动过缓，还可引起局部炎性反应、潮红、多汗、恶心、脱发等及转氨酶升高、少数急性肝功障碍。禁忌证：病态窦房结综合征、严重房室传导阻滞、QT间期延长、碘过敏、甲状腺功能异常等。

注意事项：①胺碘酮可增加华法林的抗凝作用，该作用可自加用本品后4~6日，持续至停药后数周或数月。合用时应密切监测凝血酶原时间，调整抗凝血药的剂量。②增加血清地高辛浓度，亦可能增高其他洋地黄制剂的浓度达中毒水平，当开始用本品时洋地黄类药应停药或减少50%，如合用应仔细监测其血药浓度。③与排钾利尿药合用，可增加低血钾所致的心律失常。④服药期间，应经常复查心电图，如QT间期明显延长（>0.48秒）者停用。经常注意心率、心律及血压的变化，如心率<60次/min者停用。⑤电解质紊乱，尤其是低钾血症，因此在给药前应纠正低钾血症。⑥即使很缓慢地直接注射也可加重低血压、心力衰竭或重度呼衰。⑦3岁以下儿童禁用。

4. Ⅳ类药物　维拉帕米（异搏定）：抑制心肌及房室传导，减慢心率，扩张冠状动脉，降低心肌摄氧量及缓和的降压作用，对于阵发性室上性心动过速和期前收缩疗效好，是快速、安全而有效的药物，可列为首选,对心房颤动和心房扑动仅能减慢心室率。口服 80~120mg、每 8 小时 1 次,可增加到 160mg、每 8 小时 1 次,最大剂量 480mg/d。静脉注射用于终止阵发性室上性心动过速、某些特殊类型的室性心动过速和心房扑动或心房颤动心室率的暂时控制;由于本品具有扩张冠状血管,降低心肌摄氧量,可用于治疗变异型心绞痛和不稳定型心绞痛。不良反应可出现症状性低血压、心动过缓、眩晕、头痛。使用维拉帕米过量的主要表现为低血压和心动过缓,因此,必须在持续心电和血压监测下缓慢静脉注射至少 2 分钟。

5. 其他类

(1) 洋地黄类:毛花苷 C 0.2~0.4mg 稀释后静脉注射或地高辛 0.125~0.25mg,每日 1 次口服。加强心肌收缩力,增加心功能不全患者的心排血量,减慢心率,用于治疗慢性心功能不全、心房颤动、心房扑动和室上性阵发性心动过速等。与钙剂尽量间隔 2 小时,低钾者慎用。

(2) 门冬氨酸钾镁(潘南金):门冬氨酸钾镁片是门冬氨酸钾盐和镁盐的混合物,为电解质补充剂。餐后服用,常规用量为每次 1~2 片,3 次 /d;根据具体情况剂量可增加至每次 3 片,3 次 /d。用作抗心律失常,可加入 5% 葡萄糖 250ml 静脉滴注。

（三）抗缓慢型心律失常药物

1. 阿托品　通过消除迷走神经对心脏的抑制作用,使窦房结自律性增高和改善房室传导等。用法:口服 0.3~0.6mg,1 次 /4~8h 或 0.5~1mg 加于 5% 葡萄糖 20ml 内静脉注射,必要时隔 10~30 分钟再注射,主要用于阿 - 斯综合征、严重病态窦房结综合征及房室传导阻滞,起效后也可改为静脉滴注维持。主要副反应包括口干、瞳孔扩大、皮肤潮红、兴奋和尿潴留等。

2. 山莨菪碱(654-2)　用法:口服 5~10mg,3 次 /d;静脉注射 5~10mg/ 次。

3. 异丙肾上腺素　本药能兴奋窦房结和房室结,从而增快心率,并能增加心肌收缩力及心排血量。主要用于高度房室传导阻滞,心率 <40 次 /min 者,用法:0.5~1mg 溶于 5% 葡萄糖 250~500ml 内静脉滴注。

4. 氨茶碱　磷酸二酯酶抑制剂,促进钙离子内流和抑制钾离子外流,提高慢反应细胞的自律性与传导性。用法:口服 0.1~0.2mg,3 次 /d;0.5g 加入 5% 葡萄糖静脉滴注。

五、抗凝血和抗血小板聚集药物

（一）抗凝血药

1. 华法林(苄丙酮香豆素,warfarin)　华法林是香豆素类抗凝血药的一种,在体内有对抗维生素 K 的作用,可以抑制维生素 K 参与的凝血因子 Ⅱ、Ⅶ、Ⅸ、Ⅹ 在肝脏的合成,从而起到抗凝的作用,还具有降低凝血酶诱导的血小板集聚反应的作用,因而具有抗凝和抗血小板聚集功能。因本品起效缓慢,治疗初 3 日由于血浆抗凝蛋白细胞被抑制可以存在短暂高凝状态,如需立即产生抗凝作用,可在开始给药的同时应用肝素,待本品充分发挥抗凝效果后再停用肝素。由于本品个体差异较大,治疗期间应严密观察病情,并依据凝血酶原时间和 INR 值调整用量。治疗期间还应严密观察口腔黏膜、鼻腔、皮下出血、大便隐血及血尿等。用药期间应避免不必要的手术操作,择期手术者应停药 7 日,急诊手术者需纠正 INR 值≤1.6,避免过度劳累和易致损伤的活动。若发生轻度出血或凝血酶原时间已显著延长至正常的 2.5 倍以上,应立即减量或停药。重度出血者可静脉注射或肌内注射维生素 K₁ 10~20mg,用以控制出血,必要时可输全血、血浆或凝血酶原复合物。本品半衰期长,给药 5~7 日后疗效才可稳定,因此,维持量足够与否务必观察 5~7 日后方能定论。口服剂量为 3~5mg/d,一般 3~5 日后,根据 INR 或凝血酶原时间调整剂量,维持量为 2.5~5.0mg/d。

注意事项:①用药期间注意监测 INR 或凝血酶原时间,防止出血;②同时要关注华法林用量不足引起血栓倾向,如胸痛、头痛、晕厥和肢体麻木等;③避免与增强抗凝作用(如阿司匹林、西咪替丁、甲硝唑等)和减弱抗凝作用(如利福平、维生素 K、避孕药等)的药物同用;④避免摄入过多的富含维生素 K 的食物,如番茄、绿叶蔬菜和胡萝卜等;⑤固定服药时间。

2. 普通肝素(unfractionated heparin,UFH)　属阻止纤维蛋白形成的药物,其抗凝机制复杂,包括抑制凝血酶、Ⅹa 因子的激活过程,对Ⅺa 和Ⅸa 因子也有抑制作用,为间接非选择性抗凝血药,是心血管疾病抗凝治疗的重要药物。此外,还具有降低血小板聚集的作用。普通肝素能干扰凝血过程的许多环节,在体内外都有抗凝血作用,主要通过与血浆抗凝血酶Ⅲ(AT-Ⅲ)赖氨酸残基结合,提高 AT-Ⅲ对凝血酶的中和作用,同时灭活凝血因子Ⅱa、Ⅹa、Ⅸa、Ⅺa、Ⅻa,从而达到对接触性血栓和自身性血栓的双重抗凝作用。同时,阻止血小板凝聚和破坏,妨碍凝血激活酶的形成,抑制凝血酶,妨碍纤维蛋白原变成纤维蛋白。本品口服不吸收,视病情需要可采用静脉注射、静脉滴注、肌内注射、皮下注射和局部用药,皮下、肌内或静脉注射吸收良好,主要在网状内皮系统代谢,肾脏排泄。静脉注射即刻发挥最大抗凝效果,个体差异较大。主要不良反应是出血,以消化道出血最为常见,可用鱼精蛋白对抗治疗。禁忌证包括出血性疾病、血小板减少性疾病、术后渗血、颅内出血、严重高血压和孕妇等。

3. **低分子量肝素**(low molecular weight heparin,LMWH) 是由普通肝素解聚和分离所得的相对分子量 2 000~10 000 的多种低分子量肝素组合而成的混合物。本药剂量与用法同肝素,皮下给药最常用,禁止肌内注射。其优点是静脉注射后在体内半衰期延长达普通肝素的 8 倍,生物利用率比普通肝素高 3 倍,低分子量肝素抗 Ⅹa 因子活性强,而抗凝血酶活性弱,应用中不需要监测凝血活酶时间。目前常用的制剂有低分子量肝素钙、低分子量肝素钠和达肝素等。

4. **新型抗凝血药**

磺达肝癸钠(fondaparinux)是第一个人工合成的 Ⅹa 因子选择性抑制剂,选择性地与抗凝血酶Ⅲ戊糖结合位点结合,增强对 Ⅹa 因子的灭活,以阻断凝血酶及纤维蛋白的形成。

比伐卢定(bivalirudin)为水蛭素衍生物,是一种直接的、可逆性的、特异性的凝血酶抑制剂,其抗凝作用短暂且可逆,可与处于循环或者已与血栓结合的凝血酶的阴离子结合位点、催化位点发生特异性结合,直接抑制其活性。

利伐沙班(rivaroxaban)是全球第一个口服的 Ⅹa 因子直接抑制剂,与 Ⅹa 因子的活性部位结合从而竞争性抑制呈游离状态的 Ⅹa 因子,具有高度选择性,此外还能抑制结合状态的 Ⅹa 因子以及凝血酶原,对血小板聚集没有直接作用。

(二)抗血小板聚集药物

1. **环氧化酶 -1**(cyclooxygenase-1,COX-1)**抑制剂** 该类药物主要是指阿司匹林。阿司匹林能与环加氧酶活性部分丝氨酸发生不可逆的乙酰化反应,使酶失活,抑制花生四烯酸代谢,减少对血小板有强大促聚作用的血栓烷 A_2 的产生,使血小板功能抑制,同时也抑制血管内皮产生前列环素,后者对血小板也有抑制作用。适应证广泛,包括缺血性卒中、一过性脑缺血发作、心肌梗死、心房颤动、人工心脏瓣膜、动静脉瘘或其他手术后的血栓形成、慢性稳定型心绞痛及不稳定型心绞痛。阿司匹林长期使用的最佳维持剂量是75~100mg/d。不良反应为恶心、呕吐、上腹部不适或疼痛等胃肠道反应,可出现可逆性耳鸣、听力下降和肝肾功能损害,可有过敏反应表现为哮喘、荨麻疹、血管神经性水肿或休克。胃十二指肠溃疡者慎用。勿与抗凝血药和糖皮质激素合用。

2. **P_2Y_{12} 受体拮抗剂**

(1) 氯吡格雷(波立维,clopidogrel):氯吡格雷是一种新型的噻吩并吡啶类衍生物,化学结构与噻氯匹定(抵克立得)属于同一大类。它通过选择性地与血小板表面腺苷酸环化酶偶联的 ADP 受体结合而不可逆地抑制血小板的聚集。在降低心肌梗死的相对危险性方面,较阿司匹林优 19.2%;在安全性方面,较阿司匹林具有更好的消化道安全性和耐受性。一般剂量为 75mg/d。活动性病理性出血,如消化性溃疡或颅内出血患者禁用。

(2) 新型 P_2Y_{12} 受体拮抗剂:常见药物有普拉格雷(prasugrel)和替格瑞洛(ticagrelor)等,较氯吡格雷可以产生更快速、有效的抗血小板聚集作用。

3. **血小板糖蛋白Ⅱb/Ⅲa 受体拮抗剂** 血小板表面有大量的糖蛋白(GP)Ⅱb/Ⅲa 受体,当血小板激活时,Ⅱb/Ⅲa 受体与纤维蛋白原及 vW 因子亲和力增加,使相邻的血小板之间形成联结,从而引起血小板聚集。GPⅡb/Ⅲa 受体拮抗剂通过阻断纤维蛋白原与受体结合,最快速、最完全地抑制血小板聚集。目前应用于临床的 GPⅡb/Ⅲa 受体拮抗剂主要有 3 种:阿昔单抗、依替巴肽和替罗非班。

4. **磷酸二酯酶抑制剂** 该类药物主要有西洛他唑和双嘧达莫,目前心脏外科应用不多。

六、调脂药

(一)他汀类药物

他汀类药物即羟甲戊二酰辅酶 A（HMG-CoA）还原酶抑制剂，即胆固醇生物合成酶抑制剂，为目前临床上应用最广泛的一类调脂药。由于这类药物的英文名称均含有"statin"，故常简称为他汀类。通过抑制细胞内胆固醇合成早期阶段的限速酶 HMG-CoA，使肝胆固醇合成受阻，减少细胞内游离胆固醇，继而反馈性上调细胞表面低密度脂蛋白（LDL）受体的表达，使细胞 LDL 受体数目增多和活性增强，加速了循环血液中极低密度脂蛋白（VLDL）残粒或中密度脂蛋白（IDL）和 LDL 的清除。此外，还可以抑制肝内 VLDL 的合成，降低总胆固醇（TC）和低密度胆固醇（LDL-C）作用较为明显，同时也降低甘油三酯（TG）和升高高密度胆固醇（HDL-C）。目前临床上有阿托伐他汀（atorvastatin）、瑞舒伐他汀（rosuvastatin）、普伐他汀（pravastatin）、辛伐他汀（simvastatin）和匹伐他汀（pitavastatin）等。

(二)贝特类

贝特类（苯氧乙酸类）药物是一类过氧化酶体增殖激活受体 α（PPARα）的配体，是目前降 TG 的首选药物，也具有较强的升高 HDL 作用，能有效延缓动脉粥样硬化的发展过程。目前临床应用的贝特类药物，主要有环丙贝特、苯扎贝特、非诺贝特及吉非贝齐。主要适应证为：高 TG 血症或以 TG 升高为主的混合型高脂血症。据临床实践，这些药物可有效降低 TG 22%~43%，而降低 TC 仅为 6%~15%，且有不同程度升高 HDL-C 的作用。该药常见的不良反应为胃肠反应，表现为恶心、腹泻，严重者可导致肝损害。

(三)烟酸类

烟酸类药物属 B 族维生素，当用量超过其作为维生素作用的剂量时，可有明显的降脂作用。该类药物的适用范围较广，可用于除纯合子型家族性高胆固醇血症，及 I 型高脂蛋白血症以外的任何类型高脂血症。但是，该药的速释制剂不良反应大，我们一般不单独应用。对于烟酸的降脂作用机制，目前医学界尚不十分明确。缓释制剂的不良反应则大大减少，主要表现为颜面潮红。

(四)胆酸螯合剂

这类药物也称为胆酸隔置剂。常用药物有考来烯胺（消胆胺）和考来替泊（降胆宁）。该药常见的不良反应为胃肠反应，可表现为恶心、便秘或腹泻、肠梗阻或头痛等。

(五)胆固醇吸收抑制剂

此类药物主要通过抑制肠道内饮食和胆汁中胆固醇的吸收，来达到降低血脂的目的。目前，该类药物上市很少。

七、营养心肌和改善心肌代谢的药物

本类药物在临床上应用广泛，但其确切疗效有待进一步研究。

(一)三磷酸腺苷（ATP）

用法：20~40mg，3 次/d 口服；20~40mg，每日肌内注射 1~2 次；4~80mg 加于 5% 葡萄糖 500ml 内静脉滴注，可与辅酶 A、细胞色素 C、胰岛素合用，组成能量合剂。

(二)肌苷（次黄嘌呤核苷）

用法：200mg，3 次/d 口服；200~600mg 静脉滴注或静脉注射，1~2 次/d。

(三)环磷腺苷（cAMP）

用法：20mg/ 次，肌内注射 1~2 次/d；20mg 溶于 20ml 生理盐水内缓慢静脉注射，或 40mg 加于 5% 葡萄糖 250ml 内静脉滴注。

(四)辅酶 A

用法：50~100IU，肌内注射 1 次/d，或 100IU 溶于 5% 葡萄糖 250~500ml 中静脉滴注，1 次/d。

(五)辅酶 Q10

用法：口服 10~20mg，3 次/d；5~10mg，每日肌内注射或静脉注射 1~2 次。

八、其他类常用药物

（一）10% 氯化钾注射液

钾是生命必需的电解质之一，是维持细胞内渗透压的主要成分，对维持细胞内液的酸碱平衡起着重要的作用。钾对心肌的自律性、传导性和兴奋性有影响，缺钾时，心肌兴奋性增高，钾过多时，心肌的自律性，传导性和兴奋性则受到抑制。本品可用于防治低钾血症及强心苷中毒引起的阵发性心动过速或频发室性期外收缩。低钾血症的预防：本品口服时宜采用 10% 氯化钾水溶液，用饮料稀释后于饭后服用；预防低钾血症可用 KCl 控释片，即补达秀（氯化钾）口服，1g，3 次 /d，饭后服用，并按病情需要调整剂量。严重低钾血症或不能口服者，将 10% 氯化钾注射液 10~15ml+5% 葡萄糖 500ml 经外周静脉滴注。心脏术后常用 10% 氯化钾注射液 10ml+5% 葡萄糖 100ml 经深静脉滴注，补钾量每日可达 10g 或以上。补钾过程中需严密动态监测血钾浓度、尿量及心电图，补钾剂量、浓度、速度及时间应根据临床病情、血钾浓度及心电图缺钾图形改善情况而定。心脏瓣膜置换术后血清钾浓度需维持在 4.5~5.5mmol/L。应注意发生高钾血症，肾功能严重减退少尿时慎用，无尿时禁用。

一旦出现高钾血症，应立即处理：①立即停止补钾，避免应用含钾饮食、药物及保钾利尿药；②静脉输注高浓度葡萄糖注射液和胰岛素，以促进 K 离子进入细胞；③若存在代谢性酸中毒，应立即使用 5% 碳酸氢钠注射液；④应用钙剂对抗 K 离子的心脏毒性，可给予 10% 葡萄糖酸钙注射液 10ml 静脉注射；⑤伴有肾衰竭的严重高钾血症，可行血液透析或腹膜透析。

（二）10% 氯化钠注射液

本品能迅速提高细胞外液的渗透压，从而使细胞内液的水分移向细胞外。在增加细胞外液容量的同时，可提高细胞内液的渗透压。适用于各种原因所致的水中毒及严重的低钠血症。严重低渗性失水时，脑细胞内溶质减少以维持细胞容积。若治疗使血浆和细胞外液钠浓度和渗透浓度迅速回升，可致脑细胞损伤。一般认为，当血钠低于 120mmol/L 时，治疗使血钠上升速度在每小时 0.5mmol/L，不得超过每小时 1.5mmol/L。当血钠低于 120mmol/L 或出现中枢神经系统症状时，可给予 3%~5% 氯化钠注射液缓慢滴注。一般要求在 6 小时内将血钠浓度提高至 120mmol/L 以上，补钠量（mmol）=［142- 实际血钠浓度（mmol/L）］×体重（kg）×0.2。待血钠回升至 120mmol/L 以上，可改用等渗溶液或等渗溶液中酌情加入高渗葡萄糖注射液或 10% 氯化钠注射液。

注意事项：①输液过多、过快，可致水钠潴留，引起水肿、血压升高、心率加快、胸闷和呼吸困难；②不适当地给予高渗氯化钠可致高钠血症，甚至出现急性左心衰竭；③本品慎用于心、脑、肾功能不全的患者，禁用于肺水肿患者；④对于已有酸中毒患者，应选用碳酸氢钠生理盐水或乳酸钠生理盐水，而不应选用生理盐水。

（关欣亮）

推荐阅读文献

朱晓东，张宝仁 . 心脏外科学 . 北京：人民卫生出版社，2007.

第四节　心脏外科病理学

本节要点

心脏大血管疾病分为许多类型，需要外科手术治疗的常见疾病主要有冠状动脉性心脏病、风湿性心脏病、先天性心脏病、胸主动脉瘤、梗阻性肥厚型心肌病、心内膜炎及心脏肿瘤等。

1. 冠状动脉粥样硬化基本病理变化包括脂纹、纤维斑块、粥样硬化斑块和继发性改变等。在上述病理改变的基础上，出现相应的临床症状，包括心绞痛、心肌梗死、冠状动脉性猝死和心肌纤维化。

2. 心脏瓣膜病以风湿性心脏病最为多见,风湿性心脏病基本病理表现包括风湿性心内膜炎、风湿性心肌炎、风湿性心包炎和风湿性全心炎。

3. 先天性心脏病型肺动脉高压(致丛性肺动脉病)的病理改变按 Heath 和 Edwards 分级分为6级。

4. 胸主动脉瘤按病理分类分为真性动脉瘤(全层瘤变扩大)、假性动脉瘤(瘤壁无全层结构)和夹层动脉瘤(内膜创伤、中层囊性坏死、撕裂、血液在假腔中流动)。

5. 感染性心内膜炎分为急性和亚急性两种,由于致病菌不同,病理改变也不相同。

一、冠状动脉粥样硬化性心脏病

冠状动脉粥样硬化性心脏病(coronary atherosclerotic heart disease)是冠状动脉由于发生动脉粥样硬化性病变而引起血管腔狭窄或阻塞,造成心肌缺血、缺氧或心肌坏死而导致的心脏病,简称"冠心病"。冠状动脉性心脏病(coronary heart disease,CHD),也简称冠心病,是由于粥样硬化、炎症、栓塞等原因导致冠状动脉狭窄、闭塞引起心肌缺血所致。冠状动脉粥样硬化性心脏病占冠状动脉性心脏病的绝大多数,因此,习惯上把二者同视为冠心病。

冠状动脉粥样硬化是冠心病的最常见的原因,根据病变检出率和统计结果,以左冠状动脉前降支为最高,其余依次为主干、左主干或左旋支、后降支。

(一)冠状动脉粥样硬化基本病理变化

1. 脂纹(fatty streak) 是肉眼可见的最早病变。肉眼观,为点状或条纹状黄色不隆起或微隆起于内膜的病灶。光镜下,病灶处的内膜下有大量泡沫细胞聚集。泡沫细胞体积大,圆形或椭圆形,胞质内含有大量小空泡。苏丹Ⅲ染色呈橘黄(红)色,为脂质成分。

2. 纤维斑块(fibrous plaque) 是由脂纹发展而来。肉眼观,内膜面散在不规则表面隆起的斑块,颜色从浅黄、灰黄色变为瓷白色。光镜下,病灶表层为大量胶原纤维,并可发生玻璃样变性。平滑肌细胞增生并分泌大量细胞外基质(胶原纤维和蛋白聚糖等),脂质逐渐被埋藏在深层。斑块表面为大量平滑肌细胞和细胞外基质所组成的厚薄不一的纤维帽。在纤维帽之下可见数量不等的泡沫细胞、平滑肌细胞、细胞外基质和炎细胞。

3. 粥样硬化斑块(atheromatous plaque) 是纤维斑块深层细胞的坏死发展而来。肉眼观,内膜面可见灰黄色斑块既向内膜表面隆起又向深部压迫中膜。切面上,斑块的管腔面为白色质硬组织,深部为黄色或黄白色质软的粥样物质。光镜下,在纤维帽之下含有大量不定形的坏死崩解产物、胆固醇结晶(针状空隙)和钙盐沉积,斑块底部和边缘出现肉芽组织,中膜因斑块压迫、平滑肌细胞萎缩、弹力纤维破坏而变薄。

4. 继发性改变 是指在纤维斑块和粥样硬化斑块的基础上继发的病变。

(1)斑块内出血:斑块内新生的血管破裂形成血肿,血肿增大完全闭塞管腔,导致急性供血中断。

(2)斑块破裂:斑块表面的纤维帽破裂,粥样物溢入血流,遗留粥瘤样溃疡。排入血流的坏死物质和脂质可形成胆固醇栓子,引起栓塞。

(3)血栓形成:斑块破裂形成溃疡后,由于胶原暴露,引起血栓形成,引起动脉管腔阻塞,进而引起器官梗死。

(4)钙化:在纤维帽和粥瘤病灶内可见钙盐沉积,致管壁变硬、变脆。

(5)动脉瘤形成:严重的粥样硬化斑块底部的中膜平滑肌可发生不同程度的萎缩和弹性下降,在血管内压力的作用下,动脉壁局限性扩张,形成动脉瘤。动脉瘤破裂可致大出血。

(6)血管腔狭窄:弹力肌层动脉(中等动脉)可因粥样硬化斑块而导致管腔狭窄,引起所供应区域的血量减少,致相应器官发生缺血性病变。

(二)临床表现

由于其解剖学和相应的力学特点,斑块性病变多发生于血管的心壁侧,在横切面上、斑块多呈新月形,偏心位、使管腔呈不同程度狭窄。根据管腔狭窄的程度分为四级:Ⅰ级≤25%;Ⅱ级 26%~50%;Ⅲ级

51%~75%；Ⅳ级≥76%。

冠状血管反应性的改变是粥样硬化性冠状动脉疾病的特点。冠状动脉粥样硬化常伴发冠状动脉痉挛，可造成急性心脏供血中断、心肌梗死等，引起心肌缺血和相应的心脏病变，如心绞痛、心肌梗死等，成为心源性猝死的原因。

1. 心绞痛（angina pectoris）　是由于心肌急剧的、暂时性缺血、缺氧所造成的一种临床综合征。心绞痛可因心肌摄氧量暂时增加，超出了已经狭窄的冠状动脉所能提供的氧而发生，也可因冠状动脉痉挛而导致心肌供氧不足而引起。临床表现为阵发性心前区疼痛或压迫感，可放射至心前区或左上肢，持续数分钟，用硝酸酯制剂或稍休息后症状可缓解。

心绞痛的发生机制：心肌缺血、缺氧造成代谢不全产物（酸性、多肽类物质）的堆积，这些物质刺激心脏局部的神经末梢，信号经1~5胸交感神经节和相应脊髓段传至大脑，产生痛觉。所以，心绞痛是心肌缺血所引起的反射性症状。

心绞痛根据引起的原因和疼痛的程度分为：

（1）稳定型心绞痛（stable angina pectoris）：一般不发作，可稳定数月，仅在过度体力活动，心肌摄氧量增多时发作。冠状动脉横切面可见斑块阻塞管腔>75%。

（2）不稳定型心绞痛（unstable angina pectoris，UA）：心绞痛进行性加重的，通常由冠状动脉粥样硬化斑块破裂和血栓形成引发。临床症状不稳定，在负荷时、休息时均可发作。患者多有一支或多支冠状动脉病变。光镜下，常可见到因弥漫性心肌细胞坏死而引起的心肌纤维化。

（3）变异型心绞痛（variant angina pectoris）：多无明显诱因，常在休息或梦醒时发作。患者冠状动脉明显狭窄，亦可因发作性痉挛所致。

2. 心肌梗死（myocardial infarction，MI）　是由于冠状动脉供血中断，引起供血区持续缺血而导致的较大范围的心肌坏死。临床上可表现为剧烈而较持久的胸骨后疼痛，硝酸酯制剂治疗或休息后症状不能完全缓解，可并发心律失常、休克或心力衰竭。MI多发生于中老年人。

根据MI的范围和深度可分为心内膜下心肌梗死和透壁性心肌梗死两个主要类型：

（1）心内膜下心肌梗死（subendocardial myocardial infarction）：病变主要累及心室壁内层1/3的心肌，并波及肉柱和乳头肌，常表现为多发性、小灶性坏死，直径0.5~1.5cm。病变分布常不限于某支冠状动脉的供血范围，而是不规则地分布于左心室四周，严重时病灶扩大融合累及整个心内膜下心肌，呈环状梗死。

（2）透壁性心肌梗死（transmural myocardial infarction）：是典型心肌梗死的类型，梗死部位与闭塞的冠状动脉支供血区相一致，病灶较大，最大直径在2.5cm以上，可累及心室壁全层或未累及全层而深达室壁2/3，此型MI多发生在左冠状动脉前降支的供血区，其中以左心室前壁、心尖部及室间隔前2/3，约占全部MI的50%。约25%的MI发生于右冠状动脉供血区的左心室后壁、室间隔后1/3及右心室。此外，见于左心室后壁，相当于左冠状动脉左旋支的供血区域。右心室和心房发生MI者较为少见。

病理改变：MI多属贫血性梗死，其形态学变化是一个动态演变过程。一般梗死在6小时后肉眼才能辨认，梗死灶呈苍白色，8~9小时后呈土黄色。光镜下，心肌纤维早期呈凝固性坏死、核碎裂、消失，胞质均质红染或呈不规则粗颗粒状，间质水肿，有不同程度的中性粒细胞浸润。4日后梗死灶外围出现充血出血带。7日~2周，边缘区开始出现肉芽组织或肉芽组织向梗死灶内长入，呈红色。3周后肉芽组织开始机化，逐渐形成瘢痕组织。

3. 冠状动脉性猝死（sudden coronary death）　是心源性猝死中最常见的一种，多发生于某种诱因后，如饮酒、劳累、吸烟及运动后，患者突然昏倒、四肢抽搐、大小便失禁，或突然发生呼吸困难、口吐白沫、迅速昏迷。可立即死亡或在数小时后死亡，有的则在夜间睡眠中死亡。

冠状动脉性猝死多由于冠状动脉中重度粥样硬化、斑块内出血等原因，致冠状动脉狭窄或微循环血栓栓塞，在某些诱因下导致心肌急性缺血，冠状动脉血流突然中断，引起心室颤动等严重心律失常。无心肌梗死时也可发生猝死，此类患者通常有致心律失常性基础病变，如心室瘢痕或左心室功能不全等。

4. 心肌纤维化（myocardial fibrosis）　是由于冠状动脉中重度狭窄引起的心肌纤维持续性和/或反复加

重的缺血、缺氧所产生的结果,是可逐渐发展为心力衰竭的慢性缺血性心脏病。肉眼观,心脏体积增大,重量增加,所有心腔扩张,以左心室明显,心室壁厚度一般可正常。光镜下,可见心内膜下心肌细胞弥漫性空泡变,多灶性的陈旧性心肌梗死灶或瘢痕灶。

二、心脏瓣膜病

心脏瓣膜病(valvular disease,VD)是指心瓣膜受各种原因损伤后或因先天性发育异常所造成的器质性病变,表现为瓣膜口狭窄和 / 或关闭不全,最后导致心功能不全,引起全身血液循环障碍,是最常见的慢性心脏病之一,以风湿性心脏病最为多见。

心脏瓣膜病包括瓣膜狭窄(valvular stenosis)和瓣膜关闭不全(valvular incompetence)。瓣膜狭窄是相邻瓣膜互相粘连、瓣膜增厚,其弹性减弱或丧失,瓣环硬化和缩窄,瓣膜开放时不能完全张开导致血流通过受限。瓣膜关闭不全是由于瓣膜增厚、变硬、卷曲、缩短或瓣膜破裂和穿孔,亦可因腱索增粗、缩短和粘连,使心瓣膜关闭时瓣膜口不能完全闭合,发生反流。瓣膜狭窄和关闭不全可单独存在,亦可合并存在,合并存在也称为联合瓣膜病。心瓣膜病可引起血流动力学的变化,失代偿时出现心功能不全,并发全身血液循环障碍。

风湿性心脏病(rheumatic heart disease)简称"风心病",是指由于风湿热活动,累及心脏瓣膜而造成的心脏瓣膜病变。表现为一个或几个心脏瓣膜狭窄和 / 或关闭不全,临床上狭窄或关闭不全可以同时存在,也可以一种表现为主。

风湿性心脏病基本病理表现包括风湿性心内膜炎(rheumatic endocarditis)、风湿性心肌炎(rheumatic myocarditis)、风湿性心包炎(rheumatic pericarditis)和风湿性全心炎(rheumatic pancarditis)或风湿性心脏炎(rheumatic carditis)。

1. 风湿性心内膜炎　病变主要累及心脏瓣膜,以二尖瓣最常受累,病变初期,受累瓣膜肿胀,瓣膜内出现黏液变性和纤维素样坏死、浆液渗出和炎细胞浸润;病变瓣膜表面,尤以瓣膜闭合缘上形成单行排列、直径为 1~2mm 的疣状赘生物。这些赘生物呈灰白色半透明状,附着牢固,不易脱落。赘生物较多时可呈片状累及腱索及邻近心内膜。光镜下,赘生物由血小板和纤维蛋白构成,伴小灶状的纤维素样坏死。其周围可见少量的阿绍夫小体。病变后期,由于病变反复发作,引起纤维组织增生,导致瓣叶组织增厚、变硬、卷曲、挛缩,交界间互相粘连,腱索增粗、短缩,最后形成风湿性瓣膜病。当炎症病变累及房、室内膜时,引起内膜灶状增厚及附壁血栓形成。

2. 风湿性心肌炎　病变主要累及心肌间质,常表现为灶状间质性心肌炎,间质水肿,在间质血管附近可见阿绍夫小体及少量的淋巴细胞浸润。病变反复发作,阿绍夫小体机化形成小瘢痕。病变常见于左心室、室间隔、左心房及左心耳等处。

3. 风湿性心包炎　病变主要累及心外膜脏层,呈浆液性或纤维素性炎症反应,如有大量浆液渗出,则形成心包积液;当渗出以纤维素为主时,覆盖于心外膜表面的纤维素可因心脏的不停冲动和牵拉而形成绒毛状心。渗出的大量纤维素如不能被溶解吸收,则发生机化,使心外膜脏层和壁层互相粘连,形成缩窄性心包炎。

4. 风湿性全心炎　病变累及心脏全层组织。

三、先天性心脏病

先天性心脏病(congenital heart disease,CHD),简称"先心病",是指在胚胎发育期由于心脏、大血管的形成障碍或发育异常而引起的解剖结构异常,或出生后应自动关闭的通道未能闭合(在胎儿属正常)所引起的先天性的心脏出生缺陷。根据病理生理改变分为两大类:肺血增多的充血性先天性心脏病、肺血减少的发绀型先天性心脏病。

(一) 充血性先天性心脏病的病理改变

1. 先天性心脏病型肺动脉高压　由于左侧心腔及体循环的压力远远高于右侧心腔及肺循环的压力,左侧心腔或体循环的血大量分流入右侧心腔或肺循环,使肺循环的血容量大大超过体循环的血容量。房室间隔缺损、主肺动脉间隔缺损、动脉导管未闭等属于此类。

正常肺循环系统具有很大的容受性,当左向右分流量大于正常心排血量的3倍时,由于肺血管的扩张,肺动脉压可基本不变。若分流量进一步增加,超过肺血管的扩张限度,将发生动力性肺动脉高压。肺血流量增加的本身并不一定都能引起肺动脉高压,但是在大量左向右分流的持续作用下,肺动脉收缩压增高的同时,并发肺血管病理改变,促进肺血管阻力增加,发展成为肺动脉高压。当肺动脉高压进行性增高并发堵塞性肺血管病(致丛性肺动脉病)时,肺循环阻力明显大于体循环,出现右向左分流,称艾森门格综合征,临床上常出现发绀和杵状指等。

2. 致丛性肺动脉病　该病早期病变是肌型肺动脉中层平滑肌细胞增生、中层肥厚,细动脉肌型化,血管内膜增生及管腔变窄。病变进一步发展时,胶原及弹力纤维增多,引致板层样排列的内膜纤维化。严重向心性板层样内膜纤维化可使管腔完全闭塞。病变的后期,可出现扩张性改变、类纤维素坏死、动脉炎及特征性的丛样病变形成。丛样病变主要由肌型动脉分支扩张形成的囊腔及其间的细胞增生和薄壁血管构成。一般来说,中层肥厚、血管内膜增生及轻度内膜纤维化属可逆性病变,其余属不可逆性病变。致丛性肺动脉病的形态学改变与血流动力学有一定的相关性。

Heath 和 Edwards 根据肺血管病变的轻重和发生顺序,将致丛性肺动脉病分成六个等级:

Ⅰ级:小动脉肌层肥厚。

Ⅱ级:中层肥厚和血管内膜增生。

Ⅲ级:内膜纤维性增生造成板成样(洋葱皮样)改变。

Ⅳ级:丛样病变形成。

Ⅴ级:小动脉内膜和中层广泛纤维化,管腔断裂,含铁血黄素沉着。

Ⅵ级:伴类纤维素坏死的急性动脉炎。

3. 肺静脉充血或体循环血流受阻　左心发育不全综合征、主动脉瓣及二尖瓣狭窄、三房心、梗阻性完全性肺静脉畸形引流等属于此类。

任何能阻滞肺静脉血流的疾病均可引起基本相似的肺静脉高压性肺血管损害,如二尖瓣狭窄、三房心、梗阻性完全性肺静脉畸形引流等。

肺静脉高压性肺血管病病理变化:肺静脉高压不仅累及肺静脉系统,而且肺动脉及肺间质受损也十分明显。常见的病变有肺静脉中层肥厚、内膜增生、管腔变小、静脉动脉化(只有外弹力板的肺静脉变为有内外弹力板的肺动脉型);肌型肺动脉中层肥厚、内膜增生、偏心或向心性管腔狭窄、细动脉肌型化(无或少平滑肌的细动脉生长平滑肌,并形成肌层)、肺淋巴管扩张、间质纤维化及含铁血黄素沉着等。肺静脉高压的肺血管中层肥厚,不仅是由于平滑肌细胞增生,而且也因为细胞间质有大量胶原和水肿液。

(二)发绀型先天性心脏病的病理改变

1. 肺循环血流量不足　心脏的畸形阻碍体静脉血流向肺血管床进行氧合,并通过异常交通分流入左心室及主动脉,如法洛四联症。

2. 体静脉血与肺静脉血在心内进行混合　从心室排至主动脉的血是不饱和的混合血液,肺动脉的血流量可正常或高于正常,如完全位肺静脉畸形引流、单心房、单心室及大动脉共干等。

3. 体静脉血不经过肺循环直接流入主动脉　此类先天性心脏病包括大动脉转位等。

在临床症状及体征方面,患有充血性先天性心脏病的婴儿在刚出生后,由于肺血管阻力与在子宫内相近,肺动脉压力与主动脉压力几乎相同,血流从左侧向右侧的分流很少,因此很难听到杂音,往往也不能发现心内畸形、主肺动脉间隔缺损和动脉导管未闭等异常通道的存在。出生后数天肺血管阻力逐渐下降,左向右分流量逐渐增加,易于听到心脏杂音,但同时充血性心力衰竭症状也逐渐明显。较大的室间隔缺损或动脉导管未闭等,在出生后1周左右,就可能出现难以处理的严重的充血性心力衰竭。发绀型先天性心脏病常常在婴儿期发绀就很明显,但有些婴儿的发绀可被未闭的动脉导管、卵圆孔或较大的室间隔缺损所掩盖而不明显。严重的红细胞增多可引起血管内栓塞、脑血管栓塞、脑梗死、肺栓塞等。患儿活动量明显受限,生长发育迟缓。因可增加末梢血管阻力而使肺血流量增加,肺血流量减少的患儿喜欢蹲踞。

四、胸主动脉瘤

主动脉瘤（aortic aneurysm）是主动脉管壁由于先天性或后天获得性原因致使主动脉壁结构破损，管壁薄弱，导致承受压力和维持大动脉功能的弹力纤维层变脆弱或坏死，丧失了牢固性和弹性，在管腔内压的作用下，局部向外膨胀扩大而形成动脉瘤。病因以高血压、动脉粥样硬化和马方综合征最常见，少数病例是因先天发育不良、感染及外伤所致。

（一）病理分类

1. 真性主动脉瘤（true aortic aneurysm）　全层有瘤变后扩大。瘤壁为全层动脉结构，虽然组织上有破坏，但可辨认出内膜、中层和外膜。

2. 假性动脉瘤（pseudo-aortic aneurysm）　瘤壁无全层结构，仅有内膜面敷盖的纤维结缔组织。部分病例可有动脉外膜和其周围粘连的组织，血液从破口流出并与周围组织粘连，形成瘤壁。瘤腔内充满血栓。

3. 夹层动脉瘤（dissecting aneurysm）　由于内膜创伤，中层囊性坏死、血肿，发生撕裂后，血液在撕裂（假腔）层中流动。原有的主动脉腔称为真腔，真假腔之间由内膜与部分中层分隔，并有一个或数个破口相通。主动脉夹层有别于主动脉壁的自发破裂以及内膜撕裂。主动脉夹层很少累及主动脉壁全周。

（二）病理变化

肉眼观，急性夹层的外膜菲薄呈紫蓝色，水肿，并有充血及出血，少数可从表面观察到搏动血流，80%以上有血性渗液甚至凝血块，渗出量不等；除发生在主动脉瘤基础之上的急性夹层外，急性夹层的主动脉直径略粗或正常；慢性夹层的外膜增厚，瘢痕化，主动脉直径增粗，且与周围组织多有粘连，假腔较大，其内多有附壁血栓，真腔受压变细。镜下观察，可见主动脉壁中层原有的基本病理改变，如长期高血压引起的中层弹力纤维变性，血管平滑肌细胞退变、减少。马方综合征患者主动脉壁中层退变所表现的弹力纤维退变、黏液性变、平滑肌细胞排列紊乱等。此外，在急性期主动脉壁可见灶性出血及大量炎性细胞浸润，局灶性坏死。慢性期，主动脉壁可见纤维瘢痕组织增生，夹层腔内血栓机化，新生血管内皮覆盖。

五、感染性心内膜炎

感染性心内膜炎（infective endocarditis）是由病原微生物侵袭心内膜，特别是心脏瓣膜而引起的炎症性病变，主要侵及主动脉瓣，其次为二尖瓣，偶见于三尖瓣和肺。病原微生物包括各种细菌、真菌、立克次体等，以细菌最为多见，故也称为细菌性心内膜炎（bacterial endocarditis）。通常分为急性和亚急性两种。

（一）急性感染性心内膜炎

急性感染性心内膜炎（acute infective endocarditis）又称急性细菌性心内膜炎（acute bacterial endocarditis），是由于致病力强的化脓菌（如金黄色葡萄球菌、溶血性链球菌等）侵袭心内膜引起。发生在身体其他部位的感染，如化脓性骨髓炎、痈、产褥热等，在机体抵抗力降低时，病原菌入血引起脓毒血症、败血症并侵犯心内膜。

主要病理改变：致病菌主要侵犯主动脉瓣和二尖瓣，引起急性化脓性心瓣膜炎，在受累的心脏瓣膜上形成赘生物。赘生物主要由脓性渗出物、血栓、坏死组织和大量细菌菌落混合而形成。赘生物体积庞大、质地松软、灰黄或浅绿色，破碎后形成含菌性栓子可引起心、脑、肾、脾等器官的感染性梗死和脓肿。受累瓣膜可发生破裂、穿孔或腱索断裂，引起急性心功能不全。此病起病急、病程短、病情严重，患者多在数日或数周内死亡。

（二）亚急性感染性心内膜炎

亚急性感染性心内膜炎（subacute infective endocarditis）又称亚急性细菌性心内膜炎（subacute bacterial endocarditis），主要由于毒力相对较弱的甲型溶血性链球菌侵袭心内膜所引起，肠球菌、革兰氏阴性杆菌、立克次体、真菌也引起此病的发生。这些病原体经感染灶（扁桃体炎、牙周炎、咽喉炎、骨髓炎等）入血，形成菌血症，再随血流侵入瓣膜，也可因拔牙、心导管及心脏手术等医源性操作导致细菌入血侵入瓣膜。临床上除有心脏体征外，还有长期发热、点状出血、栓塞症状、脾大及进行性贫血等迁延性败血症表现。病程较长,可迁延数月,甚至 1 年以上。

主要病理改变:心脏瓣膜赘生物形成,病变特点是在有病变的二尖瓣和主动脉瓣的瓣膜上形成赘生物。赘生物呈息肉状或菜花状,质松脆,易破碎、脱落。受累瓣膜易变形,发生溃疡和穿孔。光镜下,疣状赘生物由血小板、纤维蛋白、细菌菌落、坏死组织、中性粒细胞组成,溃疡底部可见肉芽组织增生、淋巴细胞和单核细胞浸润。瓣膜损害可致瓣膜口狭窄或关闭不全。临床上可听到相应的杂音。瓣膜变形严重可出现心力衰竭。

六、心肌病

心肌病(cardiomyopathy)是心肌病变伴心脏功能不全,又称原发性心肌病(primary cardiomyopathy)或特发性心肌病(idiopathic cardiomyopathy)。主要包括扩张型、肥厚型、限制型心肌病。

(一)扩张型心肌病

扩张型心肌病(dilated cardiomyopathy,DCM)又称充血性心脏病(congestive cardiomyopathy,CCM),是心肌病中最常见的类型,约占心肌病的 90%。WHO 的 DCM 定义为"左心室或双心室腔扩张伴收缩功能不全"的心肌病变,其可以是特发性、家族性和/或基因性、病毒性和/或免疫性、酒精性和/或中毒性,或同时伴有其他心血管疾病。病变以进行性心脏肥大、心腔扩张和心肌收缩功能下降为特征。

病理变化:肉眼观,心脏重量增加,可达 500~800g 或更重(诊断标准:男性 >350g,女性 >300g);两侧心腔明显扩张,心室壁略厚或正常(离心性肥大),心尖部室壁常呈钝圆形;二尖瓣和三尖瓣因心室腔扩张导致关闭不全;心内膜增厚,常见附壁血栓。光镜下,心肌细胞不均匀性肥大、伸长,细胞核大,浓染,核型不整;肥大和萎缩心肌细胞交错排列;心肌细胞常发生空泡样变、小灶性肌溶解,心肌间质纤维化和微小坏死灶或瘢痕灶。

(二)肥厚型心肌病

肥厚型心肌病(hypertrophic cardiomyopathy,HCM)是以左心室显著肥厚、室间隔不对称增厚、舒张期心室充盈异常,左心室流出道梗阻为特征的一种类型。一般情况下,左心室容积正常或减少,收缩期压力差正常。

肥厚型心肌病常有家族史,约 50% 有基因变化,多为家族性常染色体显性遗传。目前认为是肌小节收缩蛋白基因突变导致了此病的发生。

病理变化:肉眼观,心脏增大、重量增加,成人患者心脏可重达 500g 以上;室间隔肥厚,以基底部肥厚最重,肥厚的肌肉突向左心室腔,少数突向双侧室腔;左心室游离壁亦肥厚,以前侧壁和心尖部显著;室间隔非对称性肥厚,室间隔最厚部位与左心室后壁之比 >1.3(正常为 0.95);乳头肌肥大、心室腔狭窄,尤以左心室显著;由于收缩期二尖瓣向前移动与室间隔左侧心内膜接触,可引起二尖瓣增厚和主动脉瓣下的心内膜局限性增厚。光镜下,心肌细胞弥漫性肥大,核大、畸形、深染、心肌纤维走行紊乱。电镜下,肌原纤维排列方向紊乱,肌丝交织或重叠状排列,Z 带不规则,并可见巨大线粒体。

(三)限制型心肌病

限制型心肌病(restrictive cardiomyopathy,RCM)是目前了解最少的一种少见心肌病。WHO 的定义为"以单或双心室充盈受限、舒张容积缩小为特征的心肌病"。典型病变为心室内膜和内膜下心肌进行性纤维化,导致心室壁顺应性下降、心腔狭窄。

病理变化:肉眼观,心腔狭窄,心内膜及心内膜下纤维性增厚可达 2~3mm,呈灰白色,以心尖部为重,向近端蔓延,累及三尖瓣或二尖瓣(可引起关闭不全)。光镜下,心内膜纤维化,可见玻璃样变性和钙化,伴有附壁血栓形成。心内膜下心肌常见萎缩和变性改变,又称心内膜心肌纤维化(endomyocardial fibrosis)(图 1-4-1)。

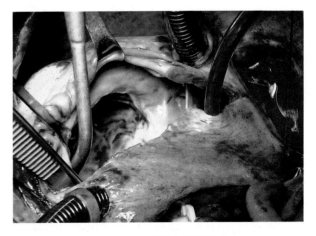

图 1-4-1　心内膜心肌纤维化

七、心脏肿瘤

原发性心脏肿瘤极少见,不到心脏肿瘤的 5%,其余 95% 为转移瘤。成人原发性心脏肿瘤多为黏液瘤,其次为脂肪瘤和纤维弹性组织瘤。儿童期的心脏原发肿瘤以横纹肌瘤最为常见,心脏纤维瘤较为罕见(图 1-4-2)。

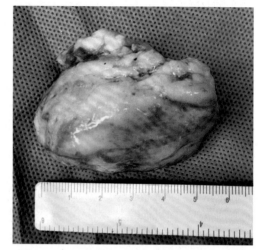

图 1-4-2　心脏纤维瘤标本

(一)心脏良性肿瘤

1. 心脏黏液瘤(cardiac myxoma)　是最常见的一种心脏良性肿瘤,起源于心内膜下或血管留用细胞或多潜势留用细胞。多见于左心房,多为单发。肉眼观,肿瘤大小不等,多为圆形或卵圆形,有深浅不一的切迹或分叶状,或呈成熟葡萄状或息肉状,表面呈淡黄色,半透明胶冻状,质软易碎,表面光滑,常有散在、大小不一的紫色、暗红或鲜红的出血区,偶有钙化。组织学检查可见瘤体表面有细胞覆盖,可与血栓鉴别。光镜下,瘤细胞呈星芒状、梭形、圆形或不规则形,散在或呈团状排列;细胞间质疏松,为弥散均匀分布的浅蓝色黏液基质(HE 染色),阿辛蓝染色为强阳性。黏液瘤碎片(瘤栓)有远距离种植和转移能力,故具有低度恶性倾向。

2. 横纹肌瘤(rhabdomyoma)　多见于婴幼儿,常为多发性。瘤结节散在分布于心脏壁内,多见于室间隔。部分病例伴有结节硬化症。光镜下,瘤细胞较正常心肌细胞大,胞质因含有大量糖原而呈空泡状,核位于中央,肌原纤维疏松,呈网状、放射状分布,似蜘蛛。

(二)心脏恶性肿瘤

心脏恶性肿瘤很少见。在心脏恶性肿瘤当中,以血管肉瘤、横纹肌肉瘤较多见。

(三)心脏转移性肿瘤

心脏转移性肿瘤比心脏原发性肿瘤多,但与其他一些器官相比,心脏转移性肿瘤少见。恶性肿瘤转移到心脏可以从邻近器官的恶性肿瘤蔓延而来,但主要是通过血道转移至心脏。心脏内的转移瘤一般为多发性、结节状。各种肉瘤、恶性淋巴瘤、白血病以及恶性黑色素瘤主要经血行转移到心脏。

八、心包炎

心包炎(pericarditis)是由病原微生物(主要为细菌)或某些代谢产物引起的脏、壁层心外膜的炎症,大多是一种伴发性疾病。多继发于变态反应性疾病、尿毒症、心脏创伤及恶性肿瘤转移等。绝大多数致病因素可引起急性心包炎,少数结核和真菌等可引起慢性心包炎。

(一)急性心包炎

急性心包炎(acute pericarditis):多为渗出性炎症,常形成心包积液。按渗出的主要成分可分为:

1. 浆液性心包炎(serous pericarditis)　以浆液性渗出为主要特征。主要是由非感染性疾病引起,如风湿病、系统红斑狼疮、硬皮病、肿瘤、尿毒症等。病毒感染以及伴有其他部位的感染亦常引起心包炎。累及心肌者亦称心肌心包炎(myopericarditis)。

病理变化:心外膜血管扩张、充血,血管壁通透性增高;心包腔有浆液性渗出液,并伴有少量的中性粒细胞、淋巴细胞和单核细胞的渗出。

2. 纤维素性及浆液纤维素性心包炎(fibrinous and serofibrinous pericarditis)　是心包炎中最常见的类型。常由系统性红斑狼疮、风湿病、尿毒症、结核、急性心肌梗死、Dressler 综合征(又称心肌梗死后综合征,在心肌梗死后数周内发生的类似自身免疫性病变)以及心脏外科手术等引起。

病理变化:肉眼观,心包脏壁两层表面附着一层粗糙的黄白色纤维索渗出物,呈绒毛状,故称绒毛心。光镜下,渗出液由浆液、纤维蛋白、少量的炎性细胞和变性的坏死组织构成。

3. 化脓性心包炎（purulent pericarditis）　是由链球菌、葡萄球菌和肺炎双球菌等化脓菌侵袭心包所致。这些致病菌可经多种途径侵入心包：通过邻近组织病变直接蔓延；或血液、淋巴道播散所致；或心脏手术直接感染。

病理变化：肉眼观，心包腔面覆盖一层较厚的呈灰绿色、浑浊而黏稠的（似乳膏状）纤维性脓性渗出物。光镜下，心外膜表面血管扩张充血，大量中性粒细胞浸润，渗出物内可见大量炎性坏死的中性粒细胞、脓细胞及无结构粉染物质。

4. 出血性心包炎（hemorrhagic pericarditis）　大多数是由结核分枝杆菌经血道感染引起，亦可由恶性肿瘤累及心包所致。心包腔含大量浆液性、血性的积液。此外，心脏外科手术后可继发出血性心包炎，出血多时可致心脏压塞。

（二）慢性心包炎

慢性心包炎（chronic pericarditis）多由急性心包炎转化而来，临床病程持续 3 个月以上者即转化为慢性心包炎。此型又分为两型。

1. 粘连性纵隔心包炎（adhesive mediastinal pericarditis）　常继发于化脓性心包炎、干酪样心包炎、心脏外科手术或纵隔放射性损伤之后。心外膜因纤维粘连而闭塞，并与纵隔及周围器官粘连。心脏因受心外膜壁层的限制和受到与周围器官粘连的牵制而工作负担增加，引起心脏肥大、扩张。

2. 缩窄性心包炎（constrictive pericarditis）　由于心包腔内渗出物机化和瘢痕形成，致心脏舒张期充盈受限，严重影响心排血量。多继发于化脓性心包炎、结核性心包炎和出血性心包炎。

（苏俊武）

推荐阅读文献

［1］步宏，李一雷. 病理学. 9 版. 北京：人民卫生出版社，2018.

［2］汪曾伟，刘维永，张宝仁. 心脏外科学. 北京：人民军医出版社，2002.

［3］BLUMGART HL. Coronary disease：clinical-pathologic correlations and physiology. Bull N Y Acad Med，1951，27（12）：693-710.

［4］DALEN JE，ALPERT JS，GOLDBERG RJ，et al. The epidemic of the 20（th）century：coronary heart disease. Am J Med，2014，127（9）：807-812.

［5］ELSTER SK，PADER E，HORN H. Fever in patients with rheumatic heart disease. a clinical-pathologic study of sixty adult patients. Arch Intern Med，1963，112：476-487.

［6］HEATH D，EDWARDS JE. The pathology of hypertensive pulmonary vascular disease；a description of six grades of structural changes in the pulmonary arteries with special reference to congenital cardiac septal defects. Circulation，1958，18（4 Part 1）：533-547.

［7］KHALIL A，HELMY T，TARIK T，et al. Aortic pathology：aortic trauma，debris，dissection，and aneurysm. Crit Care Med，2007，35（8 Suppl）：S392-400.

［8］FREEMAN JA. Cardiac tumor pathology：a brief review. J La State Med Soc，1965，117：270-276.

第五节　心脏外科麻醉

本节要点

1. 心血管手术术前评估和治疗的首要目标是量化和降低患者术中和术后风险。

2. 完整的术前评估和合理的术前用药，可使患者平稳过渡至手术室且可降低危重患者围术期缺血事件的发生率。

3. 心脏手术患者需全面监测，是因为严重而不稳定的心血管疾病和血流动力学状态、合并多系统疾病、体外循环相关的异常生理状态，以及基于微创心脏手术的特殊考虑。

4. 术中经食管超声心动图（trans-esophageal echocardiography，TEE）已成为欧美国家心脏手术麻醉的常规监测项目。

5. 心血管手术患者的麻醉诱导并不是简单地从清醒到睡眠的过渡，应根据患者的心血管状态选择合适的麻醉药物。

6. 没有任何一种单一麻醉药物和技术能保证血流动力学稳定，麻醉后的病理生理状态、交感神经张力降低致血管扩张和心肌抑制以及低血容量状态都会导致血流动力学不稳定。

7. 体外循环开始前阶段的心肌缺血发生率为 7%~56%，切开胸骨时高血压的发生率高达 88%，此时是心脏手术过程中术中知晓发生率最高的阶段，心率的增快大大加剧了缺血发生的概率，此时心律失常的最常见原因为手术操作。

8. 体外循环的成功实施是手术医师、灌注师和麻醉医师充分沟通与协作的结果。

9. 脱离体外循环是在优化各项心血管参数，如前负荷、后负荷、心率、传导、收缩功能和氧供需平衡的情况下，平稳地从人工泵过渡到心脏供血。

一、评估心脏手术患者

对每一例心脏手术患者而言，术前应全面、仔细评估那些能够决定围术期并发症发生和麻醉管理的因素。

（一）患者表现

围术期风险评估的多因素风险指数在于确定和分配许多潜在的风险因子的相对重要性，逐渐精细化的多因素风险指数被用于将多风险因素结合成单一风险评估，用于确定某个患者心脏手术后并发症和死亡风险，指导治疗并影响该人群手术结局的"风险调整"。1983 年 Paiement 首先提出多因素风险评分，确认了 8 项临床风险因素：①左心室功能较差；②充血性心力衰竭；③不稳定型心绞痛或 6 个月内心肌梗死病史；④年龄大于 65 岁；⑤病态肥胖；⑥再次手术；⑦急诊手术；⑧严重的全身性疾病。大量风险评估模型仍纳入多项该风险因素。

表 1-5-1 对比了众多学者研究的影响心脏手术后存活的术前临床风险因素，包括冠状动脉搭桥手术、瓣膜手术和瓣膜合并冠状动脉搭桥手术。早期指标中的"点值"是为了表明和每一个术前风险因素相关的基于多因素分析的术后死亡率相对风险，更近的研究提供了更特异的与含大量预测指标相关的死亡率优势比。2001 年 Dupuis 等提出并验证了心脏麻醉风险评估（the cardiac risk evaluation，CARE），纳入类似因素，但以一种和美国麻醉医师学会（the American Society of Anesthesiologists，ASA）生理状况评分系统一样的方式直观看待（表 1-5-2）。尽管研究显示 CARE 系统与 Tu 评分和 Euro 评分在预测心脏手术后并发症与死亡率没有明显差异，但基于每年更新的关于冠状动脉搭桥、瓣膜手术和两者合并手术持续增多累计的数据，其逐渐成为最有说服力的风险指数。

对大多数接受心脏外科手术的患者而言，最简洁有用的风险指数是患者的功能状态或运动耐量。研究显示爬两层楼困难时，术后心肺并发症的阳性预测值为 82%，该心血管风险指数考虑了大范围的心脏和非心脏因素，敏感且容易测量。

对许多患者而言，手术本身的复杂性可能是围术期并发症最重要的预测因子。体外循环的非生理状态是多数心脏手术并发症增加的风险因素之一，可能与全身炎性反应和微栓以及低灌注有关，常累及中枢神经系统、肾脏、肺和胃肠道，并发症随体外循环时间延长而升高。涉及多个心脏瓣膜或主动脉瓣与冠状动脉同时手术的并发症明显高于单个瓣膜手术或单纯的冠状动脉搭桥术。

（二）心血管疾病的术前管理

1. 心肌缺血　术前评估冠状动脉疾病患者最重要的风险因子为：①风险心肌面积；②缺血阈值或发生缺血的心率值；③心室功能或射血分数；④症状的稳定性；⑤当前治疗情况。

表 1-5-1 心脏外科手术心血管系统风险多因素指数

风险因素	Euro 评分 (1999)	Bernstein (2000)	纽约州模型 (2000)	纽约州模型 (2000)	胸外科医师协会死亡率风险模型 (2009)	胸外科医师协会死亡率风险模型 (2009)	胸外科医师协会风险模型 (2009)
手术操作	冠状动脉搭桥/联合手术	冠状动脉搭桥术/瓣膜手术/联合手术	单独主动脉瓣置换术	多瓣膜置换术加冠状动脉搭桥	冠状动脉搭桥	单独主动脉瓣置换术	瓣膜手术加冠状动脉搭桥
风险评估测量方法	风险评分(点)	风险评分(点)	优势比	优势比	优势比	优势比	优势比
年龄	1	2.5~11	1.06	1.05	1.36~4.7	1.43-3.34	1.29~3.95
外科操作	2~3	0~6	N/A	N/A	N/A	N/A	N/A
心脏因素							
既往心脏手术史	3	10~20	N/A	N/A	3.13~4.19	2.11~2.48	2.2~2.46
手术紧迫性	2	N/A	N/A	N/A	1.16~8	1.29~7.94	1.25~4.56
左主干或多支病变	N/A	2.5	N/A	N/A	1.17	1.19	1.12
结构缺损①	4	1.5~12	N/A	N/A	1.31	N/A	N/A
心绞痛严重程度	2	N/A	N/A	N/A	1.12	1.21	1.11
既往心肌梗死病史	2	4	N/A	N/A	1.37~1.7	1.14	1.19~1.55
心源性休克	3	12	3.97~8.68	N/A	1.41~2.29	1.47~1.62	1.43~1.68
充血性心力衰竭	N/A	2.5	2.26	2.18	1.21~1.39	1.29~1.83	0.91~1.48
左心室射血分数降低	1~3	6.5~8	N/A	N/A	1.19~6	1.09~5	1.1~5.5
室上性心律失常	N/A	N/A	N/A	N/A	1.36	1.2	1.2
室性心律失常	3	1	N/A	2.62	N/A	N/A	N/A
肺动脉高压	2	11	2.35	N/A	N/A	N/A	N/A
心内膜炎	3	6.5	N/A	N/A	N/A	1.95	2.04
全身性因素							
高血压	N/A	3	N/A	N/A	N/A	1.12	N/A

续表

风险因素	Euro 评分 (1999)	Bernstein (2000)	纽约州模型 (2000)	纽约州模型 (2000)	胸外科医师协会死亡模型 (2009)	胸外科医师协会率风险模型 (2009)	胸外科医师协会死亡率风险模型 (2009)	胸外科医师协会风险模型 (2009)
脑血管疾病	2	2	N/A	N/A	1.14~1.31	N/A	N/A	1.0~1.22
周围血管疾病	2	0.5~3.5	1.96	2.13~3.55	1.42	1.25	1.25	1.29
慢性阻塞性肺疾病	1	6	N/A	N/A	1.22~2.35	1.27	1.27	1.19
糖尿病	N/A	3	2.52	1.87	1.01~1.3	1.27~1.62	1.27~1.62	1.12~1.31
肝脏病病	N/A	12.5	N/A	N/A	N/A	N/A	N/A	N/A
肾功能不全	2	3.5~13.5	5.51	3.55~9.37	1.66~3.84	1.55~2.85	1.55~2.85	1.57~3.2
贫血	N/A	N/A	N/A	N/A	N/A	N/A	N/A	N/A
白蛋白 <4g/dl	N/A	N/A	N/A	N/A	N/A	N/A	N/A	N/A
女性	1	6	N/A	N/A	1.31	1.23	1.23	1.36
体重指数偏高或偏低	N/A	1	N/A	N/A	1.6~2.2	0.98~1.75	0.98~1.75	1.04~1.58
其他因素	神经功能障碍 2	术前气管插管 4;血小板减少性紫癜 12;既往血管重建术失败 5.5;药物滥用 4.5	N/A	N/A	免疫抑制疗法 1.48	免疫抑制疗法 1.42;合并二尖瓣狭窄 1.24	免疫抑制疗法 1.42;合并二尖瓣狭窄 1.24	额外的瓣膜疾病① 1.10~1.27;免疫抑制疗法 1.35
总风险评分	39	97	N/A	N/A	N/A	N/A	N/A	N/A

注：N/A 指未包含在该风险指数内或结果不显著。各研究方案通过不同方式将每一项风险因素的严重程度定性，对于所有级别的严重程度，均有一系列的值来指示一系列的相对风险。
①包括左心室至室壁瘤、室间隔缺损、房间隔缺损、急性二尖瓣反流。

表 1-5-2 心脏麻醉风险评估系统（CARE）

风险评分	三类风险因素		
	心脏疾病	全身疾病	手术
1	稳定	无	不复杂
2	稳定	控制良好	不复杂
3	不稳定	（和／或）不受控制的	（或）复杂手术[①]
4	不稳定	（和／或）不受控制的	（或）复杂手术[①]
5	心脏病慢性期或进展期,手术是唯一希望		
E	急诊:当明确诊断且设施完备时,应尽快手术		

注:①复杂手术,如再次手术、多个瓣膜手术或瓣膜／冠状动脉搭桥联合手术、左心室室壁瘤切除术、弥漫性或钙化性疾病的冠状动脉搭桥术。

稳定型心绞痛对内科治疗无效或不适合介入治疗时,可行冠状动脉搭桥术。术前降低风险的措施包括:将低密度脂蛋白控制在 <100mg/dl 水平;血压控制在 140/90mmHg 以下,糖尿病和肾病患者控制在 130/80mmHg 以下,冠状动脉疾病患者首选 β 受体阻滞剂和血管紧张素转换酶抑制剂;戒烟;控制血糖;减肥、节食和运动。

不稳定型心绞痛提示斑块迅速生长、破裂或栓塞。患者通常易发生急性心肌梗死和猝死及左主干阻塞。决定不稳定型心绞痛患者急性心肌梗死或死亡的临床因素见表 1-5-3。内科治疗包括抗缺血治疗、抗血小板聚集和抗凝治疗。抗缺血治疗取决于缺血是否发作且必须伴随积极的二级预防或矫正危险因素的方法。

表 1-5-3 不稳定型心绞痛患者死亡或急性心肌梗死的危险因素

项目	高风险 （以下任意一项）	中风险 （以下任意一项但无高风险因素）	低风险 （以下任意一项但无高中风险因素）
病史		既往心肌梗死、脑血管疾病、周围血管疾病或冠状动脉搭桥术、服用阿司匹林	
心绞痛	48 小时内心绞痛加剧、静息发作时间延长（>20 分钟）	静息疼痛时间延长（>20 分钟）、现已解除,但仍有危险因素	心绞痛频率、程度和持续时间延长、心绞痛阈值降低、新发心绞痛
临床发现	肺水肿、新发或二尖瓣反流杂音加剧、第三心音、啰音、低血压、心动过缓、心动过速、年龄 >70 岁、自发性心绞痛	静息疼痛,服用硝酸酯类药物可缓解、两周内新发或进展性 Ⅲ~Ⅳ级心绞痛	
心电图	一过性 ST 段改变 >0.5mm、束支传导阻滞或新发持续室性心动过速	年龄 >70 岁	正常心电图
心肌损伤标志物	TnT、TnI 升高（>0.1μg/L）或 CK-MB 升高	T 波改变、病理性 Q 波或静息多导联 ST 段压低 <1mm TnT、Tn 轻度升高（>0.01μg/L 但 <0.1μg/L）或 CK-MB 升高	正常

无心绞痛心肌缺血表现为疲劳、急性肺水肿、心律失常、晕厥或"心绞痛等同症状",如消化不良。无症状性缺血常见于老年和糖尿病患者,只能通过常规心电图发现,预后不良。术前 48 小时心肌梗死风险额外升高,推迟手术 3~7 日可降低风险,但冠状动脉重建可改善不稳定型心绞痛和左心室功能障碍患者的生存率。

2. 充血性心力衰竭　心室功能障碍和心力衰竭可根据心脏结构改变和心力衰竭的症状分为 A~D 四期,病情管理取决于疾病的分期。证据显示术前充血性心力衰竭或心室功能障碍与术中死亡率上升有关。图 1-5-1 总结了一系列研究,通过流程图展示了心力衰竭发展过程中的功能分级、分期及各期的治疗策略。

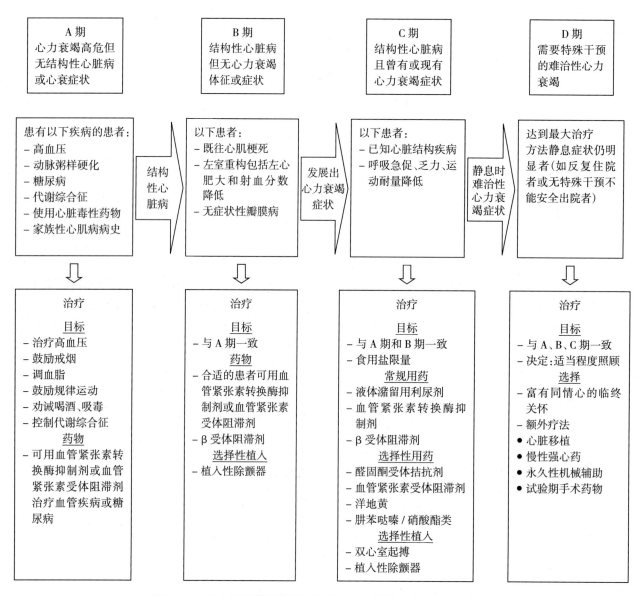

A 期
心力衰竭高危但无结构性心脏病或心衰症状

B 期
结构性心脏病但无心力衰竭体征或症状

C 期
结构性心脏病且曾有或现有心力衰竭症状

D 期
需要特殊干预的难治性心力衰竭

患有以下疾病的患者:
- 高血压
- 动脉粥样硬化
- 糖尿病
- 代谢综合征
- 使用心脏毒性药物
- 家族性心肌病病史

结构性心脏病

以下患者:
- 既往心肌梗死
- 左室重构包括左心肥大和射血分数降低
- 无症状性瓣膜病

发展出心力衰竭症状

以下患者:
- 已知心脏结构疾病
- 呼吸急促、乏力、运动耐量降低

静息时难治性心力衰竭症状

达到最大治疗方法静息症状仍明显者(如反复住院者或无特殊干预不能安全出院者)

治疗

目标
- 治疗高血压
- 鼓励戒烟
- 调血脂
- 鼓励规律运动
- 劝诫喝酒、吸毒
- 控制代谢综合征
药物
- 可用血管紧张素转换酶抑制剂或血管紧张素受体阻滞剂治疗血管疾病或糖尿病

治疗

目标
- 与 A 期一致
药物
- 合适的患者可用血管紧张素转换酶抑制剂或血管紧张素受体阻滞剂
- β 受体阻滞剂
选择性植入
- 植入性除颤器

治疗

目标
- 与 A 期和 B 期一致
- 食用盐限量
常规用药
- 液体潴留用利尿剂
- 血管紧张素转换酶抑制剂
- β 受体阻滞剂
选择性用药
- 醛固酮受体拮抗剂
- 血管紧张素受体阻滞剂
- 洋地黄
- 肼苯哒嗪 / 硝酸酯类
选择性植入
- 双心室起搏
- 植入性除颤器

治疗

目标
- 与 A、B、C 期一致
- 决定:适当程度照顾
选择
- 富有同情心的临终关怀
- 额外疗法
● 心脏移植
● 慢性强心药
● 永久性机械辅助
● 试验期手术药物

图 1-5-1　心力衰竭发展过程中的功能分级、分期及各期的内科管理

3. 心律失常　心脏手术患者中心律失常较常见,75% 以上患者有异常心律,但威胁生命的不足 1%。最常见为室上性心动过速,随年龄和器质性心脏病而升高。术前室上性心动过速且血流动力学稳定的患者可采用迷走神经刺激、腺苷、维拉帕米或地尔硫草降低心律和转回窦性节律。心房颤动患者需抗凝治疗降低卒中风险。室性心律失常可导致心室颤动和心源性猝死。单纯无症状的室性心律失常,甚至是非持续性的室性心动过速与非心脏手术后的并发症无关。左心室功能障碍和射血分数小于 30%~35% 的术前室性心律失常需预防性植入心律转复除颤器。β 受体阻滞剂为一线治疗,胺碘酮作为二线治疗可预防心源性猝死。麻醉药可影响窦房结自律性但极少引起完全性心脏传导阻滞。心电图显示房室传导异常且有症状者,或莫氏 I、II 型或完全心脏传导阻滞患者,需评估是否需要永久起搏。近期心肌梗死或同时伴有一度房室传导阻滞和数支传导阻滞的患者围术期可能需要临时性经静脉或经皮起搏。左束支传导阻滞患者在放置 Swan-Ganz 导管时可能诱发右束支传导阻滞,最终发展为完全心脏传导阻滞,可能需经皮起搏。

左束支传导阻滞和右冠状动脉疾病的患者置入 Swan-Ganz 导管时风险更高。放置起搏器和心律转复除颤器的患者术前必须确认和评估装置的工作状态,要采取特殊的措施预防手术室中因电磁干扰产生的不良反应。

4. 高血压　高血压引起的围术期并发症和对麻醉管理的影响取决于:①静息和应激时的血压水平;②高血压的病因;③高血压并发症;④药物引起的生理学改变。血压高于 115/75mmHg 心血管风险开始增高,且每升高 20/10mmHg 风险加倍。年龄大于 50 岁患者,收缩压大于 140mmHg 相比于舒张压是更重要的心血管危险因素。非刺激性血压值,即术前患者在门诊或手术等候区承受压力情况下的血压值是一个更好的围术期并发症预测因子。对收缩压大于 180mmHg 和舒张压大于 110mmHg 患者术前积极治疗可有效降低术中心律失常或心电图的缺血表现。但术前控制高血压的措施应与手术延期的风险相权衡。尽管原发性高血压最常见,但术前排除继发性高血压非常重要。继发性高血压的实验室检查包括尿常规、肌酐、血糖、电解质、钙、心电图和胸部 X 线片。尽管嗜铬细胞瘤很罕见,但因其与麻醉密切相关而显得尤为重要。高血压主要引起心脏、中枢神经系统和肾脏后遗症。抗高血压治疗的首要目标是通过降低血压减少心血管系统并发症,但某些特殊种类的抗高血压药还可有效预防心脏和肾脏的终末器官损害,而不仅仅是降低血压。

5. 脑血管疾病　术前脑血管疾病和围术期神经功能障碍发生率升高有关。体外循环后常见中枢神经系统功能障碍,80% 的患者可发生术后暂时性神经认知缺陷,1%~5% 患者可发生卒中。主动脉粥样硬化是神经系统不良事件最高危险因素,而神经系统病史为第二危险因素。术前卒中患者更易发生围术期卒中。神经系统并发症也可见于非体外循环下冠状动脉搭桥手术后,可能与术中血压搏动、低心排和全身炎性反应及反复处理主动脉有关。心脏手术中采用主动脉上超声检查而改良手术技术和神经生理监测对患者有益。

(三) 术前用药的管理

1. β 受体阻滞剂　常用于高血压、稳定型和不稳定型心绞痛及急性心肌梗死的治疗,还可用于治疗预激综合征在内的室上性心动过速。β 受体阻滞剂紧急戒断可导致反跳现象,表现为紧张、心动过速、心悸和高血压,甚至心肌梗死、室性心律失常和猝死。术前应用 β 受体阻滞剂可减少围术期心动过速和缺血事件的发生率。有缺血性心脏病风险且无收缩期心力衰竭或心脏传导阻滞的患者,$β_1$ 受体阻滞剂应继续使用。术中和术后持续使用 β 受体阻滞剂有助于预防反跳现象。

2. 他汀类药物(HMG-CoA 抑制剂)　长期使用他汀类药物可降低低密度脂蛋白。减缓冠状动脉斑块形成,增加斑块稳定性,改善内皮功能,还有抗血栓形成、抗炎、抗增生和限制白细胞黏附的作用。有助于降低短期和长期心血管事件发生率。尽管无法判断关于产生有益作用所需服用他汀类药物的持续时间和术前几日停用他汀类药物是否会削弱其保护作用,但仍建议服用他汀类药物的患者继续服用至术前。

3. 抗凝和抗血栓形成药物　表 1-5-4~ 表 1-5-6 显示 Watts 和 Gibbs 回顾的因心房颤动、机械人造瓣膜和深静脉血栓 / 肺栓塞而长期服用华法林患者的术前治疗路径。

表 1-5-4　慢性心房颤动术前抗凝治疗的管理

血栓栓塞风险	合并病情	建议术前抗凝治疗方案
高风险	30 日内有短暂性脑缺血发作、脑血管意外、体循环栓塞、人工二尖瓣瓣膜或二尖瓣疾病	术前 5 日停用华法林,入院持续静脉注射肝素 4 日至术前 4 小时
中风险	30 日前有短暂性脑缺血发作、脑血管意外、体循环栓塞、左心室衰竭、左心房增大、缺血性心脏病、高血压、糖尿病、年龄 >75 岁	术前 5 日停用华法林,依诺肝素 1~1.5mg/(kg·d)持续 4 日至术前 24 小时 / 术前 5 日停用华法林,依诺肝素每天皮下注射 40mg,持续 4 日至术前 24 小时
低风险	没有上述任一风险因素	术前 5 日停用华法林,依诺肝素每天皮下注射 20mg,持续 4 日至术前 24 小时

表 1-5-5　机械人造瓣膜术前抗凝治疗管理

血栓栓塞风险	合并病情	建议术前抗凝治疗方案
高风险	30 日内有短暂性脑缺血发作、脑血管意外、体循环栓塞、附壁血栓	术前 5 日停用华法林，入院持续静脉注射肝素 4 日至术前 4 小时
中风险	机械二尖瓣瓣膜、任何一种人工体植入、人工笼球瓣或单叶主动脉瓣膜、多发瓣膜假体 主动脉双叶倾斜碟瓣及以下任一风险因素： 1. 近期瓣膜置换术 <90 日 2. 心房颤动 3. 30 日前有短暂性脑缺血发作 / 脑血管意外事件 / 肺栓塞 / 体循环栓塞 4. 左心室衰竭 5. 高血压 6. 糖尿病 7. 年龄 >75 岁	术前 5 日停用华法林，依诺肝素 1~1.5mg/(kg·d) 皮下注射持续 4 日至术前 24 小时
低风险	主动脉双叶倾斜碟瓣及无上述任一风险因素	术前 5 日停用华法林，依诺肝素每天皮下注射 40mg，持续 4 日至术前 24 小时

表 1-5-6　静脉血栓栓塞的术前抗凝管理

血栓栓塞风险	合并病情	建议术前抗凝治疗方案
高风险	30 日内有短暂性脑缺血发作、脑血管意外、深静脉血栓形成、肺栓塞、体循环栓塞	术前 5 日停用华法林，入院持续静脉注射肝素 4 日至术前 4 小时
中风险	既往静脉血栓栓塞发生于：①最近 1~3 个月内；②中止使用华法林；或③有以下任一风险因素： 恶性肿瘤 抗磷脂抗体 第五凝血因子 Leiden 突变 凝血酶原基因突变 肥胖（BMI>40kg/m²） 术前制动超过 3 个月前有血栓栓塞事件发作	术前 5 日停用华法林，依诺肝素每天皮下注射 40mg，持续 4 日至术前 24 小时
低风险	无上述任一风险因素	术前 5 日停用华法林，依诺肝素每天皮下注射 20mg，持续 4 日至术前 24 小时

达比加群酯是一种能可逆性抑制游离凝血酶和与血块结合的凝血酶的强效、非肽小分子，已用于心房颤动患者的卒中预防。给药后 2~4 小时血药浓度达峰值，正常肾功能半衰期为 15 小时，在肾功能正常患者中，停药两剂后血药浓度降至基线 25%，停药四剂后降至基线 5%~10%。

如果可能，术前 1 周应停用氯吡格雷（波立维）、西洛他唑（培达）或其联合用药等抗血栓和抗血小板聚集治疗。噻氯匹定（抵克立得）应于术前 2 周停用，磺达肝癸钠（戊聚糖钠）应于术前 1 个月停用。必要时，用其他药物过渡至术前。糖蛋白Ⅱb/Ⅲa 抑制剂（埃替非巴肽、替罗非班、阿昔单抗）应于术前 48 小时停用。

4. 抗高血压药　术前长期抗高血压药应持续用至术日晨，当患者术后血流动力学恢复稳定后应立即恢复使用。β 受体阻滞剂和 α₂ 受体激动剂持续用至术日晨尤为重要。相反，服用血管紧张素转换酶抑制剂和血管紧张素Ⅱ受体阻滞剂的患者易发生围术期低血压，有学者建议术日晨停用这些药物，直至患者恢复等容量后才可恢复用药。

5. 抗心律失常药　患者术前可能使用抗心律失常药物，如胺碘酮或钙通道阻滞剂。围术期不应中断对室性心律失常的治疗。完整的术前评估和合理的术前用药，特别是心室功能良好患者 β 受体阻滞剂的合理应用，可使患者平稳过渡至手术室且可降低危重患者围术期缺血事件的发生。

二、心脏手术患者的监测

(一)心血管系统

1. 心电图 主要用于诊断术中心律失常、心肌缺血、传导异常、电解质紊乱和心脏停搏期的心电静止。心脏手术患者首选包括 V_5 导联的五导联心电图监测。五电极同时监测六个标准额状面肢体导联和一个心前区单极导联。除了后壁,能监测所有心肌缺血状况,也有助于诊断房性和室性心律失常。缺点是心前区导联可能干扰术野或因手术室内电器应用的影响使心电信号不稳定。

心脏手术麻醉中建议采用五电极体表心电图监测,使用诊断模式。显示两个导联以便观察不同冠状动脉供血区域,有助于心律失常诊断和发现心肌缺血。通常监测 II 导联和 V_5 导联。所有标准心电图导联都不能监测后壁或右心室心肌缺血。

2. 无创血压监测 无创血压不足以监测心脏手术中血流动力学的参数变化,可用于患者入室后的初步评估和有创血压建立前的监测,也用于体外循环后桡动脉压假性偏低时评估血压。无创血压的袖带压迫可能损伤血管病变患者。由于所获得的数据不精确,可能误导麻醉医师对血流动力学状态作出过激评价。

3. 血管内压力监测 心脏麻醉须采用血管内置管进行有创血压监测,在外周动脉或股动脉中置管测量动脉压,在中心静脉置管测量中心静脉压(CVP)或作为肺动脉导管放置通道测量心内压力。血管内压力测量包括血管内置管、预充液体连接管道、换能器和电子分析系统和显示系统。

(1)有创压:常采用动脉置管直接测定动脉压,即有创动脉压。有助于体外循环中测定非搏动血流压力,方便抽血检查。常用血管包括桡动脉、尺动脉、肱动脉、股动脉、足背动脉和主动脉根部。桡动脉使用最多,置管方便,最能真实反映主动脉压力,使用前必须行改良 Allen 试验。当桡动脉置管失败采用尺动脉时,应重复行 Allen 试验。肱动脉置管后应保持上臂伸直以防留置导管脱出。股动脉是放置主动脉内球囊反搏的血管,心脏术后患者无法脱离体外循环时应考虑股动脉置管。开胸后仍无法获取动脉压监测时,可由手术医师置管测量主动脉根部压力。

动脉压波形提供许多血流动力学信息,包括心率和心律、脉压、指导呼吸参数调节、反映容量状态以及定性估计血流动力学指标。当心电图受干扰时,动脉压波形能提供心律失常所致的血流动力学变化。脉压反映机体容量状态和瓣膜功能,心脏压塞可致脉压缩小,脉压突然增加可能是主动脉瓣关闭不全恶化的表现。由收缩期动脉压力上升速率可判断心肌收缩力,而主动脉压波形由收缩开始到重搏波的积分面积可估计每搏量,重搏波位置和体循环阻力相关,位置高提示血管阻力高。

有创血压监测的并发症包括缺血、栓塞、感染、出血、体外循环后短暂的桡动脉压假性偏低状态。体外循环结束时桡动脉压可能显著低于主动脉压。复温时前臂血管扩张可能导致动静脉分流,发生 5~60 分钟的窃血现象,也有认为是由于低血容量和血管扩张。如果体外循环后动脉压波形低平并对此表示怀疑,应测量中心部位血压,如股动脉或主动脉根部压力。

(2)中心静脉压(CVP):CVP 测量右心房压,受循环容量、静脉张力和右心室功能影响。所有心脏手术都是 CVP 监测的适应证,可指导输血输液,作为血管活性药物使用通路和术后行肠外营养的途径。

常用中心静脉置管的有颈内静脉、颈外静脉、锁骨下静脉、上臂静脉和股静脉。颈内静脉是最常用途径,相对安全、方便,且有多种穿刺置管方法。当存在颈动脉疾病、近期颈内静脉置管、对侧膈肌功能不全、甲状腺肿或颈部手术史可考虑使用对侧颈内静脉。左侧颈内静脉靠近胸导管,且中心静脉导管使头臂静脉和上腔静脉撕裂的可能更大。锁骨下静脉置管的优点是稳定性好,感染发生率低,缺点是易发生气胸。锁骨下静脉置管在撑开胸骨时导管可能受压。可以通过肘窝处上臂静脉放置中心静脉导管,但在多数心脏手术中受到限制。用于抗凝患者时便于控制出血,但不便于液体治疗且到达中心静脉的成功率低。

超声引导可提高颈内静脉置管成功率,减少并发症。超声引导有利于有血栓、血肿形成和多次穿刺置管后管腔变窄患者的置管。

中心静脉置管最严重的并发症可以预防,表 1-5-7 所列为特定部位中心静脉置管并发症。

表 1-5-7　中心静脉置管四个部位的并发症

并发症	颈内静脉	锁骨下静脉	股静脉	颈外静脉
感染	×	×	×	×
气栓	×	×	×	×
导管断裂或栓塞	×	×	×	×
血栓性静脉炎	×	×	×	×
液体或药物渗漏	×	×	×	×
胸导管损伤	×	×		
气胸	×	×		
血胸	×	×		
心脏压塞	×	×		
组织损伤部位				
神经	臂丛	臂丛	股神经	
动脉	颈动脉、锁骨下动脉	锁骨下动脉	股动脉	
静脉	上腔静脉	上腔静脉	下腔静脉	上腔静脉
其他	胸导管(左侧)、颈神经根	胸导管(左侧)		
置管错误所致液体输入部位	纵隔、心包、胸腔	纵隔、胸腔	腹膜后、腹腔	逆向进入同侧或对侧颈内静脉

注:× 表示可发生。

(3) 肺动脉导管:肺动脉导管可测量肺动脉压、肺毛细血管楔压、中心静脉压、心排血量、血温和各项衍生参数,如体循环阻力、肺循环阻力等。新型肺动脉导管可测量混合静脉血氧饱和度(SvO_2)和右心室功能。尽管 TEE 的应用使术中肺动脉导管(除 SvO_2 外)数据的重要性降低,一些无创心排血量监测技术也可替代肺动脉导管,但肺动脉导管仍为左右心循环系统提供了丰富的信息。

心脏手术患者应用肺动脉导管的主要适应证为:①右心室功能衰竭的评估与处理;②肺动脉高压的评估与处理;③不同休克的区分与处理,多器官功能衰竭的处理;④需加大强心药量或动脉内球囊反搏治疗反应差的左心室功能衰竭的处理;⑤需肾上部位阻断的大动脉手术;⑥原位心脏移植。分别评估左右心室功能和测定停搏期间心腔内压力(加强心肌保护)是单用中心静脉压监测无法完成的。很多临床情况下左右心功能不一致,右侧压力(如 CVP)不能充分反映左侧压力。

肺动脉导管可评价患者的容量状态,诊断左右心衰竭和肺动脉高压,同时也可评价瓣膜功能。肺动脉压和肺毛细血管楔压的变化也能反映显著缺血的存在,病理性 V 波的出现往往提示乳头肌缺血。肺动脉压数据可以解读患者的通气状态,区分自主呼吸和正压通气对患者的影响。

普通肺动脉导管包含开口于导管顶端的肺动脉端测定肺动脉压,温度探头测定心排血量,距顶端 27cm 的右心房端测定 CVP 和注水,充盈气囊的腔。放置肺动脉导管时需注意:①镇静;②置入导管时监测心电图;③监测脉搏氧饱和度;④选择最佳途径(右颈内静脉);⑤气囊充气时防气栓;⑥熟悉导管顶端所经解剖部位的波形变化,准确将导管经右心房、右心室、肺动脉直至肺毛细血管楔压的位置。

(4) 左心房压:部分患者特别是小儿开胸后可经左心耳放置左心房管直接测量左心房压,常用于不适合放置肺动脉导管的先天性心脏病矫治术。左心房压波形与 CVP 波形相似。可用于监测瓣膜功能或左心室充盈压。因为无气道压对肺血管床的影响,左心房压直接测量比肺动脉导管更精确。测定时应严防气体进入,避免造成重要器官栓塞。

4. 心排血量　测定心排血量的方法包括 Fick 法、指示剂稀释法、多普勒超声和超声心动图。目前临床常用的是指示剂稀释法中的温度稀释法。其指示剂为温度低于血液的一定容量的生理盐水,经右心房注入。注入水的温度变化经肺动脉导管的温度测定后,经时间积分生成右心室的心排血量,如果心内没有分流存在,这一数值和整个心脏的心排血量相等。

温度稀释法测定心排血量的优点在于快速、方便实用、不需要动脉置管,但其测定的精度低,须重复测定以便提高准确度。影响温度稀释法测定的因素包括注射水的容量、温度、心内分流、呼吸周期和肺动脉导管的位置。注射水的容量应和计算机及导管相适应,容量低于设定值可能过高估计心排血量值,反之亦然。在使用冰水和室温注射水的问题上至今存在争议,支持使用冰水的研究认为温差的加大有助于提高心排血量测定的精确度,而有些研究不支持这一假设,并认为保持冰水的措施加大了感染的机会。心内分流使心排血量的数值发生错误,而当温度稀释法测定的心排血量数值与临床发现不符时,应怀疑有心内分流的存在。呼吸周期不同时段测定的心排血量值有 10% 的差异,这可能与呼吸期间肺血流的实际变化有关,目前提倡在呼气末注水测定心排血量。测定心排血量时肺动脉导管的顶端应始终保持在肺动脉内。

5. 经食管超声心动图(TEE) TEE 的历史很短,但发展很快,欧美国家已将 TEE 作为心脏手术麻醉的常规监测项目。使心脏麻醉医师更多地参与到患者的诊断和治疗中来。与经胸超声心动图相比,TEE 的图像更佳,探头可以安全地固定在食管内,方便麻醉患者的持续监测。

心脏超声有多种显像模式:①M 型超声心动图能在心动周期内准确确定事件时间,具有很高的瞬间分辨率,每秒可产生上千幅图像,可探及高频共振运动如振动的赘生物。②二维超声心动图,TEE 具有周期多束扇形探头,由 64~128 个小晶体排列而成,能通过顺序电子激活使声束在显像平面内移动。每秒能形成的二维图像数量称为帧频(瞬时分辨率),通常为 30~60 帧/s,这一速度足以精确反映心内多数运动状况。③脉冲波多普勒(PWD),用于测量某一特定部位的血流速度和方向。发射和接收信号为同一探头,取样容积离探头越远,能测定的最大速度越低,通常不能测量超过 1.5~2m/s 的速度。④连续波多普勒(CWD)测定沿着声束方向的血流速度和方向,采用连续传送和连续接收两个探头,不受最大测速限制,用于测量 PWD 速度太高不能测量的血流,如主动脉瓣狭窄,测量最大血流速度信息,如二尖瓣狭窄。⑤彩色血流多普勒(CFD)是 PWD 的一种模式,将速度信息重叠显示在二维心脏图像上,观察受干扰血流的位置和时间。通常以红色标记血流朝向探头,蓝色标记背离探头,加入绿色表示血流有湍流。CFD 不能准确测量高速血流。⑥组织多普勒是一种测量心肌特定部位组织运动速度的 PWD,最常用于测量二尖瓣瓣环运动速度,以评估左心室收缩功能,也可评估心室收缩的同步性。

TEE 监测的目的在于不仅可以指导心脏外科手术,还是心脏麻醉医师监测心脏功能的工具。美国麻醉医师学会和心血管麻醉医师学会围术期 TEE 使用指南的描述为"对于无禁忌的成年患者,TEE 应用于所有开放的心脏手术(如瓣膜手术)和胸主动脉手术,可以考虑用于冠状动脉旁路移植手术"。

TEE 使用也存在安全性问题,术前筛查食管疾病和 TEE 探头插入和操作的轻柔至关重要。表 1-5-8 和表 1-5-9 分别列出了 TEE 检查的禁忌证和并发症。

术中 TEE 检查包括完成麻醉诱导后的 TEE 探头插入、合理熟练的操作探头、调整机器设置优化 TEE 图像等。美国超声心动图学会和心血管麻醉医师学会高级术中多平面 TEE 检查指南确定了高级 TEE 检查的 20 个切面。根据探头位置(超声心动图视窗)和图像平面的描述性术语(如短轴或长轴)以及切面中主要解剖结构对切面进行命名。大多数患者均可看到这些切面,常从食管中段切面开始,然后是经胃切面,最后是食管上段切面。特殊病变患者需采用其他切面检查特殊结构,包括左心室(大小和整体功能、左心室局部功能与左心室舒张功能)、二尖瓣(反流和狭窄)、主动脉瓣(反流和狭窄)、右心室、三尖瓣、肺动脉瓣、左右心房、房间隔和胸主动脉(动脉粥样硬化、主动脉瘤、主动脉夹层)。

表 1-5-8 经食管超声心动图的禁忌证

分类	禁忌证
病史	吞咽困难、纵隔放疗、近期上消化道手术、近期上消化道出血、胸主动脉瘤
食管疾病	狭窄、肿瘤、憩室、静脉曲张、食管炎、近期胸部创伤

表 1-5-9　经食管超声心动图的并发症

序号	并发症	序号	并发症
1	牙齿和口腔损伤(通常较轻微)	6	婴儿主动脉受压
2	喉功能障碍	7	上消化道出血(黏膜损伤)
3	术后误吸	8	咽部穿孔(少见)
4	气管内插管移位	9	食管穿孔(少见)
5	婴儿支气管受压		

TEE 监测可用于评估前负荷、测量心腔压力、测量心排血量、检测心肌缺血和发现心内气体。常用于：检查冠状动脉旁路移植术(CABG)的左心室整体和局部功能；瓣膜成形术的残余反流、二尖瓣前叶收缩期前向活动和狭窄；瓣膜置换术的人工瓣功能和瓣周漏；先天性心脏病手术术前漏诊的病变；确定感染性心内膜炎手术的感染部位和范围，评估病变的严重程度；可用于梗阻性肥厚型心肌病手术体外循环前测量室间隔厚度和二尖瓣与室间隔接触的部位，指导手术医师判断切除室间隔的范围，并在体外循环后查看有无残余收缩期前向活动(SAM)征、测量左心室流出道残余压差、评估二尖瓣残余漏，从而判断心肌切除是否充分；可检查胸主动脉手术的心脏功能和提供胸主动脉病变的信息；在心肺移植手术中，TEE 除了全面基础检查外，心脏移植前可检查受体心脏的左心血栓，体外循环前评估右心压力和主动脉插管位置等，体外循环后评估供体心功能有助于血流动力学管理。肺移植手术中 TEE 对三尖瓣的评估能提示以下内容：是否需要体外循环支持；术中 TEE 在心室辅助装置(VAD)植入术中起关键作用；TEE 也是介入心脏瓣膜置换术(如 TAVR)术前、术中和术后评估病情和手术效果的必要手段。

（二）呼吸系统

1. 脉搏氧饱和度(SpO_2)　有助于术前对患者的整体评价。术前用药前的基础 SpO_2 提醒注意患者术中和术后可能出现呼吸系统问题。术中持续监测 SpO_2 可评价患者的氧合状态，以便及时发现心肌缺血，SpO_2 也是组织灌注的可靠指标，SpO_2 的声音信息方便麻醉医师观察脉率和监测心律失常。

2. 二氧化碳图　呼气末二氧化碳分压($P_{et}CO_2$)监测为气管内插管、通气和灌注提供依据。监测 $P_{et}CO_2$ 可判断小气道梗阻的严重程度，指导调整通气参数。高 CO_2 可使肺动脉压升高，恶化右心室功能。术中应在血气分析时获取 $P_{et}CO_2$ 值，动态观察 $PaCO_2$ 与 $P_{et}CO_2$ 的差值，可获取更多呼吸与循环的信息，差值增大提示通气/灌注不匹配，呼吸无效腔增大，可通过呼吸循环功能的调节，提高通气效能。

（三）体温监测

心脏手术麻醉常使用治疗性控制性降温。体温监测评估降温和复温，诊断低温和高温。温度低于 32℃时心脏应激性升高，易致心律失常，高于 41℃可影响酶活性和细胞损伤。

心脏手术的体温监测分为核心温度和外周温度。核心温度代表重要器官温度，常用核心温度监测包括肺动脉导管热敏电阻、鼻咽温度、鼓膜温度、膀胱温度、食管温度、体外循环动脉管道温度和静脉管道温度，主要反映心、脑、肾温度和体外循环中进出患者机体血液的温度。外周温度是指血流分布较少的肌肉、脂肪和骨骼等的温度，可显著影响温度变化。外周温度反应比核心温度慢，降温和复温时滞后于核心温度。机体最后的平衡温度应接近外周温度而非核心温度。常用外周温度有直肠温度和皮肤温度。尽管传统认为直肠温度为核心温度，但体外循环期间它更能精确地代表肌肉的温度。

放置温度探头时应避免黏膜等损伤，防止肝素化后出血。建议同时监测核心温度和外周温度。常用鼻咽温度和直肠温度，小儿患者建议加用皮肤温度。

（四）肾功能

体外循环后急性肾衰竭发生率为 2.5%~31%，急性肾衰竭与术前肾功能和并发症有关。体外循环期间非搏动肾血流是其机制之一。甘露醇等利尿药可维持溶血后的尿量避免肾小管损伤。低温体外循环进行血液稀释，维持满意的尿量可排出多余水分。

尿量监测是主要的肾功能监测手段。可因低温、肾动脉血流减少出现少尿和无尿,术前肾功能不全患者体外循环期间应保持相对较高的灌注压。但低温情况下不必积极进行利尿治疗。体外循环后的尿量应以容量状态、CO、血细胞比容(HCT)和手术出血量来综合评价。应根据尿量随时调节电解质如钾、镁和钙。

（五）神经功能

心脏手术患者因体外循环(中心性降温、血流改变)和栓子(气体、粥样硬化斑块、血栓)发生不良神经事件的风险增加。对心脏手术患者神经系统的风险评估和危险因素调整尤其重要。中枢神经系统监测主要用于:①诊断脑缺血;②评估麻醉深度和预防术中知晓;③评估药物对脑和脊髓的保护效果。神经功能监测的适应证有:①颈动脉相关疾病;②诊断栓塞;③诊断主动脉插管位置不当;④诊断体外循环中动脉灌注不足;⑤确定降温是否充分;⑥成人或小儿低温停循环。

用于中枢神经系统电活动监测的常用手段有脑电图、经处理的脑电图和诱发电位。脑电图监测的基本原理为脑缺血引起脑电活动减慢,信号幅度降低。为增加术中可用性,经处理的功率频谱分析包括压缩谱阵图、密度谱列阵和脑电双频指数(bispectral index,BIS)。BIS监测仪分析不同频率组成和时间之间的时相关系,通过特殊方法将结果缩减为从0(电活动静止)到100(清醒状态)的单个数值。BIS已作为麻醉深度监测的有用指标。BIS监测对心脏麻醉患者有更多益处。低温停循环时BIS为0,降温时监测BIS可以观察追加神经保护的静脉麻醉药的效果。支持BIS数据作为低氧或缺血脑损伤风险患者的神经功能监测的证据在逐渐增多,BIS值异常低或低BIS值时程延长,可能与神经系统预后不良有关。体感诱发电位可用于监测脊髓功能,其他还有视觉诱发电位、脑干听觉诱发电位和运动诱发电位。

脑代谢功能的监测方法常用颈静脉球血氧饱和度和无创近红外脑氧饱和度。目前脑氧饱和度仪在心脏手术中的应用存在争议,没有结论显示这种监测能改善预后。经颅多普勒超声可用于中枢神经系统血流动力学监测,用于监测脑循环中的栓子。

（六）临床检验的实时检测

实时临床检测可改善患者预后和提高资源利用,实时临床检测定义为床旁或在患者附近立即进行的检测。

1. 凝血　体外循环心脏手术常用肝素抗凝和鱼精蛋白中和肝素的作用。活化凝血时间(activated clotting time,ACT)用于监测充分肝素化的效果。实施体外循环的ACT需大于480秒。非体外循环下搭桥手术采用"部分肝素化",ACT值达300秒。血栓弹力图可提供血小板、凝血因子的功能和纤维蛋白溶解过程的信息,与ACT和传统凝血参数相比具有独特优势。

2. 血糖　心脏手术中严格血糖控制可改善患者预后。建议每30~60分钟重复检测,必要时随时检测。多数心脏麻醉医师在血糖达11.11mmol/L(200mg/dl)时使用胰岛素输注处理。

3. 动脉血气分析　心脏手术中有必要多次监测动脉血气,特别是体外循环期间。实时动脉血气检测可同时检测电解质(钾、钠和钙离子)和血细胞比容。

三、麻醉诱导与维持

（一）术前用药

术前药物是麻醉技术的组成部分,手术当天,术前长期口服的心血管药物应在术前用少量水送服。对于缓解焦虑、产生术中遗忘、镇痛及减少分泌物和不良反射的药物,建议在患者进入手术室后在麻醉医师监护下给予,特别是重症患者(重度主动脉狭窄、充血性心力衰竭),如小剂量右美托咪定等,然后完成有创监护操作。心室功能不全的患者可能伴有肺部病变,术前用药后应常规吸氧。

（二）诱导前期

患者入手术室后,在给予镇静药和动静脉穿刺之前建立基本监测,包括心电图、无创血压和脉搏氧饱和度。然后在局部麻醉和轻度镇静下动脉置管建立有创血压监测。根据患者情况和需要及麻醉医师的经验选择诱导前或诱导后置入中心静脉导管或肺动脉导管,此举不影响患者预后。紧急情况下,如胸主动脉瘤破裂、心脏压塞、心室破裂,可在有创血压建立前行麻醉诱导,如已建立大口径静脉通路,紧急开胸远比中心静脉或肺动脉压力监测重要,能在诱导前建立有创血压监测更理想。

根据患者情况和医生经验准备好急救药品,稀释备用,并准备好微泵。常用镇痛药有芬太尼、舒芬太尼等;静脉麻醉药包括咪达唑仑、丙泊酚、依托咪酯等;强效吸入麻醉药中七氟醚起效快,可用于吸入清醒诱导;肌肉松弛药(简称"肌松药")中,泮库溴铵可用于心率缓慢者,维库溴铵、罗库溴铵和阿曲库铵血流动力学稳定,阿曲库铵可用于肝肾功能不全患者。

术前常备的心血管特殊药物(标注星号的药物应抽出备用):阿托品 *、肾上腺素 *、多巴胺或多巴酚丁胺、米力农、氯化钙、麻黄碱 *、去氧肾上腺素 * 或去甲肾上腺素、血管升压素、硝酸甘油 *、尼卡地平、硝普钠、腺苷、艾司洛尔 *、美托洛尔、地尔硫䓬或维拉帕米、利多卡因 *、胺碘酮和镁剂等,抗凝血药肝素 * 和拮抗剂鱼精蛋白。作为最充分的准备,至少要有一种强心药、一种缩血管药、一种扩血管药在麻醉诱导前与微泵相连接。

诱导前必须再次评估者总体心肺和气道状态,检查呼吸回路和负压吸引,落实血制品储备,确保外科主治或高年资住院医师在附近,备好各种可能需要的管道(双腔管、支气管封堵器)等。

(三)麻醉诱导与维持

麻醉诱导和维持管理的目标为减轻血流动力学反应,包括置入喉镜和手术刺激。提倡给予保守剂量的麻醉药,掌握给药时机和药效关系,根据患者的不同生理状态及时调整药物剂量。常用推荐麻醉诱导药物剂量见表 1-5-10。

表 1-5-10　推荐麻醉诱导药物剂量

药物	诱导剂量
镇静催眠药	
丙泊酚	1~2mg/kg
硫喷妥钠	2~4mg/kg
依托咪酯	0.15~0.3mg/kg
氯胺酮	0.5~1.5mg/kg
阿片类	
芬太尼	3~10μg/kg
舒芬太尼	0.1~1μg/kg
瑞芬太尼	0.1~0.75μg/(kg·min)或单次注射 0.5~1μg/kg
肌松药	
顺式阿曲库铵	70~100μg/kg
维库溴铵	70~100μg/kg
泮库溴铵	70~100μg/kg
罗库溴铵	0.3~1.2mg/kg
重症患者麻醉维持	
镇静催眠药	20~120μg/(kg·min)
丙泊酚	0.25~0.5μg/(kg·min)
咪达唑仑加阿片类(间断给药)	0.05~0.1μg/(kg·min)
瑞芬太尼	0.03~0.1μg/(kg·min)
芬太尼	0.1~0.5μg/(kg·h)
舒芬太尼或右美托咪定	0.5~1μg/(kg·h)

阿片类药物诱导过程平稳,心肌抑制作用小、使心率降低,其呼吸抑制作用可降低气道反应,并为术后提供镇痛。且使心肌对儿茶酚胺不敏感,无肝肾毒性,不污染环境。但阿片类药物不降低心肌氧耗,容易触发高动力状态,导致心动过速和高血压,胸壁僵硬使通气困难,气道压增高,术后机械通气时间延长,与吸入麻醉药相比术中知晓的发生率较高。吸入麻醉药诱导产生剂量依赖性心肌和脑氧耗抑制,能完善抑制手术刺激,无术中知晓,能加强肌松药的作用,术后可快速拔管。但吸入麻醉药的心肌抑制作用易致低血压,不如预期那样能降低手术刺激的血流动力学反应,有肝肾毒性,术后需额外提供镇痛,并污染环境。此方法主要用于心功能较好的患者。静吸复合麻醉有助于发挥彼此的优点,减轻各自的副作用。

随着对诱导药物的知识背景和发展趋势的不断更新和了解,以阿片类为主的诱导药物使用剂量日趋减少,依托咪酯因其对心肌抑制作用最小而有益于心功能差的患者。但对于高动力状态患者,如 CABG 和大血管手术患者,丙泊酚的扩血管和心肌抑制作用可能更安全。由于术前使用利尿药和禁食的缘故,低血容量状态有时难以判断,心血管患者的代偿机制不全或完全丧失,应充分估计麻醉药可能使血流动力学指标恶化。符合生理的做法为麻醉诱导前补充平衡液,但二尖瓣疾病和充血性心力衰竭患者应谨慎。总体而言,为了减少血液稀释和对输注红细胞的需求,体外循环前补充容量有减少趋势,必要时用缩血管药物替代治疗。对重症患者适当减少麻醉药剂量是最安全的做法。诱导药物通过中心静脉给药效率最高,外周给药时应采用"滴定法",以免心血管患者药物起效时间延长导致用药过量和不足。

在术前气道评估的基础上,充分预见可能出现的困难插管。可视化插管技术延长了视距,大大降低了困难插管的发生。如采取清醒插管技术,应权衡保持气道通畅和避免血流动力学波动之间的矛盾,原则上避免气道失控远重要于血流动力学稳定。

四、体外循环前的麻醉处理

麻醉诱导后至体外循环开始,由于手术刺激的不同,应维护心肌氧供需平衡,监测心肌缺血,据报道此阶段的心肌缺血发生率为 7%~56%。维持血流动力学稳定,保证脏器充分灌注。充分考虑患者术前心功能受损情况及并发症,调整前负荷、后负荷、心肌收缩力、心率和节律以实现这一目标。对"快通道麻醉"患者使用短效药物。

体外循环前麻醉管理的原则为:①维持原样原则,以患者术前基本的生命体征和心功能为准;②不追求完美原则,低氧耗麻醉状态下允许心指数处于较低状态,提高心指数的做法可能导致心律失常或心肌缺血等;③不造成伤害原则,病情危急时,及时向有经验的医师寻求帮助。

(一) 体外循环前重要事件处理

体外循环前分为:①强刺激阶段,如切皮、劈开胸骨、撑开胸骨和分离交感神经;②弱刺激阶段,如切皮前的时段和体外循环插管。

切皮前调整好通气参数,避免长时间纯氧通气;检查血流动力学状态,包括肺动脉导管信息,如心指数、充盈压和做功指数等。通气 10 分钟后根据血气分析结果调整通气参数、电解质、血糖和酸碱状态。测定 ACT 基础值。体外循环前使体温缓慢均匀下降,不必采取积极的升温措施。积极维护脑、肺、肾等重要器官功能,避免术后并发症。切皮前应加深麻醉。

切皮时保持麻醉深度,避免心动过速和高血压。锯胸骨时应停止通气使肺塌陷,以避免损伤纵隔胸膜和肺组织,同时患者必须充分肌松以避免空气栓塞的发生,锯开胸骨是术中知晓发生率最高的阶段,应提前给予镇静药或提高吸入麻醉药浓度。再次手术患者常使用摆动锯,可保持通气状态。严重粘连者必要时可先行股动静脉插管以备锯破血管或心脏时行急诊体外循环。长时间锯胸骨可增加心律失常和出血风险,应备妥体外和体内除颤电极。如果出血严重应补充容量。撑开胸骨和交感神经分离同样是非常强的刺激,应加深麻醉和维护血流动力学稳定。可直接观察膨肺情况。撑开胸骨可能导致无名静脉撕裂。

打开心包后,将节后交感神经从主动脉分离便于主动脉插管,这是最容易疏忽的强刺激阶段,可用 β 受体阻滞剂或血管扩张药处理,主要是交感神经递质释放所致高血压反应而非麻醉过浅。

（二）血流动力学变化的处理

应使用半衰期短的缩血管和扩血管药物处理血流动力学变化,避免药物作用时长影响到后续脱离体外循环。常用短效药物如艾司洛尔、硝酸甘油、硝普钠、去氧肾上腺素和麻黄素等。

体外循环前常见的血流动力学变化有低血压、高血压、窦性心动过缓、窦性心动过速和心律失常。低血压最常见的原因为容量不足;阿片类药物是窦性心动过缓的主要原因,窦性心动过缓不影响血压,可以观察,不必处理,但严重主动脉瓣关闭不全患者药物治疗无效时可考虑起搏。窦性心动过速是术中心肌缺血最危险的因素,最常见原因为麻醉过浅,处理包括加深麻醉、改善通气和补充容量,必要时使用艾司洛尔。术者对心脏的操作是体外循环前心律失常最常见原因,对于严重干扰血流动力学的心律失常,除停止机械刺激和药物治疗外,必要时进行胸内和胸外转律或除颤;无法纠正的顽固性且严重干扰血流动力学的心律失常应立即开始体外循环。

（三）体外循环前的准备

1. 肝素化　体外循环前肝素化的最初剂量为300IU/kg,对于使用这一剂量无法达到适度抗凝的患者应根据 ACT 的监测情况追加肝素用量。肝素必须在确定进入血管的情况下直接注入中心静脉或右心房。ACT 的计时范围为血液加入 ACT 试管即刻至第一个凝块出现为止,正常自动测定的 ACT 为 105~167 秒。通常采用 ACT>480 秒为体外循环开始的标准。ACT<300 秒不应开始体外循环。

2. 插管　插管前心包悬吊可能减少静脉回流导致低血压。必须在插管前给予肝素。主动脉插管前应使血压降至 90mmHg 左右,避免插管造成主动脉撕裂或夹层的形成。麻醉医师可协助术者一起检查主动脉插管的排气情况,右心房和左心插管时可改用呼气末正压通气以免插管时空气进入心腔。插管并发症包括空气栓塞、低血压、出血和心律失常等。一旦完成插管,可在体外循环开始的同时处理各种血流动力学紊乱。

3. 自体储血　从自体血中分离血小板和凝血因子以免受体外循环的破坏,并在体外循环结束时回输。有学者认为这可以促进体外循环后凝血功能并减少血制品的需求,但仍有争议,其风险在于可能发生低血容量性低血压、携氧能力下降和感染。冠状动脉左主干病变、左心室功能不全、贫血患者和急诊手术相对禁忌。

五、体外循环期间的麻醉处理

体外循环的成功实施是手术医师、灌注师和麻醉医师充分沟通与协作的结果。

（一）体外循环开始前的准备

麻醉医师在体外循环开始前必须了解并核查的项目包括 6 项。①抗凝状况:确定 ACT>480 秒。体外循环开始后立即复查 ACT。②麻醉深度:由于分布容积增大和预充液的稀释作用,必须追加麻醉药特别是镇静药和肌松药,避免术中知晓和自主呼吸。③插管位置:通过比较桡动脉压和主动脉压波形及检查两侧颈动脉搏动来确定,及时提醒术者作出调整。④输液和泵注用药:肝素化后应关闭静脉通道防止血液稀释,可由体外循环机通过主动脉插管少量补液纠正低血容量,泵注药物可持续用至主动脉阻断。⑤监测:重新调节动脉压监测零点,监测温度,清空尿液,以便体外循环期间计量。⑥瞳孔:检查两侧瞳孔以便判断瞳孔大小和结膜的急剧变化。正常体外循环期间也有瞳孔变化。

（二）麻醉处理

1. 体外循环开始后　麻醉医师必须在 30~60 秒内检查患者:脸部颜色、温度、有无充血、水肿、是否对称、瞳孔大小和对称度、有无结膜水肿,体外循环动静脉管道的颜色应清晰可辨,开始时动脉压维持在30~60mmHg,平均肺动脉压小于 15mmHg,中心静脉压必须小于 5mmHg,心脏是否膨胀,收缩力如何。一旦心脏本身经主动脉的射血停止可以停止通气。

2. 体外循环维持期间　须关注如下事项:①抗凝。每隔 30~60 分钟测定 ACT,使 ACT>480 秒。常温体外循环必须定时追加肝素,剂量为 5 000~10 000IU。②血气和酸碱状态。应每隔 30~60 分钟重复测定,维持动脉血氧分压在 100~300mmHg,混合静脉血氧分压 30~40mmHg(37℃)。维持酸碱状态的 pH 稳态和

α稳态。③麻醉深度。维持麻醉深度,抑制手术刺激导致的高血压和心动过速。体外循环期间经氧合器可使用吸入药,静脉麻醉药可经静脉储血槽起到镇静和镇痛作用。复温和体外循环开始与结束时常需加深麻醉。④通气。体外循环完全开始后必须停止通气。并行循环期间可纯氧通气,使部分流经肺的血液得到氧合,二氧化碳消除依赖人工肺。氧饱和度监测有助于判断肺内分流和氧合器是否有故障。⑤肌松。充分肌松,防止患者不自主运动,避免呼吸造成空气栓塞和降温寒战导致的氧耗增加。⑥心电图监测。降温时心室颤动可直接阻断主动脉灌注心肌停搏液,术中监测心电图,定时灌注停搏液,查明异常心电活动原因,必要时调整心脏灌注方式,确保心脏保护。复温后争取心脏自动复跳,复温时的心室颤动常需除颤,可使用镁剂等抗心律失常药物,应积极处理无手术刺激和代谢异常时出现的频发室性期前收缩。⑦尿量监测。可作为肾脏灌注指标和指导液体治疗的体征。预充液中含甘露醇时,应维持尿量300~1 000ml/h。必须查明少尿的原因。⑧体温。至少应监测两个部位的体温。快速降温和复温使体表温度滞后于核心温度。外周血管床收缩造成降温和复温不均匀,核心温度和体表温度可相差8~10℃。由于肺动脉导管温度和食管温度容易受心脏局部温度的影响,体外循环期间一般不采用。

(三)体外循环期间的血压控制

1. 体外循环不同阶段的理想血压 如果流量合适,体外循环期间的血压对整体灌注并不是重要决定因素,但对保持某一特定血管床的灌注可能相当重要。在体外循环某些特定阶段,血压的控制显得尤为重要。

(1)常温体外循环、主动脉未阻断:这一阶段调节平均动脉压适应局部血流自我调节功能改变的患者,如冠心病、脑血管和肾血管狭窄患者。血压调节应以个体患者的心脏病变为基础,包括狭窄部位严重程度、侧支血流来源、术前无症状的血压范围、血液稀释程度、心率、心肌肥厚和主动脉瓣反流程度及左心室引流是否充分。通过监测心电图、尿量和脑电图或瞳孔变化调整平均动脉压范围。

对于血流自我调节功能未受损的患者,维持平均动脉压高于40~50mmHg,无器官缺血的小儿患者可耐受更低的血压。而血流自我调节功能受损的患者这一阶段的平均动脉压宜维持在70~80mmHg,甚至更高。

(2)低温体外循环、主动脉阻断:此时心脏和冠状动脉血管因主动脉阻断而分离。对脑和肾等的灌注变得重要。灌注压过高(>70mmHg)易导致非冠状动脉侧支血流经心包和肺静脉引流进入心脏,降低心肌缺血保护作用。血流自我调节未受影响的患者,低温体外循环期间平均动脉压可低至30~40mmHg,正常尿量代表了良好的肾脏灌注。灌注压很低的无尿状态可以通过提高平均动脉压使肾脏灌注重新回到自我调节的范围。

(3)复温、主动脉开放:此时与体外循环开始时的常温阶段相似,心脏恢复对冠状动脉灌注。此时低血压是由于扩张的冠状动脉血管床重新开放和代谢产物的释放,无须特别处理,除非持续时间较长。再灌注早期避免主动脉压过高有助于减轻再灌注损伤,合并冠状动脉疾病和其他器官血流自我调节障碍的患者,这一阶段的平均动脉压可控制在70~90mmHg。

(4)主动脉开放后的辅助循环:温度恢复至正常时的体循环阻力和脱离体外循环后的相似,应将体循环阻力调整至正常范围,避免血压过高或过低。平均动脉压可维持在体外循环后相似或略低水平,如50~80mmHg。

2. 体外循环期间调整血压的方法 具体措施包括:①调整体外循环机的流量。尽管调节流量可保持血压水平,但增加流量代偿体循环阻力偏低状态会加大对血液成分的破坏。而降低流量代偿体循环阻力过高状态将影响组织灌注导致代谢性酸中毒。平均动脉压超过110mmHg时,降低流量有助于暂时降低血压直至药物起效。②增加体循环阻力,是体外循环期间提高血压的基本方法。最常用α受体激动剂去氧肾上腺素100~200μg/次提升血压,可重复使用或增大剂量以达到理想血压。如使用1~5mg去氧肾上腺素后血压仍不满意,可改用去甲肾上腺素。严重血管麻痹状态下可使用血管升压素。③降低体循环阻力,是体外循环期间降低血压的基本方法,包括使用静脉麻醉药、吸入麻醉药和血管扩张药(如硝酸甘油)等。

(四)体外循环期间的液体疗法

血液稀释能降低血液黏滞度,抵消低温血液黏滞度增高的作用,低温时血红蛋白低于100g/L能显著改善器官血流,晶体预充避免了输血危险。但血液稀释也有风险,如胶体渗透压降低致输液增加和组织水肿,血液过度稀释使氧含量降低有器官缺血和无氧代谢增加的风险。血液稀释必须和低温体外循环相结合,稀释度一般为维持体外循环期间的血红蛋白在 60~80g/L。如果血红蛋白低于 40~50g/L,需输注红细胞。对于缺血性心脏病患者,保持血红蛋白 90~100g/L,有助于维持心肌氧供。

体外循环期间常用的液体处理方法有利尿药、超滤和血液透析。术前肾功能正常患者可使用甘露醇 12.5~25g 或呋塞米 2.5~5mg,而术前肾功能不全患者呋塞米首量可增至 20~40mg。超滤可排出 1~2L/h 水和小离子,但对电解质、尿素氮和蛋白含量没有显著影响。超滤会导致肝素排出,应加强抗凝监测。有肾衰竭的患者可直接采用血液透析,连续性肾脏替代治疗(CRRT)是目前术中和术后治疗肾衰竭的常用方法。

（五）术中知晓

由于低温(体温 <30℃)能导致无意识状态,因此体外循环期间术中知晓的高危时段为常温体外循环和复温阶段。尤其是复温阶段,由于脑和核心温度升得比体表温度快,患者可有术中知晓的发生。复温时预防性地给予阿片类药物和镇静药可显著降低术中知晓的发生。一旦患者出现对刺激的反应,应在给予肌松剂前先给阿片类药和镇静药。术中知晓重在预防,并在术后检查患者的知晓情况,必要时进行心理治疗。

六、体外循环后阶段:从脱离体外循环到监护病房转运

结束体外循环需要麻醉医师应用基本心血管生理和药理学知识,目标是平稳地从人工泵恢复到心脏供血,包括优化前负荷、后负荷、心率和传导、收缩功能和氧供需平衡各项心脏参数。但优化时间极其短暂,要求快速决策以免心肌和其他器官损伤。

（一）脱离体外循环前的准备

将体外循环结束前需优化管理的项目用 CVP 缩写符号表示,以方便记忆(表 1-5-11)。

这些项目涉及心血管参数调节、麻醉深度控制、内环境优化、输血输液、通气管理、肝素化的拮抗和对心脏直视观察后的预判等。只有当这些项目被最优化后,才能在手术医师、麻醉医师和灌注师的协作下脱离体外循环。

（二）脱离体外循环前即刻的处置

脱机意味着从完全依赖体外循环到心脏完成全部做功,应逐渐过渡。尽管手术使缺血得以改善或修复瓣膜功能,但应认识到脱机后心脏功能往往并不正常。

1. 脱机前最后的确认项目　包括通气、体温、心脏大血管和移植物的排气情况、代谢状况及各种设备和药物处于待用状态。所有工作准备完毕才能脱机,脱机期间应减少各种干扰。

2. 停机观察项目　脱机期间关键信息来自三方面,有创血压波形、心脏本身和心电图。脱机时必须持续观察动脉收缩压和平均压。左心室功能较差的患者脱机困难主要反映在脉压较小。脱机期间中心静脉压提供右心充盈指标,中心静脉压和肺动脉平均压的差值减小提示有右心衰竭。直接观察心脏或经 TEE 能了解心脏收缩力、传导功能、前负荷和瓣膜功能。要求频繁地观察心电图以便诊断传导阻滞、心律失常和心肌缺血。

（三）体外循环结束后即刻的处置

1. 维持前负荷　体外循环后常需经体外循环机输血。成人每次 50~100ml,小儿每次 10~50ml,观察血压和心脏,以防心脏过胀、体外循环机打空和气栓形成。如果增加前负荷不能改善患者血压,可能需通过其他途径调整。

表 1-5-11　体外循环结束前优化项目

项目	内容
C	体温 cold
	传导 conduction
	钙剂 calcium
	心排血量 cardiac output
	红细胞 cells
	凝血功能 coagulation
V	通气 ventilation
	挥发罐 vaporizer
	扩容剂 volume expanders
	直观心脏 visualization
P	预测指标 predictors
	鱼精蛋白 protamine
	血压 pressure
	升压药 pressors
	起搏器 pacer
	钾离子 potassium

2. 测定心功能 拔除主动脉插管和鱼精蛋白给药之前必须对心功能作出评价。方法为测定心排血量和 TEE 检查。观察体外循环后组织灌注情况,包括 5~10 分钟后行血气分析,排除代谢和气体交换异常状态,根据混合静脉血氧饱和度判断氧供需平衡状况,尿量评估。根据患者情况维持灌注压,尤其是术前肾功能不全、脑血管疾病和高血压患者。心室功能好的患者,应避免增加后负荷造成出血。心室功能受损患者,应维持良好血压,尽可能降低后负荷。对心率和节律的控制也是维持正常心功能的重要环节。

3. 心血管功能失代偿的处理

(1) 左心衰竭:体外循环后左心衰竭的常见原因有冠状动脉气栓、心肌保护不良、术前严重二尖瓣狭窄、左心室偏小、瓣周漏或机械梗阻、急性二尖瓣关闭不全、气体交换障碍、容量不足或过量、再灌注损伤、内环境紊乱和用药不当等。治疗包括强心药。心率正常、体循环阻力偏低或正常患者,多巴胺是较合适的选择,多巴酚丁胺和米力农更适用于心率较快、体肺循环阻力较高的患者。

(2) 右心衰竭:体外循环后右心衰竭常发生于肺动脉高压、右心室缺血或梗死、右心室流出道狭窄和三尖瓣反流患者。表现为心排血量降低、中心静脉压升高、肺循环阻力增加、肺动脉高压和中心静脉压 - 肺动脉平均压差值消失。治疗原则为改善缺血,适当增加前负荷、使用强心药,特别是磷酸二酯酶抑制剂氨力农、米力农,采取降低肺循环阻力的措施,包括过度通气、避免低氧血症和酸中毒、维持正常的中心温度和使用血管扩张药。使用前列腺素 E_1、右心室辅助装置和吸入一氧化氮。

4. 不适宜的血管扩张 可能导致心指数正常或升高但血压不理想。原因包括术前用药史、电解质紊乱、酸碱失衡、脓毒症、发热和体外循环相关因素如血液过度稀释。处理包括使用血管收缩药或输注红细胞。血管麻痹综合征是一种严重的体外循环后血管扩张现象,表现为平均动脉压低、心排血量正常、右心充盈正常、体循环阻力低和对缩血管药物反应差。一旦出现增加总体死亡率。一氧化氮抑制剂亚甲蓝曾用于抢救治疗,剂量为 2mg/kg。

5. 再次恢复体外循环 停机 3~5 分钟后心血管功能紊乱状态无法得到改善,可重新开始体外循环,此时诊断和治疗可以继续,但不会增加器官衰竭的风险。根据最后一次 ACT 值追加肝素,如果已给鱼精蛋白,应给全量肝素,不能脱机患者需加大和调整强心药用量,包括使用肾上腺素、去甲肾上腺素、氨力农和米力农。进一步加强监测,左心房压比肺动脉压能更好估计左心室舒张末压,股动脉压和主动脉可能比桡动脉压更精确,TEE 能提供心功能和充盈方面更有价值的资料。

如果第二次停机再次失败,应使用血管扩张药和容量进一步改善前后负荷,并考虑使用主动脉内球囊反搏和心室辅助装置。

七、体外循环后麻醉管理关注点

体外循环后阶段代表心肌从手术、体外循环和相关炎性反应中恢复的过程。影响这一阶段处理的因素主要是患者的病情和手术。

(一) 心血管系统

持续评价体外循环后患者的血流动力学指标:①前负荷。适当输液使患者达到最佳血流动力学状态,防止心室过胀。间断观察心脏直至关胸,关注 TEE 监测。②心率。使心率保持在 80~100 次 /min,必要时起搏获得稳定且较快的心率。③节律。最好保持窦心心律或心房起搏心律。心房收缩对心室功能不全或顺应性下降的心脏尤为重要。慢性心房颤动可采用心室起搏。④心肌收缩力。随时测定心指数,直接观察心脏能评价心肌收缩力和容量状态,但左心功能判断须靠 TEE。调整强心药前须重新评价心率、节律和容量状态。首选药物依据为术前心室功能不全、β 受体的下调以及估计的体循环和肺循环阻力。⑤后负荷。其变化主要表现在体循环阻力和心排血量波动。麻醉过浅、低温、术前高血压、瓣膜疾病的性质等均增加体循环阻力,可使用扩血管药和吸入麻醉药。体循环阻力偏低原因有高温、扩血管药物和过敏反应。小动脉收缩药可维持冠状动脉灌注压,心指数正常的患者可用去氧肾上腺素,而心指数抑制患者需用既有 α 受体作用又有 β 受体作用的药物,如去甲肾上腺素。

（二）呼吸系统

心脏手术体外循环后肺部损伤的病因众多，主要包括：①肺水肿。原因包括灌注后肺综合征、左心功能不全、术前存在肺水肿和过敏反应。②机械因素。气胸、血胸、气管导管移位及分泌物和出血导致气管支气管堵塞是最常见的机械因素。③肺内分流。体外循环后动脉血氧分压下降最常见原因为肺不张，心脏局部降温患者易发生左下叶肺不张。低氧性肺血管收缩常由于使用血管扩张剂和强心药而受影响。④心内分流，主要见于先心病患者。

（三）血液系统

凝血系统的调控和血液保护的重要性仅次于心血管稳定性，鱼精蛋白剂量很关键，如发生不良反应，后果严重。

1. 鱼精蛋白　确定鱼精蛋白拮抗剂量的方法有：①根据 ACT 绘制脱机前肝素剂量效应曲线确定残余肝素量，常用剂量为鱼精蛋白 1.3mg 中和肝素 100IU；②自动肝素 - 鱼精蛋白滴定精确检测残余肝素量；③使用固定剂量鱼精蛋白拮抗肝素，该剂量根据固定鱼精蛋白 / 肝素比例和体外循环期间所用的肝素总量，常用肝素 - 鱼精蛋白比例为 1：2~1：1.5。鱼精蛋白可经中心静脉或外周静脉注入，可先用试验剂量，观察无反应后再继续给药，最大速度不要超过 25~50mg/min。

对鱼精蛋白的不良反应分为过敏反应和类过敏反应。过敏反应由与肥大细胞和嗜碱性细胞相结合的抗体 IgE 介导，再次暴露将导致细胞释放组胺、前列腺素和趋化因子，触发过敏反应。类过敏反应非免疫源性，无须既往接触史。与鱼精蛋白和鱼精蛋白 - 肝素复合物相结合的 IgG 抗体激活补体系统，补体介导的反应由轻微至发生心血管崩溃、肺血管收缩和右心衰竭，严重肺血管收缩导致肺动脉压急剧升高、右心室膨胀和收缩无力，右心室流出道梗阻导致严重低血压，需强心药支持恢复循环稳定。对鱼精蛋白的特发性过敏反应的治疗详见表 1-5-12。对使用鱼精蛋白有严重风险的患者等待肝素作用自动消除也不失为明智的选择。

表 1-5-12　对鱼精蛋白的特发性过敏反应的治疗

项目	治疗
初期治疗	停止给药
	纯氧通气
	暂停使用麻醉药
	开始扩容（2~4L 晶体 / 胶体）
	肾上腺素
	重新体外循环
后续治疗	抗组胺治疗
	儿茶酚胺（肾上腺素、去甲肾上腺素、精氨酸加压素）
	支气管痉挛治疗（氨茶碱等）
	皮质激素
	碳酸氢钠
灾难性肺血管收缩的特殊治疗	前述治疗
	过度通气
	米力农
	硝酸甘油
	一氧化氮
	伊洛前列素
	西地那非

2. 血液保护　措施包括：①自体血回输，术前自体放血、体外循环前静脉放血、肝素化前和鱼精蛋白中和后的血液回收及胸腔和纵隔失血回收。②血细胞比容（HCT），心室功能好的患者能耐受 HCT 低至 23%~25%。低心排、左心室显著肥厚和老年患者 HCT 应不低于 30%。③药物治疗，术前使用红细胞生成素，术中使用纤维蛋白溶解抑制剂 6- 氨基己酸或氨甲环酸、去氨加压素及抗炎药物乌司他丁等。

（四）肾功能

体外循环众多因素都影响肾功能并导致术后肾功能不全,术前血清肌酐增高、瓣膜合并搭桥手术及老年患者肾功能不全风险增高。尽管存在争议,但灌注模式(搏动和非搏动)似乎对围术期肾功能没有影响。应观察注意尿量,呋塞米、甘露醇和小剂量多巴胺常用于术中肾功能不全的治疗。部分患者术后早期可能需要行血液透析。

（五）中枢神经系统

体外循环后刺激最强阶段为放置胸骨钢丝和关闭胸骨,应根据病情选择适当药物加深麻醉。许多患者此时需要纯氧通气,所有患者体外循环后都有不同程度心室功能不全。追加肌松药防止寒战,肌松药的选择以对血流动力学的影响和作用持续时间为依据。

（六）代谢指标的考虑

1. 电解质紊乱　常见的电解质紊乱有:①低钾血症,较常见,应根据低钾血症的不同程度来治疗,通常成人 2.0g/h 补钾速度能显著改善低钾血症,出现危及生命的低钾血症时,在持续监测心电图下,补钾速度可增至 4.0g/h。②高钾血症,脱机后较少见,多数发生在使用心肌停搏液后,尤其患者伴有肾功能不全。多数无须处理。中度高钾血症(血钾 6.0~7.0mmol/L)可采用利尿药,或补充碳酸氢钠 1~2mmol/kg,或滴注葡萄糖和胰岛素(成人:25g 葡萄糖加 10IU 常规胰岛素;小儿:1~2g/kg 葡萄糖加 0.3IU/g 葡萄糖),或使用钙剂(成人:0.5~1.0g 氯化钙;小儿:20mg/kg 葡萄糖酸钙)。重度高钾血症(血钾大于 7.0mmol/L)可能需要上述所有措施。③低钙血症,原因包括血液稀释、急性碱血症和大量输血。出现高钾血症或低血压与血清钙离子低下有关时常给予钙剂,剂量为 10% 氯化钙 5~10mg/kg。体外循环后常规给予钙剂存在争议,体外循环后钙可能是导致再灌注损伤的因素。④低镁血症,原因可能是输注大量无镁液体和血液稀释,还有阳离子在体外循环回路中丢失和镁的再分布。建议主动脉开放或体外循环后给予硫酸镁 2g。经镁治疗的患者术后室性心律失常的发生率较低,术后早期心指数较高。

2. 高糖血症糖尿病,特别是胰岛素依赖的患者术中常需滴注胰岛素维持血糖水平。术中严重高血糖的情况可能持续至体外循环后。强心药尤其是肾上腺素可能导致体外循环后高糖血症。高糖血症可产生渗透性利尿作用,导致电解质紊乱,并加重局灶性和全脑缺血性神经损伤的潜在风险。目前体外循环心脏手术不推荐使用含糖液体。

（七）体外循环后的体温调节

经历低温体外循环的患者体外循环后均有不同程度低温,可对心血管系统产生显著影响,尤其是心脏储备功能处于临界状态的患者。低温的血流动力学反应有血压升高、心排血量降低、心肌氧耗增加。寒战使氧耗增加,且不利于止血。体外循环后低温与体外循环导致的严重血管收缩状态有关。复温时使用血管扩张剂能打开和加温收缩的血管床,减少体外循环后核心温度的回落。体外循环后 80~90 分钟体温降至最低。

预防和治疗首先是保证体外循环中的有效复温。鼻咽温度不能作为适度复温的指标,体表或外周温度才能代表平衡温度,如直肠温度达到 33~35℃时,温度回落将显著降低。其他加温技术包括输血输液加温、加温吸入气体、提高周围温度、使用温水冲洗胸腔和使用电热毯。但这些措施的效果都很有限。

（八）术毕患者转运的准备

术毕患者的转运包括从手术床到转运床或 ICU 病床、转运至 ICU 和入住 ICU。在麻醉医师负责、各类医务人员协调好才能降低并发症的发生。常见并发症包括:①气管导管意外拔出;②静脉输液管道脱落,动脉或肺动脉导管意外拔出;③球囊反搏管路受损,起搏器导线移位或松脱;④氧饱和度和心电图监测脱落;⑤患者摔倒,角膜损伤;⑥血管活性药或强心药输注中断;⑦胸腔引流管、导尿管移位或脱出。

转运前应备好急救设备和药物,提前通知 ICU 医生和护士患者的基本情况,包括生命体征,以便为呼吸机设置参数、备好相关监测装置、输液、药物等。转运成功后应尽快获取患者的各项血流动力学指标和血气分析参数,及时作出调整,并在麻醉记录单上记录相关的生命体征信息、内环境参数和接诊医生。一旦血流动力学不稳定,仍以麻醉医师为主进行处理。

（朱文忠）

推荐阅读文献

[1] 李立环.心脏外科手术麻醉.北京:人民卫生出版社,2011.

[2] 邓小明,姚尚龙,于布为,等.现代麻醉学.4版.北京:人民卫生出版社,2013.

[3] 罗纳德·米勒.米勒麻醉学.8版.邓小明,曾因明,黄宇光,译.北京:北京大学医学出版社,2017.

[4] JOEL A. KAPLAN,JOHN GT,et al. Kaplan's cardiac anesthesia for cardiac and noncardiac surgery.7th ed. Philadelphia:Elsevier,2017.

[5] FREDERICK A,HENSLEY JR,DONALD EM,et al. A practical approach to cardiac anesthesia. 5th ed. New York:Lippincott Williams & Wilkins/Wolters Kluwer Health,2013.

第六节　心脏外科体外循环、低温及心肌保护

本节要点

1. 体外循环的主要目的是为心脏外科手术提供无血术野,代替或部分代替心肺功能。

2. 体外循环的组成包括动力驱动装置(泵)、氧合器、管路和心脏停搏液灌注装置、变温装置,体外循环插管以及相关监测设备等。

3. 体外循环的实施主要包括准备、运行和终止三部分。

4. 尽管存在自身的缺点,低温仍是体外循环过程中重要的器官保护方式。

5. 体外循环期间心肌保护的关键包括心肌停搏液的种类及成分、灌注途径及方式。

6. 体外膜氧合是一种改良的体外循环装置,可以提供较长时间(几天甚至几周)的心脏和/或肺脏辅助。

体外循环(cardiopulmonary bypass,CPB)是指依靠人工心肺装置,引流患者血液至体外,进行气体交换后再回输体内的过程,其主要目的是为心脏外科手术提供无血术野,代替或部分代替心肺功能。虽然 CPB 是心脏外科手术不可或缺的组成部分,但近年来 CPB 可能引起相关并发症,引起患者器官和组织功能损伤逐渐被广泛关注,相关研究也是主要集中在如何尽可能加强 CPB 期间器官与组织保护,尽可能降低 CPB 引起的损伤,改善患者临床预后。因此,对于从事心脏手术相关医师而言,熟悉 CPB 相关知识,有着非常重要的临床意义。

一、体外循环

自 1952 年 Gibbon 教授首次使用 CPB 进行房间隔缺损修补术以来,CPB 已经历 70 余年的发展,其相关设备及管路不断得以改进和优化,基本可以满足心脏外科医师进行心脏和/或大血管手术不同手术方式需求。虽然随着介入技术及材料的应用,某些心脏血管手术无须 CPB 即可进行,但大多数手术仍需 CPB 辅助下才能完成。

(一) CPB 的组成

CPB 通常是由相关管路、插管与监测设备组成。主要根据患者病情与心脏外科医师手术策略来选择相应的插管和环路,并制定 CPB 转机管理策略。

1. CPB 环路　CPB 环路主要包括动力驱动装置(泵)、氧合器、管路和心脏停搏液灌注装置等组成。

(1) CPB 期间使用的驱动装置:主要有滚压泵和离心泵两种(图 1-6-1),滚压泵是由两个呈现 180°角

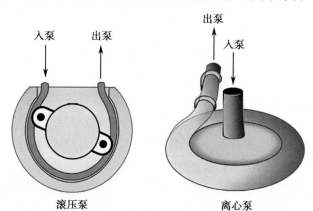

图 1-6-1　滚压泵与离心泵

的滚动轴和一个 U 型槽组成,CPB 期间管路放置于 U 型槽内,通过滚动轴的单向转动,持续推动血液向前流动。泵流量取决于泵转速(每分钟)、泵管尺寸和泵管长度,公式为泵流量 = π × 泵管内径的平方 × 与泵接触的泵管长度 × 转速(表 1-6-1)。CPB 期间,需调整合适的压紧度,避免泵头过紧造成血液破坏、压紧度过松和破坏 CPB 泵管等现象发生。

表 1-6-1　体外循环常用泵管型号与搏出量

泵管内径(英寸[①])	每转搏出量 /ml	150 转 /min 时能够提供血流量 /(ml·min^{-1})
3/16	7	1 050
1/4	13	1 950
3/8	27	4 050
1/2	54	8 100

注:① 1 英寸 =2.54cm,本书泵管内径统一使用英寸为单位。

(2)离心泵:是根据血液高速旋转离心产生动力原理设计而成,由血液入口、储血腔室、血液出口和驱动器等组成。高速旋转的驱动器,将人体血液吸入储血腔室,通过离心运动产生动力,再经血液出口,回输患者体内。需要注意的是,离心泵为后负荷依赖型驱动装置,如患者体循环阻力增加,同样转速情况下,其辅助流量将有所降低,因此使用离心泵必须测定出泵端流量。有研究报道结果显示长时间 CPB 时,使用离心泵能够改善血小板功能、肾脏功能和神经系统功能,可以取得较好的临床效果。对于预计 CPB 时间长的患者可采用离心泵。两类泵的对比如表 1-6-2 所示。

表 1-6-2　滚压泵与离心泵比较

项目	滚压泵	离心泵
类型	阻闭泵	定压型非阻闭泵
费用	廉价	较高
输出量	较为恒定	与血压有关
输出量精准度	较高	较低
血液倒流现象	无	有(转速 <1 500 转 /min)
崩管现象	有可能	无
对血液破坏程度	较严重	较轻
是否适合长时间转机	否	是

(3)CPB 管路:传统 CPB 管路由聚氯乙烯管道和聚碳酸烯连接管组成,临床工作中主要根据患者的体重选取合适的 CPB 管路,常用 CPB 配套管分类及管径规格见表 1-6-3。为减轻 CPB 引起的炎性反应,提高组织相容性,相继出现了多种生物涂层技术。已有研究显示共价键结合肝素涂层 CPB 环路,能够减轻 CPB 引起的炎性反应和血小板聚集现象,患者术后出血明显减少,其输血量也相应减少。新型带肝素(Duraflo Ⅱ,Carmeda 生物活性表面)或聚合 -2- 甲氧基丙烯酸涂层管道,可提高生物相容性,但其临床有效性和安全性有待进一步临床研究来证实。

表 1-6-3　体外循环配套管分类与管径规格

类型	体重 /kg	动脉管道内径 /mm	静脉管道内径 /mm	动脉泵管内径 /mm	吸引管道内径 /mm	静脉总干内径 /mm
小婴儿型	≤5	4	6	6	4	/
婴儿型	6~18	6	6	6 或 8	6	10
儿童型	19~50	8	8	10	6	10
成人型	≥50	10	10	12	6	12

　　临床研究也已证实使用新型带涂层管道可以减少术后出血、心房颤动的发生率,缩短呼吸机辅助通气时间和住院时间。有学者建议,在使用新型管道同时,使用离心泵,并尽可能减少预充量。

　　(4) 氧合器:CPB 使用的氧合器主要有膜式和鼓泡式两种,后者气 - 血直接接触,血液破坏严重,临床使用明显减少。目前膜式氧合器是 CPB 期间最常用的氧合装置,其通过中空微孔型聚丙烯纤维将血液和氧气隔开,且能够具有很好的氧合和变温作用。新型膜式氧合器同时具有微栓过滤作用,CPB 环路中可以不再使用动脉微栓过滤器。

　　(5) 心脏停搏液灌注装置:在使心脏停搏的同时,为减轻心脏停搏期间造成的心肌损伤,需要使用心脏停搏液灌注装置。在阻断升主动脉后,经该装置灌注心脏停搏保护液,以减轻心肌损伤。具体心脏停搏液的种类、灌注方法等内容将在心肌保护部分详细介绍。

　　(6) 空气氧气混合仪:其可以将氧气和空气以所需要的比例混合并供给氧合器,来满足不同温度下机体代谢所需。通常根据 CPB 期间血气分析结果(二氧化碳分压和氧分压),来调整混合仪的气体流量和氧浓度。

　　(7) 动脉微栓过滤器:CPB 过程中的微栓子包括气栓、微血栓、其他微栓子,进入人体可造成不良影响。动脉微栓过滤器是血液由 CPB 环路血液进入人体的最后一道屏障,通常放置于膜肺动脉血出口与动脉插管之间,能够滤除 20~40μm 的微栓,滤除可能的栓子,亦可排除体积较大的气栓,防止意外造成的急性栓塞。

　　(8) 变温水箱:主要用于转机期间患者体温的升降和心脏停搏液的变温。目前临床使用的变温水箱以全自动变温水箱为主,具有自动制冷、制冰、加热、预设温度显示、超温报警和储水量显示等功能。开始 CPB 前,应首先检查变温水箱水位是否在正常范围内,开启变温水箱之前,务必确保水位正常。通常变温水箱功率较大,应使用独立、专业电源,尽可能不与其他设备共用一个电源。

　　2. CPB 相关插管　　主要有静脉插管、动脉插管、心脏停搏液灌注插管、左心减压引流管等(图 1-6-2)。通常以升主动脉、上腔静脉和下腔静脉插管为主,临床常用的插管型号见表 1-6-4。术中具体的插管部位,选用何种类型插管,需要根据患者的病变特点,外科手术医师的手术方案来综合判断。动脉插管的位置主

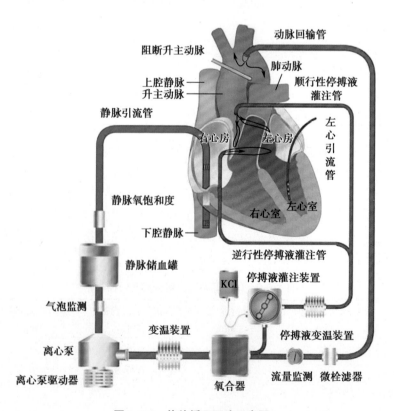

图 1-6-2　体外循环环路示意图

要有升主动脉、股动脉、腋动脉、无名动脉等,多数手术经升主动脉插管即可,部分病变累及升主动脉的患者需要行外周插管。行主动脉弓部手术时,术中进行顺行性选择性脑灌注,需要选用无名动脉直接或腋动脉插管,双侧脑灌注时可联合左颈动脉插管。电视胸腔镜辅助下微创心脏外科手术、机器人辅助下心脏手术等特殊类型手术,一般也可选用外周血管插管。

表 1-6-4　升主动脉、上腔和下腔静脉插管选择参考

体重 /kg	升主动脉插管 /F	直头上、下腔静脉插管 /F	直角上、下腔静脉插管 /F
<5	6 或 8	14~18	10 或 12
5~10	8 或 10	16~20	12 或 14
11~15	10 或 12	18~22	14 或 16
16~20	12 或 14	20~24	16 或 18
21~30	14 或 16	24~28	18 或 20
31~40	16 或 18	28~32	20 或 22
41~50	18 或 20	30~34	22 或 24
>50	20~24	32~36	24~32

3. CPB 相关监测设备　为人工心肺机的附属装置,用于 CPB 中监测患者的相关指标,医师可以根据监测结果,调整灌注策略,提高灌注质量。通常 CPB 机配备有专门软件,用于记录和打印监测相关数据。有关监测并无统一分类,根据监测指标的对象可分为生理参数监测和 CPB 环路及设备监测。

生理参数监测用以监测 CPB 过程中的相关生理指标,一般包括患者动脉压力、中心静脉压力、心电图(ECG)、温度监测(鼻咽温度、膀胱温度和直肠温度等)、氧饱和度监测(通常为经皮氧饱和度监测)、动静脉血气分析(包括连续动静脉血氧饱和度监测仪和实验室血气分析)、生化指标监测、活化凝血时间(ACT)、渗透压监测;甚至可以包括相关神经系统和心功能监测,如脑电图(EEG)、经食管超声心动图(TEE)、近红外光谱分析(NIRS)、经颅多普勒(TCD)等。

(二) CPB 的实施

CPB 的实施主要包括准备、运行和终止三部分。体外循环医师在术前需要详细阅读患者病历,结合心脏外科医师临床操作习惯,制定个体化的 CPB 转流方案。患者的生命依赖于体外循环医师操作和 CPB 心肺机的正常运转。因此,运行前应进行 CPB 前检查,并认真填写 CPB 核查记录单,在运行期间严密进行监测,并填写 CPB 运转过程记录单,逐项核对以确保不忽视任何细节,将 CPB 期间各种意外事件发生率降至最低。

1. CPB 的准备

(1) CPB 前检查:安装 CPB 环路完成后需进行检查,检查内容包括机械运行是否正常和环路的完整性。第一,应检查电源及气源是否正常、CPB 机及变温水箱等电气设备运行是否正常;第二,确认相关监测仪器工作是否正常,应急设备如驱动泵手摇把、备用电池、备用氧气等是否准备等;第三,安装 CPB 环路后应检查其完整性,确保管路连接正确。在检查的同时需在核查单上确认相关项目,以保证核查有效性。

(2) CPB 环路的预充:CPB 在使用前需进行环路预充和排气。CPB 环路预充通常使用晶体液、人工胶体或白蛋白等,部分低体重婴幼儿预充时需要使用悬浮红细胞来减轻 CPB 期间过度血液稀释。根据患者术前血细胞比容水平和预充量,以及 CPB 期间的目标血细胞比容来决定是否需要额外预充血制品及其剂量。预充液中可适当加入肝素、碳酸氢钠和甘露醇等药物。

2. CPB 的运行　一般包括前并行期、心肌血运阻断期和后并行期三个阶段。

前并行期指 CPB 开始至心肌血运阻断的阶段。在此期间逐渐增加 CPB 流量至可以达到全身灌注的流量,为心肌血运阻断准备。

心肌血运阻断期指心肌血运阻断开始至恢复心肌血液灌注之间的阶段。此期间主要进行心内手术操

作,需达到无血安静的心脏手术术野。此阶段的心肌保护和内环境相对正常是体外循环医师需要注意的两个要点。

后并行期指恢复心肌血液灌注至 CPB 停止的阶段。此期间恢复心肌血液灌注,但由于缺血及缺血再灌注损伤,心功能尚未恢复,需 CPB "辅助"全身灌注,同时调整内环境。随着心功能的恢复,同时逐渐降低 CPB 流量,最终脱离 CPB。

以下是 CPB 运行期间需要注意的要点:

(1) 抗凝:血液与 CPB 管道的非内皮细胞成分的表面接触后直接激活血液凝固系统,导致血栓形成。因此,CPB 期间需要进行抗凝。

CPB 开始前由麻醉医师给肝素(3mg/kg),ACT>300 秒可行动脉、静脉插管建立体外循环。动脉插管完成后,立刻测定 CPB 环路泵压,可通过快速输入一定量液体,观察泵压波动情况,判断动脉插管位置是否合适以及是否存在误入主动脉夹层可能性。动脉插管完成后,可根据患者容量情况经动脉插管输入液体,防止因手术操作失血引起的血流动力学不稳。动脉、静脉插管完成后,体外循环医师与心脏外科医师认真核对 CPB 管路,在动脉管路压力正常情况下,ACT≥480 秒即可开始转机。

CPB 期间,ACT 值除因肝素代谢而缩短外,还可能会受到血液稀释和低温的影响,转机期间应加强监测,通常每间隔 30~40 分钟测定一次,低于 480 秒时需追加肝素。

CPB 期间使用肝素作为抗凝血药时,需注意不同个体对肝素的反应差异较大。少数患者给肝素剂量高达 800~1 000IU/kg,测定 ACT 值仍然达不到目标值时,就可能存在肝素抵抗现象。其高危风险因素包括高龄、近期使用过肝素或硝酸甘油、血小板增多或抗凝血酶Ⅲ缺乏等。其治疗方法主要有输入抗凝血酶Ⅲ(1 000IU)或新鲜冰冻血浆。使用肝素抗凝时,还需注意肝素诱导的血小板减少症(heparin-induced thrombocytopenia,HIT)。寻找可以替代肝素,能够用于 CPB 期间抗凝的新型抗凝血药也在积极进行中,如阿加曲班、比伐芦定等。但其安全性和有效性有待进一步研究来证实。

(2) 流量:通常 CPB 期间灌注流量由患者的体表面积决定,并结合低温程度和混合静脉血氧饱和度进行调整。体温为 37℃,静息状态下心指数为 2.5~3.5L/(min·m^2)。CPB 期间,体温每降低 1℃,其代谢率降低 7%,根据这一原理来计算 CPB 期间所需要的灌注流量。如 30℃时,CPB 流量可降为 1.5~1.7L/(min·m^2)。复温时,机体氧耗增加,可适当增加灌注流量。

(3) 压力管理:一般的测定位置为桡动脉压或股动脉压。CPB 开始后,随着 CPB 流量增加,搏动灌注逐渐变为平流灌注。CPB 开始时,应积极避免血压明显下降现象。阻断升主动脉灌注大量心脏停搏液进入 CPB 环路时以及复温时,有可能出现血压下降现象,而 CPB 期间也可能因低温或麻醉药物稀释导致麻醉变浅,出现血压较高现象。CPB 期间,在充足的灌注流量前提下,可以适量使用血管活性药物来维持外周动脉压。

(4) 相关监测:在灌注流量足够时,灌注压是 CPB 期间组织与器官血液灌注是否良好的主要标志。通常成人 CPB 期间需维持 50~80mmHg。对于高龄患者,术前合并高血压病史、卒中病史患者而言,可能需要维持较高水平灌注压。部分高危患者或主动脉弓部手术患者,CPB 期间最好联合使用经颅多普勒脑血流和脑氧饱和度监测装置,加强脑组织灌注监测。混合静脉血氧饱和度能够反映机体氧供和氧耗是否平衡,CPB 期间需维持其≥70%。

膜肺回流室应有最低液面报警监测装置,环路中应有微栓监测,积极预防 CPB 环路气栓发生。CPB 期间除使用腔房静脉引流管外,中心静脉压(central venous pressure,CVP)值应该是负值或零,如其值较高,则提示可能存在静脉引流不畅,应与外科医师沟通,积极处理。CPB 期间,需维持血糖 6.7~10.0mmol/L(120~180mg/dl),过高或过低的血糖均可造成不良后果。另外,CPB 期间需维持合适的麻醉深度,低温和血液稀释等因素可能引起相关药物的药代动力学发生改变,应调整相关药物用量。另外,CPB 期间应加强温度监测,其相关内容在体外循环监测部分详细介绍。

3. CPB 的终止　通常应同时具备以下条件可以终止 CPB:充分有效的后并行循环,心脏跳动节律整齐(无恶性心律失常)、心肌收缩有力。患者体温基本恢复正常,直肠温度或膀胱温度达 35℃以上。血气分析结果提示患者内环境正常,即可考虑逐渐减低 CPB 辅助流量,停止 CPB。

(三) CPB 技术的安全性

尽管 CPB 用于临床已 60 余年,随着生物医学工程的不断进步,CPB 相关新材料发展迅速,CPB 的安全性和质量不断提高,但 CPB 引起的各种损伤仍然存在,随着 CPB 时间延长而增加损伤风险。CPB 期间发生的不同程度的组织损伤多数为轻度的炎性反应,多器官功能障碍综合征(multiple organ dysfunction syndrome,MODS)罕见。对于心脏相关医师而言,熟悉 CPB 可能引起的并发症仍然具有重要意义。

CPB 引起的损伤主要来源于血液与非内皮细胞的人工材料表面的接触、血液不同程度稀释、低温和抗凝等因素,这些因素均可激活炎性反应,导致不同程度组织和器官损伤。另外,患者的相关因素,如高龄、心脏功能较差、合并其他器官功能基础病变和二次手术等,也会加重 CPB 引起的损伤。

CPB 相关并发症有出血、心律失常、呼吸衰竭、肾脏功能衰竭、神经系统认知功能改变、低心排血量综合征、液体和电解质或内环境紊乱、胃肠道功能紊乱、溶血和炎性反应等。对大多数患者而言,CPB 激活的炎性反应引起的损伤术后无明显临床表现,但对于长时间转机或术后难治性低心排患者来说,这种全身性炎性反应可能持续数天,最终导致多器官功能障碍,引起严重后果。

(四) CPB 技术进展

CPB 技术向着更加微型化、智能化和便捷化的方向发展,以尽可能降低 CPB 引起的机体损伤为目标。

自 CPB 技术发明以来,对于少数危重患者行心脏外科手术,术后可以提供较长时间的心肺辅助理念就已产生。但受到当时条件限制,CPB 仅能使用较短时间。随着生物医学工程技术发展,可以较长时间使用的膜式氧合器出现后,使得该想法得以实现,体外膜氧合(extracorporeal membrane oxygenation,ECMO)技术应运而生。ECMO 是一种改良的 CPB 装置,可以提供相对于 CPB 而言,较长时间(几天甚至几周)的心脏和 / 或肺脏辅助。随着 ECMO 技术的不断进步,其临床适应证不断扩展,目前广泛用于各种原因导致的急性心脏和 / 或肺脏功能衰竭的辅助方式,尤其是急诊危重症患者的抢救性辅助治疗。ECMO 辅助可以快速为危重患者提供稳定的血流动力学辅助,让衰竭的心脏和 / 或肺脏得到休息,防止全身其他器官进一步遭受缺血性损伤打击,逆转多器官功能衰竭的病变进程,提高危重症患者的救治存活率。ECMO 辅助可以为衰竭器官的功能恢复提供时间,以便医疗工作者决定是进行心脏移植还是其他长期机械循环辅助装置,进一步决定治疗方案。与其他机械循环辅助装置相比较,ECMO 具有安装置入简单、价格低廉、同时提供双心室联合肺脏辅助功能,目前常用于心脏术后难治性低心排血量综合征的循环辅助治疗。

ECMO 提供循环辅助时,使用较长时间(几周)时,引起的组织与器官损伤发生率明显升高。而部分心脏功能衰竭患者需要更长时间的辅助,因此,各种心室辅助装置(ventricular assist device,VAD)出现,满足了这部分患者的临床需要。患者接受 VAD 辅助,主要目的是等待自身心脏功能恢复、等待心脏移植或最终辅助治疗等。目前,国外临床可选用的 VAD 种类较多,应用也较为广泛。

二、低温在体外循环中的应用

体外循环期间为预防脏器缺血、缺氧性损伤,提高 CPB 安全性,经常与低温相结合使用。但低温存在增加血液黏稠度、降低凝血因子和血小板活性,影响患者凝血功能,引起术后器官功能障碍等副作用。也有研究提示 CPB 期间复温速率过快和大脑组织温度过高均与术后神经系统并发症存在相关性。因此,应积极避免 CPB 期间温度变化引起的相关损伤。

(一) CPB 温度分级

CPB 期间降温程度主要与患者病情、手术策略等因素有关,通常分为浅低温(32~35℃)、中度低温(26~31℃)、深低温(20~25℃)和超深低温(14~19℃)。新近的分类方法着眼于脑保护,分为浅低温(28.1~34℃)、中度低温(20.1~28℃)、深低温(14.1~20℃)和超深低温(≤14℃)。但有关低温的分级仍然存在一定争议,并且各家医学中心主要根据其临床经验来决定术中所需要的降温程度,甚至不降温。深低温 CPB 主要用于主动脉弓部手术,术中需要下半身停循环联合选择性脑灌注患者。近年来随着临床经验的不断积累,深低温停循环带来的副作用逐渐受到关注,主动脉弓部手术呈现出"暖化"趋势,但其安全性和有效性仍需进一步临床研究证实。

（二）合适的温度监测部位

从可行性角度考虑,氧合器动脉端血温是反映脑温的最佳部位。但应注意,目前监测方法获得的氧合器动脉端血温可能比实际温度低 $0.33\sim0.67℃$。因此,有指南推荐氧合器动脉端血温作为 CPB 中脑温的测量部位,但应注意氧合器动脉血温可能较实际脑灌注温度低。CPB 期间肺动脉温度或食管温度,能够较好地反映患者的实际核心温度。但肺动脉和食管温度测定存在一定难度,临床工作中通常选用鼻咽温度和直肠温度(或膀胱温度)来间接反映患者大脑温度和核心温度,应注意此处测定的温度与患者大脑与核心的实际温度存在一定差别。

（三）CPB 期间变温速率

CPB 降复温期间,变温水箱的设定温度应该维持在使膜肺静脉血入口处温度与动脉血出口处温度的差值不超过 $10℃$,积极避免温差过大,防止出现气栓可能。通常将患者的鼻咽温度由 $37℃$ 降至 $24℃$,至少需要 30 分钟。

CPB 复温至膜肺动脉血出口处温度 $\geq30℃$ 时,为实现停止 CPB 时患者能够到达预期的目标温度,应维持膜肺静脉血入口处温度与动脉血出口处温度差值 $\leq4℃$。同时,CPB 复温期间注意控制复温速率,复温速率应保持 $\leq0.5℃/min$。

CPB 复温期间,当膜肺动脉血出口处温度 $<30℃$ 时,应维持膜式氧合器动脉血出口处温度与静脉血入口处温度差值 $<10℃$。

另外,CPB 复温期间,应积极避免温度过高现象发生。因此,有心脏手术团队规定,复温期间应保持膜肺动脉血出口处温度 $<37℃$。目前仍然没有相关研究证实停止 CPB 的合适温度。临床实际工作中,通常停止 CPB 时,要求成人直肠温度不低于 $36℃$。

三、心肌保护

心肌保护有广义和狭义两个概念。广义的心肌保护是指心脏外科手术患者整个围术期的心肌保护;狭义的心肌保护是指心脏外科患者手术期间的心肌保护。CPB 期间除了需要体外循环医师具有较强的心肌保护理念以外,还需要心脏外科医师具有认真执行已有的心肌保护策略的态度。另外,随着各种介入技术的发展,心脏外科手术患者、急危重症患者(高龄、心脏功能较差和合并多种疾病)越来越多,心脏手术期间如何尽可能减轻心肌缺血以及缺血 - 再灌注后引起的心肌损伤很重要,这将直接影响手术效果。

（一）心肌保护的四个阶段

分别为 CPB 前保护期、诱导停跳期、停跳维持期和再灌注复跳期。

1. CPB 前保护期　包括缺血预处置及药物预处置,其中药物性预处置包括挥发性吸入麻醉剂和异丙酚。其分别在细胞及线粒体水平发挥保护作用。

2. 诱导停跳期　诱导停跳期的目的不仅是心脏停搏和降温,而且可为心脏的复苏做适当的准备。通常进行冷诱导停跳,近年温诱导也有越来越多的应用。

3. 停跳维持期　在此期间给心肌提供氧和其他营养物质,冲刷出心肌代谢产物以及维持心肌细胞离子平衡。停跳维持期通常通过每 $20\sim30$ 分钟灌注心脏停搏液实现,也可通过冠状窦持续逆行灌注停搏液实现。

4. 再灌注复跳期　指开放升主动脉阻断使冠状动脉再灌注后的阶段。此期间心脏和全身机体的温度差和离子浓度差得以平衡。应保持离子浓度正常预防心律失常。

（二）心脏停搏液种类及应用

心脏停搏液又称心肌保护液,可分为两种,即晶体心脏停搏液和含血心脏停搏液,其特点见表 1-6-5。而晶体心脏停搏液又可分为细胞外液型和细胞内液型两大类。心脏停搏液的原理是低温的钾离子浓度 $12\sim30mmol/L$ 的液体可以使心脏在舒张期停跳。晶体心脏停搏液是将钾加入晶体液中,而含血心脏停搏液是先以较高浓度的钾加入晶体液中,再与一定比例的血液(血:晶比 4:1 形式多见)混合后使用,灌注到冠状动脉中的钾离子浓度基本与晶体停搏液相同。

表 1-6-5 含血心脏停搏液与晶体心脏停搏液比较

项目	含血心脏停搏液	晶体心脏停搏液
氧含量	丰富	极少或无
胶体渗透压	合适水平	零
缓冲液	丰富	无(HTK 液中有)
对血容量影响	较小	较大
灌注方法	多种	单一
灌注装置	较复杂	较简单

晶体心脏停搏液主要依靠低温、高钾使心脏停搏,不含心肌细胞代谢所需底物,不能为停跳的心肌细胞提供氧,反复多次灌注时,存在引起心肌细胞水肿问题。临床上,晶体心脏停搏液通常用于病变不复杂、手术可以在较短的时间内完成的患者。康斯特液(histidine-tryptophan-ketoglutarate solution,HTK solution),又称"HTK 液",为一种细胞内液型晶体心脏停搏液,其含有强大的缓冲底物,可以达到单次灌注,延长阻断时间达 120 分钟,广泛用于欧洲国家。对于一些病变复杂,预计需要较长阻断时间的患者可以选用。

含血心脏停搏液可为停跳心肌细胞提供代谢所需的底物、氧、抗氧化剂及氧自由基清除剂。血液与心脏停搏液的混合物,经降温后,在 CPB 灌注师的控制下,以一定的比例和压力进行灌注。含血心脏停搏液适合病变复杂,预计需要较长阻断时间的心脏手术患者。

灌注心脏停搏液后,心肌摄氧量大大降低。但每隔 20~30 分钟需要追加灌注一次心脏停搏液,保持心肌局部处于低温、高钾状态,并带走有害代谢产物。心脏停搏期间,追加心脏停搏液中 K^+ 浓度为首次心脏停搏液中的一半,灌注剂量也是首次灌注量的一半即可。但若阻断期间,出现心电活动,再灌注心脏停搏液时,仍然需要使用高钾心脏停搏液,剂量也与首次相同。对于心脏较大或肥厚型心肌病患者,心脏停搏液灌注剂量应适度增加。

阻断升主动脉后,使用冷心脏停搏液,使心脏停搏,维持心肌细胞处于低温状态时(8~15℃),心肌保护效果较好。心脏停搏期间,常规应用全身低温结合心脏局部冷盐水、冰屑或环绕左心室的局部降温装置,维持心肌细胞处于低温状态,加强心肌保护效果。

(三)心脏停搏液的灌注途径与方式

心脏停搏液发挥充分心肌保护效果的前提是通过特殊的装置与插管,能够有效地分布到整个心脏的所有心肌细胞。因此,针对不同患者,选择最佳的心脏停搏液灌注方式与途径很重要。心脏停搏液的灌注方式有:经冠状动脉顺行灌注、经冠状窦逆行灌注和桥灌等,其中顺行灌注又分经主动脉根部直接灌注和经冠状动脉开口直接灌注两种。

1. 顺行灌注心脏停搏液 简称顺灌,可应用于多数心脏手术,适应证为无主动脉瓣中重度关闭不全且无冠状动脉狭窄病变。对于无冠状动脉狭窄病变,需要行主动脉瓣置换患者,可在切开主动脉后,经左、右冠状动脉开口直接灌注心脏停搏液。术中需要再次 ACP 灌注时,要先排除主动脉根部的气体,再进行 ACP 操作。

2. 逆行灌注心脏停搏液 简称逆灌,是指经冠状窦灌注心脏停搏液。术中可间断或持续灌注,而不影响手术操作。RCP 可使冠心病患者受益,但对右心室和左心室后壁心肌保护作用有限。RCP 操作需借助特殊的插管,其操作也具有一定技巧,准确进行冠状窦定位是前提,需要培训才能熟练掌握。RCP 期间需严密监测灌注压力,原则上不应超过 50mmHg,过高(50mmHg)或较低(20mmHg)均需注意。

对于合并冠状动脉严重狭窄病变、肥厚型心肌病患者,联合使用顺灌、逆灌和温血诱导心脏复跳技术可以提供较好的心肌保护效果。但使用含血心脏停搏液时,需要定时(15~20 分钟)灌注一次,有可能短时间中断手术操作,需要外科医师积极配合才能完成。

3. 桥灌 系通过冠状动脉移植血管进行灌注的心肌保护方法。冠心病患者因冠状动脉狭窄而难以通过冠状动脉窦灌注心脏停搏液。此类患者可在吻合冠状动脉远端后通过冠状动脉移植血管灌注心脏停搏液。通过移植物灌注需注意灌注压力不能过高,灌注量根据目标血管的灌注量分配。

4. 灌注方式 通常使用顺行冷灌注即可达到有效的心肌保护效果。但对于冠状动脉狭窄或心肌肥厚的患者,可选择的心肌灌注方式包括顺逆灌结合、温 - 冷 - 温灌注。

5. 药物 近年来,针对心肌细胞缺血状态、缺血 - 再灌注情况下的代谢特点不断深入研究,为加强心脏停搏液的缓冲能力,学者们提出了在经典心脏停搏液基础上,添加一些底物的理念,如钠钾交换抑制剂、胰岛素、腺苷、镁、利多卡因、N- 乙酰半胱氨酸、天冬氨酸和谷氨酸等,用于提高心脏停搏液的心肌保护效果,有研究表明可以改善部分患者的临床预后。

总之,体外循环是心脏手术得以广泛开展的基础。尽管随着介入技术和生物工程科学的发展,某些手术可脱离体外循环进行,在相当长时间内仍不能脱离体外循环进行大多数心血管手术。未来的体外循环研究仍将着眼于进一步减少体外循环相关损伤的发生,使体外循环过程更加生理化。

(侯晓彤)

推荐阅读文献

[1] ENGELMAN R,BAKER RA,LIKOSKY DS,et al. The Society of Thoracic Surgeons,the Society of Cardiovascular Anesthesiologists,and the American Society of Extracorporeal Technology:clinical practice guidelines for cardiopulmonary bypass-temperature management during cardiopulmonary bypass. Ann Thoracic Surg,2015,100(2):748-757.

[2] 龙村,侯晓彤,赵举 . ECMO:体外膜氧合 .2 版 . 北京:人民卫生出版社,2016.

[3] PETERSS S,PICHLMAIER M,CURTIS A,et al. Patient management in aortic arch surgery. Eur J Cardiothorac Surg,2017,51(suppll):i4-i14.

[4] GLENN PG,RICHARD FD,JOHN WH,et al. Cardiopulmonary bypass and mechanical support. 4th ed. Philadelphia:Wolters Kluwer,2016.

第七节 心脏外科术后监护

本节要点

1. 心脏外科术后监测及常规管理 ①术后入 ICU 的患者交接;②术后监测包括:常规监测、特殊实时监测、心排监测、实验室检查、心电图、胸部 X 线片、超声检查等;③常规术后管理包括:镇痛镇静、呼吸机管理及撤机、容量管理及血管活性药的应用、电解质及酸碱平衡管理、术后出凝血管理;④不同类型手术的术后管理。

2. 心脏外科术后常见并发症及处理 包括低心排、心律失常、低氧血症、急性肾损伤与肾替代治疗。

一、心脏外科术后监测及常规管理

(一) 患者交接

心脏外科术后患者的管理始于患者进入重症监护病房(intensive care unit,ICU)的一刻。外科医生、麻醉医生交接班内容常因疲劳而被忽略,充分了解患者病史与术中情况是进行心脏术后管理的基础,因此应根据以下核查单(表 1-7-1)逐一了解情况。

表 1-7-1　心脏外科术后交接内容

分类	交接内容	分类	交接内容
外科医生	患者姓名、基本资料	麻醉医生	气道管理细节
	患者病史		血管通路细节
	既往用药及过敏史		麻醉过程细节
	手术指征		食管超声发现
	术中发现		围术期抗生素应用时间
	手术具体过程		麻醉过程中出现的问题及并发症
	转机时间		正性肌力药与缩血管药的应用
	阻断时间		血制品输注
	脱离 CPB 时最适合的充盈压（CVP、PAOP）		液体输注
	手术并发症		镇静药输注
	正性肌力药与缩血管药的应用		呼吸机设定
	血制品输注		临时起搏器设定
	血流动力学目标		术后管理要点
	术后管理要点		

注:CPB. 体外循环;CVP. 中心静脉压;PAOP. 肺动脉阻塞压。

（二）术后监测

1. 常规实时监测　患者入 ICU 后应给予心电监测、有创血压监测、中心静脉压监测、末梢动脉血氧饱和度 24 小时连续监测。心电监测应结合心电图及时发现、判断心律失常及心肌缺血等情况,在心电监测提示异常后务必行心电图检查确认。桡动脉有创血压监测是连续血压监测的金标准,但主动脉手术中往往股动脉、足背动脉血压同时监测,主动脉内球囊反搏(intra-aortic balloon pump,IABP)也可测量出主动脉内压力,熟悉不同监测部位的血压及波形特点有助于在怀疑有创血压监测异常时作出判断,外周测压与主动脉内测压的平均动脉压相近,但距离心脏越远越出现收缩压高、舒张压低、脉压大,上升支陡,切迹延迟(图 1-7-1)。在怀疑有创动脉监测不准时也可进行方波试验进行排查。中心静脉压(central venous pressure,CVP)是静脉回流和心脏排血能力的综合反映,切勿根据单次 CVP 的数值进行液体治疗。末梢动脉血氧饱和度可以实时反映动脉血氧饱和度,但在末梢灌注不佳时数值会受到影响。

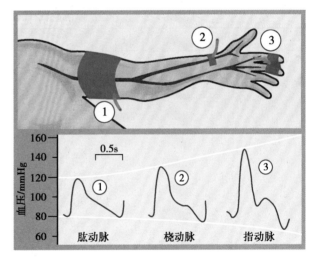

图 1-7-1　不同部位血压波形

2. 特殊实时监测　有创正压通气时,患者胸腔内压、静脉回流会受到正压通气影响,从而造成心排血量(cardiac output,CO)与血压的变化,即每搏输出量变异率和脉搏压变异率(pulse pressure variation,PPV)。部分监护仪可实时显示 PPV,当 PPV 大于 13% 可提示患者具有容量反应性,即可以通过补液提高 CO,但必须满足以下前提才具有临床意义:肌松或深镇静、定容通气和窦性心律。心动过速、不规则心率、潮气量过低、腹压增加和自主呼吸均可造成 PPV 的结果出现假阳性或假阴性。灌注指数是通过近红外光探测外周搏动性组织与非搏动性组织的比例,越高代表外周组织灌注越充分。另有一部分监护仪可对患者的呼气末二氧化碳进行监测,可以快速反映出患者呼吸与循环的缺失,与 CO 也有一定的相关性。

3. 心排监测(肺动脉导管、PiCCO)　目前最常用的 2 种热稀释法心排监测装置为肺动脉导管和脉搏指示剂连续心排血量监测(pulse indicator continuous cardiac output,PiCCO),但要注意 PiCCO 经常受到一些体外治疗设备的影响而无法正常测量,例如连续性肾脏替代治疗、IABP、ECMO 等。无创心排监测因其内部数据基于的患者人群不同,CO 绝对值可能与有创心排监测有所差异,但其变化趋势可能具有一定参考价值。

4. 实验室检查　患者进入 ICU 后每天应常规进行血常规、凝血功能、肝肾功能、心肌损伤标志物的检查,每 4 小时进行血气分析。

5. 心电图、胸部 X 线片　心电图和床旁胸部 X 线片也应在术后即刻和每日进行常规检查。胸部 X 线片除常规的心、肺评估外,要注意心脏外科手术的相关影像内容。气管插管远端应位于隆突以上(多在 T_3~T_4 之间),同时确认胸腔与纵隔引流管是否处于恰当的位置便于引流,是否有胸骨牵开器造成的肋骨骨折,中心静脉导管是否误入颈内静脉或锁骨下静脉,从而影响 CVP 的判读,IABP 球囊标记是否位于左锁骨下动脉远端,ECMO 插管位置是否有利于静脉引流,总之应全方面分析床旁胸部 X 线片提供的临床信息。

6. 超声检查　随着重症超声在 ICU 中的普及,超声心动与肺部超声在心脏术后更是不可或缺的。ICU 医生应掌握基本的超声心动技能,评估心脏的收缩功能、容量负荷与心包积液,第一时间对循环管理提供帮助,也应对解剖结构的异常进行初步筛查。肺部超声应掌握胸腔积液、肺水过多与肺不张的识别。

（三）常规术后管理

1. 镇痛镇静　心脏手术患者常因为手术创伤大、手术时间长而需要在 ICU 过渡至拔除气管插管。其间应以镇痛为首要基础,根据患者情况予以适当镇静。对于快速通道患者应使用短效镇静与镇痛药物,如丙泊酚与瑞芬太尼。在拔管后仍然可以泵入瑞芬太尼镇痛,且并不抑制呼吸。对于病情重、短期无拔管计划的患者,若镇静效果不佳,可选用咪达唑仑,或丙泊酚联合右美托咪定,减少单一镇静剂应用剂量,同时右美托咪定具有一定缩短术后谵妄时间的作用。镇静过程中可应用镇静程度评估量表（Richmond agitation-sedation scale,RASS）(表 1-7-2)对患者的镇静深度进行滴定,目标镇静深度日间为 0~-2 分,夜间 -1~-3 分。

表 1-7-2　镇静程度评估量表（Richmond agitation-sedation scale,RASS）

分值 / 分		描述
+4	有攻击性	有暴力行为
+3	非常躁动	试着拔出气管插管,胃管或静脉导管
+2	躁动焦虑	身体激烈移动,呼吸机对抗
+1	不安焦虑	焦虑紧张但身体只有轻微的移动
0	清醒平静	清醒自然状态
-1	昏昏欲睡	没有完全清醒,但可保持清醒超过 10 秒
-2	轻度镇静	无法维持清醒超过 10 秒
-3	中度镇静	对声音有反应
-4	重度镇静	对身体刺激有反应
-5	昏迷	对声音及身体刺激都无反应

2. 呼吸机管理及撤机　心脏术后的机械通气应遵循保护性肺通气原则,潮气量 6~8ml/kg 理想体重,设置适当的呼气末正压(positive end expiratory pressure,PEEP)维持肺泡开放,维持平台压在 30cmH$_2$O 以下,尽可能降低吸入氧浓度。由于术中体外循环(CPB)或纯氧通气导致的肺不张,可适当增加 PEEP,并不会对循环产生过大影响。在患者氧合严重受损时,可尝试肺复张,肺复张手法应尽量避免对循环产生影响,有效循环血量充足时进行肺复张对循环影响较小,血流动力学不稳定时不建议肺复张。快速通道拔管虽然是心脏术后的理想目标,但其一定要建立在术前、术中和术后管理各环节理想的前提下,脱离呼吸机前应充分对患者的呼吸负荷与呼吸动力进行评估。如果在恢复自主呼吸后出现呼吸窘迫,可考虑应用无创正压通气序贯治疗。

3. 容量管理及血管活性药的应用　心脏术后最常见的循环问题是低容量血症,通常由很多因素导致：

CPB 后的血管麻痹导致有效循环血量不足,CPB 和术野暴露所致的低体温在患者返回 ICU 逐渐复温的过程中也会表现出外周阻力的下降,手术出血同样会导致容量不足。通过患者生命体征、末梢灌注、PPV,以及被动抬腿试验的状况,不难对患者的容量状态作出判断,补液是低容量血症最直接的应对方式,但液体种类尚存在争议,应警惕人工胶体带来的肾损害以及凝血功能异常等不良反应。如补液并不能快速纠正患者的低血压状态,可考虑适当应用缩血管药物暂时提高灌注压,另一方面促进非张力性容量向张力性容量的转换,增加静脉回流与心排。然而,过多的容量也会对患者产生负面作用,液体积聚于组织间隙对各系统产生不良影响,因此在组织灌注最优的前提下,容量负平衡可以加速患者的恢复。

应在充分评估患者的容量、外周阻力与心脏泵功能后应用血管活性药物,常用的拟交感血管活性药物特征见表 1-7-3。

表 1-7-3　常用血管活性药物特征

项目	多巴酚丁胺	多巴胺	去甲肾上腺素	肾上腺素	异丙肾上腺素	米力农
受体作用	$\beta_1>\beta_2>\alpha$	多巴胺受体 $>\beta$、大剂量激活 α	$\beta_1>\alpha>\beta_2$	$\beta_1=\beta_2>\alpha$	$\beta_1>\beta_2$	磷酸二酯酶抑制剂
正性肌力作用	↑↑	↑↑	↑	↑↑	↑↑↑	↑
动脉扩张	↑	↑↑	→	↑	↑	↑↑
血管收缩	大剂量↑↑	大剂量↑↑↑	↑↑	↑	→	→
变时效应	↑↑	↑	↑	↑↑	↑↑↑	→
心律失常风险	↑↑	↑	↑	↑↑↑	↑↑↑	↑

注:↑表示作用强弱程度,↑越多表示作用越强;→表示无作用。

左西孟旦作为一种新型的钙增敏剂,直接与肌钙蛋白相结合,使心肌收缩力增加,而心率、心肌耗氧无明显变化,也在临床中逐渐得到应用,但要注意其扩血管作用。

基本的循环管理问题可参考表 1-7-4 处理。

表 1-7-4　常见循环改变及处理方法

循环改变				处理方案
ABP	PCWP	CO	SVR	
↓	↓	↓	N	补充容量
N	↑	N	↑	利尿
↓	↑	↓	↑	正性肌力药
↑	↑	↓	↑	扩血管
N	↑	↓	↓	正性肌力药 + 扩血管
↓	N	N↑	↓	缩血管

注:ABP. 动脉血压;PCWP. 肺毛细血管楔压;CO. 心排血量;SVR. 外周血管阻力。

4. 电解质及酸碱平衡管理　水电平衡紊乱应按照常规处理方式纠正。在发生心律失常时,除维持钾离子相对较高水平外,补充镁离子也可以促进心肌细胞膜的稳定,易于心律的转复,镁离子浓度在 0.8mmol/L 时尚处于安全范围。另外,在血气中应注意乳酸水平,末梢灌注改善后乳酸通常会在轻度上升后下降,可能与乳酸在组织中的蓄积相关,其余情况的乳酸升高均代表患者的组织灌注不理想,氧耗稳定的前提下,可从氧供减少的几方面原因考虑:低心排、低血红蛋白和低血氧饱和度,而临床情况则可以从心力衰竭、容量不足、呼吸功能不全和外科出血等几方面着手分析,乳酸在肝、肾的分解排出障碍也可以造成乳酸清除率下降。

5. 术后出凝血管理　心脏术后出血的主要原因有外科出血、肝素存在和凝血功能异常。要充分了解患者出血的术前危险因素和术中情况,并且在患者到达 ICU 后充分评估,才能正确解决患者的术后出血问题。可参照以下流程图进行判断(图 1-7-2)。

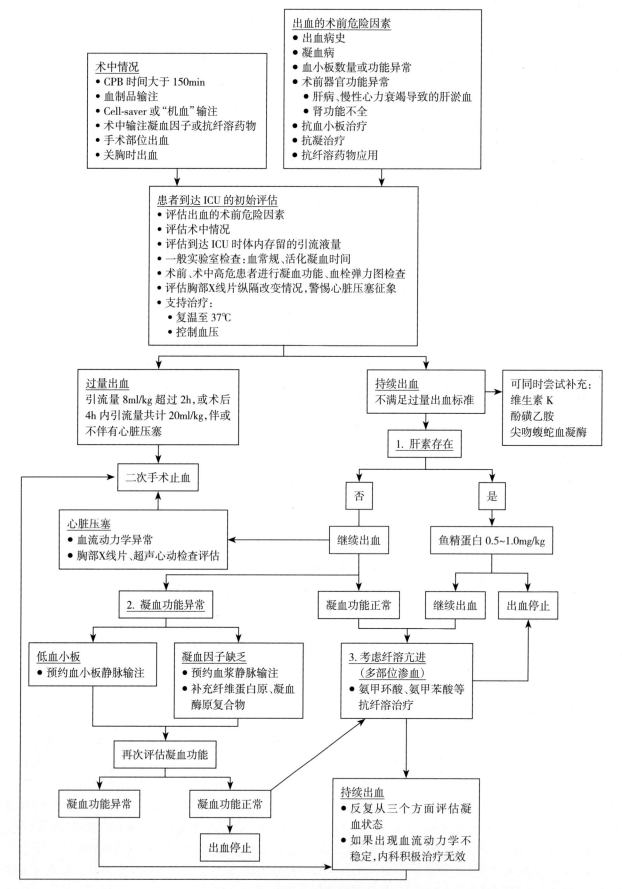

图 1-7-2 术后出凝血管理流程图

CPB. 体外循环;Cell-saver. 自体血回收机。

（四）不同病种、手术的术后管理原则

1. 冠状动脉手术 冠状动脉旁路移植术术后的关键处理原则是保持冠状动脉灌注压力，即舒张期血压。对术后容量不足导致低血压的患者，在补充容量的同时可相对积极地应用缩血管药物持续泵入，尽快提高灌注压，在容量满意后逐渐减量。对桥血管不满意或心功能差的患者可应用 IABP，此时舒张期冠状动脉供血压力为 IABP 反搏压，可以显著提高冠状动脉灌注，同时降低左心后负荷。转机停跳手术中，因为术前冠状动脉病变存在，有时会出现停搏液灌注不充分的情况，心肌保护不佳，造成的术后心功能不全也应值得注意。

2. 瓣膜手术 瓣膜疾病通常为慢性病程，心腔增大、心肌收缩力减弱、肺动脉压升高是瓣膜病术后循环异常的主要原因。主动脉瓣病变中，主动脉瓣狭窄会通过左心后负荷增高使左心室室壁变厚，出现左心室向心性增大，术中易出现心肌保护不充分造成术后心功能不全，对室壁过于肥厚的患者不宜应用大剂量正性肌力药，左心室过度收缩会造成左心室流出道血流速度增快、甚至二尖瓣前叶收缩期前向活动（systolic anterior motion，SAM）；主动脉瓣关闭不全通过左心容量负荷的增加使左心室离心性增大，左心室内径比主动脉瓣狭窄扩大严重，室壁变薄、收缩无力，但在一些患者中尽管左心室射血分数（left ventricular ejection fraction，LVEF）至很低，但左心室舒张末期容积大，也可以保证一定的每搏输出量维持心排。

二尖瓣病变通常以左心房增大为显著特征，继而发生肺动脉高压、右心功能不全和三尖瓣反流，应该通过降低心脏前后负荷使心脏得到休息。通常左心对容量负荷较为敏感，而右心对于压力负荷较为敏感。发生心力衰竭时，应在降低容量负荷与提供全身充分灌注两者之间寻找平衡点，切勿一味补液，否则只能加重心力衰竭。二尖瓣狭窄时存在另一个问题，即患者术前左心室内径偏小，术后左心室容积小，每搏输出量低，临床上可通过提高心率以满足心排血量。

在早期心脏外科实践中，所有成人瓣膜手术术后均应维持心率 100 次 /min、收缩压 100mmHg 左右和尿量 100ml/h 以上，维持心脏尽可能低的前、后负荷，虽然随着监测手段以及临床证据的增多，可能不必如此严格，但总的原则不应改变。

3. 主动脉疾病 主动脉疾病以急性主动脉夹层举例，术前即出现累及脏器多、临床表现复杂等特点，也给术后管理增加困难。当夹层累及主动脉瓣、冠状动脉开口时，患者通常术前出现急性心力衰竭，往往术后也需要进行抗心力衰竭治疗。另外由于主动脉手术血管吻合口较多，术后务必严密观察血运重建情况，问题最大的是双上肢与脑的血流供应，应严密观察双上肢温度与神经系统表现，一旦出现异常情况应积极手术干预，避免病情延误。主动脉手术术后最常见的并发症包括低氧血症、急性肾损伤与苏醒延迟，前两者将在下面的部分进行介绍，苏醒延迟通常由于选择性脑灌注期间发生的缺氧缺血性脑病所致，术后应给予甘露醇脱水。主动脉手术如有深低温、停循环及选择性脑灌注过程，术后可应用糖皮质激素降低炎症反应的发生。

二、心脏外科术后常见并发症及处理

（一）低心排

低心排是心脏术后常见的并发症，正常情况下心指数（cardiac index，CI）应大于 $2.2L/(min \cdot m^2)$，发生低心排后应从有效循环血量、心肌收缩力、心率及外周阻力四方面共同分析，采取必要的手段监测患者循环情况，可以考虑到的病因包括以下几种。

1. 左心室前负荷下降血容量不足，心脏压塞，正压通气胸腔内压过高，右心功能障碍，张力性气胸。

2. 心肌收缩力下降射血分数低，心肌缺血、梗死或一过性缺血再灌注损伤导致的心肌顿抑（再血管化不彻底、围术期心肌梗死、冠状动脉或桥血管痉挛、术中心肌保护差）。

3. 心动过速和心动过缓心动过速导致心脏充盈时间缩短，房性心律失常、心房失去收缩功能，室性心律失常。

4. 后负荷增加血管收缩，容量过多、心室胀满，左心室流出道梗阻。

5. 外周阻力下降导致的血压下降脓毒症，过敏反应等。

围术期心肌梗死是导致术后低心排的原因之一,应从多方面进行评价,仔细阅读心电图带来的异常信息,除了常规的 ST-T 改变不应忽略 T 波的伪正常化;在转机冠状动脉旁路移植术后心肌损伤标志物通常有所升高,如有持续升高则应该警惕围术期心肌梗死的发生。结合超声心动提示的新发节段性室壁运动异常,不难对围术期心肌梗死作出诊断。如果患者术后突发心室颤动无法复律或血流动力学急剧恶化应建议外科医生急诊开胸探查,必要情况下重新进行血运重建。

单纯的右心功能不全在瓣膜病较为常见,因肺动脉高压持续存在,所以右心功能很难有实质性的恢复。超声心动图可发现三尖瓣反流,并能够通过反流压差估算出肺动脉收缩压,严重者可看到右心胀,失去功能正常时与左心结构的比例。这类患者通常表现为中心静脉压升高,尿少,组织灌注不良,补液后心排可能有所升高,但组织灌注无完全改善,结合病史与手术过程可以初步作出诊断。处理右心功能不全患者的关键在于减低液体复合,使右心在一定前负荷下有效排空,如有可能,降低肺动脉压也是可选治疗方式之一。

低心排在发生早期、心功能处于边缘状态时,机体会出现代偿,包括交感神经的兴奋、内源性儿茶酚胺释放等,使心率增快、心肌收缩力加强、动脉和静脉张力增加,所有这些因素均可使心排血量增加。当发生失代偿时,低心排的临床表现包括:末梢灌注差,苍白湿冷;肺部充血,氧合差;肾灌注差,无尿;代谢性酸中毒。在保证心脏前、后负荷适当的前提下,若泵功能异常,可使用正性肌力药增强心肌收缩力,若低心排及组织低灌注持续存在,则要在脏器衰竭前尽早应用机械循环辅助装置,包括 IABP 与体 ECMO。

(二) 心律失常

心房颤动是心脏手术后最常见的心律失常,冠状动脉搭桥术(coronary artery bypass graft,CABG)和瓣膜手术后患者的发生率分别高达 40% 和 60%。心电图特征为 P 波消失,取而代之的是 f 波,QRS 出现无规律,心室率绝对不齐。对于发生心房颤动后循环不稳定,或药物治疗无效,或心房颤动导致心肌缺血或心力衰竭的患者应予以同步电复律,复律能量从双向波 75J 开始,切记在复律前对患者应用镇静剂。电复律不成功者,可在纠正内环境紊乱或给予抗心律失常药物后再次复律。对于术前持续心房颤动或左心房较大患者不易复律成功者,建议依据心功能和循环状况情况选择胺碘酮或 β 受体阻滞剂持续泵入,控制心室率。对于血流动力学稳定的术后新发心房颤动患者,可选胺碘酮药物复律,负荷剂量 150mg 静脉推注,1mg/min 持续泵入,如不能复律 30 分钟后再次予以 150mg,1mg/min 泵入 6 小时后改为 0.5mg/min 持续 18 小时,达到累积剂量后改为口服序贯。但切记对有效循环血量不足的患者静脉推注胺碘酮可能造成血压降低,建议直接应用微量泵持续泵入。术后新发心房颤动发生 48 小时的患者,或术前术后均为心房颤动心律的患者,建议静脉应用肝素和口服华法林抗凝,当国际标准化比值(international normalized ratio,INR)到达 2.0~2.5 时,可停止肝素泵入,另外心脏复律后的患者要坚持应用华法林 3 周。部分术后新发心房颤动患者在发生心房颤动前会有明显的房性期前收缩出现,建议积极维持患者的 K、Mg 离子呈较高水平,必要时泵入胺碘酮、β 受体阻滞剂等抗心律失常药预防心房颤动的发生。

室性心律失常表现多样,从偶尔的单发室性期前收缩到持续的室性心动过速和心室颤动都会发生,要重视所有类型的室性心律失常,因为它们可能是更为严重的心律失常的先兆。在排除了电解质紊乱后,若心律失常仍持续存在应警惕心肌缺血、心脏负荷过重或缺血再灌注损伤,了解术中再血管化满意程度,评估患者术后心电图以及变化过程、心肌损伤标志物,通过超声心动、血流动力学监测分析可能存在的心脏负荷过重。在对病因处理的同时可应用胺碘酮、利多卡因,以及 β 受体阻滞剂对心律失常进行干预,一旦室性心律失常影响血流动力学,应立即进行电复律,并可以与抗心律失常药物配合,提高冠状动脉灌注压和排空心脏可以帮助心脏恢复自主节律。

(三) 低氧血症

肺不张是心脏手术后低氧血症的常见原因之一。体外循环期间停止肺部通气与灌注,肺通常萎陷到只有功能残气量的程度,当肺部重新膨胀后,残留不同程度的肺不张,另外麻醉过程中吸入氧浓度过高也是导致肺不张的一大原因,肺不张使功能残气量降低、通气血流比失调,发生低氧血症。很多麻醉医生习惯在关胸后手法挤压麻醉机气囊"膨肺",可改善肺部通气,但并无压力控制,比较依赖于临床经验,易造成气压伤,另外有效循环血量不足时胸腔内压升高可以导致静脉回流与心排血量的降低,影响循环。在保护性肺通气的原则下,PEEP 的应用与肺复张(recruitment maneuvers)可以有效改善肺不张。中等程度(6~10cmH$_2$O)的 PEEP 通常较为安全,在增加 PEEP 不能改善氧合,且患者循环平稳、容量充足时,可考虑应用肺复张。肺复张主要有三种手法:控制性肺膨胀、呼气末正压递增法与压力控制法(图 1-7-3)。控制性肺膨胀是在机械通气时采用持续气道内正压的方法,一般设置压力水平 30~45cmH$_2$O,持续 30~40 秒,然后调回到常规通气模式,对循环影响较大,不推荐在心脏外科术后患者应用。呼气末正压递增法是将呼吸机调整为压力模式,首先设定气道压上限为 30~45cmH$_2$O,然后将 PEEP 每 30 秒递增 5cmH$_2$O,气道高压也随之上升 5cmH$_2$O;为保证气道压不大于 35cmH$_2$O,高压上升到 35cmH$_2$O 时可只递增 PEEP 5cmH$_2$O,直到 PEEP 为 35cmH$_2$O,维持 30 秒,再反向逐步减低到肺复张前的呼吸机设置。压力控制法也是将呼吸机调整至压力模式,同时提高气道高压和 PEEP,一般高压至 40~45cmH$_2$O,

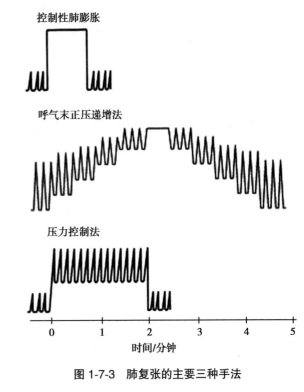

图 1-7-3 肺复张的主要三种手法

PEEP 15~20cmH$_2$O,维持 1~2 分钟,然后调整回常规通气模式。如患者血压在肺复张过程中下降较大应立即终止肺复张,适当减低肺复张时的气道开放压(高压)与 PEEP 可以减少肺复张对循环的影响,注意肺复张的同时应充分镇静以保证其顺利、安全地实施。

心脏术后低氧的另一人原因是发生在肺部的炎症反应,体外循环中幼稚的单核细胞能够进入肺脏分化为成熟单核细胞和巨噬细胞,分泌炎症因子参与体外循环相关急性肺损伤的发生。急性主动脉夹层术后的急性肺损伤往往更加严重,发生急性肺损伤的患者往往术后第二日时才出现损伤高峰,因此在出现低氧血症的患者,如全身情况并不理想,不必急于脱离呼吸机恢复自主呼吸。心脏术后低氧血症的患者很少出现急性呼吸窘迫综合征(acute respiratory distress syndrome,ARDS)的表现,但仍应遵循保护性肺通气策略进行呼吸治疗。对长时间无法脱离呼吸机的患者应注意避免呼吸机相关性肺炎的发生,严格执行呼吸机相关性肺炎(ventilator-associated pneumonia,VAP)预防的集束化管理。

(四)急性肾损伤与肾替代治疗

心脏手术是较为典型的缺血性急性肾损伤(acute kidney injury,AKI)模型。肾脏血流约占 20% 的心排血量,肾血管系统的阻力很小,大部分血流会被直小血管(vasa recta)分流以完成逆流交换作用,维持髓质的电解质梯度,保证重吸收的进行,但削弱了肾组织对缺氧的抵抗,使肾脏对缺血事件较为敏感。据报道,心脏术后 AKI 的发生率达 49.9% 左右(RIFLE 分级),包括:风险期 36.2%、损伤期 51.6%、衰竭期 12.2%。可以从术前、术中及术后三方面分析 AKI 发生的危险因素(表 1-7-5)。

表 1-7-5 与 AKI 发生相关的危险因素

时间	危险因素
术前	高龄、女性、高血压、高脂血症、慢性肾病、肝病、外周血管病、卒中史、吸烟、糖尿病、贫血
术中	复杂手术、CPB 时间、二次 CPB、CPB 期间低血细胞比容、主动脉阻断时间、低灌注、低血容量、静脉充血、栓塞、正性肌力药应用
术后	缩血管药应用、正性肌力药应用、利尿药应用、输血、贫血、静脉充血、心源性休克

注:CPB. 体外循环;AKI. 急性肾损伤。

AKI 定义为 48 小时内血肌酐增高≥0.3mg/dl(>26.5μmol/L);或血肌酐在 7 日内升高达基础值的≥1.5 倍;或持续 6 小时尿量 <0.5ml/(kg·h)(《KDIGO 急性肾损伤临床实践指南》)。可根据以下标准,对 AKI 的严重程度进行分级(表 1-7-6)。

表 1-7-6　AKI 严重程度分级

分级	血肌酐	尿量
1	升高达基础值的 1.5~1.9 倍,或升高达≥0.3mg/dl(>26.5μmol/L)	<0.5ml/(kg·h),持续 6~12 小时
2	升高达基础值的 2.0~2.9 倍	<0.5ml/(kg·h),持续≥12 小时
3	升高达基础值的 3.0 倍以上,或升高达≥4.0mg/dl(>353.6μmol/L),或开始肾脏替代治疗,或对于年龄 <18 岁的患者 eGFR 下降至 <35ml/(min·1.73m^2)	<0.3ml/(kg·h),持续≥24 小时,或无尿≥12 小时

注:eGFR. 肾小球滤过率;AKI. 急性肾损伤。

但值得注意的是,尿量以及肌酐的变化往往是 AKI 发生后的表现,中性粒细胞明胶酶相关载脂蛋白(neutrophil gelatinase-associated lipocalin,NGAL)逐渐成为早期诊断肾损伤的生物标志物,临床上对 AKI 的关注逐渐前移到"急性肾应激期(acute kidney stress)",希望在肾损伤前进行干预避免 AKI 的发生,KIDGO 指南也对 AKI 的预防提出了部分建议:

1. 在除外失血性休克的前提下,对具有 AKI 风险或已发生 AKI 的患者进行初始扩容,首先推荐等渗晶体液而非胶体液(白蛋白或人工胶体)。

2. 对血管源性休克的患者,建议在应用缩血管药物的同时进行液体治疗。

3. 不建议应用利尿药预防 AKI。

4. 不建议应用利尿药治疗 AKI,除非需要进行容量控制。

5. 不建议应用小剂量的多巴胺预防或治疗 AKI。

6. 不建议应用心房钠尿肽(atrial natriuretic peptide,ANP)预防和治疗 AKI。

AKI 发生后一旦出现了危及生命的液体、离子或酸碱平衡失调,应立即进行肾替代治疗,应根据患者的实际临床情况进行决定,而非仅参考实验室检查指标中的肌酐与尿素氮。普遍观点认为,床旁连续性肾脏替代治疗(continuous renal replacement therapy,CRRT)可以较少地影响患者血流动力学状态,与间断透析(intermittent hemodialysis,IHD)或断续的 CRRT(不断暂停 CRRT 以判断患者尿量的恢复)相比,持续 CRRT 下患者的肾功能更易恢复。另外,应根据患者的临床情况与溶质清除目标选择适当的抗凝方式与 CRRT 治疗模式。当术后外科出血较为严重时可以考虑无肝素或枸橼酸区域性抗凝 CRRT,患者术后有人工植入物可以选择肝素或低分子量肝素抗凝的 CRRT。溶质清除目标方面,对电解质、酸碱平衡紊乱或需对小分子进行清除(肌酐)的患者可采用 CVVHD(连续静脉 - 静脉血液透析)模式,而对纠正液体负荷过重或进行大分子清除的患者可采用 CVVHF 模式(连续静脉 - 静脉血液滤过),也可同时应用以上两种模式即 CVVHDF 模式(连续静脉 - 静脉血液透析滤过)针对体情况对治疗参数进行设定。目前也有观点认为在外科患者中更加早期、积极地应用 CRRT 可以降低患者的死亡率、纠正患者的临床状况,但争议较大,并且有增加患者导管相关血行性感染的风险,有待进一步研究进行论证。

【病例解析】

病例摘要 1

心　脏　压　塞

主诉

患者,男,55 岁,1 个月前因"胸痛 8 小时"入院。

治疗经过

诊断为急性广泛前壁心肌梗死、全心扩大、急性左心衰竭,因超过急诊经皮冠脉介入术(PCI)手术时机,放置 IABP 后转入冠心病监护病房(CCU)进行抗心力衰竭治疗。住院期间超声心动显示左心室功能广泛减低,左心室扩大,心尖部室壁瘤形成,二尖瓣中重度反流,LVEF 35%,左心室舒张末期内径(LVEDD)67mm,冠脉造影示三支病变。抗心力衰竭治疗 1 个月后,心功能有所改善,CPB下行 CABG+ 二尖瓣置换 + 室壁瘤成形术,手术、复跳过程顺利,但因术前抗血小板聚集治疗,关胸止血困难。

患者正台手术当日 13:00 返回 ICU,术后引流量略多,手术当日引流量 17 小时共计 1 100ml,因患者凝血功能差、循环灌注尚平稳,术日暂不考虑外科出血,积极补充血容量,应用凝血因子、抗纤溶药物,引流有所减少。

术后第一日上午出现尿少,尿量由之前的 100~120ml/h 逐渐减至 20~30ml/h。引流不多,血红蛋白 80~90g/L,输注悬浮红细胞后无明显下降,此时患者呼吸机辅助通气,IABP 1:1 反搏。查体:镇静状态,BP 135/65mmHg,T 36.5℃,HR 102 次 /min,未闻及心脏杂音,双肺呼吸音粗,四肢末梢凉;心电监测示:窦性心律,SpO$_2$ 100%,CVP 10mmHg。超声心动检查因胸腔积气过多未能探及。患者尿少,补液后 CVP 12mmHg,但尿量增加不明显,利尿效果不佳;正性肌力药用量:去甲肾上腺素 0.08μg/(kg·min),肾上腺素 0.06μg/(kg·min)。外科医生考虑:患者心功能不全,可能出现 AKI,是否应积极进行 CRRT 干预?

再次行床旁超声心动检查:胸骨旁长轴及心尖四腔心切面均未探及图像,揭开引流管处伤口敷料,经剑下四腔心切面探及图像,发现右心室受压,舒张不全。心脏外科移入手术室开胸探查,心包内清除大量血块,再次返回 ICU 后尿量、末梢灌注改善。

解析

典型的心脏压塞表现为血压下降、心率增快和 CVP 升高。本例心脏压塞发生较为隐匿,临床表现不明显,且出现在术后第一日,不易引起医生注意。患者心功能差,术后就接受 IABP 和较大量的血管活性药物支持,不太容易出现血压下降的过程。患者接受 1 个月的抗心力衰竭治疗,每天尿量很多,处于有效循环血量不足的状态,术后又考虑心功能不全,控制液体入量,所以未显示出过高的 CVP。而患者尿少、末梢灌注不佳又极易考虑为容量不足,或心功能不全导致的 AKI。但有一点不应被忽略,患者术前接受抗血小板聚集治疗,术中止血困难,术后一度出现引流较多后减少,结合临床表现——尿少、灌注不良,应怀疑心脏压塞的发生。另一点值得注意,当超声心动胸骨旁切面和心尖四腔心切面显示不良时可尝试剑下四腔心切面,因为剑突下正是手术引流管位置,并有敷料覆盖,可能被检查者忽略,漏掉重要临床信息。

病例摘要 2

胸部大血管手术后的常见并发症

主诉

患者,男,41 岁,身高 177cm,体重 81kg,因"急性起病,突发胸部撕裂样疼痛 4 小时"就诊于急诊。

治疗经过

行胸、腹大血管 CTA,提示急性主动脉夹层 A3C 型(累及主动脉瓣、弓部),右肾无供血、左肾双腔供血,超声心动示主动脉夹层,主动脉瓣大量反流,LVEF 65%,LVEDD 57mm。急诊行 Bentall+Sun 手术,过程顺利,严密止血关胸。

患者正台手术晚 19:00 返回 ICU,麻醉未清醒,BP 141/67mmHg,HR 97 次 /min,SpO$_2$ 92%,CVP 13mmHg,四肢末梢凉。呼吸机为容量控制模式,FiO$_2$ 100%,潮气量(VT)600ml,频率(f)12 次 /min,PEEP 4cmH$_2$O。患者尿少,持续泵入呋塞米 20mg/h,尿量 30ml/h。手术当日引流不多,术后血气分

析 pH 7.42,PaO₂ 67mmHg,PaCO₂ 39mmHg,HCO₃⁻ 25.2mmol/L,BE 2.2mmol/L;胸部 X 线片示双肺纹理存在、透亮度正常。

术后第一日早,循环较平稳,停用镇静后四肢不自主扭动,无指令动作,继续丙泊酚泵入。无尿,昨日出入量正 1 200ml,CVP 15mmHg,内环境较满意,K⁺ 4.7mmol/L。实验室检查回报:血小板计数 35×10⁹/L,D-二聚体 7 645μg/L,肌红蛋白 2 954μg/L,血肌酐 235μmol/L。上级医师查房,目前治疗方案应如何调整?

 解析

患者为典型的胸部大血管手术术后患者,并发低氧血症、AKI,且延迟苏醒,应从以下方面进行调整:

1. 低氧血症患者低氧血症诊断较为明确,PaO₂/FiO₂ 小于 100mmHg,胸部 X 线片双肺无透亮度减低等情况,暂不考虑心源性肺水肿以及 ARDS(柏林定义见表 1-7-7),系急性主动脉夹层炎性反应较为强烈及肺不张所致。实施保护性肺通气,目前 VT 600ml,患者实际体重为 81kg,应通过患者身高计算理想体重进行潮气量设置,理想体重 69.3kg,按 6~8ml/kg 理想体重,潮气量可设为 500ml,适当升高 PEEP 至 8~10cmH₂O,在血氧饱和度允许的情况下降低吸入氧浓度。

表 1-7-7　ARDS 柏林定义诊断标准

项目	诊断标准
发病时机	在已知诱因后,或新出现或原有呼吸系统症状加重后一周内发病
胸部影像学	双肺透光度减低,且不能完全用胸腔积液、肺不张或结节解释
肺水肿来源	无法用心力衰竭或液体负荷过多解释的呼吸衰竭 如果没有危险因素,需客观评价(如超声心动)排除静水压升高的肺水肿
低氧血症	轻度:PEEP/CPAP≥5cmH₂O 时,200mmHg<PaO₂/FiO₂≤300mmHg 中度:PEEP/CPAP≥5cmH₂O 时,100mmHg<PaO₂/FiO₂≤200mmHg 重度:PEEP/CPAP≥5cmH₂O 时,PaO₂/FiO₂≤100mmHg

注:ARDS. 急性呼吸窘迫综合征;PEEP. 呼气末正压;CPAP. 持续气道正压通气;PaO₂/FiO₂. 氧合指数。

2. AKI 诊断明确,血肌酐 48 小时内上升超过 26.5μmol/L,尿量小于 0.5ml/(h·kg)超过 12 小时,可以判定为 KIDGO 2 级。急性主动脉夹层累及肾动脉以及围术期危险因素均可以导致 AKI 的发生,虽未满足 CRRT 的绝对指征,但预期短时间内难以恢复,且患者存在液体负荷过重,容量负平衡有利于肺水过多,以及脑水肿的恢复,可考虑 CRRT 的应用。因溶质清除需同时考虑到大(肌红蛋白)、小分子(肌酐),可应用 CVVHDF 模式,患者 D-二聚体升高,CRRT 肝素全身抗凝也可部分减少血小板的消耗。初始治疗可设置为:血流速 150ml/min,透析液 1 000ml/h,置换液 1 000ml/h,5% 碳酸氢钠 125ml/h 持续泵入,脱水从 100ml/h 起逐渐增加达到液体负平衡。

3. 延迟苏醒急性主动脉夹层手术,因术中需要深低温、停循环、选择性脑灌注,所以术后延迟苏醒较为常见,可应用甘露醇 125ml,每 6 小时 1 次,脱水以减轻脑水肿,液体负平衡也可起到一定作用。患者镇静期间仍应观察四肢活动情况,部分患者急性主动脉夹层累及颈内动脉,在术前就可能发生脑梗,也有一部分主动脉夹层累及肋间动脉可能导致脊髓缺血,甚至截瘫,也应密切观察。患者镇静应在镇痛基础上进行,另外外界因素的刺激也可以导致患者躁动。如果患者清醒,可遵指令动作,氧合改善,虽有躁动,也可尝试拔除气管插管恢复自主呼吸,去除气管插管的刺激能改善患者的舒适程度。

(刘　楠)

推荐阅读文献

[1] 邱海波 . ICU 主治医师手册 . 南京：江苏科学技术出版社，2007.

[2] CONTE J V，DORMAN T. The Johns Hopkins manual of cardiac surgical care. Philadelphia：Elsevier，2008.

[3] BOJAR R M. Manual of perioperative care in adult cardiac surgery. John Wiley & Sons，2011.

[4] JANUARY C T，WANN L S，ALPERT J S，et al. 2014 AHA/ACC/HRS guideline for the management of patients with atrial fibrillation：a report of the American College of Cardiology/American Heart Association Task Force on Practice Guidelines and the Heart Rhythm Society. J Am Coll Cardiol，2014，64（21）：e1-76.

[5] KHWAJA A.KDIGO clinical practice guidelines for acute kidney injury. Nephron Clin Pract，2012，120（4）：c179-184.

第八节　心脏外科心电图

本节要点

1. 冠心病外科手术的心电图特征　介绍冠状动脉旁路移植术患者围术期的心电图特征性变化，包括 ST 段、T 波、病理性 Q 波、J 波的特征性变化和术后心肌梗死、心律失常的心电图变化；冠心病合并症室壁瘤的心电图特征。

2. 瓣膜病的心电图特征　介绍瓣膜病的心电图特征，尤其是右心房、右心室增大后心电图的特征性变化与应用心电图对疾病的鉴别诊断。

3. 先天性心脏病的心电图特征　介绍先天性心脏病患者心电图的特征性变化，同时介绍室间隔缺损、法洛四联症、心内膜垫缺损等外科术后心电图的变化。

4. 主动脉疾病的心电图特征　介绍主动脉夹层的心电图特征性改变及心电图在急性主动脉夹层诊断上的优劣性。

5. 心电图在特殊治疗中的应用　应用简单心电图对心脏外科围术期的重症患者进行经外周静脉置入中心静脉导管的定位。

一、冠心病外科手术的心电图特征

（一）冠状动脉旁路移植术后常见的心电图变化

冠状动脉旁路移植术（coronary artery bypass grafting，CABG）通过对冠状动脉的血管重建，使缺血的心肌能得到足够的血液供应以达到解除心肌缺血、缓解心绞痛的目的。心电图作为一项判断心肌电活动的简单有效的检查方法，用于了解术后患者心肌供血是否恢复有一定的指导作用。因此，了解冠状动脉旁路移植术前后心电图的变化规律，对疗效的判断及患者随访有一定意义。而冠状动脉旁路移植术后的患者也因其特殊的术后病理生理特征，心电图亦有其特殊的表现（图 1-8-1）。

1. ST 段的特征性改变

（1）ST 段抬高的诊断标准：测量各时期各导联的 ST 段（J 点后 60~80 毫秒）水平；除 aVR 导联外，ST 段抬高≥1mm。

（2）ST 段下移的诊断标准：测量各时期各导联的 ST 段（J 点后 60~80 毫秒）水平；除 aVR 导联外，ST 段下移≥0.5mm。

最稳定的变化（可能不出现）是术后心包炎引起的 ST 段的改变，如抬高或下移减轻。而 CABG 患者与其他类型心脏手术患者的不同之处在于：①CABG 术主要在心外膜下进行操作，手术过程中不可避免地会造成心外膜下小部分心肌创伤及挤压伤、心外膜下心肌细胞水肿等改变而产生损伤电流，出现 ST 段抬高；②微血管的损伤和组织水平再灌注的不足，出现微血管无血流现象，使缺血心肌细胞不能获得营养性再灌

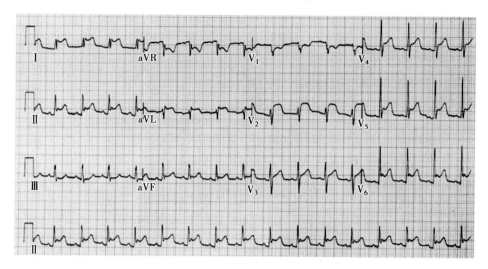

图 1-8-1　CABG 术后的心电图

$V_3 \sim V_6$ J 点抬高和 ST 段抬高。CABG. 冠状动脉旁路移植术。

注,细胞膜内外离子持续失衡,从而 ST 段持续抬高。

而 CABG 术后 ST 段压低的原因可能有:①术后 ST 段明显下移的患者常提示较重的心肌损伤。术后血清心肌酶学的改变反映了心肌细胞内酶外漏,从而提示不同程度的心肌细胞损伤。②CABG 虽可成功改善缺血区心肌的血供,但血流再灌注时细胞内外 pH 梯度增加,氧自由基大量产生及细胞内钙超载,从而使心肌细胞损伤,进而导致心肌顿抑、心功能下降、血压降低而致心内膜下心肌缺血。另外,术后第 1~2 日是 ST 段上移最明显的时间段,对 ST 段下移有一定程度的抵消。随着时间推移,大部分 ST 段下移病例转为 ST 段上移,再转变为正常,这与一般心肌缺血—再灌注—恢复的过程一致。

2. T 波的特征性改变　T 波高耸的诊断标准:T 波的振幅在肢体导联上超过 0.5mV;或在心前导联上超过 1.0mV。

正常心室肌除极顺序为心内膜—中层—心外膜,而复极顺序为心外膜—心内膜—中层。T 波的方向、振幅和形态取决于中层与内外膜之间电位差的代数和。心外膜与中层细胞的电位差形成 T 波升支,T 波顶峰相当于心外膜复极结束,此时心外膜与中层细胞的电位差最大。心外膜与中层细胞的电位差限制了 T 波振幅,并形成 T 波降支,T 波终点相当于中层细胞复极结束。ATP 敏感性钾通道电流(I_{K-ATP})是对缺血敏感的内向整流钾电流。该通道代表调节性通道,主要受细胞内 ATP/ADP、Mg^{2+} 及 G 蛋白调控。生理状态下 I_{K-ATP} 关闭,对正常的复极无影响。但在缺血条件下,细胞内的 ATP 下降到一定程度时该通道开放,钾外流增多,复极速度加快,动作电位缩短,减少钙离子的内流,对心肌细胞具有内源性保护功能。I_{K-ATP} 的开放被认为是心肌缺血早期引起动作电位时程缩短的主要因素。研究表明,心外膜细胞 I_{K-ATP} 通道的激活阈值低于中层细胞及内膜细胞,因而心外膜对 ATP 减少更敏感。当心肌细胞处于缺血、损伤早期,心外膜的动作电位时程缩短比中层和心内膜更明显,代数和增大,心电图表现为 T 波高耸。

随着心脏血管再通,原来病变缺血区的心肌血液再灌注会引起心肌再灌注损伤,即血流再灌注时细胞内外 pH 梯度增加,氧自由基大量产生及细胞内钙超载,从而使心肌细胞损伤而导致心肌顿抑,心功能下降,灌注压降低而导致心内膜下心肌缺血,心电图可表现为 T 波高耸。

3. 病理性 Q 波的特征性改变　病理性 Q 波的诊断标准:①Q 波时间 >0.04 秒;②Q 波深度 >1/3R 波(同一导联的 QRS 波群)。

一般来说,病理性 Q 波是不能恢复的,但在心肌严重缺血时是可以出现可逆性 Q 波的。这种 Q 波形成的机制为:严重心肌缺血使细胞内外钾离子发生转移,细胞内钾离子明显降低,细胞外钾离子大量增加,导致细胞膜离子通道失活,细胞膜不能除极,但是严重缺血的心肌并未坏死,血供恢复后细胞膜离子通道又恢复活性。患者在 CABG 过程中由于手术创伤引起心肌血管痉挛、造成内皮损伤、激活凝血机制、微血管内形成血栓、心肌细胞缺氧加重能量耗竭、氧自由基大量产生,使心肌细胞进一步损伤,细胞内外钾离子发生转移,细胞膜离子通道失活,细胞膜不能除极,在心电图上表现为异常Q波。

CABG后由于手术损伤、心肌缺血等原因,早期心电图可出现异常Q波增多,尤以术后第1周变化显著,不稳定型心绞痛患者或冠状动脉病变严重者CABG后更易出现异常Q波。但狭窄冠状动脉远端血流量增加,缺血的心肌血流灌注增加。随着病情的恢复,缺血心细胞膜离子通道又恢复活性,心电图表现的异常Q波消失,这种异常Q波为可逆性Q波。因此,CABG后心电图出现异常Q波的改变,应结合心肌酶变化和患者病情综合分析,作出是否为围术期心肌梗死的判断。

4. J波的特征性改变 J波的诊断标准:J点抬高≥0.1mV,时程≥20毫秒,向上圆顶样或驼峰样的偏离基线的波(见图1-8-1)。

心电图上从QRS波急转为ST段的连接点称之为J点,它标志着心室除极结束和心室复极的开始。倘若J点从基线移位称J点偏移,如J点偏移呈特殊圆顶或驼峰状时称J波,又称Osborn波。J波的产生依赖于心室外膜细胞的动作电位在1、2相之间的瞬时外向电流形成的切迹显著地向负电压方向加深。心肌细胞急性缺血时,氧供中断,代谢输送终止,导致一系列的级联病理生理事件,主要是内向电流(I_{Ca}、I_{Na})减少以及外向电流,尤其是瞬时外向钾电流(I_{to})的增加。心内膜细胞I_{to}分布少,主要由I_{to}引发的动作电位穿顶的压低在心肌缺血时不如外膜显著,缺血区与非缺血区之间形成显著增大的复极电压梯度,动作电位的1位相和2位相之间产生了跨膜电位差,心电图上表现出J点抬高,J波形成。

CABG手术主要在心外膜下完成,手术过程中不可避免造成心外膜下小部分心肌创伤及挤压伤、心外膜下细胞水肿等改变而产生损伤电流,出现ST段抬高。抬高的幅度与心外膜下心肌损伤的程度和心内膜下心肌缺血的程度有关,心电图可以表现为心肌缺血损伤的改变,即在心电图上表现为J点抬高,J波形成伴T波高耸。

5. CABG术后心肌梗死的心电图诊断标准 围术期心肌梗死是CABG重要的并发症之一,发生率为2.5%~5.0%。2012年欧洲心脏病学会(ESC)/美国心脏病学会基金会(ACCF)/美国心脏协会(AHA)/世界心脏联盟(WHF)全球心肌梗死新定义中已经将冠状动脉旁路移植术相关的急性心肌梗死作为一种独立的临床类型,定义为:心肌梗死与CABG有关,患者的肌钙蛋白要超过99%参考值上限10倍,并伴有以下之一,心电图新出现的病理性Q波或左束支传导阻滞(LBBB)、造影证实新的桥(静脉桥或动脉桥)内堵塞、新的心肌活性丧失或新发的局部室壁运动异常。CABG术后可出现新发的ST-T改变,但不必要诊断为心肌缺血。

6. CABG术后心律失常的心电图变化 CABG术后室上性心律失常发生率最高(图1-8-2),室性心律失常其次,其余心律失常改变依次是心房颤动(atrial fibrillation,AF)及房室传导阻滞。其原因可能为:①接受CABG手术的多为老年患者,年龄普遍偏大,心肌组织亦发生了退行性变化,房室肥大,心肌萎缩,传导组织纤维化等,造成心脏电传导的异常,容易形成折返;②手术牵拉、术中心肌缺血、再灌注损伤等均可导

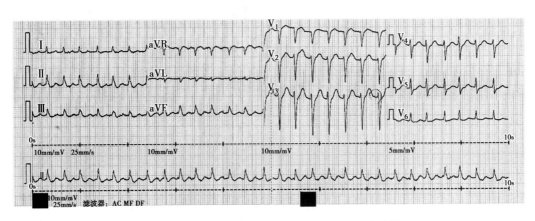

图1-8-2 CABG术后发生室上性心动过速的心电图

致窦房结功能降低,其对下级异位起搏点的超速抑制被打破,从而使得异位起搏点成为主导节律;③血液电解质和酸碱平衡紊乱,使心律失常阈值降低;④与体外循环时停搏液的作用、洋地黄及抗心律失常药物过量、传导束周围心肌水肿及冠状动脉供血不足、再灌注损伤等因素有关。

（二）室壁瘤患者心电图的表现

室壁瘤是急性心肌梗死的常见并发症之一,发生率 10%~30%。

1. 室壁瘤的心电图诊断标准

（1）ST 段弓背样抬高至少≥0.1mV,而≥0.2mV 价值较大。

（2）ST 段抬高≥0.1mV 持续 1 个月或 ST 段抬高≥0.2mV 持续 15 日。

（3）在有 ST 段抬高的导联有异常 Q 波形成。

（4）ST 段抬高至少出现 4 个导联。

（5）除外右束支或左束支传导阻滞。

（6）运动负荷心电图试验时,ST 段弓背样抬高≥0.1mV。

2. 室壁瘤部位与心电图的变化　前壁心肌梗死合并室壁瘤和心尖部室壁瘤表现为 V₁~V₅ 多个导联 ST 段抬高(图 1-8-3)。心电图阳性检出率约为 70%;后壁和侧壁室壁瘤为Ⅱ、Ⅲ、aVF 导联 ST 段抬高或胸前导联 ST 段压低,阳性率约为 50%;下壁室壁瘤的 ST 段改变不明显。如心肌梗死后合并有 2 处以上室壁瘤发生,则 ST 段往往变化不明显。近年来的研究提出 ST 段抬高与心室壁的矛盾运动相关而不是室壁瘤。

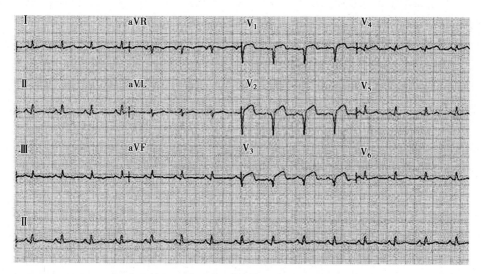

图 1-8-3　前壁心肌梗死合并室壁瘤形成的心电图

窦性心律,V₁~V₃QS 型,ST 段抬高 0.1~0.2mV。

3. 室壁瘤出现 ST 段特征性变化的原因　急性心肌梗死后 ST 段呈弓背形持续抬高是室壁瘤的一个较特异表现,其产生机制是由于室壁瘤瘤壁与周围正常心肌组织存在矛盾运动,使其之间产生持续性损伤电流有关,临床心电图表现为 ST 段持续性抬高。ST 段相当于心肌细胞跨膜电位 2 相(缓慢复极期),主要是 Ca^{2+} 缓慢内流的结果。室壁瘤在心电图上表现为 ST 段持续抬高,尤其是弓背向上型抬高。ST 段持续抬高不是临床上诊断室壁瘤的金标准,但对前壁急性心肌梗死的患者,若血清心肌损伤标志物已降至正常,而 ST 段抬高 2 周后仍持续在 0.2mV 以上,应高度考虑室壁瘤的可能,建议尽快安排超声心动图等检查以排除室壁瘤可能性,为急性心肌梗死患者的临床治疗及预后评价提供重要信息。

4. 影响室壁瘤心电图阳性率的有关因素　室壁瘤分为室壁运动不良和矛盾运动两种,后者心电图阳性率高。心电图阳性率与室壁瘤大小有关,室壁瘤过小者 ST 段无明显变化。外科选择的室壁瘤手术患者室壁瘤直径大,临床症状明显,ST 段抬高明显,故心电图阳性率高。

5. 心电图运动负荷试验 运动后心电图在原有病理性 Q 波的导联上 ST 段抬高,提示室壁运动障碍,这些患者多数有室壁瘤。部分室壁瘤患者静息心电图无 ST 段的改变。运动试验可发现 ST 段抬高。故在室壁瘤诊断中,运动试验是对普通体表心电图有益的补充。室壁瘤患者心电图运动试验 ST 段抬高的阳性率可能与体表心电图一样,前壁和心尖部室壁瘤阳性高,下壁则较低。

二、瓣膜病的心电图特征

电活动和机械活动是心脏的两个基本功能,二者关系密切。心脏电活动通过介导心肌细胞 Ca^{2+} 内流引起的肌钙蛋白变构、粗细肌丝滑行等使心脏收缩、舒张。随后,根据机械电反馈理论,心脏机械活动的改变亦可影响心肌细胞的电生理特性。心电图是心脏机械活动周期中,心脏各个部位电活动在体表的整合体现。心肌收缩与舒张时产生的动力,推动腔内血液流动及各瓣膜启闭,而瓣膜启闭及血液流动产生的冲击力反过来也可作为机械力作用于心肌细胞并产生心壁震荡。当发生瓣膜功能变化时,单位时间内跨壁压力发生变化,其机械刺激绝对或相对增强并作用于刚好脱离电活动不应期的心肌细胞时,就可能产生局部反应电流,其总和达到一定强度,即可在心电图上有所体现。

(一)左心室增大后的心电图特征性变化

1. 左心室增大后的心电图改变 左心室增大的心电图有以下特点:QRS 高电压,其中包括复极异常,如 ST 段压低、T 波低平或倒置,QT 间期及 QTc 增加(图 1-8-4 为主动脉狭窄的心电图表现)。左心室肥厚(left ventricular hypertrophy,LVH)的患者右胸导联 ST 段可出现一定程度抬高(STE)。

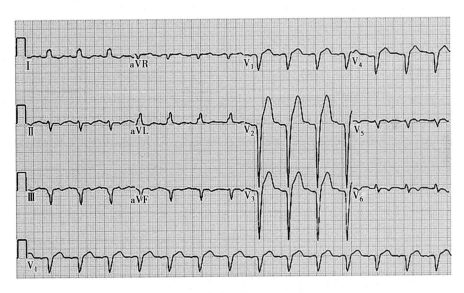

图 1-8-4 主动脉瓣狭窄的心电图
QRS 波呈完全性左束支传导阻滞,伴电轴左倾。

左心室容量负荷增加可引起左心室舒张末期室壁张力增加,心肌纤维应力增强,逐渐导致左心室代偿性肥厚,主要表现为离心性肥厚、扩大,表现为心脏容积极度扩张。长期左心室心肌肥厚及容积扩大,致心肌纤维化,心肌细胞出现相对缺血,进而左心室功能从代偿转为失代偿,表现为左心室舒张末期压力增高,前向心排血量减少。当心脏瓣膜病合并左心室射血分数下降时,往往意味着左心室心肌已发生不可逆改变,并进一步影响心脏瓣膜置换术的疗效。已有研究证明 LVH 和左心室应力增加可能与主动脉瓣置换(aortic valve replacement,AVR)术后心功能继续下降及不良预后有关,这种变化可被心电图上的 ST 段改变反映出来。

ST 段压低在纠正瓣膜病后可恢复基线水平,原因可能为瓣膜置换 / 成形术后左心室容量负荷立即减少、压力阶差发生改变等血流动力学因素导致心内膜下缺血改善。但 T 波倒置恢复缓慢,需左心室肥厚逐渐消退后才可能恢复至正常水平。

2. AVR 术后左心室的变化　主动脉瓣反流（aortic regurgitation，AR）与主动脉瓣狭窄（aortic stenosis，AS）患者 AVR 术后早期均可见左心室容量减小，但与 AS 不同的是，AR 患者 AVR 术后晚期左心室逆重构不如 AS 明显。AR 患者 AVR 术后，肌小节长度较前减小，但心肌细胞间质增生增加，外观上心脏大小虽然较术前减小，但心室肌细胞纤维化却在进展，晚期导致心室离心性肥厚。多项研究已证明 QRS 振幅在反映心室肥厚方面的价值。

（二）右心房右心室增大后的心电图特征性变化

1. 右心房右心室增大后的心电图变化　右心房右心室增大以及负荷增加可引起：心电轴重度右偏，右束支传导阻滞，QRS 波切迹，左胸导联 T 波呈负正双向等。

2. 埃布斯坦综合征（Ebstein syndrome）的心电图特征性变化　又称"Ebstein 畸形""三尖瓣下移型畸形"，在先天性心脏病中，这种畸形比较少见。由于三尖瓣的后瓣和/或隔瓣的附着点位置下移，右心室被分为"心房化右心室"和"功能性右心室"两部分。患者出现一系列的临床症状，心电图也表现出特征性的改变：右心房除极的时限延长，心电图表现为 P 波高尖；右心房右心室负荷的加重，对房间隔和室间隔造成挤压，使房室结和右束支的激动传导时间延长，在心电图上表现为一度房室传导阻滞和完全性右束支传导阻滞；三尖瓣的下移，右心室从结构上分隔成"心房化右心室"和"功能性右心室"两部分，右心室壁所受压力的增加，在心电图上表现为 QRS 波群可见许多切迹、挫折以及 QRS 波时限延长。在一些先天性心脏病患者中，常见左胸导联 T 波负正双向，考虑与患者心脏结构的异常导致心室肌复极顺序发生改变相关（图 1-8-5）。

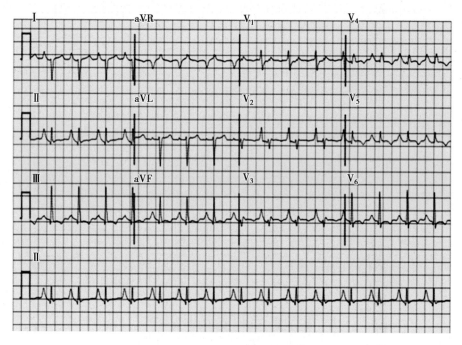

图 1-8-5　Ebstein 畸形的心电图

电轴右偏，同时出现了巨大的 P 波，右心房增大的表现；V_2 导联可见 rSr′ 波群，与右心室
传导阻滞表现一致。

3. 二尖瓣反流患者的心电图特征性变化　二尖瓣重度反流的患者，其心电图与 Ebstein 畸形患者的心电图有许多相似之处。二尖瓣重度反流患者的右心及左心房明显增大，三尖瓣瓣环扩大伴重度关闭不全，肺动脉高压。心房的增大及负荷的增加，是导致心房颤动发生的相关因素；右心室的增大及右心室负荷的增加，使心室除极的综合向量向右偏移，心电图上表现为心电轴重度右偏；由于右心室负荷加重，对室间隔造成挤压，使右束支的激动传导时间延长，在心电图上表现为不完全性/完全性右束支传导阻滞；同时心脏结构上的异常以及右心室壁所受压力的增加，在心电图上又表现为 QRS 波群的切迹、挫折（图 1-8-6）。假如 Ebstein 畸形患者发生心房颤动，其心电图与二尖瓣重度反流患者的心电图将会非常相似。此时，仅从

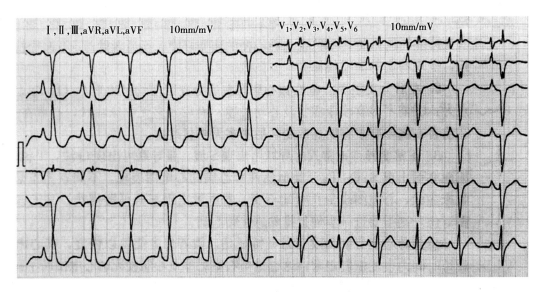

图 1-8-6 二尖瓣重度反流的心电图
心电轴重度右偏,P 波高尖,右束支传导阻滞,QRS 波群增宽、切迹、错折。

心电图根本无法诊断 Ebstein 畸形。因此,对 Ebstein 畸形的先天性心脏病患者,心电图的诊断作用有限,还是需要进行心脏超声的检查,以明确诊断。

三、先天性心脏病的心电图特征

1. 先天性心脏病的心电图特征性变化　先天性心脏病根据血流动力学与病理生理变化可以分为青紫型与非青紫型,均是因胚胎发育时期心脏与大血管发育异常或障碍引起解剖结构异常导致。先天性心脏病引起心电图改变与血流动力学改变相关。心血管畸形不同,血流动力学改变可能相似或者相同,所以心电图表现也相似。先天性心脏病心电图改变主要表现为心脏肥大,在左右心室都有侧重,其中左心室肥大先天性心脏病主要有室间隔缺损、主动脉瓣狭窄、动脉导管未闭等类型;右心室肥大先天性心脏病主要有肺动脉瓣狭窄、房间隔缺损和法洛四联症等类型。左心室肥大主动脉瓣狭窄将对左心室排血功能造成影响,增大左心室收缩期负荷,心电图 I、II、aVL、V_5、V_6 导联,V_1 与 V_2 导联 S 波加深,R 波增高;右心室肥大是法洛四联症的心电图特征表现,右心室因排血阻力增高产生更高阻力发生肥厚,心电图电轴右偏明显,RV_1 超过 1.5mV,RaVR 超过 1.0mV,SV_5~V_6 加深,表现为 RS 型;左右心室肥大在室间隔缺损中最为常见,缺损部位位于流入道或者流出道,典型室间隔缺损显示 V_1 表现为 rsR' 型。

在小儿先天性心脏病的诊断中心电图可以作为进一步检查的重要指标,同时可以根据心电图结果判断血流动力学改变与病情的严重程度,能够为先天性心脏病的发展变化与治疗提供依据,并且心电图检查操作方便、无创伤、费用低,可以作为小儿先天性心脏病的有效辅助诊断手段。

2. 先天性心脏病术后心电图的变化　各类先天性心脏病手术前后有其各自的变化特点。

室间隔缺损(ventricular septal defect,VSD)修补术后引起心律失常以右束支传导阻滞最多见(图 1-8-7),而完全性右束支传导阻滞的发生约有一半是由于修补室间隔缺损引起"中央性"阻滞,另一半是由于切开右心壁所致的"周围性"阻滞;也有人认为是右心室心内膜下浦肯野纤维断裂所致。经右心室修补 VSD,右束支传导阻滞发生率达 80%,其原因是右心室切口损伤;经右心房径路修补,右束支传导阻滞的发生率为 44% 及 34%,所以发生右束支传导阻滞可能是修补缺损下缘时损伤右束支造成的。室间隔缺损根治术多在室间隔右侧进行操作,术后右束支传导阻滞发生率较高。房间隔缺损(atrial septal defect,ASD)修补术后心房异位节律合并束支传导阻滞较术前增加,手术可能直接损伤窦房结所致。

法洛四联症患者术前心电图显示右心室肥大,右心室负荷增重,主要是由于肺动脉瓣狭窄,右心排血受阻所致。心电图以术后传导异常的心律失常为主要表现(图 1-8-8)。研究发现,法洛四联症术后立即出

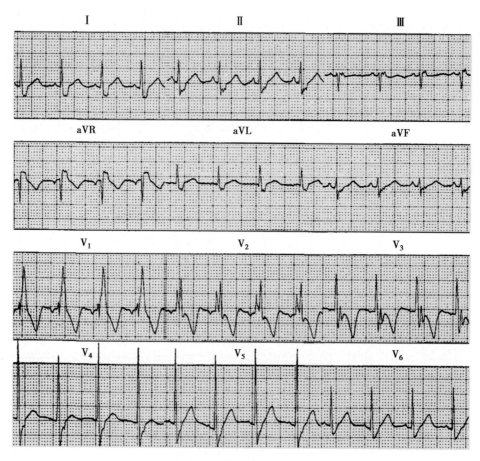

图 1-8-7 室间隔缺损修补术后心电图

并发完全性右束支传导阻滞。

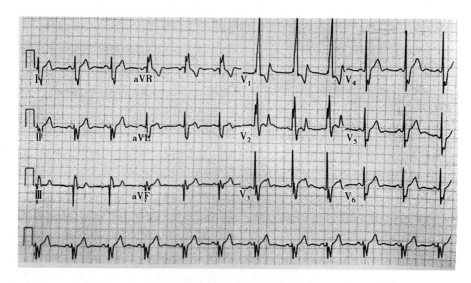

图 1-8-8 法洛四联症术后心电图

完全性右束支传导阻滞，右心室肥大。

现右束支传导阻滞加左前分支阻滞发生率为 11%；术后心室内阻滞的发生率可达 20%。

心内膜垫缺损又称房室管畸形和共同房室通道，主要解剖畸形为房室瓣上下间隔发育不完全或缺如，伴有不同程度的房室发育异常。其心电图典型表现为一度房室阻滞，右束支传导阻滞伴左前分支阻滞（图 1-8-9）。

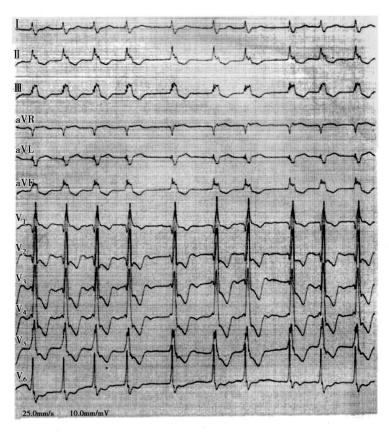

图 1-8-9 心内膜垫缺损的心电图
完全性右束支传导阻滞伴左前分支阻滞。

四、主动脉疾病的心电图特征

1. **主动脉夹层的心电图改变** 主动脉夹层（aortic dissection，AD）最常见的首发症状是急性胸痛，心电图是初诊的必检项目，Ⅰ型以非特异性 ST-T 改变多见，心肌梗死心电图改变出现在Ⅰ、Ⅱ型。Ⅲ型夹层起于降主动脉并向远端扩张，病变不累及弓主动脉，所以Ⅲ型的心电图多见正常表现，且不会出现心肌梗死心电图形。此外，患者的合并症（高血压、糖尿病、冠状动脉粥样硬化等）也对心电图产生不同程度影响，使 AD 心电图呈现慢性的心肌缺血样表现，干扰临床诊断。也有学者认为，心电图改变主要发生在Ⅰ、Ⅱ型的患者，可能与夹层假腔内血流逆回，浸润心房及房间隔有关。

主动脉夹层心电图改变可能机制有以下几种：

（1）存在基础疾病：如合并高血压、主动脉粥样硬化及先天遗传性心脏疾病，导致左心室肥大等心电图波形。

（2）夹层波及冠状动脉：导致心绞痛、心肌梗死和冠状动脉痉挛等相应心电图波形。

（3）主动脉夹层并发症：如造成心包积血，在心电图上表现出 ST-T 改变，而在心力衰竭、休克及心脏骤停等并发症出现时则会出现多种心律失常。

（4）其他：主动脉夹层带来的疼痛刺激、紧张焦虑、血流动力学改变、内分泌紊乱等可引起交感神经兴奋，从而导致心律失常及非特异性 ST-T 改变。

2. **心电图在主动脉夹层诊断中的优劣性** 急性主动脉夹层患者常常被误诊为急性冠脉综合征，给予抗血小板聚集或抗凝治疗，这会对急性主动脉夹层患者造成灾难性的影响。目前对急性主动脉夹层的诊断，多依靠主动脉 CTA 或主动脉超声作为依据，在胸痛患者到达胸痛中心后，常常进行的检查是心电图和心肌损伤标志物检查。考虑到急性胸痛治疗的及时性，主动脉 CTA 或主动脉超声并不是常规的检查项目。急性胸痛患者至胸痛中心后，首先进行的检查就是心电图。

急性冠脉综合征(acute coronary syndrome,ACS)样心电图改变是指在≥2个导联中出现以下任意一项或以上的心电图变化,包括:①ST段抬高≥0.1mV、ST段压低≥0.1mV伴或不伴T波倒置及T波倒置且深度≥0.2mV(aVR导联除外)。②非特异性ST-T改变定义为ST段抬高或压低<0.1mV或T波倒置且深度<0.2mV。

ACS样心电图表现是主动脉夹层院内死亡的独立预测因素。但是心电图在主动脉夹层诊断方面无特异性,异常心电图往往会延误主动脉夹层的正确诊断,甚至造成误诊(图1-8-10)。如患者出现胸痛并伴有非特异性ST-T改变,不宜盲目诊断为急性冠脉综合征,而应密切结合病史、临床表现、心肌酶、胸部X线片等综合分析。必要时行心脏超声、MRI等检查,排除主动脉夹层的可能。对于临床表现、心肌酶谱、心电图改变都符合急性心肌梗死的诊断,尤其是下壁和/或右心室、前间壁心肌梗死,在溶栓或抗凝前,更要仔细考虑有无潜在主动脉夹层的可能。

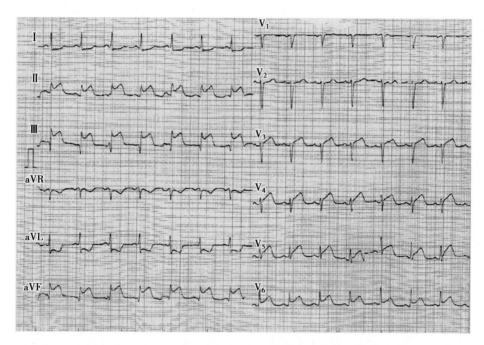

图 1-8-10   急性下壁心肌梗死,PCI 过程中发现合并主动脉夹层

五、心电图在特殊治疗中的应用

1. 外周中心静脉导管(peripherally inserted central venous catheter,PICC)的放置位置   PICC 为重症冠心病患者提供了一条安全可靠的药物及营养输入通道,目前已广泛应用于临床。美国静脉输液护理学会推荐 PICC 头端应位于患者的上腔静脉中下 1/3,上腔静脉与右心房交汇处上方 3~4cm。导管头端位于中心静脉,可减少血栓、静脉炎、脱管、导管移位等并发症的发生。导管尖端的定位对于 PICC 导管的临床使用显得尤为重要。

2. 应用简易心电图对 PICC 远端进行定位   以便携式心电监护仪进行监测,连接心电监护仪,三个电极片分别贴于左锁骨下、右锁骨下和左侧锁骨中线肋骨下缘体表皮肤。选择二导联,确保患者心电图具有P波。穿刺成功后,导管送入 15cm 时,将导管尾端通过肝素帽和导丝与心电监护仪的 RA 电极相连,缓慢向导管内注入生理盐水,打开三向瓣膜,引导出心电图,观察出 P 波的振幅变化。如果心电图不能获得,调整监护电极与导丝之间的连接。导管尖端送到预计长度,未见 P 波变化,利用床旁血管超声检查导管头端是否位于颈内静脉,后撤导管调整体位后重新送管,直至观察到 P 波振幅明显增加。

P 波为心房除极波,其形态与振幅取决于电极与心房综合向量轴之间的距离和相对位置。当探测电极到达右心房的起搏点时,即可在心房内心电图上引出一个高振幅的直立 P 波,一旦导管离开心房起搏点,该信号消失。因此,P 波的电位高度和变化可清楚地显示 PICC 导管尖端的位置。根据 P 波的特异性变化可以将 PICC 导管准确定位于上腔静脉下 1/3 的最佳理想位置,即与患者右心房距离在 2cm 左右的位置。

总之,心电图在心脏外科疾病的诊断、治疗以及预后的评价过程中具有其他影像学不可取代的优势,心脏外科医生应熟练掌握心电图在心血管领域的应用。

(于 洋)

推荐阅读文献

[1] KAINUMA M,TAKAHASHI T. ST segment and T wave changes with the respiratory cycle during anesthesia for coronary artery bypass grafting. J Anesth,1994,8(3):352-355.

[2] DOMANSKI M,FARKOUH ME,ZAK V,et al. Relation of post-coronary artery bypass graft creatine kinase-MB elevations and new Q waves with long-term cardiovascular death in patients with diabetes mellitus and multivessel coronary artery disease. Am J Cardiol,2016,118(11):1655-1660.

[3] OLA O,DUMANCAS C,MENE-AFEJUKU T O,et al. Left ventricular aneurysm may not manifest as persistent ST elevation on electrocardiogram. Am J Case Rep,2017,18:410-413.

[4] KAHRAMAN S,DOGAN A,KALKAN AK,et al. Evaluation of Tp-e interval,Tp-e/QT and Tp-e/QTc ratio in aortic valve stenosis before and after transcatheter aortic valve implantation. J Electrocardiol,2018,51(6):949-954.

[5] MILMAN A,NOF E,BELHASSEN B. Incessant repetitive wide QRS tachycardia in a young woman with Ebstein anomaly. Circulation,2019,139(19):2280-2284.

[6] KALKAN A K,CAKMAK H A,KALKAN M E,et al. The predictive value of admission fragmented QRS complex for in-hospital cardiovascular mortality of patients with type 1 acute aortic dissection. Ann Noninvasive Electrocardiol,2015,20(5):454-463.

[7] TUCKER E M,PYLES L A,BASS J L,et al. Permanent pacemaker for atrioventricular conduction block after operative repair of perimembranous ventricular septaldefect. J Am Coll Cardiol,2007,50(12):1196-200.

[8] EGBE A C,MIRANDA W R,MEHRA N,et al. Role of QRS fragmentation for risk stratification in adults with tetralogy of fallot.J Am Heart Assoc,2018,7(24):e010274.

[9] SANTACRUZ E,MATEO-LOBO R,VEGA-PIÑERO B,et al. Intracavitary electrocardiogram(IC-ECG)guidance for peripherally inserted central catheter(PICC)placement. Nutr Hosp,2018,35(5):1005-1008.

第九节 超声心动图

本节要点

超声心动图在心血管外科疾病的临床诊断中具有重要的应用价值,也是诊断结构性心脏病的首选检查方法。常规经胸超声心动图能够对心血管疾病进行正确诊断及鉴别诊断。经食管超声心动图有助于对二尖瓣及主动脉瓣细微病变的诊断,以及对判断左心耳是否有血栓具有重要应用价值。负荷超声心动图有助于诊断心肌缺血,判断左心室的功能储备以及辨别主动脉瓣的真性和假性狭窄。对比增强超声心动图有助于诊断分流不明显的先天性心脏病或肺动静脉瘘。经胸三维超声心动图对于准确评价房室容积及射血分数具有重要价值。经食管三维超声心动图对于显示二尖瓣脱垂部位具有重要价值。

一、经胸超声心动图

(一)针对临床发现的不同的症状和体征进行鉴别诊断

经胸超声心动图可以评价某一种临床症状或体征,例如胸痛或心力衰竭等症状,心脏杂音或胸部 X 线片上的心影增大等。在进行超声心动图检查时,检查者应该针对患者的症状或体征进行鉴别诊断,力争排除或确定某一种可能性。例如,收缩期心脏杂音的患者可能患有主动脉瓣的狭窄、主动脉瓣下隔膜、肥厚型心肌病、二尖瓣反流、室间隔缺损、肺动脉瓣狭窄或三尖瓣反流。二维超声心动图和多普勒超声心动图对这些情况可作出明确的诊断。如果排除了这些情况,这种杂音可能是一些无害的血流杂音。同样,对于胸痛的患者,即使临床医生已经作出了冠心病的可能性诊断,检查者也应该仔细检查以便发现其他的可能原因,如左心室流出道梗阻、主动脉夹层或心包炎。常见症状的超声心动图鉴别诊断见表 1-9-1,常见体征的超声心动图鉴别诊断见表 1-9-2。这些情况并不能包括所有的可能性,但是超声心动图医生在进行检查时应该考虑到这些可能性。

表 1-9-1　常见症状的超声心动图鉴别诊断

症状	鉴别诊断
胸痛	冠心病:急性心肌梗死或心绞痛
	主动脉夹层
	心包炎
	主动脉瓣狭窄
	肥厚型心肌病
心力衰竭	左心室收缩功能不全(整体或节段性)
	心脏瓣膜病
	左心室舒张功能不全
	心包疾病
	右心室功能不全
心悸	左心室收缩功能不全
	二尖瓣疾病
	先天性心脏病(如房间隔缺损、Ebstein 畸形等)
	心包炎
	非结构性心脏疾病

表 1-9-2　常见体征的超声心动图鉴别诊断

体征	鉴别诊断
心脏杂音	
收缩期	血流杂音(无瓣膜异常)
	主动脉瓣狭窄、主动脉瓣下梗阻、梗阻性肥厚型心肌病
	二尖瓣反流
	室间隔缺损
	肺动脉瓣狭窄
	三尖瓣反流
舒张期	二尖瓣狭窄
	主动脉瓣反流
	肺动脉瓣反流
	三尖瓣狭窄
胸部 X 线片上心影增大	心包积液
	扩张型心肌病
	某个心腔扩大(例如慢性主动脉瓣反流导致的左心室扩大)
体循环栓塞事件	左心室收缩功能和节段性室壁运动异常(室壁瘤)
	左心室血栓
	主动脉瓣疾病
	二尖瓣疾病
	左心房血栓(经胸超声心动图敏感性较低)
	卵圆孔未闭

（二）对心血管疾病的诊断以及血流动力学的评价

先天性心脏病为心脏先天发育异常所致。超声心动图在诊断先天性心脏疾病中具有其他影像学检查方法不可取代的优势。超声心动图不但可以诊断心脏各种先天性畸形，而且还能够判断肺动脉的压力，为外科医生进行术前评估提供依据（图 1-9-1）。例如，对房间隔缺损，超声心动图可以准确测量缺损的大小，并且可以测量缺损残缘的大小，以便帮助临床医生选择治疗方法。另外，根据三尖瓣反流的速度以及产生的压力阶差，可以判断肺动脉的压力。在没有右心室流出道梗阻的情况下，三尖瓣反流的压力阶差加上估测的右心房的压力即为右心室的收缩压，等于肺动脉的压力。如果存在右心室流出道梗阻，则应用右心室的收缩压减去右心室流出道的压力阶差方可得出肺动脉的压力。室间隔缺损或动脉导管未闭时除了应用三尖瓣反流可以判断肺动脉的压力，还可以根据室间隔缺损部位的压力阶差或动脉导管未闭的压力阶差估测肺动脉的压力。例如，室间隔缺损时，如果不合并右心室流出道或肺动脉的狭窄，应用肱动脉的收缩压减去缺损处的压力阶差即为肺动脉的压力。如果存在右心室流出道或肺动脉的狭窄，则需再减去梗阻处的压力阶差即为肺动脉的压力。

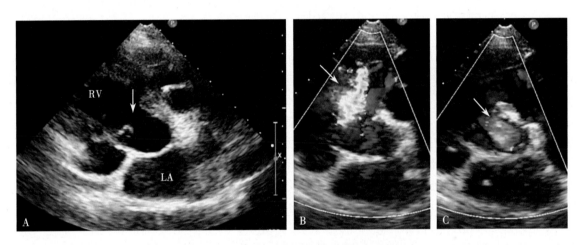

图 1-9-1　室间隔缺损并艾森门格综合征超声表现
A. 大动脉短轴切面显示膜周部大室间隔缺损（箭头所示）；B. 彩色多普勒血流显示左向右分流（箭头所示）；C. 彩色多普勒血流显示右向左分流（箭头所示）。超声心动图特征为心室水平的双向分流，另外，右心室流出道没有梗阻表现，因此，其肺动脉压力约等于体循环压力。LA. 左心房；RV. 右心室。

对于收缩期杂音患者，如果临床已经明确为主动脉瓣狭窄，那么进行超声心动图检查的目的是对主动脉瓣狭窄程度进行判定，是否合并有主动脉瓣关闭不全，是否合并左心室壁的肥厚、左心室的功能状态，以及任何可能伴随的瓣膜异常（如二尖瓣反流等）。通常情况下，超声心动图能够提供临床医生进行诊断所需的各种信息，当然，这些信息不包括冠状动脉的解剖。但是，如果超声声束与主动脉瓣瓣上血流没有在同一条直线上时，就可能低估了主动脉瓣的狭窄程度。这种情况下，超声的结果和患者的临床症状可能不一致，可能需要应用其他的方法来判定主动脉瓣狭窄程度，如连续性方程法，或者进行其他检查，如心导管检查。

对于感染性心内膜炎的患者，超声心动图检查相对复杂。一方面，超声心动图可以发现瓣膜赘生物，确定受累瓣膜，评价瓣膜功能是否存在异常以及程度，测量相应房室腔的大小。对左、右心室功能进行定性和定量评价。除此之外，还可以识别是否存在脓肿。当然，对赘生物大小的测定是否能够预测患者的预后目前尚有争议。另一方面，感染性心内膜炎的确定诊断同时需要超声和细菌学检查结果（图 1-9-2）。当超声发现诊断感染性心内膜炎并不典型时，需要其他的临床诊断标准进行补充，以便确定诊断。超声心动图诊断瓣膜赘生物的敏感性因图像质量不同而不同。而且，经胸超声心动图的声窗往往不佳，造成难以发现主动脉瓣或二尖瓣的细小赘生物。经食管超声心动图对于诊断瓣膜赘生物的敏感性很高，如果临床医生怀疑感染性心内膜炎，而经胸超声心动图没有显示典型的赘生物时，应进行经食管超声心动图检查。另外，经食管超声心动图对于诊断瓣周脓肿以及评价治疗效果具有较高的敏感性。

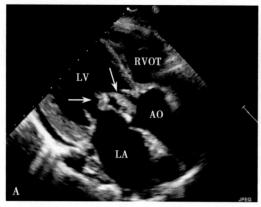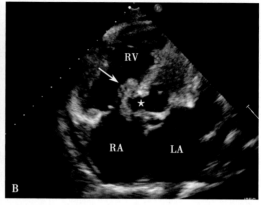

图 1-9-2　感染性心内膜炎超声表现

A.左心室长轴切面显示主动脉瓣及二尖瓣前叶多发赘生物形成(箭头所示);B.大动脉标准短轴切面显示室间隔缺损(星号)右心室面及三尖瓣隔叶赘生物形成(箭头所示)。LA.左心房;RA.右心房;RV.右心室;LV.左心室;RVOT.右心室流出道;AO.主动脉。

对于大血管疾病,经胸超声心动图能够显示升主动脉的扩张程度,是否存在主动脉夹层及主动脉瓣膜的功能。同时还可以评价心脏的收缩功能,是否合并心包积液等情况。主动脉根部瘤表现为主动脉窦部及升主动脉近段明显扩张,超声心动图可以测量主动脉瓣环径,主动脉窦部的宽度,窦管交界的宽度及升主动脉的宽度,同时评价主动脉瓣的功能。A 型主动脉夹层表现为升主动脉扩张,少数可以不扩张,其内可见剥脱内膜回声,经胸超声心动图动态观察可以判断夹层是否累及主动脉窦部以及是否累及冠状动脉。结合彩色多普勒可以判断近端坡口的部位,但是只有声窗好、图像清楚时方可显示。此时,术中经食管超声可更为清楚地显示 A 型主动脉夹层的破口及冠状动脉的受累情况。B 型主动脉夹层经胸超声心动图可以通过胸骨上窝切面显示降主动脉内可以剥脱内膜回声,但是由于此时剥脱内膜多数与超声声束平行,而无法清晰显示剥脱内膜,但是结合二维超声表现,降主动脉增宽,彩色多普勒可以显示降主动脉局部管腔血流充盈不完整,均可提示 B 型主动脉夹层的可能。另外,如剥脱内膜上局部斑块形成将有助于超声观察剥脱内膜的存在。

（三）在不同临床需求中的应用价值

常规超声心动图对不同的临床情况具有不同的应用价值(表 1-9-3)。具体分为以下几种情况:①对于

表 1-9-3　应用超声心动图的各种临床情况

分类	临床情况
筛查	具有遗传性心血管疾病患者的一级亲属
	患者发热,血液培养阳性,怀疑感染性心内膜炎
	脑血管事件发生患者可疑心源性栓子
	心律失常患者
监测性检查	高危患者术中左心室功能监测
	慢性二尖瓣反流患者左心室大小和收缩功能
	高血压患者左心室肥厚程度
干预前/后评估	可能的术后并发症
	电生理检查
	心内膜活检
	干预效果评价
	血管再通术(室壁运动和厚度)
	药物治疗(心力衰竭、高血压、肥厚型心肌病)
	瓣膜修复或交界切开
基线检查	瓣膜置换术后
	药物治疗期间(心脏毒性)

易患某种高发疾病的人群进行筛查;②作为治疗过程中的一部分进行监测性检查;③对治疗前后进行评价,评估干预治疗的效果及可能的并发症;④对某种心脏疾病高危患者或对已经存在某种疾病的进展情况进行基线检查。

筛查可应用于遗传性疾病患者的一级亲属,如马方综合征或肥厚型心肌病,超声心动图可以检测疾病是否累及这些个体。在血培养阳性而没有明确发热病史的患者,超声心动图可以发现可能的感染性心内膜炎。同样,对于脑血管事件发生的患者,超声心动图检查可以发现可能的心源性栓子。如果疾病的发生率很低,则超声心动图的应用价值不大。对于已知的非心源性神经功能综合征患者,发现心源性栓子的可能性非常小。相反,在低龄患者(<45 岁)或有心脏病史的患者(如心肌梗死左心室心尖部血栓形成)或相关体格检查发现可能存在异常(如二尖瓣病变),发现心源性栓子的可能性则较高。而且,超声检查的价值在于可以影响患者的进一步治疗。如果超声检查结果不能够改变治疗方案或进一步的诊断策略,则价值不大。筛查亦常应用于心律失常患者,用来发现心脏结构的异常。对于室上性心律失常患者,如果没有明确的心脏疾病证据或家族性遗传综合征,则结构性心脏疾病的可能性较低。虽然许多室性心律失常患者有明显的结构性心脏病,包括左心室收缩功能障碍,或节段性室壁运动异常,这些诊断在进行超声心动图检查以前临床已经确诊。

监测性检查所需时间较长。对于心脏病患者进行非心脏手术时,进行术中经食管超声心动图检测左心室大小和功能,有助于调整左心室的容量负荷以及及早发现心肌缺血,因此可以预防围术期心肌梗死。对于慢性瓣膜反流的患者的左心室大小和功能的监测已经应用多年,有助于确定最佳的手术时机。在高血压患者,监测左心室室壁的厚度和质量可以评价长期抗高血压治疗的效果。

干预前后检查有助于发现可能的并发症(如心导管检查或心内膜活检术后可能发生心包积液)。另外,超声心动图有助于评价干预的效果(如冠状动脉内支架植入术、经皮二尖瓣球囊扩张术、二尖瓣的外科修复术等)。内科药物治疗感兴趣的终点评价。例如,扩张型心肌病患者进行扩血管治疗后每搏量的变化,肥厚型心肌病应用 β 受体阻滞剂后左心室的充盈模式的变化等。

基线超声检查可以作为高危心脏功能不全患者的起始参考点。对于人工机械瓣置换的患者,临床上没有症状、情况比较稳定时,基线检查可以提供该患者的瓣膜前向参考速度、正常人工瓣膜的反流程度、左心室的状态(扩张程度,肥厚程度,收缩功能)以及肺动脉压力情况。如果在患者随访过程中,怀疑人工机械瓣功能异常,即可以与基线检查结果进行对比。基线检查另外的应用价值在于评价化疗药物可能的心脏毒性。基线检查能够发现由于化疗引起的轻度的心功能减低,例如处于正常范围的低限值,如果有基线检查进行对比即可识别出来。

二、经食管超声心动图

经食管超声心动图在临床上的应用是根据其与经胸超声心动图相比较,具有优质的图像质量。在临床应用的适应证见表 1-9-4。

表 1-9-4 经食管超声心动图临床应用适应证

序号	适应证
1	感染性心内膜炎怀疑瓣周脓肿
2	怀疑感染性心内膜炎而经胸超声心动图无法诊断
3	怀疑术后人工机械瓣(尤其是二尖瓣)功能不全
4	术中二尖瓣成形术前 / 术后即刻评价二尖瓣的解剖和功能
5	怀疑主动脉夹层
6	对先天性心脏病心脏后部结构的评价(如房间隔挡板、静脉窦型房间隔缺损)
7	监测左心房血栓(如经导管二尖瓣球囊扩张术前)
8	对不明原因的体循环栓塞患者寻找心源性栓子(包括卵圆孔未闭)
9	任何时候的经胸超声心动图无法诊断,且需要超声心动图检查时(如心脏外科术后左心室功能)

经食管超声心动图在二尖瓣成形术的评价中具有重要的临床应用价值,能够判断二尖瓣成形术后的各种并发症。

1. 残余二尖瓣反流　二尖瓣成形术后理想的结果为二尖瓣功能恢复正常,即无或有微少量的残余二尖瓣反流(图 1-9-3)。但是术后残余中度或以上的二尖瓣反流并不少见。残余反流的存在与多个因素有关。其取决于二尖瓣自身病变的严重程度,也取决于术者的经验。超声发现的残余反流量是否能够为外科医生所接受,同时也取决于外科医生团队的决定和患者自身是否合并其他疾病或手术。术中超声判断残余二尖瓣反流的机制对外科医生决定是否需要重新手术十分重要。另外,外科医生需要考虑的因素包括患者的条件以及患者左心室的功能。有些情况下,即使存在较多的残余二尖瓣反流,也是可以接受的。例如,患者同时进行了主动脉瓣人工机械瓣置换术或冠状动脉搭桥手术,或患者的年龄较大,对长时间手术耐受不好,或患者的左心室功能不好。如果患者的二尖瓣瓣环广泛显著钙化,置入人工机械瓣的困难较大,风险也较高。因此,术中经食管超声心动图对于临床医生是否进行二次手术具有重要的参考意义。

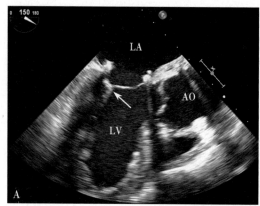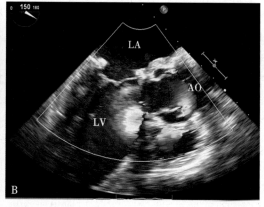

图 1-9-3　二尖瓣成形术后
A. 二尖瓣环左心房侧可见成形环强回声,收缩期二尖瓣前后叶对合良好(箭头所示);B. 彩色多普勒超声显示收缩期二尖瓣未见反流信号。LA. 左心房;LV. 左心室;AO. 主动脉。

2. 收缩期前向活动(systolic anterior motion, SAM)　SAM 征即收缩期二尖瓣前向运动,可以为二尖瓣前后叶瓣尖、二尖瓣腱索甚至是乳头肌的前向运动。收缩期二尖瓣前向运动会引起明显的左心室流出道梗阻,为二尖瓣成形术后并发症之一。这种现象与肥厚型心肌病类似。二尖瓣成形术后的 SAM 征引起的左心室流出道梗阻是动力性的,当左心室腔变小或左心室的收缩力增加时,SAM 征会加重。SAM 征可引起严重的低血压、重度二尖瓣反流,从而使患者难以脱离体外循环机。SAM 征中,有 2%~9% 的患者是由二尖瓣修复引起,其产生机制如下:左心室后壁向前移位,二尖瓣后叶瓣环向前移位,二尖瓣与主动脉瓣之间的夹角变小。高动力性小左心室容易出现,不仅可以出现在人工瓣环置入成形,亦可以出现在缝合成形。亦有研究显示,SAM 征与二尖瓣前后叶对合线前移、闭合时前叶与后叶长度之比,以及对合点至室间隔的距离减小相关。严重的 SAM 征,可以同时累及二尖瓣的前后叶(图 1-9-4)。评价 SAM 征严重程度之前,应该停用正向肌力药物,在左心室充盈状态良好的情况下进行。因为当左心室较小、使用正性肌力药物,以及二尖瓣前叶较冗长时均容易引起 SAM 征。经食管超声心动图(transesophageal echocardiography, TEE)不但能够判断二尖瓣成形术后是否存在 SAM 征现象,更重要的是判断出现 SAM 征的病因及程度。

3. 缝合线撕裂　缝合线撕裂可产生明显的二尖瓣反流。如果位于瓣体的缝合线撕裂,超声显示为位于瓣体的类似瓣叶穿孔的表现,可见明显的反流。如果成形环处的缝合线撕裂,可见位于成形环外的异常反流信号,如果撕裂范围较大,可见瓣环活动幅度明显增大以及瓣环外的异常大量反流信号。经食管实时三维超声心动图有助于判断撕裂的部位。

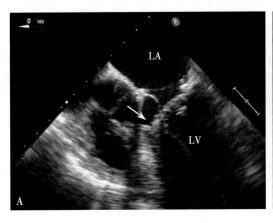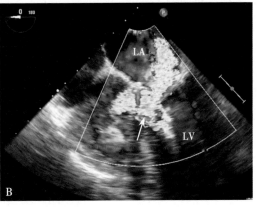

图 1-9-4 二尖瓣成形术后 SAM 征

A. 经食管中段四腔心切面显示收缩期二尖瓣前后叶均移向左心室流出道造成 SAM 征;B. 彩色多普勒显示左心室流出道可见花彩血流信号并二尖瓣大量反流。LA. 左心房;LV. 左心室。

4. 左心室收缩功能异常 可以是整体收缩功能的异常,但冠脉造影可能是正常的,这可能与手术之前左心室潜在的功能损伤有关系,后者为重度的二尖瓣反流所掩盖。也可以是节段性室壁运动异常,常见原因为空气栓塞,因此在进行术中经食管超声心动图检查时,如果发现左心室内比较多的气泡时,应及时提醒外科医生进行适当的处理。

5. 三尖瓣反流 部分患者二尖瓣成形术前,三尖瓣可能正常,但是术后可能出现不同程度的反流。因此,二尖瓣成形术后,常规应检查三尖瓣功能情况。

6. 二尖瓣狭窄 二尖瓣成形术后狭窄多见于风湿性二尖瓣病变,可见瓣缘增厚、回声增强,以及交界粘连、瓣下腱索融合等征象。应用连续多普勒估测二尖瓣跨瓣压差,如果平均压力阶差大于 5mmHg,应提醒外科医生是否需要二次修复。二尖瓣腱索断裂、瓣叶脱垂或感染性心内膜炎等进行的二尖瓣修复,出现狭窄的不多见。

因此,二尖瓣修复的长期预后很大程度上取决于疾病本身的病因:黏液样退行性改变是瓣叶自身的问题,如果修复得很好,常可治愈。而风湿性二尖瓣疾病是炎性病变,其预后取决于疾病本身的进展情况。最后,功能性二尖瓣反流本质上心室为原发病,其长期预后主要取决于心室自身重构的程度。

三、超声心动图特殊检查方式

(一) 负荷超声心动图

负荷超声心动图是根据在一些类型的心脏疾病,随着心脏负荷的增加将出现心脏生理功能的异常。例如,冠心病患者,静息状态下心肌的血流量足以满足心肌做功的需要,在超声心动图上表现为室壁运动及增厚率正常。然而,当心脏负荷增加时,心肌氧需求量增加无法通过冠状动脉血流增加来平衡,结果导致心肌缺血心肌运动及增厚率受累。负荷超声心动图较负荷心电图检查对于检测冠状动脉疾病具有更高的敏感性和特异性。负荷超声心动图包括运动负荷和药物负荷,如踏车运动负荷试验,以及多巴酚丁胺药物负荷试验。

负荷超声心动图可以应用于已知或怀疑冠心病的患者,包括以下几种情况:①检测冠心病;②评价高危心肌的面积;③心肌梗死后危险性分层;④血管再通术后的评价;⑤检测心肌活性。

负荷超声心动图对特殊的人群的检查尤其有帮助,包括以下几种情况:①胸痛的女性和/或伴有心脏病高危因素;②心脏移植术后的患者;③考虑急性肾脏移植的患者;④将进行血管外科手术的患者。

负荷超声心动图也用于评价心脏的血流动力学改变,包括瓣膜的压差、瓣口面积、反流的严重程度和肺动脉压力。评价负荷状态下瓣膜疾病或先天性心脏病患者血流动力学变化。

（二）对比增强超声心动图

对比增强超声心动图是指向血管内注入造影剂，使血液或心肌的回声增强，能更好地显示心腔的轮廓或心肌。超声的对比增强通过在成像区域内有微泡的存在，然后超声探头发出低声能，在微泡形成的气液界面反射回来的声波由超声探测器接收形成超声图像。对比超声基本的成像原理是根据探测到从气液界面反射回来的信号进行成像的。由于超声能容易引起微泡的破坏，因此在检查时应该注意调节超声仪器输出的能量。

对比增强超声心动图有以下几方面的应用：检测心内分流，增强多普勒信号，左心室造影及心肌灌注成像。

右心对比增强可以在右心显影 1~2 个心动周期以后，在左心内探测显影，从而判断存在右向左的心内分流。如果存在卵圆孔未闭时，也只有在瓦氏呼吸时造成右心房压力的短暂升高，导致右向左的分流，而在左心房内可以看到造影剂显影。即使是存在由左向右为主的心内分流，当两侧心腔内的压力相互接近时，也只有极少量的右向左分流。右心对比增强成像的临床应用也包括检测永存左侧上腔静脉的存在，或在复杂先天性心脏病时识别体静脉的血流路径。

对比增强也可用来增强多普勒信号，如三尖瓣的反流。然而，造影剂对多普勒信号的增强作用因仪器设置的参数而不同，因此这种方法没有得到广泛的应用。

左心室造影可以应用于静息或负荷状态下图像质量欠佳的患者，例如观察左心室节段性室壁运动异常或左心室的整体收缩功能。很多医院在行负荷超声检查时，如果心内膜不清楚则常规应用对比增强技术。

对比增强超声成像对心肌灌注的评价在技术上存在一定的难度。每搏量仅有约 6% 灌注心肌，因此进入冠脉循环的微泡相对较少。机械性或超声因素对微泡的破坏进一步限制增强效果。因此心肌对比灌注成像在正式临床常规应用之前，尚需进一步的研究。

（三）三维超声心动图

实时三维超声心动图已经应用于心脏功能的三维定量、二尖瓣瓣器结构的三维定量、心脏自体瓣膜疾病的诊断和指导介入治疗、心脏人工瓣膜术后并发症的诊断和指导介入治疗、先天性心脏病的诊断和指导介入治疗等方面。

准确测量心脏收缩功能是超声心动图在临床应用中最为重要的一部分。实时三维超声心动图可以不用对左心室进行任何的几何假设来测量左心室的容积变化，能够更为精确地测量心室的收缩功能。由于实时三维经食管超声心动图（real time three dimensional transesophageal echocardiography，RT-3D TEE）不受患者胸廓及肺气的干扰，图像清晰，可以对二尖瓣器的立体结构进行定量评价，对瓣环和瓣叶的定量研究有利于理解某些病变的发生机制，为临床实施个体化治疗提供参考。

二尖瓣器的解剖结构较为复杂，二维超声只能对二尖瓣器进行粗略的评价，而二尖瓣外科手术或介入治疗需要对二尖瓣进行准确和全面的评价，实时三维超声可以为临床医生提供二维超声以外关于二尖瓣病变的重要信息，将来可能成为二尖瓣外科手术制订手术计划的主要成像工具。尤其是术中 RT-3D TEE能够对二尖瓣进行外科术者视野的角度进行成像，对病变的部位显示得更为准确，同时也加强了超声心动图医生和心脏外科医生之间的实时交流。经皮穿刺二尖瓣缘对缘介入术是治疗二尖瓣反流的一种微创治疗方法，术中需要荧光透视或超声心动图监测以确定最佳夹闭的位置。虽然二维 TEE 可以引导心内导管的位置并能够确定夹闭的位置，但是显示导管与邻近结构的相互关系需要有经验的医生进行多平面成像进行综合评价，而 RT-3D TEE 不但可以显示心内导管和邻近解剖结构的相互关系，而且还可以显示二尖瓣各小叶的形态，以及解剖结构之间的相互关系，更有利于确定夹闭的位置。RT-3D TEE 在经皮二尖瓣球囊扩张术的监测及术后即刻评价中亦有重要的作用。

人工瓣膜置换术后发生瓣周漏虽然少见，但却是较为严重的并发症之一。以往对瓣周漏的评价主要应用二维超声心动图，由于 RT-3D TEE 应用于临床，可以对瓣周裂隙的部位、大小、形状，以及面积的定量分析，清楚显示反流束起源的确切部位，有助于外科医生制订最为合适的手术计划（图 1-9-5）。在进行经

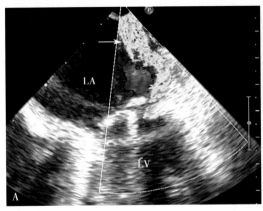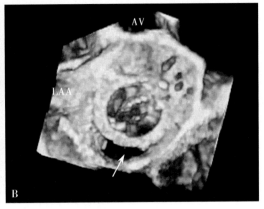

图 1-9-5　二尖瓣人工机械瓣置换术后瓣周漏

A. 二维彩色多普勒显示收缩期二尖瓣房侧大量反流信号（箭头所示）；B. 实时三维经食管超声心动图显示瓣周漏的位置，于外科视野 6~7 点钟方位（箭头）。LA. 左心房；LV. 左心室；AV. 主动脉瓣。

　　导管封堵二尖瓣瓣周漏时，与其他心脏疾病的介入治疗一样，显示病变区域的三维解剖结构以及病变与邻近解剖结构的空间位置关系在确保成功且安全放置封堵器时非常重要。三维超声心动图，尤其是 RT-3D TEE，可以立体显示病变的部位及与邻近重要解剖结构的空间位置关系，不但能够对病变的实时观察，而且可以实时监测并引导导管的位置，便于准确放置房室封堵器。瓣周漏封堵术后，RT-3D TEE 可以即刻评价封堵的效果，观察封堵器的稳定性、与周围结构的关系以及瓣叶的活动情况。

　　经皮房间隔缺损封堵术由于其创伤小等优点，现已经广泛应用于临床。在经皮房间隔缺损封堵的过程中，RT-3D TEE 有助于判断鞘管与房间隔缺损部位的位置关系，运用 RT-3D TEE 同时结合实时双平面检查对释放封堵器释放时机的选择更有帮助，继而可以从左心房侧评价房间隔缺损的边缘是否完全位于封堵器内；最后，应用实时双平面成像及彩色多普勒成像来判断是否有残余漏。

　　综上所述，超声心动图在心血管疾病的诊断、治疗以及预后的评价过程中具有其他影像学不可取代的优势，心血管外科医生应熟练掌握超声心动图在心血管领域的应用价值和适应证。

（韩建成　何怡华）

推荐阅读文献

［1］吴清玉.心脏外科学.济南:山东科学技术出版社,2003.

［2］皮瑞诺,李维斯.经食管超声心动图实用技术.2 版.李治安,译.天津:天津科技翻译出版公司,2011.

［3］DAVID L R,GREGORY W F. Perioperative transesophageal echocardiography:a companion to Kaplan's cardiac anesthesia. Philadelphia:Elsevier Saunders,2014.

［4］KRONZON I,SUGENG L,PERK G,et al. Real-time 3-dimensional transesophageal echocardiography in the evaluation of post-operative mitral annuloplasty ring and prosthetic valve dehiscence. J Am Coll Cardiol,2009,53:1543-1547.

［5］SINGH P,MANDA J,HSIUNG M C,et al. Live/real time three-dimensional transesophageal echocardiographic evaluation of mitral and aortic valve prosthetic paravalvular regurgitation. Echocardiography,2009,26:980-987.

［6］RONG L Q. An update on intraoperative three-dimensional transesophageal echocardiography. J Thorac Dis,2017,9(Suppl 4): S271-S282.

第十节 X线和心导管造影检查

本节要点

1. X线检查是一种常规检查技术,对心血管疾病诊断有重要价值。熟悉心血管正常和变异的X线表现为进一步病情评估提供参考。

2. 心导管术和心血管造影术主要应用于需要接受外科或者介入治疗的心血管患者(瓣膜性心脏病、先天性心脏病及冠心病等),或者其他无创的检查无法明确诊断者,可提供重要的解剖和血流动力学信息。

一、X线检查

X线检查是现代心血管疾病影像学及临床诊断的重要组成部分,是一种常规检查技术,对心血管疾病诊断有重要价值,有其独到之处,但也有一定的局限性。

(一)X线检查技术

1. X线透视 是一种利用X线的荧光作用,使其穿过被检查心脏大血管透射到荧光屏上显示影像或通过影像增强管-电视摄像采集而形成视频影像,进行疾病诊断的检查技术。

(1)优点:简便、经济,可实时了解心肺状况;能有利于观察心脏大血管的搏动,心血管钙化;可转动体位,从不同角度观察房室情况,并进行心脏与心外的结构鉴别;可校正因胸廓畸形、体位不正或吸气不足所造成的X线片心脏与大血管影像的失真。

(2)缺点:影像不够清晰;接受射线剂量大(约摄片的10倍);不能留下客观记录以供复查对比等。

该技术目前已不作为常规检查,个别单位作为辅助手段,弥补常规X线片之不足。

2. X线摄影 常规X线片是X线穿过被检查部位后使涂有碘化银的胶片感光,再经过胶片显影、定影而得到X线照片。相比透视更能清晰显示细微病变,且留有影像记录,偏于复查对比。目前广泛应用的计算机X线摄影(computed radiography,CR)和数字X线摄影(digital radiography,DR)系统使X线片数字化,进一步降低了X线量,并具有影像后处理功能,可通过调节窗宽和窗位,更清晰显示解剖和病变细微结构。

(1)心脏远达片:焦点距胶片200cm的后前位片称远达片,是心脏X线检查最基本的方法。被检者面向胶片站立,以平静吸气后屏气,射线从背侧射入。其心影放大率小于5%,可用于心脏及其径线测量。

(2)左、右前斜位:分别以左侧60°和右侧45°摄片,前者有利于观察主动脉全貌和分析各房室增大情况,后者可同时服钡剂,观察左心房增大及动脉圆锥的情况。双侧斜位和远达片结合可对比观察双肺门影像及肺内血管纹理状态。双侧斜位多用侧位代替。

(3)侧位:一般取左侧位加服钡剂进行投照,以观察胸廓畸形如漏斗胸、畸形和桶状胸等,是主动脉瘤与纵隔肿瘤定位较适宜的体位,兼有左右前斜位的作用。

(4)床旁摄片:一般取半卧前后位,主要用于急重症患者及手术后恢复前无法行立位摄片的患者。主要观察外科术后双肺膨胀情况,胸腔或心包积液或积气程度,纵隔或胸壁积气等;急重症患者可粗略观察其心力衰竭的情况,肺实变、肺水肿、胸腔积液或积气、心包积液,以及肋骨骨折等。注意床旁摄片受体位和呼吸影响较大,对心脏大小及心影的判断应密切结合临床及其他检查综合诊断,有的同时还应动态摄片对比观察。

(二)心脏大血管的正常及变异

1. 正常情况下,心脏形态因年龄、性别、呼吸状态以及横膈位置不同而表现各异,后前位上正常心脏可表现为横位心、斜位心或垂位心,其心胸比略大于、等于或小于0.5。

2. 心脏位置和形态异常

(1) 位置异常:包含三种情况。①整体位置异常:如心脏移位和心脏异位等,常规 X 线片易于诊断。②房室相对位置异常:如心房反位、不定位心房和心室转位,常规 X 线片常不能提供确切征象。③房室连接关系异常:如不对应的房室连接、不定位心房 - 心室连接等,常规 X 线片不能诊断。

(2) 形态、大小异常:通常情况下心脏和大血管的形态变化不一致,再加上心脏的旋转等因素,使得后前位上心脏外形表现多样,主要表现为二尖瓣型、主动脉型和普大型。①二尖瓣型心:主要表现为肺动脉段突出及心尖圆隆上翘,常因右心负荷增加而出现,多见于二尖瓣疾病、房间隔缺损、肺动脉瓣狭窄、肺心病,以及肺动脉高压等。②主动脉型心:主要表现为肺动脉段凹陷和心尖下移,常因左心负荷增加而出现,多见于主动脉瓣疾病、高血压和心肌病等。③普大型心:表现为全心较对称性增大,肺动脉平直,常因全心负荷增加或心包病变而出现,多见于心包积液、扩张型心肌病和心力衰竭等。测量心胸比是判断心脏有无增大的最简单方法。尽管各种生理因素可以影响心血管的外形,但通常还是以 0.5 为界限粗略判断心胸比有无增大:0.51~0.55 为轻度增大,0.56~0.60 为中度增大,0.61 以上为高度增大。需要注意的是,心脏外形增大原因可分为心腔扩大或心肌肥厚或两者兼有,常规 X 线片不能区分出来,须借助超声心动图、CT 或 MRI 等才能明确。

1) 左心房增大:后前位有时可见心右缘下段出现双弧形影(双房影),左心缘有时可见"第三弓";右前斜位可见食管中下段压迹,甚至变形、移位;左前斜位可见心后缘心房段隆凸,左主支气管受压向上、向后移位,可合并管腔狭窄。

2) 右心房增大:后前位可见右心缘心房段向右向上膨凸;左前斜位心前缘上段向右上方膨凸延长;右前斜位心后缘下段向后膨凸,但通常不会对食管造成压迹。单独右心房增大少见,常与右心室增大并存。

3) 左心室增大:后前位见心尖向左下移,增大明显时左心室段膨隆、延长,心腰凹陷;60°左前斜位见心后缘向后膨凸,超过下腔静脉后缘 15mm 可认为左心室增大。其中以后前位和左前斜位异常征象常见。

4) 右心室增大:后前位见心尖圆隆上翘,心腰膨隆;左前斜位见心前缘右心室段膨凸,心膈面延长;右前斜位见右心室前缘隆凸,心前间隙变小,而肺动脉圆锥部隆起则是右心室增大的早期表现。

临床上心脏增大常为多房室增大,需对以上征象进行综合分析。

3. 肺循环异常:肺循环常反映心脏血流动力学及功能状态变化,也是心脏疾病 X 线诊断的重要方面,其异常通常包括 4 类。

(1) 肺血增多:又称肺充血,表现为肺纹理增粗、增多,肺动脉段突出,右下肺动脉干横径大于 15mm(成人)。

(2) 肺血减少:又称肺缺血,表现为肺纹理变细、稀疏,以及肺野透亮度增高等。

(3) 肺动脉高压:因肺血流量增加或心排血量增加而引起,通常与肺血增多的表现类似,且右心室常增大;因肺小动脉阻力增加或肺部慢性疾病引起者除可见肺动脉明显突出外,常见肺门区肺动脉扩张而外周肺血减少,典型者呈"残根征",右心室也常增大。

(4) 肺静脉高压:常因肺淤血、间质性肺水肿和肺泡性肺水肿而影像表现不同。肺淤血可见肺门影增大模糊、上肺静脉扩张、肺纹理增多模糊和肺野透亮度减低等。肺间质水肿时可见出现各种间隔线(又称克氏线)。①A 线:肺野中带斜向肺门的线状影,与肺纹理呈交叉状,长约 4cm,宽 0.5~1mm,常见于急性左心衰竭患者;②B 线:较多见,为肺野外带水平走向的线状影,常见于肋膈角区,与胸膜垂直,长约 2cm,宽 1~3mm,多见于风湿性心脏病或慢性左心衰竭患者;③C 线:多位于肺下野,呈紊乱网状影。肺泡水肿可见两肺门为中心、变化迅速的蝴蝶状阴影等。

二、心导管术

随着医学技术的发展,许多先天性心脏病、继发性心脏病可通过超声心动图、CT 或 MRI 等作出准确的诊断,但心导管术仍是诊断及术前评价的重要方法。

(一) 适应证、禁忌证

1. 适应证　①复杂的先天性心脏病、肺血栓性疾病的诊断;②诊断明确,判断是否存在手术的禁忌证;

③限制型心肌病与缩窄性心包炎的鉴别;④心内膜活检或心内电生理检查。

2. 禁忌证　①患者有急性感染性疾病或风湿热;②严重心律失常,尤其是室性心律失常;③严重肝肾功能不全;④严重心功能不全;⑤电解质紊乱;⑥造影剂过敏;⑦出血倾向或出血性疾病。

（二）心导管术器械及设备

1. X线设备　X线影像系统应包括具有"C"形臂机架的X线机,同时具备影像增强器-录像及图像处理系统,DSA功能,导管床和支持系统。新型数字化心血管造影机具有数字化实时透视、存储和图像处理功能。一般为800~100mA的大型X线机。目前,先天性心脏病心血管造影已普遍采用轴位成角投照技术,X线机因此也设计为机架为"C"形臂或"U"形臂,用2个"C"形臂一个"U"形臂相结合,可做双向的成角度投照心血管造影检查。

2. 导管、穿刺及注药设备

（1）穿刺针:常用的穿刺方法是Seldinger穿刺法,即经皮穿刺血管,送入导丝,引入导管鞘,将导管送入血管和心脏进行检查或治疗。穿刺针分为套管针或非套管针两种,大小有16~22G不等,成人和儿童用16~18G,婴幼儿用20~22G。

（2）动脉或静脉鞘:用于扩张穿刺部位,方便送入和操作导管以及更换导管,减少出血或对血管的损害。

（3）导引钢丝:导引钢丝根据用途不同,具有不同的头端、粗细、长短、硬度和表面光滑度。其头端可为直头或"J"形。直径为0.15~1.6mm,根据长短,有短导丝、普通导丝和超长导丝。根据硬度,可分为普通导丝、加硬导丝和面条导丝。依据表面光滑程度,分为超滑导丝（泥鳅导丝）和普通导丝。

（4）导管:导管的规格不同,一般以F编号来表示,编号越大,其直径越粗,F编号/3=导管外直径（mm）。

（5）高压注射器:用以高流量快速注入造影剂（如15~29cm/s）。

3. 监护及抢救器械设备　包括体外除颤器、电子血压计、压力与心电图显示器、血氧监测仪（如无创手指血氧仪）、血氧分析仪、麻醉机、吸引器和各类备用急救药品。

（三）右心导管检查术

右心导管检查入径方法,有切开外周静脉和经皮静脉穿刺两种,多数情况下采用后者。经皮穿刺法不需要静脉切开和结扎,能方便、快速、有效地送入导管进行心导管检查。

1. 器械　经皮穿刺法需准备穿刺针、导引钢丝、静脉鞘和检查所需的导管,手术敷料（如铺巾单、手术衣、纱布等）,静脉切开法需要静脉切开包,其中包括手术器械（如手术刀、手术钳和缝针等）。

2. 静脉穿刺术

（1）股静脉穿刺:略垫高臀部,两髋关节外展,对于新生儿及婴幼儿可固定其四肢,两侧腹股沟处皮肤消毒。触及股动脉搏动后,于其内侧0.5cm处行局部麻醉。手持穿刺针与皮肤成30°~40°角,向脐窝方面进针至耻骨,拔除内芯,接上注射器,边缓缓后撤边回抽,当有暗红色静脉血涌入注射器,拔除注射器,回血为非喷射状,便可向穿刺针内送入短导丝导引导丝,通常是弯头导丝,如导丝无阻力顺利进入下腔静脉,撤出穿刺针,保留导丝在血管内,再沿导丝送入静脉鞘,拔除内鞘和导引导丝,将外鞘留在股静脉内,通过静脉鞘注入肝素100IU/kg抗凝,经静脉鞘送入导管经股静脉上行至右侧心腔行心导管检查。

（2）颈内静脉穿刺:在以锁骨为底、胸锁乳突肌内侧头为内侧边、胸锁乳突肌外侧头为外侧边围成的动脉三角为顶点进针,以皮肤成30°~50°角朝向同侧髂前上棘或乳头方向试穿刺,一般进针4cm左右,接上注射器,边缓缓后撤边回抽,如回抽见暗红色回血,拔除注射器后穿刺针回血为非喷射性,即表示进入颈内静脉,后续操作同股静脉穿刺术。

3. 右心导管检查资料分析

（1）血氧结果分析

1）左向右分流水平及分流量判断:左向右分流可发生在房水平、室水平、肺动脉水平、腔静脉水平。通过计算肺循环血流量（Qp）与体循环血流量（Qs）的比值（Qp/Qs）来判断分流量大小。Qp/Qs=1为正常;Qp/Qs>1,<1.5为少量分流;Qp/Qs>1.5,<2为中等量分流;Qp/Qs>2为大量分流。当右心房与腔静脉平均血氧饱和度之差大于 9% 时,可认为心房水平存在左向右分流,主要存在于房间隔缺损、肺静脉异位引流入右心房、冠状动脉瘘入右心房等疾病中。当右心室与右心房平均血氧饱和度之差大于 5% 时,可认为心室水平存在左向右分流,主要存在于室间隔缺损、主动脉窦瘤破入右心室等疾病中。当肺动脉与右心室血氧饱和度之差大于 3% 时,可认为肺动脉水平存在左向右分流,主要存在于动脉导管未闭、主肺间隔缺损等疾病中。当上腔静脉或下腔静脉血氧饱和度明显增高或同一部位相近处多次采血发现血氧饱和度相差很大时,应怀疑腔静脉水平存在左向右分流,多见于肺静脉异位引流入腔静脉。

2）右向左分流判断:正常人外周动脉血氧饱和度为 95%~100%,如果外周动脉血氧饱和度 <95%,在排除肺部疾病导致的血氧交换困难后,应考虑存在右向左分流,低于 90% 时往往患者出现发绀。

（2）压力分析

1）心房压力测定:正常左右心房压力曲线由 2 个向上波,即 a 波、V 波组成。a 波由心房收缩引起,出现在心电图的 P 波之后,R 波之前;V 波由心房充盈引起,出现在心电图的 T 波之后,P 波之前;正常情况下 a 波峰顶略高于 V 波。正常 a 波值为 4~8mmg,V 波值 4~7mmHg,右心房平均压 2~5mmHg,左心房平均压 5~10mmHg。右心房压力增高主要见于肺动脉高压、三尖瓣关闭不全、肺动脉瓣狭窄;缩窄性心包炎、限制性心脏病等患者心房压力曲线往往呈特殊形态,a 波与 V 波几乎等高,曲线呈“M”形。左心房 a 波高尖常见于二尖瓣狭窄、V 波高尖常见于二尖瓣关闭不全;a 波消失常见于心房颤动患者、a 波重复出现常见于心房扑动患者。

2）心室压力测定:正常的心室压力呈高原型,心电图 R 波之后,S 波中压力曲线迅速上升,曲线顶点为收缩压,心室射血后期曲线略有下降,形成波峰下的钝挫,然后进入心室舒张期,压力迅速下降至最低点（相当于 T 波之后）,然后略有回升,形成小切迹,这时记录的是心室舒张压。正常右心室收缩压为 15~30mmHg,舒张压 5~10mmHg,右心室舒张压 >20mmHg 应考虑明显的右心功能不全;正常左心室收缩压为 80~130mmHg,舒张压为 5~10mmHg。

3）肺动脉压力测定:测定肺动脉压是右心导管检查不可或缺的步骤。肺动脉瓣开放后,相当于心电图 QRS 波后,T 波前,血液由右心室喷射入肺动脉,肺动脉压迅速升高形成一较圆钝的顶峰即肺动脉收缩压。右心室舒张期,肺动脉下降至最低点,即为肺动脉舒张压。正常肺动脉收缩压为 15~30mmHg,舒张压为 5~10mmHg,平均压为 10~20mmHg;如肺动脉收缩压 31~50mmHg,平均压 21~30mmHg,提示轻度肺动脉高压;收缩压 51~80mmHg,平均压 31~50mmHg,提示中度肺动脉高压;收缩压 80mmHg 以上,平均压 50mmHg 以上,提示重度肺动脉高压。

4）肺小动脉嵌顿压测定:正常平均压为 5~12mmHg,通常反映左心房平均压及左心室舒张末压,其平均压超过 12mmHg 即提示存在左心衰竭、左心室舒张受限、肺静脉回流受阻等。

5）主动脉压力测定:正常人主动脉收缩压和左心室收缩压相等,为 80~130mmHg;舒张压 60~90mmHg。

6）连续测压:主要测定血管腔内、心腔与血管腔内有无收缩压差,以判断血管有无狭窄、瓣膜有无狭窄。同一血管腔内收缩压差 >10mmHg 提示存在有意义狭窄,瓣膜上下收缩压差 >20mmHg,提示存在有意义瓣膜狭窄。一般常记录的连续压包括肺动脉至右心室连续压、左心室至主动脉连续压、肺动脉远端至近端连续压等。特别是肺动脉 - 右心室连续测压,压力曲线能鉴别肺动脉瓣上、瓣膜及漏斗部狭窄。

（3）血流动力学指标计算

右心导管常需计算的血流动力学指标包括:每分钟氧耗量、肺循环血量（Qp）、体循环血量（Qs）、全肺阻力和心排血量等。

1）氧耗量的测定:由于氧耗量的直接测定比较烦琐,临床上常采用体表面积及基础能量推算法间接测定每分钟氧耗量,公式如下:

$$\text{每分钟氧耗量}(ml) = \frac{(\text{基础能量}) \times 209}{60} \times \text{体表面积}(m^2)$$

注:基础能量和体表面积可按年龄、身高、体重查表获得。

2) 循环血量计算:

$$体循环血流量(L/min) = \frac{氧耗量(ml/min)}{体动脉与体静脉血氧饱和度差值 \times 1.33 \times Hb(g/dl)} \times 0.1$$

$$肺循环血流量(L/min) = \frac{氧耗量(ml/min)}{肺动脉与肺静脉血氧饱和度差值 \times 1.33 \times Hb(g/dl)} \times 0.1$$

注:Hb 为血红蛋白浓度(g/dl);当体动脉血氧饱和度 >95% 时,若未测肺静脉血氧饱和度,则肺静脉血氧饱和度按 100% 算;当体动脉血氧饱和度 <95% 时,若未测肺静脉血氧饱和度,则肺静脉血氧饱和度按 95% 算。

3) Qp/Qs 计算:

$$\frac{Qp}{Qs} = \frac{体动脉 - 体静脉血氧饱和度差值}{肺静脉 - 肺动脉血氧饱和度差值}$$

4) 全肺阻力(total pulmonary resistance,PVR)及肺小动脉阻力(pulmonary arteriolar resistance,PAR)计算:

$$全肺阻力(dyn \cdot s/cm^5) = \frac{肺动脉平均压(mmHg)}{肺循环血量(L/min)} \times 80$$

注:Wood 阻力单位 = 达因单位($dyn \cdot s/cm^5$)/80。

一般 PVR 正常值为 200~300$dyn \cdot s/cm^5$(2.5~3.7Wood 单位),PVR>450$dyn \cdot s/cm^5$(5.5Wood 单位)表示全肺阻力明显增加。

$$肺小动脉阻力(dyn \cdot s/cm^5) = \frac{肺动脉平均压 - 肺小动脉平均压(mmHg)}{肺循环血量(L/min)} \times 80$$

一般 PAR 正常值为 47~160$dyn \cdot s/cm^5$,PAR>300$dyn \cdot s/cm^5$ 表示肺小动脉阻力增加。

5) 心指数(cardiac index,CI)测量:当无心内分流时,心排血量(cardiac output,CO)等于体循环血流量等于肺循环血流量,心指数是指单位体表面积的心排血量,计算公式如下:

$$心指数[L/(m^2 \cdot min)] = 体循环血流量(L/min) / 体表面积(m^2)$$

(4) 附加试验

1) 吸氧试验:吸入纯氧可扩张收缩状态下的肺小动脉,降低肺循环阻力,当重度肺动脉高压时,为区分动力性肺动脉高压还是器质性肺动脉高压,通常在完成常规右心导管术后还需进行吸氧试验。具体做法是:面罩给予纯氧吸入 10 分钟后在吸氧状态下重复右心导管检查,测压并取各部血氧分析,将吸氧前后的血流动力学资料进行对比。如果吸氧后出现外周动脉血氧饱和度上升至饱和、肺动脉平均压下降 10mmHg 以上、全肺阻力下降至 500$dyn \cdot s/cm^5$ 以下,一般认为肺动脉高压以动力性为主;如果吸氧后肺动脉压及全肺阻力下降不明显,则说明肺动脉高压以器质性为主。

2) 药物试验:主要指通过扩肺血管药物来降低肺循环阻力,常用的有一氧化氮(NO)、前列腺素 E_1(PGE$_1$)等,主要判断标准基本同前。需要说明的是,附加试验是临床判断病情的重要参考标准,但肺血管病变的情况要综合肺血管病变、血氧和临床症状全面评价。

(四) 左心导管术

1. 器械　经皮穿刺法需准备穿刺针、导引钢丝、动脉鞘和检查所需的导管,手术敷料(如铺巾单、手术衣和纱布等)。动脉切开法需要动脉切开包,包括手术器械(手术刀、手术钳和缝针等)。

左心导管多用于心血管造影,常用导管:①侧孔导管;②端侧孔造影导管;③猪尾管;④ Berman 漂浮球囊造影导管;⑤特殊心血管造影导管,包括冠脉造影导管、肾动脉造影导管及各种形状和功能的造影导管等。

2. 动脉穿刺

(1) 股动脉穿刺:稍垫高臀部,两髋关节外展,对于新生儿及婴幼儿可固定其四肢,两侧腹股沟处皮肤消毒。于腹股沟韧带下方 1.5~2cm,触及股动脉搏动最强处行局部麻醉。手持穿刺针与皮肤成 30°~40° 角,朝头端快速进针至耻骨,拔除内芯,缓慢将穿刺针外撤,见鲜红色血液从针尾喷出,则送入直头或 J 形头短导引导丝 20~30cm,固定导丝,拔出穿刺针,沿导丝做皮肤小切口,顺导丝送入合适型号动脉鞘(一般 6F),拔除内鞘和导引导丝,将外鞘留在股动脉内,通过动脉鞘注入肝素 100IU/kg 抗凝,经动脉鞘送入导管经股动脉上行至升主动脉,行左心导管检查、造影或治疗。

(2) 桡动脉穿刺:手臂外展,固定于特定的支架上,触诊桡动脉搏动部位,确定其位置与走向,常规消毒,局部麻醉,术者于腕部上方 3~4cm 用左手示指及中指固定桡动脉,另一手持穿刺针以 30° 角度向桡动脉进针穿刺并穿透桡动脉,拔出内芯,再缓慢回撤穿刺针,见有鲜红色血液自针尾喷出,表明穿刺针位于桡动脉内,后续操作同股动脉穿刺术。

(3) 肱动脉穿刺:手臂外展,固定于特定的支架上,选择左肱动脉搏动最明显部位,常在肘部皮肤皱褶内上方 1~2cm 处,常规消毒,局部麻醉,术者左手示指及中指分别放在穿刺点上下以固定动脉,手持穿刺针与皮肤成 30°~40° 角逆血流方向快速进针至穿透肱动脉,拔除内芯,缓慢地将穿刺针外撤,见鲜红血液从针尾喷出,表明穿刺针位于肱动脉内,后续操作同股动脉穿刺术。

3. 左心导管检查资料分析 压力及压力曲线

(1) 主动脉压力曲线:正常主动脉收缩压与舒张压依年龄不同而不同,压力曲线与肺动脉相近,但压力水平较高,顶峰出现比较晚,较圆钝。主动脉瓣关闭不全时,压力曲线幅度,上升支快而陡,顶峰尖锐迁移。主动脉瓣狭窄时,压力曲线水平降低。

(2) 左心房压力曲线:左心房正常平均压力 4~8mmHg。压力曲线分为 a 波、V 波,a 波为左心房收缩压力波,V 波为左心房舒张充盈压力波。V 波略高于 a 波,左心房压力略高于右心房。二尖瓣狭窄时,a 波与 V 波均增高,以 a 波为主。二尖瓣关闭不全时,V 波出现早,且高大,较 a 波明显。

(3) 左心室压力曲线:左心室压力曲线形态与右心室压力曲线形态相仿,出现略早,高峰平顶较宽。左心室舒张压测定为评价左心功能的重要方法,通常 >12mmHg 时为左心室舒张压增高,见于左心衰竭、缩窄性心包炎、限制型心肌病等;左心室收缩压升高见于高血压、主动脉瓣狭窄等。

(4) 左心室做功计算:

$$左心做功(LCW) = 心指数(CI) \times 平均主动脉压(MAP) \times 0.014\ 4$$

$$心指数(CI) = 心排血量(CO) / 体表面积(BSA)$$

心指数正常值 $2.5~4L/(min \cdot m^2)$

(5) 主动脉瓣口面积计算:

$$主动脉瓣口面积(cm^2) = \frac{主动脉瓣收缩期血流量(ml/s)}{4.45 \times \sqrt{左心室与主动脉平均收缩压}}$$

$$主动脉瓣收缩期血流量(ml/s) = \frac{心排血量(ml/s) \times RR\ 间期(s)}{60 \times 右心室收缩射血时间(s)}$$

三、心血管造影术

心血管造影术是一种有创检查,良好的造影技术是心血管造影诊断的基础。近年来,随着超声、CT 及 MRI 等无创影像诊断手段的发展,复杂心血管畸形及鉴别诊断困难的患者才会行造影检查,在对患者临床症状、体征,以及已有无创影像学检查结果清楚认识后选择必要的造影检查方法,对造影结果全面而合理地分析,才能作出正确的诊断。

(一) 造影剂的选择

心血管造影是将造影剂快速注入要检查的心腔或血管,采用快速摄片或电影摄影以显示心脏及大血管的解剖结构(如形态、大小、空间位置)和功能的 X 线检查方法。造影剂的选择对清楚显示心脏及大血管解剖结构和功能以及减少患者损伤很重要。

当前国内外应用于心血管造影的造影剂主要分为离子型和非离子型两种。离子型造影剂按结构分为单酸单体和单酸二聚体;单酸单体的代表药物有泛影葡胺等,单酸二聚体代表有碘克沙醇。离子型造影剂的副反应发生率高,机体的耐受性差,其高渗性可引起血管内皮细胞损伤,引起红细胞损害;另外,高渗造影剂大量进入血管后,会引起血容量增加,导致心脏负荷加重。非离子型造影剂也可分为单体和二聚体:前者药物包括碘帕醇等,后者包括碘曲仑。非离子型造影剂副反应发生率低,机体耐受性较好,且渗透压接近血浆渗透压,副作用明显小于离子型造影剂。非离子型造影剂主要用于各种心血管造影检查。对于新生儿、婴幼儿造影、冠脉造影,以及重症、高危患者心血管造影,建议用非离子型造影剂。

心血管造影应选用高浓度的造影剂(如 76% 泛影葡胺、优维显 370、碘海醇注射液 350 等)。目前儿童造影剂用量为每次注射 1~2ml/kg,成人心内用量一般不超过 55ml/ 次,注射速率 15ml/s,总量不超过 6ml/kg。在阻力负荷为主的部位应减少注射药量。

(二) 造影征象

1. 右心房征象　右心房呈椭圆形,位于脊柱右侧,纵隔的中下方略偏后,右心室和左心房之间,右心房耳部近似三角形,凸向左上前方,将主动脉根部右侧遮盖,部分与右心室流出道和肺动脉根部阴影重叠。三尖瓣环位于脊柱右侧,为右心房室分界。

2. 右心室征象　位于右心房左前下方,是心脏最靠前部的扁平心腔,室腔有前方的肺动脉口和后方的右心房室口,左右心室被室间隔分隔。右心室有流入道和流出道,流入道是右心室主要部分,内壁不光滑,有大量的肉柱分布,其走向与血液涡流方向一致。流入道的入口为右心房室口,口周围的纤维环有三尖瓣附着。流出道是右心室腔向左上方伸出的部分。其上部成为动脉圆锥,内壁光滑无肉柱,动脉圆锥向上延续为肺动脉干,其下方为肺动脉口,口周的纤维环上有前、左和右三个肺动脉瓣附着,以防血流反流右心室。

3. 肺动脉征象　起自右心室漏斗部,袋状隆凸的主动脉窦(又称 Valsalva 窦)构成明显的分界,经主动脉升部前方左上行,至主动脉弓下方脊柱左缘分为左右肺动脉,前者短粗,向左上方跨过左主支气管下行,后者细长,水平右行,于纵隔内首先分出右上肺动脉,出肺门后分出右中肺动脉和右下肺动脉。

4. 肺静脉征象　多数通过肺动脉造影后再循环显影,在肺动脉造影时肺静脉显影欠佳才行肺静脉直接造影。肺静脉一般位于低于肺门动脉水平引流入左心房,一般为四支肺静脉干,但变异较多。侧位是上肺静脉位于前上方,下肺静脉位于心后引流入左心房。

5. 左心房征象　同肺静脉相似,左心房多是肺动脉造影后再循环显影,显示不佳时才行左心房造影。左心房横卧于左心室上方,可分为左心耳和左心房体部。左心房在心脏后部,左心房右侧以房间隔与右心房相邻,前方为升主动脉,后方为食管,上方有肺动脉和支气管动脉分叉,左侧为游离壁。腔内有五口,四个肺静脉口,位于左心房后壁,一个为左心房室口。

6. 左心室征象　为最大的心腔,位于右心室左后方,前后位呈左下斜置的长椭圆形,侧位略呈三角形,心尖伸向左前下方,较右心室偏后,有出和入口,入口为左心房室口、出口为主动脉口,左心室也分流入道和流出道两个部分。

7. 主动脉征象　体循环主干,起自左心室主动脉口,根据行程分为升主动脉、主动脉弓、降主动脉和腹主动脉。主动脉瓣叶上主动脉壁有三个囊袋状隆凸的主动脉窦,分别为左、右和无冠状窦,主动脉在上腔静脉左侧。升主动脉根部与左心室主动脉移行处的半月瓣周围有左、右冠状动脉发出,分布于心脏。主动脉弓部凸侧发出三大分支,从右到左依次为头臂干、左颈总动脉和左锁骨下动脉。头臂干为粗短干,向右上方斜行至右胸锁关节水平后方分为右颈总动脉和右锁骨下动脉。肋间动脉和支气管动脉自降主动脉分出,正常情况下很少显影。

(三) 并发症

1. 心律失常　心导管检查最常见的并发症,可发生各种类型的心律失常。若心律失常偶发,不引起血流动力学改变,不需要药物或器械处理或终止导管操作。重者伴有血流动力学改变,则需要药物或器械转律,并终止导管检查。严重者可导致死亡。

2. 血管穿刺并发症   包括出血、血肿、动静脉瘘、假性动脉瘤和血栓形成等入路并发症,近年来逐渐得到临床关注。小口径的导管应用、规范的血管穿刺及术后有效止血措施能极大减少其发生率。

3. 心脏及大血管穿孔   心脏压塞时可先行心包穿刺术,部分缓解心脏压塞症状,若症状未缓解或加重,应行外科心包切开,修补穿孔。

【病例解析】

病例摘要

患者,男,50岁,主因"自幼发现心脏杂音,活动后胸闷气短2个月"入院。既往体健,否认冠心病、呼吸系统病史。胸骨左缘第3~4肋间可闻及明显收缩期杂音,伴有震颤。超声心动图提示先天性心脏病、室间隔缺损(嵴内型)、肺动脉高压(重度)。为进一步诊治入院。

指南解读

肺动脉高压诊疗(2015 ESC)

关于肺动脉高压右心导管检查(RHC)的若干意见:

1. 建议使用RHC确诊肺动脉高压和支持肺动脉高压的治疗(Ⅰ类,证据等级:C)。

2. 对于肺动脉高压的患者,建议在专业的医疗中心行RHC治疗,毕竟其有一定的技术要求,而且可能导致严重并发症(Ⅰ类,证据等级:B)。

3. 建议根据RHC结果判断肺动脉高压的药物治疗效果(Ⅱa类,证据等级:C)。

4. 对于先天性心脏分流,建议行RHC检查,以协助确定治疗方案(Ⅰ类,证据等级:C)。

解析

结合患者症状、体征及辅助检查,提示患者先天性心脏病、室间隔缺损(嵴内型)、肺动脉高压(重度),为进一步明确是否有手术指征,需完善右心导管检查。

按常规行右心导管检查,路径分析提示室水平异常通道。氧合结果显示右心室氧饱和度(85.0%)显著高于右心房(56.9%),外周动脉血饱和,无明显右向左分流,提示心室水平左向右分流,室间隔缺损可能性大。吸氧前肺动脉压力 90/44(59)mmHg,全肺阻力 575dyn·s/cm^5;吸氧后肺动脉压力 90/40(57) mmHg,全肺阻力 386dyn·s/cm^5。提示肺动脉高压(重度),全肺阻力中度增高,吸氧试验阴性。综合患者临床表现、超声心动图及右心导管检查结果,患者手术指征明确。

(黄连军)

推荐阅读文献

[1] 张维君,姜滕勇,胡旭东. 心导管学. 北京:人民卫生出版社,1979.

[2] 刘玉清. 心血管病影像诊断学. 合肥:安徽科学技术出版社,2000.

[3] 戴汝平,高伟. 先天性心脏病与瓣膜病介入治疗. 沈阳:辽宁科技出版社,2007.

[4] 张尔永,万峰. 心血管外科学. 北京:人民卫生出版社,2009.

[5] 黄连军. 先天性心脏病介入治疗. 北京:北京大学医学出版社,2016.

第十一节　CT 及 MRI 影像学检查

本节要点

1. CT 及 MRI 提供了心血管外科疾病的解剖学和功能学信息,是诊断心血管疾病的重要检查方法。

2. CT 血管造影对于冠状动脉、大血管病变和先心病的诊断具有重要的应用价值。

3. MRI 是评价射血分数的金标准,对于心肌损伤、纤维化(冠心病、心肌病)的诊断具有重要价值

4. CT 及 MRI 的主要成像和后处理方法、CT 及 MRI 在各类心血管疾病中的适应证及临床应用价值。

随着 CT 及 MRI 硬件及软件技术的快速发展,空间和时间分辨率的提高,其在心血管病的诊断作用越来越大,因其操作简单方便、快捷、无创、安全,成为目前心血管成像的主要手段。

一、CT 影像学检查

20 世纪 70 年代 CT 开始应用,20 世纪 80 年代末出现螺旋 CT,20 世纪 90 年代亚秒扫描技术及多层 CT 扫描应用到心血管领域,电子束 CT、64 层、128 层、256 层、320 层、宝石能谱 CT、双源 CT 等多层螺旋 CT 的问世,使得 CT 扫描速度越来越快,扫描层厚越来越薄,探测器 Z 轴覆盖范围越来越大,提高了图像的空间分辨率和时间分辨率,保证了诊断的准确性。

CT 技术的发展体现在以下几点:

1. 时间分辨率高　时间分辨率越高,"冻结"持续搏动心脏的成像效果越好。CT 的扫描速度越来越快,单源 CT 的球管最高转速为 0.27 秒,其时间分辨率为 135 毫秒。双源 CT 通过两个 X 线源和两个探测器来采集 CT 图像,两组系统呈 90°排列,时间分辨率较单源 CT 提高了一倍,球管最高转速为 0.25 秒,时间分辨率为 66 毫秒,扫描心脏时间 0.15 秒。心电门控的应用,改善了时间分辨率,减少了心动的成像伪影,分为前瞻性心电门控和回顾性心电门控。

2. 空间分辨率高　显示亚毫米级的小血管。

3. 各向同性空间分辨率　在各个方向上获取类似的空间分辨率。

4. 低剂量技术　CT 的电离辐射可引起 DNA 损伤,增加癌症的风险,而且年龄越小其发生率越高,所以应该在满足诊断的基础上尽可能降低辐射剂量。辐射剂量与管电流和扫描时间的乘积(mAs)呈线性关系,与管电压呈指数关系,因此不同体重指数(BMI)的患者采用不同的管电压及管电流,实现个性化扫描。迭代算法弥补了低 mA 和 kV 引起的图像噪声的减低,提高了图像质量。管电压的降低,增加了含碘对比剂的 CT 值,增加了血管与周围组织结构的对比,因此可以减少含碘对比剂的用量和注射对比剂的流率,减轻患者肾脏损伤,实现了低辐射剂量和低对比剂剂量。综上所述,低 kV、前瞻性心电门控、大螺距扫描、心电图电流调制、迭代算法重建等技术都可以有效地降低辐射剂量。

(一) CT 检查及后处理方法

1. 钙化积分扫描(smart score)　非增强扫描,钙化积分法包括 Agatston 积分法、质量积分法(mass score)、容积积分法(volume score)三种。Agatston 积分法于电子束 CT(electron beam CT,EBCT)规定的扫描参数上将病灶密度≥130Hu,面积≥1mm² 者确认为钙化灶。Agatston 积分法对噪声极为敏感;计算出的钙化分数准确性及重复性较差,使对患者的对照及随访观察的可信度降低。容积积分法把大于 130Hu 阈值的体素认为钙化,容积积分法主要缺点是由于受部分容积效应的影响,可能对钙化分数高估或低估。质量积分法:计算的是钙化灶体积的质量,因缺乏正常参考值范围,不常用。

2. CT 血管造影（CT angiography，CTA） 应用高压注射器团注碘对比剂，快速扫描并多方位、多角度图像重组，观察全身各部位血管。常用碘对比剂浓度为 350mgI/ml，370mgI/ml，根据扫描时间、对比剂流速及患者体重综合计算对比剂用量，40~80ml 造影剂，追加 30ml 盐水。患者 BMI 低，则降低 kV，相应减低对比剂的浓度及用量，对比剂注射速率通常 3~5ml/s；可以选择应用回顾性螺旋扫描、心电触发的前瞻性序列扫描及适应性前瞻性序列扫描、前瞻性大螺距螺旋扫描等成像。

3. CT 后处理重建图像 螺旋 CT 采用容积扫描技术，通过容积再现（volume renderring，VR）、多层面重组（multi planar reconstruction，MPR）、曲面重组（curved planar reformations，CPR）和最大密度投影（maximum intensity projection，MIP）等各种三维后处理重组技术显示二维或三维的心血管结构。

（1）原始横断图像：原始横断图像包含一系列 Z 轴方向的层面，调整合适的窗宽窗位，区分管腔内斑块、钙化和管壁内膜等组织。横断图像灰度好，伪影少，不受三维重建的错误影响，但横断图像不直观，对于迂曲结构显示欠佳。

（2）容积再现：显示心血管的三维图像（图 1-11-1），立体感强，多角度反映心血管病变的范围、程度、病变与周围结构的解剖关系，利于观察复杂血管区域，显示病变整体外形和相邻关系，如大血管、桥血管以及先天性心脏病的连接结构等。一般不能准确评估狭窄程度，因为阈值不同，显示的狭窄程度不同，与实际狭窄情况有偏颇。

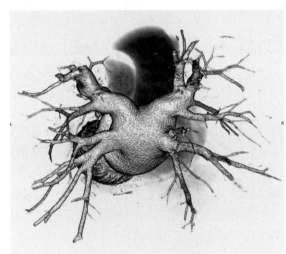

图 1-11-1 容积再现（VR）图像（肺静脉 CT 血管造影）
立体显示肺静脉走行及分布正常、管腔无狭窄。

（3）多层面重组：是单平面二维图像，根据病变情况重建不同方向（如冠状位、矢状位和斜状位等）和层厚的图像（图 1-11-2），从不同角度显示心血管的形态和解剖关系；观察管壁的厚度、钙化、管腔内血栓和支架等，测量管径和病变大小；观察心血管周围结构。

（4）曲面重组：在 MPR 基础上，沿血管腔中心连线重建图像，观察血管的全程，显示狭窄程度、血栓、管壁钙化和斑块。但必须确定该中心线是准确的，否则形成假狭窄。此技术使空间走行迂曲或不在同一平面的血管在同一图像上显示全貌（图 1-11-3）。

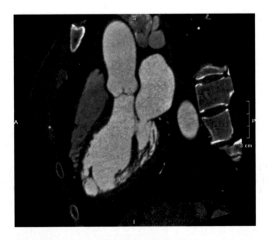

图 1-11-2 多层面重组（MPR）图像（心脏 CT 血管造影）
显示左心室、主动脉瓣及升主动脉近段正常，左心房未见异常。

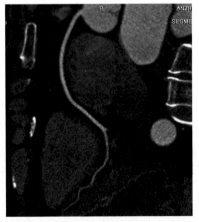

图 1-11-3 曲面重组（CPR）图像（冠状动脉血管造影）
右冠状动脉显示在同一平面上，开口于右窦，未见斑块及狭窄。

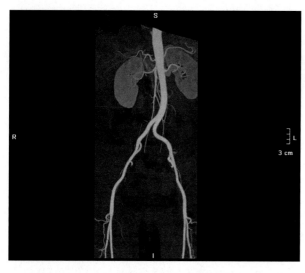

图 1-11-4　MIP 图像（腹主及髂动脉 CTA 检查）
立体显示腹主动脉、髂动脉及股动脉走行,管腔未见狭窄。

（5）最大密度投影:是三维容积血管图像（图 1-11-4）,选取投影射线上密度值最大的像素点进行投影成像的方法,反映的是组织密度的差异,并不能覆盖所有要观察的血管,主要用于观察管壁的钙化、非钙化斑块、管腔狭窄和金属支架;但高密度组织如骨骼、钙化和强化的组织也能投影,遮挡血管成像,影响管腔的观察,造成假阴性,因此要先将重叠的骨骼去掉或调节显示的层厚,才能更好地显示血管。

（6）CT 仿真内镜（CT virtual endoscopy,CTVE）:是容积数据同计算机领域的虚拟现实结合,如管腔导航技术（navigation）或漫游技术（fly through）可模拟内镜检查的过程,进行假彩色编码,逼真地显示血管内腔。

以上几种方法互相结合,取长补短,如在三维图像显示血管狭窄,而在横断图像相应部位血管无斑块、管壁无增厚,只见血管模糊、发虚,则可能是运动伪影,而不是真实的狭窄。

4. CT 心肌灌注及延迟强化成像　是在静脉团注对比剂后,对选定层面动态扫描,获得该层面内每一像素的时间-密度曲线,获得血流量、局部血容量及对比剂灌注峰值时间图等相关参数,来评价组织器官的灌注状态,成为心肌缺血的诊断方法。心肌延迟强化可见心肌梗死、纤维化的范围。

5. 图像重建伪影　各种运动伪影、钙化、金属物和噪声等产生的伪影和对比剂注射不良等,均可导致图像质量降低,从而影响管腔狭窄程度的分析。①运动伪影,主要是心血管的运动所致,比如心率快的患者进行冠状动脉检查没有应用心电门控检查升主动脉,就会出现冠状动脉及升主动脉根部的运动伪影,难以评估管腔狭窄;②阶梯状伪影,由于呼吸或身体运动、不同采集方法之间患者的心率不一致等造成,表现为血管层面的错开,在横断图像上误以为狭窄;③金属或钙化等高密度物质造成的伪影,亦称为"硬线束伪影""晕状伪影"或"线状伪影",影响管腔的评价,往往高估狭窄程度;④信噪比的降低和对比剂密度的不足,因为患者过于肥胖,选择采集时相不合适,心电调制选择了不合适的管电流和管电压导致。

（二）CT 临床应用

1. 常规 CT 平扫　显示心、大血管轮廓以及与纵隔内器官、组织的毗邻关系,对显示心包积液、增厚、管壁的钙化有一定帮助,如见到钙化的内膜向主动脉腔内移位,则可考虑主动脉夹层或壁间血肿的诊断。

2. CT 血管造影　通过一次检查同时提供解剖学和功能学信息,可以得到心、大血管内腔的三维重建图像,显示心、大血管内腔的情况和心血管壁的厚度,显示直径 2mm 以上的血管分支,诊断心、大血管内血栓、黏液瘤等全身各部位的血管性疾病,其分辨率高于磁共振血管造影（MRA）,对血管壁钙化的发现优于 MRI。CT 血管造影可测量血管内血流容积;通过心脏评估软件定量分析心脏容积、射血分数和室壁运动等心肌功能参数,通过心肌灌注检查观察心肌的血运情况。

（1）冠心病

1）冠状动脉 CT 血管造影（coronary CT angiography,CCTA）观察冠状动脉狭窄程度。常用的分级:①正常,无斑块和狭窄（狭窄率为 0%）;②轻微,可见斑块,狭窄小于 25%;③轻度,25%~49% 狭窄,无血流动力学意义;④中度,50%~69% 狭窄,狭窄可能引起血流受阻;⑤重度,70%~99% 狭窄（图 1-11-5）,

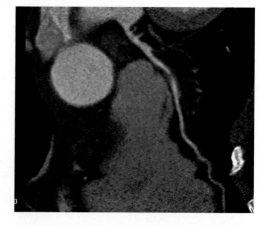

图 1-11-5　冠心病
冠脉 CTA 检查示左冠脉前降支于 CPR 图像上可见近段局限性重度狭窄。

狭窄造成血流受阻;⑥闭塞,100% 狭窄。狭窄长度分为局限性(小于 1cm)、节段性(1~3cm)、弥漫性(病变范围累及超过 3cm)。

2) 冠脉 CT 血管造影显示管腔及管壁结构,进行斑块成分分析,常用"钙化斑块""非钙化斑块"和"混合斑块",可以观察到"溃疡""夹层""重构"等。CT 血管造影对冠心病的阴性预测价值几乎 100%,用于中低危人群冠状动脉病变的筛选,避免不必要的有创性冠脉造影(invasive coronary angiography,ICA)检查(诊断冠心病金标准是 ICA)。限度:重度钙化严重妨碍 CTCA 评价病变狭窄程度的可靠性,检查过程中发生的心律失常(包括期前收缩、心房颤动等)有时也会影响 CTCA 的准确性。

3) 评价冠脉血管内支架再狭窄,CT 评价支架的通畅性取决于支架材料、金属丝粗细;小于 3mm 支架评估不准确。冠脉 CT 血管造影可以提示支架内的低密度病灶,但对评价支架内狭窄的准确性受限,支架远端管腔对比剂充盈,并不能完全肯定支架通畅,可以通过侧支血管显影。

4) 评价冠脉旁路血管移植术后桥血管狭窄或闭塞情况。

5) 心肌梗死使心肌变薄、钙化、室壁运动减低、心功能减低和附壁血栓形成,可见由心肌缺血导致的心肌灌注缺损或减低范围、心肌梗死的面积,观察心脏室壁瘤(冠心病的常见并发症)导致的室壁局限性向外突出等。

(2) 大血管疾病:临床上 CTA 和 MRA 基本可以取代有创伤性的 X 线血管造影,用于主动脉和周围血管疾病(peripheral vascular disease,PVD)的诊断,特别是急性主动脉综合征和主动脉壁间血肿,观察主动脉夹层的内膜破口位置和大小、夹层累及的范围(图 1-11-6)、主动脉病变与主要分支血管的关系、穿通性溃疡样病变、主动脉钙化及血栓等。主动脉壁间血肿表现为环形或新月形管壁增厚(图 1-11-7),无强化呈低密度,增厚的主动脉壁内缘光整,而主动脉粥样硬化、穿透性动脉粥样硬化性溃疡,主动脉壁增厚内缘不光滑。CTA 可显示动脉瘤形态、范围、瘤腔内血栓、瘤壁、瘤周血肿和软组织结构(图 1-11-8),测量血管直径、长度和曲度,用于血管性病变、介入治疗和外科手术方案的选择和术后随访。

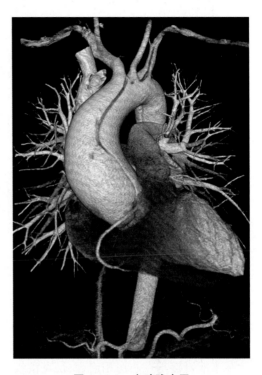

图 1-11-6 主动脉夹层
胸主动脉 CTA 检查 VR 重建图像示升主动脉、主动脉弓、降主动脉可见内膜片影,分为真、假两腔,内膜片撕入无名动脉及左锁骨下动脉。

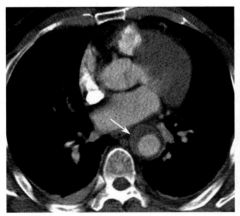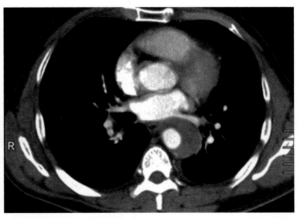

图 1-11-7 主动脉壁间血肿
胸主动脉 CTA 检查原始 2D 图像显示胸部降主动脉新月形管壁增厚,无强化呈低密度,增厚的主动脉壁内缘光滑。

（3）心包疾病：心包积液 CT 平扫表现为沿心脏分布、紧邻脏层心包脂肪的环形低密度带（图 1-11-9），如积液密度较高，表示心包积血或渗出液，如密度较低，则可为漏出液或淋巴液。缩窄性心包炎表现为心包增厚、钙化、左、右心房增大，右心室的管状畸形，下腔静脉和肝静脉的扩张等；恶性肿瘤表现为心包结节或肿块，并血性心包积液。

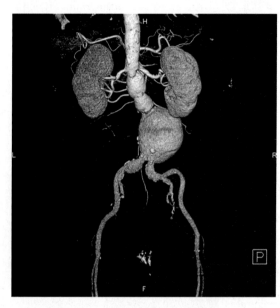

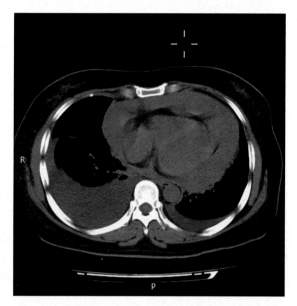

图 1-11-8　腹主动脉瘤、双侧髂总动脉瘤
腹主及髂动脉 CTA 检查 VR 重建图像显示腹主动脉及双侧髂总动脉管腔明显梭状及囊状扩张，管壁钙化。

图 1-11-9　心包积液、胸腔积液
胸部 CT 平扫原始 2D 图像显示心包内环形低密度带，双侧胸腔带状水样密度影。

（4）先天性心脏病：应用节段分析法，CTA 可以显示心脏位置、内脏-心房位置关系、心房-心室连接及心室-大血管连接等心血管的解剖细节、空间位置来诊断复杂畸形。如肺静脉异位引流可见全部或部分肺静脉未能直接与左心房相连，而是直接或通过体静脉系统与右心房连接；心内膜垫缺损可显示原发孔房间隔缺损、心室流入道缺损和心脏十字交叉结构缺如。

（5）心肌病：扩张型心肌病可见心室腔扩大，收缩功能异常，早期室壁厚度多正常，晚期则变薄或厚薄不均，常导致进行性心力衰竭；肥厚型心肌病显示心肌非对称性增厚，心室壁增厚，舒张期顺应性降低，其他部位正常心肌收缩功能正常甚至代偿性增加，心室腔不扩大；限制型心肌病可见双心房增大，心室充盈功能受限，左、右心室容积正常或减小。

（6）心脏瓣膜病：应用回顾性心电门控扫描电影重建，可见瓣膜开放受限或关闭不全，观察瓣膜结构的钙化、测量瓣环径，利用心功能软件计算心脏射血分数、心肌质量等。

（7）心脏肿瘤：心腔内肿瘤以良性居多（如黏液瘤），表现为心腔内软组织肿块；恶性肿瘤中以转移瘤为多见。

二、MRI 影像学检查

磁共振成像（magnetic resonance imaging，MRI），MRI 无电离辐射损害，不产生 CT 检测中的伪影，软组织分辨率强且显示病变敏感性和特异性高，具备多参数、多序列和任意方向断层成像的技术优势。随着场强和梯度性能的提高，心电门控和呼吸导航技术及超快速梯度回波序列的应用，一系列新的心脏磁共振成像技术如定量成像技术（T_1 mapping、T_2 mapping、4D flow）及非对比剂增强等的应用，磁共振时间分辨率及空间分辨率明显提高，可以获得心血管的形态、功能、心肌灌注及活性、血流动力学、代谢及冠状动脉等综合信息，从解剖和功能逐步深入到细胞和分子水平观察心血管组织。MRI 已经成为评估心功能的"金标准"，对冠状动脉疾病、心肌病的诊断、血管再通术后的评价、远期疗效的评估有重要应用价值。

（一）MRI 的成像方法

包括亮血成像、黑血成像、动态首过灌注成像、延迟增强成像、T_1 mapping 技术及细胞外容积（extracellular volume，ECV）、T_2 加权像、T_2 加权黑血序列及 T_2 mapping 技术、相位对比磁共振血流成像（phase contrast MRA，PC MRA）、心肌网格标记技术（tagging）、磁共振扩散张量成像（diffusion tensor imaging，DTI）、全心磁振冠脉成像和心脏动脉自旋标记（arterial spin labeling，ASL）成像等。

1. 亮血成像（亮血技术） 是心脏磁共振（cardiac magnetic resonance，CMR）的主要技术之一，因为有较高的空间分辨率、血池和心肌的良好对比及全心覆盖等优点，已成为评价心功能的"金标准"；电影 MRI 不依赖于心室几何形态假设，可准确量化心室容积、射血分数（EF）和心肌质量，显示血液流动及冠状动脉大体解剖。

2. 黑血成像 心脏和大血管中快速流动的血液呈现信号流空，表现为低信号，被称为"黑血"技术；而缓慢运动的结构（如心肌、血管壁及心瓣膜）在图像中显示为高信号，形成良好的对比度。"黑血"成像可以评价心脏和大血管的形态、心室及血管壁的结构异常；用以诊断先天性心脏病、胸主动脉疾病，以及评价心肌肿瘤和心包病变等。

3. 动态首过灌注成像 包括静息及负荷灌注成像。注射钆对比剂立刻连续采集 T_1 加权图像，动态跟踪造影剂在心肌分布扩散过程。对比剂缩短心肌 T_1 时间，使信号增高。发生缺血和/或梗死的心肌显示为信号减低，因为缺血和/或梗死心肌内血流减少，对比剂浓度降低。临床多采用肉眼评判的定性诊断方式，研究中可以通过计算心肌内信号改变的比率，进行定量评价。负荷灌注成像，常用药物（腺苷、双嘧达莫及 ATP）负荷检查，最大程度增加冠状动脉血流。冠状动脉血流储备分数（fractional flow reserve，FFR）被认为是评价 MR 负荷灌注诊断能力的参照标准。MR 心肌灌注对心肌缺血诊断的准确性高，对于指导血运重建治疗及预后评价等方面具有重要临床价值。

4. 心肌延迟增强成像（late gadolinium enhancement，LGE） 一般采用翻转恢复梯度回波序列，通过设定合适的翻转时间来抑制正常心肌信号，静脉注射钆对比剂 10~15 分钟后采集图像。活性心肌细胞间质成分较少且具有完整的细胞膜，细胞膜将对比剂限制在细胞外组织间隙中，随着增强扫描时间的延长，正常心肌内对比剂已廓清，梗死心肌细胞膜破裂，钆对比剂弥散到心肌细胞内，导致局部浓度增加并缩短了 T_1 弛豫时间，出现延迟增强，呈高信号；慢性损伤由瘢痕、纤维组织替代了坏死组织，细胞外间质间隙明显增大，导致局部钆对比剂的聚集和延迟增强。延迟增强还可以出现心肌内无再灌注的区域，显示为高信号梗死心肌内的低信号梗死核心，这是由于微血管阻塞，钆对比剂不能进入引起的。相比于传统的钆对比剂 Gd-DTPA，钆贝葡胺（Gd-BOPTA）T_1 弛豫性更强，能够使纤维瘢痕组织在 T_1 加权像中表现出更高的信号。LGE 在临床上还用于原发性心肌病、心肌炎性病变，介入治疗后等诊断。不同的疾病其心肌内的增强模式和分布不同，如心肌炎多出现心外膜下延迟增强，扩张型心肌病和肥厚型心肌病表现为中层延迟增强，而心肌淀粉样变性多表现为弥漫的延迟增强，LGE 依赖于纤维与正常心肌之间的对比，对弥散间质性纤维化不敏感，不能定量评估纤维化程度。

5. T_1 mapping 技术及细胞外容积（extracellular volume，ECV） 纵向弛豫时间定量成像（T_1 mapping）技术及 ECV 可直接量化纤维化的范围及严重程度。ECV 技术是通过钆对比剂注射前后分别扫描 T_1 mapping，经血细胞比容校正；T_1 mapping 及 ECV 尚处于研究阶段，正常心肌与纤维化之间没有明确统一的阈值；T_1 mapping 及 ECV 可早期识别心肌淀粉样变，用于心肌病、铁沉积、心肌梗死、心力衰竭、主动脉狭窄、心房颤动和先天性心脏病等疾病。

6. T_2 加权像、T_2^*WI、T_2 加权黑血序列及 T_2 mapping 技术 组织中水含量增加时，横向弛豫时间 T_2 延长，T_2 加权像上表现为高信号；横向弛豫时间定量成像（T_2 mapping）技术能够测量出室壁不同节段心肌组织的 T_2 值。T_2WI 序列可以显示心肌水肿，心肌水肿是多种形式急性心肌损伤的反应，如心肌缺血和心肌炎。T_2WI 对于局部或整体心肌水分的增加较敏感，能鉴别急、慢性心肌梗死。不同的疾病 T_2WI 高信号的位置不同：如缺血引起的信号增高位于心内膜下或更为常见的透壁性，其符合冠状动脉供血分布。心肌炎引起的高信号多位于心外膜下或心肌中层，无血管分布区特点。心脏 T_2^*WI 成像速度快，对铁沉积敏感度高,广泛应用于心脏铁含量的定量评价,早期诊断地中海贫血。T_2WI 可以显示可逆的心肌损伤,而 LGE 显示不可逆的心肌损伤,两者结合评价血运重建治疗后挽救区的范围。在临床应用中心肌 T_2 值受场强、序列类型、心率以及心肌节段等因素的影响。

7. 相位对比磁共振血流成像(phase contrast MRA,PC MRA)　是一种能无创地对心脏及大血管血流进行定性和定量分析的技术。传统的 PC-MRI 通常在一个方向上施加流速编码,带有时间分辨率的 3D PC-MRI,即 4D flow 同时对三个相互垂直的维度进行编码并获得相位流速编码电影,测定任意方向血流,不仅动态三维显示心腔和大中动脉的血流动力学特征,使血流异常如涡流直接显示,并测量扫描范围内各个位置血流的方向、速度,计算压力梯度、分析流速、流型和管壁剪切应力的量化;管壁的剪切应力可以影响到血管内皮细胞的功能并进一步影响到管壁的结构。4D flow 研究主要应用于先天性心脏病、瓣膜性心脏病以及肺动脉高压、主动脉粥样硬化、胸主动脉瘤和主动脉夹层等疾病。

8. MRI 的心肌网格标记技术(tagging)　是在每个 RR 间期对心肌进行网格标记,根据形变定量评估室壁运动;量化局部心肌的收缩和舒张功能,分析局部心肌的旋转、应变、移位和变形;检测局部心肌早期功能异常和评价心肌收缩储备,是评价局部心肌功能的参照标准,用于评价冠心病和心肌活性。但当室壁变薄,心肌纤维化使 T_1 值降低,标记线分辨率下降时,该技术应用受限。

9. 组织追踪成像技术(feature tracking imaging,FTI)　在心动周期中追踪心内膜及心外膜固有解剖点,计算解剖点之间的相对运动得出室壁应变性,定量评估左心室形变,快速识别心室运动不同步,但与流速编码磁共振成像方法比,其准确性及可重复性较差。

10. 磁共振扩散张量成像(diffusion tensor imaging,DTI)　依靠水分子的扩散运动,心脏水分子易于沿肌纤维束方向运动,而在垂直于肌纤维束方向运动明显变慢,水分子在平行和垂直肌纤维束两个方向上的这种运动速度差异(也可称为各向异性)就是 DTI 在心脏成像的基本原理。DTI 参数较多,其中使用较多的是部分各向异性分数(fractionalanisotropy,FA)与表观扩散系数(apparent diffusion coefficient,ADC),分别反映分子弥散运动的方向及幅度。目前大多数研究都局限于离体固定心脏标本的 DTI。

11. 全心磁共振冠脉成像(whole-heart MR coronary angiography,WH-MRCA)　本技术包括平扫及增强冠脉成像。由于冠状动脉血管管腔细(2~6mm)、走行迂曲、呼吸和心跳运动、心外膜脂肪信号影响,MRCA 处于临床前期研究中,没实现广泛的临床应用。MRCA 采用心电门控减少或消除心脏运动伪影,采用屏气或呼吸导航技术克服呼吸运动伪影,施加脂肪饱和脉冲和 T_2 准备脉冲抑制周围组织信号,提高血流与周围组织的对比度。“黑血”技术的冠状动脉管壁成像,对粥样硬化斑块评价和斑块的随访有价值。MRA 对冠状动脉病变的显示能力还仅限于主干的近、中段,对于远段和细小分支的显示有局限性。对于冠状动脉起源异常、川崎病引起的冠状动脉近、中段动脉瘤的评价具有重要价值,无创、无辐射、不受钙化影响,以及无须碘对比剂注射是 MRCA 在冠状动脉病变诊断中的优势。由于成像复杂,时间分辨率和空间分辨率有限,MRCA 对于冠状动脉的显示还无法和冠状动脉 CTA 相提并论。

12. 心脏动脉自旋标记(arterial spin labeling,ASL)成像　是一种反映心肌灌注的非对比剂增强技术。ASL 利用选择性反转脉冲标记供血动脉中的氢质子,使其成为内源性对比剂,标记血流入成像平面后进行成像,称“标记像”,对成像平面再进行一次未标记的静态组织成像,称“控制像”。标记像与控制像减影,所得的差值像只与流入成像平面的标记血有关,即得到了灌注信息。

13. 分子影像　心血管 MRI 分子影像在细胞和分子水平定性或定量地检测与病理生理相关的生物标志物的表达。MRI 的分子探针实现了对组织的代谢进行成像,对病变早期诊断或疗效检测、患者危险分层、组织特定药物的递送、靶向药物摄取检测以及复发的无创评价等方面将有重要的意义。

14. 心脏 MR 波谱成像(magnetic resonance spectroscopy,MRS)　心脏 MRS 是评价心肌代谢的无创性成像方法,不需要注射示踪剂。MRS 采用自身原子磁共振信号进行成像,可以获得心肌代谢的基础信息。对缺血性心脏病、心力衰竭,以及原发性心肌病等可提供心肌代谢的病理生理信息。目前心脏 MRS 研究主要是对 ^1H 和 ^{31}P 原子核进行波谱测定,其中 ^{31}P 波谱研究占绝大多数。由于受到时间分辨率和空间分辨率及其他技术限制,目前 MRS 尚处于研究阶段。

15. 心肌血氧水平依赖（blood oxygen level dependent，BOLD）　成像利用脱氧血红蛋白顺磁性的特性，形成自身内源性的对比，BOLD MRI 成像能够无创地评价心肌氧含量，心肌氧含量是心肌缺血和微循环障碍的一个重要标志，对于评价心肌灌注储备具有一定的价值。

16. 心肌扩散张量成像（DTI）　用来评价活体组织中水分子微观扩散运动的一种无创成像方法，DTI 对于评价活体心肌纤维束的三维空间分布及其结构完整性并进一步评价心肌功能具有一定价值。由于心脏搏动的影响，对活体心肌的扩散成像存在较大挑战。

17. 心脏和血管 MR 弹性成像（magnetic resonanceelastography，MRE）　MRE 是一种新的能直观显示和量化组织弹性（硬度）的无创性成像方法，评价动脉管壁硬度，初步的研究显示具有可行性。由于心脏的搏动影响及成像技术的挑战，心脏 MRE 的研究还很少，目前仅仅处于初步研究阶段。

（二）MRI 的临床应用

磁共振成像可以显示心肌厚度、室壁的运动、信号强度、心肌缺血及梗死、心肌纤维化的范围、心脏血流的情况；心房、心室大小和形态；肺动脉和肺静脉主干、冠状动脉主干的情况等。

1. 冠心病　可见局部心肌变薄，运动减低，心肌灌注成像可见心肌缺血的范围，心肌活性扫描可见梗死区从心内膜下开始，可以累及全层心肌。

2. 心肌病　肥厚型心肌病表现为心肌非对称性增厚（图 1-11-10A），中层心肌延迟强化（图 1-11-10B）。

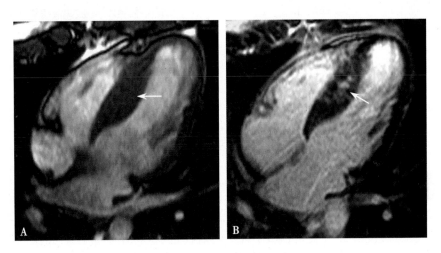

图 1-11-10　肥厚型心肌病

A. 心脏 MRI 亮血序列见心室间隔壁非对称性明显增厚；B. 心脏 MRI 延迟强化序列见心室间隔壁非对称性明显增厚，中层心肌可见条片状高信号影（箭头所示），代表纤维化的心肌。

3. 心肌炎　T_2WI 序列及 T_2 mapping 技术可显示心肌水肿，多出现心外膜下延迟增强。

4. 心脏瓣膜病　包括二尖瓣关闭不全，显示瓣膜形态、开放的程度、活动度、厚度、赘生物及瓣下结构的损害等。电影 MRI 收缩期呈自二尖瓣向左心房方向的条束状低信号区（图 1-11-11），其范围大小及与左心房面积的百分比，可以半定量评估反流程度；还可以测量血流速度、心功能。对于长期慢性主动脉瓣狭窄或关闭不全、左心室弥漫性纤维化的患者，MRI 心肌灌注延迟相可以定量评价左心室纤维化的程度，并可长期随访瓣膜血栓等并发症的进展情况。心脏 MRI 检查的缺点在于由于金属伪影，不能直接观察人工心脏瓣膜的形状及瓣叶的运动。无创的 MRI 检查技术由于需使用大型设备、检查费用昂贵等原因，目前仍只是作为超声心动检查的一种补充手段。

5. 先天性心脏病　显示心脏解剖，诊断房室间隔缺损、主动脉缩窄、动脉导管未闭和复杂性先天性心脏病。

6. 心包疾病　显示包括心包积液、缩窄性心包炎以及心包内占位性病变等。

7. 心脏肿瘤　包括心腔内、心肌壁内肿瘤,如黏液瘤、恶性纤维组织细胞瘤、血管肉瘤、转移瘤、横纹肌瘤等。心脏黏液瘤多见于左心房卵圆窝,呈卵圆形、球形、分叶状的充盈缺损,均匀或不均匀强化,坏死及囊变部分不强化,多数黏液瘤呈宽基底,少数通过细长的蒂与房间隔相连,使肿瘤在心腔内随血流运动(图 1-11-12)。心脏脂肪瘤可见肿块呈特征性的脂肪信号,T_1WI 及 T_2WI 呈高信号,但 T_1WI 序列信号更高,脂肪抑制序列呈低信号,部分瘤体内可见纤维分隔,增强扫描强化不明显。

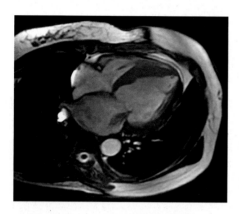

图 1-11-11　二尖瓣关闭不全

亮血心脏电影 MRI 示收缩期自二尖瓣向左心房方向的条束状低信号区,左心房、左心室增大。

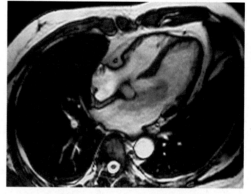

图 1-11-12　心脏黏液瘤

亮血心脏 MRI 电影示左心房充盈缺损,舒张期病灶自左心房经二尖瓣进入左心室,肿瘤在心腔内随血流运动而运动。

8. 大血管疾病　包括各种动脉瘤、主动脉夹层、马方综合征、大动脉炎、主动脉缩窄、褶曲畸形、上下腔静脉狭窄和阻塞,以及各种大血管先天畸形和变异。在 MRI 上大动脉炎表现为管壁增厚、强化、管腔狭窄。

（三）心脏、大血管 MRI 检查的优点及禁忌证

1. 优点　①由于血流的流空效应,心大血管内腔呈黑的无信号区,与心血管壁的灰白信号形成良好的对比,可提供心血管病理解剖、功能和血流信号,清楚地显示心内膜、瓣膜、心肌、心包和心包外脂肪。②MRI 为无损伤性检查;没有 X 线辐射,MRA 可不用对比剂,也可用钆螯合剂成像(比碘对比剂安全)。③可冠状位、矢状位等可多平面和多序列成像,来显示心、大血管病变全貌,以及病理变化和伴随的并发症。

2. 禁忌证　①安装人工心脏起搏器者及神经刺激器者。②颅内有银夹及眼球内金属异物者。③幽闭恐惧症患者;④检查时心电监护仪不能进入 MRI 检查室,患者监护和抢救不方便,不利于急性或重症患者检查,如外伤或意外发生后的昏迷、烦躁不安、心律失常、呼吸功能衰竭者。⑤MRI 检查速度相对较慢,患者能否配合对图像质量影响大,而且 MR 不能提供冠状动脉完整信息。

【病例解析】

病例摘要

患者,男,64 岁,剧烈运动后胸骨后压榨样疼痛约 1 个月,疼痛放射至左肩,每次持续约 5 分钟,偶有长达 10 分钟,可自行缓解;舌下含服硝酸甘油数分钟后可缓解。

进行冠状动脉 CTA 检查(图 1-11-13)。

同一患者行心脏 MRI 检查(图 1-11-14)。

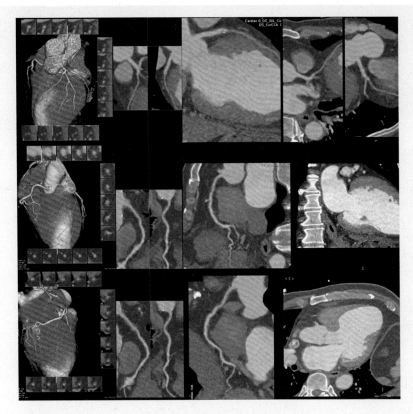

图 1-11-13 冠状动脉 CTA

左主干管壁不规则,管腔未见狭窄;左前降支主干近中段弥漫性管壁不规则增厚,可见混合斑块影,管腔狭窄 >70%;前降支中远段局限走行于浅肌层内;诊断:冠心病,主要累及左前降支;前降支中远段肌桥。左心室前壁及心尖心肌梗死,并室壁瘤形成。

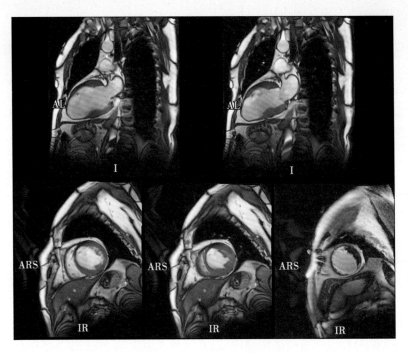

图 1-11-14 心脏 MRI 检查

亮血电影序列可见左心室增大;左心室前壁、间隔壁、下壁及心尖心肌变薄;近心尖处可见心腔向外膨凸,心肌延迟强化扫描可见;左心室前壁、间隔壁、下壁心内膜下心肌呈高信号,部分累及中外层心肌。诊断:左心室前壁、间隔壁、下壁及心尖心肌梗死,并室壁瘤形成。ARS,前面,右侧位置;IR,反转恢复序列。

由此可见,CT、MRI 各有自己的优势和劣势,对于冠心病而言,CTA 观察冠状动脉病变,而 MRI 观察心肌的损害,二者的完美结合,才能使我们对疾病作出全面诊断。

(王永梅　范占明)

推荐阅读文献

[1] EITEL I,FRIEDRICH M G. T$_2$-weighted cardiovascular magnetic resonance in acute cardiac disease. J Cardiovasc Magn Reson, 2011,13:13.

[2] FRIEDRICH M G,ABDEL-ATY H,TAYLOR A,et al. The salvaged area at risk in reperfused acute myocardial infarction as visualized by cardiovascular magnetic resonance. J Am Coll Cardiol,2008,51(16):1581-1587.

[3] SHEHATA M L,CHENG S,OSMAN N F,et al. Myocardial tissue tagging with cardiovascular magnetic resonance. J Cardiovasc Magn Reson,2009,11:55.

[4] GÖTTE M J,VAN ROSSUM A C,TWISK J W R,et al. Quantification of regional contractile function after infarction:strain analysis superior to wall thickening analysis in discriminating infarct from remote myocardium. J Am Coll Cardiol,2001,37(3): 808-817.

[5] MCALINDON E J,PUFULETE M,HARRIS J M,et al. Measurement of myocardium at risk with cardiovascular MR:comparison of techniques for edema imaging. Radiology,2015,275(1):61-70.

[6] KUETTING D L,SPRINKART A M,DABIR D,et al. Assessment of cardiac dyssynchrony by cardiac MR:a comparison of velocity encoding and feature tracking analysis. J Magn Reson Imaging,2016,43(4):960-966.

[7] ZHAO B. The clinical applications and advance of MR perfusion. Chin J Magn Reson Imaging,2014,5(Suppl):46-50.

[8] DO H P,JAO T R,NAYAK K S. Myocardial arterial spin labeling perfusion imaging with improved sensitivity. J Cardiovasc Magn Reson,2014,16:15.

第十二节　核心脏病显像技术的临床应用

本节要点

1. 单光子发射计算机断层成像(single photon emission computed tomography,SPECT)心肌灌注显像诊疗流程、适应证及评估心肌缺血的临床应用价值。

2. SPECT/CTA 心脏融合显像临床应用价值。

3. 正电子发射体层成像(positron emission tomography,PET)心肌显像诊疗流程、适应证,以及评估冬眠心肌的临床应用价值。

一、SPECT 心肌灌注显像

(一)诊疗流程

SPECT 心肌灌注显像(myocardial perfusion imaging,MPI)诊疗流程见图 1-12-1。

(二)检查适应证(表 1-12-1)

1. 可疑冠心病患者的明确诊断。

2. 急性胸痛患者明确是否有心肌缺血或心肌梗死。

3. 确诊冠心病患者,评价心肌缺血的部位、范围和程度,从而指导个体化治疗方案的制订。

4. 冠状动脉血管重建治疗适应证的筛选,对术后有症状患者评估是否存在新的冠状动脉病变,经皮冠脉介入术(percutaneous coronary intervention,PCI)术后再狭窄,冠状动脉旁路移植术(coronary artery bypass grafting,CABG)术后桥闭塞病变导致心肌缺血。

5. 冠心病患者危险度分层和评估预后。

6. 心力衰竭患者病因鉴别诊断,包括缺血性心肌病和扩张型心肌病的鉴别诊断。

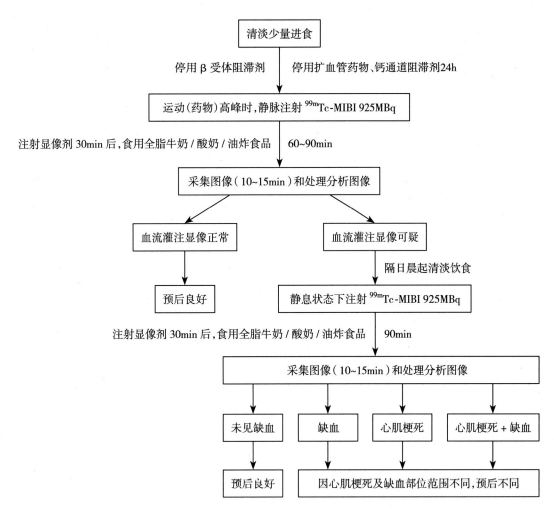

图 1-12-1　SPECT 心肌灌注显像诊疗流程

^{99m}Tc-MIBI. 锝标记的甲氧基异丁基异腈。

表 1-12-1　2014 年 ESC/EACTS 心肌血运重建指南可疑冠心病或稳定性冠心病患者行不同影像学检查的适应证

检查方式		无症状患者		有症状患者					
				冠心病的可能性					
				低危（<15%）		中危（15%~85%）		高危（>85%）	
		推荐级别	证据等级	推荐级别	证据等级	推荐级别	证据等级	推荐级别	证据等级
冠状动脉解剖学评价狭窄病变	冠脉造影	Ⅲ	A	Ⅲ	A	Ⅱb	A	Ⅰ	A
	冠状 CT 血管造影	Ⅲ	B	Ⅲ	C	Ⅱa	A	Ⅲ	B
冠状动脉功能学评价心肌缺血	负荷超声心动图	Ⅲ	A	Ⅲ	A	Ⅰ	A	Ⅲ	A
	负荷 SPECT 心肌灌注显像	Ⅲ	A	Ⅲ	A	Ⅰ	A	Ⅲ	A
	负荷 CMR	Ⅲ	B	Ⅲ	C	Ⅰ	A	Ⅲ	B
	负荷 PET 心肌灌注显像	Ⅲ	B	Ⅲ	C	Ⅰ	A	Ⅲ	B
联合两种影像学技术或融合两种影像技术		Ⅲ	C	Ⅲ	C	Ⅱa	B	Ⅲ	B

注：SPECT. 单光子发射计算机断层成像；CMR. 心脏磁共振；PET. 正电子发射体层成像。

（三）临床应用

1. 冠心病的诊断　以冠状动脉造影（coronary angiography，CAG）显示血管管腔狭窄大于50%为临界值。对33个研究，共4 480名患者的荟萃分析结果显示，运动负荷MPI诊断冠心病的敏感度和特异性分别平均为87%（71%~97%）和78%（36%~100%）。王荣福等分析并报道了一项回顾性多中心研究，从北京6家三级医院共入选500例（男性335例）行负荷 - 静息MPI的患者。所有患者在1个月内均行CAG，至少一支主要或分支冠状动脉管腔狭窄≥50%定义为冠心病。共280例患者行运动踏车或平板负荷试验，分别有117例、71例、71例患者行双嘧达莫、腺苷、三磷酸腺苷（ATP）药物负荷试验。MPI诊断冠心病总的敏感性、特异性和准确性分别为65.1%（162/249）、81.3%（204/251）、73.2%（366/500）。诊断冠心病三支病变的敏感性（80.5%；66/82）明显高于单支和双支病变之和的敏感性（57.5%；96/167）（$P<0.01$），诊断左回旋支病变诊断敏感性（37.7%）低于左前降支（55.6%）和右冠状动脉（49.3%）（$P<0.01$），但特异性和准确性没有明显差异（所有$P>0.05$）。

2. 冠心病血管重建术前评价及术后疗效判断　CABG和PCI是治疗冠心病非常有效的重要手段。MPI可以明确冠心病患者有无心肌缺血，心肌缺血的部位、范围和程度，对多支病变的冠心病患者筛选出"罪犯血管"，对冠心病患者进行危险度分层，指导个体化治疗方案的制订，让冠心病患者最大限度地获益。冠状动脉血管重建术后，具体疗效如何，再发胸痛是否由于发生血管桥再狭窄或闭塞抑或由新的病变血管所导致，MPI可以进行准确评价，为后续治疗提供重要信息。

（1）冠心病血管重建术前评价：冠心病患者在治疗前行MPI检查的主要目的是明确诊断、评估病情，尤其是评价心肌缺血的部位、范围和程度，发现并确认导致心肌缺血的罪犯血管，为治疗决策提供翔实的循证医学证据（表1-12-2）。MPI评价危险度的标准见表1-12-3。

表1-12-2　血管重建术前 MPI 提供的信息

序号	信息
1	评价心肌缺血的部位、范围和程度
2	危险分层
3	筛选罪犯血管
4	一定程度上评价心肌存活
5	评价左心室整体功能
6	指导个体化治疗方案的制订（药物、PCI、CABG、心脏移植）

注：PCI. 经皮冠脉介入术；MPI. 心肌灌注显像；CABG. 冠状动脉旁路移植术。

表1-12-3　MPI 评价危险度的标准

危险度	标准
低危险度（发生心源性死亡率 <1%）	心肌缺血面积占左心室面积 <10%
	心肌灌注显像正常或者基本正常
	心肌灌注显像正常或者基本正常，LVEF 也正常或者基本正常，则为典型的低危险度
中危险度（心源性死亡率 <1%，非致死性心肌梗死率接近 1%）：随访，特殊症状随时处理	心肌缺血面积占左心室面积 10%~20%，LVEF 正常
	运动（药物）负荷 LVEF– 静息 LVEF>5%
	左心室心腔无一过性增大
高危险度（发生心源性死亡率 >3%）：最好接受血管重建术治疗	静息状态下左心室功能严重受损（LVEF≤30%）
	运动（药物）负荷 LVEF– 静息 LVEF<5%
	心肌缺血面积占左心室面积 >20%
	心肌缺血面积占左心室面积 10%~20%，伴有肺部放射性摄取增高
	出现≥5 个有心肌缺血的心肌节段

注：LVEF. 左心室射血分数；MPI. 心肌灌注显像。

（2）CABG 术后评价：CABG 是治疗冠心病有效手段，其疗效与桥血管的通畅性和非桥血管供血区域是否也有心肌缺血存在密切关系。CABG 术后患者进行 MPI 检查的目的在于评价桥血管的供血功能、评估是否仍然有心肌缺血，并推测是桥血管的再狭窄甚至闭塞所致。

【病例解析】

病例摘要 1

主诉

患者，男，72 岁，身高 167cm，体重 81kg。患者近 10 年反复出现气短，一般活动后出现，休息可缓解，无胸痛和胸闷。

现病史

高血压 10 余年，药物控制尚可，糖尿病 30 年。无冠心病家族史。

既往史

1998 年急性心肌梗死，2006 年接受 CABG 术治疗。

辅助检查

静息＋药物负荷 MPI 提示多个节段心肌梗死改变（图 1-12-2）。

超声心动图：节段性室壁运动异常，LA 增大，主动脉瓣轻度反流，二尖瓣中度反流，LVEDD 51mm，LVEF 53%。

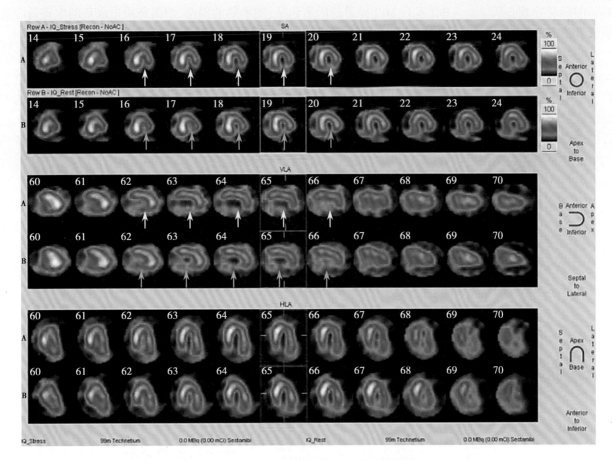

图 1-12-2　静息＋药物负荷心肌灌注显像（MPI）

药物负荷心肌灌注显像（A 排）示，左心室心腔增大，形态失常，下壁各心肌节段（心尖段、中段、基底段）、部分后侧壁（中段和基底段）放射性分布缺损（黄色箭头）；静息心肌灌注显像（B 排）上述部位心肌节段的放射性分布与负荷心肌灌注显像无明显变化（绿色箭头），提示为心肌梗死性改变，约占左心室面积 24%，建议行 PET 心肌代谢显像评价存活心肌。

冠状动脉 CTA 示:胸廓内动脉至左前降支(LAD)远段桥血管通畅,桥血管以远 LAD 不规则,
管腔通畅;升主动脉至钝缘支(OM)桥血管通畅;右冠状动脉(RCA)主干弥漫性管壁不规则增厚并
钙化,钙化伪影重,弥漫性狭窄,中段局限性充盈不良,考虑次全闭塞,后降支(PDA)管壁不规则弥漫
性钙化,左主干管壁钙化,钙化伪影重,管腔狭窄约 50%。

　　Zellweger 等对 CABG 术后早期(≤5 年)和晚期(>5 年)患者行 MPI 检查的获益情况进行了研究。共
有 1 765 名患者在 CABG 术后平均(7.1±5)年的时间内进行了双核素静息 - 负荷一日法 MPI 检查。结果显
示 53 名患者发生心源性死亡,年心脏死亡发生率随负荷心肌灌注总评分(SSS)的增加而增高。Cox 多因素
分析结果显示年龄、负荷 - 静息差值心肌灌注总评分(SDS)、非可逆性节段的数量(NRS)是预测心脏死亡的
独立因素。CABG 术后不足 5 年的有症状患者和术后 5 年以上的患者,均可以通过 MPI 受益。

　　一项对 411 名 CABG 术后患者中位随访时间为 5.8 年的研究结果表明,随访期间共有 53 人死亡,22
例患者 MPI 3 个月后接受血管重建术治疗。Cox 多因素分析结果显示,运动 MPI 检测出的心肌缺血范围是
预测死亡的唯一独立危险因子。在随访时间内没有发生心绞痛症状、MPI 正常或者负荷 MPI 有很小的心
肌灌注异常的患者,5 年的存活率达 93%,而对于有心绞痛症状、MPI 表现为中度或重度心肌灌注异常的患
者,5 年的存活率为 73%。提示 MPI 结果可以很好地预测 CABG 治疗的患者预后。

　　(3) PCI 术后评价:越来越多的复杂病变和高风险患者成功得到 PCI 术治疗,但 PCI 术后发生再狭窄和
冠状动脉病变的进展,仍然可以导致患者预后不良。PCI 术后早期 MPI 可以评估是否有支架内再狭窄或
者新的病变导致心肌缺血。PCI 术后 MPI 异常的因素包括:围术期的损伤、游离斑块造成新的血管管腔狭
窄或者植入支架造成毗邻血管分支开口处部分阻塞,以及没有进行处理的血管病变等。

　　张晓丽等既往对 318 例行冠状动脉腔内成形术(PTCA 或者 PCI)后行运动负荷 + 静息 MPI,将患者分
为正常组、固定性缺损的心肌梗死组,以及可逆性缺损的心肌缺血组,结果为心肌缺血组的年良性心脏事
件率(10.7%)(行血管重建术)明显高于正常组(1.5%)和心肌梗死组(2.5%)(P<0.000 1),心肌缺血组的年
恶性心脏事件率(3.9%)(心源性死亡和心肌梗死)明显高于正常组的患者(0.2%)(P<0.05);而运动 MPI 正
常的患者,其年良性心脏事件率(1.5%)和年恶性心脏事件率(0.5%)均很低,研究结果表明,PCI 术后运动
MPI 正常的患者长期预后良好,而有可逆性心肌缺血的患者为高危患者,需要进行积极治疗,从而改善这
部分患者的预后(图 1-12-3)。

　　3. 冠心病危险度分层　危险度分层是指基于核素 MPI 的结果,包括心肌缺血或心肌梗死的程度及范
围、左心室功能信息、存活心肌等,以推断患者未来发生心脏事件(心脏性死亡及心肌梗死)的概率;其意义
在于指导临床医师采取及时、有效、恰当的治疗措施,减少不必要的医疗支出。对于 MPI 表现为正常的低
危者,不需要特殊处理,可以避免不必要的医疗行为;对于 MPI 表现为异常者,可以根据其危险程度的等
级,采取适度、有效的医疗措施,使患者最大程度受益。

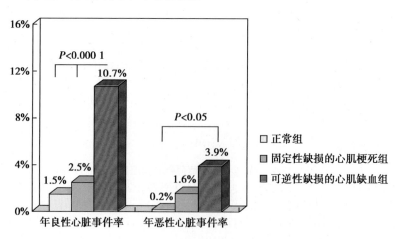

图 1-12-3　年良性及恶性心脏事件发生率

（1）慢性稳定性冠心病：如果在高水平运动负荷（≥85% 的最大预测心率）和合适的药物负荷下，MPI 正常提示患者预后良好，年死亡率 <1%。Iskander 和 Iskandrian 对 >100 000 例患者行 MPI 显像的研究表明：MPI 正常者，年心脏事件率（心脏源性死亡或心肌梗死）为 0.6%，而 MPI 异常的患者年心脏事件率为 5.9%，增加了近 10 倍。Hachamovitch 等对 5 183 名患者行静息 / 运动或腺苷药物负荷 SPECT 心肌灌注显像的前瞻性研究，平均随访（642 日 ±226 日），这期间 119 例患者发生死亡，158 例患者发生心肌梗死。MPI 正常者，年心脏事件率 ≤0.5%；负荷试验轻度异常者，年心源性死亡率为 0.8%，而年心肌梗死率为 2.7%；负荷试验表现为中度异常者，年心源性死亡率为 2.3%，心肌梗死率为 2.9%；负荷试验表现为重度异常者，年心源性死亡率为 2.9%，心肌梗死率为 4.2%。因此，负荷 MPI 正常者，预后良好，患者在很长一段时间内发生心脏事件的概率很低，根据 MPI 结果异常程度，可以预测患者未来发生心脏事件的概率，同时指导临床医师采取最佳的治疗方法，在保证患者最大限度减少发生心脏事件的同时，还可以有效降低医疗费用。

（2）急性冠脉综合征：不稳定型心绞痛患者，静息 MPI 优势在于快速筛查没有典型心电图和心肌酶异常改变的心肌缺血。Varetto 等对 64 例急性胸痛患者行静息 MPI 并随访 8 个月，心肌显像正常的患者随访期间没有发生心脏事件，其阴性预测值为 100%。

（3）非心脏外科手术术前危险度评估：依据 2014 年 ESC/ESA 对接受非心脏手术患者的指南，对准备做高危手术的患者中，如果有 2 种以上的临床冠心病高危因素和运动耐量减低的患者（<4METs），术前需要行负荷 MPI 评估患者是否有心肌缺血。对于准备接受中危 - 高危手术的患者，如果有一项冠心病高危因素，且运动耐量减低，可以考虑行负荷 MPI。但是对于接受低危手术患者，无论是否有高危因素，不建议常规行负荷 MPI。总之，只有认为显像结果会影响患者术前治疗方案的制订的患者，才有必要行负荷 MPI。

4. 冠心病患者再血管化治疗策略的制订　冠心病患者无论是内科介入治疗还是外科搭桥手术治疗，都可能发生再血管化治疗不充分的现象（不完全再血管化治疗），这主要受到冠心病患者冠状动脉狭窄病变轻重、合并症多寡、基础条件好坏等诸多因素影响。目前已有不少研究评价完全 / 不完全再血管化治疗冠心病患者的预后，MPI 对冠心病患者危险度分层及预后评估有其优势，可以帮助冠心病患者进行再血管化治疗。

在一项比较完全 / 不完全血管重建术的预后研究中，JH Li 等对 170 例患者行负荷 - 静息 MPI 提示有心肌缺血（SDS≥2），且冠状动脉狭窄病变 ≥1（狭窄 ≥70%），所有患者在 3 个月内接受 PCI 术治疗。研究发现 CAG 和 MPI 标准均实现完全再血管化治疗时，患者累积死亡率及心脏恶性事件发生率低，预后最好；CAG 和 MPI 标准均未实现完全再血管化治疗时，患者累积死亡率及心脏恶性事件率最高，预后最差（$P<0.05$）。以 MPI 为标准，完全再血管化治疗患者的生存率和主要心血管不良事件（major adverse cardiovascular events，MACE）生存率显著优于不完全再血管化治疗的患者；以 CAG 为标准，完全再血管化治疗冠心病患者的远期预后有优于不完全再血管治疗的趋势，但是无统计学差异；因此，在指导冠心病患者再血管化治疗决策指导和判断远期预后方面，需结合冠状动脉狭窄的解剖信息和心肌灌注显像的心肌缺血的功能性学信息。

针对心肌缺血程度对冠心病患者不同治疗方案预后的影响研究中，Zhang XL 等对 286 名冠心病患者分为药物组和血管重建组，其中血管重建术组根据是否完全纠正心肌缺血分为完全和不完全血管重建术组。在轻度缺血组中（缺血面积占左心室面积 <10%），三组间死亡率无明显统计学差异（$P=0.294$）；中重度心肌缺血组中（缺血面积占左心室面积 ≥10%），完全血管重建术组死亡率明显低于其他两组（$P=0.034$），而不完全血管重建术组与药物组间无明显统计学差异（$P>0.05$）。提示心肌缺血程度对冠心病患者危险分层，指导个体化治疗方案制定和评估预后方面的临床价值。

5. 心肌病的辅助诊断　心肌病在 MPI 中具有一定的特点。肥厚型心肌病在 MPI 主要表现为局限性的心肌增厚，放射性摄取明显增高，以室间隔与心尖部多见，也可见心肌节段普遍增厚的情况。扩张型心肌病常常可见右心室显影，右心室扩大，左心室腔扩大，多呈球型，左心室心肌壁普遍变薄，放射分布稀疏不均匀，不呈心肌节段分布，与冠状动脉供血区不一致，考虑由于心肌间质内有灶性纤维化所致，左心室整体收缩功能减低，各心肌节段室壁运动和增厚率均可见室壁弥漫性减低。而缺血性心肌病主要表现为左心室腔的扩大、形态异常,右心室显影和增大少见;如果是 LAD 慢性闭塞性病变,常常见前壁膨出心肌梗死区表现为心肌节段室壁变薄(常见于前壁),而其他心肌节段代偿性增厚(常见于侧壁),放射性分布稀疏区或者缺损区呈心肌节段分布,与冠状动脉供血区一致,室壁运动和增厚率多呈心肌节段性减弱,如果有室壁瘤形成,可见矛盾运动。但是,心力衰竭晚期可以表现为弥漫性减弱,这时候与扩张型心肌病的鉴别比较困难,需认真结合多参数、临床资料、其他影像学资料来准确判断。

二、SPECT/CTA 心脏融合显像

近年来,随着融合软件技术的迅猛发展,融合影像技术越来越受临床医生青睐。SPECT/CTA 是目前最成熟、应用最多的融合影像技术。它将 SPECT 的心肌血流灌注的功能信息与 CTA 冠状动脉解剖信息相结合,可以将同一部位的心肌缺血情况和血管狭窄情况同时展现给临床医生,对冠心病的诊断起到互相补充但不可互相替代的重要作用。

近年许多临床研究结果显示冠状动脉狭窄病变并没有引起负荷试验诱发心肌缺血,而且对无心肌缺血的冠状动脉狭窄进行血管重建术治疗,对缓解患者的临床症状及改善预后方面均无明显价值。目前临床实践中更加关注冠状动脉血流动力学功能方面的异常变化,全面评价冠状动脉是否有狭窄病变和是否有相应的心肌缺血性改变,而 SPECT/CTA 融合显像技术可以满足这一要求,SPECT/CTA 图像融合技术能准确定位"功能相关性冠状动脉病变",明显提高了早期诊断冠心病的准确性。

SPECT/CTA 融合显像已被建议作为侵入性冠脉造影检查的"守门人"。对于单一影像技术难于确诊的患者,通过融合显像技术可以进一步确诊或排除冠状动脉病变,减少不必要的有创性冠脉造影检查和介入治疗,从而提高冠状动脉血管重建术的精准治疗和疗效,节省医疗费用。近年来,关于心肌血运重建术的 ESC/EACTS 指南明确指出:"在任何心肌血运重建术治疗前,一定要评估冠心病患者是否有心肌缺血,并将其列为 I 类 A 级推荐。"近期国内也提出由"完全性再血管化"向"功能性再血管化"的治疗观念的转变。中华医学会心血管病学分会颁布的《慢性稳定性心绞痛诊断与治疗指南》重点强调在冠心病的诊治过程中,需结合冠状动脉狭窄的解剖信息和心肌灌注异常的功能性的信息,制订正确的冠心病诊疗决策。

病例摘要 2

患者,男,65 岁,主诉活动后前胸痛 1 年,近 5 个月加重。

SPECT/CTA 心脏融合显像见图 1-12-4。

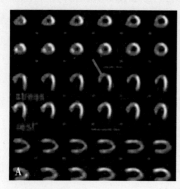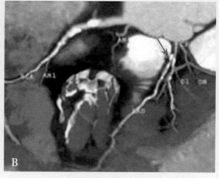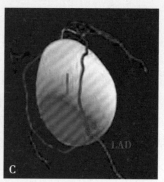

图 1-12-4　SPECT/CTA 心脏融合显像

A. 心肌灌注显像(1,3,5 排负荷心肌灌注显像;2,4,6 排静息心肌灌注显像)红色箭头示心尖、前壁心尖段、间隔心尖段、前间隔中段,可逆性重度心肌缺血,占左心室面积的 24%;B. CTA 图像示三支血管均有多发钙化斑块及狭窄,红色箭头示 LAD 多发钙化斑块伴管腔明显狭窄;C. 红色箭头示融合图像中的 LAD 病变与心肌缺血部位一致,提示心肌缺血由 LAD 狭窄病变导致,为"罪犯血管"。

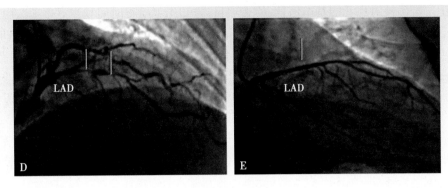

图 1-12-4（续）

D. 冠脉造影提示 LAD 90% 狭窄；E. 血管重建术治疗后 LAD（罪犯血管）血管通畅，患者症状明显好转。

三、PET 心肌代谢显像

当冠状动脉供血减少或心肌对能量的需求增加却得不到满足时，即可发生心肌缺血。心肌缺血性的损伤是一个从可逆性到不可逆性的动态变化过程，心肌因缺血的程度、速度、缺血持续时间，以及缺血后有无再灌注或是否有侧支循环供应等，可出现三种情况：顿抑心肌、冬眠心肌和梗死心肌。顿抑心肌（stunning myocardium）和冬眠心肌（hibernating myocardium）均属于存活心肌（viable myocardium），尽早行血管重建术，恢复其血液供应，则可改善或者恢复其局部功能，左心室整体功能也可得到改善，心室重塑可得到逆转，并改善患者的长期预后。因此，在临床实践中，及时改善和恢复冠状动脉血流，阻止心肌从可逆性损伤向不可逆性损伤发展是治疗的关键和目的所在。准确鉴别存活心肌和梗死心肌，对临床治疗方案的制订、再血管化适应证的选择、估测疗效和判断预后有极其重要的临床意义。

（一）诊疗流程

诊疗流程具体见图 1-12-5。PET 心肌代谢显像使用的放射性药物为 ^{18}F- 氟代脱氧葡萄糖（^{18}F-FDG）。

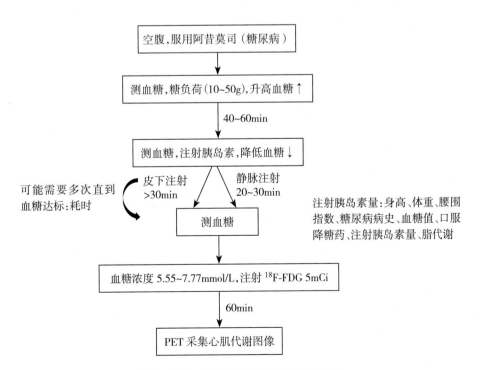

图 1-12-5 PET 心肌代谢显像诊疗流程

1. 预约登记　准确核对患者的基本信息、检查项目,告知患者检查时间和注意事项。由于放射性药物需要预订,患者及主管医师要严格执行检查注意事项,尽量不要随意更改已经预约好的检查时间。

2. 采集病史　详细采集患者病史、诊疗经过、影像学检查、用药情况,特别注意要询问有无糖尿病史、口服药物或者注射胰岛素情况,以及冠心病患者的用药情况,预防心脏病用药可能掩盖的低血糖症状。对于住院糖尿病患者,临床医生检查前应调节患者血糖,尽量将血糖控制在正常范围内,保证检查当天患者调节血糖过程的顺利进行。

3. 测量身高、体重　按照体重计算注射放射性药物剂量。参考糖尿病病史、空腹和餐后的血糖值、糖化血糖蛋白水平、身高、体重、腰围指数、治疗情况,酌情调整口服葡萄糖量和注射胰岛素量(表 1-12-4、表 1-12-5)。

表 1-12-4　空腹血糖 <8.9mmol/L 的患者糖负荷法

血糖浓度 /(mmol·L⁻¹)	口服葡萄糖 /g
2.8~5.7	40~50
5.8~6.2	30~40
6.3~7.2	25~30
7.3~7.8	20~25
7.9~8.9	10~20

表 1-12-5　口服葡萄糖 45~60 分钟后,静脉注射短效胰岛素用量指南

血糖浓度 / [mg·dl⁻¹(mmol·L⁻¹)]	注射胰岛素量 /IU	注射改良胰岛素量 /IU
130~140(7.22~7.78)	1	1
140~160(7.78~8.89)	2	2
160~180(8.89~10.00)	3	2~3
180~200(10.00~11.11)	5	3~4
>200(>11.11)	通知医生	5

4. 静脉注射胰岛素调节血糖浓度　核医学科医师需要接受内分泌科注射胰岛素调节血糖及低血糖抢救课程培训。值班护士需参加低血糖抢救课程培训,熟悉低血糖表现,熟练掌握低血糖抢救操作方法。要反复嘱咐患者,低血糖症状和风险,一旦出现,及时补充碳水化合物(口服葡萄糖液或者食物)。注射显像剂 ^{18}F-FDG 后一定时间,根据注射时的血糖值,可以酌情给予牛奶、鸡蛋、碳水化合物,避免发生低血糖。

5. 接受检查　上检查床前,排空小便,排尿时避免尿液污染体表、衣裤,如有污染,需告知医生。检查完毕后,值班医生初步判断图像质量是否满意,如果满意患者可以离开。否则,可能会采取其他措施或者延长时间,再次采集图像。

6. 检查后事项　检查结束后,确认患者无明显不适症状,嘱咐患者正常饮食,可以离开检查室,择日取检查报告。

(二)心肌灌注显像和 PET 心肌代谢显像相结合评估存活心肌

在临床工作中,建议患者首先行静息心肌灌注显像,根据心肌灌注显像的情况,决定是否需要行心

肌代谢显像,让患者选择合适的检查手段,避免患者和工作人员不必要的辐射,减少患者不必要的检查费用。

如果静息心肌灌注显像仅表现为轻微的放射性稀疏,即使临床诊断患者为心肌梗死,提示心肌梗死部位以存活心肌为主,不必要行 PET 心肌代谢显像(检查费用贵),建议患者行运动或者药物负荷心肌灌注显像,探测患者有无心肌缺血,明确诊断并制订相应的治疗方案。如果静息心肌灌注显像有明显的放射性减低区或者缺损区,则需要行 PET 心肌代谢显像,根据患者有无存活心肌、存活心肌的量,心室重塑,心功能情况,综合判断患者选择接受药物治疗还是行血管重建术治疗,并估测患者预后。

存活心肌的研究虽然有几十年的历史,但是相关机制有一定的争议,缺乏临床研究。Zhang 等采用 ^{13}N-NH3 心肌灌注显像结合 ^{18}F-FDG 心肌葡萄糖代谢显像评价了 36 例缺血性心肌病患者进行相关研究,评估存活心肌对葡萄糖的摄取与静息心肌血流量(myocardial blood flow,MBF)和心肌血流储备(myocardial flow reserve,MFR)的关系。发现与远端心肌(作为对照)相比,存活心肌和无存活心肌的 MBF 均明显减低。在静息和负荷状态下,存活心肌的 MBF 均高于无存活心肌($P<0.05$),MFR 在两组之间没有明显的差别($P>0.05$)。另外,远端心肌的 MFR 与存活心肌 MFR 比较,没有明显的差别($P>0.05$),无存活心肌 MFR 较远端心肌的 MFR 明显减低(1.23 ± 0.43,$P<0.001$)。存活心肌对葡萄糖的摄取明显高于远端心肌($P<0.001$)和无存活心肌($P<0.001$),也就是说存活心肌的葡萄糖摄取与 MBF 没有相关性,但是与 MFR 呈负相关($r=-0.424$,$P<0.05$)。而无存活心肌组,心肌葡萄糖摄取与 MBF 和 MFR 均没有相关性。提示随着血流储备的减低,存活心肌为了保持其细胞活性,增加无氧糖酵解,从而增加能量供应,保持其活性,通过对临床缺血性心肌病患者的研究揭示冬眠心肌的机制,具有重要的价值。

(三) 临床应用

1. 预测左心室整体功能改善　冠心病患者在血运重建术前评估存活心肌,对预测局部功能和心肌灌注的改善有重要意义,但从患者的整体考虑,对左心室整体功能改善的预测价值更为重要。大量研究表明,LVEF 是评价冠心病患者整体功能和长期预后的重要指标,而心肌存活的评估对预测术后 LVEF 的改善有重要价值。通常以 LVEF 较术前增加≥5% 为心功能改善的标准。术后左心功能的改善情况与心肌存活的节段数和程度有关,心肌存活的节段数越多,程度越高,术后功能改善越明显。根据心肌存活范围占左心室的大小可分为:小范围存活心肌(<10%/LV),中等范围存活心肌(10%~20%/LV)、大范围存活心肌(>20%/LV)。

张晓丽等对 67 例接受血运重建术患者进行研究得出结果,心肌存活组($n=42$)的 LVEF 由术前的 36%±5%,在术后 3 个月与 6 个月分别增加到 44%±8%($P<0.000\ 1$)和 51%±9%($P=0.001$)。左心室舒张末期长径由术前的 62mm±8mm,在术后 3 个月和 6 个月分别明显缩小到 56mm±5mm($P=0.001$)和 55mm±7mm($P=0.002$)。而心肌梗死组($n=25$)的 LVEF 和 LVEDD 在术前后无明显变化($P>0.05$)。另一点值得引起重视,如果检测到患者有一定量的存活心肌,患者应尽早接受血运重建术,这样不仅有利于患者整体功能的改善,而且可以明显减少心脏事件的发生,从而提高患者的生存率。否则,当患者发生严重的心室重塑,即使有一定量的存活心肌,血运重建术并不能使患者的整体功能得到明显改善。

病例摘要3

患者,男,46 岁,陈旧性心肌梗死,前降支及右冠状动脉闭塞性病变。

CABG 术前心肌灌注显像(SPECT)见图 1-12-6,CABG 术后心肌灌注显像(SPECT)和心肌代谢(PET)见图 1-12-7。

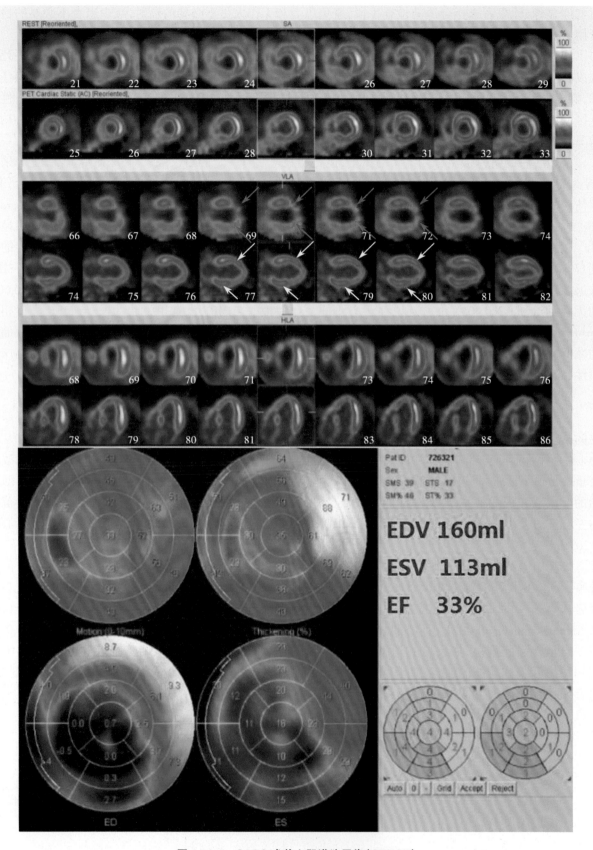

图 1-12-6 CABG 术前心肌灌注显像（SPECT）

左心室腔扩大，心尖段、前壁心尖段和中段、间隔和下壁各心肌节段放射性分布明显稀疏到缺损（红色箭头），心肌代谢显像（PET）前壁心尖段和中段、部分下壁中段和基底段代谢正常（黄色箭头），灌注－代谢不匹配（MM），提示心肌存活。EDV. 舒张末期容积；ESV. 收缩末期容积；EF. 射血分数。

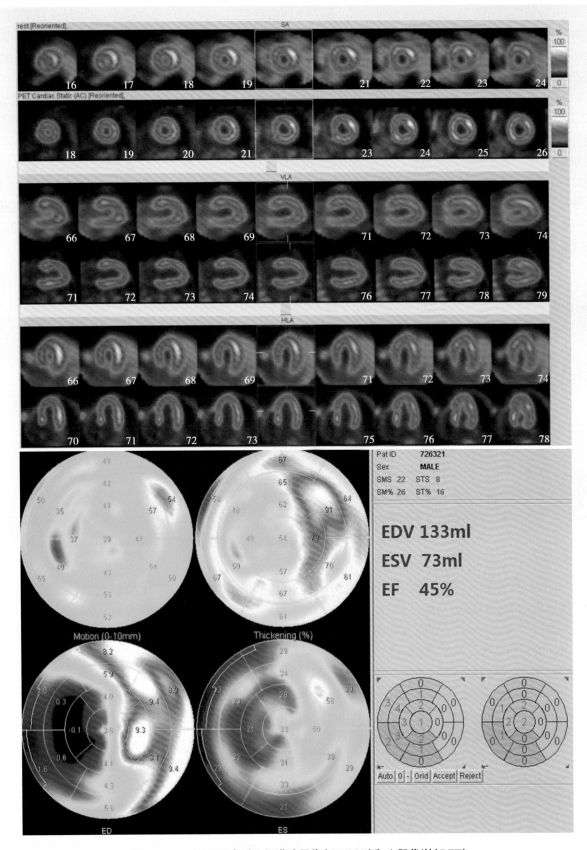

图 1-12-7 CABG 术后心肌灌注显像（SPECT）和心肌代谢（PET）

与术前比较，左心室腔明显缩小，心肌灌注和心肌代谢均明显改善。术前左心室 EF 为 33%，术后增加为 45%。
EDV.舒张末期容积；ESV.收缩末期容积；EF.射血分数。

2. 协助制订治疗方案以及估测长期预后　随着不同溶栓剂的发展,新的溶栓技术,急诊经皮穿刺的冠状动脉腔内成形术的广泛应用,急性冠脉综合征患者的死亡率不断下降。然而,进行性的左心室重塑和左心衰竭的患者在不断上升。而且,随着人口年龄结构的不断老化,冠心病合并糖尿病的发病率不断增加,发生左心衰竭的危险也不断增加。

对心力衰竭患者的治疗方案包括药物治疗、血运重建术和心脏移植。心脏移植由于供体的来源非常紧张以及术后排异反应等因素的影响,临床应用受到很大的限制。血运重建术可以改善患者的症状、局部和整体功能,阻止或者逆转左心室重塑,因此,可以改善长期预后。但是,血运重建术的风险大,尤其是合并糖尿病等并发症及年龄大的患者。为此,如果能够采用无创性方法准确评估存活心肌,对患者治疗方案的制订以及估测预后有重要的临床价值。

张晓丽等对 123 例陈旧性心肌梗死患者随访(26±10)个月,心肌存活的患者,接受药物治疗组,其心脏事件发生率明显高于接受血运重建术组(50% 和 2.4%,$P<0.001$),而无存活心肌的患者,血运重建术并没有明显降低心脏事件的发生率(12% 和 11.5%,$P>0.05$)(图 1-12-8)。

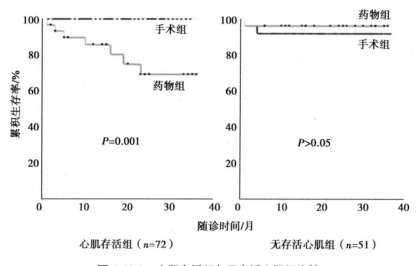

图 1-12-8　心肌存活组与无存活心肌组比较

T.Shukla 等报道的一项随机对照的 PET 指导血管重建术临床试验(PARR-2)为前瞻性研究,该研究入选 231 例怀疑冠心病且左心功能受损的患者(LVEF≤35%),将患者是否根据 PET 心肌代谢显像来制订治疗方案并进行分组,即有 PET 代谢显像组($n=112$)和无 PET 代谢显像标准治疗组($n=119$),随访 5 年,观测其心脏事件的发生情况。结果:如果确实根据 PET 显像结果而制订治疗方案并真正执行,可以明显减少心脏事件的发生,风险比(hazard ratio,HR)为 0.725(95% CI 0.540~0.973,$P=0.003$)。

3. 在心脏再同步治疗(cardiac resynchronization therapy,CRT)中的应用　PET 心肌代谢显像对于估测接受 CRT 治疗患者的预后具有重要价值。Birnie 等对 49 例 CRT 术前的患者行 ^{82}Rb PET 显像和 ^{18}F-FDG PET 显像,发现 PET 心肌灌注 - 代谢提示的间隔部位反向不匹配的程度可以预测 CRT 术后的疗效,反向不匹配程度与 CRT 术后患者 LVEF 值的增加呈正相关($r=0.692$,$P=0.000\,4$),且与左心室收缩末期容积减小呈负相关($r=-0.579$,$P=0.004$)。Lehner 等对 19 例 CRT 术前的患者行门控 PET 心肌代谢显像,6 个月后随访,结合心肌存活性和左心室收缩同步性,将患者分为 4 组,通过融合靶心图定量分析,发现有存活心肌合并左心室收缩不同步的患者 CRT 疗效最好,CRT 治疗有效组心肌存活合并左心室收缩不同步的心肌范围明显大于无效组[(21%±13%)比(6%±5%),$P<0.05$]。以上研究表明门控心肌代谢显像可以预测 CRT 治疗的疗效。

4. 对室壁瘤患者估测预后价值　PET 心肌代谢显像结合 ^{99m}Tc-MIBI SPECT 心肌灌注显像对于室壁瘤患者指导治疗和估测长期预后有重要意义。张晓丽等在 2004 年美国核医学年会上首次报道了采用国产

PET设备进行心肌代谢显像结合心肌灌注显像评估室壁瘤患者心肌存活的临床价值。于2008年报道了对70例室壁瘤患者(LVEF 36%±8%),长期随访(72±32)个月的结果。研究发现,室壁瘤部位的心肌存活性是预测心源性死亡的阴性独立危险因子,而血运重建术是预测心源性死亡的阳性独立危险因子。室壁瘤部位有存活心肌的患者,接受药物治疗的患者年死亡率高达11.7%,明显高于接受手术治疗组患者的1.5%(P<0.000 1),其生存率在1年、3年和5年分别为80%、47%和40%,明显低于手术治疗的患者(图1-12-9);而如果室壁瘤部位无存活心肌,则手术治疗和药物治疗患者的生存率无统计学差异。

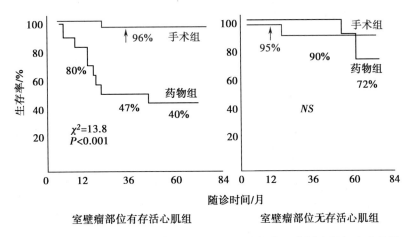

图1-12-9　室壁瘤部位有存活心肌组与室壁瘤部位无存活心肌组患者接受药物或者血管重建术的预后对比

5. 对心肌病的鉴别诊断　PET心肌代谢显像结合 ^{99m}Tc-MIBI SPECT心肌灌注显像对于扩张型心肌病和缺血性心肌病的鉴别诊断有重要意义。扩张型心肌病的心肌灌注显像表现为左心室心腔明显扩大,室壁变薄,放射性分布不均匀,呈点状或片状放射性分布稀疏或缺损,稀疏或缺损范围与冠状动脉供血区不一致,室壁运动和增厚率多呈弥漫性减低;缺血性心肌病多表现为节段性放射性稀疏或缺损,稀疏或缺损范围与冠状动脉供血区一致,多呈心肌节段性的室壁运动和增厚率减低,且室壁瘤较常见。鉴别诊断见表1-12-6。

表1-12-6　缺血性心肌病与扩张型心肌病鉴别诊断

重要指标	缺血性心肌病	扩张型心肌病
右心室显影且增大	可见	常见
左心室形态异常	可呈球形	显著扩大
放射性异常分布	多呈心肌节段	点状和片状 多不呈心肌节段
与冠状动脉供血区	一致	不一致
室壁运动和增厚率减低	节段性(多) 弥漫性(少)	多呈弥漫性
室壁瘤	常见	不见
灌注-代谢	不匹配 匹配	下后壁匹配(常见) 不匹配(少见)

(张晓丽)

推荐阅读文献

［1］BATEMAN T M. Use of nuclear techniques in the assessment of patients before and after cardiac revascularization procedures// Ami E. Iskandrian, Ernest V. Garcia. Nuclear cardiac imaging: principles & applications. 4th ed. Oxford New York, 2008.

［2］ZHANG X L, LIU X J, HE Z X, et al. Long-term prognostic value of exercise ^{99m}Tc-MIBI SPECT myocardial perfusion imaging in patients after percutaneous coronary intervention. Eur J Nucl Med, 2004, 31: 655-662.

［3］KRISTENSEN S D, KNUUTI J, SARASTE A, et al. 2014 ESC/ESA guidelines on non-cardiac surgery: cardiovascular assessment and management of the European Society of cardiology (ESC) and the European Society of Anaesthesiology (ESA). Eur Heart J, 2014, 35 (35): 2383-431.

［4］LI J, SCHINDLER T H, QIAO S, et al. Impact of incomplete revascularization of coronary artery disease on long-term cardiac outcomes. retrospective comparison of angiographic and myocardial perfusion imaging criteria for completeness. J Nucl Cardiology, 2016, 23 (3): 546-555.

［5］GAEMPERLI O, HUSMANN L, SCHEPIS T, et al. Coronary CT angiography and myocardial perfusion imaging to detect flow-limiting stenoses: a potential gatekeeper for coronary revascularization. Eur Heart J, 2009, 30 (23): 2921-2929.

［6］XIAOLI Z, THOMAS H. SCHINDLER, et al. Prior et al. Blood flow, flow reserve, and glucose utilization in viable and nonviable myocardium in patients with ischemic cardiomyopathy. Eur J Nucl Med Mol Imaging, 2013, 40: 532-541.

［7］ZHANG X L, LIU X J, SHI R F, et al. Evaluation of the clinical value of combination of ^{99m}Tc-MIBI myocardial SPECT and ^{18}F-FDG PET in assessing myocardial viability. Radiation Med, 1999, 17: 205-210.

［8］ZHANG X, LIU X J, WU Q Y, et al. Clinical outcome of patients with pervious myocardial infarction and left ventricular dysfunction assessed with myocardial ^{99m}Tc-MIBI SPECT and 18F-FDG PET. J Nucl Med, 2001, 42: 1166-1173.

［9］ZHANG X L, LIU X J, HU S H, et al. Long-term survival of patients with viable and nonviable aneurysm assessed by ^{99m}Tc-MIBI SPECT and ^{18}F-FDG PET: a comparative study of medical and surgical treatment. J Nucl Med, 2008, 49 (8): 1288-1298.

第十三节　心　肺　复　苏

本节要点

1. 流行病学　国外研究显示心脏术后心搏骤停（sudden cardiac arrest）发生率为 0.7%~2.9%。

2. 病理生理学　心搏骤停时心脏射血突然终止，全身组织以及心脏、脑等重要脏器严重缺氧缺血，最终导致不可逆转的损害甚至死亡。

3. 临床症状　心搏骤停一般无前兆，表现为突发意识丧失、发绀或伴有短暂全身性抽搐，大动脉搏动消失、叹息样或间断呼吸，心电监测显示心室颤动、无脉室性心动过速、心脏停搏或心电机械分离。

4. 诊断　当心电监测显示心室颤动、触摸大动脉搏动消失，意识丧失，心音消失，叹息样呼吸或无自主呼吸，对呼唤无回应即可诊断。诱因主要有围术期心肌梗死、恶性心律失常、心脏压塞、活动性出血、严重电解质紊乱及心肺功能衰竭等。

5. 治疗　对心搏骤停患者采取以恢复循环、呼吸和中枢神经系统功能为目的的心肺复苏（cardiopulmonary resuscitation, CPR），分为基础生命支持（basic life support, BLS）及高级心血管生命支持（advanced cardiovascular life support, ACLS）。

一、定义

心搏骤停是指在不可预知的情况和时间突然发生的、由各种原因引起的心脏停止搏动，导致心脏射血功能和有效循环突然中止，重要器官（如心、脑）及全身组织细胞严重缺血、缺氧及代谢障碍，并出现呼吸停止，意识丧失等症状。心搏骤停包括心室颤动（ventricular fibrillation）、无脉室性心动过速（pulseless ventricular tachycardia）、心脏停搏（asystole）以及心电机械分离（pulseless electrical activity）（图 1-13-1）。

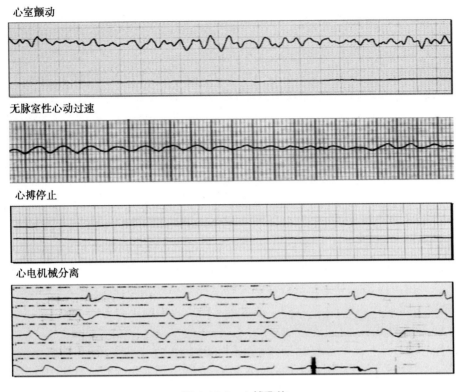

心室颤动

无脉室性心动过速

心搏停止

心电机械分离

图 1-13-1　心搏骤停

心肺复苏是在 4~6 分钟内对心搏骤停的患者实施基础生命维持,保证人体重要脏器的基本血氧供应,直到建立高级生命支持或自主心跳、呼吸恢复的综合抢救措施。CPR 的初级目标是自主循环恢复(restoration of spontaneous circulation,ROSC),次级目标是减少神经系统损伤,终极目标为出院存活率。

二、流行病学

国外报道心脏术后心搏骤停发生率在 0.7%~2.9%,经心肺复苏有 17%~79% 的患者存活出院。

三、病理生理学

心脏停搏 3~5 秒即出现黑矇,5~10 秒发生昏厥、意识丧失,15~30 秒全身抽搐,45 秒瞳孔散大,60 秒自主呼吸逐渐停止,4 分钟开始出现脑水肿,6 分钟开始出现脑细胞死亡,10 分钟后脑细胞出现不可逆转的损害,进入“脑死亡”“植物状态”。所以尽早实施有效心肺复苏是提高生存率、减少并发症的重要手段。

四、临床表现及检查方法

(一)症状和体征

心搏骤停多瞬间发生,无任何前兆,另有部分患者表现为循环衰竭,在发生前已处于无活动状态,甚至已昏迷。症状和体征:①突发意识丧失可伴短暂全身性抽搐及眼球偏斜;②大动脉搏动消失;③叹息样或间断呼吸,20~30 秒后呼吸停止;④发绀、瞳孔散大;⑤心音消失。

(二)体格检查

患者意识丧失,对呼唤无应答,心电监测显示心室颤动,触摸大动脉无搏动,心前区听诊心音消失,异常呼吸,瞳孔散大、对光反射减弱甚至消失。

(三)辅助检查

心搏骤停多瞬间发生,一般来不及做辅助检查,心电监护及有创血压监测显示心室颤动、动脉血压为零。

五、治疗方法

(一)重症监护病房内的心肺复苏治疗

由于心脏术后入住监护病房的患者通常有持续心电、血氧饱和度以及有创血压监测,并放置中心静脉导管,使得这些患者发生心搏骤停时更易识别及处理。发现监护仪显示心室颤动或心脏停搏应立即呼叫帮助并启动 CPR 流程;可疑心搏骤停患者应立即触诊股动脉或颈动脉 10 秒,同时观察监护仪上动脉压力波形及其他指标,如果触诊 10 秒大动脉无搏动,中心静脉压、血氧饱和度及肺动脉压力无波形,则立即启动 CPR 流程;如果大动脉搏动明显,中心静脉压、血氧饱和度及肺动脉压力有波形,需立即进行无创血压监测。同时,由于心脏手术的特殊性,胸外按压可能导致手术部位的继发损伤,如果除颤或临时起搏可以在心搏骤停后 1 分钟内实施,胸外按压应推迟在二者之后进行。当心肺复苏困难时,应迅速二次开胸探查。

1. 电复律　心室颤动或无脉室性心动过速的患者应首先连续三次电复律,而非胸外按压,推荐双向波电复律,最佳能量在 150~360J。操作步骤为:①电极板涂导电糊或垫上盐水纱布;②接通电源,确定非同步相放电;③选择能量水平并充电;④正确放置电极板(图 1-13-2);⑤再次核对监测心律,明确无其他人接触患者(或病床)后实施电击除颤。对于心室颤动或无脉室性心动过速的患者连续三次电复律,之间无须进行胸外按压,未恢复自主循环的患者,应立即二次开胸。由于自动除颤装置不能像人工除颤那样及时,并可能延误开胸抢救,故不推荐用于监护病房。

遇不稳定室性心动过速且无除颤仪时,可前胸捶击(图 1-13-3):手握空拳,以鱼际面从 20cm 高度快速垂直落下,击打胸骨下段 1~2 次,力量中等(能量 10~30J),前胸捶击不能延误电复律。

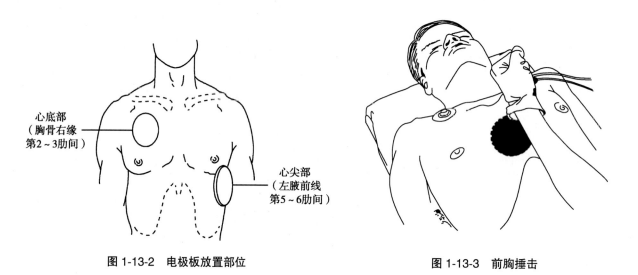

图 1-13-2　电极板放置部位

心底部
(胸骨右缘
第2~3肋间)

心尖部
(左腋前线
第5~6肋间)

图 1-13-3　前胸捶击

心脏术后心肺复苏流程见图 1-13-4。

2. 基础生命支持胸外按压(circulation,C)　患者仰卧,将胸外按压板垫于其肩背下,施救者将一只手的掌根置于患者两乳头连线中点的胸骨上,另一只手的掌根置于第一只手上,上半身前倾,腕、肘、肩关节伸直,以髋关节为轴,垂直向下用力,借助上半身的重量和肩臂部肌肉的力量进行按压。要点:①频率为 100 次/min;②深度为成人及青少年按压深度 4~5cm;③按压间隙双手应离开患者胸壁以保证胸廓充分回弹;④按压中断须小于 10 秒;⑤从监护仪观察动脉血压波形,收缩压目标大于 60mmHg 以保证脑灌注,若无法达到上述血压要求,提示需立即再次开胸探查,除外心脏压塞或活动性出血导致的血容量过低(图 1-13-5、图 1-13-6)。

3. 基础生命支持气道(airway,A)　如患者无气管插管,助手须用氧浓度 100% 的气囊、面罩按每 30 次按压 2 次呼吸的比例进行人工呼吸。当患者有气管插管并机械通气,应立即将吸入氧浓度调至 100%,并将呼气末正压(positive end expiratory pressure,PEEP)调整至"0"。尽管在 ICU 气道及呼吸机并非引起心搏

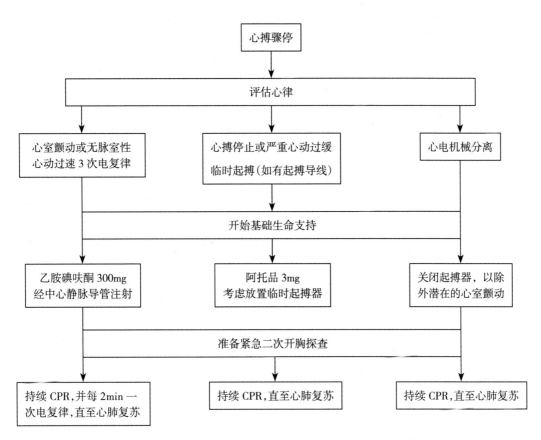

图 1-13-4　心脏术后心肺复苏流程(仅建议用于心脏术后监护病房)

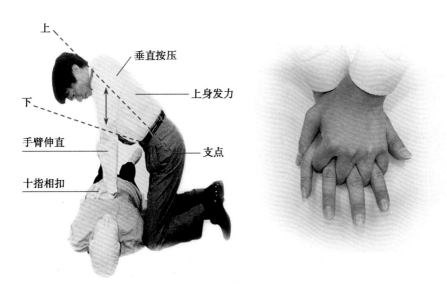

图 1-13-5　标准的胸外按压

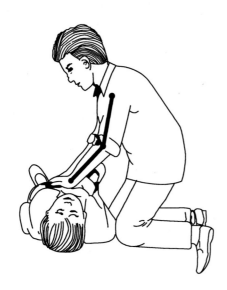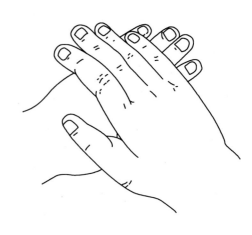

图 1-13-6　错误的按压方法

骤停的常见原因,但须进行以下检查:气管插管的位置、气囊是否漏气、胸廓及双侧呼吸音是否对称、应用气囊加压给氧时听诊双侧呼吸音并感觉气道阻力。如果判断存在张力性气胸应立即经锁骨中线第 2 肋间放置引流管,加压给氧时阻力明显或吸痰管无法进入,考虑气管插管堵塞,应立即拔除并应用气囊、面罩等供氧。

4. **药物治疗**　理论上存在冲洗中心管路时残存的血管扩张药物诱发心搏骤停的可能,所以心搏骤停时应停止正在输注的药物,镇静药物在自主循环恢复后可继续输注,其他药物视具体病情决定。

(1) 肾上腺素:虽然欧洲复苏委员会(ERC)及美国心脏协会(AHA)在心肺复苏及心血管急救指南推荐应用肾上腺素 1mg 静脉 / 骨内注射,必要时每 3~5 分钟重复,但没有证据支持其优势,而心脏术后可能诱发严重的高血压,故不推荐使用肾上腺素及血管升压素,必要时仅推荐 100~300μg 小剂量静脉注射。

(2) 胺碘酮:心室颤动及无脉室性心动过速经 3 次电复律未转复,应立即经中心静脉注射胺碘酮300mg,随之 900mg 静脉输注 24 小时,必要时追加 150mg 负荷量。

(3) 阿托品:心脏停搏或严重心动过缓的患者可经中心静脉注射阿托品 3mg。

(4) 利多卡因:不建议常规使用。但心室颤动 / 无脉室性心动过速导致的心脏骤停,在自主循环恢复后,可考虑立即开始或继续使用利多卡因,剂量为 100mg(1~1.5mg/kg),若心室颤动 / 无脉室性心动过速持续存在,每隔 5~10 分钟追加 0.5~0.75mg/kg,第 1 小时的总剂量不超过 3mg/kg。

(5) 碳酸氢钠:有效的胸外按压以保证组织灌注和心排血量、力争尽早恢复自主循环,同时进行恰当的人工通气,是恢复酸碱平衡的最有效方法,所以在心搏骤停和心肺复苏期间,或自主循环恢复后阶段,均不建议常规应用碳酸氢钠,除非存在危及生命的高钾血症或由高钾血症引起的停跳、原有严重的代谢性酸中毒、三环类抗抑郁药中毒才进行纠酸治疗。

(6) β 受体阻滞剂:患者因心室颤动 / 无脉室性心动过速导致心搏骤停,可尽早考虑开始或继续口服或静脉注射 β 受体阻滞剂,但要考虑其负性肌力作用。

(7) 其他药物:血管升压素在最新心肺复苏指南中已不再推荐。类固醇虽在治疗院内心搏骤停时可以使用,但不建议在之后的随访研究中常规使用。

5. **主动脉内球囊反搏**(intra-aortic balloon pump,IABP)辅助患者的 CPR　心肺复苏时 IABP 触发信号极易受胸外按压等操作干扰,所以 IABP 辅助的患者进行心肺复苏时应将 IABP 调整至压力触发模式,并采用 1 : 1 的反搏频率;如果在一段时间无法胸外按压,应将 IABP 调整至强制触发,频率 100 次 /min。

6. **严重缓慢型心律失常及心跳停止**　此类患者应即刻连接起搏器,选择 DDD 模式,并将输出电压调至最大,设定频率为 90 次 /min。如果有起搏器工作正常且表现为无脉性电活动,应立即关闭起搏器以排除可能潜在的心室颤动,药物治疗可通过中心静脉单次给予阿托品 3mg。

对于低氧血症、低血容量、低 / 高血钾、体温过低、张力性气胸、肺栓塞、心脏压塞、中毒等非心室颤动 / 室性心动过速引起的心搏骤停,如果静脉注射阿托品和临时起搏均无效,应立即再次开胸探查。

7. 胸内心脏按压　由于刚做过开胸心脏手术的患者可以在 5~10 分钟内完成再次开胸,而且胸内心脏按压的效果优于胸外按压,所以对于电复律、药物及临时起搏无效的患者应积极开胸行胸内心脏按压。按摩频率 100 次 /min,收缩压大于 60mmHg。床旁紧急开胸包需配备以下工具:手术刀、钢丝剪、钢丝钳、吸引器、胸骨牵开器等。

(二)重症监护病房外的心肺复苏治疗

对于心脏手术后十日之内的患者,可以沿用重症监护病房内的心肺复苏治疗流程,其他患者参考常规心肺复苏指南的流程,除非怀疑由于可逆的外科因素导致的心搏骤停。常规心肺复苏分为基础生命支持(BLS)及高级心血管生命支持。

1. 基础生命支持(basic life support,BLS)　主要是徒手实施 CPR,目的是使心脏骤停患者的心、脑及全身重要器官在最短时间内获得最低限度的紧急供氧(通常按正规训练的手法可提供正常血供的 25%~30%)。BLS 的基本内容包括识别心脏骤停、呼叫急救系统、尽早开始 CPR、迅速使用除颤器 /AED 除颤。尽早开始 CPR:对于单一施救者的施救顺序应先开始胸外按压再进行人工呼吸(circulation—airway—breathing,C—A—B 而非 A—B—C),以减少首次按压的时间延迟。

2. 高级心血管生命支持(advanced cardiac life support,ACLS)　是由专业急救、医护人员在 BLS 基础上应用急救器材和药品所实施的一系列复苏措施,包括人工气道的建立、机械通气、药物的应用、循环辅助仪器、电除颤、病情和疗效评估、复苏后脏器功能的维持等。

对传统心肺复苏无效且考虑病因可逆的心搏骤停患者,且体外心肺复苏(external cardiopulmonary resuscitation,ECPR)能够快速实施,可考虑 ECPR。

(三)复苏后脏器功能维持

复苏后机体进入缺血 - 再灌注损伤所引发的病理生理状态,所以复苏后应优化并保护心肺功能、保证重要器官灌注、控制体温以提高生存率和神经功能恢复、维持酸碱及电解质平衡。对所有恢复自主循环但对言语指令缺乏有意义反应的成年昏迷患者均应采用目标温度管理(TTM),将核心体温降至 32~34℃,并至少维持 24 小时。复温以 0.2~0.5℃ /h 为宜,因速度过快易引起脑水肿、反应型高热、高血钾等。

(四)病情和疗效评估

停止按压后脉搏存在、面色由发绀转为红润、出现自主呼吸,或瞳孔由大变小并有对光反射,甚至有眼球活动及四肢抽动表示复苏有效。终止心肺复苏的标准:①恢复有效的自主循环(restoration of spontaneous circulation,ROSC);②治疗已由专业或高级急救队伍接手;③发现不可逆死亡的可靠和有效标准、确认明显死亡的标准或符合复苏终止的标准。可以把 20 分钟心肺复苏后低呼气末二氧化碳分压($P_{et}CO_2$)与其他因素综合考虑协助确定终止心肺复苏的时间。

以下检查可能为神经系统预后提供比较准确的预测结果:①心脏骤停≥72 小时瞳孔无对光反射;②心脏骤停后最初 72 小时内出现不同于单独的肌肉抽动的肌阵挛状态;③心脏骤停或恢复体温 24~72 小时后无 N_2O 体感觉诱发电位皮质波;④心脏骤停 2 小时后脑部 CT 显示灰质 - 白质比显著减少;⑤心脏骤停后 2~6 日脑部 MRI 出现广泛的弥散加权受限;⑥心脏骤停后 72 小时脑电图对外部刺激持续无反应;⑦恢复体温后脑电图呈持续暴发抑制或难治性癫痫持续状态;⑧无机体活动、伸展姿势或肌阵挛不能单独用来预后、休克、温度、代谢紊乱。但需要综合考虑镇静剂、神经肌肉阻滞剂及其他临床因素可能会影响某些测试的结果或相应的解读。

(贾　明)

推荐阅读文献

［1］DUNNING J,FABBRI A,KOLH PH,et al.Guideline for resuscitation in cardiac arrest after cardiac surgery.Eur J Cardiothorac Surg,2009,36:3-28.

［2］FIELD JM,HAZINSKI MF,SAYRE MR,et al.2010 American Heart Association Guidelines for cardiopulmonary resuscitation and emergency cardiovascular care science. Circulation,2010,122:S639-S944.

［3］PERKINS GD,JACOBS IG,NADKARNI VM,et al.Cardiac arrest and cardiopulmonary resuscitation outcome reports:update of the Utstein Resuscitation Registry Templates for Out-of-Hospital Cardiac Arrest. Circulation,2015,132(13):1286-1300.

［4］朱晓东,张宝仁.心脏外科学.北京:人民卫生出版社,2007.

［5］RICHARDSON ASC,TONNA JE,NANJAYYA V,et al.Extracorporeal cardiopulmonary resuscitation in adults.interim guideline consensus statement from the Extracorporeal Life Support Organization.ASAIO J,2021,67(3):221-228.

第十四节　我国心脏外科发展展望

本节要点

1. 微创手术是患者和外科医生至今追求的目标,包括小切口和腔镜手术、机器人手术、经皮心脏瓣膜手术、杂交手术。

2. 由于心脏供体短缺,心脏辅助装置可为终末期心脏病患者提供有效、可靠的血流动力学支持,明显改善生活质量,减缓或逆转疾病的发展进程,促进心脏功能的恢复,部分患者甚至能够避免心脏移植。

3. 心脏移植是世界公认的治疗终末期心脏疾病的方法,供体的短缺是心脏移植持续存在的难题,制约着心脏移植的进一步发展。

1897 年 Ludwig Rehn 第一次尝试缝合心脏伤口获得成功,这成为心脏外科的开端。从 1940 年第一台心脏手术完成到现在的 80 多年来,中国的心血管外科蓬勃发展,《2016 年中国心脏外科手术和体外循环数据白皮书》显示:2016 年全国 722 家医院共开展心脏外科手术 218 667 例,较上一年度增加 5 872 例(增长 2.76%),其中大血管手术数 15 593 例,较上一年度增加 2 765 例,年增长率接近 20%;心脏移植手术 388 例,较上一年度增加了 21.6%;冠状动脉旁路移植术(47 207 例)和心脏瓣膜手术(61 695 例),均与上一年度基本持平;先天性心脏病手术量 76 256 例,较上一年度减少 2 604 例,已经连续四年呈现下降趋势。这些手术量的变化表明我国的心脏外科的整体面貌正在悄然发生改变,而未来的发展更将集中体现在理念的改变和技术的改进上。

我国医学的发展过程曾经历从传统医学到比较医学、循证医学、转化医学、整合医学、价值医学、4P 医疗模式等阶段,现又将进入个体化精准医学时期。我国的国家计划中已有精准医学的相关布局,这样的背景下如何为不同的患者选择最为恰当的技术来实施系统化、精准化、个体化心脏外科手术成为一个亟待研究的课题。未来我国心脏外科的发展方向主要有以下三个方面。

一、微创手术

随着外科学技术的发展,患者和外科医生都追求更小的手术损伤、更好的治疗效果和更短的住院时间,传统的心脏外科主要是"开大刀",从 20 世纪 90 年代开始,逐渐产生微创的理念。早期的微创是追求小的切口,直视下施行手术,随后逐渐出现了腔镜技术、介入技术,到了 2000 年以后开始出现了杂交手术技术。广义的"微创"手术基本涵盖了心脏大血管外科的所有病种,可以说"系统化"的心脏外科微创体系已经建立。这些新技术的出现,目的就是尽可能地减少传统心脏外科所带来的创伤,但是它的应用前提条件是:一定要符合患者的个体化需求。随着技术的成熟,系统化、精准化、个体化的微创心脏外科必将引领发展的潮流,而这一趋势将集中体现在以下几个方面。

(一)小切口和腔镜手术

早期的微创心脏外科手术追求小的切口,1992年Wilson等首先报道了部分胸骨切口的心脏外科手术,随后有大量小切口心脏手术技术被用于临床,由于这类切口术后瘢痕小,较美观,因此受到患者的好评。所谓的"小切口"在当时被称为微创心脏外科的一种萌芽,这样的手术相当于"里面"还是一样地做,但是"外面"的骨头、皮肤等切口越来越小。患者强烈的愿望是医生实施小切口手术的直接动力。由于小切口手术不需要特殊的辅助设备,因此临床应用相对容易,这便使小切口手术得到了广泛的开展。目前,其他国家或地区已经有大量关于小切口心脏手术的报道,国内多数开展心脏手术的单位也开展或尝试过小切口心脏手术,涵盖了先天性心脏病、冠心病、瓣膜病和大血管疾病等四大心脏外科病种。国内开展的小切口手术包括胸骨上段小切口、胸骨旁小切口、胸骨完全横断法、胸骨下段法、右胸骨窗法和左胸骨窗法等方法,但目前主流的直视小切口入路是经右(或左)胸前外侧肋间切口(≤5cm)到达手术部位。其优势是适用范围广,能完成绝大部分微创心脏手术,同时不损伤任何胸廓的骨性结构,术者需要完成的学习曲线较平坦。

胸腔镜用于心脏外科手术是心脏外科手术微创化的重大进展。根据术中的用途区分为腔镜辅助和全胸腔镜下心脏手术两种:腔镜辅助仅用于改善显露;全胸腔镜下的心脏手术主要通过电视屏幕现实的术野完成绝大部分手术过程。电视胸腔镜心脏外科开始于20世纪90年代初,目前已能进行心脏外科领域里的大部分手术,如房间隔缺损修补术、室间隔缺损修补术、单纯主动脉瓣手术或二尖瓣手术,以及冠状动脉旁路移植术等。1996年,Chang首先在电视胸腔镜辅助下取右腋下4~7cm小切口完成了8例房间隔缺损修补术,取得了较为满意的结果,无手术死亡和并发症。1998年,Lin在电视胸腔镜下行室间隔缺损修补术,取得了满意的结果,无手术死亡和并发症。体外循环和心肌保护方法与房间隔缺损修补术相似。1997年,Chtwood完成了第一例电视胸腔镜下二尖瓣置换术。1998年,Robin采用经皮股动、静脉体外循环及电视胸腔镜辅助技术为一例装有心脏起搏器的感染性心内膜炎患者行三尖瓣置换。1996年Benetti开展了电视胸腔镜下非体外循环的冠状动脉搭桥术,取得了较满意的结果。与传统的心脏外科手术相比,电视胸腔镜心脏外科手术具有较多的优越性,即在保证手术效果的前提下,能够使微创心脏外科手术得以更好地实施,以最大可能减少创伤、减轻术后疼痛、缩短术后恢复时间、降低手术费用、符合美容要求。电视胸腔镜心脏外科被认为是自体外循环问世以来,心脏外科领域又一次重大技术革命,是现代微创心脏外科的代表性手术。但是其也有局限性:适用范围不如直视小切口广(如主动脉瓣或根部置换术、多瓣膜手术、冠状动脉搭桥手术);手术操作较复杂,时间较长,学习曲线相对较陡峭;目前只在少数单位常规开展。随着手术设备、器械的更新,手术例数逐渐增多,操作越来越熟练,手术时间会大大缩短,开展范围也将越来越广。

(二)机器人手术

机器人微创心脏手术是微创心脏外科目前最前沿的外科技术。人类1998年开始了机器人在心脏外科的临床实践,2000年起Zeus与daVinci这两大主流机器人辅助手术系统开始大规模进入临床,现在可以让外科医生在小切口的手术中进行类似人类关节一样360°的操作。这个特点可以帮助人类克服技术上和工程学上的难题,从而在微创手术中应用标准化的器械。机器人手术具有很强的技术优势,包括:手术视野大,定位精确,操作稳定、精细,长时间工作无疲劳。机器人手术具有真正意义上的微创、损伤小、痛苦轻、恢复快、住院时间短等特点,有良好的美学效果,深受女性患者欢迎。随着机器人手臂入路和操作流程规范化、标准化,其手术适用范围将更广。但因机器价格昂贵,操作复杂,国内拥有此设备的单位甚少。逐渐增长的机器人手术会应用于二尖瓣手术、冠状动脉再血管化手术、心房颤动消融、心脏内肿瘤的切除,以及先天性心脏病手术等。

对于心脏外科的机器人手术来说,应用最为广泛的就是二尖瓣的手术,尤其是二尖瓣修复手术,是目前学界公认的最佳微创技术。因此对二尖瓣机器人手术的研究也是最多的。近年来研究显示,机器人辅助下的二尖瓣修复手术是安全和有效的。手术的复杂性导致了更长的手术时间和体外循环时间,但是却拥有更短的住院时间和更低的死亡率。在最初的两年随访时间当中,接受机器人二尖瓣手术和传统外科手术的患者都有很好的生活质量。而在术后第一年,机器人手术的患者可以在更短的时间内恢复劳动能力。

相对于机器人二尖瓣手术,机器人搭桥手术进展相对较慢,在某些情况下,因为不同的移植物和心脏不同的搭桥位置,这种手术不能进行。目前为止最大样本的完全机器人内镜下冠状动脉搭桥术的研究显示:500例完全机器人内镜下冠状动脉搭桥术的成功率和安全性分别达到了80%和95%。然而,未来最有效的微创再血管化方法可能是杂交手术,即机器人取左胸廓内动脉,左前胸小切口手工吻合至左前降支,内科介入冠状动脉支架完成其他冠状动脉的再血管化。

机器人心脏手术虽然已经开展了十多年,但现在仍然处于不断发展的时期。设备技术的不断更新换代告诉我们,未来的外科领域,微创和远程操控会成为发展的重点,特别是随着单孔机器人手术系统的成功运用于临床,结合越来越成熟的5G技术,更高水平的微创化、精准化、远程化的完美结合,无疑是微创心脏外科发展的未来主要方向之一。

综上所述,微创心脏外科技术是各种技术形态(包括直视小切口、腔镜辅助/全腔镜、机器人、杂交以及介入等技术)的集成。掌握各种不同技术的规律特点、最佳适应证,并结合患者的个体特征、不同病种的手术要求,选择最佳的微创手术方法,是规范化开展微创心脏手术并获得最佳效果的基本原则。同时,年轻医生需要意识到,传统的外科手术技术是根本和标准,它们仍然是开展微创心脏外科技术的基石。

(三)经皮心脏瓣膜手术

创伤小和风险相对较低的介入瓣膜植入法是瓣膜置换的理想选择。2000年10月,Bonhoeffer等报道了第一例经皮肺动脉瓣膜置换术的病例,随后Cfibier等2002年12月报道了第一例人体经皮主动脉瓣膜置换。

经导管主动脉瓣植入(transcatheter aortic valve implantation,TAVI)或经导管主动脉瓣置换(transcatheter aortic valve replacement,TAVR)作为外科主动脉瓣置换术(surgical aortic valve replacement,SAVR)的替代方法正在渐渐得到认可和普及。自2002年TAVI技术首次发明之后,至今已在全球65个国家开展,完成手术30万例。我国于2010年开展该技术,2012年第一例国产经导管主动脉瓣植入成功,虽然只经历了7年,但目前多家医院均已开展并进行了临床试验,至今已完成700余例。一般认为,TAVR应该在SAVR风险较大(如STS PROM>10%)时采用,但是近些年也有一些研究认为在危险程度中等的患者行TAVR也可以得到与SAVR相似的短期和长期结果。如Piazza等对STS PROM为3%~8%的205名分别进行TAVR或SAVR的患者进行比较,发现行TAVR的患者30日和1年死亡率为7.8%和16.5%,而行SAVR患者30日和1年死亡率为相似的7.1%和16.9%。

总之,支持SAVR的因素包括:有心脏外科手术的其他指征、患者年龄小于75岁、解剖学危险因素(左心室流出道或二尖瓣重度钙化)或患者情况适于机械瓣置换;而支持TAVI手术的因素包括:年龄大于75岁、外科手术风险较高、女性患者等。TAVI手术的禁忌证包括:共存疾病使期望寿命小于12个月、合并其他必须手术的瓣膜疾病、主动脉瓣环大小不合适、活动性心内膜炎、近期血栓、冠状动脉开口梗阻风险高等。TAVI手术有一定风险,统计显示其术中死亡率为1.1%~4.2%,30日死亡率为1.1%~3.4%。TAVI手术的主要并发症主要包括血管事件、室壁穿破、瓣环瓣膜相关事件、心律失常、冠状动脉阻塞、心肌梗死、脑血管事件等几个方面。欧美国家主流观点认为,二叶主动脉瓣或者主动脉瓣反流的患者并不在行TAVR治疗的适应证之内,随着新型设计的瓣膜不断应用,TAVR技术的适应证正在不断扩展,目前国内为主动脉瓣反流的指征患者行TAVI手术已经成为常规。

经导管二尖瓣和三尖瓣修复或植入术也在快速发展中,现有经皮二尖瓣和三尖瓣手术系统已经被证实是安全有效的,但在临床广泛应用之前,仍需选择合适的患者,并与传统的外科手术结果进行对比研究,获得循证医学证据,为这些新技术的顺利发展以及安全有效地用于临床提供可信的科学依据。随着介入瓣膜植入技术的不断发展,未来将使更多的瓣膜性心脏病患者获益。

(四)杂交手术

介入科和心脏外科或超声、影像等更多学科紧密合作,充分发挥各自长处和优势,可让心脏外科医生很难术中处理的问题变得容易解决,把复杂的操作变得相对简单,从而明显提升治疗的安全性和有效性。这种更具微创理念的 Hybrid 技术已为越来越多的心血管病医务工作者接受和向往。尤其近年,"杂交"技术的应用已在心血管病治疗中得到广泛应用,包括用于冠心病、瓣膜合并冠心病、复合或复杂先天性心脏病以及主动脉疾病等。1996 年 Angelini 对多支病变的冠心病患者先实施经皮的支架植入治疗,然后使用微创切口对左前降支病变实施 off-pump 的 CABG 手术,取得了理想的临床效果,并由此提出杂交(hybrid)手术这一全新的医学概念。

2002 年 Hijortdal 等对合并远端肺动脉狭窄的患儿在进行心内畸形常规矫正的同时,进行了术中球囊扩张和支架植入,使很难纠治的合并畸形得到顺利解决。美国芝加哥大学的心脏外科和介入科专家密切合作,采用杂交技术为左心发育不良综合征(HLHS)患儿行了一期手术,以一种全新的方法替代创伤极大、风险极高的 Norwood 手术,取得惊人的成功。腔内修复(endovascular repair,EVR)在治疗主动脉疾病方面具有创伤小、安全系数较高的优点,但是对于累及重要分支血管的主动脉疾病,介入治疗仍存在较大困难,随着分支支架成功运用于临床,目前的困难将被克服。对于高危的主动脉夹层患者,外科手术疗效确切但创伤大、并发症多。杂交技术则结合两者优点,简化手术过程、降低手术风险,如预先作旁路处理重要分支血管、分段处理主动脉病变(外科手术处理升主动脉、介入处理降主动脉)等,而对于累及主动脉弓部的夹层,术中支架象鼻手术有逐渐取代传统象鼻手术的趋势。

杂交技术应用于心血管病,尤其是复杂的先天性心脏病和冠心病等外科治疗的初期,主要是作为一种分期治疗的策略或术后的介入补救手段而使用的,往往都是分别在不同场所和不同时间完成疾病的某一治疗。临床实践中仍存在一些问题,引发了心血管病专家的思考:能否多学科合作,在同一时间、同一场所完成全部治疗? 一站式杂交手术(one-stop hybrid procedures)即是这一医学理念的必然产物。一站式杂交手术室则是承担这一使命的功能单位。理想的一站式杂交手术室应该具备多种性能优良的影像学设备,包括心血管造影的 C 臂机,心脏超声系统等,如一台高分辨率的心脏超声系统是任何一个一站式杂交手术室必不可少的设备;同时又是一间设备齐全,无菌条件合格的手术室。一站式杂交手术带给患者更大的福音:患者无须在影像学检查室和手术室之间多次转移,在同一手术室即可完成全部手术,从而避免患者多次麻醉和转运可能带来的风险。更为重要的是,在这样一个一站式杂交手术室可以即时对手术疗效进行评价,从而指导手术实施。杂交技术真正体现了心血管疾病的整体治疗观念,因而在未来的心脏外科中这一技术会有更加光明的未来。

二、机械辅助

由于终末期心脏疾病患者较多,心脏供体短缺,心脏辅助装置可为终末期心脏病患者提供有效、可靠的血流动力学支持,明显改善生活质量,减缓或逆转疾病的发展进程,促进心脏功能的恢复,部分患者甚至能够避免心脏移植。对于等待心脏移植的终末期心脏疾病患者来说是一个福音,同时也成为心脏外科医生近年来研究的热点。

事实上早在 20 世纪中叶,科学家就开始研制"人工心脏",将其视为解决心力衰竭问题的方法之一。1957 年,第一颗人工心脏问世,荷兰医生科尔夫与同事阿库苏,将一颗水压式聚氯乙烯人工心脏置入狗体内,使其生存了近 90 分钟,这是首次将"人工心脏"概念带入现实。简要地解释,人工心脏是利用机械动力来输送血液,以部分或全部代替心脏泵血功能,用以维持全身血液循环的医疗器械装置。1969 年,诞生了全球第一例临床全人工心脏置入术。美国医生库利首次为一名 47 岁男性,成功置入一颗以设计者名字命名的"库利全人工心脏",作为移植前的过渡治疗。患者靠这颗气动的双心室辅助泵生存 64 小时后,接受了心脏移植。1978 年,美国科学家杰威克(Jarvik)建立了人工心脏的"杰威克(Jarvik)模型",并研制了第一颗永久性全人工心脏——"杰威克 7"。1982 年,"杰威克 7"被首次置入一名 61 岁患者体内,该患者活了 112 日。心脏的辅助技术在保证患者的存活、促进心肌功能恢复等方向,为下一步治疗赢得了宝贵时间。对于准备进行心脏移植的患者,心脏辅助装置可减轻因灌注不足导致的重要脏器功能损伤,直至顺利实施心脏移植。随着医疗技术的不断的研究和发展,心脏辅助技术日趋成熟和完善,许多性能优良的心脏辅助装置开始应用于临床,如心室辅助装置(VAD)、体外膜氧合(ECMO)等。

我国心脏外科领域开展机械辅助的历史相对欧美国家较晚。近 10 年来,ECMO 已逐渐成普遍之势,并从主要用于循环辅助向呼吸辅助扩展。人工心脏的研究在少数单位一直没用停止,部分已用于临床试验并获得令人鼓舞的效果。随着我国经济的发展,人们生活水平的提高,终末期心脏病患者对机械辅助装置的需求将提高,这无疑将促进我国心脏外科机械辅助领域的发展。

三、心脏移植

目前终末期心脏疾病患者人数每年呈上升趋势,心脏移植是世界公认的治疗终末期心脏疾病的方法。1967 年 12 月 3 日,在南非的开普敦 Groote Schuur 医院,Christiaan Barnard 首次进行人体心脏移植,一举震惊世界,从此心脏移植技术真正地运用到临床中,开创了终末期心脏疾病治疗的新纪元,给更多患者带来了福音。我国于 1978 施行首例心脏移植术,这也是亚洲第一例心脏移植术。心脏移植后存活时间的世界纪录为 33 年,由 2016 年去世的英国人 John McCafferty 保持。中国纪录是 23 年,由仍健在的黑龙江一位患者保持,其手术由哈尔滨医科大学附属第二医院夏求明教授实施。1992 年,在吴英恺院士亲自组织下,首都医科大学附属北京安贞医院陈宝田教授、孟旭教授成功进行全国第二例心脏移植,打破了心脏移植在中国多年的沉寂。截至 2016 年 6 月 30 日,全球共有 472 个心脏移植中心和 180 个心肺移植中心。全球范围内共进行了 135 387 例心脏移植,其中成人心脏移植 120 991 例。

供体的短缺是心脏移植一个持续存在的难题,同时制约着心脏移植的进一步发展。这也是导致全世界范围内心脏移植手术例数逐年减少的最重要原因。正是由于这个原因,也促使心脏外科医生及相关专业人员开展了替代心脏移植新方法的不断探索和研究。异种心脏移植、心脏干细胞移植、人工心脏、克隆技术等的不断研究是否会改变或缓解心脏移植供体不足的现状还值得期待。一般器官捐献死亡判定有两个标准:脑死亡后器官捐献(DBD)和心脏死亡后器官捐献(DCD)。通常情况下,心脏外科医生实施的心脏移植手术是将已判定脑死亡并配型成功的人体心脏完整取出,随后植入所需受体内,即现在广泛应用的DBD 心脏移植。相比之下,由于 DCD 供体的心脏已经停跳,医生无法判断供体心脏的功能是否正常,因而DCD 心脏移植技术一直处于发展停滞状态。直到 2014 年 10 月,澳大利亚悉尼圣文森特医院(St. Vincent's hospital)心脏移植团队成功完成了世界首例成人 DCD 心脏移植。简单来说这是一项能够让停止跳动 20 分钟的心脏复苏并完成移植的新技术。新技术框架下,供体心脏将被放入一种装有保存液的便携式仪器内,后者能够保持心脏组织的血液流通,使其恢复生机,随后外科医生将评估该供体心脏的心功能情况,以决定是否符合移植的标准。截至 2016 年底,该技术已经被用于 27 例 DCD 供体心脏功能的检测,其中超过 50% 的 DCD 供体心脏移植成功。这项新技术不仅将有助于改变心脏供体短缺的现状,用特制仪器使停跳心脏复苏还能确保器官的活力,进而提高手术成功率。

心脏外科是外科学中诞生最晚但发展最快的分支学科,科技日新月异的进步极大地推动了心脏外科的发展。中国心脏外科在过去的几十年中呈现出良好的发展趋势,但是随着多学科交叉推进所带来的科室竞争更加要求我国新生代心脏外科医生不断探索和创造更多更好的技术。然而,每种心脏外科技术均有其特定的适应证,如何根据患者的病情、医生的技术程度、技术的优越性和局限性来"个体化"地为患者选择适当的技术进行"精准化"治疗,成为当代心脏外科亟待研究的重要课题。总之,唯有追求高品质医疗和知识技术创新才能保证我国心脏外科的持续发展。

(张宏家　尤　斌)

推荐阅读文献

张尔永,万峰.心血管外科学.北京:人民卫生出版社,2009.

第二章

先天性心脏病

第一节　动脉导管未闭

本节要点

1. 流行病学　动脉导管是肺动脉和主动脉之间的一个动脉性的连接。在极低出生体重的早产儿中，动脉导管未闭（patent ductus arteriosus，PDA）的发生率为 30% 左右，并随着出生后年龄的增长而降低，只有极少部分早产儿的 PDA 在 6 月龄后关闭。未经治疗的 PDA 患儿死亡率较高，出生时孤立性 PDA 的患儿中，有 30% 在出生后的第一年内死亡。

2. 病理生理学　婴儿出生后随着肺血管阻力的降低，在心动周期的两个时相内从主动脉经动脉导管到肺动脉的血流均增多。所以，即使是同样大小的缺损，PDA 所造成的肺循环超负荷要比同样大小的室间隔缺损（ventricular septal defect，VSD）或房间隔缺损（atrial septal defect，ASD）更重。所造成的肺充血又会导致充血性心力衰竭的一些典型症状。在足月儿和早产儿中，体循环的舒张期窃血进入肺循环，被认为是肾和胃肠道功能障碍的机制。因为小型或限制型 PDA 中的血流速度加快，所以会发生内皮损伤。

3. 临床症状　PDA 患者的临床特征变化不一，取决于体循环和肺循环的阻力、患者的年龄和 PDA 的解剖。有显著左向右分流的患者，表现为充血性心力衰竭的体征（如心动过速、喂养困难和发育差）。患者可能表现出左向右分流的症状，如发育差和疲劳，若 PDA 粗大，则表现得特别明显。婴儿和儿童可出现频繁的上呼吸道感染和肺炎。但许多成人却是无症状的。

4. 诊断　胸部 X 线可证实肺野中肺血增多，有充血。超声心动图通常具有诊断性。在有特别粗大的动脉导管的年长儿中，可能有进行心导管检查的适应证。存在主动脉弓解剖异常和对动脉导管确切位置有怀疑时，CT 或 MRI 是有用的辅助手段。

5. 治疗　包括药物、介入和手术治疗（在体外循环和非体外循环下）。对于具有血流动力学显著性的患有 PDA 的儿童和成人，其药物治疗包括利尿剂、地高辛和降低后负荷的药物，诸如血管紧张素转换酶抑制剂（ACEI）。通过心导管介入或手术方法实施最终治疗，技术操作相对简单，能确切关闭动脉导管。

一、定义

胎儿循环未能正常转变为出生后循环，会导致动脉导管无法闭合。在足月儿中，动脉导管通常在出生后最初 24 小时内闭合。在早产儿中，未成熟的导管组织对氧的反应性较低，因此可能存在动脉导管持续开放。动脉导管的位置通常是在左侧，起源于主动脉峡部和近心端降主动脉的连接处，并走行至左肺动脉起始部。但动脉导管也可能位于许多其他部位上，包括从右位主动脉弓下缘发出并走行至右肺动脉，起源于科梅内尔憩室(Kommerell 憩室)并走行至左肺动脉,或起源于左侧无名动脉并走行至左肺动脉。无论动脉导管的位置如何,其尺寸大小和外形存在非常大的变异。

二、病因学因素

(一)前列腺素

在胚胎期,因为肺是塌陷且充满液体的,肺血管阻力高,动脉导管血流为右向左。低氧饱和度和循环中的前列腺素维持了动脉导管的通畅。出生后动脉含氧量升高,从而造成对前列腺素合成的抑制,之后循环中的前列腺素水平降低。这会导致动脉导管收缩和最终关闭。

(二)早产

许多因素造成了早产儿中动脉导管的开放。缺氧和呼吸窘迫,以及伴发的早产儿肺病是主要因素。

(三)药物

动脉导管的开放涉及许多不同药物,如 ACEI。

(四)遗传学因素

遗传学因素在持续存在 PDA 中也产生了重要影响。21 三体综合征患者的 PDA 发生率更高。PDA 患者的同胞,其发生率也升高,可高达 2%~4%。Char 综合征是一种常染色体显性遗传病,其特点是有 PDA、面容畸形和手部畸形。

(五)先天性感染

先天性感染,如风疹等感染,和 PDA 有关。此外,早产儿败血症常导致 PDA 再开放。

三、病理生理学

婴儿出生后随着肺血管阻力的降低,在心动周期的两个时相内从主动脉经动脉导管到肺动脉的血流均增多。所造成的肺充血又会导致了充血性心力衰竭的一些典型症状。持续开放的动脉导管所造成的肺动脉高压会发生得更早。在足月儿和早产儿中,体循环的舒张期窃血进入肺循环,被认为是造成肾和胃肠道功能障碍的机制。因为小型或限制型 PDA 中的血流速度加快,所以会发生内皮损伤。这可能是发生感染性心内膜炎的原因。

PDA 造成了主动脉和肺动脉之间的一个左向右分流。这一额外的容量负荷做功必须完全由左心室来承担。当导管粗大时,肺动脉压力升高,造成了右心室压力负荷做功增加。回到左心房的肺血增多,造成左心房和左心室的扩张。与室间隔缺损类似,在出生后数周和数月后,由于肺血管阻力从其较高的新生儿水平得以降低,左向右分流的程度加重。大型动脉导管未闭会使舒张压降低,并减少了冠状血管的灌注,这可能使左心室应对容量负荷增大的能力下降。

四、临床特征和诊断

(一)症状

PDA 患者的临床特征变化不一,取决于体循环和肺循环的阻力、患者的年龄和 PDA 的解剖。PDA 的早产儿可能最初需要动脉导管作为一个必需分流,因为最初存在肺血管高阻力。随着肺血管阻力降低,如果 PDA 较明显,那么这些患儿就会出现充血性心力衰竭或"肺循环过度"的体征。通常表现为无法脱离呼吸机或对通气的需求增高。有时会看到体循环心排血量差、外周灌注差和多器官衰竭的体征。PDA 的表现和血流动力学后果可能会造成慢性肺病(支气管肺发育不良)、坏死性小肠结肠炎、脑室内出血和肾衰竭。有显著左向右分流的患者,可表现出充血性心力衰竭的体征(如心动过速、喂养困难和发育差),若 PDA 粗大,则表现得特别明显。婴儿和儿童可出现频繁的上呼吸道感染和肺炎。但许多成人是无症状的。存在大型 PDA 且未经治疗的患者,则存在肺动脉高压的特征或已经发生了艾森门格综合征(Eisenmenger 综合征)。

(二)查体

PDA 患者的常见临床特征同左心衰竭的体征和症状。如果动脉导管粗大,则可能在静息状态下即表现为呼吸急促。患儿可能易于频发呼吸道感染，并有发育停滞，氧饱和度正常。当动脉导管粗大且肺阻力低时，通过触诊和测量血压都会发现脉压明显增宽。胸部听诊证实存在特征性的、延伸到舒张期的收缩期杂音，甚至是一个连续性的机器样杂音，背部听诊会更清楚。

（三）辅助检查

胸部 X 线证实肺野中肺血增多，有充血。左心房和左心室增大。肺动脉可能会显著扩张。心电图（electrocardiogram，ECG）可能证实有左侧电势增强，但如果有严重肺动脉高压，则可有右心室肥厚的电学证据。超声心动图通常具有诊断性。在新生儿或婴儿中，应该很少有必要通过心导管或磁共振检查来确诊是否有 PDA。但是，在有特别粗大的动脉导管的年长儿中，可能有进行心导管检查的适应证。在动脉导管水平存在右向左分流而导致发绀的年长儿中，肯定有进行心导管检查的适应证。在这些情况下，必须针对肺血管系统的反应性作出评估。如果阻力有明显增高，即肺阻力高于体循环阻力的 75%，且如果肺阻力对给予一氧化氮和氧气没有反应，应该认为无法手术，因为已经进展为肺血管病变。存在主动脉弓解剖异常和对动脉导管确切位置有怀疑时，MRI 则是一个有用的辅助手段。MRI 还有助于确定有无血管环以及了解气管食管狭窄的程度。

五、治疗方法

（一）药物治疗

1. 早产儿的动脉导管　从 1976 年开始，临床上便将吲哚美辛作为关闭早产儿动脉导管的药物学方法。早期的多中心研究试图确定早产儿动脉导管未闭的药物治疗是否优于手术治疗，研究提示手术治疗措施有更高的气胸和早产儿视网膜病变综合征的发生率。因此多年来，大多数动脉导管未闭的早产儿，在考虑手术治疗前，通常以 12~24 小时间隔，接受 2~3 个疗程的吲哚美辛治疗。一项由 Jones 等人进行的荟萃分析对吲哚美辛和布洛芬进行了比较，并证实两者对促进 PDA 关闭的效果均优于安慰剂组。显示吲哚美辛和布洛芬疗效相同，除慢性肺病以外的并发症发生率相似（布洛芬导致慢性肺病的风险比吲哚美辛高 30%）。

2. 非早产儿或年长儿　非早产儿或年长儿动脉导管未闭的药物治疗是使用地高辛和利尿剂的标准抗充血性心力衰竭药物治疗。但与 VSD 患儿不同的是在新生儿期之后，动脉导管不可能自发闭合。因此，仅应把药物治疗看作在手术关闭或经心导管关闭动脉导管之前用来稳定患儿病情的方法。

（二）介入治疗

心导管介入治疗关闭动脉导管的方法已经研发出许多用来在心导管室内关闭 PDA 的装置。目前流行使用经改良的 Amplatzer 装置，其可用于关闭相对粗大的动脉导管（图 2-1-1）。心导管介入治疗关闭 PDA 的优点包括无须做切口这一美容学上的优点。与传统经胸廓切口径路相比，其所引起的不适更少，且患儿

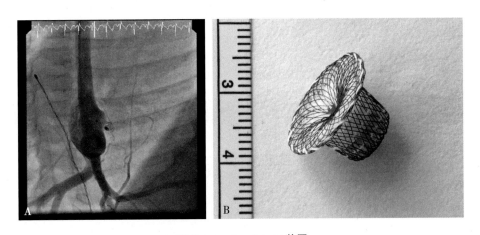

图 2-1-1　Amplatzer 装置

A. 血管造影图像显示未闭动脉导管封堵成功；B. Amplatzer 装置是现今最常用的经心导管封堵未闭动脉导管的装置。

可在封堵术当日出院。该技术的缺点包括装置造成的栓塞或装置本身引起的潜在并发症、人造材料将永久存留于血管腔内、装置常常突入到肺动脉或主动脉内,最后还要考虑其费用成本的问题。当考虑到此技术所需的昂贵导管设备的均摊成本和装置本身的高成本时,有些研究提示心导管介入治疗方法存在费用成本方面的显著缺点。在许多发展中国家,因为使用封堵装置关闭动脉导管的费用更高,所以外科手术仍被作为一种合理且首选的治疗方法。

（三）手术治疗

1. 手术指征选择   过去,单凭 PDA 的诊断就认为是进行手术关闭的适应证。随着诸如超声心动图等诊断学方法的敏感度提高,需要对这种做法予以重新考虑。毫无疑问,超声心动图有能力在早产儿和年长婴儿或儿童中检出无血流动力学显著性的动脉导管。例如:直径小于 1.5mm 的动脉导管,即便是在体格非常小的早产儿中,当吲哚美辛治疗无效时,可能也不需要进行手术干预。在年长婴儿或儿童中,直径在 1~2mm 范围的动脉导管不可能引起任何显著的血流动力学影响。然而,在经过更长时间后,细小动脉导管可能会成为一个感染部位,表现为发生动脉内膜炎。由于细小动脉导管偶尔可能会发生血液的右向左分流,所以在正常情况下应该被肺过滤掉的细菌,却可能进入体循环,或至少在动脉导管自身区域被浓集。那些粗大到足以让临床观察者用听诊器听到的动脉导管,或所引起的症状必须进行药物治疗的动脉导管,则应该肯定地认为其本身就是一个手术关闭的适应证。但是,一个不可闻及杂音、不造成任何血流动力学影响,且仅可通过超声心动图才能观察到的,只有 1mm 或 2mm 的结构微小的动脉导管,对其进行关闭所带来的益处和风险依然未明。

2. 手术方法

（1）技术要点:传统的胸廓切口径路。传统的胸廓切口径路仍然适宜对早产儿进行动脉导管的手术结扎,或用于动脉导管特别粗且短、需要离断并缝闭的年长婴儿或儿童。

1）早产儿未闭动脉导管的结扎首选在手术室里进行操作。治疗团队必须将患儿转运至手术室,避免患儿使用过高的吸入氧浓度造成过度通气或通气压力过高而可能造成肺损伤。在转运患儿过程中和在手术室中摆放体位时,注意维持患儿的体温。

患儿取右侧卧位,左臂放置于头部上方以提高左肩胛骨的位置(图 2-1-2)。做一个左后外侧胸廓切口,从紧靠肩胛骨下角的位置向位于肩胛冈和脊柱中间的位置延伸。在第 3 或第 4 肋间进入胸腔。电刀的参数要设定在非常低的水平,且在进入胸腔时要极其小心,不要损伤下方的肺。轻柔地将左肺向前方牵开。放置一个或两个小型可塑形牵开器,需要在动脉导管区域进行最低程度的分离(图 2-1-2A)。使用肌腱剪刀打开动脉导管上方和下方的纵隔胸膜。此时,应该仔细识别出左喉返神经。动脉导管通常比主动脉弓和主动脉峡部更粗大。在经纵隔胸膜识别出主动脉弓及其分支和左喉返神经后,可以使用 Debakey 镊(无损伤血管镊)轻柔夹住动脉导管来实施动脉导管闭合试验。如果留置了动脉测压管,这个试验会导致舒张压升高,且收缩压可能也升高。放置在远端肢体上的脉搏测氧仪应该探测到有持续的搏动。提起动脉导管,

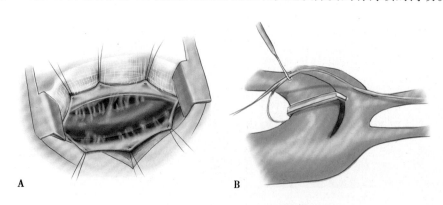

图 2-1-2 未闭动脉导管结扎示意图
A. 早产儿结扎未闭动脉导管的径路是经一个长度有限的左后外侧胸廓切口;B. 使用单个血管夹夹闭动脉导管,仔细显露迷走神经和左喉返神经,有助于明确辨认出动脉导管。

血管夹要完全跨过动脉导管放置,并避免夹住被镊子压在后内侧的左喉返神经(图 2-1-2B)。在镊子和降主动脉之间夹闭动脉导管。移除可塑形牵开器,放置单根小头胸腔引流管,用可吸收缝线环绕肋骨缝合关闭胸腔,并用可吸收缝线来关闭肌层。

　　2) 离断并缝闭非早产儿或儿童的粗短动脉导管。如果术前检查证实动脉导管特别短而粗,则首选实施离断并缝闭。手术径路是经长度有限的左后外侧胸廓切口。使用可塑形牵开器将左肺牵开。将一块湿纱布放置在两个牵开器后方,以显露出肺门。识别并分离好动脉导管区域后,将纵隔胸膜从主动脉上翻起。注意左喉返神经从迷走神经上发出的位置。使用牵引缝线来牵开前方的纵隔胸膜组织片。当动脉导管完全显露,要判定动脉导管是否有足够的长度,以便在动脉导管钳之间将其安全离断。或应该对紧邻动脉导管的主动脉进行约 1cm 长度范围的游离。重要的是使用 Potts 动脉导管钳(简称"Potts 钳")来钳夹动脉导管本身(图 2-1-3A)。术中将 Potts 钳跨主动脉钳夹或跨动脉导管的主动脉端进行钳夹后,在动脉导管的肺动脉端再夹上一把 Potts 钳。部分离断动脉导管,并从动脉导管的主动脉端开始缝合。从动脉导管前壁向其后壁边切边缝,最后完全离断动脉导管后壁,完成缝合。此时松开动脉导管的主动脉端。动脉导管离断后,其肺动脉端使用聚丙烯线连续缝合加以缝闭(图 2-1-3B)。

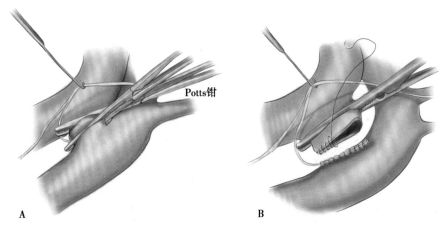

图 2-1-3　Potts 钳钳夹动脉导管示意图

A. 通过显露发自迷走神经的左喉返神经来确切判定动脉导管,小心保护喉返神经。Potts 钳是特别为控制短而粗大的动脉导管所设计的,钳齿要比 DeBakey 类型的钳子更窄,可留出更长的动脉导管组织以供缝合;B. 动脉导管的主动脉弓部断端已经缝闭,正使用聚丙烯线连续缝合来缝闭肺动脉端。

　　(2) 电视辅助胸腔镜手术:Laborde 等在 1993 年首次报道了在电视辅助胸腔镜下用血管夹夹闭动脉导管的技术。该技术迅速成为一种用于长度足够可安全结扎的小型或中型动脉导管的标准治疗方法。电视辅助胸腔镜手术的技术最大限度地消除了手术在美容学方面的缺点,仅需要做 3 个短切口来置入电视摄像机、牵开器和电灼分离器,以及随后要用的持夹器(图 2-1-4)。因为不需要分开肋骨,所以其造成的不适也最少。现代化的摄像机有优异的显像和照明能力,能用来仔细识别出左喉返神经。和对早产儿进行开胸直视动脉导管结扎一样,游离的范围仅限于紧靠动脉导管主动脉端的上下区域。用一个血管夹来夹闭动脉导管。应该小心避免将左喉返神经也夹在血管夹的内侧端中。

　　3. 手术结果　手术结扎动脉导管后的死亡率极少,并发症发生率低。报道有喉返神经损伤和乳糜渗漏,但发生率低。患者在术后患有脊柱侧弯的发生率为 19%~31%。通过保护肋骨骨膜和

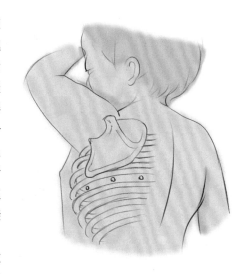

图 2-1-4　电视辅助胸腔镜手术可通过位于第 4 肋间的 3 个器械导入孔来实施手术

使用保留后外侧肌肉的胸廓切口,有可能会避免一些手术后遗症。电视辅助技术进一步降低了胸廓切口的创伤及其远期后遗症。在一些研究中,残余 PDA 的发生率低(3.1%);实施结扎并离断者,发生率为零。

【病例解析】

病例摘要

主诉

患儿,男,1 岁 6 个月,因"发现心脏杂音 4 月余"入院。

现病史

患儿 4 个月前因呼吸感染至当地医院就诊,听诊发现心脏杂音,心脏超声提示:动脉导管未闭,左心略大。未行特殊处理。患儿病程中无口唇及四肢青紫,无活动后气促、喘憋及呼吸困难,平素易患上呼吸道感染。现患儿有咳嗽、咳痰及流涕,无发热、气促及呼吸困难,无腹泻及腹胀等不适,生长发育尚可。今为求进一步诊治,门诊以"动脉导管未闭"收住心血管外科。

查体

体温 36.4℃(腋温),脉搏 104 次 /min,呼吸 24 次 /min,血压 86/48mmHg,身长 / 高 70cm,体重 9.0kg。神志清,精神反应可,发育略差,面色正常,血氧饱和度(SpO_2)96%,营养中等。心脏听诊:心音有力,律齐,心率不快,于 $L_2 \sim L_3$ 可闻及典型的机器样、连续性杂音,并向左锁骨上窝传导,局部常可触及震颤,P_2 亢进。两肺呼吸音稍粗,无干湿啰音。肝脏肋下未触及,四肢末梢暖。

辅助检查

心脏超声:动脉导管未闭,左心略大。心脏位置及连接正常。左心房、左心室增大,左心室收缩活动正常。左心室腔内见数根假腱索。主动脉三叶瓣,活动可。肺动脉增宽,瓣膜开放活动可。房室瓣开放活动可。房间隔完整。室间隔完整。左位主动脉弓。动脉导管未闭,肺动脉端约 0.54cm,双向分流,左向右分流速 1.21m/s,右向左分流速 1.7m/s。

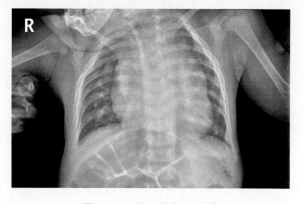

图 2-1-5 患儿胸部 X 线片

胸部 X 线片:心影增大,两肺渗出(图 2-1-5)。

心电图:窦性心律,右心室肥大。

数字减影血管造影(DSA):透视下可见心影大,主动脉造影见主动脉弓降部一粗大管状动脉导管未闭,近肺动脉端 4mm,长度约 13.5mm,肺动脉扩张,无主动脉缩窄,左肺小动脉楔入造影见肺小动脉扭曲,毛细血管床充盈可(图 2-1-6)。

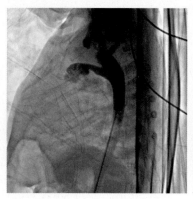
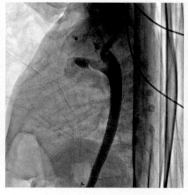
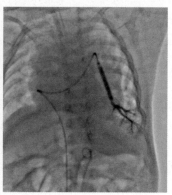

图 2-1-6 患儿数字减影血管造影(DSA)

心脏(CT 平扫＋增强)：螺旋扫描及三维重建后见纵隔基本居中，气管中段狭窄，左右支气管通畅，肺窗显示两肺纹理清晰。内脏心房正位，腔肺静脉回流正常，房间隔显示清楚，房室连接一致，心室隔似完整，左心室流出道未见明显狭窄。心室大动脉连接一致，左弓，未见明显主动脉缩窄，见漏斗型动脉导管未闭，肺动脉端约 6.4mm，肺动脉总干扩张，左右肺动脉发育可(图 2-1-7)。

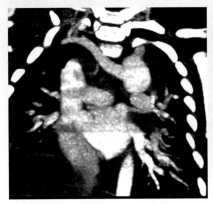 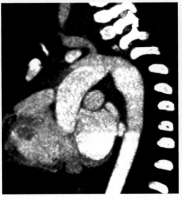 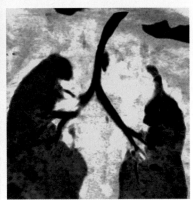

图 2-1-7 患儿心脏 CT 平扫及增强

 解析

结合患儿病史、查体及辅助检查，目前诊断动脉导管未闭明确。患儿为 PDA，现年龄 1.5 岁，动脉导管已不可能自发闭合。且未闭动脉导管 6.4mm，较粗大，为防止患儿出现肺动脉高压征象，应及时行 PDA 结扎术。术前心脏 CT＋气道重建检查对于 PDA 的患儿十分有意义：术前心脏 CT 可以直观了解未闭动脉导管和主动脉弓的形态；气道重建可以了解患儿术前是否存在气道狭窄、梗阻的情况，必要时在术中给予干预。

治疗经过

患儿入院后完善相关检查，行非体外循环下 PDA 结扎术：常规消毒铺巾，气静麻醉下，右侧卧位，从左侧第 4 肋间进胸，将肺组织向下牵拉，暴露纵隔胸膜；术中见未闭动脉导管为漏斗型，主动脉侧直径 7mm。经主动脉三角区分离动脉导管两侧，避免损伤迷走神经和喉返神经；于导管上下的主动脉分别置入控制带，经动脉导管置入 10 号丝线，进行双道结扎。食管超声未见肺动脉内异常血流。温盐水冲洗胸腔，间断缝合纵隔胸膜。腋中线第 6 肋间置入胸腔引流管，经仔细检查无明显出血点后，分层关胸，带气管插管回重症监护病房(intensive care unit，ICU)。术后予以强心、利尿、抗感染等对症支持治疗。

 解析

左侧胸廓切口是孤立性 PDA 手术修补的最常用径路。该患儿安置为右侧卧位，腋下放一卷垫子，左臂给予适当的固定。要避免在这种体位时的皮肤和神经受压(腓神经、踝部等)。然后经第 4 肋间进胸，在腋中线后方、肩胛骨下角下方约 1cm 或更靠下位置切相对小一点的切口，以便使用保留肌肉的手术径路来保护肋骨的骨膜。使用一块海绵纱布或一个牵开器将肺脏向前牵开。分离前要先鉴别完整的解剖(左喉返神经和膈神经、左锁骨下动脉、主动脉弓远端、降主动脉和未闭动脉导管)，同时保持在喉返神经后方进行操作。在未闭动脉导管的主动脉端外 1mm 或 2mm 处进行游离,小心别损伤未闭动脉导管,特别是窗型未闭动脉导管的上缘和主动脉弓。动脉导管双道结扎并切断的技术确保了未闭动脉导管被完全断开,这是在年长儿中的首选技术。放置单根胸引管,胸引管拔除时间根据临床情况而定。

(孙彦隽　张海波)

推荐阅读文献

[1] 丁文祥,苏肇伉. 现代小儿心脏外科学. 济南:山东科学技术出版社,2013.
[2] 丁文祥,苏肇伉. 小儿心脏外科重症监护手册. 上海:世界图书出版公司,2009.
[3] 乔纳斯. 先天性心脏病外科综合治疗学. 2 版. 刘锦纷,孙彦隽,译. 上海:世界图书出版公司,2016.
[4] 马弗蒂斯,贝克. 小儿心脏外科学. 4 版. 刘锦纷,孙彦隽,译. 上海:世界图书出版公司,2014.
[5] 徐志伟. 小儿心脏手术学. 北京:人民军医出版社,2006.
[6] 杨思源,陈树宝. 小儿心脏病学. 4 版. 北京:人民卫生出版社,2012.
[7] 朱晓东,张宝仁. 心脏外科学. 北京:人民卫生出版社,2007.

第二节　房间隔缺损

本节要点

1. **流行病学**　房间隔缺损(atrial septal defect,ASD)为最常见的先天性心脏病之一,约占先天性心脏病的 13%。

2. **病理生理学**　ASD 病理生理改变与缺损大小、左右心室顺应性和肺阻力有关。刚出生时,房间隔血流呈双向分流。随着年龄增长,房间隔血流呈左向右分流。若不及时治疗,部分患者会逐渐出现进行性的肺动脉压力增高,最终发展为艾森门格综合征。

3. **临床症状**　单纯 ASD 患儿大多临床表现不明显,症状出现早晚及程度和缺损大小有关,大多于偶然体检发现。缺损大的患儿,左向右分流会随生长发育而增加,可出现充血性心力衰竭表现,剧烈哭吵后可能出现青紫,部分可有肺动脉增粗压迫神经而引起声音嘶哑,以及青春期前后出现运动耐量下降,心悸、乏力等表现。

4. **诊断**　根据临床表现、查体、心电图、胸部 X 线及超声心动图等检查可明确诊断 ASD。

5. **治疗**　并非所有 ASD 都需要手术干预治疗,其具有一定自愈性。出生后 2 岁是纠治 ASD 的最佳时间。

一、定义

根据胚胎发育及房间隔缺失部位,ASD 分为以下几种:

(一)原发孔房间隔缺损

原发孔房间隔缺损(primum ASD)也称为Ⅰ型房间隔缺损。占房间隔缺损 15%~20%,由原发孔房间隔向下生长时未与心内膜垫融合导致,往往缺损较大,并伴有房室瓣异常及室间隔缺损。

(二)继发孔房间隔缺损

继发孔房间隔缺损(secundum ASD)也称为Ⅱ型房间隔缺损,为房间隔缺损中最常见类型,约占房间隔缺损的 70%。通常位于卵圆窝内,由于继发孔房间隔发育停滞或原发隔过度吸收所致,大小变化不一。缺损较大时可形成"共同心房"。

（三）静脉窦型房间隔缺损

静脉窦型房间隔缺损（sinus venosus ASD）占房间隔缺损的 5%~10%，由静脉窦区域异常发育导致。其房间隔缺损位于紧靠上、下腔静脉的心房侧，上腔静脉处更常见（故也称为上腔型房间隔缺损），当静脉窦型房间隔缺损位于下腔静脉和右心房连接处时，右侧肺静脉可能异位回流到下腔静脉，称为"弯刀综合征"，上下腔静脉骑跨于房间隔上，其缺损直径通常与腔静脉直径相仿，80%~90% 伴有该侧部分型肺静脉异位引流。

（四）冠状窦隔缺损

冠状窦与左心房之间的壁有缺损，可能是部分或完全缺失，从而左心房内的血通过缺损至冠状窦，最终进入右心房。冠状窦隔缺损（coronary sinus ASD）往往伴有左侧上腔静脉，以及冠状窦口的扩张。该型较为罕见，在房间隔缺损中，所占比例不超过 1%。

（五）卵圆孔未闭

正常人群中 25%~30% 存在卵圆孔开放，卵圆孔未闭（patent foramen ovale，PFO）是否属于房间隔缺损目前尚有争议，大多数 PFO 携带者无明显症状，Jonas 认为由于此类人群无房间隔组织缺失，只要左心房压力大于右心房压力，卵圆孔处不存在分流，便不算为房间隔缺损。但值得注意的是，新生儿或婴幼儿大哭或出现屏气等情况下，胸腔压力增高，右心房压力大于左心房压力，会出现右向左分流，可能出现青紫。对成人的研究发现，因为卵圆孔的存在，右心房栓子可能通过卵圆孔，从而导致卒中、偏头痛、肾栓塞等，所以有人主张需要通过手术方式处理卵圆孔未闭。值得注意的是，该类人群可能会增加空气栓塞的风险，在潜水后 12~48 小时内，不建议乘坐飞机或热气球。

二、流行病学

房间隔缺损为最常见的先天性心脏病之一，为左向右分流型先天性心脏病，约占先天性心脏病的 13%，男女之比约 1：2。最近有流行病学研究显示，在欧洲国家中新生儿及婴幼儿房间隔缺损的患病率约为 18.3/10 000。

三、病理生理学

不同类型的房间隔缺损病理生理特点相似。单纯房间隔缺损病理生理改变与缺损大小、左右心室顺应性和肺阻力有关。刚出生时由于肺血管阻力高，右心室心室壁厚，顺应性较差，房间隔缺损中血流表现为双向分流。在新生儿哭吵或屏气等情况下，甚至出现右向左分流，会出现一过性的青紫。随着年龄增加，生理性肺血管阻力下降，右心室的顺应性较左心室更好，右心房压力低于左心房压力，此时出现左向右分流。右心房、右心室以及肺循环血流量增加，导致右心房、右心室扩大，肺血管压力增高。其分流量与房间隔缺损大小及位置有关，通常中等以上房间隔缺损，肺循环血流量增多可至体循环血流量的 2~4 倍。由于肺循环顺应性较好，而且房间隔缺损仅为容量负荷增加，出现早期肺血管病变的比例并不高，仅为 5%~8%，但也有房间隔缺损早期出现肺充血、容易患肺炎、影响生长发育，出现严重肺动脉高压的报道。不合并其他心脏畸形的房间隔缺损在青春期之前能较好地耐受右心室的容量负荷增加，但此后部分患者会逐渐出现进行性的肺动脉压力增高，最终发展为艾森门格综合征，房间隔缺损水平右向左分流，出现青紫。同时伴发房性心律失常和血栓的风险也会增加。

四、临床表现、查体及检查方法

（一）临床表现

单纯房间隔缺损患儿大多临床表现不明显，生长发育无明显异常，体型多瘦长。症状出现早晚及程度和缺损大小有关，缺损较小的患者可终身无症状，大多于偶然体检发现。缺损大的患儿，左向右分流会随生长发育而增加，可出现充血性心力衰竭表现，剧烈哭吵后可能出现青紫，部分可有肺动脉增粗压迫神经而引起声音嘶哑，以及青春期前后出现运动耐量下降、心悸、乏力等表现。

（二）查体

查体可见生长发育大多正常，小型房间隔缺损可无明显阳性体征，较大的房间隔缺损因右心室增大，心前区往往较饱满。房间隔缺损特征性听诊为肺动脉瓣区第二心音固定分裂，是因为房间隔缺损，导致大量血流通过肺动脉瓣，产生肺动脉瓣关闭延迟所致。部分患者因右束支传导阻滞，这也是产生肺动脉第二心音固定分裂的原因，同时于胸骨左缘第二、三肋间可闻及收缩期喷射性杂音，杂音并不是因为房间隔缺损直接分流导致，左右心房之间的压力差不足以产生杂音，而是因为大量血流通过肺动脉瓣口时，产生相对性肺动脉瓣狭窄所致。较大的房间隔缺损还可于低位胸骨左缘闻及舒张期杂音，由大量血流经过三尖瓣进入右心室产生的三尖瓣相对狭窄而产生。随着部分年长患者肺动脉压力增高，第二心音分裂时间缩短、杂音也随之减弱，甚至消失。

（三）辅助检查

1. 胸部 X 线片　婴幼儿及缺损小的患者心脏大小可接近正常；缺损大，分流量多，主要表现为右心房和右心室增大、肺动脉总干及分支扩大、肺充血等，透视下可见"肺门舞蹈"。

2. 心电图　典型的继发孔房间隔缺损常显示电轴通常在顺钟向 +95°~+135°（电轴右偏）、P 波高尖、右心室肥大、不完全性右束支传导阻滞、P-R 间期延长以及 V_1 导联出现特征性的 rSr' 或 rsR' 波。中年后部分可及房性心律失常。然而在原发孔房间隔缺损中，因为 Koch 三角正位于缺损的部位，房室束走行靠下进入室间隔，从而表现出电轴左偏。

3. 超声心动图　是诊断房间隔缺损的首选检查。通过超声心动图可以显示房间隔缺损的部位、大小、分流的流速、房间隔缺损边缘情况以及估算右心室和肺动脉压力。相对于经胸心脏超声而言，经食管超声因探头距离房间隔更近、且与房间隔垂直，能更清楚地测量房间隔缺损的大小及其边缘。在介入及手术治疗前进行食管超声检查，能更精确显示房间隔缺损的情况。

4. 磁共振　磁共振检查因对患者无辐射而被广泛使用，其可明确除房间隔缺损外有无伴发疾病（如肺静脉异位引流等），有助于明确诊断。同时可以准确提供心室功能、心室容量，以及体肺循环血流情况。

5. 心导管检查　近 10 年来继发孔房间隔通过心导管介入治疗成为主要治疗手段，但单纯诊断性导管明确房间隔缺损基本可以被无创的超声心动图等代替，除非年长患者或需要测量肺动脉压力，判断是否适宜手术治疗或者明确其他伴发疾病。当然心导管检查也可以通过测量不同部位的血氧饱和度，确切计算肺循环与体循环血流量之比（Qp/Qs）。

根据临床表现、查体、心电图、影像学检查以及超声心动图等能明确诊断。

五、治疗方法

大多数房间隔缺损患者症状不明显，不需要药物治疗。若患者出现充血性心力衰竭等情况时，建议适当应用地高辛及利尿剂改善心功能。

并非所有房间隔缺损都需要手术干预治疗，因其具有一定自愈性。文献报道房间隔缺损自愈和年龄及房间隔缺损大小有关，Mostafa 对 192 例房间隔缺损患者随访发现，出现自愈的比例有 21%，都为婴幼儿，值得注意的是青春期及成年人房间隔缺损不再愈合。自愈的患者大多为缺损小于 6mm 的婴幼儿，大于 1cm 的患儿很少出现自愈。Ozcelik 也有类似报道，其认为新生儿以及房间隔缺损 5mm 以下的患者，自愈可能性非常大。

当然，缺损较大的房间隔随着年龄的增长，可能出现右心室容量负荷增加，肺动脉压力增高。所以对于房间隔缺损分流量较大，临床上出现肺动脉瓣、三尖瓣相对狭窄及第二心音固定分裂的患者，或影像学及心电图显示右心室增大、Qp/Qs>1.5 的患者应该早期干预治疗。传统推荐房间隔缺损手术年龄在 4~5 岁，近年来认为出生后 2 岁是关闭房间隔缺损的最佳时间。房间隔缺损自愈大多发生在生后 2 年，如果 2 岁后房间隔缺损仍存在、房间隔缺损大于 5mm、有右心室超负荷的证据，那就需要早期治疗。同时也应该考虑大年龄患儿对于手术可能存在的心理焦虑。

（一）原发孔房间隔缺损

原发孔房间隔缺损的治疗详见房室间隔缺损章节。

（二）继发孔房间隔缺损

对于需要干预的继发孔房间隔缺损，目前主要有导管介入治疗和手术治疗两种，当然近年来也出现经胸镶嵌封堵技术以及机器人手术治疗等报道。对于合适的患者而言，导管介入封堵是目前较为常用的治疗手段，我国于 2015 年《儿童常见先天性心脏病介入治疗专家共识》中指出，房间隔缺损已经证实并公认的适应证为：①年龄≥2 岁，有血流动力学意义（缺损直径≥5mm）的继发孔房间隔缺损；②缺损至冠状窦，上、下腔静脉及肺静脉的距离 >5mm，至房室瓣的距离≥7mm；③房间隔直径大于所选用封堵器左心房侧的直径；④不合并必须外科手术的其他心血管畸形。

对于满足适应证的继发孔房间隔缺损而言，导管介入治疗是主要的治疗方式，但也有封堵器移位、心律失常、血栓、金属腐蚀等问题的报道。

手术依然是目前解决原发孔房间隔缺损、静脉窦型房间隔缺损、冠状窦隔缺损以及不能封堵治疗的继发孔房间隔缺损的首选治疗方案。通常采用胸骨正中切口，随着对于切口美观的需求，更多的微创手术方式陆续出现：胸部前外侧切口、后外侧切口、低位胸骨小切口、右乳下入路、胸腔镜以及机器人辅助等。

导管介入治疗和手术治疗继发孔房间隔缺损都是房间隔缺损治疗成熟的手段，两者各有特点。心导管介入治疗避免了心脏停搏、体外循环、减少血制品需求等优点，但同时增加血栓、心律失常，甚至心脏穿孔等并发症的可能。开胸手术治疗有可直视、手术成功率高的优点，并逐渐通过微创缩小切口、减少创伤，诱颤装置以避免心脏停搏等技术，但仍需要体外循环、创伤相对较大。Pedro 对于 14 559 例患者进行系统性分析显示，导管介入治疗在患者的死亡率、降低住院天数上有一定优势，但术后出现残余分流比例较开胸手术高。

某医学中心目前采用胸骨正中小切口以及腋下切口入路修补房间隔缺损，修补房间隔缺损一般采用经 0.6% 戊二醛固定 20 分钟的自体心包补片。常规行升主动脉和上下腔静脉插管，并留置腔静脉控制带，采用常温或浅低温体外循环技术。阻断升主动脉后给予灌注心脏停搏液（1∶4 含血心脏停搏液或 HTK 液），自右心耳向下腔静脉打开右心房，注意避免损伤界嵴及窦房结动脉，修补前需探查两侧肺静脉、冠状窦及下腔静脉位置。缺损较小者可以直接缝合；缺损大者一般采用补片修补，修补结束前，可以通过房间隔进行左心房灌水，请麻醉医师鼓肺，排除肺静脉及左心内的残留气体。待心脏复跳后通过食管超声明确有无残余分流及心脏其他情况。

（三）静脉窦型房间隔缺损

单纯静脉窦型房间隔缺损比较少，修补类似于继发孔房间隔缺损。静脉窦型房间隔缺损往往伴有肺静脉异位引流（80%~90%），手术方式大致分为单片法、双片法、Warden 手术、改良 Warden 手术以及腔静脉侧切口等手术方法，手术中尽可能避免损伤窦房结及其血管，防止腔静脉和肺静脉回流梗阻是手术关键。

由于肺静脉开口于上腔静脉，不管采用什么手术方法，应该尽可能向上游离上腔静脉，上腔插管一般采用直角静脉插管，直接插在靠头端的上腔静脉或无名静脉内。由于右侧膈神经位于上腔静脉右侧，分离时需避免损伤该神经，因为此时有奇静脉和肺静脉同时回流入上腔静脉，可以通过血液的颜色以及探条探查血管走行来判断。

肺静脉回流入上腔的位置和数量不固定，需要充分游离后确定有无遗漏。肺静脉开口于右心房，或在上腔和右心房交界处时大多采用单片法修补，即通过补片在右心房内将肺静脉引流入房间隔缺损，同时关闭房间隔缺损。若肺静脉开口较高，于上腔静脉时，补片需进入右侧上腔静脉引流肺静脉，有可能出现上腔静脉梗阻，此时传统采用双片法修补。沿右心房侧壁向上腔静脉纵向剖开后，第一块补片类似单片法修补分隔左右心房，第二块心包补片扩大右心房至上腔静脉远端，避免上腔静脉的梗阻。CT 研究表明由于窦房结（特别是窦房结动脉）横过此处（图 2-2-1），在纵行剖开时可能损伤窦房结动脉、导致窦房结功能异常，从而出现心律失常。为了避免心律失常，1984 年 Warden 首次报道了一种手术方式，避免切开上腔静脉和右心房链接处，称为 Warden 手术（图 2-2-2）。手术中需要注意：①在离断腔静脉后，建议用心包缝合上腔静脉近心端,以免直接缝合导致肺静脉回流梗阻;②心包补片关闭房间隔时靠窦房结处不能缝太深,以免损伤窦房结;③要充分切除右心房内梳状肌,防止造成术后梗阻。

Warden 手术减少了心律失常的发生,但由于上腔静脉直接和右心房吻合,吻合口张力较高,报道显示容易形成腔静脉吻合口梗阻,往往可以通过术后心导管球囊扩张来解决,也有术者推荐用心包补片或管道等方法来减少张力,称为改良 Warden 手术,避免形成狭窄,并获得满意的结果。最近也有报道经腔静脉修补静脉窦型房间隔缺损的手术方法,在腔静脉上做横切

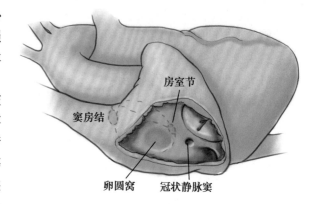

图 2-2-1 窦房结、房室节及传导束走行

口,切口位于异位引流肺静脉上缘,通过其修补房间隔缺损,该技术虽然避免损伤窦房结动脉,但其受到解剖形态的局限性,仅适合肺静脉开口位置略低,靠近右心房的上腔静脉,不能应用于所有的患者。

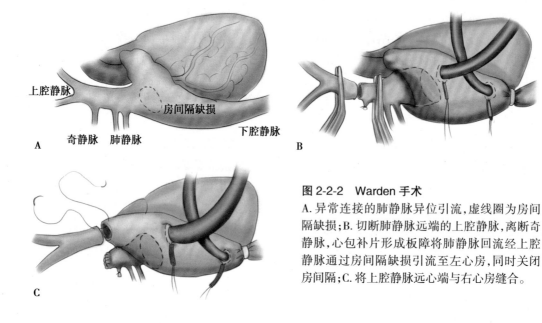

图 2-2-2 Warden 手术
A. 异常连接的肺静脉异位引流,虚线圈为房间隔缺损;B. 切断肺静脉远端的上腔静脉,离断奇静脉,心包补片形成板障将肺静脉回流经上腔静脉通过房间隔缺损引流至左心房,同时关闭房间隔;C. 将上腔静脉远心端与右心房缝合。

(四)冠状窦隔缺损

冠状窦隔缺损可分为部分性和完全性缺损,可以通过心包补片缝合关闭冠状窦内缺损或者直接关闭冠状窦口。在关闭冠状窦口时,缝合应该在冠状窦口内进行,避免损伤窦房结而引起房室传导阻滞。若患者存在左上腔静脉,并回流入冠状窦时不能直接关闭冠状窦口。

六、预后

导管介入及开胸手术都是房间隔缺损成熟、安全的治疗手段,预后良好,但仍需注意并发症的发生。Gustaf 对 252 例介入治疗的幼儿房间隔缺损患儿进行早期并发症研究,患儿早期出现并发症有 22 例(9%),出现栓塞、死亡等严重并发症有 16 例,其中有 2 例患儿需要外科手术治疗,其认为缺损较大以及体重在 15.0kg 以下患儿术后出现并发症较多。导管介入后封堵器腐蚀导致穿孔及心脏压塞也有陆续报道,因为其后果严重需要重视。开胸手术治疗房间隔缺损效果良好,术后 30 日内死亡率非常低,术后近期需要注意心包积液的发生,文献报道 25 岁前行房间隔缺损手术患者,其生存情况与常人无异。Kim 认为年龄和术前三尖瓣反流程度是影响术后生存率的危险因素,Hörer 也建议早期手术治疗,以减少房性心律失常发生。

【病例解析】

主诉

患儿,女,2岁10个月,生后4个月体检发现杂音至今。

现病史

患儿生后4个月体检时发现心脏杂音,超声心动图检查提示房间隔缺损。当时因年龄较小,予以随访。随访过程中患儿无青紫、呼吸急促、吃奶费力、反复肺炎、少尿等不适。现为进一步治疗,门诊以"房间隔缺损"收治入院。

查体

体温 36.8℃,脉搏 108 次/min,呼吸 28 次/min,血压 110/70mmHg,身长/高 90cm,体重 12.5kg。神志清,精神反应可,发育正常,营养良好,无口唇青紫。

专科检查:两肺呼吸音粗,未及啰音;心音有力,心率 108 次/min,律齐,胸骨左缘第 2~3 肋间 2/6 级收缩期杂音;腹软不胀,四肢末梢暖。

辅助检查

心脏超声:房间隔缺损(Ⅱ型),大小约 1.61cm×1.79cm,内见部分房间隔组织,缺损边缘组织薄、软,距上腔静脉 0.72cm,距右上肺静脉 0.76cm,距二尖瓣瓣环 0.48cm,缺损下缘 0.85cm,左向右分流。心室水平未见明显穿隔血流。

解析

　　结合患儿病史、查体及辅助检查,房间隔缺损诊断明确。患儿目前年龄已经 2 岁 10 个月,房间隔缺损直径 1.61cm×1.79cm,缺损大,无自愈可能,应积极给予治疗干预,关闭房间隔缺损。术前的超声心动图有很高的指导意义,可明确房间隔缺损的位置、大小和毗邻关系,有助于选择治疗方式。

治疗经过

　　患儿入院完善术前各项检查后,即行房间隔缺损手术。常规消毒铺巾,静脉-吸入复合麻醉下,胸骨正中切口,锯开胸骨,留取心包,戊二醛固定备用。右心耳和升主动脉缝荷包线,经右心耳注入肝素,升主动脉和右心耳分别插管,建立体外循环。在体外平行循环下,下腔插管,置上下腔控制带。阻断升主动脉,根部注入心脏停搏液,心脏停搏。术中见:房间隔缺损为继发孔,直径 16mm,自体心包补片连续缝合关闭(图2-2-3)。三尖瓣注水反流不显。心内排气,开放主动脉阻断钳。连续缝合心脏切口。心脏自动复跳,复跳后心律为窦性心律,术后食管超声无残余分流。停体外循环,血压稳定,分别拔除上、下腔静脉插管和升主动脉插管,静脉滴注鱼精蛋白。置入右胸引流管,经仔细检查各切口,无明显出血点后,分层关胸,带气管插管回 ICU。术后予以强心、利尿、抗感染等对症支持治疗。术后 6 日出院。

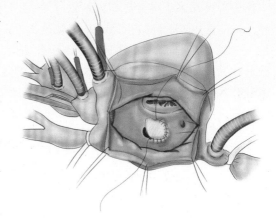

图 2-2-3　使用补片修补房间隔缺损

解析

　　对于房间隔缺损治疗,外科手术、内科封堵或者外科直视下的封堵都较为常见。对于不同位置、不同大小的房间隔缺损,采用的方法也不尽相同。该患儿因为缺损边缘组织薄、软,放置封堵器有脱落的风险,所以采用了直视下的外科手术治疗。外科手术的径路,目前也较为多样,常见的有局限性前外侧胸廓切口、后外侧胸廓切口和胸骨正中切口径路,但各有优缺点。低位部分胸骨切口微创径路在最近10年来已经成为继发孔房间隔缺损的标准手术治疗。对于大型继发孔缺损,特别是在下腔静脉插管的置入位置过高时,其下缘可能难以显露。对于缺损没有下缘且无法实施封堵的患者,更是如此。在此区域上的另一个"陷阱"就是宽大而明显的下腔静脉瓣,可能会被错误地当成是房间隔缺损的下缘。将房间隔缺损的边缘缝到下腔静脉瓣上,将造成从下腔静脉到左心房的强制性右向左分流。因为患者在术后会出现氧饱和度严重降低,所以立刻就可以发现。正确的下腔静脉插管,心房切口足够大,在小心地缝制位于缺损下方区域的第一针时,显露是极其关键的,这样可以防止上述并发症。

<hr/>

病例摘要2

主诉

患儿,女,3岁,发现心脏杂音半年余。

查体

体温37℃,脉搏100次/min,呼吸25次/min,血压90/50mmHg,身长/高96cm,体重13.0kg。神志清,精神反应可,发育稍落后,面色正常,SpO$_2$ 90%,营养不良。浅表淋巴结未及。口唇无明显干燥,无龋齿,咽不红,扁桃体无肿大,口腔黏膜完整。心脏听诊:心率100次/min,心律齐,心音有力,胸骨左缘第2~3肋间可闻及3/6级收缩期杂音。肺部听诊:双侧呼吸音清,无啰音。腹部望诊:平坦,未见明显肠型。腹壁静脉未见明显曲张。腹部触诊:全腹软,未及包块;无明显压痛,无反跳痛;肝脏肋下未触及,剑突下未触及,无叩痛;脾脏肋下未触及,无叩痛。腹部叩诊:鼓音,无移动性浊音。腹部听诊:肠鸣音3~5次/min。颈软,布鲁津斯基征(简称"布氏征")阴性,克尼格征(简称"克氏征")阴性,膝反射正常,腱反射正常,巴宾斯基征阴性。双下肢无水肿,末梢温。

辅助检查

心脏超声:房间隔缺损(Ⅱ)部分性肺静脉异位连接(心上型)。房间隔缺损(Ⅱ),中央部位1.70cm×1.72cm,距上腔静脉近,约0.2cm,距右上肺静脉0.8cm,距二尖瓣瓣环0.58cm,左向右分流。右侧肺静脉及左下肺静脉回流入左心房,左上肺静脉经左侧升垂直静脉上行-无名静脉-右上腔静脉入右心房,垂直静脉内径0.79cm,流速1.2m/s。

心脏(CT平扫+增强):主动脉弓未见明显异常改变,房间隔缺损,右心房右心室扩大,部分性肺静脉异位连接(心上型)。右肺静脉及左下肺静脉入左心房,左上肺静脉入左侧升垂直静脉后经无名静脉入右上腔静脉,房间隔缺损15.5mm,右心房扩大。

解析

　　结合患儿病史、查体及辅助检查,房间隔缺损合并部分性肺静脉异位连接(心上型)诊断明确。患儿年龄为3岁,房间隔缺损大,同时超声心动图发现左上肺静脉存在部分性肺静脉异位连接,其左升垂直静脉内径0.79cm,流速1.2m/s,尚未出现明显垂直静脉梗阻现象。同时CT也明确证实了超声心动图诊断。该患儿应积极给予手术干预,将部分性肺静脉异位连接和房间隔缺损一并予以纠正。术前的超声心动图有很高的诊断意义,但必须通过心血管CT或MRI来进一步确诊。

治疗经过

患儿入院完善术前各项检查后,即刻行房间隔缺损、部分型肺静脉异位连接(PAPVC)纠治手术。常规消毒铺巾,气静麻醉下,胸骨正中切口,锯开胸骨,留取心包,戊二醛固定备用。右心耳和升主动脉缝荷包线,经右心耳注入肝素,升主动脉和右心耳分别插管,建立体外循环。在体外平行循环下,下腔插管,置上下腔控制带。阻断升主动脉,根部注入心脏停搏液,心脏停搏。术中见:PAPVC 为心上型,LUPV 四个叶段分支肺静脉分别在肺门前上方汇合成汇总静脉上行,经垂直静脉回流到无名V。结扎切断垂直静脉,将汇总静脉与左心房顶部行侧侧吻合,吻合口 25mm。房间隔缺损 20mm,用心包片连续缝合关闭。心内排气,开放主动脉阻断钳。连续缝合心脏切口。心脏自动复跳,复跳后心律为窦性心律,术后食管超声:无残余分流,无肺静脉回流梗阻。停体外循环,血压稳定,分别拔除上、下腔静脉插管和升主动脉插管,静脉滴注鱼精蛋白。置入纵隔、左胸引流管,经仔细检查各切口,无明显出血点后,分层关胸,带气管插管回 ICU。术后予以强心、利尿、抗感染等对症支持治疗。术后 9 日出院。

 解析

左上肺叶静脉连接到左侧的升垂直静脉,是部分型肺静脉异位连接的最常见类型。发现其会合并有许多其他畸形,或偶尔为孤立性。手术中必须耐心细致地将 4 根肺静脉血管走行解剖清楚。紧靠升垂直静脉和左无名静脉连接处下方将升垂直静脉离断。将其部分性剖开,并吻合到沿长轴剖开的左心耳底部。重要的是要避免此异位静脉的扭曲。因此,静脉的前壁在其离断前要做好标记。因为升垂直静脉为构建吻合口提供了足够的长度,所以吻合口很少有张力。

(孙彦隽 张海波)

推荐阅读文献

[1] 乔纳斯.先天性心脏病外科综合治疗学.2 版.刘锦纷,孙彦隽,译.上海:世界图书出版公司,2016.
[2] 马弗蒂斯,贝克.小儿心脏外科学.4 版.刘锦纷,孙彦隽,译.上海:世界图书出版公司,2014.

第三节 室间隔缺损

本节要点

1. 流行病学 室间隔缺损(ventricular septal defect,VSD)为最常见的先天性心脏病之一。单纯性 VSD 的发生率为在 1 000 例活产数中有 2 例,约占所有类型先天性心脏病的 1/5。单纯性 VSD 和那些合并重大畸形的 VSD 的患者数,占所有先天性心脏畸形患者数的一半。

2. 病理生理学 VSD 的主要病理生理为心室水平的分流。分流的方向和程度主要取决于 VSD 的大小和肺血管的阻力。大型 VSD 患者,可能早期就会出现肺血管变性,并迅速进展成为不可逆肺血管病变。小型 VSD 患者,可能没有明显临床症状,并存在自发性关闭的趋势。

3. 临床症状 VSD 患者的症状取决于分流量的大小。分流量大者,随着出生后肺血管阻力的逐步降低,会很快出现呼吸困难、喂养困难、发育迟缓、反复的肺部感染等充血性心力衰竭的症状。可以闻及胸骨左缘第 3~4 肋间收缩期的杂音,伴震颤,并由第二心音亢进,提示存在肺动脉高压。小型 VSD 患者,临床上可以无任何症状,仅仅表现为胸前区收缩期杂音,对活动和生长发育无明显影响。

4. 诊断　根据临床表现、查体、心电图、胸部 X 线、超声心动图和 CT 等检查可明确诊断 VSD。

5. 治疗　VSD 的治疗方法应视患儿年龄、症状、VSD 大小和位置等因素而定。治疗方法包括手术修补和介入技术,应视具体情况而定。

一、定义

室间隔缺损是存在于两个心室之间的一个孔洞。这种孔洞可以存在于正常室间隔的任何部位,但是也可位于正常心脏中的非室间隔结构的位置上,诸如直接位于肺动脉瓣下。它们的特征以其相对于右心室各部分的相对位置及其解剖边缘的解剖类型为基础。该孔洞的尺寸大小有变化,可能是单个或是多个,也可能合并许多其他心内和心外畸形。

二、流行病学

除了主动脉双叶瓣以外,单纯性 VSD 是心内科及心脏外科最常见的先天性心脏缺损。单纯性 VSD 的发生率为在 1 000 例活产数中有 2 例,约占所有类型先天性心脏病的 1/5。当综合考虑时,单纯性 VSD 和合并重大畸形的 VSD 的患者数,占所有先天性心脏畸形患者数的一半。

三、分型

(一)Ⅰ型室间隔缺损

Ⅰ型室间隔缺损是指双动脉相关且位于动脉旁、圆锥、室上嵴、漏斗部和动脉下位置,是肺动脉下的肌性漏斗部未能形成所造成的结果。缺损的表型特征是在主动脉瓣和肺动脉瓣之间的缺损头端边缘存在纤维连续。这种特征的结果就是缺损上缘和主动脉右冠窦及相应的主动脉瓣叶存在直接关系。缺损的下缘通常是由隔束的尾肢和心脏内弧面的肌肉组织融合形成的肌束,起到了保护房室传导轴的作用。但是,这种类型的缺损也会延伸扩大并紧邻膜性室间隔的残迹,这样就可以被划分为Ⅱ型缺损。缺损也可直接开口于肺动脉下的漏斗部。而一些专家可能仍然把这种缺损划分为Ⅰ型,因为其缺乏位于大动脉瓣叶之间纤维连续的表型特征,不过这类缺损定义为肌部流出道或肌部圆锥隔缺损较为合适。在这些缺损中,也有主动脉瓣叶脱垂嵌入 VSD,并引起主动脉瓣关闭不全。存在肌性的后下缘,所以房室传导轴并非在外科学上直接邻近缺损边缘。这类缺损在白色人种的孤立性缺损中所占不到 1/10。相反,来自亚洲国家的报道显示,直接开口在肺动脉瓣下方的缺损更常见,约占所有需手术关闭 VSD 的 1/3。

(二)Ⅱ型室间隔缺损

Ⅱ型室间隔缺损为膜周型 VSD。当室间隔的膜部区域未能完全形成,就会造成一个紧邻三尖瓣前瓣和隔瓣间交界的室间隔缺损。这种类型的缺损不仅位于膜部,而且还可能被纤维性的膜部组织所包绕。正是这种纤维组织逐渐导致膜周型 VSD 的自发性闭合。这种纤维组织也被称为"三尖瓣室间隔膜部瘤"。Van Praagh 等将真正的膜部型 VSD 和更大的"膜旁型" VSD 区别开来,膜部型 VSD 是一个仅限于膜部室间隔的小型缺损,而膜旁型 VSD 是一个比膜周型 VSD 更精确的术语名称,文献对其的解释为膜部区域完整,缺损位于膜部区域附近。虽然"膜周型"是一个存在争议的名称,但是根据古希腊语和拉丁语的解释,这个词是常用的最佳词汇。VSD 的头端边界通常是肌性的肺动脉下漏斗部,时常有肌部流出道室间隔的对位不良,所以它们直接和主动脉右冠瓣及无冠瓣存在联系。在右祥的心脏中,膜周型 VSD 与房室束的关系密切,房室束在 VSD 的后下角处穿过三尖瓣环,然后很快分支成左右束支。由于这个特征,通常在手术关闭缺损时存在损伤风险。

(三)Ⅲ型室间隔缺损

Ⅲ型室间隔缺损为流入道(房室间隔)型 VSD。流入道型室间隔或房室管间隔是由心内膜垫组织形成的。当心内膜垫出现发育缺陷时,就会在紧靠三尖瓣隔瓣下方存在一个缺损。在三尖瓣瓣环和流入道型缺损之间没有肌肉。流入道型 VSD 是合并有房室瓣腱索跨越的最常见缺损类型。圆锥心室型 VSD 存在向流入道"延伸"的情况并非罕见。或者,流入道型 VSD 可能与膜周型 VSD 并存,在这两个缺损之间有一条肌肉跨过,将两个 VSD 分隔开。推测这条肌肉内也有房室束通过。

(四) Ⅳ型室间隔缺损

Ⅳ型室间隔缺损为肌部缺损,其表型特征是从右心室面观察时有完整的肌性边缘,因此也称肌部 VSD。其可以位于肌部室间隔缺损的任意部位,可为单发或多发。肌部中央型 VSD 几乎总是靠近隔束发出调节束的部位。当存在肌部中央型 VSD 时,通常有可能在调节束起始部的下方和上方将一把手术器械从右心室穿过室间隔到左心室。肌部 VSD 的另一个常见部位是前部肌部室间隔,就在位于隔束前后肢成分叉状包绕圆锥隔位置的前方。心尖肌部 VSD 对于外科医生来说特别难以辨认,因为其位于有粗大小梁结构的右心室的心尖部位。肌部 VSD 的一个特殊亚型是"瑞士干酪样"VSD。这种会涉及肌部室间隔的所有部位,其形态学特征提示胚胎发育时心肌未能致密化。多个外形清晰的肌部缺损应该与"瑞士干酪样"VSD 的变异型区别开来,因为这种类型缺损的患者,可接受一期关闭手术,而不用实施肺动脉干环缩;而那些瑞士干酪样室间隔缺损的患者,更好的治疗方式是环缩。

四、病理生理学

无论是何种类型的 VSD,其主要的病理生理都存在有心室水平的分流。分流的方向和程度主要取决于 VSD 的大小和肺血管的阻力。在新生儿中,肺血管阻力相对较高,通常会抵消了左向右分流的趋势,导致无法诊断。而在随后的数周到数月的时间内,肺血管的阻力持续下降,造成左向右分流逐渐增多,同时可以闻及杂音。当分流量过大时,可以出现充血性心力衰竭的表现,表现为呼吸困难、喂养困难、发育迟缓以及反复发作的呼吸道感染等情况。对于这类患者,可能早期就会出现肺血管变性,并在接下去的 2~3 年中发展成为不可逆的肺血管病。在晚期阶段,肺血管阻力可能超过体循环阻力,造成右向左分流,发绀,最终导致死亡(艾森门格综合征)。

对于限制性(通常小于 0.5cm)及分流量不大的 VSD,可以没有明显的临床症状。通常在出生后一年内逐渐变小或出现关闭,使得大多数这类病例无须手术干预。自发性关闭的机制包括血流动力学的改变引起 VSD 边缘的纤维化;三尖瓣隔瓣黏附到缺损上,形成三尖瓣组织室间隔瘤;以及肌部缺损的肌肉肥厚。另外有一种病理性的关闭,是由于主动脉瓣叶脱垂嵌入缺损,造成分流口减小从而减少左向右的分流,但这种情况会造成主动脉瓣关闭不全,所以需要及时手术进行纠治。

五、临床表现及诊断

对于分流量较大的 VSD 患者,随着出生后肺血管阻力的逐步降低,临床症状可能很快地表现出来:呼吸困难、喂养困难、发育迟缓、反复的肺部感染等充血性心力衰竭的症状,晚期患者可以出现发绀、全身多器官功能衰竭。查体可以闻及胸骨左缘第 3~4 肋间收缩期的杂音,伴震颤。同时可及肿大的肝脏、颈静脉怒张。但是,随着肺动脉压力逐渐增高,该杂音可能慢慢趋于柔和甚至消失,最终留下一个由于肺动脉瓣关闭时产生的一个亢进的第二心音,此时提示有严重的肺动脉高压(pulmonary hypertension,PH)。而对于小型 VSD 患者,临床上可以无任何症状,仅仅表现为胸前区收缩期杂音,对活动和生长发育无明显影响。

超声心动图配合彩色多普勒技术,是一种简单可靠、无创的先天性心脏病辅助检查技术。该辅助检查技术不仅能够明确是否存在 VSD,还可以辨别 VSD 的大小、位置、边缘、分流方向及是否累及瓣膜等(图 2-3-1)。

尽管心脏超声对于 VSD 的诊断有着十分重要的意义,但是其仍无法完全替代心导管所能提供的精确数据,尤其是对于那些重度肺动脉高压的患者。心导管能进入心脏的各个部位,进行相应数据的采集,如体循环与肺循环血流的比值、左右心室的压力、肺动脉压力、多发 VSD 的精确鉴别(图 2-3-2)。

VSD 的患者胸部 X 线片一般会有心影增大,肺血增多。分流较多时,肺野充血明显,左心室增大,肺动脉段突出。当患者出现肺血管阻塞性病变时,心影可能较之前有所缩小,肺门血管阴影增大,对于这类患

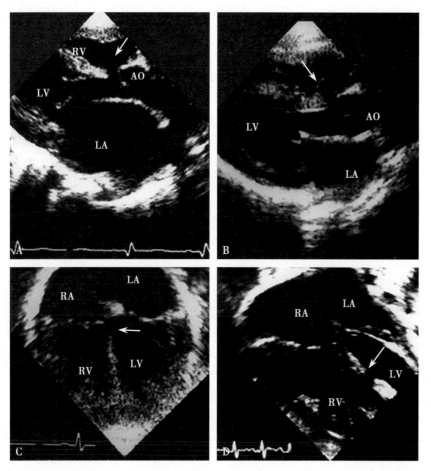

图 2-3-1　超声心动图切面显示不同类型室间隔缺损（VSD）

A. 胸骨旁长轴切面显示双动脉相关的 VSD，箭头为 VSD 及脱垂之主动脉右冠瓣嵌入缺损；B. 胸骨旁长轴显示的膜周部 VSD，箭头示三尖瓣附属结构；C. 心尖四腔切面显示的流入道型 VSD，箭头示 VSD 相对于在右心室流入道部分的二尖瓣和三尖瓣位置；D. 心尖四腔切面显示的肌部中央型 VSD。AO. 主动脉；LA. 左心房；LV. 左心室；RV. 右心室；RA. 右心房。

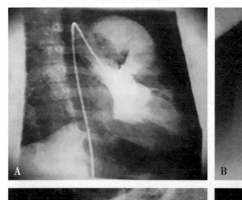
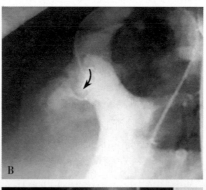
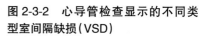
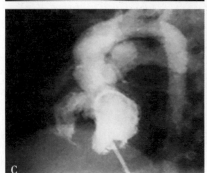
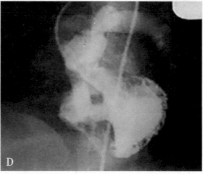
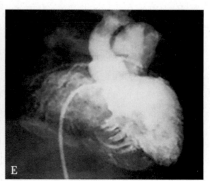

图 2-3-2　心导管检查显示的不同类型室间隔缺损（VSD）

A. 双动脉相关动脉旁 VSD；B. 膜周型 VSD；C. 流入道型 VSD；D. 肌部中央型 VSD；E. 多发性肌部 VSD，"瑞士干酪样" VSD。

者建议行心导管检查(图 2-3-3)。

心电图检查早期肺血流增加,左心室舒张负荷加重,左心室肥大。随着肺血逐渐增多,肺动脉压力增高,右心室负荷加重,表现为右心室或双心室肥大。当肺动脉压力进一步增高,达到重度肺动脉高压时,心电图可出现 ST-T 改变。

六、治疗方法

(一) 药物治疗

药物治疗的目的是改变左向右分流的病理生理学结局,处理升高的肺血管阻力和心内膜炎的预防性抗生素用药。

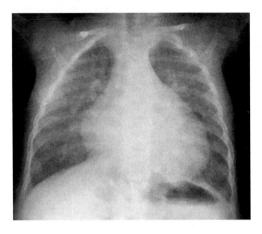

图 2-3-3　由于大型左向右分流造成的心脏肥大和肺血管纹理增多

充血性心力衰竭的婴儿通常对洋地黄、利尿剂治疗和降低后负荷的治疗是有效果的。而反复出现肺部感染则需要给予合适的抗生素治疗。这些治疗措施通常会推迟手术治疗,并可能促进 VSD 的缩小和自发性关闭。有些严重的患者需要通过机械辅助通气和强心药物的支持来治疗失代偿的充血性心力衰竭,作为等待手术治疗的一个过渡措施。在这种情况下,应该进行全面评估,以判断失代偿的原因、是否存在有其他合并的先天性心脏病,如主动脉缩窄、肺动脉瓣狭窄、动脉导管未闭等。

对于已经存在肺动脉高压和肺血管阻力升高的年长患者,需要通过心导管检查来进一步评估肺动脉压力和肺血管阻力,同时,使用血管扩张药物来降低肺动脉压力,如氨力农、异丙肾上腺素、硝酸甘油、吸入一氧化氮和前列腺素 E_1 等。在术后,使用以上这些药物,也可以促进肺动脉压力下降。

(二) 手术治疗

对于 VSD 体肺血流比小于 1∶1.5、肺动脉压力正常的患者,一般无明显临床症状,活动量和生长发育正常,可以长期进行随访,即使需要手术,可在学龄前 4~5 岁进行。

对于 VSD 有症状的患者,肺动脉压力逐渐增高,肺血管阻力轻度增高,应该早期进行手术,防止肺血管发生不可逆性病变,手术年龄在 1~2 岁以内为好。

大型 VSD 合并有难治性充血性心力衰竭的婴儿,提倡在出生后 3 个月内行手术关闭 VSD。但对于这类患者如对药物治疗敏感,可适当放宽至 6 个月左右。在这个月龄之后,大型 VSD 发生自发关闭的可能性较低,而渐进性肺血管梗阻性病变的发生率增高(图 2-3-4)。

肺动脉下 VSD 应该早期进行手术干预。由于解剖位置的关系,右冠瓣叶的主动脉瓣环处没有支撑,再加上 VSD 造成的心室水平左向右分流,使得右冠瓣叶逐渐向缺损有侧面脱垂,导致瓣叶边缘延长最终关闭不全,特别是在 5 岁后发病率明显升高。对该类 VSD 患者提倡在确诊后尽早进行手术干预,控制或防止主动脉瓣关闭不全的进展(图 2-3-5)。

VSD 患者出现艾森门格综合征,即口唇青紫,肺血管阻力与体循环阻力相等甚至超过,动脉氧饱和度低于 85% 为手术禁忌。

手术方法大多数采用的是室间隔缺损修补术。一般需要在常温或浅低温体外循环下进行手术。手术切口采用胸骨正中切口,剪开心包并固定于胸骨两侧,全身肝素化(2mg/kg)后,升主动脉缝荷包线,插主动脉灌注管,经右心耳插上腔静脉管,在右心房与下腔静脉交界处插下腔静脉管。体外循环转流后,主动脉根部置入心脏停搏液针,阻断主动脉,灌注 4∶1 含血心脏停搏液 20ml/kg,心脏停搏后,右心房沿房室沟做切口,经卵圆孔或

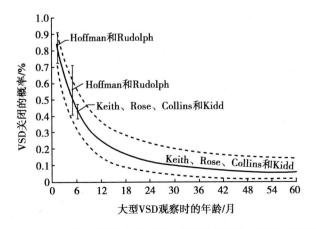

图 2-3-4　不同年龄的患者大型室间隔缺损最终自发关闭概率

切开卵圆窝后置入左心引流管,根据 VSD 位置选用不同切口进行修补:

1. 膜周型 VSD 一般采用右心房切口,拉开三尖瓣暴露 VSD 进行修补,VSD 后下缘为传导束部位,必须避开防止损伤传导束(图 2-3-6)。修补过程中,起针时先采用带垫片双头针沿 VSD 边缘缝合,再穿过补片打结方法,将补片固定到 VSD 边缘上,然后再使用连续缝合技术或间断缝合技术完成 VSD 修补。婴幼儿 VSD 修补基本采用自体心包补片连续缝合方法,VSD 后下缘传导束一般不超越缝合,而采用直接沿 VSD 边缘浅缝方法。如 VSD 偏向流出道,或延伸至肺动脉下,可同时做肺动脉根部横切口,经右心房三尖瓣修补 VSD 下半部分,经肺动脉切口修补上半部分,避免右心室切口,有利于术后右心功能的恢复。

2. 肺动脉下 VSD 通过肺动脉根部横切口修补,由于上缘为肺动脉瓣环,缝针垫片可置于肺动脉瓣窦内,往往这类 VSD 行手术修补时伴有主动脉瓣脱垂,所以术中需谨慎,避免损伤主动脉瓣叶(图 2-3-7)。

3. 流入道型 VSD(房室通道型) 一般通过右心房切口,拉开三尖瓣隔瓣,可以较好暴露 VSD,采用连续缝合方法修补。后下缘为传导束走行的危险区,缝合必须浅。也可以采用间断超越缝合。如隔瓣后有较多的腱索阻断,可以沿隔瓣根部剪开隔瓣,充分暴露 VSD,修补完毕后再缝合隔瓣。

4. 肌部 VSD 一般可以通过右心房三尖瓣进行修补,但必须探查清楚 VSD 的边缘,往往有肌小梁挡住,术中误将肌小梁作为 VSD 的边缘进行修补,术后可发生残余分流。心尖部 VSD 无法暴露清楚,可采用左心室心尖部切口,经左心室面修补,但创伤极大,术后心力衰竭发病率很高,特别是临床上已经出现心力衰竭的患者(图 2-3-8)。近年来也有通过右心室心尖部切口修补的方法,提高了手术成功率。随着介入治疗的推广,对肌部 VSD 的介入治疗成功率也不断提高,还有采用胸部小切口,通过食管超声的引导,进行直接穿刺下置入封堵装置的手术方法。

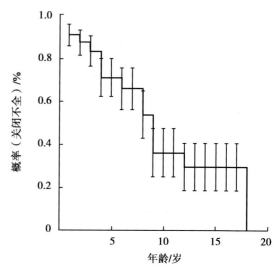

图 2-3-5 圆锥隔型室间隔缺损手术前主动脉瓣关闭不全的发生概率曲线

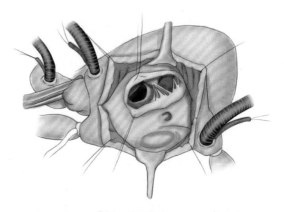

图 2-3-6 膜周型室间隔缺损的手术治疗

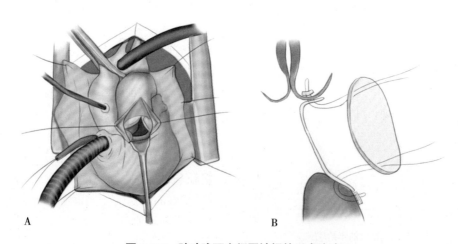

图 2-3-7 肺动脉下室间隔缺损的手术治疗
A.手术视野,经肺动脉切口显露室间隔缺损;B.带垫片缝线间断缝合技术,补片关闭室间隔缺损

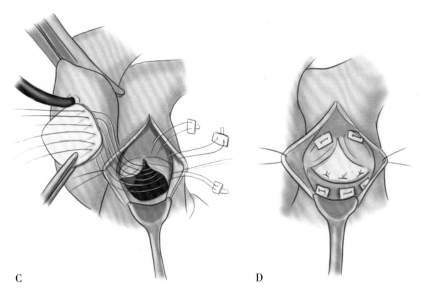

图 2-3-7（续） 肺动脉下室间隔缺损的手术治疗
C.部分缝线缝制在肺动脉瓣根部；D.缝线与肺动脉瓣之间的关系。

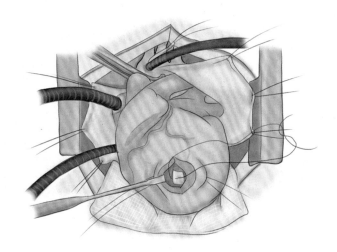

图 2-3-8 肌部室间隔缺损的手术治疗

【病例解析】

病例摘要 1

主诉

患儿，男，5 个月，发现心脏杂音 10 日余。

现病史

3 个月时因"肺炎"于当地医院治疗，好转后出院，发现心脏杂音 10 日余。

查体

体温 36.6℃，脉搏 120 次 /min，呼吸 30 次 /min，血压 90/48mmHg，身长 / 高 66cm，体重 5.6kg。神志清，精神反应可，发育落后于同龄儿，面色正常，SpO_2 95%，营养中等。浅表淋巴结未及。口唇无明显干燥，未出牙，咽不红，扁桃体无肿大，口腔黏膜完整。心脏听诊：心率 120 次 /min，心律齐，心音有力，胸骨左缘第 3~4 肋间 3/6 收缩期杂音，P_2 亢进。肺部听诊：双侧呼吸音清，无啰音。腹部望诊：平坦，未见明显肠型。腹壁静脉未见明显曲张。腹部触诊：未及包块，无明显压痛，无反跳痛；肝脏肋下未触及，剑突下未触及，无叩痛；脾脏肋下未触及，无叩痛。腹部叩诊：鼓音，无移动性浊音。腹

部听诊:肠鸣音 3~5 次 /min。颈软;脑膜刺激征:布氏
征阴性,克氏征阴性;生理反射:膝反射正常,腱反射正
常;病理反射:巴宾斯基征阴性。四肢末梢暖。

辅助检查

心脏超声:室间隔缺损,双动脉下型(0.78cm,左向
右分流 2.92m/s),卵圆孔未闭,肺动脉高压。

胸部 X 线片:心影增大,两肺纹理多(图 2-3-9)。

心电图:窦性心律,不典型不完全性右束支传导阻
滞(IRBBB),右胸导联 T 波直立。

心脏 CT+ 气道重建:气管及支气管通畅,肺窗显
示两肺纹理增多。内脏心房正位,腔肺静脉回流正常,
房间隔缺损显示欠清,左心房扩大。房室连接一致,心
室隔见缺损 8.7mm,左心室扩大。心室大动脉连接一
致,左弓,未见明显主动脉缩窄及动脉导管未闭,肺动
脉总干扩张,左右肺动脉发育可(图 2-3-10)。

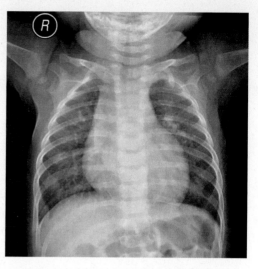

图 2-3-9　室间隔缺损患儿胸部 X 线片

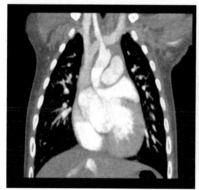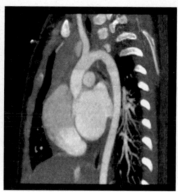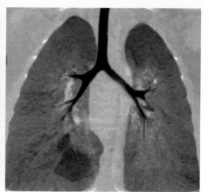

图 2-3-10　室间隔缺损患儿心脏 CT+ 气道重建

 解析

　　结合患儿病史、查体及辅助检查,目前诊断 VSD(双动脉下)、肺动脉高压明确。患儿为双动脉下
缺损,现月龄已经 6 个月,出现自发性闭合的概率很小,并且患儿已经出现肺动脉高压征象,故应及
时行 VSD 修补术。

　　术前心脏 CT+ 气道重建检查对于 VSD 患儿检查十分有意义:首先,可以进一步明确 VSD 的位
置、大小和分流情况;其次,可以明确是否存在主动脉缩窄,CT 可以直观地了解主动脉弓的形态;再
次,气道重建可以了解患儿术前是否存在气道狭窄、梗阻的情况,必要时在术中给予干预。

治疗经过

　　患儿入院后完善相关检查,行体外循环下 VSD 修补术:常规消毒铺巾,气静麻醉下,胸骨正中切
口,锯开胸骨,留取心包,戊二醛固定备用。右心耳和升主动脉缝荷包线,经右心耳注入肝素,升主动
脉和右心耳分别插管,建立体外循环。在体外平行循环下,下腔插管,置上下腔控制带。阻断升主动
脉,根部注入心脏停搏液,心脏停搏。术中见 VSD 为 DCSA 型,直径 10mm,心包补片连续缝合关闭。

ASD 为 PFO 型,直径 3mm,直接缝合关闭。三尖瓣注水反流不显。心内排气,开放主动脉阻断钳。连续缝合心脏切口。心脏自动复跳,复跳后心律为窦性心律,术后食管超声无残余分流。停体外循环,血压稳定,分别拔除上、下腔静脉插管和升主动脉插管,静脉滴注鱼精蛋白。置入纵隔引流管,经仔细检查各切口,无明显出血点后,分层关胸,带气管插管回 ICU。术后予以强心、利尿、抗感染等对症支持治疗。

解析

　　该患儿手术中使用经肺动脉径路进行室间隔缺损修补。此技术常用于修补双动脉相关的动脉旁型缺损(圆锥隔型 VSD)或开口于肺动脉下方区域的肌部型缺损(图 2-3-11)。转流和心肌保护技术与经右心房径路修补缺损一样。经肺动脉干垂直切口来完成显露。使用一块补片来关闭这种缺损,有助于支撑脱垂的主动脉瓣叶,防止瓣叶承受继续向下的压力。缺损完全修补后,原本将主动脉瓣叶下拉入 VSD 的 Venturi 效应被消除。

　　一个特别糟糕的情况就是可能存在脱垂的瓣叶对缺损形成部分阻闭。在这种情况下,缺损本身好像变小了,似乎可以直接缝合关闭。识别这一陷阱是重要的,通过使用大小适宜的补片,并将缝线环绕缺损的真正边缘进行缝制来避免损伤主动脉瓣叶,而不是直接关闭这个小型的假性开口。这些缺损的

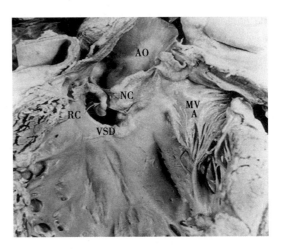

图 2-3-11　双动脉相关 VSD 和主动脉瓣脱垂
RC. 右冠瓣;AO. 主动脉;MVA. 二尖瓣前叶;NC. 无冠瓣;VSD. 室间隔缺损。

上缘由主动脉瓣和肺动脉瓣之间的纤维连续构成,但其纤维边缘通常不适于锚定缝线。在这种情况下,有几针缝线必须锚定在肺动脉瓣根部及其瓣窦的接合处,位于此处的小垫片能很好地靠住动脉壁,减少了缝线撕裂菲薄血管组织的风险。一些人提倡使用经主动脉和经肺动脉的联合径路来一并对主动脉瓣关闭不全进行手术修补。补片不应干扰肺动脉瓣的功能,且应该为先前脱垂的主动脉瓣叶提供支撑。肺动脉干予以直接关闭。

病例摘要 2

主诉
患儿,男,6 个月,发现心脏杂音 6 个月。

查体
体温(肛温)36.5℃,脉搏 128 次 /min,呼吸 32 次 /min,血压 87/62mmHg,身长 / 高 64cm,体重 6.5kg。神志清,精神反应可,发育正常,面色正常,SpO$_2$ 100%,营养良好。浅表淋巴结未及。口唇无明显干燥,未出牙,咽不红,扁桃体未及肿大,口腔黏膜完整。心脏听诊:心率 128 次 /min,心律齐,心音有力,胸骨左缘可及收缩期杂音。肺部听诊:双侧呼吸音清,无啰音。腹部望诊:平坦,未见明显肠型。腹壁静脉未见明显曲张。腹部触诊:全腹软,未及包块;无明显压痛,无反跳痛;肝脏肋下刚及,剑突下刚及,未及叩击痛;脾脏肋下刚及,未及叩击痛。腹部叩诊:鼓音,无移动性浊音。腹部听诊:肠鸣音 3 次 /min。颈软,脑膜刺激征:布氏征阴性,克氏征阴性;生理反射:膝反射正常,腱反射正常。病理反射:巴宾斯基征阴性。

辅助检查

心脏(CT 平扫 + 增强):VSD,ASD,心内结构请结合超声,两肺感染。

心脏超声:心脏位置及连接正常。左心室、右心房、右心室增大,左心室侧壁心肌稍疏松,左心室收缩活动正常。主动脉无明显增宽。右心室流出道肌束稍肥厚,流速 1.3m/s。肺动脉瓣稍增厚,开放活动稍受限,瓣环 1.01cm,总干内径 1.34cm,流速 1.9m/s,左肺动脉内径 0.67cm,右肺动脉内径 0.74cm,肺动脉瓣轻度反流,反流速 3.21m/s,压差 41.2mmHg。房室瓣开放活动可。房间隔缺损(Ⅱ)0.36cm,位于卵圆窝处,内见部分房间隔组织,左向右分流。室间隔缺损(肌部心尖部)1.19cm,双向分流。左位主动脉弓。大动脉水平未见明显分流。

入院后完善相关检查,排除手术禁忌证,于入院后第 3 日在静脉 - 吸入复合麻醉下行肺动脉环缩术(图 2-3-12),术中见心脏位置正常,肺动脉(pulmonary artery,PA)粗大,测肺动脉压(pulmonary artery pressure,PAP)40/20mmHg,Pp/Ps=0.8,取 10 号丝线环缩肺动脉至远端 PAP 为 19/8mmHg,平均为 13mmHg。经食管超声心动图检查(TEE)示压差 48mmHg。SpO_2 维持在 97%。血压稳定,置入纵隔引流管,经仔细检查各切口,无明显出血点后,重新缝合心包,分层关胸,带气管插管回 ICU。术后给予强心、利尿、抗炎治疗,患儿目前恢复可,给予出院。

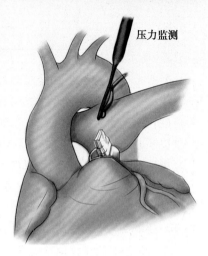

压力监测

图 2-3-12　肺动脉环缩术

 解析

患儿为 6 个月男孩,结合查体及辅助检查结果诊断为 VSD(肌部)、ASD、PH。患儿拟行 VSD 修补术,但术中探查肺动脉粗大,予测压提示 Pp/Ps=0.8,无法进行 VSD 修补术,故予肺动脉环缩术,目的是左向右分流,减轻左心负荷和防止肺血管阻塞性病变。

肺动脉环缩术的指征包括:小于 6 个月的多发性 VSD;VSD 合并营养不良、严重心力衰竭或感染无法控制的;VSD 合并其他先天性畸形无法及时根治的;伴 VSD 的大动脉转位,为防止肺动脉高压和提高左心室压力,可先行肺动脉环缩术,7~14 日后行二期根治性手术;左心发育不良综合征的姑息性手术。

肺动脉环缩指标:使用肺动脉直径环缩至主动脉直径相仿;使环缩远端的肺动脉压力降至正常范围(收缩压低于 30mmHg);根据体循环动脉压力判断,肺动脉环缩时,远端的肺动脉压力下降,而体循环动脉压则上升,当体循环压力平稳时,表明环缩已足够;使主肺动脉直径为原来的 1/3~1/2 或右心室和肺动脉压力阶差达 50mmHg;使肺动脉压降至体循环压的 50%。

治疗经过

患儿出院后一般情况可,定期复查心脏超声,结果如下:初次复查心脏超声示 VSD(肌部)/ASD 行肺动脉环缩术后,环缩处压差 64mmHg,左心收缩功能正常低限。再次复查心脏超声示 VSD(肌部多发)/ASD 行肺动脉环缩术后,环缩处压差 57.3mmHg。

患儿再次入院,于静脉 - 吸入复合麻醉下行:①VSD 修补(肌部);②肺动脉补片扩大成形术;③ASD(Ⅱ)直接修补。术中右心室近心尖部切开 1.5cm,见 VSD 为心尖肌部型,直径 12mm,下缘即为右心室游离壁,上缘被众多肌小梁包绕,取牛心包补片连续缝合关闭 VSD。ASD 为 PFO 型,直径 3mm,Z 直接缝合关闭。三尖瓣注水反流不显。拆除原肺动脉环缩线,可通过 12 号探条,取牛心包补片扩大肺动脉总干。

术后恢复可,予以强心利尿抗感染等对症支持治疗。术后超声示 VSD 修补后,沿肌部可见室间隔补片,沿其后缘测及细束残余分流,分流束宽 0.23cm,距三尖瓣后瓣 1.92cm,左向右分流速 3.76m/s。沿房间隔修补处未测及明显残余分流。肺动脉流速 1.2m/s。各房室腔无明显增大,左心室侧壁心肌稍疏松,左心室收缩活动可。房室瓣开放活动可。未见心包积液。出院后继续加强利尿、营养支持等,第二次出院后半年复查超声:VSD(肌部多发)/ASD 行肺动脉环缩术后再行室间隔缺损修补术后,无明显残余分流;左心收缩功能正常范围。

解析

在经胸骨正中切口对先天性心脏病进行心内纠治时,拆除肺动脉环缩带。通常,先实施心内修补,然后在患者复温期间进行肺动脉重建。

应该完整拆去环缩带,因为即便在后方留下一小部分的涤纶带都会造成瘢痕形成。但是,将环缩带完全拆除,通常也不足以防止环缩处的残余肺动脉狭窄,因为肺动脉壁并不容易重新膨开。

如果环缩带仅保留数周时间,则单纯拆除就够了。但是,如果环缩带保留超过数月,则环缩区域必须在前部打补片或者予以切除。切除安置过环缩带的区域,然后使用可吸收单丝细线间断缝合,对两端留下的肺动脉血管段实施端端吻合。远端的右肺动脉和左肺动脉必须完全松解,动脉韧带结扎并离断,以提供一个无张力的吻合口。使用一块心包补片或聚四氟乙烯(polytetrafluoroethylene,PTFE)补片来扩大正对后部瘢痕区域的肺动脉前壁,使得进入左右肺动脉的血流不存在血流动力学上的梗阻。这有时需要使用"裤衩状"补片来扩大入右肺动脉窦和左前肺动脉窦。虽然大多数外科医生都首选使用前壁补片,但是通常还会造成肺动脉轻度狭窄和残余杂音。在大多数病例中使用的环缩位置横断和直接端端吻合,则没有留下压力阶差和残余杂音。如前所述,使用更加新型的可调节环缩技术,可能有助于避免对肺动脉重建的需求。

(孙彦隽 张海波)

推荐阅读文献

[1] 乔纳斯.先天性心脏病外科综合治疗学.2版.刘锦纷,孙彦隽,译.上海:世界图书出版公司,2016.
[2] 马弗蒂斯,贝克.小儿心脏外科学.4版.刘锦纷,孙彦隽,译.上海:世界图书出版公司,2014.

第四节 房室间隔缺损

本节要点

1. 流行病学 房室间隔缺损发生率约占先天性心脏病的 4%,其根据有无室间隔缺损可分为部分型、过渡型和完全型。

2. 病理生理学 存在部分型、过渡型或是完全型房室间隔缺损,都会引起左向右的分流,并因此导致肺血流增多。部分型及过渡型房室间隔缺损患者,心内左向右分流量可不大,因此右心室压力低于左心室压力;当存在完全型房室间隔缺损时,则会发生肺动脉高压。大量左向右分流会导致各受累心腔的扩张程度增大,可进一步加重瓣膜反流,进入恶性循环。

3. 临床症状 部分型或过渡型房室间隔缺损患者,若心内无效循环不多,则可无症状。完全型房室间隔缺损可有心功能不全合并肺部感染的表现。

4. 诊断　对于怀疑房室间隔缺损的患者,需要行超声心动图检查明确诊断。心脏 CT 或 MRI 检查明确有无合并大血管、气道畸形,并明确有无心腔扩大等。

5. 治疗　部分型及过渡型房室间隔缺损患者的手术方法有二尖瓣裂缺缝合、原发孔房间隔缺损修补;完全型患者有单片法、双片法及改良单片法等手术方法。

一、定义

房室间隔缺损是指由于房室连接处的缺损致心房间、心室间分隔发育不完全,同时合并左右房室瓣畸形的一组心脏缺陷(功能性单心室合并房室间隔缺损的患者本章不做讨论)。它包含一系列广泛的解剖特征,病理生理变化取决于心内分流和房室瓣反流的程度,主要可分为 3 类。

(一)部分型房室间隔缺损

部分型房室间隔缺损(partial atrioventricular septal defect,PAVC)也称原发孔房间隔缺损,通常包括一个裂缺至二尖瓣前瓣根部的大裂缺,但有时也可以是部分性裂缺或没有裂缺。原发孔 ASD 通常至少为中等大小,也可能为大型缺损,但偶尔也会非常小(图 2-4-1)。

(二)过渡型房室间隔缺损

过渡型房室间隔缺损(transitional atrioventricular septal defect,TAVC)和部分型房室间隔缺损类似,也有原发孔房间隔缺损。同时,有部分上部肌性室间隔缺损,有瓣膜组织和室间隔相连,部分遮挡了室间隔缺损部位,可形成口袋样的结构;有小型室间隔缺损,常常是压力限制性的,也可有左心室、右心房分流。房室瓣也通常发育不佳,导致房室瓣反流(图 2-4-2)。

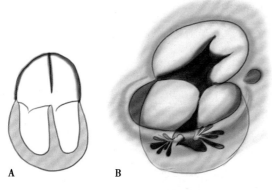

图 2-4-1　部分型房室间隔缺损
A. 四腔心示意图;B. 存在原发孔房间隔缺损和二尖瓣裂缺,无室间隔缺损。

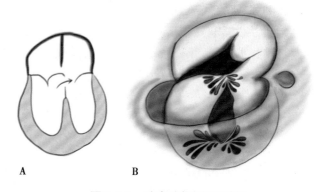

图 2-4-2　过渡型房室间隔缺损
A. 四腔心示意图;B. 存在原发孔房间隔缺损、二尖瓣裂缺和小型室间隔缺损。

(三)完全型房室间隔缺损

心房和心室之间的连通孔是唯一的。完全型房室间隔缺损(complete transitional atrioventricular septal defect,CAVC)有一个大型的房室分隔缺失。原发孔房间隔缺损很大,它和大室间隔缺损直接延续。

1. Rastelli A 型、B 型和 C 型完全型房室间隔缺损　根据前后瓣和室间隔的附着位置不同,可分为 Rastelli A 型、B 型和 C 型。

(1) Rastelli A 型　最常见,约占 75%,室间隔嵴上的前共同瓣完全分隔为左上瓣叶及右上瓣叶,各自借其腱索附着在室间隔嵴上。后共同瓣几乎没有分隔(图 2-4-3)。

(2) Rastelli B 型　较少见,前共同瓣仍可分为左上瓣叶及右上瓣叶。常有腱索跨越,多见于"不平衡"型心室。

(3) Rastelli C 型　约占 25%。室间隔嵴上的前共同瓣未分隔,通常无腱索从瓣中部附着于室间隔嵴。共同瓣膜漂浮于室间隔嵴上,形成大型的室间隔缺损(图 2-4-4)。

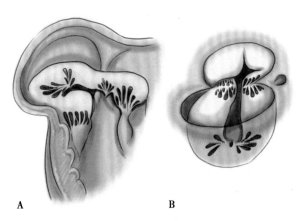

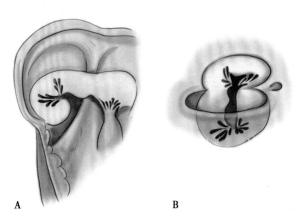

图 2-4-3　Rastelli A 型完全型房室间隔缺损
A. 前共同瓣完全分隔为左上瓣叶及右上瓣叶,各自借其腱索附着在室间隔嵴上;B. 后共同瓣几乎没有分隔。

图 2-4-4　Rastelli C 型完全型房室间隔缺损
A. 前共同瓣未分隔,无腱索附着于室间隔嵴;B. 共同瓣膜漂浮于室间隔嵴上,大型室间隔缺损。

2. 特殊类型的完全型房室间隔缺损　房室间隔缺损合并法洛四联症,完全型房室间隔缺损偶尔可见合并有法洛四联症。完全型房室间隔缺损可并发各种程度的法洛四联症,从主动脉非常轻微地骑跨于右心室(右移位)上,到最严重的解剖表现为右心室双出口的情况都会存在。其共同瓣前瓣漂浮在室间隔嵴上方,有巨大的室间隔缺损一直延伸到主动脉瓣下。主动脉瓣环向右心室方向骑跨。和单纯的法洛四联症一样,其可在右心室漏斗部、肺动脉瓣环或者肺动脉分支出现各种程度的梗阻,或者发育不良。这是一种很有挑战的疾病,尤其是当右心室流出道梗阻严重,且必须使用跨瓣环补片时。在重建三尖瓣后,跨瓣环补片所必然造成的肺动脉反流,会导致严重的右心衰竭。

二、流行病学

房室间隔缺损约占先天性心脏病(简称"先心病")的 4%,由于胚胎期心内膜垫发育不良,导致房室瓣形态和功能异常及心内分流,常合并其他畸形。10% 合并 PDA,2% 合并有右心室双出口,3% 的患儿合并有左上腔无顶冠状窦,很少合并大动脉转位。

三、病理生理学

存在部分型、过渡型或是完全型房室间隔缺损,都会引起左向右的分流,并因此导致肺血流增多。部分型房室间隔缺损时,其初期病理生理学类似于 ASD。在过渡型房室间隔缺损时,VSD 为限制性,因此右心室压力低于左心室压力。当存在完全型房室间隔缺损时,根据定义其 VSD 为非限制性,因此会发生肺动脉高压。

由于在出生后最初数周内肺阻力下降,左向右分流量增大,并造成各受累心腔的扩张程度增大。在完全型房室间隔缺损病例中,所有四个心腔均受累。由于心脏扩张,房室瓣瓣叶的对合度可能变差,且房室瓣反流将会明显。这会造成一个正反馈回路,即心室越来越扩张,导致房室瓣反流更加严重。房室瓣反流通常在二尖瓣前瓣的裂缺处最为明显,但也会在共同瓣的三尖瓣部位和二尖瓣部位存在中央性反流。流经二尖瓣前瓣裂缺处的反流造成裂缺边缘发生卷曲并增厚,这是导致瓣膜反流随着时间推移而持续恶化的促进因素。

21 三体综合征合并房室通道的患儿,若心内非限制性分流持续存在,则其容易早期发生肺血管病变。

四、临床表现及检查方法

(一)症状和体征

房室间隔缺损患儿的症状和体征取决于心内分流量的大小和房室瓣反流情况。完全型房室间隔缺损的患儿通常具备所有婴儿充血性心力衰竭的全部症状,包括频繁的上呼吸道感染、喂养差且体重增长不足和喂养时多汗。

（二）查体

患儿有心动过速、呼吸急促、呼吸困难和肝大表现。在心脏专科查体时,心前区活动增强,且如果有显著的房室瓣关闭不全时,可闻及响亮的舒张期杂音。

（三）辅助检查

1. 胸部 X 线片   显示心影增大、双心室扩大和双侧肺血管纹理增多。

2. 心电图   表现包括双心室肥厚、P-R 间期延长和特征性的电轴偏向左上或西北象限。

3. 超声心动图   是具有诊断性的。超声心动图可判断 ASD 和 VSD 的大小及房室瓣反流程度,还可以判定房室间隔缺损的平衡程度,即共同房室瓣与左右心室的相对匹配关系。其他需要确定的特征包括存在一组或是两组乳头肌,是否合并有多个 VSD 和有无双孔二尖瓣。如果存在严重房室瓣反流,则应仔细判定房室瓣反流的位置和发生机制。也应明确诊断是否存在重大合并畸形,如法洛四联症等。

4. CT 和 MRI   CT 和 MRI 很少需要用于新生儿或者婴儿的诊断,除非明显异常或者进一步评估可能的异常,如气道狭窄等。

5. 心导管检查术   心导管检查很少被用于房室间隔缺损的患儿,目前常用于怀疑有肺血管阻力问题的患儿。左心室造影显示房室间隔缺损的标志性血管造影特征:"鹅颈征",由主动脉瓣向前移位和未嵌入房室瓣间而导致。

需要测量所有 4 个心腔以及主动脉和肺动脉的压力。测定氧饱和度对评估心内分流的量有帮助。

五、治疗方法

（一）药物治疗

用于房室间隔缺损的药物治疗是抗充血性心力衰竭的常规药物治疗。当存在显著的房室瓣反流时,可运用药物积极降低后负荷。

（二）手术时机选择

1. 部分型和过渡型房室间隔缺损   由于心内通常有限制性分流,肺血管系统相对受到保护,因此如果没有明显的临床症状,则手术的迫切性较低。尽管如此,一方面,随着时间推移,房室瓣组织还是可能发生继发性病理学变化,且心室扩张可能使房室瓣重建更加困难。另一方面,当房室瓣组织完全正常时,则难以对裂缺边缘进行缝合。组织特别菲薄而脆弱,缝合时易于撕裂。因此,比较合理的方法是在婴儿期对患儿进行观察,在近 1 岁时行修复手术。

2. 完全型房室间隔缺损   手术时机由患儿的体重和肺血管阻力决定。在生后几周肺血管阻力开始下降,但是当存在大型左向右分流时,肺血管阻力会开始在 1 岁左右代偿性增加。完全性房室间隔缺损的手术通常在 3~6 个月内施行。当合并主动脉缩窄时,患儿可能在婴儿期的很早期阶段就出现症状。必须仔细评估左心室流出道和左心室大小。

（三）手术方法

1. 部分型房室间隔缺损

（1）建立体外循环:手术径路为经标准胸骨正中切口。皮肤切口的上端可非常低,但通常需切开整个胸骨。动脉插管为标准的升主动脉插管,并通过两根直接插入上、下腔静脉的直角插管取得静脉回流。因为右心房扩张,通常先经右心耳置入更粗的下腔插管开始转流。这避免了为暴露下腔静脉而过度牵拉心脏,并在阻断前提供更好的静脉回流状态。然后在置入上腔静脉插管后,马上实施主动脉钳夹阻断,并将右心耳内的插管移动到下腔静脉插管位置上。患儿通常降温至 25℃或 28℃,在主动脉钳夹阻断后,在主动脉根部注入心脏停搏液。收紧腔静脉控制带(图 2-4-5)。

（2）关闭裂缺:在右心房上做一标准斜切口,打开右心房。探查后,用针筒注射生理盐水使房室瓣瓣叶浮起,来研究房室瓣瓣叶,尤其是二尖瓣的解剖情况。如果瓣叶组织非常菲薄,可用带心包小垫片加强的

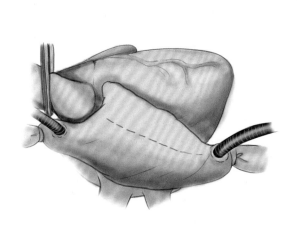

图 2-4-5　建立体外循环

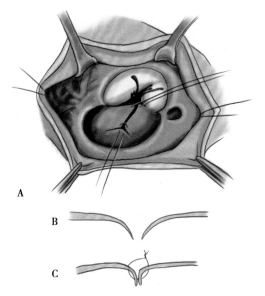

图 2-4-6　关闭裂缺
A.经右心房切口显露共同房室瓣;B.缝合关闭
二尖瓣裂缺;C.瓣叶对合的侧视图。

7-0 聚丙烯缝线实施非常精细的水平褥式缝合。如果瓣叶组织显得更为强韧,则可用 6-0 或 7-0 聚丙烯缝线做简单的间断缝合,将裂缺一直关闭到游离缘上的腱索起始位置(图 2-4-6)。

(3) 二尖瓣瓣膜交界成形:如果瓣环扩张,在关闭裂缺后可能还会存在中央性反流束。可在一侧或两侧瓣交界行瓣膜交界成形缝合,来缩小瓣环尺寸。如果瓣环为对称性扩张,则首选外侧交界成形,因为此处距离传导组织更远。但是,避免缝得过深,以免损伤冠状动脉回旋支。多次用针筒注射生理盐水测试瓣膜成形效果。

(4) 关闭原发孔 ASD:用经 0.6% 戊二醛固定的自体心包补片来关闭 ASD。用 5-0 或 6-0 prolene 线连续缝合,将补片直接缝在二尖瓣和三尖瓣之间的连接区域上。应小心避免损伤下方的室间隔嵴,因为这可能会造成房室束损伤。在近冠状窦(CS)区域,缝线浅缝在左心房侧靠近二尖瓣环处,也可将 CS 隔入左心房。如果合并一个继发孔 ASD 或者卵圆孔,可将其包绕在用于修补原发孔 ASD 的同一块补片内。在完成缝合之前,应该在缝合补片的最高点,用生理盐水注满左心或让血液充盈左心,并经升主动脉上的心脏停搏液输注点和房间隔缝合线列处进行排气。继而主动脉开放,缝合右心房切口,完成手术。

2. 过渡型房室间隔缺损

(1) 关闭裂缺水平的限制性 VSD:过渡型房室通道的最常见类型是在裂缺水平处存在一个心室间限制性的交通。通常,用一针或数针带垫片缝线进行水平褥式缝合来关闭该处 VSD 及位于室间隔嵴上方的裂缺。也可继续利用这些缝线,将心包补片连续缝合关闭原发孔 ASD,这与修补部分型房室通道是一样的。

(2) 其余修补细节与前述的部分型房室通道相同。

3. 完全型房室间隔缺损

根据 Rastelli 分型,A 型或 C 型可采取单片法或者双片法,重新分隔心房和心室。

体外循环一般采用中低温。若患儿体重小于 4.0kg,也可采用深低温方法。

胸部正中切口,上腔静脉置入直角插管,下腔静脉插管所用的荷包缝线应尽量靠下缝置。主动脉阻断,心脏停搏后行右心房房室沟平行切口,探查室间隔缺损及共同瓣形态、功能。

(1) 单片法

1) 室间隔缺损的修补:在室间隔嵴正上方的前后共同瓣作标志线,在其右侧切开前后共同瓣至瓣环。用与共同瓣等宽的戊二醛固定过的心包补片从切开处插入室间隔嵴右侧,从室间隔嵴中点用 5-0 prolene 线连续缝合修补 VSD 至前后共同瓣环,近瓣环处缝线应该偏向右侧,避免损伤房室束(图 2-4-7)。

2）左右侧房室瓣悬吊固定：用5-0或6-0 prolene线自左右侧房室瓣中间分别向两侧用连续三明治样方法将二、三尖瓣固定于心包补片上。必要时用带垫片针间断加固数针。悬吊固定的瓣叶高度以腱索稍紧绷为准。

3）二尖瓣前瓣裂缺修补：方法同前，必要时辅以瓣环成形术，注意术后瓣口直径大小（图2-4-8）。

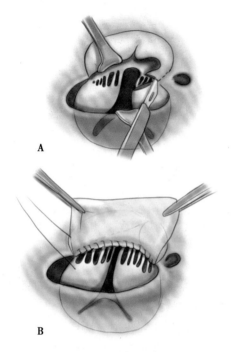

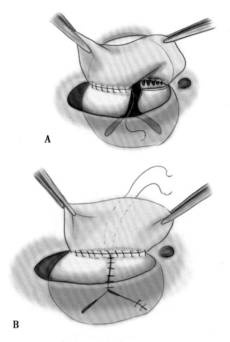

图 2-4-7　修补室间隔缺损
A. 切开共同瓣；B. 将一块与共同瓣等宽的心包补片从切开处插入室间隔嵴右侧。

图 2-4-8　二尖瓣前瓣裂缺修补
A. 将左右房室瓣固定到心包补片上；B. 间断缝合关闭二尖瓣裂缺。

4）三尖瓣成形术：向右心室注水，以观察三尖瓣闭合情况，如有反流可做隔前或隔后瓣叶之间的交界成形。

5）原发孔 ASD 的修补：用同一块心包补片修补房间隔缺损，具体方法同前。

（2）双片法

1）室间隔缺损的修补：用剪成新月形的涤纶补片或者聚四氯乙烯补片置入室间隔右侧，用5-0 prolene线连续缝合修补 VSD。必要时局部用带垫针加固。修补 VSD 应避免损伤传导束或房室结，在缝合 VSD 右下角时出针应距 VSD 边缘 >5mm 的右心室面上浅缝（图2-4-9）。

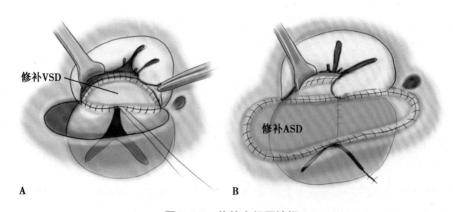

图 2-4-9　修补室间隔缺损
A. 新月形补片修补室间隔缺损；B. 补片关闭房间隔缺损。VSD. 室间隔缺损；ASD. 房间隔缺损。

2) 房室瓣叶的缝合固定：用 5-0 prolene 线将右侧房室瓣、室间隔缺损补片上缘和左侧房室瓣以三明治样方法连续缝合固定。

其余各步同前述。

（3）改良单片法（下压法）

室间隔缺损的修补：用 5-0 prolene 线牵引拉开前后共同瓣。用 5-0 带垫片的 prolene 线自上而下行褥式缝合。自室间隔右侧进针，近室间隔嵴处穿出，再依次穿过其上方的左右侧房室瓣及戊二醛固定过的心包补片。然后逐一打结。将房室瓣夹在心包补片和室隔嵴之间。褥式缝合在心包补片上的距离要小于室隔嵴上的距离，使补片可以起到部分瓣环缩的作用。

其余步骤同前述。

（4）房室间隔缺损合并法洛四联症的手术纠治：手术修补分为两个方面，分别为纠治房室通道缺损以及解除右心室及肺动脉狭窄。

切开右心房，探查房室间隔缺损及右心室流出道及肺动脉的狭窄情况。切除右心室肥厚的肌束。

对于房室间隔缺损的纠治，我们更多采用双片法。牵拉开前瓣暴露室间隔缺损，室间隔缺损补片缝在室间隔的右心室面。缝合时逐渐向前将主动脉瓣包绕在左侧，探查保证左心室流出道通畅。其余修补房室间隔缺损的方法同前述。然后在右心室漏斗部做垂直切口，可跨瓣或者不跨瓣，经此切口切除右心室流出道肥厚的肌肉，再用补片扩大右心室流出道。如果主动脉过于右旋，也可以经这个切口修补室间隔缺损。

六、手术结果

各类手术方法的疗效可以从手术死亡率、二尖瓣反流发生率、起搏器植入比例，以及因左心室流出道梗阻、二尖瓣问题、心内残余需要再手术率来评估。部分型及过渡型房室间隔缺损近期死亡率小于 1%，完全型房室间隔缺损近期死亡率小于 5%，术后二尖瓣中度以上反流的发生率为 5%~10%，起搏器植入率为 1%~2%，左心室流出道梗阻者为 1%~2%，明显残余分流者 2%~3%。

【病例解析】

病例摘要 1

主诉

患儿，男，2 岁，主因"发现心律失常，先天性心脏病 2 年余"入院。

现病史

患儿出生后因"面色苍白"于外院确诊为"阵发性室上性心动过速、预激综合征、先天性心脏病（部分型房室间隔缺损）"，后反复发作心律失常数次，1 年前及两年前两次于医院行射频消融术，术后恢复可。现患儿为进一步治疗来医院就诊，拟手术纠治先天性心脏病，收治入院。

既往史

患者有"心律失常，阵发性室上性心动过速、预激综合征"，在医院两次行射频消融术，术后恢复可。

查体

体温（肛温）36.8℃，脉搏 122 次 /min，呼吸 31 次 /min，血压 84/54mmHg，身长 / 高 81cm，体重 11.0kg。神志清，精神反应可，发育正常，面色正常，营养良好。心脏听诊：心率 122 次 /min，心音力，心律齐，胸骨左缘第 3~4 肋间 2/6 级收缩期杂音，肝脏肋下未及，四肢末梢暖，无水肿。肺听诊：双侧呼吸音清，无啰音。

辅助检查

胸部 X 线片：心影增大，双侧肺纹理增多。

心脏超声：原发孔房间隔缺损 0.62cm，左向右分流。心室水平未见明显分流。二尖瓣前瓣瓣尖稍增厚,前瓣有裂缺,前后叶关闭点错位,轻中度反流,三尖瓣轻中度反流,反流速 2.3m/s,EF:64%。

心电图示窦性心律,左心房肥大可能。

治疗经过

入院后完善术前检查和准备,后在全身麻醉体外循环下行:①完全型房室间隔缺损(AVSD)修补(下压法/包括 PAVC 纠治);②PDA 关闭术(非体外);③PFO 修补。术中见:PDA 2mm,结扎。AVSD 为部分型,两个房室瓣环,二尖瓣(MV)注水反流明显。左侧房室瓣大瓣裂缺间断缝合 4 针,探查无二尖瓣反流(MR),原发孔 ASD 1.8cm,用心包补片连续缝合修补。冠状窦保留在右侧心房。三尖瓣反流(TR)不明显。术后辅助心功能、抗感染和对症等处理,患儿术后恢复可。

解析

部分型房室间隔缺损如果心内分流量不大,出生后婴儿期可能症状体征都不明显,可能在幼儿期偶然发现。本例患儿是因"预激综合征导致严重心律失常"而进一步行心脏超声检查而明确诊断。该患儿在入院查体时一般情况良好,没有生长发育落后和心功能不全的表现。患儿胸部 X 线片有双侧肺血增多的表现,心脏超声提示有原发孔房间隔缺损及二尖瓣裂缺和反流,房室瓣反流通常在二尖瓣前瓣的裂缺处最为明显,但也会在三尖瓣和二尖瓣存在中央性反流。流经二尖瓣前瓣裂缺处的反流造成裂缺边缘发生卷曲并增厚,这是导致瓣膜反流逐渐进展的促进因素。三尖瓣反流速可以估测肺动脉压力为 20mmHg 左右,故患儿未合并肺动脉高压。其 EF 大于 60%,心功能未受累。

术中建立体外循环时,进行以动脉插管为标准的升主动脉插管,并通过两根直接插入上、下腔静脉的直角插管取得静脉回流。因为右心房扩张,通常先经右心耳置入下腔插管开始转流。这避免了为暴露下腔静脉而过度牵拉心脏,并在阻断前提供更好的静脉回流状态。然后在置入上腔静脉插管后,再将主动脉阻断,并将右心耳内的插管移动到下腔静脉插管位置上。患者通常降温至 25℃或 28℃,通常不需要再放置一根左心房引流管,因为存在大型左向右分流的患者,其左心回流量通常不多。而且这样还可以避免造成房室瓣变形。

在关闭原发孔房间隔缺损时若缝线缝制在冠状窦开口的下方,那么术后冠状窦血流将回流入左心房。这一区域位于冠状窦上方的补片应该更宽大一些,在此区域内对补片边缘进行收缩缝合,让补片稍稍收拢拱起,这样就不会贴绷在冠状窦口上。本病例使用在冠状窦开口内侧缝合,并让冠状窦仍回流入右心房的技术。这一方法通常也能有效地避免传导系统的损伤,该病例术后恢复良好,未发生房室传导阻滞。

病例摘要 2

主诉

患儿,女,5 个月,主因"生后体检发现心脏杂音,喘息、咳嗽 13 日"入院。

现病史

患儿 13 日前无明显诱因下出现喘息、单声咳,无发热,无吐奶,于当地医院住院治疗,查胸部 X 线片提示肺部感染,心影明显增大。心脏超声:完全性心内膜垫缺损(A 型)、肺动脉高压、左心室收缩功能下降(EF 65%)。予美罗培南、头孢唑肟抗感染,平喘、利尿等支持治疗后,患儿症状无明显缓解,考虑患儿病情重,今日立即来医院就诊,查 NT-proBNP 3 965ng/L(1ng/L=1pg/ml)。今日遂以"肺炎、先天性心脏病、心功能不全"收治入院。

2 周来,患儿无发热,食欲尚可,大小便未见异常,夜间睡眠一般。平素奶量完成可,无吃吃停停,体重增长不佳,无反复感染史。

既往史

否认传染病史,按时接种疫苗,否认手术外伤史,未及明显的食物、药物过敏史。

查体

体温(肛温)37.3℃,脉搏 156 次 /min,呼吸 32 次 /min,血压 89/48mmHg,身长 / 高 63cm,体重 5.4kg。神志清,精神反应可,发育正常,面色正常,未吸氧下 SpO_2 275%,吸氧后为 90%,营养良好。心脏听诊:心率 156 次 /min,心律齐,心音有力,心前区可及 3/6 级收缩期杂音。肺部听诊:双侧呼吸音粗,两肺可及,有中细湿啰音。

辅助检查

胸部 X 线片:心影增大;两肺渗出(图 2-4-10)。

心脏超声:心脏位置及连接正常。左心房稍增大,左心室收缩活动正常。左心室流出道延长。主动脉三叶瓣,活动可。肺动脉增宽,瓣膜开放活动可,流速 1.5m/s,左肺动脉流速 1.8m/s,右肺动脉流速 2.35m/s。共同房室瓣,前桥叶有分隔,腱索主要附着于室间隔嵴上;共同瓣左侧:前向血流速 1.3m/s,轻度反流,束宽 0.21cm;共同瓣右侧:前向血流速 0.9m/s,轻度反流。房间隔卵圆孔未闭 0.25cm,0.74cm(I),左向右分流。室间隔缺损 0.62cm(房室通道型),左向右分流速 2.89m/s。左位主动脉弓。

完全型房室间隔缺损(A 型)卵圆孔未闭主动脉瓣环、升主动脉及主动脉弓降部均匀性稍小,肺动脉高压。

心电图:①窦性心律;②右心房肥大;③一度房室传导阻滞;④IRBBB 伴右心室肥大;⑤ST-T 变化;⑥左胸导联深 Q 波;⑦V_3 导联总振幅 >60mm;⑧QT 间期缩短。

心脏增强 CT:主动脉弓未见明显异常改变,CAVC,房室稍扩大,气道通畅,两肺感染伴局限性肺气肿(图 2-4-11)。

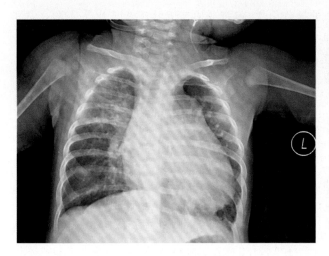
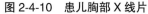

图 2-4-10　患儿胸部 X 线片

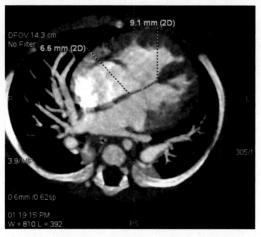

图 2-4-11　患儿心脏增强 CT

治疗经过

患儿入院后完善辅助检查,在呼吸科强心利尿抗感染治疗后,一般情况改善,在全身麻醉体外循环下行:①AVSD 修补(双片法);②ASD 修补(静脉窦型)。术中见:CAVC 为 A 型,共同瓣组织发育不佳,注水反流明显。VSD 为房室通道型,直径 2cm×1cm。心包补片连续缝合修补 VSD,左侧房室瓣大瓣裂缺间断缝合 5 针,原发孔 ASD 1.5cm,用另一块心包补片连续缝合修补。右侧房室瓣裂缺缝合 2 针。冠状窦隔入右侧心房。继发孔 ASD 8mm,直接关闭。手术室经食管超声检查所见:①可见室间隔补片,沿其周围未测及明显残余分流。②沿房间隔修补处未测及明显残余分流。③二尖瓣前向血流速度 1.1m/s,轻度反流,反流多束;三尖瓣轻度反流,反流多束,较宽束 0.20cm。术后患儿在监护病房经强心、利尿、抗感染治疗后恢复良好,顺利出院。

术后 3 个月患儿随访心脏超声:①可见室间隔补片,沿其周围未测及明显残余分流;②可见房间隔补片,心房水平细丝双向分流;③二尖瓣环 1.26cm,三尖瓣环 1.32cm;二尖瓣前叶修补处增厚,回声增强,后叶短小,轻度反流,三尖瓣瓣叶瓣尖增厚,回声增强,关闭点错位,轻度反流,反流速 2.56m/s;④左心房稍增大,左心室壁收缩活动可;⑤未见心包积液。提示患儿心功能恢复良好。

解析

存在部分型、过渡型或是完全型房室间隔缺损,都会引起左向右的分流,并因此导致肺血流增多。当存在完全型房室间隔缺损时,根据定义其 VSD 为非限制性,则因此会发生肺动脉高压。随着出生后生理性肺动脉压力的下降,大量增多的肺血不仅使患儿容易肺部感染,更容易导致充血性心力衰竭。除了肺部感染比较顽固容易复发以外,还表现为吃奶费力、生长发育落后。一经诊断,即有手术指征。病例中该患儿 5 个月 5.4kg,体重明显落后于同年龄正常婴儿,近两周有难治性的肺部感染,影响氧饱和度,查体有明确的心肺阳性体征,结合 NT-proBNP 3 965ng/L(1ng/L=1pg/ml),经心脏超声进一步诊断后明确患儿为完全型房室间隔缺损、肺动脉高压伴有肺部感染及心功能不全。术前经强心、利尿、抗感染等治疗后行手术治疗。

完全型房室间隔缺损(complete atrioventricular septal defect,CAVSD)由于较早出现肺动脉高压,本身的畸形容易发生共同瓣膜、腱束、乳头肌的破坏,导致瓣膜卷曲、增厚。因此在度过新生儿期的高肺阻力阶段后,就可进行手术纠治。随着年龄增大,瓣膜破坏加重及肺动脉高压进展,这些会使患儿预后变差,所以在 3~6 个月,一经诊断及时治疗能改善治疗效果。

该患儿术中探查室间隔巨大,改良单片法虽操作简便,但将共同瓣直接下压可能导致左心室流出道梗阻和瓣膜反流;单片法可避免腱束的阻挡,较好地暴露 VSD 边缘,减少术后残余 VSD 发生。但婴儿的瓣膜组织较少,将劈开的共同瓣膜分别悬吊缝合在心包片上,要占用一定的瓣膜组织。如果心包片过大,会导致二尖瓣瓣环扩大,容易造成二尖瓣中心关闭点错位,而二尖瓣反流束往往就发生在中心点。本例术中采取双片法修补。修补时相对困难,如果有细小腱束的阻挡,判断后可适当剪去,它的优点是保留了瓣膜的完整性,避免了瓣叶缺失。用新月形的心包补片修补室间隔缺损,避免左心室流出道梗阻的发生,同时将房室瓣抬高到合适的高度,使其功能更加完善。

术后监护及并发症处理原则:

①在体外循环停止后,常规做经食管超声心动图检查,以便及早发现有无残余室间隔缺损以及明确二尖瓣反流或者狭窄情况。增大的瓣环环缩时不能矫枉过正造成二尖瓣狭窄。如发现有比较明显的残余室间隔缺损、二尖瓣瓣口流速过快(大于 1.6m/s)或者中度以上二尖瓣反流,则应尽量确定反流部位和原因,如残余裂缺、瓣叶对合不佳、瓣环过大等,应再次恢复体外循环,阻断升主动脉后行再次修补。

②术后肺动脉高压处理很重要。应用适当的呼吸过度通气,保持二氧化碳分压 25~35mmHg、氧分压 100mmHg 以上。如有必要术后 48~72 小时维持患儿镇静肌松状态,避免声光电等可能导致肺动脉高压危象的刺激因素。视解剖情况吸入或者静脉途径运用选择性扩张肺血管的药物,如曲前列尼尔注射液等。

③术后控制患儿血压,使收缩压保持在 90~100mmHg,可选用米力农、硝普钠或者 ACEI 类药物。过高的血压可导致二尖瓣成形修补的缝线撕脱造成反流加剧。此外应该限制液体输入量,入量过多可导致二尖瓣环扩张而加剧反流。

④术后心律失常可表现为窦性心动过缓、结性心律、室上性心动过速以及完全性房室传导阻

滞,前者多与心房内手术操作有关,可用相关抗心律失常药物对症处理;后者与心肌水肿或者手术中损伤传导束有关系。应运用激素减轻心肌水肿情况,同时运用心脏临时起搏器,若两周以上不恢复,则应考虑植入永久性心脏起搏器。

　　术后残余二尖瓣关闭不全:术后明显的二尖瓣反流占5%~10%,其原因可能是裂缺处撕裂或者瓣膜本身条件差。共同瓣分割时应偏右侧以保证新的二尖瓣完整,间断缝合二尖瓣裂缺不能占用较多瓣膜组织。婴幼儿的瓣膜组织本身就不多,由于担心瓣膜撕裂而缝合较多反而造成二尖瓣关闭不全。但缝合过少易撕裂,需权衡。如果术后随访患儿二尖瓣持续存在中度以上反流,进一步整形困难者,则应考虑行二尖瓣置换手术。通常使用机械瓣。切除瓣膜组织时可保留靠近主动脉瓣的前上部分瓣膜组织,缝合时将机械瓣固定在这里使其远离室间隔。在二尖瓣瓣环的后部,在冠状窦附近,缝合时要小心避开传导束走行的位置,避免发生传导阻滞。

(张海波　苏俊武)

推荐阅读文献

[1] 丁文祥,苏肇伉.现代小儿心脏外科学.济南:山东科学技术出版社,2013.
[2] 丁文祥,苏肇伉.小儿心脏外科重症监护手册.上海:世界图书出版公司,2009.
[3] 乔纳斯.先天性心脏病外科综合治疗学.2版.刘锦纷,孙彦隽,译.上海:世界图书出版公司,2016.
[4] 马弗蒂斯,贝克.小儿心脏外科学.4版.刘锦纷,孙彦隽,译.上海:世界图书出版公司,2014.
[5] 徐志伟.小儿心脏手术学.北京:人民军医出版社,2006.
[6] 杨思源,陈树宝.小儿心脏病学.4版.北京:人民卫生出版社,2012.
[7] 朱晓东,张宝仁.心脏外科学.北京:人民卫生出版社,2007.

第五节　主肺动脉窗

本节要点

　　1. 流行病学　主肺动脉窗发病率低,占先天性心脏病患儿的0.1%~0.2%。

　　2. 病理生理学　圆锥动脉干间隔的发育不完全造成了主肺动脉窗。在该畸形的更严重病例中,会合并有永存动脉干;在较轻的病例中,则会合并有孤立性的右肺动脉起源于主动脉。主肺动脉窗一般分成Ⅰ型、Ⅱ型和Ⅲ型。

　　3. 临床症状　主肺动脉窗的生理学和动脉导管未闭、室间隔缺损和永存动脉干相似。分流的程度主要和缺损的大小和肺血管阻力有关。常合并有喂养困难、发育迟缓和反复呼吸道感染,常于婴儿期发生充血性心力衰竭。缺损较大,并存在明显的左向右分流时,早期可发生肺动脉高压和肺血管梗阻性病变。

　　4. 诊断　主肺动脉窗的诊断主要依靠二维超声心动图,CT、磁共振及血管造影有助于诊断其他合并畸形。

　　5. 治疗　全身麻醉体外循环下行手术治疗。根据主肺动脉窗的分型选择适当的手术切口。

一、定义

　　主肺动脉窗是一种罕见的、伴有严重血流动力学改变的畸形,又称主动脉隔缺损、主肺动脉瘘、主肺动脉孔、主肺动脉隔缺损。

二、流行病学

主肺动脉窗发病率低,占先天性心脏病患儿的 0.1%~0.2%。1830 年,Elliotson 首次描述了主肺动脉窗,Abbott 在对 1 000 例先天性心脏病的经典回顾中,仅包括 10 例主肺动脉窗。1948 年,Gross 成功地使用原本用于动脉导管未闭患儿手术的胸廓切口,对 1 名患儿的主肺动脉窗进行了结扎。Scott 和 Sabistion 报道了一种闭式离断主肺动脉窗的方法,但也注意到这种方法是困难和危险的。体外循环技术的出现使得主肺动脉窗的治疗有了较大的进展。1957 年,Cooley 及其同事报道了首例在心肺转流下离断主肺动脉窗的成功病例。1966 年,Putnam 和 Gross 建议经肺动脉用补片修补主肺动脉窗。1969 年,Deverall 等报道经主动脉切口采用聚酯纤维补片缝合关闭主肺动脉窗。1978 年,Johansson 等描述了一种经主动脉窗前壁三明治样方法补片修补技术。1993 年后 Di Bella 等单纯性采用肺动脉前壁皮瓣技术修补主肺动脉窗。

三、病理生理学

圆锥动脉干间隔的发育不完全造成了主肺动脉窗。在该畸形的更严重病例中,会合并有永存动脉干;在较轻的病例中,则会合并有孤立性的右肺动脉起源于主动脉。主肺动脉窗的严重程度变化不一。主肺动脉窗的两组半月瓣发育均正常,是和永存动脉干的鉴别所在。Richardson 及其同事将主肺动脉窗分成 I 型、II 型和III型。1 型是位于升主动脉和肺总动脉之间,紧靠主动脉窦上方的一个相对小型缺损。II 型主肺动脉窗位于右肺动脉起始部的升主动脉后壁。在III型中,右肺动脉起源于升主动脉的右侧,且完全没有主肺动脉间隔。只能凭借由一条菲薄的组织边缘来分隔开两个半月瓣环,以此来鉴别III型主肺动脉窗和永存动脉干。Mori 等对其进行改良,I 型及 II 型同 Richardson 法,III型定义为主肺动脉隔完全缺损,一侧肺动脉起源于升主动脉不作分类之一(图 2-5-1)。

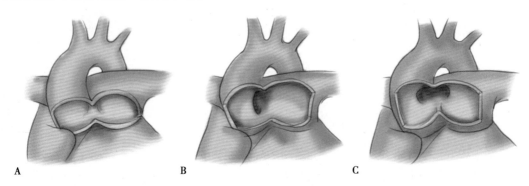

A　　　　　　　　　B　　　　　　　　　C

图 2-5-1　主肺动脉窗的解剖分型
A. I 型;B. II 型;C. III型。

通常发现主肺动脉窗是一种孤立性的缺损。1/3~1/2 的主肺动脉窗患儿有合并畸形,包括动脉导管未闭、主动脉弓中断、室间隔缺损和法洛四联症。在罕见情况下,发现主肺动脉窗合并有心外畸形,包括 VATER 综合征(脊柱缺损、肛门闭锁、食管气管瘘合并食管闭锁、桡骨和肾脏发育不良)。

主肺动脉窗通常会大到造成非限制性血流。其血液流动力学结果和大型动脉导管未闭基本上是一致的,由于主动脉压高于肺动脉压,因此大量血液从升主动脉进入肺动脉使肺血流增加,多数患儿缺损口较动脉导管未闭大,分流量大,常早期出现症状和心力衰竭。由于长期肺循环血容量增加,肺小血管痉挛,进而血管内膜和中层产生增厚和纤维化,肺阻力升高。当肺动脉的压力高于主动脉时,则出现右向左的逆向分流,患儿出现青紫。

四、临床表现及检查方法

(一)症状和体征

主肺动脉窗的生理学和动脉导管未闭、室间隔缺损和永存动脉干相似。分流的程度主要和缺损的大小和肺血管阻力有关。小型缺损存在小型左向右分流,症状不明显或没症状。缺损较大,并存在明显的左向右分流时,早期发生肺动脉高压和肺血管梗阻性病变。患儿通常没有发绀,除非发生严重的肺血管病变,但常合并有喂养困难、发育迟缓和反复呼吸道感染,常于婴儿期发生充血性心力衰竭。有学者认为其临床病程和未经治疗的大型室间隔缺损患儿类似;但是,舒张期的分流(牺牲了全身和冠状动脉的灌注)可能会使主肺动脉窗患儿更早出现症状。大型主肺动脉窗患儿通常活不过婴儿期。偶尔会碰到罹患主肺动脉窗的儿童和年轻成人,通常多有充血性心力衰竭,逐渐发生不可逆肺动脉高压,并死于艾森门格综合征。

（二）查体

在心脏专科查体时,常发现有心脏扩大。肺动脉高压明显者,通常在左侧第3或第4肋间闻及收缩期杂音,肺动脉瓣区第二心音亢进。大约15%的患儿,肺动脉高压不明显,可听见响亮粗糙的连续性机器样杂音,位置较低。分流量大者,心尖部可听到柔和的舒张期杂音。与动脉导管未闭的患儿不同,其罕有连续性杂音。此外,还可存在脉压增宽,四肢动脉可扪及水冲脉和听到枪击音等体征,但当心力衰竭或肺动脉血管阻力明显升高时,周围血管体征则不明显。

（三）辅助检查

1. 心电图　电轴左偏,左心室肥大。肺动脉高压的患儿可有双心室肥厚的表现。

2. X线片　通常显示心脏肥大和肺血管纹理增多。左心缘可向下外延长,肺动脉圆锥突起,肺门血管阴影浓密,肺纹理增粗。

3. 血管造影及DSA　用于超声不能诊断或肺阻力明显增高者,主要目的是评估肺血管床状态。在不合并室间隔缺损时,右心室血氧不增高,肺总动脉水平有一左向右分流,并伴有不同程度肺动脉高压。右心导管经肺动脉主干进入升主动脉或无名动脉时,有诊断意义。并与动脉导管未闭时导管进入降主动脉相鉴别。逆行升主动脉造影能确切证实缺损存在,对诊断有决定意义。当造影剂注入升主动脉时,可见肺动脉主干与升主动脉同时显影。

4. 超声心动图　主肺动脉窗的诊断主要依靠二维超声心动图,能够提供缺损的大小、类型、冠状动脉起源、肺动脉的大小及其伴随畸形的状况。但超声心动图不易鉴别Ⅱ型主肺动脉窗和动脉导管未闭。若超声心动图提示合并复杂畸形和需要评估肺血管阻力,需要进一步行心导管检查和心血管造影检查。

5. CT和磁共振　有助于明确诊断,以及与一侧肺动脉起源于主动脉、动脉导管未闭、室间隔缺损、永存动脉干及室间隔缺损伴有或不伴有主动脉瓣关闭不全的鉴别诊断。

五、治疗方法

1. 手术指征选择　在所有主肺动脉窗或肺动脉起源于主动脉患儿的治疗中,手术修补是有适应证的。在罕见情况下,如果患儿有无症状的小型缺损,可在婴儿期后进行选择性手术。但是,对于大多数患儿,应该一经诊断就要手术,因为存在肺血管梗阻性病变的风险。在有合并畸形的患儿中,应该对所有病变进行一期修补。

由于肺血管梗阻性病变的危险性大,内科控制心力衰竭的患儿应在肺血管梗阻性疾病出现前手术。已有逆向分流,患儿出现青紫,则为手术禁忌证。

术前有肺动脉高压的患儿,常伴有严重的充血性心力衰竭和肺部感染。术前准备要充分控制感染,改善心功能(强心、利尿、扩血管治疗)及加强和提高全身营养状态。

2. 麻醉和体外循环方法　麻醉方法采用常规气静复合全身麻醉方法。但对于主肺动脉窗患儿应考虑到充血性心力衰竭的可能性。在充血性心力衰竭的代偿期,儿茶酚胺释放增加,心排血量重新分配至各组织器官,心率增快、皮肤温度降低并常伴有营养代谢的降低。在严重病例术前可考虑给予地高辛和利尿药物治疗,但应注意可能会有代谢性低氯性碱中毒并伴有钾离子的丢失。需深低温停循环的患儿,注意脑部降温保护,如应用冰袋降温。手术操作完成,充分复温,保证容量,应用强心药物维持循环稳定。

手术应该经胸骨正中切口并使用心肺转流来实施。手术经胸骨正中切口径路,并次全切除胸腺。切取前部的心包,并用6%戊二醛处理20~30分钟。对主肺动脉窗进行外部视诊以确认诊断。两组半月瓣应该是明显的,且能看到冠状动脉的起源位置。应该在升主动脉上尽量靠远端的位置进行主动脉插管,远离缺损,这样主动脉阻断钳就不会干扰修补。可使用单根静脉插管或双腔静脉插管,这取决于修补合并畸形的需要。肺动脉应该用圈套器控制,当心肺转流开始时予以阻闭。可使用持续转流实施手术,或者在小婴儿中,使用深低温停循环。

3. 手术方法　早期手术方法有结扎法,较简单,主要适用于位置远离主动脉瓣和肺动脉瓣、可以游离的小瘘孔。但有致命性术中出血、结扎不完全和再通的危险,目前已不主张应用。非体外循环下离断或缝合,适用于缺损较小时可以直接缝合。但因血管壁较脆弱和纤细,会导致致命性出血;缺损较大时,直接缝合可导致肺动脉或主动脉狭窄,应避免。体外循环下补片修补主肺动脉窗,可分以下几种:

(1) 经主动脉切口:手术一般在低温体外循环下进行,小婴儿低体重者(体重<2.5kg)需行深低温停循环技术。胸骨正中切口,打开心包,主动脉插管位置尽量高,避免对放置主动脉阻断钳造成困难时也不影响缺损的显露和修补。在体外循环转流开始前,适当游离主动脉和肺动脉干以及主肺动脉窗的下游。根据需要,腔静脉单根或双根插管。体外循环开始时阻断左右肺动脉,以免灌注肺。在缺损上方放置主动脉钳时小心识别和保护右肺动脉。心脏停搏后,于升主动脉前壁2~3cm行纵切口,修补缺损时仔细辨认左右冠状动脉和主动脉瓣避免损伤,保证其开口于补片的主动脉侧。如果有冠状动脉起源于肺动脉,也必须将其隔在主动脉侧。防止主动脉扭曲、变形,缺损修补时应避免直接缝合,最好给予补片,涤纶、Gore-Tex补片、戊二醛固定后的自体心包片及自体肺动脉移植片均可作补片用。5-0或4-0 prolene线连续缝合缺损,缝合完毕时需注意排尽肺动脉内空气。

(2) 经主肺动脉窗前壁切口:垂直切开主肺动脉窗的前壁,仔细检查冠状动脉的开口,补片先缝合缺损的后缘和上、下缘,前缘的缝合常采用三明治样方法。注意排空气、肺动脉腔内气体(图2-5-2)。

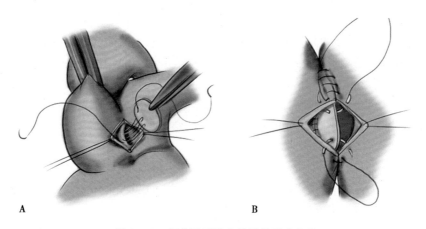

图2-5-2　经主肺动脉窗前壁的手术方法
A.心肺转流开始后,主动脉钳夹阻断;B.从前方打开缺损,将补片边缘缝合到缺损的上缘、后缘和下缘;关闭前部大血管切口时,使用三明治样方法将补片前缘夹缝在一起。

(3) 经肺动脉切口:纵行切开主肺动脉前壁,显露缺损,视缺损大小进行往返连续缝合或用补片修补缺损。也可用自体肺动脉转移皮瓣技术修补主肺动脉窗缺损,自体心包片修复肺动脉,排尽主、肺动脉腔内气体。

(4) 介入封堵治疗:近年来有采用伞形记忆合金装置行心导管介入封堵主肺动脉窗的报道,但通常情况下主肺动脉窗的缺损不是太大就是太接近半月瓣,以致不能安全地使用伞形封堵装置关闭缺损,因此远期疗效尚有待观察。

(5) 主肺动脉窗合并主动脉弓中断的手术方法:如前文所述,合并有主动脉弓中断的主肺动脉窗可能要比单纯的主肺动脉窗更加复杂。这类主肺动脉窗的治疗方法类似于永存动脉干合并主动脉弓中断的方法。心肺转流用的动脉插管应该置于升主动脉的远端。右心房置入单根静脉插管。心肺转流开始后,即刻收紧环绕左右肺动脉的控制带。来自动脉插管的血液会通过主肺动脉窗进入肺动脉,并在此处经动脉导管进入降主动脉,以便对腹腔脏器进行降温。

当存在左锁骨下动脉远端的主动脉中断,即 A 型主动脉弓中断时,则通常可能要在持续转流下实施主动脉弓吻合。用一把钳子控制住动脉导管的肺动脉端。在其远端加以离断。然后缝闭肺动脉端。用一把"C"形钳控制住离断了的远端降主动脉,同时将其吻合到主动脉弓下缘的纵行主动脉切口上。此时,用一把钳子夹住近端主动脉弓,并经无名动脉对脑进行持续灌注。建议在主动脉钳夹阻断前,将患儿降温到深低温,且在主动脉弓吻合过程中,流量降低到 20ml/(kg·min)。当吻合完成后,移去降主动脉和主动脉弓上的钳子。对动脉插管下方的升主动脉进行钳夹,此时进行全身灌注,但心脏无灌注。主动脉根部注入心脏停搏液。注入心脏停搏液后,可移去环绕左右肺动脉的控制带。在升主动脉上,平齐右肺动脉高度水平做一个横切口,将主动脉打开。主动脉内缝制一块心包板障,引导来自肺总动脉的血流经升主动脉后壁到达右肺动脉。通常也首选使用一块补片来关闭升主动脉的前壁切口。在新生儿或体格非常小的婴儿中,可能最好要避免使用上述主动脉内板障技术,因为这会造成与生长发育有关的主动脉瓣上狭窄。

另一种适用于新生儿和小体格婴儿的方法是像动脉调转术一样,广泛松解游离右肺动脉。在右肺动脉的上方和下方横断主动脉。将所取得的主动脉组织的上下缘分别进行纵向缝合,以构建一个右肺动脉的管形延长结构。取平齐主肺动脉窗的高度,将此管形结构吻合到肺总动脉右侧。升主动脉及其弓部分支必须充分松解游离,以便再次对升主动脉进行直接吻合修复,也必须使用一块自体心包补片来完全关闭主肺动脉窗的肺动脉端。

【病例解析】

病例摘要 1

主诉

患儿,女,3 岁,因"哭吵、运动后口唇发绀约 3 年"入院。

现病史

患儿出生后不久即发现哭吵后口唇发绀,当地医院听诊未及明显心脏杂音,心脏超声未发现先天性心脏疾病。2 个月前因肺炎到当地医院就诊,查体发现心脏杂音,至当地上级医院就诊,诊断为先天性心脏病。为求进一步治疗,遂来医院就诊。查心脏超声提示:主肺动脉间隔缺损、肺动脉高压、主动脉轻度反流,建议进一步检查。一周前入住心内科后行心导管检查,见主肺动脉缺损,未见动脉导管未闭,肺小动脉形态稍僵硬。病程中患儿有青紫,有生长发育迟缓,无明显喂养困难,有反复呼吸道感染病史伴气促,有活动能力下降。

个人史

患儿 G_2P_1,足月顺产,产时无窒息,出生体重不详。生后予以人工喂养,按时按序添加辅食,生长发育较同龄儿迟缓。

查体

体温(肛温)36.5℃,脉搏 130 次 /min,呼吸 30 次 /min,血压 80/50mmHg,身长 / 高 60cm,体重 5.4kg。神志清,精神反应可,发育正常,面色正常,营养良好。浅表淋巴结未及。口唇无明显干燥,未出牙,咽不红,扁桃体不大,口腔黏膜完整。心脏听诊:心率 130 次 /min,心律齐,心音有力,可及杂音。肺部听诊:双侧呼吸音清,无啰音。腹部望诊:平坦,未见明显肠型。腹壁静脉未见明显曲张。腹部触诊:全腹软,未及包块;无明显压痛,无反跳痛;肝脏肋下刚及,剑突下未触及,无叩痛;脾脏肋下未触及,无叩痛。腹部叩诊:鼓音,无移动性浊音。腹部听诊:肠鸣音 4 次 /min。颈软,脑膜刺激征:布氏征阴性,克氏征阴性。生理反射:膝反射正常,腱反射正常。病理反射:巴宾斯基征阴性。

专科检查:神清,精神可,无青紫,呼吸平稳,听诊双肺呼吸音对称,无啰音,心音有力,心律齐,胸骨左缘第 3~4 肋间 3/6 级收缩期杂音,P_2 亢进;肝脏肋下未及,四肢末梢暖,无水肿。

辅助检查

心脏超声：主肺动脉间隔缺损，房间隔缺损（Ⅱ），右肺动脉开口相对略小，肺动脉高压。胸部X线片正位如图2-5-3。心脏（CT平扫＋增强）主肺动脉窗，ASD，左支气管远端狭窄。

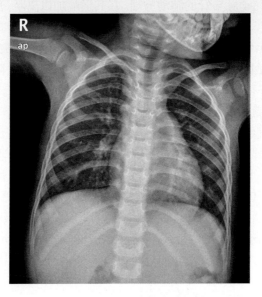

图2-5-3　患儿胸部X线片

解析

患儿，3岁，因"哭吵、运动后口唇发绀约3年"入院，查体示：心律齐，胸骨左缘第3~4肋间3/6级收缩期杂音，P_2亢进。心脏超声结果提示：主肺动脉间隔缺损，房间隔缺损（Ⅱ），右肺动脉开口相对略小，肺动脉高压。根据患儿初步检查结果，因行血管造影检查明确肺动脉高压程度及肺血管形态变化。血管造影检查提示，内脏心房正位，心室正位，腔肺静脉回流正常，心房水平未见明显分流。房室连接一致，心室水平未见明显分流，左心室扩大。心室大动脉连接一致，升主动脉与肺动脉总干间大的间隔缺损约13.68mm，右肺动脉起始部约11.4mm，远端分叉处约9.83mm，左肺动脉起始部9.63mm，远端分叉处约10.02mm，降主动脉横膈水平约8.9mm，右肺动脉异常起源于升主动脉，形态可，右弓。左下肺小动脉楔入造影见肺小动脉扭曲，毛细血管床充盈可。主肺动脉窗（近端型）、肺动脉扩张、肺动脉高压如图2-5-4。

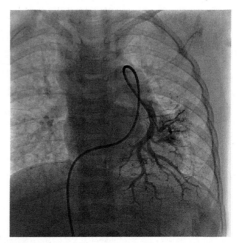

图2-5-4　主肺动脉窗患儿术前肺血管造影

指南解读

先天性心脏病术后肺动脉高压的治疗（2015 ESC指南）

肺动脉高压（pulmonary hypertension，PH）指肺动脉压力升高超过一定界值的一种血流动力学和病理生理状态，可导致右心衰竭，可以是一种独立的疾病，也可以是并发症，还可以是综合征。其血流动力学诊断标准为：海平面静息状态下，右心导管检测肺动脉平均压≥25mmHg。

先天性心脏病相关肺动脉高压管理推荐：

1. 推荐世界卫生组织（World Health Organization，WHO）功能分级Ⅲ级且出现艾森门格综合征的患者使用波生坦（Ⅰ类，证据等级：B）。

2. 对于艾森门格综合征患者，应考虑使用其他内皮素受体拮抗剂、PDE-5 和前列环素（Ⅱa 类，证据等级：C）。

3. 对于存在肺动脉血栓或心力衰竭体征的患者，在无明显咯血的情况下，可考虑使用口服抗凝血药（Ⅱa 类，证据等级：C）。

4. 若额外吸氧能持续性增加血氧饱和度并减轻症状，应考虑额外吸氧（Ⅱa 类，证据等级：C）。

5. 若出现高黏血症症状，通常在血细胞容积 >65% 时，应考虑使用等溶液替换血液（Ⅱa 类，证据等级：C）。

6. 对于血浆铁蛋白水平低的患者，可考虑补铁治疗（Ⅱb 类，证据等级：C）。

7. 艾森门格综合征患者可考虑联合药物治疗（Ⅱb 类，证据等级：C）。

8. 不推荐艾森门格综合征患者使用钙通道阻滞剂（Ⅲ类，证据等级：C）。

 解析

根据患儿病史资料、各项术前检查、超声检查结果及血管造影检查结果，考虑到肺动脉高压的进展性，完善各项术前准备后，应尽快行手术治疗。

住院经过

患儿在气静全身麻醉体外循环下行主肺动脉窗纠治术，术中见：主动脉 - 肺动脉窗，肺动脉粗大。转流时圈套左右肺动脉。切开升主动脉，见主动脉与肺动脉间有交通，直径 15mm。用心包片修补，连续缝合。ASD 为 PFO 型，直径 5mm，保留。三尖瓣注水反流不显。心内排气，开放主动脉阻断钳。连续缝合心脏切口。术后带多巴胺、米力农、气管插管入 CICU 机械通气呼吸循环支持。患儿入 CICU 后病情稳定，术后予以强心、利尿、降低肺血管阻力等治疗。术后第二天撤机拔管，术后一周出院。

 解析

主肺动脉窗、肺动脉高压心脏术后监护要点：

主要矛盾包括术后低心排血量综合征、心搏骤停可能、低氧血症、多脏器功能不全、呼吸机辅助通气，体内管道多，感染高危、术后出血，可能床边开胸，严重心律失常，猝死可能、呼吸机依赖。

解决矛盾的途径、方法和措施：

1. 常规留置胃管，心脏 X 线检查了解心影大小、插管位置、两肺透亮度，床边心脏超声了解肺血管压力情况。

2. 循环　维持适当前负荷，给予多巴胺、钙、米利酮强心增加心排血量，磷酸肌酸（护心通）营养心肌，吸入用伊洛前列素溶液降低肺血管阻力，必要时利尿剂减轻容量负荷。

3. 呼吸　继续呼吸机支持，加强气道护理。

4. 感染　头孢呋辛抗感染，注意规范操作。

5. 神经　予咪达唑仑、舒芬太尼镇静、镇痛，减轻患儿氧耗。

6. 容量　维持 CVP 在 8~10cmH$_2$O，必要时给予红细胞悬液，5% 白蛋白扩容，注意有无输血反应。

注意事项：注意循环呼吸支持、注意水电解质酸碱平衡、进出量平衡、密观心肺功能及神经系统体征。

病例摘要2

主诉

患儿,男,4个月15日龄,因"哭吵时口唇青紫2周,咳嗽气促伴青紫1日,发热半天"入院。

查体

体温(肛温)39.1℃,脉搏198次/min,呼吸55次/min,上肢血压104/78mmHg,下肢血压70/40mmHg,身长/高55cm,体重6.2kg。神志清,精神反应欠佳,发育正常,面色正常,SpO$_2$ 90%(面罩吸氧下),营养良好。浅表淋巴结未及。口唇略青紫,无明显干燥,咽不红,扁桃体无肿大,口腔黏膜完整。心脏听诊:心率198次/min,心律齐,心音有力,未及明显杂音。肺部听诊:双侧呼吸音粗,有啰音,可及粗湿啰音及哮鸣音。腹部望诊:平坦,未见明显肠型。腹壁静脉未见明显曲张。腹部触诊:全腹软,未及包块;肝脏肋下3cm,剑突下未触及,质中;脾脏肋下未触及。腹部叩诊:鼓音,无移动性浊音。腹部听诊:肠鸣音3次/min。颈软,脑膜刺激征:布氏征阴性,克氏征阴性。生理反射:膝反射正常,腱反射正常。病理反射:巴宾斯基征阴性。四肢末梢暖,无水肿。

辅助检查

心脏超声:主肺动脉间隔缺损主动脉弓中断(A型)、降主动脉流速稍增快、动脉导管未闭、右肺动脉流速增快、起源升主动脉可能,肺动脉高压建议进一步检查。

胸部X线片:见图2-5-5。

心脏CT(平扫+增强):A-PWINDOW,右肺动脉异常起源于升主动脉,IAA(A型),PDA,左心房、左心室偏大,必要时进一步检查左右支气管起始部狭窄,为扩张的异位起源的右肺动脉压迫所致,两肺节段性不张伴局限性肺气肿(图2-5-6)。

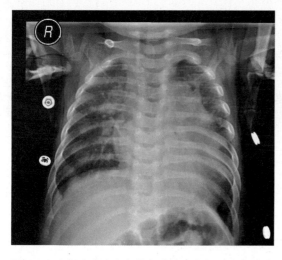
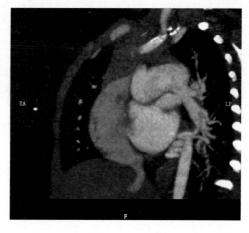

图2-5-5　主肺动脉窗合并主动脉弓中断患儿术前胸部X线片

图2-5-6　主肺动脉窗合并主动脉弓中断患儿术前CT图像

 解析

　　根据患儿病史资料、各项术前检查、超声检查结果及血管造影检查结果,考虑到主动脉弓中断以及肺动脉高压,完善各项术前准备后,应尽快行手术治疗。

治疗经过

常规消毒铺巾,气静麻醉下,胸骨正中切口,锯开胸骨,留取心包,戊二醛固定备用。右心耳和升主动脉缝荷包线,经右心耳注入肝素,升主动脉和降主动脉(通过PDA)Y型插管,右心耳和下腔静脉分别插管,建立体外循环。圈套左右肺动脉。在体外平行循环下,见A型主动脉弓中断(interrupted of aortic arch,IAA),主动脉弓离断距离约2cm,PDA 5mm,阻断升主动脉,根部注入心脏停搏液,心脏停搏。切开升主动脉,术中见:主肺动脉缺损约1.5cm,取牛心包补片连续缝合关闭。离断PDA,阻断降主动脉,在深低温体循环下将降主动脉与主动脉弓部下缘后壁行端侧吻合,前壁用牛心包片扩大(图2-5-7)。开放降主动脉,恢复体外循环,连续缝合心脏切口。心脏自动复跳,复跳后心律为窦性心律,术后食管超声:无残余分流。停体外循环,血压稳定,分别拔除上、下腔静脉插管和升主动脉插管,静脉滴注鱼精蛋白。置入纵隔右胸引流管,经仔细检查各切口,无明显出血点后,分层关胸,带气管插管回ICU。术后2日拔除呼吸机,术后1周出监护病房,术后10日顺利出院,恢复良好。

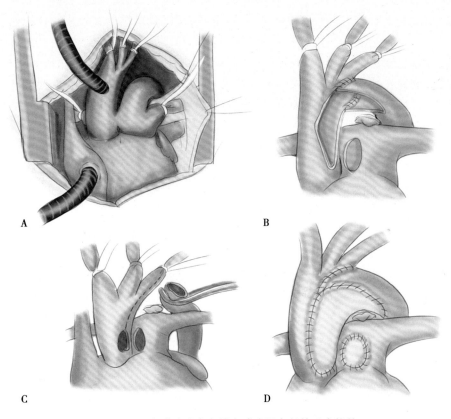

图2-5-7　主肺动脉窗合并主动脉弓中断的手术修补

A.头臂动脉予以圈套控制;B.离断主肺动脉窗及动脉导管,剖开升主动脉;C.将降主动脉与升主动脉切口的后壁吻合,重建主动脉弓连续;D.使用补片扩大重建之主动脉弓的前壁,补片关闭肺动脉壁缺损处。

(孙彦隽　张海波)

推荐阅读文献

[1] 乔纳斯.先天性心脏病外科综合治疗学.2版.刘锦纷,孙彦隽,译.上海:世界图书出版公司,2016.

[2] 马弗蒂斯,贝克.小儿心脏外科学.4版.刘锦纷,孙彦隽,译.上海:世界图书出版公司,2014.

第六节　法洛四联症

本节要点

1. **流行病学**　法洛四联症是发绀型先天性心脏病手术中最常见的一种,占发绀型先天性心脏病手术中的 80%,在所有先天性心脏病手术中占 12% 左右。法洛四联症不经手术治疗的自然死亡率 1 岁以内为 25%,3 岁以内达 40%,10 岁以内死亡 70%,40 岁以内 95% 死亡。

2. **解剖特性**　圆锥动脉干发育异常是该病变的胚胎学基础,其基本病理解剖改变为右心室流出道狭窄、室间隔缺损、主动脉骑跨和右心室肥厚。

3. **病理生理学**　法洛四联症的病理生理情况主要取决于右心室流出道狭窄的程度。右心室流出道及肺动脉梗阻越重,肺部血流越少,发绀和组织缺氧就越严重,且在室间隔缺损水平可出现明显的右向左分流,这些患儿将出现明显的缺氧症状,最严重者,会出现严重的反复性缺氧发作,甚至可引起猝死。

4. **临床症状**　发绀是本病最突出的症状,多在婴儿期即有发绀,四肢末梢因缺氧而有发绀及杵状指/趾。气喘和阵发性呼吸困难也是常见症状之一。儿童常有蹲踞现象。重症患者可有缺氧发作。体征表现为左胸心前区隆起,心前区可有抬举性搏动,胸骨左缘第 2~4 肋间有收缩期喷射样杂音,肺动脉瓣区第二心音单一。

5. **诊断**　超声心动图是确诊法洛四联症的首选方法。多排螺旋 CT 或 MRI 检查对主肺动脉和左右肺动脉直径可进行准确的测量,并可直观地观察肺动脉的形态及其与主动脉的关系,结合超声心动图可进一步提高对法洛四联症的精确诊断。心导管检查目前较少使用,但在法洛四联症合并侧支循环时可对侧支血管分布有更为精确的诊断。

6. **治疗**　单纯型法洛四联症首选一期根治手术,但对右心室流出道狭窄严重且肺动脉远端严重发育不良,或肺动脉缺失伴有较大的体肺侧支,以及婴儿冠状动脉畸形难以施行右心室流出道补片扩大,也不宜施行心外管道或一个半心室矫治者应先做姑息手术,待肺动脉发育改善后做二期根治术。姑息手术包括锁骨下动脉 - 肺动脉分流术(Blalock-Taussig 手术)、升主动脉与肺动脉分流术(Waterston 手术)、中心分流术(改良 Brock 手术)、肺动脉瓣球囊扩张术等。

一、定义

法洛四联症(tetralogy of Fallot,TOF)是发绀型先天性心脏病手术中最常见的一种,占发绀型先天性心脏病手术中的 80%,在所有先天性心脏病手术中占 12% 左右。圆锥动脉干发育异常是该病变的胚胎学基础,其基本病理解剖改变为右心室流出道狭窄、室间隔缺损、主动脉骑跨和右心室肥厚。在复杂型先天性心脏病的疾病谱系中,其复杂程度约为中等。诸如完全型房室间隔缺损(AVSD)、永存动脉干(PTA)和左心发育不良综合征(HLHS)等比 TOF 更为复杂的病变,通常被认为复杂型先天性心脏病;复杂程度不及 TOF 的病变,诸如房间隔缺损(ASD)、室间隔缺损(VSD)及动脉导管未闭(PDA),则可以合理地认为其是简单型先天性心脏病。目前,TOF 若没有合并肺动脉瓣缺如或 AVSD 等其他复杂伴发畸形的患者,其根治手术的死亡率应该低于 2%。

二、流行病学

近几年来,随着遗传学的不断发展,目前已证实 TOF 与多种基因存在关联,包括 *JAG1*、*NKX2-5*、*ZFPM2* 和 *VEGF* 等。不过其中最重要的关联是 22 号染色体的微缺失。在 22 号染色体微缺失的人群中,约 40% 的人存在先天性心脏病。22q11.2 缺失综合征可能包括了神经嵴来源组织的移行缺陷,尤其会影响到第二和第四鳃囊的发育。除了影响圆锥动脉干的发育之外,还可能影响包括 T 细胞分化和诱导耐受在内的胸腺发育,导致免疫功能障碍,而甲状旁腺受累则造成低钙血症,这些是迪格奥尔格综合征(DiGeorge 综合征)的特征。常见有生长发育迟缓,22q11.2 缺失患者发生精神分裂症的风险会升高 20~30 倍。Maeda 等发现,在 212 例 TOF 患者中,有 13% 合并 22q11.2 缺失。法洛四联症不经手术治疗的自然死亡率 1 岁以内为 25%,3 岁以内达 40%,10 岁以内死亡 70%,40 岁以内 95% 死亡。

三、解剖特性

圆锥动脉干发育异常是该病变的胚胎学基础,其基本病理解剖改变为右心室流出道狭窄、室间隔缺损、主动脉骑跨和右心室肥厚。Van Praagh 等假设 TOF 是由单一问题所造成的,即肺动脉下圆锥发育不良。肺动脉下圆锥(漏斗部)通常是一个发育良好的肌性管道,将肺动脉瓣向左前上方提起,使之与另外 3 个由同一个纤维支架连接在一起的瓣膜分开。肺动脉下漏斗部发育不良的结果是主动脉瓣比平时更处于肺动脉瓣的右前上方位置。此外,肺动脉下漏斗部发育不良造成漏斗部腔更加狭窄,进而导致流经肺动脉瓣和肺总动脉的血流减少,因此这些结构通常也会出现发育不良。虽然 Fallot 最初描述了 4 个解剖学特征,但是在外科医生对 TOF 患者实施手术修补时,只有两个解剖学特征与之尤为相关。

(一) 室间隔缺损

室间隔缺损属于对位不良型,缺损位于主动脉瓣下。主动脉瓣环由于向右骑跨而构成 VSD 的上缘,此缘为瓣膜。VSD 的下缘为肌部室间隔和室上嵴壁束,此缘均为肌肉组织,VSD 的后缘是主动脉瓣环向下经三尖瓣环前方到达室间隔后端的一条边缘,后缘有所变异,也最为重要。VSD 多为非限制性,也可以为限制性,这种情况多因为其相邻的三尖瓣腱索组织对 VSD 形成了部分性堵塞所致。如果合并严重的右心室流出道梗阻,右心室内的压力会超过体循环压力,造成严重的右心室肥厚,且如果不在婴儿期的早期阶段进行纠治的话,则手术风险严重升高。

(二) 右心室流出道狭窄

可表现为右心室漏斗部狭窄或同时合并肺动脉瓣狭窄,也可合并肺动脉主干或分支狭窄。肺动脉瓣狭窄可能由于二瓣化或者三个交界融合而狭窄。漏斗部狭窄包括漏斗部近端狭窄、漏斗部弥漫性狭窄或发育不全乃至不发育。右心室流出道狭窄最后终将发生渐进性右心室肥厚,包括调节束和其他朝向右心室体中部的肌束也发生肥厚。尽管由于存在非限制性 VSD,使得右心室压力与体循环压力持平而不会进行性升高,但是这会造成患儿发绀程度进行性加重。如果梗阻是肌性因素为主而不是固定性梗阻,即不是由于肺动脉瓣狭窄和肺动脉瓣环发育不良所引起的话,那么缺氧发作的风险就会增大,患儿在缺氧发作时会出现一过性严重缺氧。

四、病理生理学

法洛四联症时的解剖异常所造成的功能学后果主要取决于右心室流出道固定性梗阻的程度,以及右心室流出道梗阻的动力性和肌性梗阻特征。VSD 通常为非限制性,因此随着肺动脉瓣的狭窄和发育不良程度的加重,越来越多的右心室血液会经 VSD 发生右向左分流并进入主动脉,静息状态下的发绀程度加重。可闻及收缩期喷射性杂音,在肺动脉瓣区上方最为明显。在婴儿期早期阶段后,继发性的进行性右心室肥厚会造成右心室流出道动力性梗阻程度加重。在婴儿因饥饿或哭闹时,会引起儿茶酚胺水平继发性增高,可能会造成右心室漏斗部的动力性梗阻,这会加重发绀。体循环血管阻力降低也可造成发绀加重。

右心室流出道狭窄引起肺血流量减少,而肺部侧支循环增多。由于右心室压力增高使 VSD 引起的左向右分流减少,主动脉向右骑跨在室间隔缺损上,使右心室血分流入主动脉,产生右向左分流,且逐渐加重。肺血减少主要取决于右心室流出道狭窄的严重程度,而与狭窄的部位无关。右心室流出道及肺动脉梗阻越重,肺部血流越少,发绀和组织缺氧就越严重。严重法洛四联症伴有粗大的未闭动脉导管或体肺动脉侧支者,肺血减少与右心室流出道狭窄并不成比例,甚至肺动脉压偏高,发绀较轻。肺动脉远端发育不良者则常有严重发绀。由于左心发育较差,右心负担重,且随年龄的增长日益加重,最终导致心力衰竭。

五、临床表现及检查方法

(一)症状和体征

发绀是本病最突出的症状,多在婴儿期即有发绀,但在早期几个月中可能因存在动脉导管未闭而发绀不明显,或仅在哭闹时出现。气喘和阵发性呼吸困难也是常见症状之一,多在哭闹或劳累后出现在 2 个月 ~2 岁的婴幼儿中多见。儿童常有蹲踞现象。重症患者可有缺氧发作,表现为面色苍白、四肢无力、阵发性晕厥,甚至有抽搐等症状。

一般发育较差,消瘦,口唇明显发绀,严重者面部及耳郭都有发绀。四肢末梢因缺氧而有发绀及杵状指/趾。

(二)查体

胸前部可能隆起,有时可见心前区抬举性搏动,胸骨左缘第 2~4 肋间有收缩期吹风样喷射型杂音,此杂音为肺动脉口狭窄所致,其响度与狭窄的程度成反比例,但肺动脉口狭窄严重者此杂音可以消失。肺动脉瓣区第二心音单一并减弱。

(三)辅助检查

1. 实验室检查　法洛四联症患者动脉血氧饱和度可降至 70% 以下,通常有红细胞增多症,血红蛋白可升至 200g/L 以上。静息氧饱和度低于 85% 应该是手术适应证。氧饱和度间歇性下降到 70% 以下,则应该是急诊手术适应证。

2. 胸部 X 线片　如果肺血流明显减少,可能在胸部 X 线片就有明显表现,肺野透亮度增高。也可看到肺总动脉发育不良,心脏呈"靴"形心。

3. 心电图　在出生时是正常的,之后出现右心室肥厚程度的异常。电轴右偏,右心房扩大,右心室肥厚。

4. 超声心动图　超声心动图有无创、方便、准确等优势,是确诊法洛四联症的首选方法。可直接观察到右心室流出道狭窄部位和严重程度、室间隔缺损的类型和大小、主动脉骑跨程度,并测算左心室容积和功能以及合并畸形。但是对肺动脉分支发育较差,疑有周围肺动脉狭窄以及体肺侧支存在的患者,诊断并不具有优势。

5. CT 及磁共振　对主肺动脉和左右肺动脉直径进行准确的测量,并可直观地观察肺动脉的形态及其与主动脉的关系,同时对室间隔缺损的大小、部位和右心室流出道狭窄的部位和程度得出准确的诊断。由于 MRI 检查不受造影剂影响,可多角度成像,所以在观察主肺动脉方面尤其独特的优越性。而 CT 成像尽管有一定的电离辐射,但其图像空间分辨率高于 MRI 检查。目前多排螺旋 CT 或 MRI 检查已作为 TOF 诊断的主要手段。

6. 心导管检查　初次就诊的患者,极少有必要进行心导管检查。根据造影测定肺动脉直径以及肺动脉分支的病变要比超声心动图精确。主动脉与肺动脉之间有粗大侧支血管时可行主动脉造影或直接在侧支动脉插管造影,以了解侧支血管与固有肺动脉有无交通,为临床治疗提供依据。如果怀疑存在大型主肺侧支血管或者多发性肌部型 VSD 的话,则有进行心导管检查的适应证。

(四)手术适应证

关于 TOF 的最佳手术时机持续存在显著争议。对于没有症状的患儿,一般建议 6 个月 ~1 岁进行矫治。对于有症状或青紫的患儿来说,根据各个心脏中心的习惯,可以进行一次完全的矫治术或者先进行主肺动脉分流姑息手术,以后再进行根治术。单纯型 TOF 首选一期根治手术,一般典型的患者,即使病情较重均可行一期根治术,但也有一些特殊情况,对右心室流出道狭窄严重且肺动脉远端严重发育不良,或肺动脉缺失伴有较大的体肺侧支,以及婴儿冠状动脉畸形难以施行右心室流出道补片扩大,也不宜施行心外管道或一个半心室矫治者应先做姑息手术。其基本原理是先建立体肺动脉分流,增加肺动脉内血流,待肺动脉发育改善后做二期根治术。

1. 肺血管发育评价指标

(1) McGoon 比值:反映肺动脉分叉远端狭窄程度是比较实用的指标。即心包外左右两侧肺动脉的直径除以膈肌平面降主动脉直径,计算其比值,McGoon 比值的正常值为 >2.0,一般认为法洛四联症患者的 McGoon 比值 >1.2 可考虑行一期根治术。

(2) 肺动脉指数(pulmonary artery index,PAI):又称 Nakata 指数,为心血管造影测量心包外左右两侧肺动脉的横切面积之和除以体表面积。PAI 正常值为 $\geqslant 330mm^2/m^2$,PAI$\geqslant 150mm^2/m^2$ 可考虑一期根治术,PAI$<150mm^2/m^2$ 根治手术应慎重,PAI$<120mm^2/m^2$ 提示两侧肺动脉发育不良。临床上 McGoon 比值 <1.2、PAI$<120mm^2/m^2$ 或者左心室舒张末期容量指数 $\leqslant 30ml/m^2$ 者,在选择根治手术时应慎重。

2. 急诊手术指征

(1) 前列腺素依赖的新生儿:若新生儿存在程度非常严重的固定性右心室流出道梗阻,导致其自出生起就只能依赖前列腺素存活。在这种情况下,尤为重要的是要排除是否存在大型主肺侧支血管,因为患儿可能是 TOF 合并肺动脉闭锁。也应该仔细确定真正的肺动脉在纵隔内的连续性。

(2) 发绀持续性加重:在出生后最初数周到数月内,有时会出现右心室流出道梗阻逐渐加重,通常是因为流出道的肌性梗阻程度不断加重所致,但偶尔也可能是因为肺动脉瓣狭窄加重而引起。这种情况可能会造成静息氧饱和度从出生时的高于 90% 逐渐降低到 80% 以下,也是进而实施相对紧急手术的一个适应证。

(3) 缺氧发作:在典型的缺氧发作时,患儿随之变得肤色灰暗、苍白且昏迷不醒,这可能和缺氧导致心排血量降低有关。缺氧发作会造成脑损伤和死亡,应该作为即刻入院并行手术纠治的适应证。缺氧发作时,应予镇静、吸氧,并将患儿摆放成胸膝位来提高体循环血管阻力。如果必要,应该对患儿实施麻醉、气管插管、取得肌肉松弛状态并予以通气支持,同时使用去氧肾上腺素等药物学手段来进一步提高体循环阻力而缓解缺氧。

六、治疗方法

(一) 姑息性手术

其目的是增加肺部血流,消除和改善发绀等症状,扩大肺血管床,促进肺血管发育,为根治手术做准备。目前仅用于肺动脉发育极差以及伴有其他严重心内畸形不合适一期根治的患者。

1. 锁骨下动脉 - 肺动脉分流术(Blalock-Taussig 手术)　手术在全身麻醉常温下进行,一般采用右锁骨下动脉与右肺动脉吻合术,以免因牵拉扭曲而影响血流,也可采用左锁骨下动脉与左肺动脉吻合术。改良的锁骨下动脉 - 肺动脉吻合术(改良 Blalock-Taussig 手术)是用适当粗细的聚四氟乙烯人工血管作为血管桥,一端与锁骨下动脉吻合,另一端与肺动脉吻合,此手术分离范围较小,不受锁骨下动脉直径的限制。

2. 主动脉 - 肺动脉分流术

(1) 升主动脉与肺动脉分流术(Waterston 手术)　常采用右前外切口,分别用侧壁钳部分钳闭升主动脉和右肺动脉,将两血管作侧侧吻合,吻合口通常约 4mm。目前常用改良的升主动脉与肺动脉分流术(改良),用一段聚四氟乙烯人工血管,一端与升主动脉吻合,另一端与肺动脉吻合。适用于婴幼儿,尤其是 3 个月以内的婴儿效果较好。在二次根治手术时,此吻合也较容易在正中切口下拆除。

(2) 降主动脉 - 左肺动脉分流术(Potts-Smith 手术):该手术特点与锁骨下动脉 - 肺动脉吻合术相同,而且吻合口更易保持通畅。但吻合口直径必须严格掌握,若过大易引起肺水肿、肺动脉高压和动脉瘤等并发症。此吻合在以后的二次根治术时拆除较困难,故目前较少应用。

3. 右心室流出道疏通术(改良 Brock 手术)　胸部正中切口,体外循环下在右心室和肺动脉行纵切口,切除少部分肥厚隔束和壁束,并作右心室流出道至肺动脉的跨瓣补片。

4. 肺动脉瓣球囊扩张术　该方法适用于局限的肺动脉瓣水平狭窄,通过适度扩张肺动脉瓣,增加肺血流量,促进肺血管发育,为根治性手术做准备。

(二) 根治性手术

1. 心肺转流注意事项　手术在体外循环下进行,根据右心室流出道狭窄程度及术中回血多少,采用中度低温(25~27℃)或深低温(20~22℃)低流量。患儿越小越应增加预冲液的胶体成分,晶胶比例应在 0.6~0.8。深低温应先降体温后减流量,待鼻温降至 20~22℃、肛温降至 27℃ 以下后再减流量,可减至 40ml/(kg·min),但最好不要超过 1 小时。目前多不采用深低温停循环技术。复温时不宜过快,水温不能高于血温 10℃,复温要均匀,鼻温、肛温差应控制在5℃以内。婴幼儿患者多采用术后超滤技术。尽量简化手术程序,缩短麻醉至转机时间,以免血压下降、增加右向左分流、加重组织缺氧。

TOF的选择性手术通常在患儿年龄为6~12个月,或者更小一些,在1~3个月进行。在此年龄段内,这些婴儿的体重通常为4.0~8.0kg。在此体重范围内,通过采用两根腔静脉插管进行持续心肺转流可方便地实施手术。在升主动脉上使用标准方式进行主动脉插管,可选择用薄壁塑料直角腔静脉插管。根据情况可经右上肺静脉置入一根左心引流管(如10F)。通常采用中低温(如25~28℃)来加强心肌保护,并减轻心肺转流引发的炎症反应。一般来说,只需要使用两剂心脏停搏液。

对于体重小于3.0kg的新生儿,一种变通的方法是使用右心房单根静脉插管,依靠三尖瓣的闭合来防止气体进入插管。根据三尖瓣的腱索附着位置和VSD边缘对三尖瓣的靠近程度,可能必须在VSD后下角进行缝合时停循环10分钟左右。当使用单根静脉插管时,要进行深低温转流,这样在必要时就可以及时停循环而不耽误时间。

尤其对于体格和娇嫩的早产儿(如体重小于2.0kg)来说,通常首选实施选择性低温停循环。手术的前期步骤中大多可在使用单根静脉插管的持续心肺转流下完成。可以在转流下进行心室切口、离断漏斗部肌肉并完成初步缝合。通常来说,建议在低温停循环下完成VSD关闭,并开始进行流出道补片缝合。所必需的停循环时间一般不会超过30分钟。

2. 手术方法　正中切口,大多采用右心房、右心室流出道切口,也有采用右心房切口进行右心室流出道疏通和室间隔缺损的修补。具体手术方法如下:

(1)室间隔缺损修补:室间隔缺损属于对合不良型,缺损较大,均应采用补片进行修补,一般经右心室切口修补,也有经三尖瓣口修补室间隔缺损。不少外科医生首选使用连续缝合技术,但也有单位是使用5-0聚酯涂层缝线和小型聚四氟乙烯垫片来进行带垫片水平褥式间断缝合。缝合修补时应注意避免对三尖瓣腱索的牵拉损伤,同时避免传导束的损伤。

(2)右心室流出道疏通及重建:通常在右心室流出道行纵切口,避开冠状动脉大分支,切口不宜过长,以免影响右心室收缩功能。根据狭窄的部位和程度切除部分肥厚的隔束、壁束异常肌束,使右心室流出道疏通满意。切除时应显露良好,勿损伤主动脉瓣、前乳头肌,防止室间隔穿孔。若肺动脉瓣环不够大,则应将右心室切口向头侧延伸,跨越肺动脉瓣环至肺动脉,必要时直达左右肺动脉分叉部,如有左右肺动脉起始部狭窄,应加宽到狭窄后扩张部。对于是否保留肺动脉瓣环目前亦存在争议。一般如果肺动脉瓣环和肺总动脉低于正常值3个标准差以上(Z值<-3),则表明需使用跨瓣环补片。Z值在-3~-2时,是否使用跨瓣环补片则受到肺动脉瓣叶特征的影响。若肺动脉瓣叶增厚、僵硬且发育不良,则会使原本不大的瓣环面积进一步缩小,那么Z值可能在接近-2而不是-3时就需要使用跨瓣环补片。如果肺动脉瓣环足够大,可以保留瓣环,仅分别在瓣上、瓣下打补片扩大即可,但是这种术式亦不能排除因术后残余梗阻而需要再次手术的可能。

右心室流出道补片通常需扩大至左肺动脉开口处,故补片的修建也是非常关键的,注意补片末端要修裁得圆钝一些,而不能修成通常所说的"菱形",这一点尤为重要,这样就可以用补片的头端来扩大左肺动脉或肺总动脉直径,而用补片的尾端来扩大心室切口的下端。在补片的头端开始起针,补片上的针距应该比肺动脉上的针距更宽一些,这样才能扩大动脉的直径。补片应该足够宽,这样在血流将补片撑起时,肺总动脉能有正常的外观。Hegar扩张探条可能是有用的,可根据患儿体格所需的正常肺动脉直径,利用同样尺寸的Hegar扩张探条来检查补片宽度是否合适。这在处理瓣环时尤为重要。延伸到右心室的补片应该稍稍宽一些,这样可以使其呈"梨"形。缝到心室切口的底端时,补片上的针距要特别大,而心室肌上的针距则要非常密实一些。

3. 特殊类型TOF的外科处理

(1)TOF伴一侧肺动脉阙如:一侧肺动脉阙如是指解剖上一侧肺动脉不存在,比较少见,多发生在左侧。胸部X线片主要特征是两侧肺血管不对称,肺血不平衡。影像学检查均可明确诊断。早年受技术因素,手术死亡率较高。近年来随着手术技术的不断提高,死亡率已明显下降。TOF伴一侧肺动脉阙如行根治手术,则其前提是健侧肺动脉发育良好,手术中常需行跨瓣补片,最好使用带瓣补片材料,以保证血流动力学矫治满意。

（2）TOF 伴肺动脉瓣缺如综合征：TOF 合并肺动脉瓣缺如综合征是 TOF 合并肺动脉狭窄的一种变异类型，其呼吸道症状往往比心脏症状更加明显。这种病变的鉴别特征是可能存在巨大的纵隔扩张，即肺总动脉、左肺动脉和右肺动脉扩张。这会造成气管、支气管主干和外周支气管受到严重压迫。该病变表现为肺动脉瓣叶未发育而成环形嵴，狭窄大多位于肺动脉瓣环，主肺动脉或左右肺动脉明显扩张，甚至压迫支气管，出生后即出现顽固性支气管炎、呼吸窘迫以及充血性心力衰竭。胸部 X 线片可见肺门血管影增宽而肺血减少。超声心动图看不到肺动脉瓣叶活动。手术需重建肺动脉瓣，肺动脉亦需行肺动脉缩小成形术。

（3）TOF 伴完全性房室间隔缺损：TOF 伴完全性房室间隔缺损发生率低，但多见于 21 三体综合征患者，其手术及术后处理的困难导致更高的死亡率，并且经常合并有残余分流。由于圆锥室间隔向前上方移位产生右心室流出道梗阻，并有主动脉骑跨和右心室肥厚，巨大的 VSD 从流入道向上延伸至主动脉瓣口，并有大小不等的原发孔 ASD，形成共同房室瓣。由于该畸形既有右心室压力超负荷，又有两心室容量超负荷，患者多有发绀，常有充血性心力衰竭发生。VSD 的补片应剪成逗号状，补片窄的一端缝至流入道的右心室面，宽的一端缝至主动脉瓣口，并将主动脉隔入左心室。主动脉瓣下区域补片要足够宽大，以免造成左心室流出道梗阻。此外，如果可能保留肺动脉瓣的功能尤为重要。因为术后三尖瓣经常会发生异常及出现反流，跨瓣补片会导致肺动脉及三尖瓣反流，这样会导致术后立即出现严重的右心衰竭。当一些患儿肺动脉瓣严重畸形或发育不全时，应该考虑使用带瓣管道。

【病例解析】

病例摘要

主诉

患儿，男，8 个月，因"发现心脏杂音 7 月余"入院。

现病史

患儿出生后不久，因当地医院体检，听诊闻及心脏杂音。病程中患儿有青紫，无明显生长发育迟缓，无喂养困难，无呼吸道感染病史。无活动能力下降。发病后患儿遂到医院就诊，门诊完善相关检查后，予收治入院。

个人史：患儿是 G_2P_1，早产，孕 27^{+5} 周顺产，双胞胎之小，产时无窒息，出生体重约 0.98kg。生后予混合喂养，按时按序添加辅食，生长发育与同龄正常儿相比稍落后。

查体

体温 36.8℃，脉搏 130 次/min，呼吸 30 次/min，血压 90/64mmHg，身长 68cm，体重 6.6kg。神志清，精神反应可，口唇青紫，SpO_2 90%，呼吸平稳，听诊双肺呼吸音对称，无啰音，心音有力，心律齐，胸骨左缘第 2~4 肋间可及 3/6 级收缩期杂音，肝脏肋下未及四肢，四肢末梢暖，无水肿。

辅助检查

心脏超声：右心房增大，右心室壁肥厚，左心室收缩活动正常。主动脉增宽，骑跨于室间隔上 50%。左右冠状动脉开口可见。肺动脉瓣及瓣下狭窄，总干内径 0.50cm，流速 5m/s，压差 100mmHg，左肺动脉 0.42cm，右肺动脉开口 0.45cm，内径 0.50cm。房室瓣开放活动可，房间隔未见明显分流。室间隔缺损 0.78cm，对位不良型，双向分流。左位主动脉弓。动脉导管未闭，肺动脉端约 0.19cm，左向右分流，流速 4.20m/s。

心脏增强 CT：内脏心房正位，腔肺静脉回流正常，房室连接一致，心室隔见一约 10.7mm 的缺损，连接不良型，左右心室扩大，右心室流出道偏小。心室大动脉连接一致，左弓，未见明显主动脉缩窄，一动脉导管未闭，直径 1.8mm，见左右冠状动脉起源正常，肺动脉总干及左右肺动脉发育可，肺动脉瓣及瓣下狭窄，肺动脉总干 5.8mm，右肺动脉起始部直径 5.3mm×5.1mm，远端分叉处直径 7.5mm×5.9mm，左肺动脉起始部直径 5.6mm×6.1mm，远端分叉部 7.4mm×8.3mm，横膈水平降主动脉 5.9mm（图 2-6-1）。

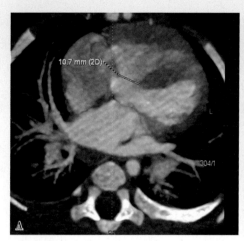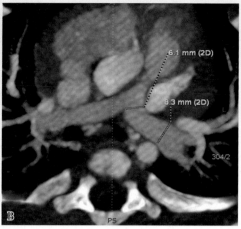

图 2-6-1 心脏增强 CT 提示
A. 对位不良型 VSD；B. 右心室流出道及肺动脉发育情况。

解析

患儿主诉因"发现心脏杂音 7 月余"入院。查体：口唇青紫，SpO₂ 90%，呼吸平稳，听诊双肺呼吸音对称，无啰音，心音有力，心律齐，胸骨左缘第 2~4 肋间可及 3/6 级收缩期杂音。超声结果提示法洛四联症、动脉导管未闭。心脏增强 CT 提示：法洛四联症，动脉导管未闭，房室稍扩大，肺动脉发育可。诊断：法洛四联症、动脉导管未闭。

知识点

TOF 手术指征

对于没有症状的患儿，一般建议 6 个月 ~1 岁进行矫治。单纯型 TOF 首选一期根治手术，一般典型的患者，即使病情较重均可行一期根治术，仅有一些特殊情况需先做姑息手术，其基本原理是先建立体肺动脉分流，增加肺动脉内血流，待肺动脉发育改善后做二期根治术。

住院经过

患儿于全身麻醉体外循环下行 TOF 一期根治手术，手术顺利，术后予以强心、利尿、抗感染及对症支持治疗。恢复顺利，术后超声心动图提示：无明显残余分流，右心室流出道流速 0.7m/s，肺动脉总干内径 0.94cm，流速 2.2m/s，右肺动脉内径 0.45cm，流速 2.3m/s，左肺动脉内径 0.51cm，流速 2.5m/s，肺动脉总干及分支内可见舒张期逆向血流，流速 1.8m/s，左心室壁收缩活动可，房室瓣开放活动可，结果满意。查体：心肺（-），伤口愈合良好，于术后 10 日出院。

解析

（一）TOF 术后并发症

1. 低心排血量综合征 是法洛四联症根治术后最常见的并发症。除因血容量不足外，产生原因多为心内畸形矫治不满意，如右心室流出道狭窄解除不够、修补的室间隔缺损有残余分流、右心室切口过长、右心室流出道过度疏通、心肌保护差以及心脏压塞等,均可导致低心排血量综合征的发生。在外科治疗中应避免上述情况的发生,对原因明确的应考虑二次手术干预。术后应常规使用正性肌力药物,增强心肌收缩力,改善循环。必要时可考虑使用少量扩血管药物,以减轻心脏前后负荷。

2. 呼吸窘迫综合征　肺血管发育不良患者术后肺血管过度灌注是出现呼吸窘迫综合征的主要原因,另外 VSD 残余分流、术中回血过多以及左心引流不畅也是原因之一。术后注意严格控制输液量,适当提高体内胶体渗透压,充分给氧,适当延长辅助呼吸时间,及时纠正酸中毒。

3. 心律失常　术后早期出现的房室传导阻滞多与外科技术有关,一旦出现应安放临时起搏器,非器质性损伤多能在 3~5 日内恢复,1 个月以上不能恢复的房室传导阻滞应安装永久起搏器。室上性心动过速,早期多因心肌损伤或缺氧所致,应改善通气,纠正水电解质酸碱紊乱,必要时可使用胺碘酮等药物。晚期出现室上性心动过速多由流出道梗阻所致,需再次手术解除梗阻。

4. VSD 残余分流　多为缺损修补不完全,也可见于未发现的多发肌部室间隔缺损。TOF 患儿对于残余 VSD 的耐受差,这可能是因为同时存在肺动脉瓣反流、心室顺应性差、左心室容量减少或这些综合因素所致。分流量较大时可引起低心排血量综合征或肺水肿,应加强强心利尿。残余分流较大,超过 5mm 者,影响患儿心肺功能的应考虑再次手术修补。

5. 右心室流出道残余狭窄　当患儿有残余右心室流出道梗阻时,在听诊时可听见残余杂音。残余狭窄多见于肺动脉瓣环,也可发生于右心室流出道加宽补片的远端,多由于流出道疏通不满意或补片加宽不够所致。

6. 瓣膜关闭不全　法洛四联症患者术后常合并肺动脉瓣关闭不全和三尖瓣关闭不全。肺动脉瓣关闭不全多发生在肺动脉瓣切开或右心室流出道跨环补片扩大后。严重的肺动脉瓣关闭不全可增加右心室容量负荷,引起右心衰竭。手术中通过使用同种带瓣的大动脉片,可收到较好的血流动力学效果。三尖瓣关闭不全多为手术损伤所致,术中应避免损伤三尖瓣,若存在关闭不全需整形修复。术后肺动脉瓣或三尖瓣关闭不全都有可能导致右心功能不全,因此手术时应至少保证其中一个瓣膜的功能是良好的。

（二）单瓣的作用

虽然有一些心脏中心曾热衷于在法洛四联症一期根治手术时植入单瓣,但随访研究提示,这种"单瓣"的功能最多也只是一过性。有研究追踪随访部分接受跨瓣环补片根治并植入单瓣的病例,发现与接受跨瓣环补片根治而未植入单瓣的病例或接受根治手术但未使用跨瓣环补片的病例的术后超声心动图结果进行比较发现,在术后早期肺动脉反流程度或诸如死亡率、再手术的次数或住院时间等临床结果方面,不存在显著差异。

（三）晚期肺动脉瓣置换

MRI 已经成为一种极其有助于决定晚期肺动脉瓣置换最佳时机的方法。可以通过 MRI 对反流分数、射血分数和右心室舒张末期容量进行量化。后者这个指标在根据体表面积进行指数化校正后,是当前进行瓣膜置换的最佳参考数据。目前,认为容积指数≥150ml/m² 是手术适应证。2010 年1 月,Melody 支架式牛颈静脉带瓣 RV-PA 管道在美国问世,以人道主义救助医疗用品的方式,经过静脉通路经皮植入肺动脉瓣。目前在其他国家已经使用超过 1 000 多例,初期报道充满前景,其 1 年时间免于发生支架断裂的比率为 89%,免于外科手术再干预的比率为 99%,但随访时间目前尚短,远期疗效有待进一步验证。但是,从目前看起来是一种用于替代外科干预治疗的诱人方法,但目前仅适用于体内植入过管道的患者。MRI 的难点包括支架断裂的发生率高和使用跨瓣环补片后流出道的形状和直径变化大。

（孙彦隽　王　强）

推荐阅读文献

[1] 乔纳斯.先天性心脏病外科综合治疗学.2版.刘锦纷,孙彦隽,译.上海:世界图书出版公司,2016.
[2] 马弗蒂斯,贝克.小儿心脏外科学.4版.刘锦纷,孙彦隽,译.上海:世界图书出版公司,2014.

第七节　肺动脉闭锁合并室间隔缺损

本节要点

1. 流行病学　肺动脉闭锁合并室间隔缺损占先天性心脏病患儿的1%~2%。有研究报道,其发病率为每1 000例活产数中有0.07例,占所有先天性心脏病患儿的1.4%,在所有出生诊断为法洛四联症的患儿中,20.3% 为 PA-VSD。

2. 病理解剖特征　肺动脉闭锁合并室间隔缺损根据肺血的来源可以分为动脉导管依赖性、体肺动脉侧支依赖性;肺动脉闭锁合并室间隔缺损患者闭锁的类型可以分为长段闭锁或膜性闭锁。

3. 临床症状　发绀是最常见的临床症状,一些婴儿可能会表现出肺循环过度和充血性心力衰竭的体征。在以往未经诊断的长期患者中,会存在杵状指和红细胞增多症,有时卒中或脑脓肿也是表现特征。

4. 诊断　所有患者均需行超声心动图检查,CT血管造影和MRI越来越多地被用于定义侧支解剖。

5. 治疗　PA-VSD 合并 MAPCA 外科治疗的最终目的是使循环生理学正常化,关于治疗结果最重要的生理学指标是右心室的峰值压力,压力越低,则越为人所接受。因此,优化肺血管结构并促进整个右心系统健康性的关键因素,在于出生后尽可能早地使肺循环正常化,使肺动脉床免受 MAPCA 造成不可避免的血流动力学恶变。

一、定义

肺动脉闭锁合并室间隔缺损(pulmonary atresia with ventricular septal defect,PA-VSD)可以认为是法洛四联症的极端状态,而其特征又和常规的法洛四联症不同,其必须有来自心外途径的肺血流。PA-VSD 是一系列的病变,根据肺血供的极大不同而得以区别,所以难以对其中每一个亚型给出实际发生率。

二、流行病学

PA-VSD 占先天性心脏病患儿的1%~2%。研究报道,其发病率为每1 000例活产数中有0.07例,占所有先天性心脏病患儿的1.4%,在所有出生诊断为法洛四联症的患儿中,20.3% 为 PA-VSD。PA-VSD 在同胞(2.5%~3%)和法洛四联症成人的子代(1.2%~8.3%)中的风险更高。

三、病理解剖特征

PA-VSD 根据肺血的来源可以分为动脉导管依赖性、体肺动脉侧支(major aortopulmonary collateral artery,MAPCA)依赖性;PA-VSD 患者闭锁的类型可以分为长段闭锁或膜性闭锁。

由于 PA-VSD 的疾病谱系中存在许多变化,特别是肺动脉的粗细、起源、走行和梗阻的部位,有一种方便的方法将 PA-VSD 患者划分为数个解剖亚型,有利于制订手术方案:

1 型:患者的肺血流来源为动脉导管依赖性,原生肺动脉发育良好,肺动脉连接到所有的支气管肺段,且分支化正常。闭锁水平位于肺动脉瓣环位置。

2 型·患者的肺血流来源为动脉导管依赖性,原生肺动脉发育较好或一般,肺动脉连接到所有的支气管肺段,且分支化正常。但肺总动脉发育较差或仅为细管状结构,闭锁水平位于肺总动脉及右心室流出道顶部的较大范围。

3 型:指左右肺动脉发育不良,通常也有动脉导管未闭。肺总动脉发育差或仅为条索状结构,闭锁水平位于肺总动脉及右心室流出道顶部的较大范围。

4 型:所有的支气管肺段都由 MAPCA 供血。这些患者没有真正的原生肺动脉走行在纵隔内,即没有原生主肺动脉、左右肺动脉。该组反映了 PA-VSD 的最严重类型,传统上需要多次分期手术,来将 MAPCA 单元化汇合成肺动脉系统。

四、临床症状

一个可预期的患者人群是患有动脉导管依赖性、有共汇的正常肺动脉。如果没有在出生前得以诊断,随着动脉导管开始关闭,患者若出现发绀,则需要使用前列腺素 E(PGE)进行复苏。有 MAPCA 的患者,发绀是最常见的临床表现,且许多这种婴儿是无症状的,直到其渐渐出现发绀加重。但是,一些婴儿可能会表现出肺循环过度和充血性心力衰竭的体征。发绀发作不常见,但可能会因为体血管阻力降低造成肺血流减少而引起。在以往未经诊断的长期患者中,会存在杵状指和红细胞增多症,有时卒中或脑脓肿也是表现特征。

五、诊断

在当前时期,胸部 X 线片和心电图作为诊断工具可能不太有用,但在患者的治疗中则非常有用。超声心动图对于完整描述心内解剖和识别合并畸形会起到一定作用,诸如肺动脉有共汇、动脉导管依赖性循环、ASD、多发性室间隔缺损、左上腔静脉、主动脉后无名静脉和冠状动脉畸形。特别是在新生儿和婴儿中,彻底的超声心动图评估可判定患者是否需要进一步检查来判定肺血流的来源。但是,年长的 PA-VSD 婴儿或儿童需要一些补充检查来评估肺循环。

所有患者在手术之前,必须判定肺血流的全部来源。需要测定每一根侧支的压力,应该判定所有肺段的血流。目前,心导管和血管造影是判定这些血流来源和肺的微血管系统健康与否的标准。通常必须让心导管进入每根侧支并直接注射造影剂进行检查。如果患者有动脉导管未闭或侧支和真正的肺动脉有交通,则可对真正的肺动脉作出定义。偶尔,必须使用肺静脉楔入血管造影来判定真正的肺动脉和 / 或一些肺段的血供。如果怀疑一个肺叶或者一些肺段为双重供血,则重要的是要判定真正的肺动脉和侧支之间所存在的连接的确切解剖和可靠性。10%~30% 的患者中,真正的肺动脉则完全缺如。

CT 血管造影和 MRI 越来越多地被用于定义侧支解剖。实际上在通常情况下,所有 PA-VSD 新生儿都进行 CT 血管造影,以判定肺血流来源,并将其用作手术干预前心导管检查的路线图。有了目前的技术水平,这些手段的优点在于创伤性低,且提供了肺血供的三维重建。在制订对侧支进行分离和重新定向以进行单元化的计划时,这种细节是有帮助的。但是,它们不能提供血流动力学数据。

在以往接受过姑息手术或单元化手术,但未进行心内修补的患者中,心导管检查是必须的。在这些患者中,需要通过侧支中的压力和肺循环与体循环的血流量比值(Qp/Qs),以及形态学来判定是否可以实施根治。如果 Qp/Qs>2/1,则可安全地实施根治。但是如果侧支发育良好或自前次姑息手术后生长良好,但因可通过外科方法进行治疗的狭窄而造成 Qp/Qs 低,那么即使 Qp/Qs 低,也不能排除根治的可能性。在心导管检查过程中,也可通过给氧和吸入一氧化氮来测试肺血管床的反应性。

六、治疗方法

1. 手术目的和原理

PA-VSD 合并 MAPCA 外科治疗的最终目的是使循环生理学正常化。在根治术后的存活患者中,关于治疗结果的最重要的生理学指标是右心室的峰值压力,压力越低,则越为人所接受。右心室泵出一个心脏的心排血量,其峰值压力是肺血管输入阻抗的直接功能表现,其通过肺血管阻力来计算。血管阻力与远端肺血管床的横截面总面积呈负相关,此外,肺动脉血流输入阻抗也受到脉搏波的传播特征以及有无存在动脉狭窄的影响。

考虑到右心室压在预测治疗结果时的重要性,保证患者从手术治疗中获得最大益处的最可靠方法,是尽一切努力将右心室的后负荷降至最低。这个原则形成了在婴儿期早期完成单元化和根治手术的基础。在法洛四联症合并 PA 的根治术后患者中,发现其由肺动脉系统供血的肺段数量和肺动脉压及所计算出的肺血管阻力存在高度相关性。因此,在有多重肺血供的患者中,至关重要的是将尽可能多的肺段整合入单元化的肺血管床中。

此外,必须确保既定肺段中的阻力能尽可能地低,这很大程度上取决于微血管结构的健康程度。据推测,MAPCA 患者的肺微血管结构在出生时处于最健康状态。MAPCA 的自然病史通常出现在一个渐进性狭窄和梗阻的病程之后,有时阻碍了在单元化手术时对既定肺段的评估。即便将严重狭窄的侧支整合入单元化,慢性灌注不足也会造成肺血管结构的远端发育不良和远端肺泡的发育不全。

当使用非生长性管道对 MAPCA 实施分期单元化时,也会发生医源性梗阻,造成一些肺段的丧失。在另一方面,流经无保护性狭窄的大型侧支的非限制性血流,会导致肺血管梗阻性病变,也会造成肺血管阻力的明显升高。

同样,使用体肺动脉分流实施分期单元化,会造成肺血管梗阻性病变,且没有刺激性竞争性血流相关的必要生长。灌注不足和以体循环压进行灌注造成的远端肺血管结构的损伤是渐进性、时间相关性过程。

因此,优化肺血管结构并促进整个右心系统健康性的关键因素,是在出生后尽可能早地使肺循环正常化,使肺动脉床免受 MAPCA 造成不可避免的血流动力学恶变。

保护肺血管床的生长潜能也是重要的。达成这一目的的一个方法是在重建中最大限度地使用自体肺动脉组织,并避免使用人工材料,特别是圆形的管道。此外,如果目的是在患者年龄尽可能小的时候进行手术修补,则首选婴儿期早期,生长潜能是一个重要的关注点。非自体组织缺乏这种生长潜能,也易于发生后天性狭窄和 / 或钙化。而且,虽然尚未完全理解肺血管系统的机械力学及其与右心室耦联的复杂性,尤其是在血管分支化不均匀和具有法洛四联症合并 MAPCA 特征的结构性畸形时,但这也是一个评估肺循环健康程度的重要方面。当使用圆形管道进行中央和肺门的肺血管系统重建时,右心室 - 肺动脉偶联的机械效能可能被削弱。许多分期单元化方案中,常规使用大型心包缝制管道或人造管道来进行重建,会造成与肺血管床在顺应性和直径上的严重不匹配,这会降低右心室 - 肺动脉偶联的效能,且在吻合连接处易于出现切应力相关性的血管变化。

考虑到法洛四联症合并 MAPCA 的自然病史悲惨,且在大多数患者中,方案不能完全实现根治,所以发现治疗这一疾病的策略在于早期完全根治,对所有肺段进行一期单元化,并维持自体组织的连续性,这个策略是令人心动的。这个策略的目的旨在为尽可能多的患者提供最佳效果的根治。所以,在婴儿期早期进行根治可能是理想方案。这能使心血管生理早日正常化,并保护了肺血管床,集中起所有肺段,缓解发绀,并防止其他心脏后遗症。通过一期手术来实施修补,可将所需的手术次数减到最少,且可能成功治疗更多患者。

决定是否在单元化时关闭室间隔缺损,对成功完成根治是至关重要的。即使没有造成死亡,一个错误的决定也会导致重大的并发症发生率。一期单元化和分期手术对这一方面的考虑则存在显著差异,因为在单元化后,关闭室间隔缺损前,无法有可用的心导管和血管造影数据。在一些分期单元化的报道中,提出关闭室间隔缺损的标准主要建立在对重建肺动脉的血管造影检查以及对肺血管阻力进行测定的基础上。在接受一期单元化手术的患者中,这种方法是不适用的,且必须在术中作出决定。术前,对侧支和肺动脉进行血管造影检查,以估算新肺动脉指数,即对所有行单元化的血管横截面面积取得指数。

虽然这个办法有助于判定新肺动脉指数,且高于 $200mm^2/m^2$ 的所有患者均可关闭室间隔缺损,但其对预测指数低于这个标准的患者是否适于关闭缺损的帮助有限。应用术中肺循环的血流检查来估测单元化后的肺动脉床阻力则更有用处。

2. 手术策略和修补技术

(1) PA-VSD 合并动脉导管依赖性肺血流:心脏和大血管的显露及开始心肺转流的方法,与在四联症合并肺动脉狭窄中所阐述的一样。右心室切口必然是根治手术的一部分。因此,可经漏斗部切口来关闭室间隔缺损,并实施漏斗部肌肉切除,而不用通过经心房 - 经肺动脉径路,只需在右心室漏斗部做一个垂直切口,并暴露室间隔缺损。切口边缘的肌束可予以切除,以确保肺动脉下区域无梗阻,并有助于暴露。使用带垫片缝线间断缝合自体心包补片来关闭室间隔缺损。在关闭缺损后,再完成右心室流出道的重建。在大多数病例中,必须使用同种异体带瓣管道来恢复右心室 - 肺动脉的连续性。也可使用无瓣管道、带单瓣的跨瓣环补片或非同种异体带瓣管道。

(2) PA-VSD 合并 MAPCA 依赖性肺血流

1) 根据肺血供的形态学变异,手术策略可分为 4 个大类:

① 策略 A:在 MAPCA 足够粗、可经胸骨切口触及其狭窄段,且远端血管床健康的患者中,可一期实施完全单元化和心内修补(图 2-7-1)。

② 策略 B:MAPCA 发育不良、狭窄段可经胸骨切口触及,且远端血管床发育不良的患者,可实施一期完全单元化,但没有心内修补的可行性(图 2-7-2)。

③ 策略 C:包括实质内血管的真正的肺动脉存在发育不良,但向绝大多数肺段(约 80%)供血的患者,可构建一个主肺动脉窗,并将向真正的肺动脉供血的侧支结扎掉(图 2-7-3)。

④ 策略 D:MAPCA 存在远端节段性狭窄区域,且无法经胸骨切口触及该狭窄的患者,可实施经胸廓切口的分期单元化(图 2-7-4)。

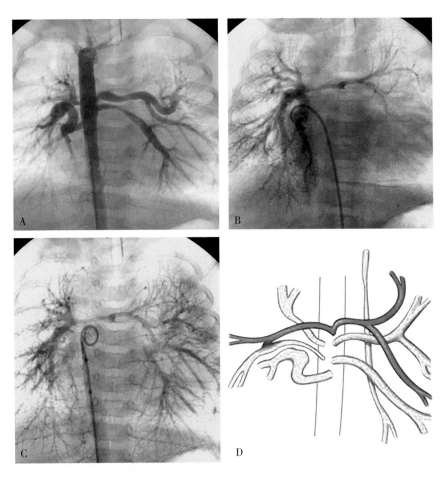

图 2-7-1　手术策略 A:一期单元化和心内修补

A~D 显示了有助于一期单元化及根治的解剖。这些患者的 MAPCA 发育良好,没有显著的远端狭窄。D 中的浅灰色表示 MAPCA,是来源于主动脉的肺动脉。深灰色表示发育不全的肺动脉。

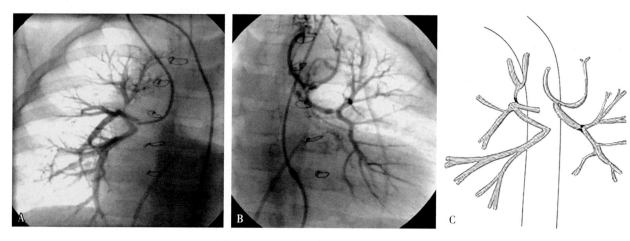

图 2-7-2　手术策略 B:一期单元化及分流

A、B 为肺血管造影;C 显示了直径从小到中等的侧支,并有近端狭窄。这组患者适于进行一期完全单元化。但是,必须推迟进行心内修补,因为其肺动脉阻力升高。

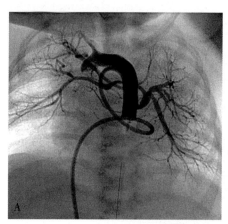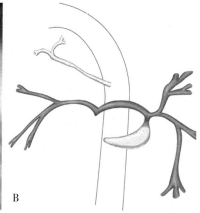

图 2-7-3　手术策略 C:主肺动脉窗

A、B 形态学显示真正的肺动脉树分支化良好,但存在发育不良,且侧支发育差。这组患者需要在根治手术前,先期构建主肺动脉窗来促进肺动脉生长。

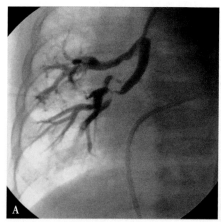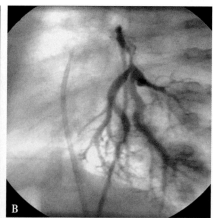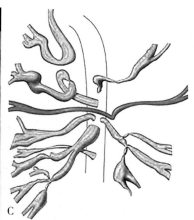

图 2-7-4　手术策略 D:分期胸廓切口

A、B、C 显示出占优势的侧支系统,在肺段水平存在多处狭窄。需要实施序贯的单侧单元化,因为梗阻病灶存在远端延伸。浅灰色表示 MAPCA,它们是来源于主动脉的肺动脉。

2）不同策略采用的手术修补技术

① 策略 A：完全单元化和心内修补。对 PA-VSD 合并 MAPCA 进行肺血供一期单元化的方案遵循一些基本原则：在开始心肺转流前，必须控制住所有侧支，可能的话，一定要实施自体组织对组织的重建。许多重要技术有助于实现这些目标。经胸骨正中切口进入纵隔，延长并撑大切口以改善暴露。其他研究者阐述了一种横断胸骨的双侧开胸切口，也提供了良好的暴露。使用许多方法来识别侧支并进行游离。在膈神经前方广泛打开双侧胸膜腔，将肺牵离出其所占据的胸膜腔，以便在侧支的主动脉起源位置将其识别出来。通过在位于右上腔静脉和主动脉之间的隆凸下区域内（在气管支气管角和左心房顶之间），识别并游离其他来自降主动脉上部的侧支（图 2-7-5）。打开位于横窦内的心包反折底面，游离后纵隔的软组织，以暴露该区域内的主动脉段和侧支。这是一个获取 MAPCA 入路的重要操作，MAPCA 通常起源于这个位置，并提供了一个对 MAPCA 进行重新定位以便于进行组织对组织吻合的直接路径。一并显露并游离起源于主动脉弓、头臂血管或冠状动脉的侧支。为了达成控制性灌注，在心肺转流开始前将侧支控制住，并在心肺转流开始前或开始后，即刻在侧支的起始部位将其结扎。

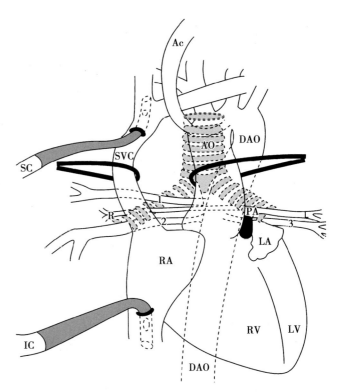

图 2-7-5　经横窦径路来对主要的主肺侧支进行游离、再定位和单元化

Ac. 主动脉插管；AO. 主动脉；DAO. 降主动脉；PA. 长段的肺动脉闭锁；L. 真正的左肺动脉；1,2 和 3. 大型主肺侧支；LA. 左心房；LV. 左心室；RV. 右心室；IC. 下腔静脉插管；RA. 右心房；R. 真正的右肺动脉；SVC. 上腔静脉；SC. 上腔静脉插管。

在非心肺转流下，对尽可能多的侧支进行结扎、松解和单元化。结扎每一根侧支后都要追踪动脉氧饱和度的变化，尽可能在非转流下实施单元化，直到发绀到达严重程度为止。此时，开始保持心跳的部分性心肺转流，并对其余的侧支进行单元化。患者降温到 25℃，并使用补充钙离子的含血预充液来维持正常的心功能。在实施单元化的过程中，重点是避免在外周使用无生长性的管道，通过自体组织对组织的吻合来实现单元化。完成这种类型的单元化时，有几个重要概念，即重建时的灵活性、广泛地松解、保留 MAPCA 的最大长度和侧支走行的再定位。通过在膈神经后方打开两侧胸膜至肺门区域，以及经横窦打开隆凸下区域，来确定侧支走行再定位的方向。为了达到不使用外周管道及最大程度进行自体组织对组织吻合来实施完全单元化的目的，需使用下列外周和中央重建技术（图 2-7-6）。

在特定患者中，必须使用这些技术，且通常为联合使用，这取决于特定的解剖。图 2-7-7 是一个使用这些技术进行复杂重建的范例。通过经横窦，或在肺门上方或下方，将侧支聚拢，使侧支尽可能留得长，以利于实施侧支的组织对组织直接吻合。例如：如果在一根侧支的中部存在一个局部性的狭窄，而整个侧支还要使用的话，则通过与其他侧支或真正的肺动脉进行侧侧重建，或必要时使用补片扩大来解除狭窄。使用这些方法，能对所有侧支进行重建，包括与真正的肺动脉一起为肺段进行双重供血的侧支，来尽可能多地运用自体组织构建新的肺动脉。

患者在接受根治手术时，通过一根从右心室到中央肺动脉的同种异体主动脉带瓣管道来为单元化后的肺动脉提供血流。在单元化后，同种异体管道的远端吻合到中央肺动脉上。如果有必要的话，可将管道的同种异体组织向远端延伸，有助于扩大肺动脉的中央分支。在完成近端吻合口之前，实施心内修补。主动脉钳夹阻断，输注心脏停搏液。在右心室漏斗部做一个纵行的心室切口，并切除肥厚的肌束。患者在关闭室间隔缺损时，用一块经戊二醛固定的自体心包补片或人造补片，以连续缝合或带垫片间断缝合来关闭

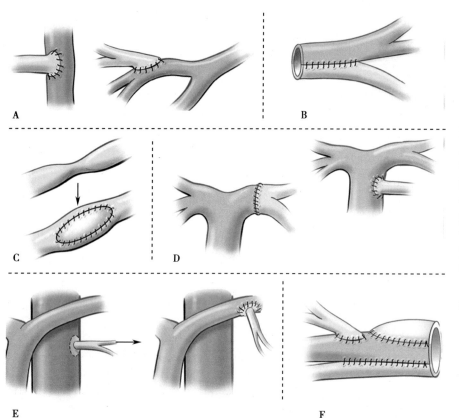

图 2-7-6　单元化的技术

A. 侧支与其他侧支,或与中央肺动脉实施端侧或斜行端侧吻合;B. 侧支与中央肺动脉的侧侧吻合或长岛状吻合;C. 自体补片扩大远端侧支狭窄;D. 侧支与中央管道的端端或端侧吻合。E. 降主动脉发出多根无梗阻侧支,将带纽扣状降主动脉壁的侧支开口吻合到真正的肺动脉上;F. 自体补片扩大重建的中央肺动脉。

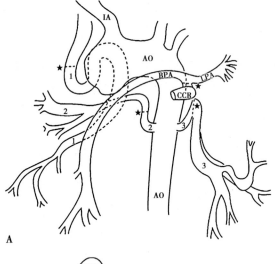

图 2-7-7　一名 3.5 月龄、体重 3.5kg 婴儿的大型主肺侧支和真正的肺动脉的解剖及单元化技术图解

A. 大型主肺侧支和真正的肺动脉的图解;B. A-A'、D-D'、E-E',沿着虚线将大型主肺侧支剖开;B-B',将真正的左右肺动脉从肺门到肺门进行剖开;C. A-A' 到 B-B' 的吻合,1 号大型主肺侧支沿其全长剖开到肺门,并吻合到真正的肺动脉上,因此对肺动脉进行了从肺门到肺门的扩大;C-C' 到 D-D' 以及 F-F' 到 E-E' 的吻合,2 号和 3 号大型主肺侧支以端侧吻合的方式吻合到扩大了的真正的肺动脉上。因此完成了无须非自体材料的单元化和中央肺动脉重建。AO.主动脉;COR.冠状动脉侧支;IA.无名动脉;LPA.左肺动脉;RPA.右肺动脉;1.起源于颈动脉,粗大且扭曲的大型主肺侧支;2 和 3.起源于降主动脉的大型主肺侧支;★.大型主肺侧支的结扎并离断的位置。

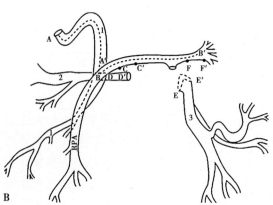

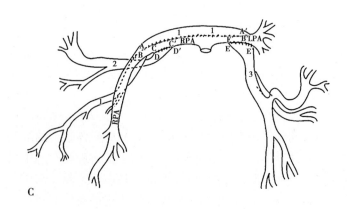

缺损。打开右心房,检查房间隔。如果存在 ASD 或卵圆孔未闭,则予以部分关闭,留下一个小型的单向心房间交通,用于在术后右心室功能障碍时减压右心室。在一些房间隔完整的病例中,需构建一个小型的单向心房间交通。之后,移去主动脉阻断钳。在复温期间,通过将管道的近端吻合到漏斗部切口上来完成右心室流出道的重建。

在绝大多数患者中,可根据术前数据来关闭室间隔缺损。但是,当存在疑问时,应该在患者仍处于心肺转流时进行肺血流检查。将一根肺动脉导管和灌注管置入重建的新肺动脉系统内。对左心房进行强力减压排空,通过转流泵对肺进行灌注,逐渐提高流量到相当于至少一个心指数,即 2.5L/(min·m²)。在实验室和临床研究中,研究者发现这个方法能可靠预测室间隔缺损关闭后的肺动脉平均压。如果婴儿的肺动脉平均压≤25mmHg,通常可关闭室间隔缺损。否则,通常让缺损保持开放。在这种情况下,根据早期经验,可能要构建右心室到肺动脉的管道,并让室间隔缺损保持开放。但是,实际上还可以使用主动脉肺动脉分流。这避免了对主动脉阻断和制作心室切口的需求,且重建之肺动脉的缝合线列不会暴露在体循环压力下,否则会在一些患者中造成显著的出血问题。有些研究组提倡使用室间隔缺损补片开窗及其变型技术。

在脱离心肺转流后,连续测定主动脉、肺动脉和心房的压力。实施经食管超声心动图检查,以确保没有显著的残余缺损。放置双侧胸膜腔和纵隔引流管,并关胸。如果存在出血或通气的问题,则选择性地保持胸骨开放,并用一片硅胶(silastic)补片关闭皮肤切口。然后在术后第 2 日或第 3 日关闭胸骨。

②策略 B:完全单元化并连接到一个体肺动脉分流上。在这组患者中,使用上述技术来实施完全单元化,但通过构建一个中央体肺动脉分流来提供肺血流。首选使用一根 Gore-Tex 管道连接升主动脉到单元化后的新肺动脉。使用 7-0 或 6-0 的聚丙烯单丝缝线来做分流的吻合口。应该使用最佳的分流长度,而没有任何扭折。分流的直径取决于远端肺血管床的质量和患者的体格。如果远端肺血管床发育不良,则可能必须用更大的分流。有一个错误的观点认为,对于这组患者,使用更大的管道提供更多血流来使肺血管床生长是一种安全的选择。但是,重要的是要避免因肺血流过多而引起体循环输出量低和肺充血。如果因肺血流过多而造成血流动力学损害,则可能必须通过使用血管夹来缩小分流的尺寸。

③策略 C:构建一个主肺动脉窗。构建主肺动脉窗,是将发育不良的肺总动脉直接吻合到升主动脉上。经胸骨正中切口径路,小心游离大动脉。松解肺总动脉,一直松解到其位于右心室漏斗部的起始位置(图 2-7-8)。同样对左右肺动脉主干的近端进行充分松解。将肺动脉分支用临时神经血管夹夹住,在肺总动脉的最近端位置上将其离断,尽可能靠近其漏斗部的起源位置。如果需要的话,将肺总动脉的近心端边缘直接缝闭或用手术夹夹闭。发育不良的肺总动脉吻合到主动脉的最佳位置,通常是升主动脉的左后外

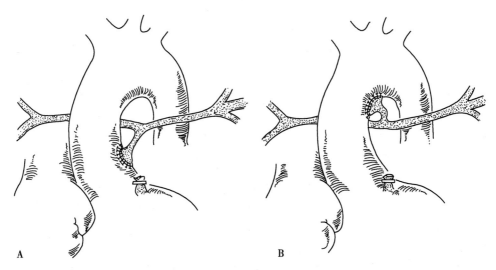

图 2-7-8　外科构建主肺动脉窗

A. 最常见的吻合口位置为升主动脉的左后外侧壁,紧邻窦管连接部的上方;B. 当肺动脉共汇被向上定位到主动脉弓底面时,其位置更好,这种情况不太常见。理想的吻合口位置根据患者特异性解剖的变化而变化,不仅受到肺动脉解剖的制约,而且也受到主动脉粗细及其位置的制约。

侧壁。仔细定位是至关重要的，以避免受到在升主动脉后方的右肺动脉分支的牵拉和扭曲。偶尔，将肺动脉向上吻合到主动脉弓的底面上，可能位置更好。在这些患者中，升主动脉和主动脉弓的解剖存在极大的变异，可能对该决定产生重大影响。

手术构建主肺动脉窗的目的在于在主动脉和细小的肺总动脉间构建一个尽可能最大的吻合口。纵行剖开离断之肺总动脉的近端，使其开口扩大到约为肺总动脉直径的 2 倍，使之呈竹片状。在肺动脉上直接紧邻主动脉的一侧做一个切口。在钳闭肺动脉之前，给患者用 150~200IU/kg 的肝素。吻合口完成时，将临时神经血管夹从肺动脉上移去，并松开主动脉上的侧壁钳。必须仔细监测舒张压和体动脉氧饱和度。通常，舒张压会下降 5~10mmHg，体动脉氧饱和度上升 5%~10%。不必中和肝素。在确保血流动力学稳定后，关闭胸骨切口。通常不需要心肺转流，除非患者严重发绀或血流动力学不稳定。

④ 策略 D：经胸廓切口的分期单元化，与体肺动脉分流连接。在以 MAPCA 为肺的主要血供来源，但又有显著的远端节段性狭窄而不适合经胸骨切口实施单元化的患者中，经传统的胸廓切口实施单元化，并与一个体肺动脉分流相连是最适宜的。因为手术通常无须心肺转流，在 MAPCA 形态学最差的一侧做一个后外侧胸廓切口（经第 4 肋间或第 5 肋间），这样在手术过程中患者的氧饱和度不会受到显著影响。对所有 MAPCA 进行游离并控制住，然后用与正中径路一样的原则实施单元化。一旦单元化完成，就使用一根膨体聚四氟乙烯（ePTFE）分流管道将新肺动脉连接到主动脉或锁骨下动脉上。将单元化的新肺动脉置于靠近肺门的位置，并尽可能地靠近中央位置，以利于以后经正中径路完成手术。首选主肺动脉分流，因为在根治手术的时候易于拆除。

3. 术后治疗　PA-VSD 患者易于出现肺实质的再灌注损伤、实质出血和支气管痉挛，胸部 X 线片上看到整个肺叶或整个肺脏的透亮度降低。所有这些因素有时造成了患者通气方面的挑战。允许高碳酸血症和高呼气末正压（PEEP）的通气策略通常有效，有时甚至需要使用静脉 - 静脉的体外膜氧合（ECMO），直到肺恢复。进入支气管树的出血并非罕见，通常应该用支气管镜进行治疗，当有适应证时则进行肺灌洗。对于拔管失败的患者，应考虑是否合并膈神经损伤和气管支气管受压。

术后，这些患者需要适中剂量的多巴胺、米力农和钙剂，有时需要肾上腺素。总的来说，在术后最初 48 小时内，患者给予完全镇静，通常使用肌松药。因为所有患者常规放置右心室或肺动脉测压管，所以易于观察肺血管系统的反应性，如有适应证，则使用一氧化氮。

出血是围术期另一个显著问题。通过使用细针头 7-0 或 8-0 聚丙烯缝线，以及常规使用 ε - 氨基己酸可使出血量降到最低。如果在手术结束时还存在出血问题，则让胸骨保持开放，用纱布和凝血酶浸渍的明胶海绵填塞纵隔。使用这种方法，可将出血造成填塞和再开胸的风险降至最低。

4. 随访评估　如果临床和超声心动图怀疑右心室压升高、右心室扩张和 / 或右心室功能抑制，则行心导管检查。约 30% 的患者需要追加行肺动脉成形术或球囊扩张，以保持右心室压力低，并通过避免血液在肺脏内分布不均匀，来促进远端肺血管床的生长。

室间隔缺损保持开放的患者，在单元化术后 3~4 个月时进行心导管检查，以评估根治手术的可行性。如果 Qp/Qs 超过 2/1，则可安全地关闭室间隔缺损。否则，则对肺动脉系统进行评估，其目的在于判定是否有存在需要通过球囊扩张或手术来解除的残余梗阻病灶。不应在肺动脉系统内使用支架，除非目的在于仅为进一步姑息治疗，或是无法通过胸廓切口触及的狭窄。即使在血流动力学良好的根治手术以后，这些患者还是应该密切随访，通过定期更换管道或肺动脉成形术来保护右心室功能。

5. 结果　当前，PA-VSD 合并肺动脉有共汇且分支化正常的治疗结果几乎和法洛四联症一样好，除了在生命中需要多次更换管道的患者；这一点最好和法洛四联症一起考虑。本节的重点是 PA-VSD 合并 MAPCA 患者的治疗结果。

虽然有许多关于早期结果的报道，但关于中期到长期结果的报道则非常少。这是因为只有很少的单位能采纳计划性的外科单元化策略，且大多数病例组只包括年长患者，通常为经过预先挑选的患者。而且，当分期单元化策略在选择性患者中取得良好结果的同时，许多这类治疗并不在婴儿期早期启动外科治疗，此时期内 PA-VSD 婴儿的人数缩减率最高。

Cho 和 Puga 及其同事回顾了 Mayo Clinic 从 1977—1999 年诊治的 495 例患者,包括所有类型的 PA-VSD。他们报道存在 MAPCA 是未手术患者的死亡率风险因素。在接受过分流和 / 或单元化等姑息手术,而没有接受根治手术的患者中,早期死亡率为 16.3%,晚期死亡率为 23.1%。在接受了根治手术的患者中(年龄中位数为 11.3 岁),早期死亡率为 4.5%,晚期死亡率为 16%。在 6.6% 的患者中,由于右心室高压,而必须重新打开室间隔缺损。在平均随访 11.4 年(标准差为 7.5 年)时,死亡率的风险因素为男性、中央肺动脉无共汇、再次打开室间隔缺损以及根治术后更换管道。20 年时间的实际存活率为 75%。在从启动 PA-VSD 治疗后随访 22 年时,病例组中有 32.3% 的病例尚未根治,而存活患者中有 27.6% 的人尚未根治。

从 1992 年 7 月到 2007 年 12 月期间,某单位对 338 例 PA-VSD 合并 MAPCA 患者实施了单元化手术。患者的年龄中位数为 7.7 个月(年龄范围为 10 日到 39 岁;65% 的患者为婴儿)。这些患者的侧支动脉数量的中位数为 4 根(范围为 1~7 根),23.5% 的患者完全没有真正的肺动脉。196 例患者(58%)实施了一期完全单元化和心内根治,64 例患者(19%)实施了完全单元化并连接到分流或右心室管道,37 例(11%)患者实施了主肺动脉窗,41 例患者(12%)实施了经胸廓切口的分期单元化。在这一时期内,90% 的患者最终达成根治,围术期右心室、左心室压力比值为 0.41±0.12。而自 1999 年起手术的患者中,该比值为 0.37±0.11。早期总体死亡率为 5.6%。完全单元化加根治患者的死亡率最低(3%;6/96)。完全单元化连接到分流或管道的死亡率为 7.8%(5/64),主肺动脉窗的死亡率为 10.8%(4/37),经胸廓切口分期单元化的死亡率为 10%(4/41)。

自 1999 年起,总体死亡率跌至 2.3%。由于大多数患者是婴儿,所以需要更早地更换管道,有 20% 的患者需要这么做。此外,22.6% 的患者因单元化的肺动脉有狭窄,而再次接受手术干预。19.7% 的患者接受了心导管介入治疗,主要是球囊扩张;大多数这种患者在之后的手术中还会发现有狭窄。可观察到单元化的侧支最终是有生长的,持续保持右心室 / 肺动脉压力的低比值(0.37±0.11)也支持了这一点。

观察到 7.1% 的患者出现中期到晚期的死亡(1992—1998 年死亡率为 8.3%;1999—2005 年为 6.2%)。完全单元化加根治患者的晚期死亡率最低(3%;6/69)。完全单元化连接到分流或管道的晚期死亡率为 10.4%(6/64),主肺动脉窗为 13.5%(5/37),经胸廓切口分期单元化为 17%(7/41)。

尽管事实上大多数患者是婴儿,且接受了完全单元化的手术,但总体累积死亡率也有 12.7%(42/338)。全组 10 年时间的实际存活率是 85.5%。数据分析显示风险因素为手术年份,以及患者同时存在 DiGeorge 综合征和胃食管反流。

最近,采纳 PA-VSD 合并 MAPCA 计划性治疗方案的机构报道了令人鼓舞的结果。

【病例解析】

病例摘要 1

主诉

患儿,男,2 个月,主因"生后口唇发绀 2 个月"入院。

现病史

患儿出生后即发现口唇青紫,到当地医院就诊,发现心脏杂音,诊为先天性心脏病。3 周前至医院就诊,查超声提示:PA-VSD,PDA,PFO。心脏增强 CT:PA-VSD,PDA,左肺动脉狭窄,小侧支血管形成,迷走右锁骨下动脉。

既往史

否认传染病以及手术外伤史。

查体

体温(肛温)36.8℃,脉搏 138 次 /min,呼吸 35 次 /min,血压 80/44mmHg,体重 5.5kg。神清,反应可。发绀,SpO₂ 75%。双肺呼吸音粗,对称。心脏听诊:心率 138 次 /min,律齐,胸骨左缘第 2~4 肋间 2/6 级收缩期杂音。

辅助检查

心脏超声:右心房、右心室明显增大,右心室肥厚。主动脉增宽,骑跨于室间隔上50%。未见肺动脉总干,左、右肺动脉有汇合,左肺动脉内径0.21cm,右肺动脉0.33cm。室间隔缺损:对位不良型,双向分流。卵圆孔未闭0.18cm。动脉导管未闭(垂直型),肺动脉端0.20cm,主动脉端0.29cm。

心脏CT:肺动脉闭锁,总干4.4mm,右肺动脉起始部5.3mm,远端3.8mm,左肺动脉均匀细小,约2.1mm(图2-7-9)。

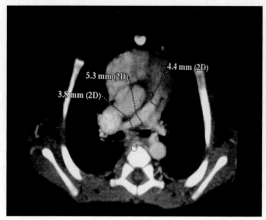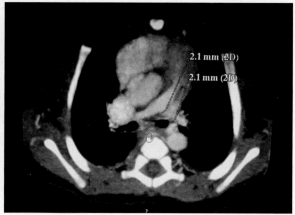

图 2-7-9 患儿心脏增强 CT

 解析

患儿生后青紫,查体可以发现胸骨左缘第2~4肋间2/6级收缩期杂音,结合超声以及CT检查,患儿PA-VSD、PDA、PFO诊断明确。CT检查提示患儿有肺动脉总干,且左、右肺动脉发育较差,因此患儿不具备行一期根治术的条件。

住院经过

患儿入院后进一步完善检查,明确诊断。由于患儿肺动脉发育较差,但是患儿有肺动脉总干,因此术中行跨瓣补片重建RVOT-MPA连接,术后予强心、利尿、抗炎及对症治疗,术后1周患儿出院。1年后,患儿再次入院行二期PA/VSD根治术。

病例摘要 2

主诉

患儿,男,3个月,主因"生后发现心脏杂音伴青紫3个月"入院。

现病史

患儿出生后即发现口唇青紫,哭吵后青紫加重,伴气促、咳嗽,当地医院诊断为先天性心脏病。4日前来院就诊,查心脏超声,诊为:PA-VSD、PDA、PFO。

既往史

否认传染病、输血以及手术外伤史。

查体

体温(肛温)37.2℃,脉搏130次/min,呼吸35次/min,血压86/45mmHg,体重6.6kg。神清,精神可,发绀,SpO₂75%。双肺呼吸音粗,对称。心脏听诊:心率130次/min,律齐,胸骨左缘第2~4肋间2/6级收缩期杂音。

辅助检查

心脏超声:右心房、右心室明显增大,右心室肥厚。主动脉增宽,骑跨于室间隔上50%。未见肺动脉总干,左、右肺动脉有汇合,肺动脉总干内径0.55cm,左肺动脉内径0.47cm,右肺动脉0.45cm。室间隔缺损:对位不良型,双向分流。卵圆孔未闭0.24cm。动脉导管未闭(垂直型),肺动脉端0.28cm,主动脉端0.31cm。

心脏增强CT:肺动脉膜性闭锁,右肺动脉起始部13.3mm,远端14.5mm,左肺动脉起始部9.7mm,远端12.0mm,小侧支血管形成(图2-7-10)。

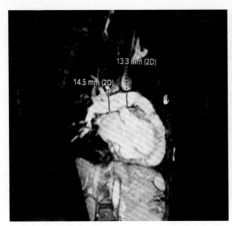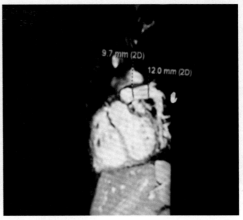

图2-7-10 患儿心脏增强CT

解析

患儿生后发绀,查体可以发现胸骨左缘第2~4肋间2/6级收缩期杂音,心脏超声证实患儿为PA-VSD、PDA、PFO,CT提示患儿肺动脉总干及左右肺动脉发育可,故患儿诊断明确,肺血管条件好,可以考虑行一期根治手术。

住院经过

患儿入院后进一步完善检查,明确诊断。因患儿肺血管条件好,予以行一期根治术,手术顺利,术后予强心、利尿、抗炎及对症治疗,术后10日患儿顺利出院。

病例摘要3

主诉

患儿,女,5岁,主因"生后发现心脏杂音3年"入院。

现病史

患儿3年前因感冒时查体发现心脏杂音,进一步行超声检查诊为PA-VSD,因经济原因未予治疗。因患儿青紫持续加重,1周前患儿来院就诊,查心脏超声以及CT,诊为:PA-VSD、PDA、MAPCA。

既往史

否认传染病、输血以及手术外伤史。

查体

体温(肛温)36.6℃,脉搏124次/min,呼吸28次/min,血压92/51mmHg,体重20.0kg。神清,

精神可,发绀,SpO$_2$ 80%。双肺呼吸音粗,对称。心脏听诊:心率 124 次 /min,律齐,胸骨左缘第 2~4 肋间 2/6 级收缩期杂音。

辅助检查

心脏超声:右心房、右心室稍增大,右心室稍肥厚。主动脉增宽,骑跨于室间隔上 50%。未见肺动脉总干,左肺动脉显示不清、右肺动脉内径 0.65cm。室间隔缺损:对位不良型,双向分流。卵圆孔未闭 0.24cm。动脉导管未闭(垂直型),肺动脉端 0.2cm,可见粗大侧支血管形成。

心脏增强 CT:左右肺动脉发育小,右肺动脉起始部 7.4mm,远端 9.4mm,左肺动脉起始部 7.6mm,远端 8.7mm,降主动脉发出较多侧支血管分别向两肺走行,右上一支,起始部 5.3mm,远端 5.6mm,右上另一支,起始部 4.8mm,远端 5.1mm,右下一支起始部 10.0mm,远端 4.0mm,此支与右肺动脉远端有吻合,左肺两支侧支,一支起始部 3.7mm,另一始部 6.4mm(图 2-7-11)。

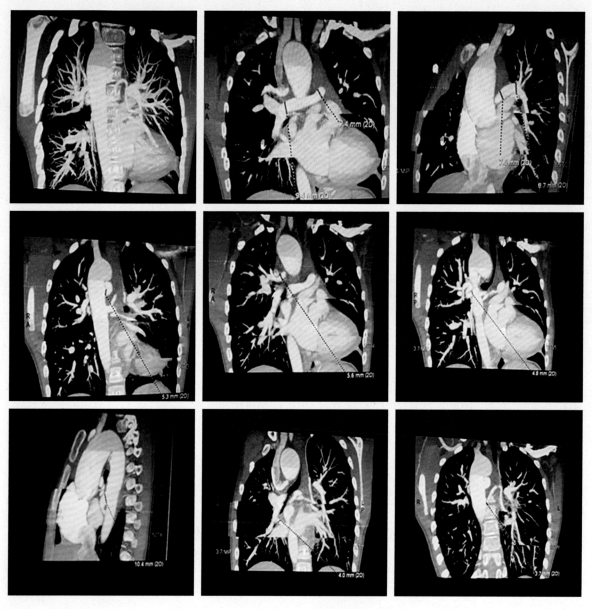

图 2-7-11　患儿心脏增强 CT

解析

患儿生后发绀,查体可以发现胸骨左缘第 2~4 肋间 2/6 级收缩期杂音,心脏超声证实患儿为 PA-VSD、PDA、MAPCA,CT 提示患儿肺动脉总干及左右肺动脉发育一般,故患儿诊断明确。肺血管条件欠佳,可以考虑行侧支结扎以及 RVOT-MPA 连接。

住院经过

患儿入院后进一步完善检查,明确诊断。因患儿肺血管条件一般合并粗大侧支血管,予以行侧支结扎同期行 RVOT-MPA 连接,手术顺利,术后予强心、利尿、抗炎及对症治疗,术后 1 周患儿顺利出院。

(张海波　王　强)

推荐阅读文献

[1] BLALOCK A,TAUSSIG HB.The surgical treatment of malformations of the heart in which there is pulmonary stenosis or pulmonary atresia. JAMA,1945,128(3):189-202.

[2] DERUITER MC,GITTENBERGER AC,POELMANN RE,et al. Development of the pharyngeal arch system related to the pulmonary and bronchial vessels in the avian embryo.With a concept on systemic - pulmonary collateral artery formation. Circulation,1993,87(4):1306-1319.

[3] DOTY DB,KOUCHOUKOS NT,KIRKLIN JW,et al. Surgery for pseudotruncus arteriosus with pulmonary bloodflow originating from upper descending thoracic aorta.Circulation,1972,45(5 suppl 1):I121-I129.

[4] HAWORTH SG,MACARTNEY FJ. Growth and development of pulmonary circulation in pulmonary atresia with ventricular septal defect and major aortopulmonary collateral arteries.Br Heart J,1980,44(1):14-24.

[5] HOFBECK M,SUNNEGARDH JT,BURROWS PE,et al. Analysis of survival in patients with pulmonic valve atresia and ventricular septal defect. Am J Cardiol,1991,67(8):737-743.

[6] JEFFERSON K,REES S,SOMERVILLE J. Systemic arterial supply to the lungs in pulmonary atresia and its relation to pulmonary artery development. Br Heart J,1972,34(2):418-427.

[7] KIRKLINJW,BLACKSTONE EH,SHIMAZAKI Y,et al. Survival,functional status,and reoperations after repair of tetralogy of Fallot with pulmonary atresia. J Thorac Cardiovasc Surg,1988,96(1):102-116.

[8] LIAO PK,EDWARDS WD,JULSRUD PR,et al. Pulmonary blood supply in patients with pulmonary atresia and ventricular septal defect. J Am Coll Cardiol,1985,6(6):1343-1350.

[9] LILLEHEI CW,COHEN M,WARDEN HE,et al. Direct vision intracardiac surgical correction of the tetralogy of Fallot,pentalogy of Fallot,and pulmonary atresia defects;report of first ten cases.Ann Surg,1955,142(3):418-442.

[10] MCGOON DC,BAIRD DK,DAVIS GD. Surgical management of large bronchial collateral arteries with pulmonary stenosis or atresia. Circulation,1975,52(1):109-118.

[11] MILLIKAN JS,PUGA FJ,DANIELSON GK,et al. Staged surgical repair of pulmonary atresia,ventricular septal defect,and hypoplastic,confluent pulmonary arteries. J Thorac Cardiovasc Surg,1986,91(6):818-825.

[12] Murphy DA,Sridhara KS,Nanton MA,et al. Surgical correction of pulmonary atresia with multiple large systemic - pulmonary collaterals. Ann Thorac Surg,1979,27(5):460-464.

[13] RABINOVITCH M,HERRERA-DELEON V,CASTANEDA AR,et al. Growth and development of the pulmonary vascular bed in patients with tetralogy of Fallot with or without pulmonary atresia.Circulation,1981,64(6):1234-1249.

[14] ROSS DN,SOMERVILLE J. Correction of pulmonary atresia with a homograft aortic valve. Lancet,1966,2(7479):1446-1447.

[15] SHIMAZAKI Y,MAEHARA T,BLACKSTONE EH,et al. The structure of the pulmonary circulation in tetralogy of Fallot withpulmonary atresia. A quantitative cineangiographic study. J Thorac Cardiovasc Surg,1988,95(6):1048-1058.

第八节　肺动脉瓣狭窄与室间隔完整型肺动脉闭锁

本节要点

1. **流行病学**　肺动脉瓣狭窄是一种常见的先天性心脏畸形,占所有先天性心脏病8%~10%。而室间隔完整型肺动脉闭锁则是一种少见的先天性心脏病,其发病率是占先天性心脏病的1%~3%。

2. **病理生理学**　肺动脉瓣的瓣叶、瓣交界和瓣环的狭窄病变程度变化不一,重症时可伴有漏斗部继发性肥厚。室间隔完整型肺动脉闭锁常常因为伴发右心室和冠状动脉的重大形态学畸形,重要的病理变化包括右心室、三尖瓣和冠状动脉畸形,以及动脉导管依赖性肺血流。

3. **临床症状**　单纯肺动脉瓣狭窄的临床症状轻重不一。常在胸骨左上缘可闻及较响收缩期喷射性杂音,并向整个心前区、颈部和背部放射。喷射性杂音的强度和狭窄程度成比例关系。大多数新生儿危重型肺动脉瓣狭窄和室间隔完整型肺动脉闭锁的婴儿则可能无此类杂音,多在出生后不久随着动脉导管的关闭,即出现渐进性发绀,对氧疗毫无反应的严重低氧血症。

4. **诊断**　根据临床表现、查体、心电图、胸部X线以及超声心动图等检查能明确诊断肺动脉瓣狭窄和室间隔完整型肺动脉闭锁。

5. **治疗**　治疗方法包括介入治疗技术和外科手术。具体治疗方法应根据病人的病情、体格和心脏发育条件来个体化实施。

一、流行病学

肺动脉瓣狭窄是一种常见的先天性心脏畸形,占所有先天性心脏病8%~10%。而室间隔完整型肺动脉闭锁(pulmonary atresia with intact ventricular septum,PA/IVS)则是一种少见的先天性心脏病,其发病率是占先天性心脏病的1%~3%。PA/IVS是一种严重的心脏畸形,大多数在新生儿期就出现症状,未经治疗50%死于新生儿期,85%于6个月内死亡。肺动脉瓣狭窄在临床本质上和PA/IVS完全不同,不合并三尖瓣和右心室结构的重大畸形,可在任何年龄段出现症状,多数病例可无症状且生长发育正常。但是,肺动脉瓣狭窄的严重程度存在很大变化,有一小部分新生儿危重型肺动脉瓣狭窄,新生儿或小婴儿时期就需要紧急干预,血流动力学特点、临床表现和处理原则甚至更接近于PA/IVS。

二、病理解剖和病理生理

肺动脉瓣狭窄大部分可见完整的瓣叶结构及交界,但3个交界互相融合成圆顶状隔膜向肺动脉内突起,瓣口位于中央或偏于旁侧,严重者瓣口直径仅2mm,甚至接近闭锁,有时呈两瓣畸形或单瓣化。少数病例有肺动脉瓣及瓣环发育不良,瓣环小,瓣叶僵硬,发育不全的瓣叶明显增厚,重症肺动脉瓣狭窄有时可伴有漏斗部继发性肥厚。其他伴随的畸形多为瓣膜狭窄引起的继发改变。多数病例伴有肺动脉干的狭窄后扩张,但扩张程度与狭窄程度无关。右心室肥厚主要是由于右心室压力负荷增加所致。瓣膜发育不全型肺动脉瓣狭窄,肺动脉可无明显扩张。

PA/IVS不是单纯的肺动脉病变,常常因为伴发右心室和冠状动脉的重大形态学畸形而变得复杂,重要的病理变化包括右心室、三尖瓣及冠状血管。

(一)肺动脉闭锁

闭锁部位一般在瓣膜或瓣膜与漏斗部两处。前者肺动脉瓣呈隔膜样闭锁,可见瓣叶交界完全融合,肺动脉瓣环和肺动脉干都可接近正常。后者肺动脉瓣基部仅呈浅凹样改变,漏斗部闭锁或严重发育不良,肺动脉瓣环亦发育不良肺动脉干也较细。

（二）右心室及三尖瓣的发育

在 90% 的病例中,右心室存在肥厚和发育不良。50% 以上的病例中存在心室腔容积严重变小。在存在小型右心室的常见病例中,心室发育不良的程度变化不一。正常的右心室由 3 个部分组成:流入道、小梁部和流出道。Bull 及其同事从外科治疗的观点出发,将 PA/IVS 的右心室形态学进行了分类,分为 I 型(流入道、流出道和小梁部均存在,但心肌肥厚,右心室腔小)、II 型(流出道缺如,流入道和小梁部存在)和 III 型(仅有流入道部分)。右心室的大小和三尖瓣瓣环的大小密切相关,不少学者以三尖瓣的直径和 Z 值来判断右心室的发育程度,以指导手术的方案选择。

（三）冠状动脉畸形

PA/IVS 时会发生一系列冠状动脉在心室壁内和壁外的畸形,包括最严重状态下的冠状动脉近端狭窄,以及存在冠状动脉瘘并由右心室向远端冠状动脉供血。最常见的畸形是右心室和冠状动脉之间存在的瘘,且是 PA/IVS 心脏所特有的。如果有瘘存在,冠状动脉树通常通过内面衬有内皮的通道与右心室腔产生交通,即所知的位于右心室肌肉内的窦隙。当冠状动脉瘘进入窦隙时,也就是通常所说的心肌窦样间隙开放,又称依赖右心室的冠状血管循环(RVDCC)。在这类情况下,任何尝试对右心室进行减压的举措均会引起左心室大面积梗死,并导致患者死亡。现在,冠状血管造影成为室间隔完整的肺动脉闭锁患者诊断工作中的一个常规步骤。在许多病例中,局部区域的肌内膜增生,造成冠状动脉狭窄,冠状动脉狭窄性病变的原因可能是来自高压右心室的竞争性血流湍流经瘘,进入冠状动脉所引起的后天性内膜损伤所致。在罕见病例中,没有主动脉 - 冠状动脉的近端连接,且所有的冠状动脉灌注都来源于右心室腔。重要的是,心室冠状动脉交通存在与否及生理学后果,与三尖瓣直径小、右心室腔小和右心室压升高密切相关。

（四）动脉导管依赖的肺血流

出生即有 PA/IVS 或新生儿危重型肺动脉瓣狭窄的婴儿,因为很少伴有主肺动脉间的侧支血管,所以需要依赖动脉导管获取肺血流,通常存在一个粗大的 PDA,只有在动脉导管开放时,患儿才能生存,这是肺血的唯一来源。肺动脉闭锁的患儿出生后其肺血流量和动脉血氧饱和度完全根据动脉导管的直径而决定。且体静脉回流经过一个非限制性的心房水平交通进入左心房,因此,这些患儿都有不同程度的发绀。动脉导管的关闭造成严重的低氧血症、酸中毒和血流动力学崩溃。必需输注前列腺素 E_1(PGE$_1$)来维持动脉导管的开放。在罕见病例中,房间隔水平的限制造成中心静脉压升高,降低了左心负荷,并出现低血压。但是,在大多数病例中,心房水平的分流是非限制性的,只要动脉导管维持开放,就可以保持心排血量。心排血量显著提高,因为左心室必须也要提供肺血流。肺血流量和氧饱和度完全根据动脉导管的直径大小而决定。体血流量和肺血流量的比值在 4∶1~2∶1 的范围内,这取决于两个循环的相对阻力。体循环氧饱和度依赖于肺血流量,通常在 70%~90%。氧饱和度高于 90% 提示肺循环过度。

三、临床表现和诊断

轻度肺动脉瓣狭窄可无症状表现,中度狭窄在 2~3 岁内无症状,症状可出现在婴儿期后至成年,但年长后劳力时易感疲惫及气促,主要取决于狭窄程度和继发右心室肥厚,一些中度狭窄病例以活动费力为明显症状。早期症状包括疲劳和运动性呼吸急促。存在长期重度梗阻的患者,可能会有右心的充血性心力衰竭。存在晚期右心室梗阻和大型房间隔缺损的患者,可能会有发绀。呼吸困难和心动过速是严重肺动脉瓣狭窄的典型临床表现。其他重度肺动脉狭窄合并的不太常见的症状,包括胸痛、晕厥和室性心律失常。听诊胸骨左上缘可闻及较响收缩期喷射性杂音,并向整个心前区、颈部和背部放射。总的来说,喷射性杂音的强度和狭窄程度成比例关系。但在重症病例由于房内分流减少和心排血量降低,杂音较为轻柔。第二心音通常有分裂,第二心音宽而固定的分裂,表明合并房间隔缺损。在重度梗阻病例中,会发生颈静脉扩张和显著的 A 波搏动。这种患者通常存在肝脏大且有搏动。在心前区检查时,有明显的右心抬举,且在左侧第 2 肋间或胸骨上切迹可触诊发现收缩期震颤。

大多数中度肺动脉狭窄患者以及几乎所有的重度狭窄患者,有异常的心电图表现。电轴发生右偏,并出现右心室肥厚的证据。V$_1$ 导联上 R 波的高度和右心室肥厚的程度存在相关性。胸部 X 线片上的心脏大小通常正常,但是在晚期病例中会出现明显的心脏肥大。大多数患者在婴儿期以后,最典型的胸部 X 线片所见是狭窄后扩张造成的肺总动脉段突出。肺血管纹理通常是正常的,但在严重病例中可能会表现为肺血减少。

二维超声心动图和彩色多普勒检查是首要的确定性诊断技术,应该用于所有的患者。这个方法可以精确评估瓣膜和瓣下部位的梗阻,而且是一种对狭窄严重程度进行量化的无创手段。并且可以排除其他的心脏病变。在大多数病例中,可识别出肺动脉瓣发育不全,可评估右心室功能和右心室肥厚的程度,可判定三尖瓣的解剖和功能。跨肺动脉血流的加速可用来评估右心室和肺动脉之间的瞬间峰值压差,超声心动图对梗阻严重程度的评估结果,显示出与心导管检查取得的血流动力学直接测定值存在良好的相关性。

肺动脉瓣狭窄的分级:①健康人,静息状态的右心室收缩压≤30mmHg,跨肺动脉瓣压差 <10mmHg;②轻度肺动脉狭窄的定义为右心室流出道压力阶差 <40mmHg,且右心室压和左心室压的比值≤0.5;③中度狭窄的定义为 40mmHg< 压差 >40mmHg,<80mmHg,且 0.5< 右心室压和左心室压的比值 <1.0;④重度狭窄的定义为压差≥80mmHg,且右心室压和左心室压的比值≥1.0。

大多数新生儿危重型肺动脉瓣狭窄和 PA/IVS 的婴儿出生后不久,发生渐进性发绀。由于动脉导管的关闭,会发生对氧疗毫无反应的严重低氧血症。即使给予恰当的复苏和输注前列腺素 E_1,这种婴儿通常也存在心动过速和呼吸急促。听诊显示有动脉导管血流的收缩期杂音和单一的第一及第二心音。三尖瓣反流的全收缩期杂音可在胸骨左缘闻及,这取决于三尖瓣反流的严重程度。心电图显示有左心室电势优势,和新生儿常见的右心室电势占优势是相反的。在胸部 X 线片上,显示心脏轮廓正常,除非有严重的三尖瓣反流,且合并有右心房和右心室扩大。肺血管纹理消失,但在复苏后可能会变得正常。超声心动图显示右心室流出道没有血流,是主要的诊断工具。右心室腔的大小和功能、三尖瓣的大小和功能、心房水平的右向左分流,以及动脉导管的通畅程度都可以进行可靠的评估。在一些病例中,超声心动图证实存在冠状动脉瘘,但心导管是最终确定冠状动脉解剖,并证明有无心室冠状动脉瘘的唯一方法。

四、治疗方法

(一)肺动脉瓣狭窄的治疗

1. **经皮球囊瓣膜成形术**　对于几乎所有需要治疗干预的肺动脉瓣狭窄患者而言,经皮球囊瓣膜成形术是首选治疗方法。所有有症状的患者,应该接受干预治疗。如果患者是无症状的轻度肺动脉狭窄,则没有进行特殊治疗的适应证。这些患者只需要通过一系列查体和超声心动图来认真随访梗阻的进展情况。如果出现症状,或超声心动图显示梗阻有进展,则有行心导管术的适应证。关于肺动脉瓣压差在 50~79mmHg 的患者药物治疗后的长期随访评估研究显示,这些患者大多数最终需要介入治疗。新生儿期以后进行球囊瓣膜成形术,其并发症发生率和死亡率风险非常低,且非常有效。所以,大多数作者推荐任何肺动脉瓣压差 >50mmHg 的患者接受球囊瓣膜成形术。在此时期接受干预治疗是合理的,以避免右心室肥厚造成心肌纤维化所带来的长期有害影响。

2. **外科治疗**　肺动脉瓣狭窄的外科手术已经被球囊瓣膜成形术所取代。外科肺动脉瓣膜切开术的主要适应证是球囊瓣膜切开术失败,以及因解剖条件而无法成功实施瓣膜切开术。外科治疗的最常见类型是肺动脉瓣发育不全。因为发育不良的瓣环是主要的梗阻部位,仅做肺动脉瓣膜切开或瓣膜切除很少能完全起到作用,所以更普遍地需要跨瓣环补片和瓣下切除。几乎所有这种患者都至少有中度肺动脉瓣关闭不全。总的来说,这种情况有良好的中期耐受。但是,已经认识到不对有临床显著性的肺动脉瓣关闭不全进行治疗而带来的长期有害影响,最终可能必须进行肺动脉瓣置换。

(二)PA/IVS 和新生儿危重型肺动脉瓣狭窄的治疗

1. **干预前的药物治疗**　必须在建立特异性诊断前,就开始对 PA-IVS 患者进行初步药物治疗。因此,治疗方法与任何怀疑有发绀型先天性心脏病的新生儿所接受的治疗类似。应该取得血管通路,并应该开始 PGE_1 的输注,以维持动脉导管的开放。代谢性酸中毒应予以纠正,如果存在灌注不足,则应该开始给予变力性药物支持。对病情非常严重的新生儿,可能必须进行机械通气并给予肌松药物。

2. 手术治疗原则　保证肺动脉血流的合适供应,改善低氧血症和纠正代谢性酸中毒以维持生存,同时做右心室减压术,促使右心室发育,为以后的二期根治术创造条件。分期的姑息手术在 PA/IVS 脉闭锁的治疗中占有相当重要的地位。

3. 初期治疗　PA/IVS 和新生儿危重型肺动脉瓣狭窄的病例右心发育的程度存在很大变化,从右心室轻微发育不良,到右心室严重发育不全合并右心室依赖性冠脉循环。这组形态学上的变化,要求必须进行包括双心室或单心室策略的个体化治疗。三尖瓣的大小(以 Z 值表示)和右心室腔的容积密切相关。

初期治疗的首要选择包括仅通过手术或心导管瓣膜切开术,或跨瓣环补片来减压右心室,仅构建体肺动脉分流,或者肺动脉流出道手术加体肺分流。完全性右心室依赖性冠脉循环患者不应该进行右心室减压,这一点是共识。这些患者只应该接受体肺动脉分流。对于严重病例,提倡进行心脏移植。

对于在形态学特征方面最差的病例,只有单心室生理才是其可能的治疗方向。在形态学条件最好的患者中,也可能实施双心室修补。中间状态的患者占大多数,对于这些患者,必须作出最困难的决定。对中间状态病例组,如果不在新生儿阶段进行早期手术建立到肺动脉的前向血流,右心就不可能发育,且无法达成双心室循环。

(1) 轻度发育不良的患者,应该接受瓣膜切开术或跨瓣环补片手术。仅做瓣膜切开术,无须心肺转流,但是许多患者需要行漏斗部肌肉切除和跨瓣环补片,来解除流出道的残余梗阻。部分病例存在严重的术后低氧血症,而必须加做一个体肺动脉分流。

(2) 中度右心室发育不良。中度右心室发育不良时的三尖瓣 Z 值为 $-3\sim-2$。这些患者有将来达成双心室修补的潜质,推荐方案是实施肺动脉流出道手术加体肺分流。

(3) 重度右心室发育不良。重度右心室发育不良时的三尖瓣瓣环 Z 值 $\leqslant-3$。许多这种患者存在广泛的冠状动脉瘘或显著的右心室依赖性冠脉循环。这组患者应该仅实施体肺动脉分流。

4. 后续外科治疗　所有 PA/IVS 和新生儿危重型肺动脉瓣狭窄患者在初期治疗后都需要密切随访,应该在 3~6 月龄期间进行超声心动图和心导管检查。几乎所有的存活患者都需要至少一次的后续干预,后续干预的时机和选择是复杂的。可能的结果涵盖范围包括双心室修补、所谓的"一个半"心室修补中间状态和单心室治疗。

初期仅接受体肺动脉分流手术,并预期需要接受后续的单心室治疗的患者,应该在 3~6 月龄期间进行心导管检查,为双向上腔静脉肺动脉分流手术及拆除体肺动脉分流做准备。理想状态下,该手术应该在 12 月龄前完成。在患者年龄为 2~4 岁,根据患者的生长发育,应该完成全腔肺连接(Fontan 手术)。

成功实施右心室流出道减压(球囊瓣膜成形术、外科瓣膜切开术或跨瓣环补片术),且无须体肺动脉分流的轻度右心室发育不良患者,应该在 3~6 月龄期间进行超声心动图和心导管检查。应该在房间隔缺损被临时堵闭期间,评估右心室功能和右心室流出道残余梗阻的程度。应该测定右心房压、体动脉压和混合静脉氧饱和度,来判定是否右心室有能力承载全部的体循环输出。

右心室发育处于临界状态的患者中,有一个新方法是构建双向上腔静脉肺动脉连接,加做或不加做右心室流出道补片扩大。这个选择即已知的"一个半"心室方案。"一个半"心室修补是一种介于完全双心室修补和 Fontan 手术之间的有效中间过渡状态。不仅能让右心室为肺循环提供一部分的搏动性血流,也具有让右心室完全减压的优点。而且,也提供了能让右心室和三尖瓣继续生长的可能性。如果同时关闭房间隔缺损,且患者能耐受的话,则可以将两个循环完全分开。如果因左心充盈不够,而无法关闭房间隔缺损,必须对房间隔缺损进行限制,以期待延迟关闭之。目前"一个半"心室方案被更多地使用,因为凭直觉就认为其优于全腔肺连接。但是,没有长期证据证实"一个半"心室修补优于单心室循环。

必须使用体肺分流和流出道手术来进行初期治疗的中度右心室发育不良患者,应该在年龄约 3 月龄时进行超声心动图检查,以便对右心室和三尖瓣的生长发育作出评估。右心结构有生长发育的患者,应该在 6 月龄时进行心导管检查。在心导管检查时,体肺动脉分流应该予以临时性堵闭。如果可以维持足够的氧饱和度,可在此时完成永久性的弹簧圈封堵。此外,可实施临时性的房间隔缺损堵闭,来判定右心室是否能承载全部的心排血量。然后,治疗选择与仅需要初期的流出道手术的轻度右心室发育不良患者的治疗方法一样。

五、外科技术

(一)肺动脉瓣切开术

使用标准胸骨正中切口,以及双腔静脉和主动脉插管。这个方法使外科医生能关闭任何伴发的房间隔交通,并有利于经心房径路切除漏斗部的梗阻性肌束和精确地实施瓣膜切开。

对那些实施单纯瓣膜切开或跨瓣环补片的病例,不必实施心脏停搏。但是,如果准备要实施经心房径路来切除梗阻肌束的话,则需要使用心脏停搏液让心脏停搏。

在少数情况下,对单纯肺动脉瓣狭窄合并典型的狭窄后扩张进行手术时,可做一个横向的肺动脉切口,将融合的瓣交界切开到肺动脉壁上。通过锐性分离解除瓣膜的固定,并对增厚的瓣膜边缘进行修整。然后使用单丝缝线直接关闭肺动脉。

更常见的是存在显著的瓣环发育不良(直径等于正常直径减去两个标准差或更小),并需要跨瓣环切口。在这种情况下,首选纵行肺动脉切口。存在交界融合时,用上述方法处理。将动脉切口延伸过位于前方的瓣交界,并跨过瓣环进入右心室肌,直到能将尺寸适宜的探条通过肺动脉瓣逆行插入右心室为止。离断漏斗部的梗阻性肌束,进一步解除右心室流出道梗阻。在肺动脉瓣发育不全但没有交界融合时,将瓣膜切除,且必要时行跨瓣环切口。切除肌肉后,使用自体心包补片或0.4mm厚的聚四氟乙烯补片来关闭跨瓣环切口,并用一根尺寸适宜的探条来决定补片的必需宽度,以充分解除梗阻。

(二)右心室流出道跨瓣环补片

经标准胸骨正中切口,游离肺总动脉和动脉导管。当准备做跨瓣环补片时,如果房间隔缺损够大,则使用单根右心房插管就足以进行静脉引流。开始心肺转流,临时阻闭动脉导管。做一个纵行的肺动脉切口,并检查闭锁的肺动脉瓣。前后方向运刀,切开肺动脉瓣的闭锁面,并将肺动脉切口向近心端延长,跨过瓣环,进入右心室游离壁,直到打通右心室腔,使进入右心室腔的交通口略小于正常右心室-肺总动脉开口。普通新生儿打到7~8mm就可以了。按照流出道腔的预期直径,将一根探条放进跨瓣环切口内,用厚度为0.4mm的聚四氟乙烯片,剪出一块长宽适宜的卵圆形补片来关闭切口。把补片缝到切口边缘上完成手术。患者脱离心肺转流。如果体循环氧饱和度足够,则将动脉导管结扎。

(三)体肺动脉分流

如果仅实施体肺动脉分流,则可经右侧胸廓切口或胸骨正中切口来做改良B-T分流。使用胸廓切口时,只能期待动脉导管自发性关闭,而使用胸骨切口时,则可按照适应证来结扎动脉导管。

游离远端无名动脉,并显露右锁骨下动脉的近段。在右肺动脉前方,平行于膈神经打开心包。用丝线将右上肺叶分支动脉和右肺动脉的连接处圈套住。选择一根尺寸适宜的聚四氟乙烯管道(通常为3.5mm或4mm),并将一端修成斜面。患者全身肝素化(100IU/kg)。将管道有斜面的一端以端侧吻合的方法缝合到右锁骨下动脉近段的血管切口上。然后,将管道修建到适宜长度,不用修成斜面。钳闭右肺动脉的近端,将肺动脉分支上的丝线收紧,把肺动脉分支控制住。用端侧吻合的方法,将分流管道的远端吻合到右肺动脉上缘,位于右上肺叶分支动脉近端的右肺动脉切口上。分流血流得以建立,并停止输注前列腺素。

如果在构建体肺分流的同时,需要一并进行右心室流出道手术的话,则除了使用胸骨正中切口以外,手术技术是类似的。如果打算使用心肺转流的话,那么在转流期间构建分流则在技术上更容易,分流可在右心室流出道手术之前或之后进行构建。手术完成后,分流血流得以建立,患者脱离心肺转流。确证患者有足够的体循环氧饱和度后,结扎动脉导管。

如果不使用心肺转流,那么初期手术时构建分流要小心。基本原理是通过临时性阻闭动脉导管,并分别控制肺动脉分支血管来改善肺动脉瓣切开时的显露;没有必要对远端肺动脉进行钳夹。在实施瓣膜切开所需的短时间内,通过按照先前所描述的技术构建好的分流,来维持经分流的右肺单侧灌注。当建立起前向血流并确证有足够的体循环氧饱和度时,结扎动脉导管。

（四）经心导管瓣膜切开术

如果右心室的大小足够,且闭锁之瓣膜是常见的膜样结构的话,可在心导管实验室内实施肺动脉瓣打孔。同时对漏斗部和肺总动脉(经动脉导管逆行进行)注入造影剂,通常足以判定右心室流出道的解剖特征。将导管送到恰好位于瓣膜下方的位置。在一些病例中,可证实有针孔样的前向血流,可将导丝穿过这个"闭锁"的瓣膜。如果没有发现有血流,则可实施射频打孔。或者,如果射频不可用或不成功,则可使用导丝的硬质端。显而易见,意外穿孔到心脏或者肺动脉外面的风险必须即刻得以识别。可能需要心包穿刺或外科手术干预。

【病例解析】

病例摘要 1

主诉

患儿,男,22 日龄,因"出生后口唇青紫伴心脏杂音"入院。

现病史

患儿出生后即发现心脏杂音及口唇青紫,当地医院超声心动图诊断先天性心脏病,当时家属考虑年龄小,未进一步治疗。病程中患儿哭闹时口唇及指端末梢青紫加重,吃奶量少,吃奶费力,体重增长慢。近几日患儿饮奶量逐渐减少,全身青紫明显加重,为进一步治疗收入院。

出生史

双胎之大,足月剖宫产,出生体重 2.565kg。

查体

体温(肛温)36.5℃,脉搏 156 次 /min,呼吸 34 次 /min,血压 89/56mmHg,身高 49cm,体重 3.0kg。神志清,反应可,颜面及指端青紫明显,SpO_2 70%,无明显黄染。心脏听诊:心率 156 次 /min,律齐,心音低钝,胸骨左缘 2~3 肋间可及 2~3 级连续性杂音,双肺呼吸音清,肝脏肋下 1cm,四肢末梢稍凉。

辅助检查

心脏超声:心脏位置正常。右心房增大,右心室壁肥厚、腔小、三部分存在,左心室收缩活动正常。主动脉发自左心室,瓣开放活动可。左、右冠状动脉开口可见。肺动脉闭锁,瓣环 0.75cm,总干及分支发育可,总干内径 0.89cm,左肺动脉开口 0.39cm,内径 0.37cm,右肺动脉开口 0.41cm,内径 0.40cm。房室瓣开放活动可;二尖瓣瓣环 1.50cm,轻微反流;三尖瓣瓣环 0.84cm,隔、后瓣开放活动小,前向流速 0.7m/s,中度反流,束宽 0.44cm,反流速 5.57m/s,压差 124.0mmHg。房间隔缺损 0.75cm(Ⅱ),双向分流右向左分流为主。室间隔完整。左位主动脉弓。未见明显心肌窦样间隙开放。动脉导管未闭,主动脉端 0.39cm,肺动脉端 0.30cm,左向右分流速 3.49m/s。

诊断:肺动脉闭锁 / 室间隔完整,动脉导管未闭,房间隔缺损(Ⅱ),三尖瓣中度反流,右心室发育不良。

解析

右心室三部分存在,三尖瓣瓣环 0.84cm,Z 值为 −2.1,属于中度右心室发育不良,手术方案为切开闭锁的肺动脉瓣进行右心室减压,促进右心室发育,外加改良 B-T 分流,改善缺氧。

知识点

1. 改良 B-T 分流手术,管道大小的选择　体重 <3.0kg,3mm;3.0~5.0kg,3.5mm;>5.0kg,4mm。

2. 三尖瓣 Z 值计算方法　(瓣膜直径实测值 − 正常均值)/ 正常均值标准差

治疗经过

1. **第一次手术**　气静麻醉下，胸骨正中切口，锯开胸骨，打开心包，分离出右无名动脉。探查见：左肺动脉4mm，右肺动脉4mm，PDA 3mm，用3.5mm Gore-Tex管道连接无名动脉和右肺动脉上缘，PDA结扎。肺动脉瓣上横切口，行肺动脉瓣切开闭式扩张，连续缝合肺动脉切口。术毕PaO$_2$ 40mmHg左右，间断缝合心包，分层关胸，带气管插管回CICU。

2. **术后8个月随访超声心动图**　①房间隔缺损（Ⅱ）0.78cm，双向分流；②B-T管道内径0.30cm，左向右分流速3.03m/s，血流频谱呈连续性；③右心室流出道肌肉肥厚，流速1.75m/s；肺动脉瓣环0.76cm，总干内径0.58cm，前向血流速4.30m/s，压差70.4mmHg，左肺动脉内径0.77cm；右肺动脉内径0.84cm；④右心房大，右心室壁肥厚，左心室收缩功能可。房室瓣开放活动可；二尖瓣环1.41cm，三尖瓣环1.59cm；三尖瓣轻中度反流，反流束宽0.33cm，反流速4.34m/s，压差74.3mmHg。

3. **术后1年半随访超声心动图**　①房间隔缺损（Ⅱ）1.13cm，双向分流，内见少量房间隔组织；②B-T管道内径0.3cm，左向右分流速3.75m/s，血流频谱呈连续性；③右心室流出道肌肉肥厚，流速4.9m/s，压差96mmHg；肺动脉瓣环0.8cm，总干内径0.78cm，分叉前内径1.2cm，肺动脉前向血流束宽0.43cm，流速5.28m/s，压差112mmHg，左肺动脉内径0.99cm；右肺动脉内径0.88cm；④右心房明显大，右心室壁肥厚、腔小，左心室收缩功能可；⑤房室瓣开放活动可；二尖瓣环1.87cm，三尖瓣环1.51cm；三尖瓣隔后瓣腱索短，瓣膜增厚，活动度小，轻中度反流，反流束宽0.34cm，反流速5.08m/s，压差103mmHg。

4. **第二次手术**　体外平行循环下，分离离断B-T管道，右心室流出道（RVOT）行纵切口，见右心室发育尚可，纵行剪开MPA，切除RVOT肥厚肌束，心包补片扩大RVOT-MPA，ASD心包补片修补，留孔4mm。

解析

右心室逐渐发育，三尖瓣Z值从术前−2.1到术后1年半−0.6，达到双心室修补的条件，行二次手术，拆除原改良B-T分流，右心室流出道予以疏通扩大。

病例摘要2

主诉

患儿，男，23日龄，因"心脏杂音1周，伴口唇青紫"入院。

现病史

患儿出生后10日因黄疸到当地医院就诊，发现心脏杂音。病程中患儿有青紫，无缺氧发作，无喂养困难，有体重增长慢。为求进一步治疗收入院。

出生史

G$_3$P$_1$，足月剖宫产，出生体重3.2kg。

查体

体温（肛温）36.5℃，脉搏140次/min，呼吸35次/min，血压90/52mmHg，身高50cm，体重3.3kg。神志清，反应可，口唇青紫，SpO$_2$ 75%。心脏听诊：心率140次/min，律齐，心音有力，胸骨左缘第2~3肋间可及2~6级收缩期杂音，双肺呼吸音清，肝脏肋下1cm，四肢末梢稍凉。

辅助检查

心脏超声：心脏位置正常。右心房增大，右心室壁肥厚，心腔小，发育不良，左心室收缩活动正常。主动脉发自左心室，瓣开放活动可。左冠状动脉内径0.18cm，右冠状动脉内径0.18cm。肺动脉闭锁，左、右肺动脉有汇合,总干内径 0.41cm,左肺动脉开口 0.23cm,内径 0.2cm,右肺动脉开口 0.28cm,内径 0.3cm。三尖瓣瓣环 0.47cm,二尖瓣瓣环 1.0cm;三尖瓣短小、僵硬,发育不良,前向血流极少,前向流速 0.5m/s。卵圆孔未闭 0.48cm,右向左分流。室间隔完整。左位主动脉弓。右心室内测及双期双向血流频谱,心肌窦样间隙开放可能。动脉导管未闭 0.15cm,左向右分流 3.0m/s。

诊断

右心室发育不良综合征:肺动脉闭锁 / 室间隔完整,三尖瓣发育不良,右心室发育不良,卵圆孔未闭,动脉导管未闭,心肌窦样间隙开放可能。

 解析

右心室和三尖瓣发育差,三尖瓣瓣环 0.47cm,Z 值为 −5.6,属于重度右心室发育不良,且存在心肌窦样间隙开放可能,只能单心室救治。

治疗经过

1. 第一次手术 气静麻醉下,胸骨正中切口,锯开胸骨,打开心包,分离出右无名动脉。探查见:左肺动脉 4mm,右肺动脉 4mm,用 3.5mm Gore-Tex 管道连接无名动脉和右肺动脉上缘,PDA 结扎。肺动脉瓣上横切口,行肺动脉瓣切开闭式扩张,连续缝合肺动脉切口。术前 SpO$_2$ 70%,术毕 SpO$_2$ 80%,间断缝合心包,分层关胸,带气管插管回 CICU。

2. 术后 7 个月随访超声心动图 ①B-T 管道右肺动脉端内径 0.28cm,左向右分流速 3.0m/s,血流频谱呈连续性。②肺动脉内见少量前向血流,束宽 0.19cm,流速 0.8m/s,右肺动脉内径 0.39cm,左肺动脉显示欠佳。肺动脉总干内见舒张期逆向血流,流速 0.6m/s。③沿动脉导管结扎处未及明显残余分流。④卵圆孔未闭,右向左分流,束宽 0.42cm。⑤二尖瓣环 1.42cm,三尖瓣环 0.65cm;三尖瓣瓣膜增厚,开放活动尚可,前向流速 0.7m/s,轻微反流。⑥右心室腔小、壁厚,右心房、左心室增大,左心室收缩活动可。

3. 第二次手术 腔肺分流术(Glenn 手术):胸骨正中切口,建立体外循环,分离 B-T 管道,离断缝合。平行循环下结扎切断奇静脉,横断上腔静脉,远心端后壁与右肺动脉端侧吻合,前壁补片扩大并同时扩大右肺动脉到左肺动脉,ASD 予以扩大。

4. Glenn 手术后 2 年半随访超声心动图 ①右侧腔肺吻合口内径 0.81cm,该处流速 1.0m/s,血流波形随呼吸运动变化。右肺动脉内径 0.58cm,左肺动脉内径 0.68cm。②房间隔扩大处内径 1.17cm,心房水平双向分流。③右心房稍增大,右心室腔小,右心室壁增厚;左心房、室增大,左心室壁收缩活动可。④轻度二尖瓣反流,束宽 0.19cm。三尖瓣发育不良,前向血流极少,流速约 0.4m/s,轻微三尖瓣反流。

5. 心脏 CT 右侧腔肺吻合口 8.4mm,右肺动脉起始部约 10.2mm,远端近分叉处约 6.2mm,左肺动脉起始部 8.7mm,远端近分叉处约 8.6mm,降主动脉横膈水平约 9.6mm。

6. 第三次手术 Fontan 手术:胸骨正中切口,上腔静脉、下腔静脉和升主动脉插管,建立体外循环,主动脉阻断下离断下腔静脉,近心端关闭,取 19 号 Gore-Tex 管道一端与下腔静脉远心端吻合,管道另一端与右肺下缘吻合,管道与左心房开窗 4mm;形成外管道 Fontan。

(孙彦隽 吕小东)

推荐阅读文献

[1] 乔纳斯 . 先天性心脏病外科综合治疗学 . 2 版 . 刘锦纷,孙彦隽,译 . 上海:世界图书出版公司,2016.
[2] 马弗蒂斯,贝克 . 小儿心脏外科学 . 4 版 . 刘锦纷,孙彦隽,译 . 上海:世界图书出版公司,2014.

第九节　右心室双出口

本节要点

1. 流行病学　右心室双出口为复杂先天性心脏病之一，是一种先天性右心系统发育异常的心脏病，为圆锥动脉干畸形，活产婴儿中发生数量约为 0.009%，占先天性心脏病的 1%~3%。

2. 病理生理学　右心室双出口的病理生理与其病理类型有关，根据室间隔缺损与主动脉、肺动脉开口之间关系以及右心室流出道和肺动脉狭窄程度等因素决定病例类型，其室间隔缺损类型可分为主动脉下室间隔缺损、肺动脉下室间隔缺损、双动脉下室间隔缺损和远离大动脉室间隔缺损，不同类型的右心室双出口有不同的病理生理表现。

3. 临床症状　右心室双出口患者症状类型和出现时间取决于肺动脉狭窄程度，非限制性室间隔缺损早期出现肺充血，反复呼吸道感染、生长发育落后，待肺动脉压力逐渐上升后，可能导致肺血管病变，杂音减轻。对于右心室流出道梗阻严重的患者，出现发绀、发育落后、杵状指以及缺氧等，陶 -宾综合征（Taussig-Bing syndrome）患者因其病理生理原因，可能早期出现青紫及充血性心力衰竭。

4. 诊断　右心室双出口诊断主要依靠超声心动图、CT、MRI 和心导管检查。因其类型较多，相互解剖关系决定其不同手术方式，明确术前诊断非常重要，包括大动脉位置、室间隔缺损位置、冠状动脉起源及走行、右心室流出道及肺动脉有无狭窄等。

5. 治疗　右心室双出口无法自愈，诊断就是充分的手术适应证。右心室双出口病例类型复杂，其治疗方法也较为多样，涵盖了从室间隔缺损、法洛四联症到大动脉转位这样一个很大的解剖学和病理生理学范围，处理不同类型的右心室双出口，其治疗方法是不同的。治疗方法有心内隧道修补术、Rastelli 手术、Nikaidoh 手术、REV 手术、大动脉调转手术以及单心室修补等，需根据不同病变解剖结构综合判断。

一、定义

右心室双出口（double outlet of right ventricle，DORV），即一根大动脉完全起源于右心室，另一大动脉 50% 以上也起源于该心室。

二、流行病学

DORV 发病率较低，约为 0.009%，占先天性心脏病的 1%~3%。其涵盖了从法洛四联症到大动脉转位这样一个很大的解剖学和病理生理学范围，对处于此疾病谱两端的疾病，治疗是非常不同的。进一步而言，在 DORV 的疾病谱中，有许多外科方案可用来进行双心室修补，而在某些过渡形态时，则需要对不同的手术修补方案作出复杂决定。DORV 的手术方案可以从单纯内隧道室间隔缺损修补到大动脉调转手术，甚至部分需行单心室纠治术。1957 年 Kirlin 首次对法洛四联症型的 DORV 进行手术治疗，随着手术技术的进步与发展，REV、Rastelli、Nikaidoh 等手术方案陆续被应用到治疗中来。许多双心室的 DORV 患者存在远离主动脉或肺动脉下室间隔缺损，进一步增加了治疗决策的复杂性。在这些情况下，单心室 /Fontan 治疗途径通常是最佳方案。单心室治疗途径也常常适用于其他的 DORV 变异类型，诸如合并内脏异位和无脾的患者，约占 DORV 病例的 16%。

三、胚胎学

与法洛四联症与大动脉转位一样，DORV 是圆锥动脉干发育畸形，且实际上是介于法洛四联症和大动脉转位之间的过渡形态。和其他圆锥动脉干畸形一样，神经嵴细胞的重要作用越来越明显。最近一项关于 DORV 遗传相关性的全面回顾性研究发现,在 141 个病例中有 61 例存在染色体异常,包括 13 三体综合征和 18 三体综合征,以及 22q11 缺失,但以往的报道提示在 DORV 患者中 22q11 缺失很少见。也发现了许多其他单基因异常。在人类和动物模型中存在大量与 DORV 相关的基因,揭示了一些不同的 DORV 发病机制,包括神经嵴细胞分化移行过程以及心脏正常定位和祥化过程受到损害。

两个经典圆锥动脉干畸形理论:

（一）经典的圆锥动脉干分隔不良理论

圆锥动脉干是一根单腔管道,其最终形成主动脉和肺动脉。螺旋分隔过程将圆锥动脉干分隔成两根相互缠绕的大血管。如果分隔完全不是以通常的"螺旋"形态进行的话,则大血管将相互平行,并将发生大动脉转位。如果螺旋分隔过程仅有轻微异常的话,则主动脉会比其通常位置更向右移位,且将引起法洛四联症。当螺旋分隔的畸形程度超过导致法洛四联症的程度,但又小于导致大动脉转位的程度时,则引起 DORV。

（二）Van Praagh 的圆锥发育不良理论

通常主动脉、三尖瓣和二尖瓣是有纤维连续性的,由心脏纤维支架将其结合在一起,心脏纤维支架也起到了作为心房和心室之间的绝缘体作用。只有肺动脉瓣是独立存在的,肺动脉下圆锥(漏斗部)将其上抬,使之与其他 3 个瓣膜不接触。Van Praagh 等人提出了一个假设,即漏斗部发育不良会导致法洛四联症。漏斗部发育不良造成主动脉瓣和肺动脉瓣位置的相对移动,因此与主动脉瓣和肺动脉的常见相对位置相比,此时主动脉瓣的位置更靠前、靠右,且靠上。圆锥隔和室间隔不再处于对齐位置,由于圆锥隔相对室间隔存在前向对位,因此产生了一个圆锥心室型 VSD。这种对位不良会造成右心室流出道梗阻。

作为 Van Praagh 的法洛四联症发病理论的延伸,进一步提出圆锥发育不良程度更严重时,将导致大动脉呈侧侧位排列,特别是如果有主动脉下圆锥代偿性发育时。此刻,主动脉瓣被向上拉离房室瓣,并处于和肺动脉瓣相同的高度,且存在双侧圆锥。甚至更进一步的是没有肺动脉下圆锥,且主动脉位于肺动脉前方。在肺动脉瓣和二尖瓣之间有纤维连续性,而不是通常的主动脉瓣和二尖瓣之间存在纤维连续性,唯独主动脉瓣与其他 3 个瓣膜不接触。这就是大动脉转位。

四、解剖分型

（一）"分段命名法"

Van Praagh 按照心房、心室和大动脉的关系命名。心房位置用心房正位(situs solitus)和心房反位(situs inversus)表示,心房正位指心房在右,左心房在左,心房反位指右心房在左,左心房在右。心室位置用心室祥的方向表示,心室右祥(D-loop)指右心室在右、左心室在左,心室左祥(L-loop)指右心室在左、左心室在右,心室祥方向不定(X-loop)指左、右心室之间无肯定的左右关系。大动脉之间用右转位(D-transposition)和左转位(L-transposition)来表示,主动脉在右侧或右前方(dextro-position)用"D"表示,在肺动脉左侧或左前方(levo-position)用"L"表示。临床上最多见的类型为 SDD,即心房正位、心室右祥(右心室位于右侧)、主动脉位于右侧或右前方。

（二）DORV 中室间隔缺损的类型

绝大多数 DORV 均伴有室间隔缺损,Lev 将 DORV 的室间隔缺损分为 4 种类型:①主动脉下室间隔缺损;②肺动脉下室间隔缺损;③双动脉下室间隔缺损;④远离大动脉型室间隔缺损。室间隔缺损位置以及右心室流出道和肺动脉狭窄程度决定了患者手术方案。

1. 主动脉下 VSD,伴有或不伴漏斗部和肺动脉狭窄

（1）解剖学特征:为 DORV 最常见的室间隔缺损类型(图 2-9-1),室间隔缺损直接在主动脉瓣下或主动脉圆锥下方,当主动脉和二尖瓣存在纤维连续,主动脉下没有圆锥时,主动脉左冠瓣或者二尖瓣前瓣实际上

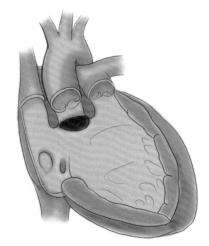

图 2-9-1　右心室双出口、主动脉瓣下型室间隔缺损

形成了 VSD 后上方的边界。有的 VSD 位于膜部周围或在三尖瓣隔瓣与前瓣交界区域,主动脉瓣和肺动脉瓣通常可在同一水平,如果存在双圆锥结构,圆锥结构可将两个半月瓣和两个房室瓣分别隔开,有接近50% 的病例。两个大血管位置关系是侧侧位,另外房室连接一致,主动脉在肺动脉右侧或右前方较为多见。在一系列尸检中,77% 的 DORV 合并主动脉下 VSD 的患者有双侧圆锥,23% 的仅有肺动脉下圆锥。根据某医学中心的资料统计,109 例 DORV 病例中,69 例(63.3%,69/109) VSD 在主动脉下,其中伴有漏斗部和肺动脉狭窄的为 41 例(59.4%,41/69)。

(2) DORV 与法洛四联症、大动脉转位的区别:DORV 是一种两根大血管均从右心室发出的畸形。但是,在一定程度上,法洛四联症也确实存在这种情况,因为根据定义,法洛四联症包括至少有一定程度的主动脉骑跨于右心室上方。那么怎样来区分法洛四联症和 DORV 呢? DORV 的定义是主动脉瓣环至少有 50%骑跨于右心室上方,即所谓的"50% 定律"。

对外科医生来说,这个定义可能与其他任何定义一样是极其贴切的,但考虑到室间隔的弯曲特征和DORV 疾病谱中趋近于法洛四联症类型的 DORV 所伴发的主动脉下 VSD,所以有时可能无法明确主动脉的骑跨程度到底是 40% 还是 60%。病理学家争论道,法洛四联症和 DORV 之间的分界线可通过法洛四联症存在主动脉和二尖瓣的纤维连续性,而 DORV 则没有这种连续性来加以定义。这并不是外科医生能通过 DORV 外科手术时的常规显露来判定的。进一步而言,考虑到主动脉瓣下纤维膜长度不一,甚至正常心脏也是如此,因此通过二维超声心动图或血管造影来判定这种纤维连续性的话,其准确性仅比外科医生评估的骑跨百分比稍稍精确一点而已。

无论如何,定义与外科手术几乎没有关联,不管如何命名,法洛四联症和四联症型 DORV 的手术方法在本质上是一样的。然而,当对 DORV 的手术结果进行分析时,定义则有关联性。

在 DORV 疾病谱的大动脉转位类型中,主动脉完全从右心室发出,根据定义,则必须要考虑相同的问题,即估测肺动脉在左心室上的骑跨程度。如果肺动脉超过 50% 是发自左心室,那么根据 50% 定律,这就是大动脉转位,而不是 DORV。或者,肺动脉瓣和二尖瓣之间的纤维连续性也可用来区分大动脉转位和DORV。

2. 肺动脉下 VSD,伴有或不伴漏斗部和肺动脉狭窄

(1) 解剖学特征:这类 VSD 通常是非限制性的,存在肺动脉下圆锥时,VSD 与肺动脉瓣相隔距离有不同变化,圆锥构成了 VSD 的上缘。如果存在肺动脉和二尖瓣连续,无肺动脉下圆锥,肺动脉不同程度骑跨在 VSD 上并形成了 VSD 的上缘。某医学中心的资料统计,109 例 DORV 病例中,VSD 位于肺动脉下 15例(13.7%,15/109),其中伴漏斗部和肺动脉狭窄 5 例(图 2-9-2)。

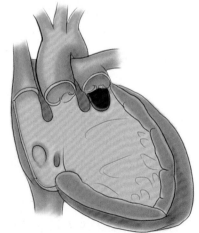

(2) 陶 - 宾综合征(Taussig-Bing syndrome)畸形:"Taussig-Bing"DORV这个名称至少有两种不同的使用方式,因此可能会存在混淆。当用于阐述生理学意义时,作为一个广义名称涵盖了在生理学上类似大动脉转位的所有 DORV(即因为存在从左心室到肺动脉的优势血流模式,使肺动脉内的氧饱和度高于主动脉内的氧饱和度),有可能存在肺动脉下VSD。如果用于阐述解剖学意义时,大多数作者仅限于将这个名称用于一种更局限的解剖状态,即最初由 Taussig 和 Bing 在 1949 年所阐述的畸形。

Van Praagh 在 1968 年总结了解剖学定义。主动脉下和肺动脉下圆锥将主动脉瓣和肺动脉瓣与房室瓣分隔开,即存在双侧圆锥。半月瓣处于侧侧位,并处于相同高度。在隔束和肌部室间隔上方有一个大型肺动脉下 VSD。虽然 VSD 位于肺动脉下,但其不与肺动脉瓣相汇合,肺动脉下圆锥游离壁在一定程度上将缺损和肺动脉瓣分隔开。这是一种"真正的"DORV,这时主动脉完全发自于右心室,而肺动脉瓣骑跨在室间隔上方,但不骑跨在左心室腔上方。

图 2-9-2　右心室双出口、肺动脉下室间隔缺损(陶 - 宾综合征畸形)

典型的陶 - 宾综合征畸形应该包括心房正位、心室右袢,主动脉下和肺动脉下圆锥均将主动脉瓣和肺动脉瓣与房室瓣分开。两个半月瓣并列在相同高度。大血管位置为侧侧位。主动脉完全起于右心室,而肺动脉瓣骑跨于室间隔,VSD 为肺动脉下,无肺动脉狭窄。另外,肥大的漏斗隔和壁束引起主动脉下不同程度的梗阻,这可能是陶 - 宾综合征畸形常合并主动脉缩窄的一个原因。

3. 双动脉下 VSD　VSD 位置偏上,一般在室上嵴上方,VSD 通常较大,主动脉开口和肺动脉开口并列,主动脉稍位于前方。因为存在双侧圆锥发育不全合并漏斗隔发育不全或缺如,半月瓣形成了这种典型的大型 VSD 上缘,隔束形成了 VSD 的前、下和后缘。两根大动脉形成 VSD 上缘,并不同程度地骑跨在室间隔上,常很难鉴别大动脉到底主要起自哪一个心室。由于这个原因,Brandt 等将这种 DORV 称双心室双出口(图 2-9-3)。

4. 远离两大动脉 VSD　Lacour-Gayet 对远离两大动脉 VSD 的定义是:VSD 位于圆锥之下,与两大动脉开口无关,VSD 与两个大动脉开口的距离大于主动脉直径,有双圆锥结构,主肺动脉均完全从右心室发出。VSD 解剖位置主要在膜周部向流入道延伸、房室通道型、小梁部向流入道延伸等。VSD 虽然远离大动脉开口,但双圆锥结构使主动脉开口高于肺动脉,因而 VSD 与肺动脉距离相对较短。从外科角度而言,VSD 与肺动脉开口之间更容易建立心内隧道。根据某医学中心的统计资料,这类解剖畸形约占 DORV 的 18.3%(20/109)(图 2-9-4)。

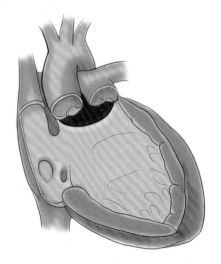 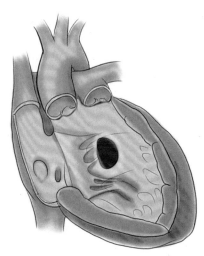

图 2-9-3　右心室双出口、双动脉下室间隔缺损　　　　图 2-9-4　右心室双出口、远离大动脉室间隔缺损

(三) 大动脉关系

DORV 的大动脉,互相之间存在 3 种位置关系。多数病例大动脉位置正常,主动脉干在肺动脉干右后方,大动脉在其离开心脏时相互旋绕。第二种位置关系是主动脉在肺动脉右侧,但两根大动脉相互平行并置(无旋绕),虽然有一定程度的前后位置变化,但主要是呈侧侧位。第三种位置关系最少见,呈现主动脉在肺动脉左前位(左侧异位)。以前认为 VSD 和大动脉的关系一定程度上可根据大动脉相互位置关系来预测,后来 Kirklin 等推翻了这一观点。表 2-9-1 显示某医学中心 109 例 DORV 各种大血管位置关系和 VSD 的分布。

表 2-9-1　109 例右心室双出口各种大血管位置关系和 VSD 的位置

主肺动脉位置关系	室间隔缺损的位置			
	主动脉下 /%	肺动脉下 /%	双动脉下 /%	远离大动脉 /%
前后位	0	6	1	2
侧侧位	35	6	6	11
主动脉右袢	30	2	0	2
主动脉左袢	1	1	1	5

五、病理生理学

DORV 的病理生理与其病理类型有关,若无肺动脉及右心室流出道狭窄,可能出现充血性心力衰竭,早期出现肺血管病变。

在 DORV 疾病谱的法洛四联症型类型中,其病理生理学和法洛四联症相似。如果右心室流出道仅有轻度梗阻的话,则可能和"红润的四联症"一样存在左向右分流。如果有严重的固定性肺动脉狭窄的话,则会持续存在右向左分流,且患儿可能严重发绀。漏斗部狭窄有可能引起右心室流出道发生间歇性严重梗阻,造成与法洛四联症类似的缺氧发作。

在 DORV 疾病谱的大动脉转位类型中,其病理生理学和大动脉转位相似(即两个并联循环,体循环氧饱和度取决于这两循环之间的混合程度)。因为几乎总是存在一个非限制性 VSD,体循环和肺循环血流通过此 VSD 发生混合,所以体循环动脉氧饱和度通常没问题,除非合并有肺动脉狭窄。存在主动脉下狭窄或主动脉缩窄将使肺动脉血流极大地增多。

与合并非限制性 VSD 的大动脉转位一样,在 DORV 疾病谱的大动脉转位类型中,患者面临在出生后的第一年中更快发生肺血管病变的显著风险。在 DORV 疾病谱的法洛四联症类型中,肺动脉下狭窄程度将决定肺血管病变的风险,如果梗阻程度严重的话,则风险明显低。若为限制性室间隔缺损,会引起左心室经过室间隔缺损的血流受限,引起左心房左心室及肺静脉淤血,压力增高。

在陶 - 宾综合征畸形中,高度氧合的左心室血流由失状位漏斗(圆锥)隔引导,优先流入肺动脉,相对氧合差的右心室血流进入主动脉,这些陶 - 宾综合征患者的病理情况类似于合并 VSD 的大动脉转位,在婴儿早期就表现出发绀和充血性心力衰竭。

六、临床表现及检查方法

(一)症状体征及查体

DORV 患者症状类型和出现时间取决于肺动脉狭窄程度,非限制性室间隔缺损类似于大型室间隔缺损,在早期出现肺充血,反复呼吸道感染、生长发育落后,可于早期胸骨左缘第 3~4 肋间闻及 3 级以上收缩期杂音及震颤,肺动脉瓣区第二音亢进,待肺动脉压力逐渐上升后,可能导致肺血管病变,杂音减轻。对于右心室流出道梗阻严重的患者,出现类似法洛四联症的表现,出现发绀、发育落后、杵状指以及缺氧等,可闻及室间隔缺损杂音,以及右心室流出道狭窄的杂音。陶 - 宾综合征患者因其病理生理原因,可能早期出现青紫及充血性心力衰竭。

(二)辅助检查

1. 胸部 X 线片　右心室流出道正位胸部 X 线片和疾病种类有关。有肺动脉狭窄者,胸部 X 线片与法洛四联症类似,表现为肺血少,心脏可轻度增大;无肺动脉狭窄患者胸部 X 线片类似于室间隔缺损,肺血增多、右心室增大、肺动脉增粗。

2. 心电图　心电图表现也和 DORV 类型有关,往往显示电轴右偏,右心房、右心室增大,如有肺动脉狭窄,电轴右偏较法洛四联症更严重,右心房、右心室增大,有时表现为右束支传导阻滞及一度房室传导阻滞。

3. 超声心动图　超声心动图是有效的检查方法。可显示大动脉始发位置、大血管骑跨程度,明确诊断 DORV。同时可以提供其他相关信息,如室间隔缺损位置和大小、大动脉位置及相对粗细、有无肺动脉及漏斗部狭窄,及其严重程度、冠状动脉开口及走行、有无其他伴随症状等。

4. CT 和磁共振　这两种检查各有利弊,可以清楚获取心脏、大动脉、侧支等影像。由于 CT 具有较高的分辨率、能快速获取多维图像便于重建等优势,有些中心推荐使用 CT 检查,但需注意 CT 检查的辐射以及对肾脏功能的影响。MRI 能在无辐射情况下提供心功能等数据而被认可,但由于检查前镇静要求较高,检查时间较长,不能很好地被临床医生采用。

5. 心导管检查　心导管检查可测得较为完善的数据,可以明确有无肺血管阻力增高、测定各心腔压力、通过血氧饱和度计算分流量、右心室至肺动脉连续压力测定明确等数据。对于大动脉转位类型的右心室双出口,还可以行房间隔扩大,改善缺氧。但心导管为有创检查,存在一定辐射及并发症,我们建议对于可能存在肺血管阻力增高或复杂畸形的患儿行导管检查。

七、诊断

DORV 诊断主要依靠超声心动图、CT、MRI 和心导管检查。因其类型较多,相互解剖关系决定不同手术方式,明确术前诊断非常重要,包括大动脉位置、室间隔缺损位置、冠脉起源及走行、右心室流出道及肺动脉有无狭窄等。目前随着科技的发展,3D 打印技术在临床上的广泛引用,依托影像学资料,打印等比例心脏,有助于更直观了解 DORV 内部结构,为手术提供参考。

八、鉴别诊断

(一)完全性大动脉错位

完全性大动脉错位与 DORV 肺动脉下室间隔缺损(陶 - 宾综合征畸形)的主要区别是肺动脉瓣的骑跨程度,如果肺动脉瓣完全或大于 50% 发自左心室,应该诊断为完全性大动脉错位。二维超声心动图可确定心房、心室位置是否一致、大动脉有无骑跨、瓣下有无狭窄。选择性心血管造影可证实超声心动图检查结果。

(二)室间隔缺损

巨大室间隔缺损合并肺动脉高压病例,其临床症状、体征与 DORV 无肺动脉狭窄病例类似。但室间隔缺损临床无发绀,心电图常为左心室肥大或左、右心室肥大。DORV 即使无肺动脉狭窄,临床也表现有轻度发绀,而且心电图多为右心室肥大。结合二维超声心动图和造影检查可判定两大动脉开口起于右心室。

(三)法洛四联症

法洛四联症与 DORV 合并肺动脉狭窄临床上较难区别。二维超声心动图有助于鉴别。DORV 选择性左、右心室心血管造影显示主动脉瓣与肺动脉瓣接近同一高度;侧位片可见升主动脉根部不同程度向前移位,在肺动脉前方;左心室造影左前斜位见造影剂通过室间隔缺损与右心室交通,可确诊右心室双流出口。即便如此,有些 DORV 病例手术前仍被误诊为法洛四联症。

九、治疗方法

(一)药物和心导管介入治疗

如果肺动脉狭窄程度很轻微,那么肺血流会增多,开始给予患儿减轻充血症状的药物治疗和地高辛会有助于改善症状。当然在症状改善的同时,早期手术介入干预是更为有效的手段。

在 DORV 疾病谱的大动脉转位类型中,推荐进行球囊房间隔切开术。这不仅可以改善血液混合,而且如果术前已经实施了球囊房间隔切开术的话,那么患儿的术中处理也更容易。通过在右心房置入单根静脉插管,可经房间隔缺损对左心进行减压;如果要在低温、低流量持续转流下进行手术的话,这便提供了一个不受左心回流血液干扰的手术视野。然而,一个合理的替代方案是首选使用上下腔静脉插管并置入左心引流管,这样就能有更多的时间来关闭 VSD,而不像在使用单根静脉插管时需要用到停循环方法。

不推荐对狭窄的肺动脉瓣实施球囊扩张,并将其作为一种姑息治疗方法,因为这可能会造成经 VSD 的过量左向右分流。

(二)手术治疗

1. 手术适应证和时机 因为 DORV 无法自愈,所以诊断就是充分的手术适应证。仅祛除右心室流出道轻微梗阻的法洛四联症型 DORV,不论何种特殊类型的 DORV,目前均建议首选在早期实施手术纠治。对于会导致肺动脉高压的 DORV,建议在出生后 3~6 个月前手术纠治,对于伴有肺动脉狭窄的 DORV,建议在 1 岁内手术,以改善缺氧症状。对于必须使用管道来进行手术的 DORV 类型(如当有肺动脉瓣环发育不良且无法行心室内修补时),也建议在婴儿期的早期阶段进行手术纠治。虽然在这种情况下,体肺分流是一种合理的替代方案,但这并不能减少必须实施的手术总次数,且其确实会造成一段时期的异常生理学状态,这点已经得以证实,在一些情况下,这会损害手术的最终结果。

2. 常见手术方法 因为DORV涵盖范围较广,根据室间隔缺损位置、肺动脉狭窄等可以从室间隔缺损伴主动脉骑跨到法洛四联症,甚至大动脉转位及陶-宾综合征畸形,不同的手术适用于不同类型的DORV。以下介绍几种DORV相关的手术方法:

(1) 心内隧道修补术(intraventricular tunnel repair,IVR):心内隧道修补术适用于主动脉下或双动脉下DORV,伴或不伴有肺动脉狭窄的类型,通过内隧道将左心室血流通过室间隔缺损顺利引入大部分开口于右心室的主动脉中,若伴有右心室流出道狭窄,可切断部分肥厚的隔、壁束,以及动脉下引起梗阻的圆锥,心包补片扩大右心室流出道,使右心室流出道血流能顺利进入肺动脉,完成畸形矫正。若肺动脉瓣发育不良,补片可以从右心室流出道跨瓣扩大至主肺动脉。

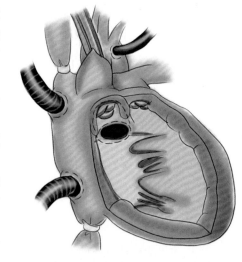

图2-9-5 右心室双出口主动脉下室间隔缺损(限制性室间隔缺损)

内隧道修补材料推荐经0.6%戊二醛固定过的自体心包或膨体聚四氟乙烯人造血管。自体心包补片有可塑性较强的优点,可应用人工血管做修补材料,利用其凸面向右心室,更容易塑成内隧道的形状。如果患者为限制性室间隔缺损,或者圆锥隔较厚可能突入内隧道,需切除部分肥厚肌肉及圆锥隔,防止内隧道完成后形成左心室流出道梗阻(图2-9-5~图2-9-7)。

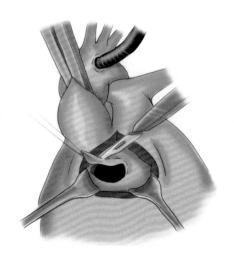

图2-9-6 扩大室间隔(切除部分肥厚肌肉、防止术后梗阻)

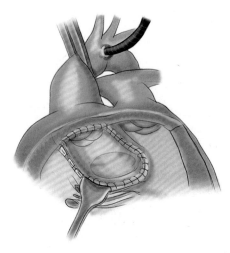

图2-9-7 心内隧道重建左心室流出道

(2) Rastelli手术:Rastelli手术适用肺动脉瓣和三尖瓣距离小于主动脉直径的主动脉下或双动脉下DORV、肺动脉下室间隔缺损伴有肺动脉狭窄、远离大动脉室间隔缺损伴肺动脉狭窄患者。手术过程为:①用心包或人工补片将室间隔内血流引入主动脉,同时将原先肺动脉入口也隔入补片下方;②离断肺总动脉,缝闭近心端;③用同种异体带瓣管道连接右心室和肺总动脉远心端。在行Rastelli手术时需注意大动脉下的圆锥,若圆锥可能导致术后流出道梗阻,需在室间隔缺损修补前切除。在右心室流出道管道的应用上,带瓣牛颈静脉是不错的选择。

(3) REV手术:REV手术为Rastelli手术的改良。该手术需充分游离肺动脉及其分支,离断主动脉,进行Lecompte换位,肺动脉换位至主动脉前方,右心室流出道行直切口,用补片修补室间隔缺损,同时将主动脉和肺动脉置于室间隔左侧,缝闭肺动脉近心端,肺动脉远端后壁与右心室切口吻合,前壁用心包补片扩大,使右心室血流入肺循环(图2-9-8、图2-9-9)。

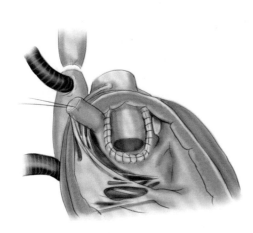

图 2-9-8　内隧道补片将主动脉和肺动脉隔到
左心室，缝闭肺动脉近心端

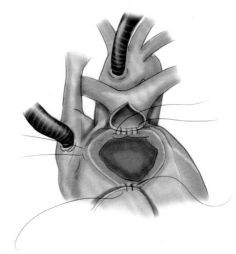

图 2-9-9　Lecompte 换位后，肺动脉在升主动脉
前方，后壁与右心室切口吻合

采用 REV 手术时需注意冠状动脉走行，若右心室流出道有冠状动脉横过，无法行纵切口，需行 Rastelli 手术，换位前也需注意肺动脉是否会压迫右侧冠状动脉，避免肺动脉位于冠状动脉上方而使之受压。

（4）Nikaidoh 手术：适用于少数 DORV 合并肺动脉下室间隔缺损，大动脉前后位伴肺动脉狭窄的患者。手术将主动脉根部从右心室发源部位切下，与 Ross 手术中切下肺动脉根部的方法类似，松解近端冠状动脉。紧靠肺动脉瓣交界上方横断肺总动脉，并切除肺动脉瓣。纵行劈开肺动脉根部的室间隔组织到 VSD，打开肺动脉下区域。切除瓣下圆锥隔。主动脉根部向后换位，缝合到左心室流出道上，用补片关闭 VSD，并缝合到换位的主动脉根部前缘上，重建左心室流出道。将离断的 MPA 远心端换至前方，并缝合在右心室流出道上，前壁用补片扩大右心室流出道。

Nikaidoh 手术主动脉与左心室流出道连接不成角，减低了出现左心室流出道梗阻的风险，但其缝合靠近主动脉，远期存在主动脉瓣反流风险。

（5）大动脉调转手术（ASO 手术）：适用于 DORV 伴肺动脉下室间隔缺损，无肺动脉狭窄（陶 - 宾综合征畸形）。陶 - 宾综合征畸形的大动脉调转手术，采用胸骨正中切口，心内手术在深低温体外循环下进行。主动脉阻断后，心脏停搏选用晶体 4℃冷心脏停搏液经主动脉根部灌注，以后每 20 分钟可间歇灌注冷心脏停搏液。室间隔缺损的修补采用深低温停循环，纵行切开右心室流出道探查室间隔缺损，室间隔缺损位于肺动脉下，用涤纶补片沿室间隔缺损边缘连续缝合至肺动脉上缘，引导左心室血在补片下进入肺动脉，使成为完全性大动脉错位，部分病例由于严重肺动脉高压，肺动脉瓣环明显增大，可通过肺动脉瓣暴露室间隔缺损并修补之，避免了右心室切开，但注意切勿损伤肺动脉瓣，因为完成大动脉换位后肺动脉瓣成为新的主动脉瓣。

大动脉调转手术在深低温低流量下完成，在升主动脉瓣上 1cm 左右横断，探查左右冠状动脉开口，并沿瓣窦边缘剪下主动脉壁，成为带蒂的冠状动脉。肺动脉分叉前横断肺动脉干，在肺动脉根部的相应位置剪开肺动脉壁，将左右冠状动脉在无扭曲和张力的状态下植入，将肺动脉和升主动脉做交叉换位（Lecompte 换位），使新的肺动脉在主动脉前，然后将升主动脉与新主动脉吻合，心包补片修补冠状动脉取下后的缺损，再与远端肺动脉吻合，形成新的肺动脉。如果大血管位置是侧侧位，交叉换位后缝合分叉处的肺动脉部分，并向右肺动脉延长切口，再与换位前的主动脉根部吻合（图 2-9-10~ 图 2-9-12）。也有学者建议肺动脉和

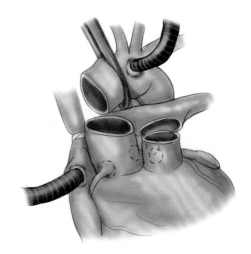

图 2-9-10　大动脉调转手术治疗陶 - 宾综合征畸形。大血管位置侧侧位，主动脉和肺动脉瓣上横断，不做交叉换位

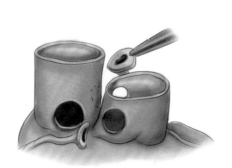

图 2-9-11　带蒂的冠状动脉、肺动脉(新主动脉)移植

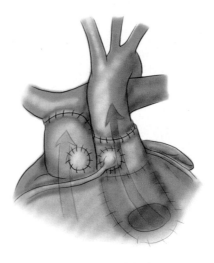

图 2-9-12　建立左心室经室间隔缺损到主动脉和右心室到肺动脉的连接

升主动脉不做交叉换位(Jetene 换位),将剪下的肺动脉远端部分在升主动脉后拖到升主动脉的右侧,然后再与换位前的主动脉根部吻合,依旧保持其大血管侧侧关系,这样可避免交叉换位导致的肺动脉牵拉狭窄。

(6) 单心室修补(双向 Glenn 手术、全腔肺连接):适用于室间隔缺损为远离大动脉伴有肺动脉狭窄的 DORV,或者在无法行室间隔缺损修补的患者,如伴有二尖瓣瓣膜骑跨、三尖瓣瓣膜骑跨、左心室发育不良等。可根据患儿情况分期进行。双向 Glenn 手术最佳手术年龄为出生后 4~6 个月,手术适应证参见本章"单心室"一节,全腔肺连接(改良 Fontan 手术),手术适应证及手术技巧见本章"单心室"一节。

(7) 其他手术:治疗 DORV 还有另外一些手术方式,Kawashima、改良的 Nikaidoh 手术、双根部调转等手术方法都有陆续报道,并获得不错的手术效果。DORV 还可能合并一些其他畸形,如房室连接不一致、左心室流出道梗阻等,DKS(Damus-Kaye-Stansel)手术、Senning+Switch 手术也应用于对应类型。

【病例解析】

病例摘要 1

主诉

患儿,男,3 个月,因"反复肺部感染、咳嗽发热数日"入院。

现病史

患儿生后 1 个月时无明显诱因下出现咳嗽伴喘息,自予用药不详,先后于当地医院因肺部感染多次住院,给予抗感染、雾化等治疗后好转,数日前再次出现发热、咳嗽,于医院门诊就诊,给予口服抗感染药物治疗,昨起咳喘突加重,咳剧时有吐,今于医院门诊就诊。心脏超声显示:DORV(SDD)、室间隔缺损、房间隔缺损(继发孔)、肺动脉瓣下肌肉肥厚(流速 2.0m/s)、肺动脉高压,胸部 X 线片提示肺部感染,遂给予雾化、吸氧后稍好转,为进一步治疗拟以"肺炎、先天性心脏病"收治入院。患儿发病以来,多汗,胃纳较差、精神可,二便可。昨起食欲缺乏,精神欠佳,尿少。

既往史

否认麻疹、水痘、猩红热、流行性腮腺炎、肝炎、结核等病史。预防接种史:部分接种疫苗,否认手术外伤史。否认药物及食物过敏史。

查体

体温(肛温)38.3℃,脉搏 140 次 /min,呼吸 40 次 /min,血压 80/55mmHg,身长 / 高 60cm,体重 5.1kg。神志清,精神反应可,发育稍差,面色正常,未吸氧下 SpO₂ 96%。咽红,扁桃体无肿大。呼吸稍促,呼吸频率 40 次 /min,三凹征(+),双侧呼吸音粗,呼吸音对称,两肺可及中细湿啰音,可及呼气相哮鸣音。心脏听诊:心音有力,心率 140 次 /min,心律齐,心前区可及 3/6 级收缩期杂音,未及震颤。腹部软,未及包块。肝脏肋下触及 3cm,脾脏肋下未触及。四肢暖,CRT<3s,双下肢无水肿,无杵状指。

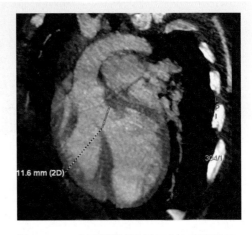

图 2-9-13　心脏增强 CT 显示右心室双出口,主动脉骑跨于室间隔,图中测量出为室间隔缺损部位

　　辅助检查

　　心脏超声:DORV(SDD)、室间隔缺损、房间隔缺损(Ⅱ)、肺动脉瓣下肌肉肥厚(流速 2.0m/s)、肺动脉高压。

　　心电图:窦性心动过速,右心室大、T 波改变。

　　心脏增强 CT:DORV(SDD),VSD(主动脉下),ASD,房室稍扩大,肺动脉总干扩大,左右肺动脉发育可,左支气管远端狭窄,右肺少许感染(图 2-9-13)。

 解析

　　患儿因“反复肺部感染、咳嗽发热数日”入院。平素多汗,反复肺部感染,生长发育受影响,查体发育稍差,未吸氧下 SpO_2 96%,无明显青紫。咽红,扁桃体无肿大。呼吸稍促,呼吸 40 次 /min,三凹征(+),双侧呼吸音粗,呼吸音对称,两肺可及中细湿啰音,可及呼气相哮鸣音。心音有力,心率 140 次 /min,心律齐,心前区可及 3/6 级收缩期杂音,未及震颤。腹部软,未及包块,肝脏肋下 3cm。病理生理类似于大室间隔缺损,有充血性心力衰竭的症状,超声及 CT 可明确诊断,需早期手术治疗。患儿为主动脉下室间隔缺损,轻度右心室流出道狭窄,无肺动脉狭窄,术中探查三尖瓣及肺动脉瓣距离,若三尖瓣到肺动脉瓣的距离大于主动脉瓣口直径时,可行心室内隧道修补。

 知识点

如何判断是否可行内隧道手术?

　　DORV 内隧道手术中三尖瓣和肺动脉瓣之间的距离,可以判断是否能行心内隧道手术,术后是否会出现左心室流出道梗阻(图 2-9-14)。通常认为当三尖瓣到肺动脉瓣的距离大于主动脉瓣口直径时,内隧道不会发生梗阻;若小于主动脉瓣口直径,无法行内隧道修补。

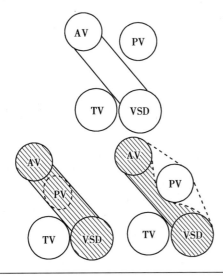

图 2-9-14　三尖瓣和肺动脉瓣之间距离对于内隧道修补的影响
AV. 主动脉瓣;PV. 肺动脉瓣;VSD. 室间隔缺损;TV. 三尖瓣。

住院经过

患儿入院后完善常规检查,给予完善血常规、痰培养等检查,明确感染病原体,同时给予抗感染、雾化等治疗,待降温、呼吸道感染控制后,完善术前检查,于全身麻醉及体外下行手术治疗,术中探查三尖瓣和肺动脉瓣之间距离大于主动脉瓣直径,给予心内隧道修补术。术程顺利,术中给予食管超声明确内隧道修补情况、有无残余分流及左右心室流出道有无梗阻,同时给予强心、利尿、延续抗感染治疗。恢复顺利,术后左心室射血分数70%,肺动脉压力较前下降,患儿于术后1周出院。

病例摘要 2

主诉

患儿,女,8个月,因"生后发现心杂音伴青紫,加重数日"入院。

现病史

患儿在生后因发现青紫到当地医院就诊,查体发现心脏杂音。生后患儿有青紫,哭吵后加重,无生长发育迟缓,无喂养困难,无反复呼吸道感染病史,患儿青紫加重,来医院门诊就诊。心脏超声显示:DORV(SDD)、室间隔缺损(远离大动脉)、房间隔缺损(Ⅱ,筛孔样)、肺动脉瓣及瓣下狭窄、侧支血管形成。此次为进一步手术治疗收入院。患儿发病以来,食欲尚可,精神可,二便可。

既往史

否认麻疹、水痘、猩红热、流行性腮腺炎、肝炎、结核等病史。预防接种史:部分接种疫苗,否认手术外伤史。母乳喂养,否认药物及食物过敏史。

出生和喂养:患儿 G_2P_2,足月顺产,产时无窒息,出生体重3.0kg。生后予以母乳喂养,按时按序添加辅食,生长发育史正常。

查体

体温(肛温)37.1℃,脉搏120次/min,呼吸25次/min,血压95/55mmHg,身长/高68cm,体重8.0kg。神清,精神可,发育可,未吸氧下 SpO_2 75%,中央型青紫(+),两肺呼吸音清,未闻及啰音。震颤(-),心前区抬举感(-)。心脏听诊:心率120次/min,心律齐,胸骨左缘第2~4肋间2/6级收缩期杂音,未及震颤。腹部软,未及包块。肝脏肋下触及3cm,脾脏肋下未触及。四肢暖,CRT<3秒,双下肢无水肿,杵状指(+)。

辅助检查

心脏超声:DORV(SDD)、室间隔缺损(远离大动脉)、房间隔缺损(Ⅱ,筛孔样)、肺动脉瓣及瓣下狭窄、侧支血管形成(图2-9-15)。

心脏MRI:DORV(SDD)、VSD(远离大动脉)、肺动脉瓣及瓣下狭窄、侧支血管形成。

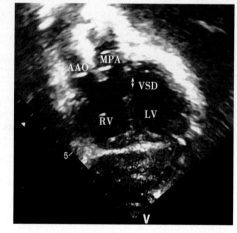

图 2-9-15　术前心脏超声显示右心室双出口,室间隔缺损为远离大动脉

AAO.升主动脉;MPA.主肺动脉;VSD.双箭头标记为室间隔缺损;LV.左心室;RV.右心室。

解析

患儿因发现杂音伴青紫来院检查,心脏超声显示为远离大动脉的 DORV,给予 MRI 进一步明确。确诊远离大动脉室间隔缺损后,考虑室间隔缺损位置距双动脉较远,通过内隧道修补会导致左右心室流出道梗阻,无法行双心室修补,决定行双向腔肺吻合术,行单心室修补,为了确保心脏内的血流能够充分混合,若患儿房间隔无缺损或缺损较小,需给予房间隔扩大。

住院经过

患儿入院后完善常规检查,超声显示室间隔缺损为远离大动脉,无法行双心室修补,故在全身麻醉及体外循环下行 Glenn 手术,并给予房间隔扩大,术程顺利。术后给予强心、利尿、预防抗感染等治疗,恢复顺利,术后肺动脉发育情况可,术后 SpO_2 维持于 80%~85%,结果满意,手术尚可愈合可,术后 1 周出院。患儿于门诊随访,将于大约 2 岁后行全腔肺吻合术。建议在全腔肺吻合术前行心导管检查(图 2-9-16)。

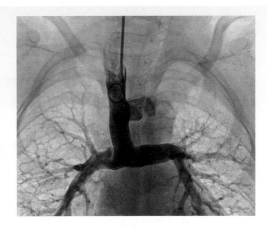

图 2-9-16　心导管检查显示双向腔肺吻合口通畅,肺动脉分支发育可

知识点

右心室双出口诊断要点

选择性右心室和左心室造影检查是正确诊断右心室双出口的重要方法,诊断内容应该包括:①右心室的位置及发育,主动脉和肺动脉起始部位;②主动脉和肺动脉的前后左右关系;③室间隔缺损的部位、大小与大血管的关系;④肺动脉瓣及肺动脉的发育情况,合并肺动脉狭窄者应确定其部位、范围和程度,有肺动脉高压时了解肺小血管床的形态与功能;⑤观察两大血管下有无圆锥;⑥左心室造影显示左心室发育;⑦冠状动脉的起始和走向;⑧主动脉弓的发育情况。

病例摘要 3

主诉

患儿,男,1 个月,因"母孕期发现心脏畸形,生后青紫"入院。

现病史

患儿于母孕期 34 周超声发现心脏畸形,出生后随访,哭闹后青紫伴气促,吐奶较频繁,遂入当地医院检查,行超声检查,提示先天性心脏病,进一步行心脏超声检查提示:先天性心脏病,DORV(陶 - 宾综合征畸形)。病程中患儿明显吃奶费力、活动量小,有体重增长慢,有呼吸道感染,哭吵时明显口周青紫,气急等不适。现为进一步治疗至医院就诊,急诊拟"DORV(陶 - 宾综合征畸形)、主动脉缩窄"收治入院。患儿自起病以来,神志清,精神、反应一般,胃纳、睡眠欠佳,二便正常,体重增长偏慢。

既往史

否认麻疹、水痘、猩红热、流行性腮腺炎、肝炎、结核等病史。预防接种史:部分接种疫苗、否认手术外伤史。母乳喂养,否认药物及食物过敏史。患儿 G_2P_2,产时无窒息,出生体重约 2.1kg。生后予以母乳喂养,按时按序添加辅食。生长发育史:落后于同龄儿。

查体

体温(肛温)36.8℃;脉搏 140 次 /min;呼吸 37 次 /min;血压 87/53mmHg;身长:50cm;体重 3.0kg;SpO_2 70%。神志清,精神反应可,生长发育差,中央型青紫,未吸氧下 SpO_2 70%。呼吸稍促,呼吸频率 37 次 /min,三凹征(−),双侧呼吸音粗,呼吸音对称,两肺可未及明显啰音,心音有力,心率 140 次 /min,心律齐,心前区可及 2/6 级收缩期杂音,未及震颤。腹部软,未及包块。肝脏肋下触及 3cm,脾脏肋下未触及。四肢暖,CRT<3 秒,双下肢无水肿。

辅助检查

动脉血气:pH 7.11,PaO$_2$ 45.2mmHg,PaCO$_2$ 88.4mmHg,BE -5.5,Lac 1.3mmol/L,Cl$^-$ 114mmol/L,HCO$_3^-$ 20.6mmol/L。

胸部 X 线片:心影增大;两肺纹理多、模糊。

心脏超声:右心室双出口、室间隔缺损(肺动脉下室间隔缺损)、房间隔缺损(Ⅱ)、肺动脉高压、主动脉缩窄(图 2-9-17)。

心脏增强 CT:右心室双出口、室间隔缺损(肺动脉下室间隔缺损)、房间隔缺损(Ⅱ)、肺动脉增宽、主动脉缩窄(图 2-9-18)。

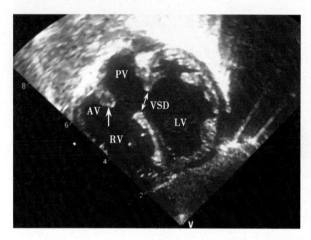

图 2-9-17　术前心脏超声显示右心室双出口陶 - 宾综合征畸形

AV. 主动脉瓣方向;PV. 肺动脉瓣;LV. 左心室;RV. 右心室;单箭头标记为动脉下较长的圆锥;VSD 双箭头标记为室间隔缺损。

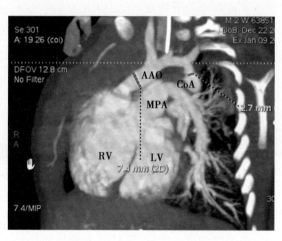

图 2-9-18　术前心脏增强 CT 显示右心室双出口陶 - 宾综合征畸形合并主动脉缩窄

AAO. 升主动脉;CoA. 主动脉缩窄;MPA. 主肺动脉;RV. 右心室;LV. 左心室。

 解析

该患者为肺动脉下室间隔缺损的右心室双出口,肺动脉发育较粗,并伴有肺动脉高压,术前心力衰竭及缺氧表现明显,心功能较差,对于右心室双出口(陶 - 宾综合征畸形)不伴有肺动脉瓣狭窄及反流的患者适合行内隧道室间隔缺损修补及大动脉调转手术。

住院经过

患儿青紫、气促来医院急诊就诊,给予心脏超声显示肺动脉瓣下型的右心室双出口。患儿病情较重,青紫明显,表现为较为明显的心功能不全,查动脉血气见代谢性酸中毒,同时伴有气促、气急,呼吸费力,二氧化碳分压高、氧分压较低,遂给予急诊插管、呼吸机机械辅助、碳酸氢钠纠正代谢性酸中毒、多巴胺等强心药物改善心功能,并急诊给予全身麻醉及体外循环下行内隧道补片修补、大动脉调转手术,以及主动脉缩窄矫正术,患儿术后在较大剂量强心药物维持下,较难脱离体外循环辅助循环,出现心脏功能不全表现,遂术后给予 ECMO 治疗,通过主动脉和右心房插管建立 ECMO,同时给予左心房插管进行左心减压,经过 5 日 ECMO 辅助后,心功能逐渐恢复好转,顺利撤离体外膜氧合,术后给予强心、利尿、抗感染等治疗,患儿逐渐心功能恢复,术后 18 日顺利出院。

知识点

右心室双出口术后并发症

1. **左心室流出道梗阻** 右心室双流出口心室内修补手术取得成功,十分重要的问题是保证左心室流出道的通畅。手术后左心室流出道梗阻可发生在不同平面:①主动脉瓣下圆锥肌肉肥厚;②限制性室间隔缺损小于主动脉直径未予扩大;③远离两大动脉型室间隔缺损,裁剪的内隧道补片太小或心内隧道扭曲。如果术后超声检测左心室到主动脉压力阶差>2.7kPa(20mmHg),提示有左心室流出道梗阻存在,如果压力阶差>6.7kPa(50mmHg),必须重新手术解除梗阻。

2. **右心室流出道梗阻** 由于漏斗部肌肉肥厚或心室内隧道占用右心室腔内空间,引起右心室流出道变窄。手术时应根据局部情况,用补片扩大右心室流出道。如有肺动脉瓣、瓣环狭窄,则作跨瓣环成形术;如果术后超声检测左心室到主动脉压力阶差>4.0kPa(30mmHg),则提示有左心室流出道梗阻存在。

3. **完全性房室传导阻滞** 右心室双出口房室连接不一致者,传导束走行异常,易发生三度房室传导阻滞,需安置起搏器,另外如果室间隔缺损向膜部延伸,缺损后下缘有时需要超越缝合,否则可能损伤传导束。

4. **残余室间隔缺损** 多见原因是在补片缝合时心肌撕裂造成术后残余心内分流,如果肺循环血流量与体循环血流量比>1.5,那么需再手术修补。

5. **低心排血量综合征** 以上原因均可造成术后低心排血量综合征,另外内隧道补片过大影响室间隔运动,内隧道占据过多右心室腔也会造成术后低心排血量综合征。

(孙彦隽 吕小东)

推荐阅读文献

[1] 丁文祥,苏肇伉.现代小儿心脏外科学.济南:山东科学技术出版社,2013.

[2] 乔纳斯.先天性心脏病外科综合治疗学.2版.刘锦纷,孙彦隽,译.上海:世界图书出版公司,2016.

[3] 马弗蒂斯,贝克.小儿心脏外科学.4版.刘锦纷,孙彦隽,译.上海:世界图书出版公司,2014.

[4] 徐志伟.小儿心脏外科学.北京:人民军医出版社,2006.

[5] 徐志伟,苏肇伉,王顺民.大动脉转换术治疗右心室双出口合并肺动脉下室间隔缺损.中华胸心血管外科杂志,2001,17(3):132-134.

[6] BURCHILL LJ,HUANG J,TRETTER JT,et al. Noninvasive imaging in adult congenital heart disease. Circ Res,2017,120(6):995-1014.

[7] KRAMER P,OVROUTSKI S,HETZER R,et al. Modified Nikaidoh procedure for the correction of complex forms of transposition of the great arteries with ventricular septal defect and left ventricular outflow tract obstruction:mid-term results. Eur J Cardiothorac Surg. 2014,45(5):928-34.

[8] LEV M,BHARATI S,MENG CC,et al. A concept of double-outlet right ventricle. J Thorac Cardiovasc Surg,1972,64(2):271-81.

[9] RAJIAH P,SABOO SS,ABBARA S,Role of CT in congenital heart disease. Curr Treat Options Cardiovasc Med,2017,19(1):6.

[10] VAN PRAAGH R,VAN PRAAGH S,NEBESAR RA,et al. Tetralogy of Fallot:underdevelopment of the pulmonary infundibulum and its sequelae.Am J Cardiol,1970,26(1):25-33.

第十节　完全型肺静脉异位引流

本节要点

1. 流行病学　完全型肺静脉异位引流(total anomalous pulmonary venous connection,TAPVC)大约占先天性心脏畸形的2%。可以分为心上型、心内型、心下型和混合型4个类型。

2. 病理生理学　在所有类型的TAPVC中,肺静脉和体静脉血均回流到右心房,患儿的存活依赖于存在心内右向左分流。肺静脉回流通路是否存在梗阻是病理生理状态的决定因素。

3. 临床症状　TAPVC的临床表现差异很大,取决于肺静脉引流的梗阻程度和代偿性右向左分流的梗阻程度。

4. 诊断　二维和多普勒超声心动图是大多数患者的首要诊断方法。在临床需要且保证患者安全的情况下,增强MRI、CT或心导管检查可以考虑作为进一步明确解剖及功能诊断的补充。

5. 治疗　尽管梗阻型和非梗阻型TAPVC在生理学和临床表现上存在显著差异,但两者都是外科手术修补的绝对适应证,未经治疗的病例,预后差。

一、定义

完全型肺静脉异位引流(TAPVC)是全部肺静脉都连接到右心房或其汇入血管上的一种畸形。

二、流行病学

根据由Darling及其同事提出的最常用分类方法,TAPVC可以分为心上型,即肺静脉异位连接到一根"升垂直静脉"(类似于左侧上腔静脉),通常位于左侧并连接到左无名静脉(图2-10-1);心内型,即肺静脉直接与右心房或冠状窦相连;心下型,即肺静脉与腹腔内静脉相连。在来自波士顿儿童医院的一个大样本尸检研究中,约45%的TAPVC病例为心上型,25%为心内型,25%为心下型。有5%的患者的肺静脉连接为混合型,至少有一支主要的肺叶静脉连接到一处体静脉上,而其余肺叶静脉则连接到与之不同的体静脉上。英国的一项大型多中心研究也发现了类似的分布。在422例排除了内脏异位或单心室的活产病例中,205例(48.6%)为心上型,110例(26.1%)为心下型,67例(15.9%)为心内型,37例(8.8%)为混合型。

当TPAVC并非作为一个发生在正常双心室心脏中的孤立性畸形时,则通常是内脏异位综合征的一个重要组成部分,时常发现同时存在功能性单心室和体静脉畸形。高达90%的内脏异位和无脾综合征患者有TAPVC。据报道,法洛四联症、右心室双出口和主动脉弓中断都是伴发病变。

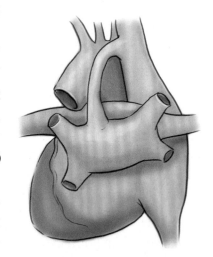

图2-10-1　心上型完全型肺静脉异位引流

三、病理生理学

在所有类型的TAPVC中,肺静脉和体静脉血均回流到右心房,通常同时存在一个经心房间交通的右向左分流,这对患儿出生后能够存活是必需的。体、肺静脉回流血的混合导致所有患者均至少存在一定程度的发绀。发绀程度取决于肺循环与体循环的相对血流量,而这又很大程度上取决于是否存在肺静脉梗阻。肺静脉梗阻几乎总是伴发肺动脉和右心室高压。事实上,右心室压力低于体循环压力85%的患儿不太可能有显著的肺静脉梗阻。当不存在肺静脉梗阻时,肺静脉血流通常增多,因为肺静脉血回流入顺应性更好的右心,这类似于房间隔缺损的循环特点。肺血流增多可能会引起肺动脉高压,肺动脉压力甚至与体循环压相等。但是,当没有肺静脉梗阻时,一般右心室压力不太可能会高于体循环压力。所观察到的肺小动脉发生肌化,则反映了患者存在术后肺血管阻力可能不稳定的趋势,即引发所谓的"肺动脉高压危象"。肺静脉梗阻和肺血流增多可能会引起肺血管外的肺含水量增多,可能主要是肺间质含水量增多。术中可见肺表面有非常明显的淋巴管。在肺静脉梗阻的重症病例中,可能有液体渗入肺泡,导致明显的肺水肿。

在一些心上型 TAPVC 病例中,存在一个有趣的反馈回路。接受所有肺静脉血回流的异常垂直静脉可能走行于左主支气管和左肺动脉之间。一定程度的肺静脉梗阻可引起左肺动脉内的压力增高,使位于支气管和左肺动脉之间的静脉回流受压进一步加重。最终,这　所谓的"血流动力学钳夹"效应可能引起严重梗阻。

肺静脉回流的显著梗阻造成肺水肿和心源性休克,如果不经治疗,则迅速致死。TAPVC 中的最严重类型是迄今为止,在整个先天性心脏病疾病谱内,真正少数几种需要急诊手术的疾病之一。这种畸形的特别之处是缺乏对危重新生儿根本有效的药物缓解治疗。

四、临床表现及检查方法

TAPVC 的临床表现取决于两个关键因素:肺静脉引流的梗阻程度和代偿性右向左分流的梗阻程度。该病的轻症状态是新生儿的肺循环完全无梗阻(通常为心上型和心内型)。这些患者表现出大型左向右分流的体征和症状。有不同程度的呼吸急促和动脉氧饱和度降低,以及右心室容量超负荷的体征。如果不加治疗,这种状态会造成充血性心力衰竭。晚期后遗症包括肺水肿、肺动脉高压和发绀。该病的重症状态则是新生儿存在严重的肺静脉血流梗阻。在这些病例中,所造成的肺静脉和肺动脉高压会引起严重的急性肺水肿,后负荷过度升高导致右心室前向血流减少、极其严重的低氧血症和循环崩溃。存在限制性房间隔缺损,则会造成左心室前负荷降低、体循环心排血量降低和严重的心源性休克。

(一) 有梗阻的新生儿 TAPVC

在有严重梗阻的患儿中,动脉血气分析提示严重的低氧血症(如 PO_2 小于 20mmHg),通常伴有代谢性酸中毒。胸部 X 线检查提示心影大小正常,并有广泛的肺水肿。心电图证实有右心室肥厚,但新生儿存在右心室肥厚也是意料之中。二维超声心动图是建立 TAPVC 诊断非常可靠的方法。通过评估房间隔位置和对可能存在的三尖瓣反流射流进行多普勒评估,可有效评估右心室压力。避免对病情危重的梗阻型 TAPVC 新生儿实施心导管检查,这是在这种病情状态下进行术前处理中的一个重要进步,因为血管造影造成的渗透压负荷通常会加重患儿的肺水肿程度。

(二) 可能有梗阻的 TAPVC

对于那些症状不太紧急或可能没有症状的婴儿和儿童,在初步的心脏超声检查后首选使用心脏 MRI 作为二线检查。心脏 CT 也是一个可靠的诊断方法,但是因为存在辐射而使其不如 MRI 那么为人欣赏。MRI 将有助于判断是否存在梗阻,并确定梗阻的位置。这可能会对手术技术产生影响,如回流入冠状窦的梗阻型 TAPVC。MRI 对诊断不典型 TAPVC 特别有帮助,诸如混合型 TAPVC。

现今很少需要行心导管检查,部分原因是可能无法实施有效的介入治疗来缓解术前病情。偶尔,年长患儿需要采集血流动力学数据,包括右心室和肺动脉压力,并根据肺毛细血管楔压和右心房压力的压力阶差来评估肺静脉梗阻程度。一般卵圆孔两侧压力阶差很小或没有阶差,因此不推荐使用球囊扩张或用刀切开房间隔进行房间隔造口。在体静脉系统中监测氧饱和度,所观察到的氧饱和度增高的部位,有助于判定肺静脉连接的位置。肺动脉造影在左心显影期可以显示异常的肺静脉通路(如有存在梗阻,则造影剂充盈速度明显延迟)。

五、诊断

非梗阻型 TAPVC 有时在出生后最初的数日内难以诊断,因为患者的发绀可能非常轻,且没有杂音。在出生后的头数月后,婴儿可能会出现呼吸急促、轻度发绀、发育停滞和喂养困难。查体时,常发现 S_2 响亮且持续分裂,并有肺动脉瓣区域的收缩期喷射性杂音。在心力衰竭的失代偿病例中,可能会有肝大、静脉充血,且肺部听诊时闻及细小的噼啪音。

肺循环存在梗阻的新生儿,在出生后即刻病情危重。在那些有缺氧和严重发绀的病例中,常发现低血压和代谢性酸中毒。非梗阻型 TAPVC 的胸部 X 线片显示肺血减少、心影大。典型表现是所谓的"雪人"形心影,这是由于肺动脉突出,垂直静脉和上腔静脉造成心影和纵隔影增大,形成了一个"8"字形的投影。"雪人"征是心上型 TAPVC 的特征,但通常在 6 月龄前不会表现出来。当心脏大小和形状正常时,新生儿梗阻型 TAPVC 则会表现出严重的肺水肿。

二维和多普勒超声心动图是大多数患者的首要诊断方法。多普勒检查时的诊断所见为右心室扩张,肺静脉血管形成共汇,但没有进入左心房的静脉引流,存在汇总静脉或冠状窦扩张,右心房内有湍流及右向左分流。超声心动图在胎儿诊断时,且作为一个预后判定方法时,表现出优秀的敏感性和特异性。

在绝大多数病例中,超声心动图普遍取代了血管造影。不稳定的新生儿,要避免进行心导管检查,以免造成治疗延迟和造影剂相关性肾功能损伤。而在非梗阻型病例中,心导管检查能更好地判定血流交通的混合状态,并查出可能伴发的畸形。可通过逐点测定体静脉系统的氧饱和度来精确判定异位连接的位置。心内氧饱和度的测定值可特征性地显示所有心腔、肺动脉和主动脉内的氧饱和度相等。

在 TAPVC 的非急诊病例中,可使用造影剂增强 MRA 来提供完整的解剖和功能性诊断。从解剖学观点来看,这为所有的肺静脉和其他肺静脉 - 体静脉连接提供了优秀的显像。与超声心动图相比,MRA 表现出为整个肺静脉解剖提供高级成像的能力。从功能学角度来看,使用相位对比 MRA 可计算出异位引流的血流量和相应的 Qp/Qs 值,以及肺静脉血流的流速、流量和血流模式。而且,在同一次检查中,还能一并对肺动脉的粗细与血流、心室大小和功能进行评估。使用其他方法,难以或不可能取得这种重要的信息。

六、治疗方法

(一) 非手术治疗

肺静脉连接无梗阻的患者,其药物治疗的目的是通过使用轻度的变力性药物支持、利尿,并避免使用高浓度吸入氧来代偿右心室功能衰竭、缺氧和充血性心力衰竭。很少需要支持性通气。在选择性病例中,可使用 α 受体阻滞剂来降低肺动脉高压的发生率。

在梗阻型 TAPVC 患者中,药物手段的作用有限。梗阻型 TAPVC 新生儿,通常需要插管,并用 100% 的氧进行过度通气,维持 $PaCO_2$ 在 30mmHg 以下,并促使产生呼吸性碱中毒。使用碳酸氢钠来纠正接踵而来的代谢性酸中毒,并提高变力性药物和利尿治疗的作用,通常必须对处于功能衰竭状态中的心室进行支持。可输注前列腺素 E_1 来维持动脉导管的开放,其具有通过右向左分流来改善体循环心排血量的作用,但是这通常是在严重缺氧的状态下,以牺牲早已出现血流降低的肺循环为代价的。药物学措施对于纠正接踵而来的血流动力学和代谢性危象的作用微乎其微,其使用仅限于在完成根治手术前,提供一些短期的症状缓解。

在一些中心内,对病情危重的患者使用心导管检查来诊断,并通过经皮介入治疗技术来减轻梗阻型 TAPVC 的症状;可使用球囊房间隔切开术,来解除心房间交通受到的限制。此外,一些学者提出对梗阻的汇总静脉使用经皮血管成形术并植入支架,来减轻休克并改善术前对代谢状态的优化。报道在最近 10 年中,有 7 例这样的患者,4 例为心上型,并可识别出一个局限性的梗阻。1 例患者因支架内再狭窄,而需要再次植入支架。1 例患者是在 ECMO 的支持下接受治疗操作的。这些初期经验,在外科手术准备期间让患者取得血流动力学稳定方面产生了令人充满希望的结果。

一些中心报道了使用 ECMO 作为危重新生儿手术准备的良好结果。术后 ECMO 则用于有严重残余肺动脉高压的患者。一旦进入手术室,麻醉管理的目标就是通过使用高剂量芬太尼,积极纠正低钙血症、低血糖和乳酸酸中毒来降低肺血管阻力。异丙肾上腺素可能对于降低血压正常患者的后负荷是有用的。

（二）手术治疗

1. 手术指征选择 因为 TAPVC 没有自愈的可能,因此仅诊断本身就是外科手术的适应证。尽管梗阻型和非梗阻型 TAPVC 在生理学和临床表现上存在显著差异,但两者都是外科手术修补的绝对适应证,未经治疗的病例,预后差。对于存在肺静脉梗阻证据的患者,要在诊断后迅速进行外科手术修补。对于非梗阻型 TAPVC 的患者,应该在发绀和长期容量负荷对心、肺和其他器官造成有害的病理学改变之前,在婴儿期早期阶段的适宜时间实施手术纠治。

2. 麻醉和体外循环方法

（1）麻醉:如果有静脉通路,可静脉使用小剂量的麻醉性镇痛药和神经肌肉阻滞剂(如潘库溴铵或维库溴铵)开始麻醉诱导。如果没有静脉通路,可肌肉给予氯胺酮 1mg/kg 以便于开放静脉通路。这些病情非常严重的婴儿或在外科手术中明确异位静脉引流的操作可能会对强效吸入麻醉药(如七氟烷或异氟烷)不耐受。用麻醉性镇痛药维持麻醉在吸氧中能提供没有心肌抑制的满意麻醉。增加吸入氧浓度很可能不会显著改善动脉氧合,这是因为分流量相对固定。然而,在诱导后实行控制通气常常能稍微改善患者的一般情况。

术前如果尚未进行有创监测,包括动脉和中心静脉置管术,在诱导后应立刻进行。应使用脉搏氧饱和度仪、血压示波器以及二氧化碳分析仪。为了查证婴儿的酸碱状况和迅速纠正酸中毒,应经常测定动脉血气。体外循环后,为指导用药有必要监测右心房压、左心房压、肺动脉压和体动脉压。如果必需的话,进行机械循环支持。

（2）体外循环:如果计划表面降温,应当将婴儿放在冷却的垫子上。在已施行动脉、静脉置管和气管插管后,液体和吸入气体不用加温。以通常的方式建立体外循环,继续冷却过程行中心降温。在目前,许多外科手术组采用深低温持续低流量的体外循环。然而在另外一些机构,施行停循环。当中心温度达到 10~15℃时,停循环,撤去心内插管,然后开始外科手术修补。当修补完成时,重新插管,开始复温,并在患者完全复温(直肠温度 >35℃)和呈现心脏收缩有力后停止体外循环。

3. 手术方法

（1）心上型的手术修补:通过胸骨切口、双腔静脉(IVC 和 SVC)插管和主动脉插管来完成心上型 TAPVC 的手术修补。在心肺转流开始后即刻,结扎动脉导管并离断之。患者降温到 28~30℃的浅低温,或者在极少数情况下,降温到 18~20℃,以便进行深低温停循环。钳夹阻断主动脉,顺行输注冷含血心脏停搏液让心脏停搏。

将心脏向头端并向右侧牵开,显露心包腔的左下方区域。由于肺静脉和心房之间没有连接,所以有利于进行这个操作。在垂直交通静脉与无名静脉或 SVC 的连接处附近,将其结扎,以免对预计要做吻合口位置附近的各个静脉开口造成栓系牵拉。当存在严重的术前梗阻时,让垂直静脉保持开放,可能有利于解除术后的肺静脉高压,但是留下显著的残余左向右分流,可能需要再次进行治疗干预。

在肺静脉共汇和左心房后壁上行纵切口。因为肺的侧支回流会很多,所以可能需要临时降低心肺转流的流量,以利于显露并做切口。然后可将小型的心内吸引器放入肺静脉共汇中,再重新恢复灌注流量。经左心房切口,直接关闭或用自体心包补片关闭心房间交通。然后将左心房和肺静脉共汇吻合起来,构建一个尽可能大的吻合口。有些学者提倡使用间断缝合,其他学者则使用可吸收缝线,但是尚未有决定性的数据来支持其中任何一种技术。必须注意维持吻合口的足够通畅,肺静脉各开口不能有扭曲。

这个方法涉及将心脏向右前方翻起,所以在修补时可能会造成心房和肺静脉共汇的扭曲,致使发生术后的吻合口狭窄。为了避免这种问题,一些中心提倡在 SVC 和主动脉根部之间,实施跨左心房顶部的后方吻合,因此在修补过程中,心房腔和血管腔之间的相互位置不会有变化。或者,将心脏向左侧牵开,从右侧来对位于左心房后方的肺静脉共汇进行操作。沿着右心房下部做一个横切口,跨过 Waterston 沟,并切开左心房后壁。暴露肺静脉共汇,并做一个位于各肺静脉之间的纵切口。然后从切口的左侧角开始,并向右侧进行吻合。使用一块自体心包补片来关闭人为造成的房间隔缺损,完成修补。这个方法提供了对肺静脉共汇的良好显露且没有扭曲,并避免了向右侧牵拉心脏。这个技术也能用补片来扩大通常较小的左心房。

（2）心内型的手术修补：当交通静脉连接到冠状窦时，经右心房切口取得操作入路。切开位于冠状窦口和卵圆窝之间的房间隔，并切除冠状窦瓣。交通静脉的开口通常可见位于冠状窦的中部。然后朝着左心房对冠状窦进行去顶。当肺静脉共汇到冠状窦的交通存在梗阻时，也要经冠状窦向后切开肺静脉共汇，来为肺静脉回流提供一个无梗阻的引流路径。用补片将因此造成的大型房间隔缺损关闭，通常是使用经戊二醛处理的自体心包补片，把冠状静脉和肺静脉引流保留在重建之房间隔的左侧。当 TAPVC 引流入右心房时，可通过与静脉窦型房间隔缺损一样的修补方法，使用板障修补，经未闭的卵圆孔将肺静脉引流重新导入左心房。Hiramatsu 及其同事提出使用将房间隔后部进行移位的方法：房间隔在其后缘切开，将房间隔重新向右侧移位，移到肺静脉开口和腔静脉开口之间，以此重新构建正常的解剖关系。

（3）心下型的手术修补：垂直静脉通常在心包外，经食管裂孔向下进入腹腔。肺静脉共汇通常呈"Y"形的垂直排列。可从左侧径路取得暴露，将心脏向右前方牵开。或者，可通过如上文所述的始于右侧的双心房切口来取得入路。一旦取得进入肺静脉共汇的入路，则可结扎垂直静脉。有些学者推荐保留垂直静脉完整，以便对不具备顺应性的小型左心房进行减压，让肺静脉回流减压入体静脉系统，并因此降低了术后的肺静脉高压。一旦通过使用"Y"形切口打开肺静脉共汇，则按照前文所述的方法来实施修补。在离断垂直静脉后，其位于横膈上的部分可用来扩大与左心房的吻合口。

（4）混合型的手术修补：混合型 TAPVC 的最常见模式是 3 根肺静脉连接到位于后方的肺静脉共汇，一根肺静脉单独连接到体静脉系统。手术修补通常包括一个前文所述的位于左心房和肺静脉共汇之间的吻合口，以及可能的话，对第 4 根肺静脉单独进行重新种植。对于无梗阻的单根肺静脉，可让其保留在原位，以避免术后再狭窄。Imoto 等证实，残留的单根异位肺静脉与体静脉相连，造成的小型左向右残余分流，不会造成显著的血流动力学损害。异位肺静脉形成的更复杂的构型，可能需要根据患者特殊的解剖条件来进行个体化手术修补。

如果在脱离心肺转流后的早期阶段，右心室表现出无法产生足够高的压力来维持循环，则可能在极少数情况下必须考虑使用数天的 ECMO，来使肺血管阻力逐步降低。可使用术中所用的同一套插管。插管自未闭合的胸骨切口向外引出。将硅胶补片缝到皮肤边缘上，用碘剂浸渍的黏性塑料敷料来封闭切口。

4. 术后处理及主要并发症

（1）术后监护：梗阻型 TAPVC 患儿，其重度肌化的肺小动脉在纠治术后的状况极其不稳定，持续时间可长达数天。在此期间，应通过适当的呼吸机治疗来将肺血管阻力降到最低。应通过维持持续麻醉状态来将肺血管收缩的应激反应降到最低。动脉 PCO_2 应维持在约 30mmHg，并逐步提高吸入氧气和一氧化氮的浓度，使肺动脉压力（通过心内肺动脉测压管测得）小于体循环压力的 2/3。因为异丙肾上腺素有肺血管扩张效应，因此也可以小剂量输注，维持 24~48 小时，最高剂量可达 0.1μg/（kg·min）。在血流动力学稳定后 24~48 小时，可降低麻醉深度，并仔细观察肺动脉高压危象的情况。对气管内插管实施吸引造成的刺激尤其可能引发肺动脉高压危象，此操作应在过度通气后由两名护士或由一名护士和一名呼吸治疗师共同进行。

（2）TAPVC 纠治术后的心律失常：来自德国某地区的 Korbmacher 等报道了自 1968 年至 1992 年间手术的 52 例患者长期随访结果。早期死亡率为 35%。平均随访时间为 10.7 年。所有 24 例长期存活者通过 24 小时动态心电图检查来评估心脏节律。记录到其中 11 例患者存在明显心律失常，包括 3 例患者存在窦房结功能不全。发现 9 例患者存在多形性心室异位搏动。有 25 例在新德里全印度医学科学院接受动态心电图监测的患者，被发现有严重的心室异位节律和室上性异位节律。心律失常的发生与手术时期、解剖亚型、手术方法或手术修补的质量无相关性。作者的结论是，TAPVC 术后长期随访心律是重要的，即使对于无症状患者也是如此。

（3）异位垂直静脉的结扎：许多报道关注了垂直静脉未予以结扎的后果。例如：Shah 等证实，不结扎垂直静脉会导致发生重大左向右分流。同样，Kumar 等发现，未结扎的垂直静脉会引起左向右分流。但另一方面，Kron 和 Cope 支持由 Jegier 等最初提出的观点，即在术后早期血流动力学不稳定阶段，保留垂直静脉不予以结扎有助于起到右向左分流减压的作用。

(4) 不使用心肺转流的手术 / 胸腔镜手术：虽然有个别此类报道，如 Ootake 等的关于不使用心肺转流来进行 TAPVC 手术的可行性报道，但通常都是些个案病例报道。在缺乏相当数量患者的长期结果的情况下，不推荐此项技术。也有学者报道了胸腔镜手术的情况，但这不可能适用于新生儿手术。

(5) 原位心包修补和术后肺静脉狭窄：巴黎某医院的 Lacour-Gayet 等推广了对 TAPVC 术后肺静脉狭窄实施"无内膜接触缝合"修补的概念。作者报道了 178 例 TAPVC 纠治术后患者中，有 16 例 (9%) 患者在术后随访时间中位数为 4 个月时发生渐进性肺静脉梗阻。这些患者中近半数为双侧梗阻。通过切开梗阻的肺静脉来解除梗阻。将左心房与肺静脉断开，并与原位心包相缝合，避免在肺静脉上进行直接缝合。术后早期死亡率高达 27%，且双侧梗阻是死亡率的唯一风险因素。然而，在平均随访时间为 26 个月时，7 例存活者中有 5 例肺动脉压力正常。

日本某市的 Nishi 等也报道了原位技术的成功应用。另一方面，来自某医学中心的 van Son 等报道了在 8 例肺静脉狭窄患者中，对 6 例使用传统成形技术进行修补后令人满意的长期随访结果。5 例患者在 TAPVC 术后发生肺静脉狭窄。在随访时间接近 16 年，且时间中位数为 6.5 年时，7 例存活患者中有 6 例达到 NYHA 心功能 1 级标准。Hickey 和 Caldarone 也在一个术后肺静脉狭窄的回顾性报道中支持使用"无内膜接触缝合"技术。最近，来自多伦多的团队建议在初次 TAPVC 手术中即使用"无内膜接触缝合"技术。他们阐述了自 1997 年至 2009 年间连续 57 例患者，其中有 21 例使用该技术进行治疗。他们发现在两种不同的技术间，死亡和因肺静脉狭窄而再次手术的基本情况并无差别。

【病例解析】

病例摘要

主诉

患儿，女，2 个月，主因"发现口唇发绀 2 月余"入院。

现病史

患儿出生后即发现口唇发绀，1 月余查体时发现心脏杂音。进一步行心脏超声检查，提示 TAPVC，当时因年龄较小，予以随访。病程中患儿幼时无明显吃奶费力、活动量小，有体重增长慢，无明显反复呼吸道感染，哭吵后有口周青紫，无少尿、气急等不适。现为进一步手术治疗至医院就诊，心脏超声提示完全型肺静脉异位连接，故门诊拟"TAPVC"收治入院。患儿自起病以来，神志清，精神、反应可，胃纳好，睡眠好，二便正常，体重增长偏慢。

查体

体温（肛温）36.8℃，脉搏 122 次 /min，呼吸 30 次 /min，血压 70/40mmHg，身长 / 高 63cm，体重 5.2kg，SpO$_2$ 90%。双肺呼吸音粗，未闻及干湿啰音。心音有力，律齐，胸骨左缘第 2~3 肋间 2/6 级收缩期杂音。肝脏肋下未触及，四肢末梢暖。

辅助检查

超声心动图：右侧肺静脉及左下肺静脉汇合成共腔后，血流经扩大的冠状窦入右心房，共汇与冠状窦汇合处内径 0.47cm，流速 2.06m/s，冠状窦开口 1.51cm，流速 1.36m/s；胸骨上窝切面见左上肺静脉向上经垂直静脉回流入左无名静脉 - 右上腔静脉 - 右心房，垂直静脉内径 0.46cm，流速 1.01m/s。右心房、右心室明显增大，右心室壁肥厚，左心房、左心室相对小，左心室收缩活动正常。主动脉无增宽。肺动脉增宽，瓣膜开放活动可，总干内径 1.18cm，流速 1.7m/s，左肺动脉内径 0.7cm，流速 1.92m/s，右肺动脉内径 0.46cm，流速 3.39m/s，压差 45.9mmHg。房室瓣开放活动可；三尖瓣轻度反流，流速 3.44m/s，压差 47.3mmHg；卵圆孔未闭 0.39cm，右向左分流；室间隔完整；左位主动脉弓。超声诊断：完全型肺静脉异位引流（混合型：心内型 + 心上型，心内梗阻），卵圆孔未闭，右肺动脉狭窄，肺动脉高压。主动脉 CTA 示 TAPVC（混合型）（图 2-10-2）。

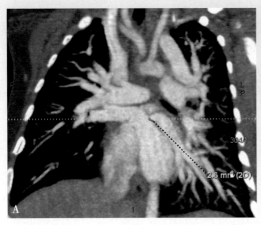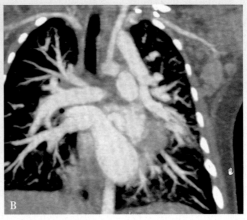

图 2-10-2　胸部大血管 CTA

A. 右侧肺静脉及左下肺静脉汇合成共腔后, 血流经扩大的冠状窦入右心房; B. 左上肺静脉向上经垂直静脉回流入左无名静脉 - 右上腔静脉 - 右心房。

 解析

　　患者家属主诉:发现口唇发绀 2 月余。查体:SpO$_2$ 90%;双肺呼吸音粗,未闻及干湿啰音;心音有力,律齐,胸骨左缘第 2~3 肋间 2/6 级收缩期杂音。超声结果示:完全型肺静脉异位引流(混合型:心内 + 心上型,心内梗阻),卵圆孔未闭,右肺动脉狭窄,肺动脉高压。根据患者初步检查结果,加行 CTA,结果示 TAPVC(混合型)。诊断为:完全型肺静脉异位引流(混合型:心内 + 心上型,心内梗阻),卵圆孔未闭,右肺动脉狭窄,肺动脉高压。

　　患者完全型肺静脉异位引流(混合型:心内 + 心上型)诊断明确,手术指征明确。且考虑心内路径存在梗阻,建议患者尽快行手术治疗。具体的手术方式考虑同时处理心内型和心上型肺静脉异位连接,完成解剖根治。

 知识点

混合型 TAPVC 的治疗要点

　　1. 混合型 TAPVC 的最常见模式是 3 根肺静脉连接到位于后方的肺静脉共汇,1 根肺静脉单独连接到体静脉系统。

　　2. 手术修补通常包括一个位于左心房和肺静脉共汇之间的吻合口,以及可能的话,对第 4 根肺静脉单独进行重新种植。

　　3. 对于无梗阻的单根肺静脉,可让其保留在原位,以避免术后再狭窄。残留的单根异位肺静脉与体静脉相连,造成的小型左向右残余分流,不会造成显著的血流动力学损害。

　　异位肺静脉形成更复杂的构型,可能需要根据患者特殊的解剖条件来进行个体化手术修补。

　　住院经过

　　患者于全身麻醉体外循环下行 TAPVC 纠治手术,术中见:TAPVC 为混合型,右侧肺静脉及左下肺静脉回流入扩大的冠状窦,左上肺静脉经垂直静脉回流入无名静脉左侧。ASD Ⅱ型,直径 10mm。结扎切断垂直静脉,将左上肺静脉与左心耳切口吻合,吻合口 5mm。残留房间隔及冠状窦隔切除,心包补片连续缝合重建房间隔,将肺静脉开口隔入左心房。心内排气,开放主动脉阻断钳。连续缝合心脏切口。心脏自动复跳,复跳后心律为窦性心律,术后食管超声:无残余分流,肺静脉回流通畅。停体外循环,血压稳定,分别拔除上、下腔静脉插管和升主动脉插管,静脉滴注鱼精蛋白。置入纵隔引流管,经仔细检查各切口,无明显出血点后,分层关胸,带气管插管回 ICU。术程顺利,术后予以强心、利尿、抗炎及对症支持治疗。恢复顺利,超声心动复查示:无明显残余分流,无明显残余梗阻。查体:心肺(-),刀口愈合好,于术后 8 日出院。

(孙彦隽 许耀强)

推荐阅读文献

[1] 丁文祥,苏肇伉. 现代小儿心脏外科学. 济南:山东科学技术出版社,2013.
[2] 丁文祥,苏肇伉. 小儿心脏外科重症监护手册. 上海:世界图书出版公司,2009.
[3] 乔纳斯. 先天性心脏病外科综合治疗学. 2 版. 刘锦纷,孙彦隽,译. 上海:世界图书出版公司,2016.
[4] 马弗蒂斯,贝克. 小儿心脏外科学. 4 版. 刘锦纷,孙彦隽,译. 上海:世界图书出版公司,2014.
[5] 徐志伟. 小儿心脏手术学. 北京:人民军医出版社,2006.
[6] 杨思源,陈树宝. 小儿心脏病学. 4 版. 北京:人民卫生出版社,2012.
[7] 朱晓东,张宝仁. 心脏外科学. 北京:人民卫生出版社,2007.

第十一节 永存动脉干

本节要点

1. 流行病学 永存动脉干是一种少见的先天性心脏病,占全部先天性心脏病的 0.21%~0.34%。由于早期出现严重的肺动脉高压,如不及时手术治疗,患者往往在婴儿期死亡,本病 6 个月内的病死率为 65%,1 岁内病死率达 75%。

2. 病理生理学 永存动脉干中最显著的病理生理学特征是新生儿期后随着肺血管阻力降低,出现大量左向右分流,继而导致早期严重充血性心力衰竭和不可逆肺血管病变。

3. 临床症状 患儿出生不久即可发现心脏杂音,有时会有发绀,可于早期出现充血性心力衰竭的表现,如呼吸急促、吸奶停顿喘气、哭吵后大汗淋漓、肝大等。如胸骨旁出现舒张期杂音,说明动脉干瓣膜出现反流。

4. 诊断 对于疑诊永存动脉干的患儿需要行超声心动图检查。心脏 CTA 或 MRA 检查可为永存动脉干诊断提供准确的影像学依据。心导管检查对于那些晚期就诊的患儿,可以了解其肺血管阻力,排除肺动脉不可逆梗阻性病变,对诊断及手术适应证的选择提供极大的帮助。

5. 治疗 永存动脉干最根本的治疗方法是早期进行手术矫治。对 I~III 型动脉共干根治手术主要包括由共干分离肺动脉,修补室间隔缺损使左心室与主动脉相连,应用带瓣管道重建右心室 - 肺动脉通道。IV 型患者有 1 支至数支发自降主动脉的体肺侧支,在这些侧支中常伴有一处或多处狭窄,而侧支无狭窄的病例常具有较高的肺血管阻力,给手术治疗带来不利因素。对于侧支无明显狭窄或狭窄不重,并且肺血管病变为可逆性者,手术可获较好的效果。

一、定义

永存动脉干(persistent truncus arteriosus,PTA)是由胚胎期动脉总干螺旋形分隔异常或漏斗干嵴未分隔所致,是一种单一动脉干起源于心脏,骑跨在室间隔上,同时供应体循环、肺循环和冠脉循环的先天畸形。

二、流行病学

永存动脉干是一种少见的先天性心脏病,占全部先天性心脏病的 0.21%~0.34%。未经治疗的永存动脉干患者预后差,出生 6 个月内的死亡率约 65%,1 岁内可达 75%。偶尔,一些患儿会出现肺血管阻力轻度升高,以平衡其体循环和肺循环,并活到 10 岁或更大年龄。但是,更多人因为存在大量左向右分流而发展为充血性心力衰竭,或发生快速进展的肺血管梗阻性病变,出现渐进性发绀。

三、病理生理学

永存动脉干中最明显的异常病理生理学特征是新生儿期后随着肺血管阻力降低,造成左向右分流量进一步增加。只要肺血管阻力依然维持在新生儿时期的高水平,永存动脉干患儿的肺循环与体循环则相对平衡,并可能没症状。但是,当在出生后数日和数周内,肺血管阻力下降,肺血流量将会增大,患儿可能出现充血性心力衰竭的体征。永存动脉干患儿的心力衰竭可能非常明显,因为其在收缩期和舒张期均存在肺血流。因此,冠状动脉和肺血管床对舒张期血流形成竞争。腹主动脉在舒张期内通常有逆向血流,对肝、肾和肠系膜循环造成窃血。如果存在动脉干瓣反流,将进一步加重逆向血流,会对已经存在容量超负荷的心室造成压力超负荷,加重心力衰竭,亦增加了发生冠状动脉供血不足的可能性。

右心室和左心室血液一同经动脉干瓣被射出,造成了至少轻度的发绀。发绀程度受肺血流总量的影响,如上文所述,肺血流总量常常增大。因此,永存动脉干就像大动脉转位一样,是一种肺血流增多的发绀型畸形,但发绀程度常常比大动脉转位轻很多。此外,大量增多的肺血流及肺动脉在收缩期和舒张期均暴露于体动脉压力,加速了肺血管病变的进展。因此,如果患儿能在 1~2 个月时存在严重充血性心力衰竭的情况下得以幸存,那么就存在早在 6 个月时即发生不可逆肺血管病变的重大风险。

四、临床表现及检查方法

(一)症状

永存动脉干患儿的临床症状随肺动脉发育情况及肺血管阻力不同而异。通常症状出现较早,生后第一周出现者 39%,第一个月出现者 65%,第三个月出现者 91%。一般出生后最初几周内,由于肺血管阻力较高,症状较轻,可仅表现为心动过速。此后,随肺血管发育,肺血管阻力降低,肺血流量增加,出现心力衰竭表现,如吃奶费力、喂养时多汗、发育停滞、拒哺、呼吸急促,甚至呼吸困难。患儿肺血增多、肺淤血易致下气道感染,反复出现肺炎,并加重心力衰竭的表现。动脉瘤样扩张的动脉共干患儿,如果伴主动脉弓中断,可紧压右主支气管而引起右肺萎陷,亦可因左肺上叶支气管受位于其前方左肺动脉及其后方主动脉弓压迫而引起左上肺萎陷,成为患儿呼吸困难的另一重要原因。

(二)体征

患儿有时会有发绀,但最明显的是渐进性的充血性心力衰竭的体征,包括发育差、体重不增为婴儿期心力衰竭的表现。有心率增快,脉压增宽,水冲脉,呼吸急促,心大,肝大等心力衰竭的体征。听诊通常第一心音正常,大部分病例第二心音单一增强。胸骨左缘可闻及收缩期和舒张期杂音,同时伴有收缩期震颤,偶可因肺动脉开口狭窄而有连续性杂音。当共干的瓣膜狭窄时,则可闻及粗糙的收缩期喷射性杂音,并以右上肋间隙最响。

(三)辅助检查

1. 心电图　通常显示窦性心律,心电轴通常正常,也可右偏或极度左偏,双心室肥厚最为常见。当肺血流量大时,左心室电压占优势,而如果发生肺血管梗阻性病变时,则右心室电压占优势。

2. 胸部 X 线片　婴儿期即可见心脏增大及双肺血管纹理显著增多,心脏多呈中度以上增大,左、右心室都大。以右心室增大为主者,则心尖上翘,类似法洛四联症之"靴"形心。升主动脉影明显增宽,搏动强烈,约 1/3 的病例为右位主动脉弓。两侧肺纹理分布不平衡意味着一侧肺动脉闭锁或缺如,而两侧肺纹理减少通常反映了长时间存在的肺血管梗阻性病变。

3. 超声心动图　二维超声心动图和多普勒常可用于确定诊断。二维超声的各种不同切面及脉冲多普勒或多普勒彩色血流侦测通常可提供足够的信息来判定永存动脉干的分型、冠状动脉的起源及其和肺动脉干的接近程度、动脉干瓣的特征(包括确定共同干瓣膜有无关闭不全及其程度)。在胸骨长轴断面可显示单一具有半月瓣的大动脉与二尖瓣相接,动脉干瓣膜骑跨与室间隔上,无肺动脉瓣,仅有一组动脉干瓣膜,往往增厚或发育障碍,如有两组半月瓣可排除动脉共干。室间隔缺损位于动脉之下,左心房因肺血回流量增加而增大。沿长轴略微顺时针旋转探头,则常可见左肺动脉的起始部,进一步把探头旋转至胸骨旁短轴断面,可能看到左右肺动脉在动脉干上的起始部。诊断动脉共干必备的条件是证明肺动脉起始于总干本身和半月瓣的上方。

4. 磁共振成像和计算机体层成像(CT)等　为无创性且相当准确的诊断检查方法,有助于提供更精确的解剖细节,诸如冠状动脉的位置和肺动脉的起源,这有助于制订手术计划,并避免并发症。

5. 心导管检查　测定大血管及心腔各部位的压力及氧分压,了解动脉共干患儿的肺血管阻力,特别是那些在晚期就诊的病例中,对诊断及选择手术适应证、手术方法可提供极大的帮助。肺动脉的血氧分压常较主动脉低 10% 左右,可能在总干中有层流。右心室血氧含量较右心房明显增加,动脉血氧饱和度降低。右心导管由右心室进入动脉干容易转向降主动脉,但到肺动脉比较困难,主动脉逆行插管常可进入肺动脉,便于测定肺小血管阻力,以判断肺动脉高压的性质,更有利于对手术效果的判断。右心室造影可清楚显示动脉干和主、肺动脉。选择性动脉干造影可显示肺动脉的起源和类型,并可显示有无瓣膜关闭不全。若有一侧肺动脉缺如,则对侧肺动脉显影快而浓,而另一侧肺动脉显影慢而淡。此外,造影还可以显示有无其他合并畸形。

五、治疗方法

(一) 药物治疗

永存动脉干不是一种前列腺素依赖性畸形。即使存在主动脉弓中断,也很少会发生动脉导管的急性关闭,所以新生儿很少出现休克或酸中毒。通常在出生后第 1 周内,随着肺阻力下降,逐渐出现充血性心力衰竭的症状和体征。只有在极罕见的情况下,即患儿陷入严重的心力衰竭时,才需要在术前进行积极的强心、利尿等药物治疗,以稳定病情。但是,总的来说,不应该尝试对永存动脉干进行长时间药物治疗,而应仅在手术前的近期阶段,可能是手术前几天,使用药物将患儿的术前状态尽可能调整到最佳。即便对于那些早产儿,这也是同样适用的。过去,使用积极的药物治疗来推迟手术,导致了包括在术后早期阶段发生肺动脉高压危象等肺动脉高压问题的风险增加,在尝试药物治疗期间也可能会发生坏死性小肠结肠炎。

(二) 手术治疗

1. 手术适应证和时机　永存动脉干最根本的治疗方法是早期进行手术矫治。由于肺动脉环缩的姑息性手术和以后二期再做根治性手术死亡率相对很高,近年来多数学者主张一旦确诊而又无手术禁忌证应尽早进行根治手术,故永存动脉干的诊断本身就是外科手术治疗的适应证,最好于出生 6 个月内手术,特别是对内科治疗无效的严重心力衰竭病例也可考虑尽早手术。理想状态下,如果没有在产前建立诊断的话,则应在出生后数小时内作出诊断。患儿应该在重症监护病房(intensive care unit, ICU)内稳定 24~48 小时,在此期间应该对诊断学检查进行认真分析。理想状态下,应该在出生后第 1 周内实施手术。如果诊断被延误的话,患儿应该接受短期药物治疗以稳定病情,通常不超过 3 日,然后行手术治疗。如肺血管阻力明显增高,伴有不可逆肺血管梗阻性病变是手术的禁忌证。

2. 麻醉和体外循环方法

(1) 心肺转流之前:永存动脉干患者有其特殊的麻醉要点。在转流之前的阶段,维持这些患者的循环平衡可能是比较艰难的。血流在舒张期从主动脉窃流入肺动脉,使主动脉的舒张压和冠状动脉灌注压降低,动脉干瓣反流将加重这种状况。心室容量超负荷造成心室舒张末压和心内膜下压力升高。因此,心内膜下的灌注受影响,结果是这些患者易于发生心肌缺血和心室纤维颤动。当永存动脉干合并 DiGeorge 综合征时,存在低钙血症和免疫缺陷的风险,需要将血制品进行辐射照光,并要对维持血清钙浓度提高警惕,尤其当给予含枸橼酸盐的血制品时。大部分(90%)合并 DiGeorge 综合征的患者有 22q11 染色体微缺失或 CATCH22 综合征。这和腭心面综合征(Shprintzen-Goldberg 综合征)所涉及的染色体区域是相同的。因此,一些 DiGeorge 综合征患者会有特征性面容,包括腭裂、上颌骨宽大的狭长面部和下颌骨后缩 / 下颚缺陷,必须仔细地进行气道评估。

(2) 诱导和维持:一些婴儿术前在 ICU 实施气管内插管并使病情稳定后,再从 ICU 转运到手术室。这些婴儿将以 17%~21% 的吸入气氧浓度(FiO₂)进行通气,使二氧化碳分压(PaCO₂)维持在 45~50mmHg,动脉 pH 维持在 7.25~7.35。转运到手术室的过程中,应该用 21% 的 FiO₂,并使其适当地处于通气不足状态。可用芬太尼和非去极化肌松药物来维持麻醉。如果心率加快(>160 次 /min)且舒张压降低(<25mmHg),应慎用泮库溴铵,因为心率进一步加快几乎必定会影响到舒张期冠状动脉灌注。维库溴铵或顺阿曲库铵将是更佳选择。必须小心地对未进行气管插管的婴儿实施诱导,首选静脉内诱导。可使用人工合成的阿片类药物,诸如芬太尼或舒芬太尼,并联合使用泮库溴铵来进行诱导,逐步增大芬太尼剂量至起效,但通常剂量范围为 10~25μg/kg,也可使用氯胺酮、依托咪酯或联合使用依托咪酯与阿片类药物。泮库溴铵的给药剂量为 0.1~0.2mg/kg。在气管插管前的面罩通气时,应给予 100% 的氧。一旦确定插管在气管内,则应该用 21% 的 FiO₂ 对婴儿进行通气,维持氧分压(PaO₂)在 75~80mmHg。由于通气效能提高,且麻醉 / 肌肉松弛时伴有代谢率降低 /CO₂ 生成减少,将可能引起低碳酸血症,应调整静息每分钟通气量(简称"每分钟通气量"),维持 PaCO₂ 在 45~50mmHg,动脉 pH 在 7.25~7.35。在转流前对婴儿进行降温,必须调整每分钟通气量,以便与代谢率降低且 CO₂ 生成减少的状态相匹配,通过减慢呼吸频率并维持潮气量来降低每分钟通气量。这保护了功能残气量并防止肺不张。在转流前,常常使用 12~15ml/kg 的潮气量,吸呼比(I∶E)为 1∶2.5~1∶3,呼吸频率为 4~5 次 /min。

(3) 心肌缺血:心电图的 Ⅱ 导联和 V₅ 导联波形是发现心肌缺血的最佳手段,应预见到并早期处理那些易于引起心肌缺血的因素。心率增快(>160 次 /min)且同时存在舒张压降低,尤其是舒张压低于 20mmHg 时,可能造成心肌缺血和 ST 段变化。应调整通气以确保循环平衡,并排除肺过度灌注这一因素。足够的麻醉深度有助于防止心率上升。血细胞比容应该维持 >35%,最好通过限制不必要的液体输注来实现这一目标。通过输注容量来提高舒张压并降低心率鲜有效果,除非在手术野中丢失了大量容量。这些心肌缺血的患者存在心室容量超负荷并耗尽了前负荷的储备[前负荷可补充的心室搏出功(PRSW)为零]。输注容量不可能提高舒张压,只会提高心室舒张末压,进一步损害心内膜下灌注。使用 3~5μg/(kg·min) 的多巴胺是一个提升血压并使心室缩小的更好策略,有望让心率保持稳定或降低。如果手术视野显露允许的话,可用血管圈套器环绕右肺动脉并收紧阻断之,可减少窃流入肺血管床的血流量,提高收缩压和舒张压,且通常可使心室缩小。尽管右肺有通气,却没灌注(无效腔通气),但通常没必要调整每分钟通气量。呼气末二氧化碳分压(end-tidal carbon dioxide,ETCO₂)将显著下降,且无法准确反映 PaCO₂。所以不能根据 ETCO₂ 来调节每分钟通气量,可能需要稍稍提高 FiO₂(30%~50%),以维持动脉血氧饱和度(arterial oxygen saturation,SaO₂)在 75%~80%。

(4) 心肺转流之后:通常可使用 3~5μg/(kg·min) 的多巴胺,在左心房压为 5~10mmHg 时停止心肺转流。动脉干瓣的残余反流应该不会影响脱离转流,除非其存在严重反流。

肺血管阻力(pulmonary vascular resistance,PVR)增高和 PVR 增高之后造成的右心室射血功能受损(后负荷不匹配)可能会造成问题,那些在年龄超过新生儿期后再进行手术的患者尤为如此,应使用手控通气来使肺血管阻力恢复正常或降低。应该用 100% 的 FiO₂ 进行通气,并保持 PaCO₂ 在 30~35mmHg,pH 为 7.50~7.60,也应该维持深度麻醉。低参数呼气末正压通气可改善肺的气体交换,而不会使平均气道压出现明显上升。和法洛四联症手术一样,应该期望在卵圆孔水平有右向左分流。在心室做切口并用管道连接后出现的一过性右心室收缩 / 舒张功能障碍将使右心房压力高于左心房压力。出现肺动脉高压将使右心房压力进一步升高。当存在右心室功能障碍和肺动脉压升高时,跨卵圆孔的右向左分流将为维持体循环心排血量作出重大贡献(代价是 SaO_2 降低)。SaO_2 将取决于在左心房发生混合的体静脉血和肺静脉血的相对容量及其氧饱和度。同样,重要的是通过适宜的通气使肺静脉氧饱和度达到最佳,通过维持高水平的体循环氧输送并结合降低氧耗量来使体静脉氧饱和度达到最佳。

可通过维持高水平的肺泡 PO_2(100% 纯氧)、血细胞比容(35%~40%)和心排血量来实现高水平的体循环氧输送,通过维持每搏输出量和心率来优化心排血量。当右心室顺应性降低时,如果心率慢(<140 次/min),则会使心排血量受影响。心率增快也可最大程度减少动脉干瓣反流对血流动力学造成的影响。一般来说,多巴胺将提升每搏输出量和心率,但是偶尔必须进行心房起搏。最好是通过维持深度麻醉并避免体温过高(>37℃)来实现低氧耗量。如果这些目标都达到了,即使在心房水平有大量分流的情况下,SaO_2 也可能会大于 85%。

(5) 体外循环心肺转流技术:对于中等身材的新生儿可采用上下腔静脉插管和中低温持续心肺转流。但是对于更小体格的婴儿(<3kg),尤其是那些还合并诸如主动脉弓中断等其他畸形者,首选使用单根右心房静脉插管和深低温。在新生儿手术中,深低温提供了良好的心肌保护,并可给予单次输注心脏停搏液。多次输注心脏停搏液时需要经冠状动脉开口进行直接灌注,操作烦琐。一些报道提示,多次输注心脏停搏液会造成新生儿严重心肌水肿,因此应予以避免。单根右心房插管优化了上纵隔的手术入路,最重要的是确保不存在上腔静脉梗阻的可能性,并以此避免发生脑部的差异性低灌注,这对存在脑室内出血风险的早产新生儿尤为重要。

1) 肺动脉的控制:因为肺动脉直接起源于动脉干,因此在开始心肺转流时,必须同时圈套并阻断双侧肺动脉。如未能阻断肺动脉的话,将会造成血液窃流入肺,并回到左心,造成体循环灌注不足,以及左心膨胀和肺损伤的可能。在初步游离时,将其中一个圈套器收紧通常是有帮助的,因为这样可以在转流开始前增加舒张期灌注并改善心肌灌注。

2) 动脉干瓣反流的处理:如果动脉干瓣存在严重反流,则重要的是在开始心肺转流后短时间内尽快阻断主动脉,以避免降温期间心肌运动能力减弱而造成左心膨胀。不应该通过放置左心室引流管来处理动脉干瓣反流,因为这只是窃取了体循环灌注而已。对于小体格新生儿,左心室引流管难以发挥可靠的作用。可以通过一边按摩左心室,一边先将半量心脏停搏液注入动脉干根部。然后再将剩余的半量停搏液量直接注入冠状动脉开口。

3. 手术方法 手术径路是经标准胸骨正中切口。切取前方的心包,用 0.6% 戊二醛处理至少 20 分钟。要仔细观察胸腺大小,如果合并 DiGeorge 综合征的话,胸腺可能会发育不良,胸腺做次全切除。肝素化后在升主动脉远端进行动脉插管(高位主动脉插管),以便有足够的空间来进行主动脉钳夹阻断、肺动脉干离断和主动脉重建。从右心耳插入单根静脉插管,或者经右心耳插入下腔静脉的直角插管至右心房。开始转流后即刻,主动脉弓部完好的患者要用圈套器收紧肺动脉干,而合并主动脉弓中断的患者则需要分别将肺动脉收紧,以维持经过动脉导管的血流。通常没有动脉导管,如果有的话,在转流开始时给予双道线缝扎并离断。在开始降温后马上插入上腔静脉插管。在快要对主动脉进行钳夹阻断前,再将下腔静脉插管移至下腔静脉上的荷包缝线处。

如果要用深低温,则使用 pH 稳态策略和 150~200ml/(kg·min) 的流量,将患儿降温至直肠温度低于 18℃,这个流量对于体重小于 3.0kg 的更小体重新生儿而言,相当于流量指数大于 2L/(min·m²)。或者,当使用上下腔静脉插管时,通常运用 pH 稳态和 25℃的中低温策略。血细胞比容维持在 30% 以上。降温过程中,彻底松解游离肺动脉分支,而动脉导管之前已被离断。降温 5~10 分钟后,在升主动脉远端实施钳夹阻断,动脉干根部注入心脏停搏液。如果有动脉干瓣反流,则轻柔按摩左心室以免其膨胀。

(1) 切下肺动脉:过去,首选从动脉干的左侧切下肺动脉,而保持动脉干右侧壁完整。将主动脉直接缝闭,或使用聚四氟乙烯(PTFE)补片关闭(首选补片,以将冠状动脉血流的并发症减到最小)。如果合适的话,可将一块单独的心包补片覆盖在聚四氟乙烯补片上来将出血减到最少。如今,只有当 1 型永存动脉干,且发育良好的肺总动脉从动脉干侧壁发出时,才适用该方法。对于所有其他类型的永存动脉干,方法是横断切下一段与肺动脉相连的动脉干(图 2-11-1A)。这至少有以下三个重要优点:

1）远端升主动脉通常比动脉干根部细很多。如果对近端动脉干均匀地进行缩缝,使其与远端升主动脉的大小相匹配,则可以有效地限制窦管连接处的直径,且可能有助于保持动脉干瓣功能完好。

2）更重要的是如果从动脉干的左侧壁切下肺动脉,并对此区域进行直接关闭或使用补片关闭的话,会造成左冠状动脉开口扭曲,引起冠状动脉缺血。

3）近端动脉干直接和远端升主动脉吻合,使重建的结构更加对称。直接关闭或补片关闭会造成一个膨出部分,突入到连接右心室到肺动脉的同种异体带瓣管道的走行路径中。

（2）关闭室间隔缺损:在右心室漏斗部做一个垂直切口(图 2-11-1B,注意图中心室切口的长度被夸大以显示心内结构),要非常小心,尽可能保全更多的冠状动脉圆锥支。切口应该离开左前降支足够远,以确保在连接同种异体带瓣管道时不会因缝线过于靠近左前降支而损害其血管功能。切口的长度应该和同种异体带瓣管道的直径尽量一致,因此普遍来说,新生儿的此切口长度不应该超过 10mm。此时,患儿的直肠温度应低于 18℃,开始以 50ml/(kg·min) 的流量进行低流量转流。通常在右心房置入单根静脉插管,可提供在右心室内的优秀显露,因为三尖瓣功能完好可防止进气。可良好显露室间隔缺损,并使用带垫片的 5-0 Tevdek 缝线进行间断水平褥式缝合关闭室间隔缺损(图 2-11-1C)。因为隔束的后肢将室间隔缺损和三尖瓣与传导束分隔开,缝线跨过室间隔缺损后下缘缝合时没有困难,损伤房室束的风险极小。事实上因为室间隔缺损没有被圆锥隔盖住,这意味着关闭永存动脉干的室间隔缺损比关闭四联症的室间隔缺损要简单得多,然后将缝线穿过编织绒面涤纶补片,并打结到位。

（3）同种异体带瓣管道的远端吻合口:此时,我们已经选择并融解好一根尺寸适宜的同种异体带瓣管道。对中等身材的新生儿来说,同种异体带瓣管道的内径通常在 9~11mm 的范围内。在这种情况下,一段瓣膜功能完好的股静脉是理想材料。将同种异体带瓣管道修建到合适长度,使用 6-0 聚丙烯线连续缝合构建远端吻合口。此时尚未对动脉干进行重新重建,这有助于显露吻合口(图 2-11-1D)。

（4）升主动脉吻合口:使用 6-0 聚丙烯线连续缝合将近端动脉干和远端升主动脉相吻合(图 2-11-1E)。由于两段血管存在尺寸大小的差异,因此动脉干缝合需采取宽针距,升主动脉缝合需采取窄针距,来对近端动脉干进行广泛的收缩缝合。血管直径差异大于 2:1 并非罕见,此时通常首选在无冠窦的右后侧进行折叠缝合。在构建这种狗耳状结构和在后壁连续缝合时,重要的是要避免对左冠状动脉开口造成张力或扭曲,应该仔细观察左冠状动脉开口。在前方对缝线打结前,应让血液充满左心,并从缝合线列部位排出空气。然后通过原来的心脏停搏液输注点排出其余残留空气。

（5）同种异体带瓣管道的近端吻合口:如果使用同种异体股静脉的话,则可以简化近端吻合口的构建过程。使用 6-0 或 5-0 聚丙烯线连续缝合将同种异体带瓣管道与漏斗部切口直接吻合(图 2-11-1E、图 2-11-1F)。

如果使用同种异体肺动脉或主动脉管道,将管道直接缝到心室切口的上半周。用先前切取的自体心包补片来构建近端吻合口的顶盖。缝合到接近心室切口的下端时,心包补片上的针距应该非常宽,而心肌上的针距则要非常窄,对心包补片实施大范围收缩缝合,以此塑造出一个弧形且有深度的顶盖结构,而不是绷紧而平坦的样子。在完成此缝合前,再次对左心进行排气,松开主动脉阻断钳,并轻轻压迫右冠状动脉,最大限度地减少进入右冠状动脉系统的气体。开始复温,逐渐增加流量。在心脏恢复活动前,保持同种异体带瓣管道的近端吻合口开放,让右心室内的血液自此流出减压。如果有左心膨胀的表现,则有可能通过将吸引器伸过同种异体管道的瓣膜,来使左心减压。同种异体带瓣管道出现膨胀也是提示左心膨胀的一个有用标志。

（6）动脉干瓣反流的处理:几乎总是需要使用不同的技术来对存在反流的动脉干瓣进行修补。新生儿期极少有必要实施瓣膜置换。最有用的技术之一是将脱垂的瓣叶与相邻瓣叶缝合在一起,来使其获得支撑(图 2-11-2)。脱垂的瓣叶是增厚的,且相邻的瓣缘也相对增厚,这有利于进行缝合,且新生儿的瓣膜在缝合后的牢固程度也出人意料得好。窦管连接处的扩张造成瓣交界顶部被拉开,这样通常使反流加重。可通过切入主动脉窦内实施楔形切除来改善这种情况,甚至有可能可以完全切除瓣叶,并将其所属主动脉窦一并切除,然后通过直接吻合来重建瓣环和动脉干根部。与所有瓣膜重建一样,术中经食管超声心动图在了解术前瓣膜反流的发生机制和分析修补效果方面有着非凡的价值。

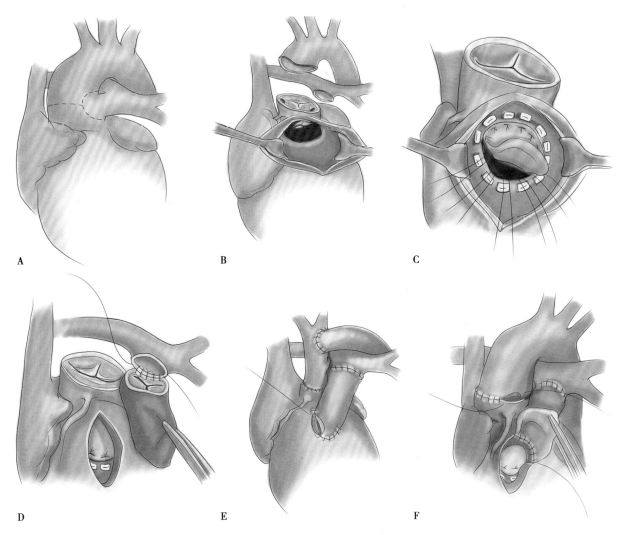

图 2-11-1 永存动脉干手术示意图

A. 在肺动脉高度完全离断动脉干,这样可以最完好地将肺动脉从动脉干上切取下来。B. 经右心室切口关闭室间隔缺损 (VSD)。在这张图上,心室切口的长度被夸大了,以便可以显露心内结构。切口的顶端应该位于距离动脉干瓣和右冠状动脉数毫米处,应尽可能保全更多的冠状动脉圆锥支。C. 使用编织绒面涤纶补片,以带垫片 5-0 涤纶线间断水平褥式缝合关闭动脉下室间隔缺损。因为隔束的后肢将室间隔缺损和传导束分隔开来,因此可穿过室间隔缺损后下缘安全地缝置缝线。D. 在重建升主动脉前,构建同种异体管道远端和肺动脉分叉的吻合,同种异体带瓣股静脉是理想材料。E. 使用连续缝合技术将近端动脉干与远端升主动脉相吻合。升主动脉和原动脉干之间通常尺寸差异大,吻合时必须对动脉干进行广泛的收缩缝合,以使两根血管相互匹配。F. 通过用一根同种异体股静脉来简化管道与右心室的近端吻合。与使用同种异体肺动脉或者主动脉管道相反,使用同种异体股静脉时不需要使用一块单独的心包补片构建风帽样扩大。

(7) 合并主动脉弓中断的处理:应该先在短时间深低温停循环下修补合并的主动脉弓中断,停循环时间通常不超过 20 分钟。按照永存动脉干标准手术方法,在升主动脉远端置入单根动脉插管,来对患儿进行降温。肺动脉用圈套器阻断。没必要像主动脉弓中断合并室间隔缺损的手术一样使用第二根动脉插管,因为血流会从动脉干经动脉导管流入降主动脉。当直肠温度低于 15℃时,钳夹阻断升主动脉,动脉干根部输注心脏停搏液,并用镊子控制住动脉导管。当流量降低到 50ml/(kg·min) 或以下,将肺动脉从动脉干上切下,并将降主动脉从肺动脉上切下(图 2-11-3A)。通常难以识别动脉导管组织,但是如果存在明显的动脉导管组织,则应予以切除。此时开始停循环。

将离断后的动脉导管近心端和升主动脉近心端缝闭(图 2-11-3B)。切下肺动脉后,会在动脉干上形成一个缺口,把降主动脉吻合到这个缺口位置是一种看似非常合理的方法,尤其是当没有横断动脉干时,但是通常并不建议这么做。这样将会造成主动脉弓部吻合口在动脉干上的位置太靠近心脏,并将干扰同种

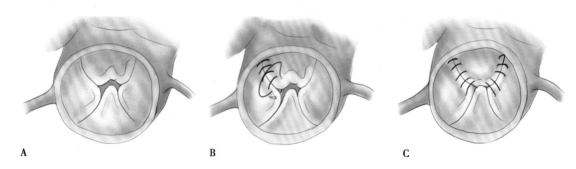

A   B   C

图 2-11-2 动脉干瓣反流处理示意图

A.存在反流的动脉干瓣通常有一个脱垂且退化的残余瓣叶;B.通过关闭其一侧的瓣交界来使脱垂的残余瓣叶得到支撑;C.当残余瓣叶存在严重脱垂时,可通过关闭其两侧的瓣交界来使脱垂的瓣叶得到支撑,瓣膜可有效地转变成双叶瓣。

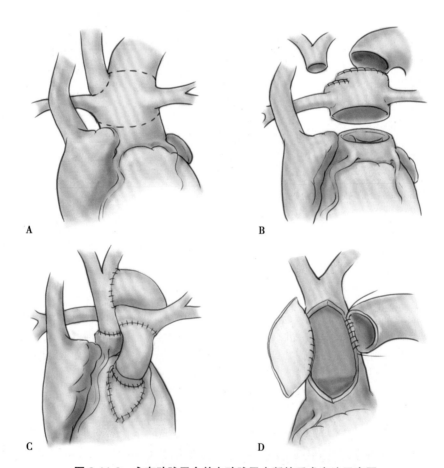

A   B

C   D

图 2-11-3 永存动脉干合并主动脉弓中断的手术方法示意图

A.永存动脉干合并主动脉弓中断。如图所示,通过横断动脉干将肺动脉切取下来。此外,在左肺动脉(LPA)远端数毫米处离断动脉导管。将升主动脉在其从动脉干上的起源处离断。B.将离断后的动脉导管近端和升主动脉近端缝闭。C.降主动脉近端吻合到升主动脉的左侧壁,吻合口延伸到左颈总动脉的起始部上。因为动脉干近端和远端降主动脉的尺寸大小存在显著差异,必须通过在动脉干根部的右后侧进行收缩缝合来缩小动脉干近端的尺寸,因此建立出一个狗耳状的结构。将升主动脉缝合到动脉干根部的左侧,以优化同种异体带瓣管道的位置。D.当升主动脉严重发育不良时,建议用自体心包扩大从动脉干根部至超过降主动脉吻合口以上的这一段升主动脉。

异体带瓣管道的走行路径。相反,应该在紧靠头臂血管开口近端的升主动脉上构建一个纵向吻合口,如果是 B 型主动脉弓中断的话,吻合口可能要稍稍延伸到左颈总动脉上一些(图 2-11-3C)。用一把 C 型钳控制住降主动脉,以便在吻合过程中降低吻合口的张力。应该移去主动脉阻断钳,以便改善吻合口的暴露。和成人主动脉弓部手术时一样,不再使用圈套器来控制头臂血管。使用 6-0 聚丙烯线连续缝合来构建吻合口。在吻合口即将完成时,通过使用极低流量转流经动脉插管进行灌注,将气体从尚未打结的吻合口中赶出,然后再次钳夹主动脉。其余操作可按照标准修补手术来进行。

极少情况下,动脉干根部以上的升主动脉存在重度发育不良,且无法承担输送全部心排血量的任务。在这种情况下,使用一块自体心包补片对发育不良的升主动脉实施扩大成形可能是有帮助的,该补片从近端的动脉干根部一直延伸到超过降主动脉吻合口远端的位置(图 2-11-3D)。另一种方法是用一小段不带瓣膜的同种异体股静脉管道(取自用作右心室 - 肺动脉连接管道的同一根同种异体股静脉管道)来连接切下肺动脉后在动脉干上留下的缺口处和近端降主动脉。必须仔细计划好这段管道的走向,避免干扰右心室 - 肺动脉管道的走行路径。

【病例解析】

病例摘要 1

主诉

患儿,女,3 个月 8 日龄,主因"出生后发现心脏杂音伴喂养困难 3 个月"入院。

现病史

出生后体检发现心脏杂音,进一步心脏超声检查诊断为先天性心脏病 / 永存动脉干。此后患儿在医院规律随访,病程中无明显青紫,有生长发育迟缓,有喂养困难,无反复呼吸道感染病史,无活动能力下降。为求手术治疗收治入院。

查体

体温 36.8℃,心率 130 次 /min,呼吸 32 次 /min,血压 74/40mmHg,身高 60cm,体重 5.9kg,血氧饱和度 90%。双肺呼吸音稍粗,未闻及干湿啰音。心界增大,胸骨左缘第 2~4 肋间闻及 2/6 收缩期杂音。

辅助检查

心脏超声:永存动脉干(A1 型)、室间隔缺损、共同干瓣膜轻中度反流、肺动脉流速快(前向流速 2.86m/s)、肺动脉高压。

心脏(CT 平扫 + 增强):永存动脉干(A1 型),室间隔缺损,左弓、左位共同动脉干骑跨伴扩张 (图 2-11-4)。

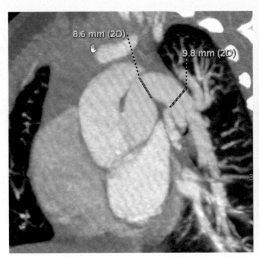 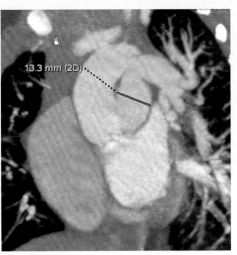

图 2-11-4　患儿心脏增强 CT

解析

根据永存动脉干的治疗原则及手术适应证,建议患儿行外科手术治疗。具体的手术方式根据患儿心脏畸形的解剖特点来决定。

住院经过

患儿于全身麻醉体外循环下行永存动脉干根治 + 室间隔缺损修补手术。术中见:永存动脉干,肺动脉有短小主干发自动脉干,离断肺动脉,游离左右肺动脉,牛心包补片修补动脉干缺口。右心室流出道纵切口,见肺动脉下室间隔缺损,直径约 15mm,牛心包补片缝合关闭。将肺动脉开口带部分肺动脉主干后壁下拉到右心室流出道吻合,自体心包补片作单瓣,肺动脉前壁牛心包补片扩大。术程顺利,术后予以强心、利尿、抗感染及对症治疗。恢复顺利,超声心动图复查示主动脉、肺动脉无残余梗阻,室间隔缺损无残余分流,左心室射血分数 72%,结果满意。查体:心肺(−),刀口预后好,术后2日出 ICU,术后6日出院。

病例摘要 2

主诉

患儿,男,7 月龄,主因"体检发现心脏杂音伴反复呼吸道感染半年"入院。

现病史

患儿出生后体检发现心脏杂音,到当地医院就诊,进一步心脏超声检查诊断为先天性心脏病 / 永存动脉干。此后患儿在医院规律随访,病程中有轻度口唇青紫,哭吵后加重,伴有生长发育迟缓,有反复呼吸道感染病史,无活动能力下降。本次到医院检查,为求进一步诊疗收治入院。

个人史

G_1P_1,早产,出生体重 1.8kg。

查体

体温 36.8℃,心率 130 次 /min,呼吸 30 次 /min,血压 90/50mmHg,身高 60cm,体重 4.7kg,血氧饱和度 88%。双肺呼吸音稍粗,未闻及干湿啰音。心界增大,胸骨左缘第 2~4 肋间闻及 2/6 收缩期杂音。

辅助检查

心脏超声:永存动脉干(A2 型),室间隔缺损,共同干瓣膜轻度狭窄伴轻中度反流,左肺动脉发育欠佳,右肺动脉狭窄,主动脉弓形态异常。

心脏(CT 平扫 + 增强):永存动脉干(A2 型),右肺动脉起始部狭窄,共同干扩张明显,永存第五对主动脉弓,第四对主动脉弓发育不良(图 2-11-5)。进一步血管造影:永存动脉干(A2 型),室间隔缺损,左右肺动脉发育偏小,永存第五对主动脉弓,第四对主动脉弓发育小。

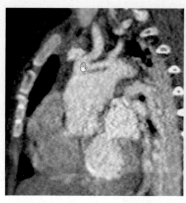
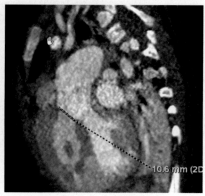

图 2-11-5 患儿心脏增强 CT

解析

　　根据永存动脉干的治疗原则及手术适应证,建议患儿行外科手术治疗。具体的手术方式根据患儿心脏畸形的解剖特点来决定。

住院经过

　　患儿于全身麻醉体外循环下行永存动脉干根治 + 室间隔缺损修补手术。术中见:永存动脉干明显扩张,左右肺动脉分别发自共干两侧。主动脉弓发育不良,残存的第五主动脉弓明显扩张。切开共干前壁,将左右肺动脉连同部分共干后壁取下,取自体心包补片修复左右肺动脉切口。探查主动脉为四瓣畸形,卷曲增厚,关闭可,未处理。重新连接主动脉共干。右心室流出道纵切口,见肺动脉下室间隔缺损,直径约 18mm,取自体心包补片连续缝合关闭。15# 带瓣牛颈静脉管道连接肺动脉和右心室流出道,前壁用自体心包补片扩大。术程顺利,术后予以强心、利尿、抗感染及对症治疗。恢复顺利,超声心动图复查示主动脉、肺动脉无残余梗阻,室间隔缺损无残余分流,左心室射血分数68%,结果满意。查体:心肺(−),刀口预后好,术后 10 日出 ICU,术后 3 周出院。

病例摘要 3

主诉

　　患儿,男,1 个月 27 日龄,主因"生后呼吸急促伴口唇发绀 4 日"入院。

现病史

　　患儿出生后因呼吸急促到当地医院就诊,诊断为"新生儿肺炎",住院治疗一周,未见明显好转,4 日前出现口唇发绀,当地医院心脏超声提示:永存动脉干,主动脉弓中断,动脉导管未闭,室间隔缺损,卵圆孔未闭,后转院进一步诊疗。病程中生长发育缓慢,吃奶易呛咳,精神萎,纳食欠佳。

个人史

　　G4P4,过期产,42 周 $^{+11}$。

查体

　　体温 36.9℃,心率 150 次 /min,呼吸 42 次 /min,血压 68/38mmHg,身高 50cm,体重 4.0kg。血氧饱和度 90%。双肺呼吸音稍粗,未闻及干湿啰音。心界增大,胸骨左缘第 2~4 肋间闻及 2/6 级收缩期杂音。

辅助检查

　　心脏超声:永存动脉干(A4 型),肺动脉似有极短的总干,升主动脉较短、发育欠佳,主动脉弓中断(B 型),共同干瓣膜轻度反流,室间隔缺损,卵圆孔未闭。

　　心脏(CT 平扫 + 增强):永存动脉干(A4 型),主动脉弓中断(B 型),室间隔缺损(图 2-11-6)。

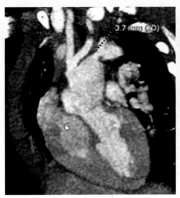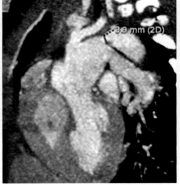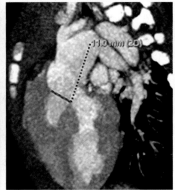

图 2-11-6 患儿心脏增强 CT

解析

根据永存动脉干的治疗原则及手术适应证,建议患儿行外科手术治疗。具体的手术方式根据患儿心脏畸形的解剖特点来决定。

住院经过

患儿于全身麻醉体外循环下行永存动脉干根治 + 主动脉弓中断纠治 + 室间隔缺损修补等手术。术中见:永存动脉干为 A4 型,主动脉弓中断为 B 型,左右肺动脉分别开口于共同干的左右两侧,动脉导管为管型,5~6mm,偏长,延续中断弓远端至降主动脉。在深低温停循环下控制头臂干、阻断降主动脉,打开共同干的前壁,将左右肺动脉连同共同干后壁取下,断开共同干,探查共同干瓣为三瓣,右冠状动脉开口高。将动脉导管 - 弓远端 - 降主动脉前壁打开,剪除动脉导管组织,保留后壁组织,用牛心包补片扩大成形重建主动脉弓,将重建后的主动脉弓与主动脉近端行端端吻合连接。排气,开放降主动脉,恢复体外循环,阻断升主动脉,升温过程中打开右心室流出道探查室间隔缺损,发育不良型,直径18mm,牛心包补片连续缝合关闭,将升主动脉隔至左心室。最后用 8 号牛颈静脉带瓣管道连接右心室流出道和左右肺动脉,远端吻合口前壁用心包补片扩大。术程顺利,心脏自动复跳,窦性心律,停体外循环血压稳定。术后延迟关胸,予以强心、利尿、抗感染及对症治疗。术后 3 日关胸。恢复顺利,超声心动图复查示主动脉、肺动脉无残余梗阻,室间隔缺损无残余分流,左心室射血分数72%,结果满意。查体:心肺(-),刀口预后好,术后 2 周出 ICU,术后 3 周出院。

知识点

永存动脉干术后处理及主要并发症

1. **肺动脉高压危象**　原因可能为手术时患儿年龄大,术前部分肺血管发生梗阻性改变,术后残余室间隔缺损,残余主动脉瓣反流,呼吸系统并发症,低心排血量综合征等。

预防和处理:①根据手术年龄,对存在发生肺动脉高压危象的高危患儿,积极镇痛、镇静和松弛肌肉;②积极纠正酸中毒、低氧血症和高碳酸血症,预防发生呼吸系统并发症;③选用降低肺血管阻力的药物,如米力农、西地那非、前列环素,有条件者选用一氧化氮气体吸入;④积极改善心功能;⑤若持续存在肺动脉高压危象,以上措施均不能奏效,则可以行体外膜氧合及行房间隔开窗术。

2. **低心排血量综合征**　原因包括术中心肌保护不良,术后有效血容量不足,体 / 肺循环阻力增高,冠状动脉开口异常或栓塞,残余室间隔缺损,重建的右心室流出道梗阻,主动脉瓣反流,肺动脉瓣反流,肺动脉高压和心律失常等。

预防和处理:①监测中心静脉压,保证足够的血容量,尤其是存在右心室功能不全的患者。通常维持中心静脉压在 12~15mmHg;②积极应用降低体 / 肺循环阻力的药物,如米力农、多巴酚丁胺,适当镇痛和镇定,保持末梢肢体暖和;③合理调整呼吸机参数,降低平均气道压,预防肺部并发症;④若低心排不能纠正或呼吸机依赖,应多次及时行床边心脏超声检查或心导管检查,以排除手术残余问题,并积极与外科医师联络,必要时再次手术纠治;⑤对肺动脉高压危象和心律失常需积极治疗。

3. **低氧血症**　原因可能为右心室功能不全,重建的右心室流出道或肺动脉分支梗阻,肺动脉瓣反流,卵圆孔处存在右向左分流,存在呼吸系统并发症。

预防和处理:①积极改善右心功能,降低肺血管阻力,预防肺动脉高压危象的发生;②合理使用呼吸机,预防机械通气相关性肺损伤和呼吸系统并发症。

4. **心律失常**　原因可能为室间隔缺损向膜部延伸,修补时损伤到传导束致传导阻滞(如束支传导阻滞、房室传导阻滞)或严重低心排血量综合征,电解质紊乱(尤其是低钾血症、低钙血症、低镁血症)致房性或室性心律失常。预防和处理如下。

(1) 发生传导阻滞时:①术中安置心外膜起搏电极,或术后床边安置经皮心内膜起搏电极,连接临时起搏器,设置起搏模式为右心室起搏(VVI)或房室顺序起搏(DDD),合理调整起搏参数;②静脉使用地塞米松,单次剂量为 0.2mg/kg,2 次/d,减轻心肌水肿,减少传导束周围心肌组织的瘢痕反应,提高心外膜或心内膜起搏电极的敏感度;③如果心房率低于同龄正常儿童心房率的两个百分位数,或临时起搏阈值有增加趋势,可启用盐酸异丙肾上腺素,剂量为 0.01~0.1μg/(kg·min),提高自身心室率,降低临时起搏阈值,保证临时起搏的有效性;④如果传导阻滞为三度房室传导阻滞,连续 2~4 周,无窦性心律出现,临床上临时起搏阈值持续升高,同时存在心功能不全,建议早期安置永久性起搏器。

(2) 发生房性或室性心律失常时:①及时纠正电解质紊乱和保持酸碱度平衡;②积极改善心功能,适当降低儿茶酚胺类药物浓度;③若发生快速型心律失常,需积极控制中枢性高热;④对恶性心律失常,积极选用抗心律失常的药物,甚至电复律或除颤。

5. 主动脉瓣狭窄和/或反流 原因多为原先共干瓣存在增厚和变形,术中成型效果不佳。

预防和处理:①积极改善心功能,选用降低体循环后负荷的药物,如米力农、多巴酚丁胺、卡托普利;②术后早期适当镇静,保证肢体末梢暖和而降低体循环后负荷;③若主动脉瓣狭窄和/或反流致心力衰竭难以控制,可行人工瓣膜置换术。

6. 残余之间隔缺损 原因可能为外科手术的因素、术后局部补片缝针撕脱、少数患者可能远期合并感染性心内膜炎。

预防和处理:①降低体循环后负荷,控制进液量,积极利尿,进一步改善心功能;②通过床边心脏超声检查或心导管检查,了解残余分流量,若心力衰竭呈难治性,积极与外科医师联络,必要时行再次手术纠治。

7. 重建的右心室流出道或肺动脉分支残余梗阻 原因可能为术前肺动脉分支发育不良或相距甚远、重建的肺总动脉内径过细或产生张力致肺动脉成角、右心室流出道切口过小。

预防和处理:①积极改善右心功能,降低肺血管阻力,调整呼吸机参数,降低平均气道压和肺容量;②若存在难以纠正的低氧血症和右心功能不全,及时行床边心脏超声检查或心导管检查,明确诊断,积极与外科医师联络,必要时行再次手术纠治。

(孙彦隽 许耀强)

推荐阅读文献

[1] 徐志伟. 小儿心脏手术学. 北京:人民军医出版社,2006.
[2] 乔纳斯. 先天性心脏病外科综合治疗学.2 版. 刘锦纷,孙彦隽,译. 上海:世界图书出版公司,2016.
[3] 丁文祥,苏肇伉. 小儿心脏外科重症监护手册. 上海:世界图书出版公司,2009.
[4] 杨思源,陈树宝. 小儿心脏病学.4 版. 北京:人民卫生出版社,2012.

第十二节 完全型大动脉转位

本节要点

1. 流行病学 在发绀型先天性心脏病中,完全型大动脉转位的发病率仅次于法洛四联症,占先天性心脏病总发病率的 7%~9%。可能是最常需要紧急医疗干预的先天性心脏病急症。

2. 病理生理学   完全型大动脉转位患者的血液在"右心房—右心室—主动脉—右心房"和"左心房—左心室—肺动脉—左心房"两个分立的"并行循环"中各自流动。这一"并行循环"导致肺循环里流的是氧合血,而体循环里流的是乏氧血。如果这两个循环通路间的血液缺乏交换混合,则患者将很快出现严重体循环缺氧而死亡。

3. 临床症状   临床症状取决于体循环和肺循环的血液混合程度。如心房、心室、大动脉水平分流少,出生后患者即出现严重发绀,呼吸急促,且吸入纯氧后无变化。但如上述水平存在较大分流,体循环和肺循环的血液大量混合,则发绀不明显,但早期出现心率加快、呼吸急促、肝大等充血性心力衰竭表现,且内科药物治疗效果往往不明显。

4. 诊断   根据上述临床表现、查体、心电图、胸部X线片及超声心动图等检查能明确诊断,但仍要注意与梗阻型完全型肺静脉异位引流、室间隔完整型肺动脉闭锁和左心发育不良综合征等疾病进行鉴别诊断。

5. 治疗   药物、介入治疗和手术治疗(体外循环和非体外循环下)。使用前列腺素 E_1 来维持动脉导管开放。姑息手术包括球囊房间隔造口术、肺动脉环缩术、体肺分流术及分期手术、患者用来锻炼左心室的Ⅰ期姑息手术。双心室纠治术包括心房内调转术、动脉调转术 Rastelli 手术和 Nikaidoh 手术。

一、定义

完全型大动脉转位(complete transposition of great arteries,CTGA)是一种心房与心室连接一致,而心室与大动脉连接不一致的发绀型先天性心脏畸形。

一般而言,完全型大动脉转位根据其合并心内畸形的不同可分为三种不同的类型:室间隔完整型大动脉转位(transposition of great arteries with intact ventricular septum,TGA/IVS)、大动脉转位合并室间隔缺损(transposition of great arteries with ventricular septal defect,TGA/VSD)及大动脉转位合并室间隔缺损和肺动脉狭窄(transposition of great arteries with ventricular septal defect and pulmonary stenosis,TGA/VSD,PS)。上述三种类型有着各自不同的病理生理、治疗原则和手术策略。

二、流行病学

在发绀型先天性心脏病中,完全型大动脉转位的发病率仅次于法洛四联症,占先天性心脏病总发病率的 7%~9%。而作为一种先天性心脏病急症,完全型大动脉转位可能是儿科急诊室和 ICU 中最常见的需要紧急医疗干预的先天性心脏病。

三、病理解剖和病理生理

完全型大动脉转位是圆锥室间隔畸形中重要的一种。其解剖特征是主动脉下出现圆锥(或称漏斗部)结构,将主动脉瓣向上抬升而远离心脏的其他三组瓣叶的平面,因此产生的重大影响是使得主动脉瓣位置比肺动脉瓣高。在大动脉位置关系正常时,主动脉瓣与二尖瓣之间存在纤维连接,而在完全型大动脉转位时,则换作肺动脉瓣与二尖瓣之间存在纤维连接。

冠状动脉畸形是完全型大动脉转位另一项重要的解剖特点。由于胚胎期冠状动脉主干与主动脉窦的异常融合,可导致冠状动脉在主动脉窦内开口位置的异常,甚至出现冠状动脉闭锁或狭窄,也可产生血管壁内走行的冠状动脉和因冠状动脉窦口起源偏移所致的冠状动脉狭窄。其中,因一个位置变异的冠状动脉开口与另一个开口的距离过分接近,会导致其完全融合而形成单个开口。因此,单个冠状动脉开口通常可看成是壁内走行冠状动脉的一种极端形式。

为了描述冠状动脉的分支走行模式,一般采用 Leiden 分类(图 2-12-1)。这个分类规则定义了三根冠状动脉主干在每一个主动脉窦内的起源。按照规则对主动脉窦进行编号,是以一个人从主动脉望向肺动

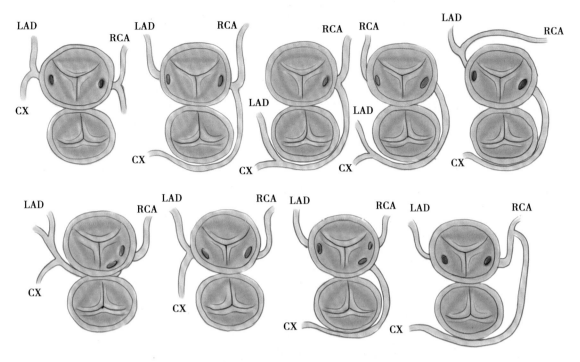

图 2-12-1　完全型大动脉转位冠状动脉解剖的 Leiden 分类

LAD. 左前降支；RCA. 右冠状动脉；CX. 回旋支。

脉的方向,将居于观察者右手边且紧邻肺动脉的主动脉窦定义为 1 号窦,而 2 号窦则是居于观察者左手边且紧邻肺动脉的主动脉窦。因此,对于冠状动脉最常见的分布模式而言,1 号窦即通常在解剖上位于左后的主动脉窦,发出冠状动脉前降支和回旋支,而 2 号窦通常是指解剖上位于右后的主动脉窦,发出右冠状动脉。这可以缩写为(1AD,CX;2R),即 1 号窦发出前降支和回旋支冠状动脉,2 号窦发出右冠状动脉。其中的逗号用来表示各冠状动脉主干起源于同一根冠状动脉总干的并列关系,而分号则表明其各自为独立起源。

由于心室大动脉连接的“错位”,导致正常的血液依次流过体循环和肺循环的串行循环生理模式变成了血液在“右心房—右心室—主动脉—右心房”和“左心房—左心室—肺动脉—左心房”两个分立的“并行循环”中各自流动的病理模式。这一“并行循环”导致的结果是肺循环里流的是氧合血,而体循环里流的是乏氧血。如果这两个循环通路间的血液缺乏交换混合,则患者将很快出现严重体循环缺氧而死亡。而 TGA/IVS,TGA/VSD 和 TGA/VSD,PS 这三种不同的类型均是以此“并行循环”为基础的。

（一）TGA/IVS

TGA/IVS 由于室间隔是完整的,因此血液的混合和交换一般只发生在房间隔水平和动脉导管水平。随着新生儿出生后动脉导管的自然闭合,一旦房间隔水平的分流量不足,患儿即会出现严重发绀和酸中毒。因此 TGA/IVS 患者如未经治疗,多在新生儿期死亡。只有少数合并大型房间隔缺损的患者可以依靠房间隔水平血液的充分混合而生存下来。

此外,室间隔的完整还会带来另一个问题,即解剖左心室功能的退化。胎儿期因非限制性动脉导管的存在,左、右心室的压力相等,故出生时左、右心室的心肌质量也基本相等。正常人出生后,随着肺循环阻力的降低,右心室的压力下降,右心室肌肉逐渐退化。但对于室间隔完整型大动脉错位的患者而言,解剖左心室与肺动脉相连,故取而代之的是左心室的退化。故生后 1 个月后,左心室将不再能承担体循环的压力负荷。这对于 TGA/IVS 患者手术方法的选择具有重大的意义。

（二）TGA/VSD

血流在心室内的流动速度比在心房内快得多,因此如果仅仅存在一个小的限制性室间隔缺损可能仍无法改善“并行循环”间的血液混合,导致患者出现和 TGA/IVS 患者类似的病理生理结局。但一个较大的非限制性室间隔缺损通常可以促进体循环和肺循环之间的混合,使患者的动脉血氧饱和度维持在一个较合理的水平。但与此同时,肺阻力下降结果是肺循环血流的增加,甚至可以达到体循环的 3~4 倍,此时心室因容量超负荷而扩张,出现充血性心力衰竭和肺动脉高压。因此 TGA/VSD 早期是一种肺血增加的发绀型先天性心脏病。远期,如不进行治疗,由于肺循环的高流量、高压力和高血氧饱和度,患者很快就会出现不可逆的肺血管疾病,肺阻力再次升高,出现青紫加重,即艾森门格综合征。TGA/VSD 患者一般都需要及早手术干预,否则在 6 个月时即可能失去手术机会。

(三) TGA/VSD,PS

这种类型是在大动脉转位的病理基础上合并了圆锥隔的向后移位,形成了对位不良型的室间隔缺损和左心室流出道、肺动脉瓣、肺动脉总干甚至分支的狭窄。需要指出的是,肺循环流出道适度的狭窄对于大动脉转位的病理生理是有保护意义的,因为它可以限制肺血流量,防止肺血管梗阻性病变。但严重的狭窄则会使肺血流量明显减少,引起严重发绀,甚至酸中毒。

四、临床表现和辅助检查

(一) 症状和体征

完全型大动脉转位出生后的临床症状取决于体循环和肺循环的血液混合程度。如心房、心室、大动脉水平分流少,出生后患者即出现严重青紫,呼吸急促,且吸入纯氧后无变化。但如上述水平存在较大分流,体循环和肺循环的血液大量混合,则发绀不明显,但早期出现心率加快、呼吸急促、肝大等充血性心力衰竭表现,且内科药物治疗效果往往不明显。如合并大型室间隔缺损和肺动脉狭窄,则临床表现类似于法洛四联症,因肺血减少而出现低氧血症,表现为明显发绀,但心力衰竭症状则较轻。

TGA/IVS 患儿临床表现为气促和发绀。查体心前区轻微膨隆。听诊有收缩期杂音,较柔和。动脉导管开放时胸骨上窝可闻及连续性杂音。肝脏可稍增大。

TGA/VSD 患儿查体心前区可触及震颤,听诊可闻及 3 级以上的收缩期杂音,但分流量大者杂音也可不明显。第二心音则明显亢进。肝脏常明显增大。

(二) 辅助检查

1. 心电图　示窦性节律,电轴右偏较多,右心室肥大,左心室肥大或双室肥大少见。由于严重缺氧,ST 段和 T 波可出现缺血性表现。

2. 胸部 X 线片　心影在出生后逐渐增大。由于两大血管多为前后位关系,使得上纵隔影较正常变窄。同时由于右心室承担体循环后负荷,使心脏以右心室增大为主,心影呈鸡蛋形扩大。因此大动脉转位患者的心影呈所谓的"蛋悬一线"征。如伴有室间隔缺损和大型房间隔缺损而引起肺充血时,肺纹理增多;如合并肺动脉狭窄,则肺纹理减少。

3. 超声心动图　二维超声心动图对完全型大动脉转位具有诊断性价值。新生儿期,胸腺掩盖着大血管和心室,为心脏超声检查提供了有利条件,为冠状动脉和大血管的解剖提供明确诊断。超声检查应明确主动脉和肺动脉根部的相对位置,主动脉瓣和肺动脉瓣的大小,以及升主动脉和肺动脉主干的相对大小。超声对主动脉窦和左、右冠状动脉主干位置的成像也非常重要。另外,还应明确房间隔缺损或室间隔缺损的大小和位置及主动脉弓、峡部和导管区域的大小,以排除可能存在的缩窄或发育不良。左心室后壁的心肌厚度及心肌质量的测定,可为临床作出较具体的测试数据,以判断患者可否耐受动脉调转术。

4. 心导管和心血管造影检查　在新生儿期,虽然球囊房间隔造口术在稳定 TGA/IVS 患儿围术期病情是有益的,而且还能对血流动力学和血管造影数据进行搜集,但这并不等于说心导管检查是必须的。事实上,由于心导管是有创检查,目前临床上对新生儿 TGA/IVS 患者的应用很少。

但对于年龄偏大的患儿,特别是 TGA/VSD 及 TGA/VSD,PS 的患儿,心导管检查可了解各心房、心室和大动脉的血氧含量及压力测定,以判断是否存在心内分流和肺动脉高压。通过心血管造影还可进一步明确大动脉位置、心房或心室内分流的大小、有否存在肺动脉瓣或瓣下狭窄,以及左右肺动脉和远端肺动脉的发育情况等。更重要的是还可了解左右冠状动脉开口的分布情况,这对实施动脉调转术非常重要。

五、鉴别诊断

(一) TGA/IVS 主要与其他新生儿心脏急症鉴别

1. **梗阻型完全型肺静脉异位引流**　与 TGA/IVS 一样,梗阻型完全型肺静脉异位引流在生后早期即可出现严重青紫、气促,听诊肺动脉第二音明显亢进。但本病有严重肺水肿,听诊可及肺部湿啰音。而 TGA/IVS 一般不具有肺水肿表现。

2. **室间隔完整型肺动脉闭锁**(pulmonary atresia with intact ventricular septum,PA/IVS)　作为另一种先天性心脏病急症,同样可表现为出生后迅速出现的气促和发绀。其病理生理同样依赖动脉导管的开放。但 PA/IVS 患儿听诊可闻及单一的第二心音,而 TGA/IVS 患儿的第二心音是分裂的。

3. **左心发育不良综合征**(hypoplastic left heart syndrome,HLHS)　同样为动脉导管依赖型先天性心脏病。如出生后动脉导管关闭,患儿即出现严重气促和发绀,危及生命。本病多伴有限制房间隔缺损,导致肺静脉回流梗阻而引起肺水肿,因此有第二心音亢进和肺部湿啰音。明确诊断主要依赖超声心动图检查。

(二) TGA/VSD 主要与其他肺充血青紫型心脏畸形鉴别

1. **右心室双出口合并肺动脉下室间隔缺损**(陶-宾综合征畸形)　临床表现与病理生理和 TGA/VSD 非常相似,但肺动脉高压和梗阻性肺血管病变出现更早。诊断依赖超声心动图检查。

2. **非梗阻型完全型肺静脉异位引流**　同样表现为青紫、肺血增多和肝脏增大等,严重时出现充血性心力衰竭表现。但本病为心房水平分流,故杂音较柔和,而 TGA/VSD 杂音较粗糙。

(三) TGA/VSD,PS 主要与其他合并肺动脉狭窄的先天性心脏病鉴别

其青紫缺血程度与左心室流出道的梗阻程度和肺血管发育程度有关,心内畸形的鉴别依赖超声心动图等影像学检查。

六、治疗方法

(一) 术前治疗

TGA/IVS 的患儿依赖动脉导管的开放来获得体、肺循环间血液的混合。动脉导管对吸入氧浓度非常敏感,当吸入氧浓度增高时有自发闭合倾向,所以 TGA/IVS 患者出生后一经诊断必须禁止吸氧。另外,可通过静脉维持前列腺素 E_1 的方法来保持动脉导管的开放。这在患者出生后的转运和急诊室复苏治疗中都有重要的意义。但需注意前列腺素 E_1 有抑制呼吸的作用,故使用中需要严密观察患儿的呼吸情况。一旦出现呼吸抑制的征兆可考虑机械通气治疗。需要注意的是机械通气的吸入氧浓度过高同样会引起动脉导管关闭,故此类患儿应采用低吸入氧浓度的机械通气策略。

(二) 手术治疗

完全型大动脉转位的诊断本身就是外科手术的适应证。但需要根据其解剖条件、患者年龄、伴发的其他心内畸形来决定手术方法。

1. **姑息手术**

(1) 球囊房间隔造口术:球囊房间隔造口术是一种亚急诊手术,现一般在心脏超声的引导下进行。TGA/IVS 或仅伴有限制性室间隔缺损的 TGA/VSD 患者在明确诊断后几小时之内应当进行球囊房间隔造口术。需要指出的是虽然应用前列腺素 E_1 可保持动脉导管开放,但动脉导管水平的血液混合程度远不及心房水平;此外由于大动脉转位异常的"并行循环"生理,经导管到达肺循环的血流,如果随后不经由双向导管分流回到体循环,则又会回流到左心房,随后经左心室又注入肺循环,这样就会导致肺循环淤血和体循环灌流不足。而球囊房间隔造口术可对左心房进行减压,继而降低肺循环阻力,并且提高体循环的心排血量。

(2) 肺动脉环缩术:对伴有巨大室间隔缺损或多发性室间隔缺损的患儿,早期可先行肺动脉环缩,以保护肺血管充血引起的肺动脉高压,至 6 个月或 1 岁以后再行纠治术。但现在随着手术技术的发展,很多伴有大型室间隔缺损的患者在新生儿期就成功接受了动脉调转术。故单纯以保护肺血管床为目的的肺动脉环缩术已很少施行。

（3）体肺分流术：目的是增加肺血，减轻缺氧。常用的手术方法是 B-T 分流术。对 TGA/VSD，PS 出现严重低氧血症的患者，早期不适合行双心室修补的根治手术时，可采用 B-T 分流术。需要注意的是如心房水平内分流少，应同时行房间隔缺损扩大术，以增加"并行循环"间的血流混合。

（4）解剖左心室已退化的大动脉转位患者的 I 期姑息手术：对于左心室已退化的患者，为了使其左心室能够重新承担体循环阻力，必须进行左心室锻炼。一般通过行肺动脉环缩手术增加左心室的后负荷，但肺动脉环缩会减少肺血流，从而使患者的青紫缺氧加重，因此绝大多数的大动脉转位患者不能耐受单纯的肺动脉环缩术，需在此基础上加行一个相对小型的 B-T 分流术（一般为 3.5mm）以增加肺血。需要指出的是肺动脉环缩术增加了解剖左心室的后负荷，而 B-T 分流又增加了体循环解剖右心室的前负荷，所以 I 期姑息术后心脏将处于"双重超负荷"状态。因此需要对这类患者在 I 期手术后的间隔期进行密切观察和支持治疗，并及时评价左心室锻炼的情况，对左心室质量、容量、室间隔厚度及位置进行正确评估。一般以超声心尖四腔切面、胸骨旁左心室短轴切面判断室间隔位置，应用 M 型超声在胸骨旁左心室短轴切面测量左心室舒张期内径（LVDD）、左心室后壁舒张期内径（LVPWT）、舒张期室间隔厚度（IVST），根据 Devereux 公式计算左心室质量（LV Mass）：LV Mass（g）=1.04×［（LVDD+LVPWT+IVST）³−LVDD³］，然后除以体表面积（m²）得到左心室质量指数（g/m²）。一般超声检查发现室间隔位置居中，估测左、右心室压力比大于 2/3，左心室质量指数大于 50g/m² 时即可行 II 期动脉调转术。

2. 双心室纠治手术

（1）心房调转术：常用的术式为 Senning/Mustard 手术。其原理是在心房水平将体静脉和肺静脉回流进行调转，使体静脉回流入三尖瓣和解剖右心室而肺静脉回流入二尖瓣和解剖左心室，从而纠正"并行循环"的错误。手术的早期死亡率低，小于 10%。但该手术带来很多远期问题，如易发生心律失常和腔静脉、肺静脉回流梗阻。特别是由于解剖右心室术后成了体循环心室，但其先天的解剖结构却并不能承受体循环阻力，故术后远期会出现三尖瓣关闭不全，即功能性二尖瓣关闭不全而导致心力衰竭，因此目前该术式已较少用于完全型大动脉转位的外科治疗。只有某些特定的疾病如矫正型大动脉转位时才作为根治手术中的一部分得到应用。

（2）动脉调转术（arterial Switch operation，ASO）

1）手术指征：动脉调转术的手术年龄取决于左心室功能。如前文所述，TGA/IVS 患者，解剖左心室的功能将随着肺阻力的下降而迅速退化，故一般应在出生后 2 周内手术最合适，如手术年龄超过 1 个月，必须判断左心室功能是否能够耐受体循环阻力。一般左心室压力必须超过右心室压力的 2/3 才能够耐受 I 期动脉调转术。否则必须通过 I 期姑息手术来先提高左心室的后负荷，以锻炼左心室功能，然后再行 II 期动脉调转术。对于 TGA/VSD 患儿，如室间隔缺损足够大，其左心室压力足以维持在体循环压力的 2/3 以上，故左心室能在较长时期内适应 I 期动脉调转术。但除了考虑上述因素外，肺动脉高压也是手术失败的主要原因，所以 TGA/VSD 患者的手术年龄一般不宜超过 3 个月，否则会出现严重的肺血管阻塞性病变。

2）手术技巧：经标准胸骨正中切口进行手术，次全切除胸腺。在紧靠无名动脉近端的位置上缝置主动脉插管用的荷包缝线。游离并在心肺转流开始后立即缝扎离断动脉导管，松解游离左右肺动脉直至其肺门分支处。钳夹阻断主动脉，主动脉根部注入单剂心脏停搏液。在平齐肺动脉分叉高度的主动脉中点位置将其离断。切取冠状动脉开口并带有其所属主动脉窦的大部分窦壁组织的钮片。将冠状动脉起始部的 2~4mm 范围松解游离出来，仔细保全其所有分支。如有必要，则要游离松解心外膜下的细小心外膜分支。在肺总动脉分叉处近端将其离断，其近心端即成为新主动脉瓣口。"U"形切除新主动脉近端区域的部分组织后将冠状动脉钮片连续缝合在"U"形切口中。由于大动脉转位时原主动脉瓣口的位置高于肺动脉瓣口（即新主动脉），所以"U"形切除区域的底部通常处于新主动脉的瓣交界顶部的高度，即需将冠状动脉钮片移植到新主动脉瓣上较高的位置，以避免冠状动脉扭曲。替代在新主动脉上进行"U"形切除的另一种方法是所谓的"活板门技术"，即做一个"J"形切口，然后旋转成一个基底部位于内侧的活门状的血管翻转片。这在冠状动脉移植存在张力时可以减少冠状动脉的旋转度。如果存在壁内型冠状动脉，通常的处理方法是切取一个更长的冠状动脉开口钮片，在必要时，该钮片还要包含有预先切下的新肺动脉的后方瓣交界。

在用心包重建肺动脉时,可将这个交界重新悬吊起来。将肺动脉分叉换位到升主动脉前方。完成主动脉吻合。自体心包用0.6%的戊二醛处理至少20分钟,然后修剪出一块裤衩状的补片来重建新肺动脉的近端。补片应该大于所切取的冠状动脉开口钮片的总面积,以此对更细的原主动脉进行扩大,使其能更好地匹配离断之肺动脉的远端部分的更粗大直径(图2-12-2)。完成肺动脉的吻合后可选择在深低温停循环下修补心内缺损。

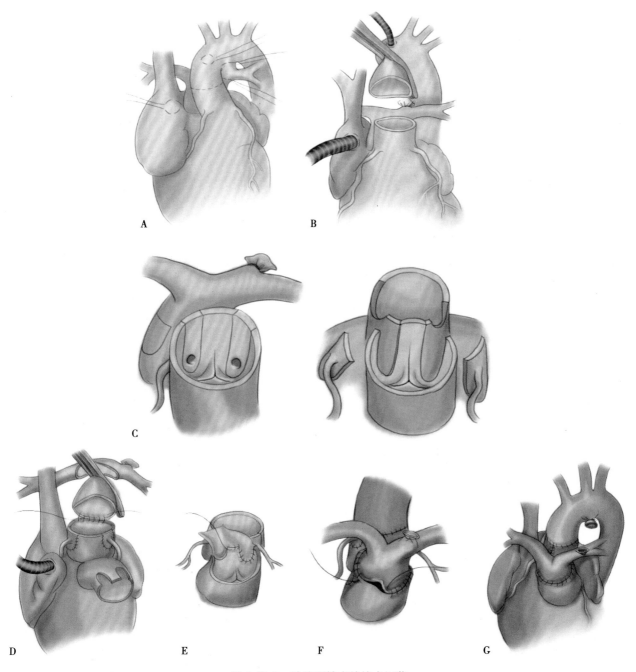

图 2-12-2　动脉调转术的技术细节

A. 主动脉插管的荷包线缝置在升主动脉远端。经右心耳置入单根静脉插管。如图所示缝扎动脉导管。升主动脉将在其中点附近离断,如虚线所示。B.缝扎并离断动脉导管。升主动脉钳夹阻断,并在其中点位置离断。如图所示切下冠状动脉。C.对冠状动脉起始部的2~4mm范围进行松解游离。适当地在新主动脉近端切除"U"形的部分组织,使用在转流开始前缝置的标志缝线作为引导。D. 在肺总动脉分叉处近端将其离断。然后实施 Lecompte 换位操作,将肺动脉分叉换位到升主动脉前方,使用 7-0 聚丙烯线将冠状动脉开口钮片缝到新主动脉上。完成冠状动脉缝合后,使用 6-0 聚丙烯线连续缝合来构建主动脉吻合口。与冠状动脉缝线相交的连接点用褥式缝合加固。E.用一块裤衩状的自体心包补片来修补原来切取冠状动脉开口钮片的部位,心包补片用戊二醛处理。F.松开主动脉阻断钳后,构建肺动脉吻合口。使用连续缝合技术。G.动脉调转术完成。

3）并发症：①低心排血量综合征，是该手术最致命的并发症。其主要原因是冠状动脉缺血。因此术中要尽可能避免移植的冠状动脉扭曲。术后应用硝酸甘油可起到一定扩张冠状动脉的作用。②出血。手术对血管的缝合要求较高，如缝合不严密极有可能引起出血。由于术中主动脉和肺动脉行交叉换位，故术后主动脉吻合口出血非常难以处理。另外，新生儿凝血功能发育不成熟和体外循环也加大了止血的难度。③吻合口梗阻。远期随访中多见肺动脉吻合口梗阻，一般位于左右肺动脉分叉处；主动脉吻合口梗阻较少见。梗阻严重者需再次手术。④新主动脉瓣反流。动脉调转术后的新主动脉瓣为原生肺动脉瓣，其结构与原生主动脉瓣略有差异，故远期可能出现反流。另外，术中移植冠状动脉时造成的新主动脉根部形态变化也可引起反流。⑤冠状动脉开口狭窄，多与冠状动脉钮片移植时缝合不当引起瘢痕形成有关。

（3）Rastelli 手术

1）手术适应证：对于 TGA/VSD，PS 的患者，肺动脉瓣及瓣下存在固有狭窄，如果接受动脉调转术，术后将成为主动脉瓣及瓣下狭窄，因此这类病例不具备动脉调转术手术适应证。Rastelli 手术作为纠治 TGA/VSD，PS 的经典手术，于 1969 年被报道后，长期以来被广泛采用。该手术对心功能的影响相对较小，术后早期死亡率低，故适用于术前心功能就欠佳的患者。但因为需要在右心室内建立心内隧道，故对于合并偏流入道或限制性室间隔缺损、房室瓣腱索跨越，以及右心室容量偏小等特殊解剖结构的病例，不适宜行 Rastelli 手术。另外，由于右心室流出道需要采用不具有生长性的带瓣管道进行重建，故手术年龄宜大于 2 岁，最好为 3~4 岁。

2）手术技巧：术中将肺总动脉横断，将近心端狭窄的肺动脉瓣口缝闭，然后在右心室流出道做纵切口，通过该切口于右心室内在室间隔缺损和升主动脉开口之间用补片建立心内隧道以重建左心室流出道，使左心室血流通过室间隔缺损和心内隧道进入主动脉。最后用带瓣管道连接右心室切口和远端肺总动脉，从而重建右心室流出道（图 2-12-3）。

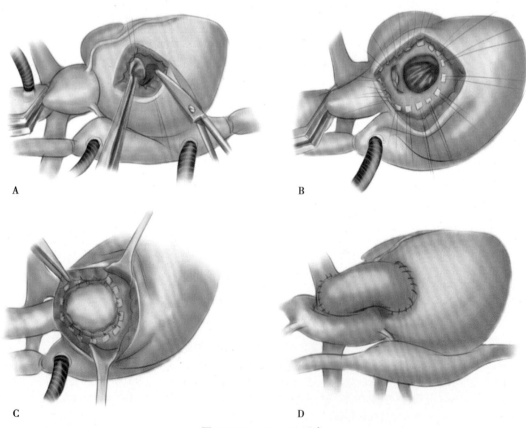

A   B

C   D

图 2-12-3　Rastelli 手术
A. 经右心室切口显露室间隔缺损；B. 沿室间隔缺损边缘间断缝置带垫片双头针线；C. 补片关闭室间隔缺损，并建立内隧道；D. 用管道重新连接右心室和肺动脉。

3）并发症：近来有远期随访报道指出，Rastelli 手术后远期易发生心内隧道，即左心室流出道梗阻，引起恶性心律失常甚至猝死。而由于右心室流出道重建时采用带瓣管道，远期管道不可避免地出现钙化和狭窄。故 Rastelli 手术后再次手术干预率很高。因此有欧洲中心提出 REV 手术，采用将自体肺动脉和主动脉行交叉换位（Lecompte 换位）并直接下拉与右心室流出道切口上缘缝合，再采用前壁心包补片扩大的方法来重建右心室流出道。此法可降低右心室流出道的再手术干预率（图 2-12-4）。

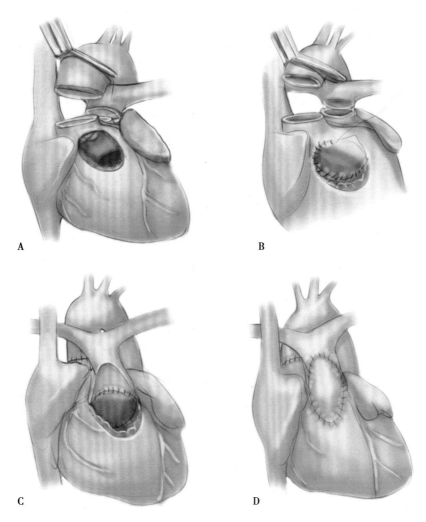

图 2-12-4　REV 手术

A. 离断主动脉，右心室切口显露室间隔缺损；B. 用补片关闭室间隔缺损，并建立内隧道；C. 将主动脉和肺动脉交叉换位；D. 将自体肺动脉下拉与右心室切口上缘吻合，前壁用心包补片扩大。

（4）Nikaidoh 手术

1）手术指征：Nikaidoh 在 1984 年提出纠治 TGA/VSD，PS 的新手术方法，当时主要应用于合并偏流入道或限制性室间隔缺损，房室瓣腱索跨越，以及冠状动脉分支跨过右心室流出道等不宜行 Rastelli 手术的病例。但随着手术技术的进步，特别是近年来对 Rastelli 手术远期效果的质疑，Nikaidoh 手术的适应证也逐渐扩大。但需要注意的是该手术操作时间长且手术创伤较大，故对于术前心功能不佳的患者应谨慎采用。

2）手术技巧：手术中从主动脉瓣下切开，取下主动脉瓣环。将主动脉瓣环连同自体冠状动脉作为一个整体移植到原来肺动脉瓣环所在的位置。剪开圆锥隔扩大室间隔缺损，采用补片连续缝合关闭室间隔缺损和主动脉下方的空间，从而同时扩大了左心室流出道和右心室流出道。最后把肺总动脉近端开口与主动脉的侧壁进行缝合，前壁用心包补片扩大（图 2-12-5）。

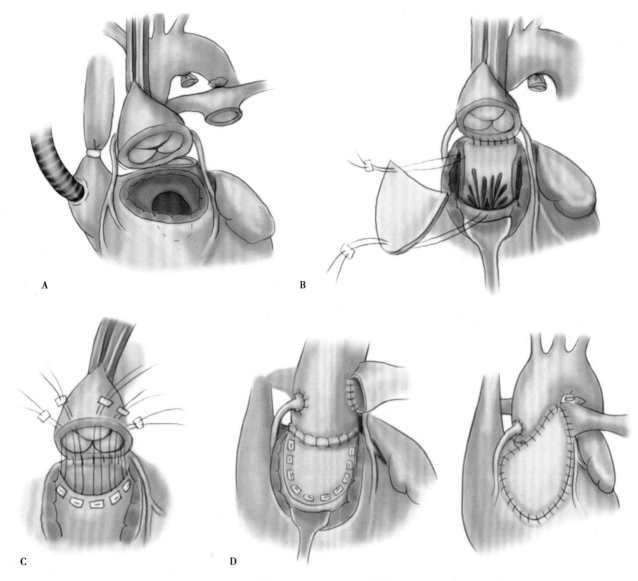

图 2-12-5　Nikaidoh 手术

A. 切取主动脉瓣装置,并打开狭窄的肺动脉瓣环;B. 将主动脉瓣装置后缘与打开的肺动脉瓣环的后缘吻合,前缘与室间隔缺损补片上缘吻合;C. 肺总动脉吻合到升主动脉侧壁;D. 肺总动脉 - 右心室流出道切口前壁用补片扩大。

　　另一种改良的方法是在主动脉瓣环向后移位前先制取左右冠状动脉钮片,待主动脉移位后再将冠状动脉钮片移植到主动脉上合适的位置,这样做的好处在于能够减少冠状动脉的张力,从而降低冠状动脉缺血的风险;而右心室流出道的重建则可采用同种带瓣管道连接,以改善术后早期的右心功能。

　　3) 并发症:主要以术后早期并发症为主,主要是低心排血量综合征和出血。低心排血量综合征与手术创伤和冠状动脉灌注不良有关。而出血则与缝合的细致程度有很大关系,特别是室间隔补片上缘、新主动脉瓣环和心外膜三部分的交界点处为渗血的高危区域,应该给予重点加固处理。另外,为避免术后新主动脉瓣的反流,术中在缝合新主动脉瓣环时应该平均控制针距和进针深度,使瓣环均匀受力。

　　相对于术后早期并发症而言,Nikaidoh 手术的中远期并发症较 Rastelli 手术要少得多,特别是远期与左心室流出道相关的并发症发生率几乎为 0。这是因为 Nikaidoh 手术后重建的左心室流出道是平直的,更加符合正常解剖。

【病例解析】

病例摘要 1

现病史

患儿,男,1 日龄。孕 38 周因脐带绕颈行剖宫产出生。出生后 2 小时在产院出现口唇发绀。尚未开奶,未解胎便。

查体

体温 36.8℃,心率 150 次 /min,呼吸 38 次 /min,血压 86/44mmHg,SpO_2 78%。两肺呼吸音清,无啰音。心脏听诊可闻及 L_2~L_3 (2~3)/6 连续性杂音。

 解析

对出生后查体发现心脏有杂音,SpO_2 下降的发绀的新生儿,在未明确病因之前严禁氧疗。因为此时不能排除患儿是否是动脉导管依赖的先天性心脏病急症,一旦吸入高浓度氧,动脉导管迅速关闭,患儿病情将急剧恶化。此时合理的方案是在密切观察下及早安排心脏超声检查,以明确病因。

治疗经过

患儿即刻给予超声心动图检查,诊断为:TGA/IVS,卵圆孔未闭 0.3cm,动脉导管未闭 0.2cm。目前患儿呼吸平稳,拟转运至专科医院治疗。

患儿经 120 急救车转运至专科医院急诊室,途中给予静脉维持前列腺素 E_1,剂量为 5ng/(kg·min)。专科医院急诊室复测 SpO_2 70%,心率 160 次 /min,呼吸 25 次 /min,血压 65/40mmHg。心前区杂音较前无明显变化。急诊血气分析提示:pH 7.372,PCO_2 50mmHg,PO_2 42mmHg,碱剩余 +3mmol/L,SaO_2 72%。遂给予气管插管后收治入 ICU。

入院后经对症支持治疗内环境稳定,于次日全身麻醉体外循环下行动脉调转术。手术顺利,术后 3 日出 ICU,术后 8 日出院。

 解析

转运是先天性心脏病急症患儿需要面临的重要一环,好的转运是保证良好预后的先决条件。其中最主要的是要做好如下几点:①保暖,最好是配备封闭式暖箱;②基本生命体征检测,特别是对呼吸和氧饱和度的监测;③辅助呼吸设备,包括球囊加压面罩和呼吸机等,需注意呼吸机的吸入氧浓度必须可以调节至空气氧水平;④必要的药物,其中最重要的是可静脉持续维持的前列腺素 E_1,因其具有防止动脉导管关闭的作用,是动脉导管依赖型先天性心脏病急症患儿的必备药。

前列腺素 E_1 在新生儿有一个重要的副作用是呼吸抑制,因此使用中要严密观察患儿呼吸活跃程度,一旦出现呼吸抑制征象需要及时机械辅助通气治疗。

本病例是一例 TGA/IVS 患儿在出生后及时诊断、合理处置、安全转运,直至成功手术的范例。由于术前处置得当,患儿得以以稳定的状态接受动脉调转术,并很快恢复。但临床上,也会遇到就诊时动脉导管已经闭合而心房水平又仅有限制性分流的 TGA/IVS 患儿,这类患儿就诊时即已经存在严重体循环缺氧和内环境紊乱,故先给予急诊的球囊房间隔造口术可能是理想的选择。

病例摘要 2

现病史

患儿,男,52 日龄。G_1P_1,孕 39 周顺产。出生后 1 周在家中吃奶时发现口周青紫,未引起重视。5 日前出现发热 38.6℃,伴咳嗽,在当地医院就诊,诊断为肺炎。收治入院时查体发现心脏杂音。超声发现先天性心脏病。现经抗感染治疗后症状好转,故转诊来院进一步治疗。

查体

心率 140 次 /min,呼吸 32 次 /min,血压 78/42mmHg,SpO_2 82%。两肺呼吸音粗,双肺底有中湿啰音。心脏听诊可闻及胸骨左缘第 2~3 肋间 2/6 级收缩期杂音,P_2 稍亢进。

辅助检查

心脏超声:TGA/IVS,房间隔缺损(范围 1.2cm,内见多束左向右分流),两大动脉前后位关系,双侧冠状动脉开口可见,未见动脉导管未闭。室间隔偏向左侧,解剖左心室呈月牙形,计算测得左心室质量指数 $=36g/m^2$。

治疗经过

患儿入院后完善检查后,行右侧 B-T 分流(3.5mm) + 肺动脉环缩术。术中建立 B-T 分流后,逐渐控制肺动脉环缩带,测得动脉血压 80/58mmHg,同时右心室压 58/6mmHg。此时心率 158 次 /min,SaO_2=78%。

患儿术后在 ICU 度过 8 日间隔期,在此期间每两日复查一次心脏超声评估左心室锻炼情况。最后一次超声提示左心室质量指数 $=58g/m^2$,故于第 9 日再次行Ⅱ期动脉调转术。术中拆除 B-T 分流和肺动脉环缩带,按常规方法行动脉调转术。Ⅱ期手术后 5 日出 ICU,术后 9 日出院。

解析

TGA/IVS 患儿,如合并较大的房间隔缺损,则心房水平血液混合充分,新生儿期可能并没有严重青紫的表现。所以如果在产院未经过经皮氧饱和度监测筛查,很容易漏诊。新生儿期,肺循环的高阻力状态使得心脏听诊杂音不显著,也是漏诊的另一个原因。但随着此后肺血管阻力的下降,肺血流量增多,患儿容易出现肺部感染。此时再进行查体就可发现心脏杂音,进而通过心脏超声检查明确诊断。但此时患儿的解剖左心室往往已经退化(特别是合并大房间隔缺损,动脉导管又已经关闭的患者,其左心室退化速度更快),错过了Ⅰ期动脉调转术的手术时机,需要接受姑息手术进行左心室准备。

Ⅰ期左心室准备的姑息手术需要结合个体情况进行。体肺分流的尺寸不宜太大,否则造成术后动脉舒张压过低,冠状动脉供血不足,容易出现心力衰竭。肺动脉环缩程度一般要求右心室压力达到体循环压力的 2/3。环缩过紧会导致术后心脏窘迫,引起心力衰竭,过松则达不到锻炼的效果。但临床实践中也会遇到右心室压力尚未达标但已经出现心脏窘迫的表现,如心率 >170 次 /min,或 SaO_2<75%。此时不宜再进一步环缩,而是要优先考虑保护心脏功能,待解剖左心室功能得到一定程度的锻炼后再行二次环缩,直至使心室压力达到Ⅱ期动脉调转术手术的标准。

这是一例典型的 TGA/IVS 因左心室退化而接受快速两期动脉调转术的病例。一般认为,Ⅰ期姑息手术的年龄不应超过 6 个月,否则即使接受左心室锻炼也难以达到良好的效果。最近对于心室功能的晚期研究证实,与正常人或接受Ⅰ期动脉调转术的患者相比,接受两期动脉调转术患者的左心室功能和收缩力的超声检查指数略微低一些。且间隔期的延长可能是导致晚期左心功能不全的危险因素。

病例摘要 3

现病史

患儿,男,3 个月。出生后发现青紫。在产院行心脏超声检查明确诊断为先天性大动脉转位、室间隔缺损、肺动脉狭窄。专科医院就诊后给予随访。随访期间无发热、咳嗽、咳痰等病史。近 2 周来发现发绀加重,吃奶即哭,哭吵后发绀更为明显,无晕厥。故再次至专科医院求治。

查体

心率 136 次 /min,呼吸 30 次 /min,血压 88/54mmHg,SpO_2 68%。两肺呼吸音清,无干湿啰音。心脏听诊可闻及胸骨左缘第 3~4 肋间 4/6 级收缩期杂音,P_2 减弱。

辅助检查

心脏超声:TGA/VSD,PS,动脉导管未闭。心室内见对位不良型室间隔缺损,直径 8mm。肺动脉瓣及瓣下狭窄,流速 4.5m/s,估测 $\Delta P=81mmHg$。房间隔见卵圆孔未闭 0.3cm。见小的动脉导管未闭(2mm)。

心脏 CT:TGA/VSD,PS,动脉导管未闭。膜周心室隔见缺损,6.7mm,左心室扩大,左心室流出道稍狭窄。心室大动脉连接不一致,主动脉位于前,起源于右心室,肺动脉位于后,起源于左心室、左弓、迷走右锁骨下动脉,未见明显主动脉缩窄,动脉导管直径 2.8mm,左前降支起自右冠状动脉可能,肺动脉瓣及瓣下狭窄,肺动脉总干及左右肺动脉发育稍小,肺动脉总干直径 4.4mm,左肺动脉起始部 2.9mm×2.8mm,远端 3.1mm×2.1mm,右肺动脉起始部 4.5mm×5.7mm,远端 3.6mm×3.0mm。降主动脉横膈水平 5.7mm(图 2-12-6)。

治疗经过

入院后在非体外循环下行右侧 B-T 分流术(4mm,Gore-Tex 管道)。术后 7 日出院。

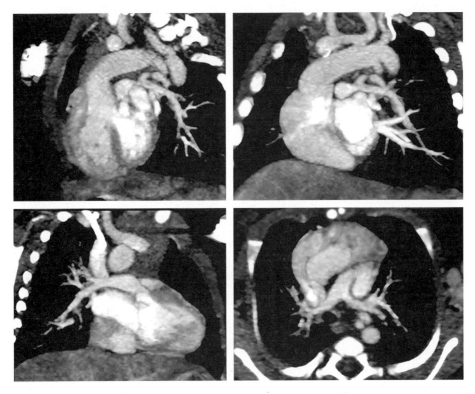

图 2-12-6　患儿心脏增强 CT

解析

　　TGA/VSD,PS 患儿,生后早期表现如法洛四联症,但中央型青紫出现得更早,由于肺动脉狭窄,左心室后负荷加重,随着时间的推移,左心室出现向心性肥厚,左心室腔缩小,导致肺血更加减少,青紫更加严重。但 TGA/VSD,PS 患者较少出现缺氧发作,这与肺动脉下无圆锥结构可能相关。

　　本例患者,青紫、缺氧很明显,这与其肺动脉狭窄严重,而动脉导管较小有关。因此必须考虑手术干预。但患儿年龄较小,仅 3 个月,不符合 Rastelli 手术的适应证。CT 又显示冠状动脉存在起源异常,也不是 Nikaidoh 手术的好适应证。所以综合考虑行一期双心室修补手术风险很大,宜先行体肺分流以增加肺血,待 1 岁以后再尝试行双室修补手术。手术中应尽量采取非体外循环的方法,并尽可能保持心包腔的完整性,以减少二期手术时心包腔的粘连,便于对冠状动脉的显露。必要时,应对异常走行的冠状动脉进行缝线标记,以避免二次手术时的冠状动脉损伤。

(张海波　刘迎龙)

推荐阅读文献

[1] 徐志伟 . 小儿心脏手术学 . 北京:人民军医出版社,2006.

[2] 乔纳斯 . 先天性心脏病外科综合治疗学 .2 版 . 刘锦纷,孙彦隽,译 . 上海:世界图书出版公司,2016.

[3] JONAS R A,GIGLIA T M,SANDERS S P. et al. Rapid,two-stage arterial switch for transposition of the great arteries and intact ventricular septum beyond the neonatal period. Circulation,1989,80(3):203-208.

[4] PRIFTI E,CRUCEAN A,BONACCHI M,et al. Early and long term outcome of the arterial switch operation for transposition of the great arteries:predictors and functional evaluation. Eur J Cardiothorac Surg,2002,22(6):864-873.

第十三节　矫正型大动脉转位

本节要点

　　1. 流行病学　先天性矫正型大动脉转位在所有先天性心脏病中的发病率不足 1%,其自然病程差异很大。少数单纯的矫正型大动脉转位患者可无明显临床表现,合并严重的肺动脉狭窄或三尖瓣反流的患者早期即可出现相应症状,而多数患者介于两者之间。

　　2. 病理生理学　矫正型大动脉转位特点为房室连接不一致和心室大动脉连接不一致。由于房室瓣随着心室移位,因此腔静脉血流经右心房、二尖瓣、左心室至肺动脉,而肺静脉血流经左心房、三尖瓣、右心室至主动脉。虽然体循环血流从功能上得到了纠正,但相当比例的患者同时合并其他心内畸形。

　　3. 临床症状　不伴随其他心内畸形的矫正型大动脉转位患者,临床上可无明显表现。合并明显肺动脉狭窄的患儿可出现青紫,合并大型室间隔缺损者可出现充血性心力衰竭。随体循环房室瓣反流加重可出现劳力性呼吸困难和易疲劳等症状。有些可因心动过缓和传导阻滞就诊。

　　4. 诊断　超声心动图可诊断,心导管和造影检查可进一步明确诊断,同时测量各心脏部位的压力和氧含量,获知肺动脉狭窄程度和心内分流,显示室间隔位置、各心腔形态、体肺静脉回流部位及其与心脏连接等。

　　5. 治疗　手术方案包括姑息手术、传统经典矫治手术及解剖矫治手术等,具体需根据伴有的心内畸形(如室间隔缺损、肺动脉瓣下狭窄、左侧房室瓣反流和完全性房室传导阻滞等)决定。

一、定义

先天性矫正型大动脉转位（congenital corrected transposition of great arteries,CCTGA）定义为一种心房与心室连接不一致同时心室与大动脉连接也不一致的复杂心脏畸形,其右心房与左心室相连并发出肺动脉,而左心房与右心室相连却发出主动脉。虽然血流动力学正常,但心脏解剖结构并不一致。CCTGA 往往合并室间隔缺损、肺动脉瓣和瓣下狭窄所导致的左心室流出道梗阻（LVOTO）及三尖瓣畸形所导致的房室瓣反流等其他心内畸形。心房可以正位或反位,传导系统和冠状动脉解剖通常也存在异常。这些合并畸形将影响临床症状出现的时间和程度,同时也决定了不同的外科处理方式。

二、流行病学

CCTGA 在所有先天性心脏病中的发病率不足 1%,其自然病程差异很大。1%~2% 的单纯 CCTGA 患者可无明显临床表现,合并严重的肺动脉狭窄或三尖瓣反流的患者早期即可出现相应症状并接受药物治疗,而多数患者介于两者之间。临床症状取决于肺血流量多少、三尖瓣反流轻重、传导阻滞引起心动过缓程度及右心室功能状况等。1/3 的患儿可因肺血流量过少出现发绀,1/3 的患儿 1 岁内可因肺血流量过多出现心力衰竭,并在 30~40 岁死亡。1/3 的患儿发生体循环房室瓣反流,常出现在发育不良或类似 Ebstein 畸形的三尖瓣中。严重的三尖瓣反流是致死的高危因素,合并严重三尖瓣反流的 CCTGA 患者通常伴有右心室功能退化,20 年生存率不到 50%。10% 的患者合并先天性完全性房室传导阻滞,并且后者在 CCTGA 患者中的发生率每年约增加 2%,最终达到成年患者的 30% 左右。

三、病理生理学

CCTGA 的心脏解剖特点为房室连接和心室大动脉均不一致。由于房室瓣随心室移位,因此腔静脉血流经右心房、二尖瓣、左心室至肺动脉,而肺静脉血流经左心房、三尖瓣、右心室至主动脉（图2-13-1）。虽然体循环血流从功能上得到了纠正,即氧合血从左心房进入解剖右心室然后进入主动脉,但相当比例的 CCTGA 患者同时合并其他心内畸形,并且其中一些可导致青紫。

心室在 CCTGA 可以是任何位置,但心房正位时,形态学左心室在右侧,形态学右心室在左侧,左心室一般在右心室的后下方。如果心房反位,则表现为心房正位时的镜像关系。房室瓣取决于它们连接的形态学心室,因此承担体循环的三尖瓣在心脏左侧,在左心房和右心室之间。在左心室,二尖瓣和肺动脉瓣通常有纤维连接;而在右心室,三尖瓣和主动脉瓣之间被漏斗部隔开。少数病例有双圆锥结构或均无圆锥。心室流出道并不交叉,主动脉和肺动脉相互平行,左心室流出道梗阻较常见,而右心室流出道梗阻（主动脉瓣下）较少见。

左心室流出道位置在二尖瓣前瓣和肌部室间隔之间,肺动脉瓣在主动脉瓣的右后方,肺动脉瓣和流出道嵌在二尖瓣和三尖瓣之间,导致房间隔和室间隔对位不良向前移位。大约 50% 的 CCTGA 伴有左心室流出道梗阻,其中约一半患儿有临床意义。梗阻可以是肺动脉瓣、瓣下或动力性的,瓣叶数量也可能异常。瓣下狭窄可以由膜性组织黏附在二尖瓣前瓣或瓣叶的纤维组织附着在肺动脉瓣环、膜部室间隔、二尖瓣引起,也可能是膜部室间隔向左心室流出道后方膨出引起。瓣和瓣下狭窄常常同时存在,如果有室间隔缺损存在,左侧三尖瓣组织可以通过室间隔缺损嵌入左心室流出道。

三尖瓣常常异常和移位,部分病例类似于 Ebstein 畸形。隔瓣比平时更偏中前,瓣叶畸形、腱索异常增厚牵住隔瓣和后瓣,隔瓣黏附在室间隔上。在一些严重病例,隔瓣和后瓣下移呈典型的 Ebstein 畸形。但

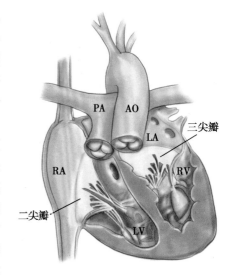

图 2-13-1　矫正型大动脉转位的心脏解剖示意图

AO. 主动脉;LA. 左心房;RV. 右心室;LV. 左心室;RA. 右心房;PA. 肺动脉。

与房室连接一致的 Ebstein 畸形心脏比较有三处不同,前叶正常而不是增大和"风帆样"改变,瓣环不扩张,右心室窦部不扩张。如果一个心室发育不良,瓣膜骑跨较多见。三尖瓣骑跨常伴右心室发育不良和上下心室。少数情况右侧二尖瓣骑跨,合并左心室发育不良。

房间隔和室间隔的错位,使房室结和房室束(又称"希氏束")位置异常,以致位于 Koch 三角区正常位置的房室结不能在室间隔区与心室传导组织会合。在心房正位的 CCTGA 病例,前或上房室结坐落在房间隔内并与右心房瓣入口邻近,在该处房间隔的前缘与房室瓣环会合,前房室结正好在右纤维三角处,正常的后房室结也可以存在,但由于房室隔的对位不良,房室束很少从这里发出。相反,房室束一般从前房室结发出,穿过纤维三角至肺动脉瓣环上缘后马上从下缘行走。如果伴有室间隔缺损,房室束走在室间隔缺损的前上方,传导束与肺动脉瓣附属组织的形成有密切关系,因此可能与肺动脉狭窄的形成有一定关系。传导组织行走在室间隔的右侧(形态左心室面)的心内膜下,肉眼看似灰白的条束。右束支穿过室间隔嵴到达右心室,左束支在左心室面继续行走。在心房反位的病例,有前后房室结存在,但只有后房室结发出穿越束支,房室束的走向与房室连接一致的心脏相似,前房室结与房室束不相连,这样的病例由于房室结位置正常,出现自发性传导阻滞的可能较小。

CCTGA 的冠状动脉解剖与正常心脏相反。右冠状动脉发自右后窦,在肺动脉瓣环前面经过,发出前降支和经过右侧房室沟的回旋支。左冠状动脉发自左后窦,围绕三尖瓣入口,并转成后降支。前窦是无冠窦。冠状动脉的起源和分布非常一致,最常见的变异是单支冠状动脉发自面对右侧的冠状窦,并分成左右主干。CCTGA 冠状动脉的总干短,发出分支早,并经常隐没在心室肌肉和脂肪中。

四、临床表现及检查方法

(一) 症状和体征

CCTGA 患者若不伴随其他心内畸形,临床上可无明显表现。在出生后的第 1 个月,合并室间隔缺损和明显肺动脉狭窄的患儿可出现青紫,合并大型室间隔缺损者可出现充血性心力衰竭。但早期很少有临床症状,可能与患儿大部分伴有轻度肺动脉瓣下狭窄有关。随着体循环房室瓣反流加重可出现劳力性呼吸困难和易疲劳等症状。CCTGA 患者有些因心动过缓和传导阻滞就诊,少数出现先天性或极早期的完全性房室传导阻滞。20%~30% 的病例有一度或二度房室传导阻滞,其中多数出生时房室传导正常。

(二) 体格检查

CCTGA 伴有重度肺动脉瓣下狭窄时,可有口唇和四肢末梢青紫,胸前区可及收缩期震颤。伴有大型室间隔缺损者,可见心前区抬举样搏动。左位主动脉弓时,左侧第 2 肋间第二心音增强。伴有显著三尖瓣反流者,心尖部可及舒张期隆隆样杂音。伴有完全性房室传导阻滞时,心动过缓。

(三) 辅助检查

1. 胸部 X 线片   由升主动脉形成的心脏左侧上缘平直是典型的胸部 X 线片表现。合并室间隔缺损时可出现心影增大,肺血管影增多。伴肺动脉瓣下狭窄者可表现为肺缺血,肺野透亮度增加。当存在重度三尖瓣反流时,肺静脉淤血伴左心房增大。

2. 心电图   常可见不同程度的房室传导阻滞,20%~30% 的患者有一度或二度房室传导阻滞。房性心律失常和预激综合征偶尔也会发生。V_5、V_6 导联 Q 波消失或者 V_4R、V_1 导联出现特征性 Q 波,这是因为心室间隔的除极方向是从左心室到右心室。

3. 超声心动图   可明确诊断 CCTGA,特别有助于诊断房室瓣骑跨,房室瓣反流和室间隔缺损的位置。可发现左侧房室瓣向心尖方向移位,腱索与室间隔流入道连接,同时右侧房室瓣和肺动脉瓣纤维连接。

4. 心导管和心血管造影   心导管可进一步明确诊断。同时测量各心脏部位的压力和氧含量,获知肺动脉狭窄程度和心内分流。造影可显示室间隔位置,各心腔形态,体静脉和肺静脉的回流部位和与心脏的连接,室间隔缺损的位置、大小和数量,以及三尖瓣、肺动脉瓣和肺动脉发育情况等。

五、治疗方法

(一)药物治疗

如发生充血性心力衰竭,应予以抗心力衰竭治疗。快速起效的强心药物包括儿茶酚胺类药物(多巴胺、多巴酚丁胺、异丙肾上腺素和肾上腺素)及非儿茶酚胺类药物(氨力农和米力农)。地高辛是最常用的洋地黄类药物。利尿剂可减轻前负荷并改善充血症状,但并不能提高心排血量和增加心肌收缩力。发生心律失常者,予以抗心律失常药物治疗。必要时,给予亚急性感染性心内膜炎的预防用药。

(二)手术治疗

1. 手术指征选择 临床诊断明确的 CCTGA,应早期手术。手术方案应根据伴有的心内畸形,如室间隔缺损、肺动脉瓣下狭窄和左侧房室瓣反流等综合决定。6 个月以内的婴儿可采用姑息手术,如肺充血型做肺动脉环缩术,肺缺血型做体肺动脉分流术,为进一步根治手术做准备。根治手术包括两类,传统经典矫治手术和解剖矫治手术。目前随着解剖矫治方法[即双调转手术(double Switch 术)]的开展,对婴幼儿无肺动脉狭窄者,可采用 Senning+ 动脉调转术;对婴幼儿伴肺动脉瓣狭窄者,可采用 Senning+Rastelli 手术方法(图 2-13-2)。

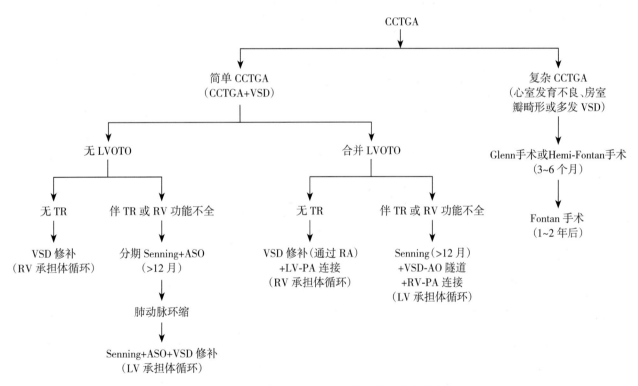

图 2-13-2 先天性矫正型大动脉转位的手术方案选择

CCTGA. 先天性矫正型大动脉转位;VSD. 室间隔缺损;LVOTO. 左心室流出道梗阻;TR. 三尖瓣反流;RV. 右心室;LV. 左心室;PA. 肺动脉;ASO. 动脉调转术。

2. 麻醉和体外循环方法 双调转手术的麻醉和体外循环方法与传统经典矫治手术相同。手术在静吸复合全身麻醉下进行,正中开胸后建立体外循环前充分游离主肺间隔和左、右肺动脉,结扎并离断动脉导管或动脉韧带,升主动脉及上、下腔静脉插管建立体外循环。上下腔静脉插管应尽量远离心脏,以方便施行 Senning 手术。术中常规应用改良平衡超滤,每 2 小时灌注一次 HTK 液进行心肌保护,心外膜置冰屑。

3. 手术方法

(1)姑息手术

1)改良 B-T 分流术:采用胸骨正中切口,4mm 膨体聚四氟乙烯管道连接右侧无名动脉与右肺动脉。

以后手术拆除较容易,并减少肺动脉扭曲。

2) 肺动脉环缩术:胸骨正中进胸,使用硅胶涂层的膨体聚四氟乙烯带环绕肺动脉干,收紧控制带调节心室与肺动脉之间的压力阶差,通过肺动脉环缩以锻炼心室功能。

知识点

姑息手术适应证

姑息手术包括体肺分流和肺动脉环缩术。

1. 体肺分流适用情况

(1) 新生儿或小婴儿伴严重的左心室流出道梗阻或肺动脉闭锁,以后准备用心外管道施行解剖修补或经典修补术。

(2) 婴儿阶段伴左心室流出道梗阻和心室发育不平衡、房室瓣骑跨和多发性室间隔缺损等,以后考虑施行 Fontan 手术。

2. 肺动脉环缩术适用情况

(1) 准备今后施行双调转手术,由于室间隔缺损造成肺充血和严重肺动脉高压,降低远端肺动脉压力达体循环压力 50% 以下,以减少肺动脉高压对肺血管和肺循环的破坏。

(2) 经典修补术后出现右心室功能不全,考虑转换成双调转手术,肺动脉环缩手术可使形态左心室压力提高到体循环压力的 2/3 以上,以锻炼心室功能。

(2) 传统经典矫治手术

1) 室间隔缺损关闭术(图 2-13-3):①通过右心房切口暴露二尖瓣,前侧的传导组织必须注意,过度牵拉会造成完全性房室传导阻滞。室间隔缺损可以在室间隔的任何部位,多见在膜周。②由于传导束的走行异常,在缝合室间隔缺损前缘时,缝针通过室间隔缺损缝合于左侧面,并远离室间隔缺损边缘 4~5mm 出针,避免损伤传导束。然后穿过室间隔缺损补片打结,使室间隔缺损补片插入室间隔左侧面。③室间隔缺损余下部分可以连续缝合修补,缝合于缺损的右侧面关闭室间隔缺损。如可能,也可通过主动脉、肺动脉、左心室和右心室修补室间隔缺损。

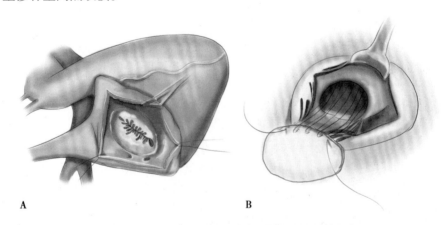

图 2-13-3   通过右心房切口,经二尖瓣行室间隔缺损修补
A. 经右心房切口显露室间隔缺损;B. 经二尖瓣使用补片关闭室间隔缺损。

2) 左心室流出道梗阻矫治术(图 2-13-4):单纯肺动脉瓣狭窄,可做瓣叶交界切开。伴肺动脉瓣下狭窄,由于传导束行走于肺动脉瓣上缘,切开左心室流出道,跨瓣补片扩大,将导致完全性房室传导阻滞,必须采用心外管道方法连接左心室切口至肺动脉。一般用同种带瓣肺动脉或主动脉管道,也可以选择其他材料,例如不带瓣的管道、心包或异体瓣管道及直接缝合等。

心脏停搏后,做解剖左心室表面切口连接管道近心端,切口位置受到乳头肌和冠状动脉的影响,注意不要损伤二尖瓣的附属结构。可先用手指通过右心房切口进入解剖左心室,触摸无乳头肌和心室表面无冠状动脉的区域做一小切口,然后在直视下再扩大。与房室连接一致的右心室-肺动脉管道比较,管道在纵隔的右侧方,在主动脉右侧连接肺动脉。

(3)解剖矫治手术(双调转手术):单心室手术(Glenn手术或全腔肺Fontan手术)适合于无法行经典双心室矫治手术者。要求两个房室瓣功能良好、心室大小平衡和右心室功能良好。若心室大小不一致、右心室功能较差、三尖瓣反流,但左心室压力接近正常,应考虑行解剖矫治手术。通过Senning/Mustard手术行心房内转换,使右心房和解剖右心室相连,左心房和解剖左心室相连,同时再行动脉调转术(Switch术)或心室内隧道方法(Rastelli手术)使左心室与主动脉相连,而右心室与肺动脉相连,这样解剖左心室和二尖瓣仍在体循环工作,从解剖上得到彻底矫治。解剖矫治手术复杂但远期疗效满意。虽然经典矫治手术可有较好的治疗效果,但从远期来说,解剖矫治手术更适合于已经出现三尖瓣反流和右心室功能不良的病例。

1)Senning/Mustard手术+动脉调转术(图2-13-5):首先做动脉调转术,手术技术与房室连接一致的完全型大动脉转位相似。其冠状动脉解剖与房室连接一致的完全型大动脉转位是镜像关系,也有单支冠状动脉,这样对动脉调转术时冠状动脉移植带来困难。大动脉侧位时,冠状动脉的游离要更长。主动脉和肺动脉直径不匹配时,可以对新主动脉端进行缩合使其与远端主动脉匹配。再经右心房切口,行心房内板障改道术(Senning/Mustard手术),使肺静脉血回流至二尖瓣进入解剖左心室,而腔静脉血回流至三尖瓣进入解剖右心室。房间隔板障采用Gore-Tex片连续缝合。

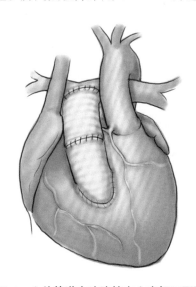

图2-13-4　心外管道方法连接左心室切口至肺动脉

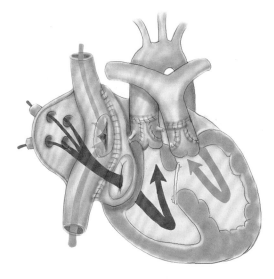

图2-13-5　矫正型大动脉转位的解剖矫治手术

2)Senning手术:在右心房游离壁上做一切口,位于该切口后方的右心房组织将成为体循环静脉血流板障的前壁。如果有房间隔缺损,可通过"门"字形的三边切口来构建出一个翻转片,做此"门"字形切口时,保持房间隔右缘与右心房游离壁连接处完整。相反,如果房间隔残余组织非常少,则切除所有房间隔。在紧靠房间隔右缘后方的左心房上做一个垂直切口,切口恰好位于右肺静脉前方。

可单独使用房间隔本身,或用一小块心包补片扩大房间隔组织,或单独用心包来构建体循环静脉血流板障的后壁,这取决于房间隔残余组织的大小。在识别出位于左侧的肺静脉和左心耳后,在位于左侧的肺静脉前方和左心耳后方的位置开始缝合。当经过上腔静脉和下腔静脉开口后方时,应非常小心,以防止腔静脉开口收拢,尤其是对于小体格的儿童或婴儿。此时,可通过将足够大的一部分右心房游离壁缝到位于二尖瓣和三尖瓣之间的房间隔切口边缘上,来完成体循环静脉血流板障的前壁。如果存在右位心的话,则右心房通常较小,可能必须使用自体心包补片来扩大体循环静脉血流板障的前壁和后壁。但是,重要的是体循环板障不能太大。理想情况下,其中央应呈腰形,这样来自左肺静脉的回流血可绕板障流入三尖瓣。

通过将原来右心房游离壁的前部直接缝合到肺静脉上来完成肺静脉心房的构建,或更常见的是缝合到心包翻转片上或缝到原位心包上来构建肺静脉心房。如果使用原位心包缝合技术的话,则必须将下腔静脉周围的心包反折保持完整。

3) Mustard 手术:许多因素可能导致患者不适合 Senning 手术而必须实施 Mustard 手术。以往的姑息手术可能造成粘连,使心房壁不适宜用来做 Senning 手术。右位心患者的右心房常常发育不良,尤其在合并有右心耳左侧并置时。因此,可能没有足够的右心房游离壁可用来实施 Senning 手术。将房间隔残迹完全切除,在心房内缝置一块自体心包板障。与标准 Mustard 手术一样,从位于后方的左肺静脉和位于前方的左心耳之间开始起针缝合,由后向前绕过上腔静脉和下腔静脉,最终缝合到房间隔组织的残迹上。

4) Senning/Mustard+Rastelli 手术(图 2-13-6):对于 CCTGA 合并左心室流出道梗阻者可采用心房转位联合心内隧道和右心室-肺动脉心外管道的手术方法进行治疗。具体手术步骤如下:

①经右心房切口,行心房内板障改道术(Senning/Mustard 手术),使肺静脉血回流至右心房通过二尖瓣进入解剖左心室,而腔静脉血回流至左心房通过三尖瓣进入解剖右心室。②解剖右心室流出道切口,采用涤纶补片连续缝合形成心内隧道,连接室间隔缺损至主动脉。室间隔缺损如果限制性则应扩大,以保证左心室到主动脉的通路无狭窄,但传导束的位置要当心,避免发生完全性房室传导阻滞。③肺总动脉根部横断,近心端缝合关闭,采用同种带瓣管道连接右心室切口至肺动脉远端,或直接与心室切口连接。④心内隧道建立,使右侧心室的血通过室间隔缺损,经心内隧道进入主动脉。术毕,置左心房测压管,右心室心外膜临时起搏导线。

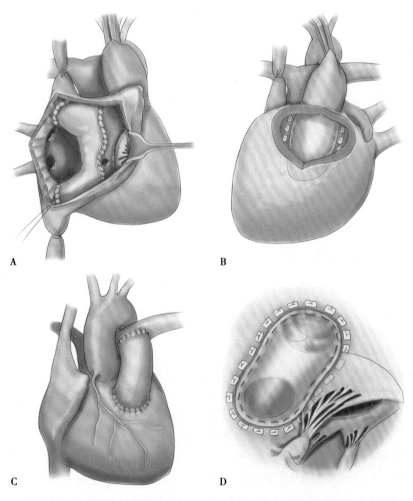

图 2-13-6　心房调转术联合心内隧道和右心室-肺动脉心外管道的手术方法
A. 行心房调转术(Mustard 手术);B. 使用补片构建心室内隧道;C. 使用同种带瓣管道连接右心室和肺动脉;D. 室间隔缺损到主动脉的心室内隧道补片。

知识点

解剖矫治手术适应证

解剖矫治手术适应证:两个心室和半月瓣无解剖梗阻;心室大小平衡(右心室容积大于 75% 左心室容积);两个心室能够分割,无房室瓣骑跨;形态左心室压力大于 75% 右心室压力,瓣膜功能良好;冠状动脉允许移植。由于 CCTGA 多有左心室流出道梗阻,多数不符合双调转手术要求。但心室水平可采用 Rastelli 手术方法,这样心房水平的 Senning/Mustard 手术加上心室水平的 Rastelli 手术,同样能解剖矫治。

【病例解析】

病例摘要

主诉

患儿,男,2 岁 2 个月,主因"体检发现心脏杂音 1 年余"入院。

现病史

患儿入院前 1 年余外院体检发现心脏杂音,诊断为先天性心脏病,随访至今。患儿平素无气急气促、无明显口唇青紫。喂养可,活动量可。现患儿家属考虑手术治疗就诊医院。查超声心动图和心脏增强 CT 示:中位心,矫正型大动脉转位,室间隔缺损,卵圆孔未闭,三尖瓣轻中度反流,右位主动脉弓。门诊以"CCTGA,室间隔缺损,房间隔缺损,中位心"收入病房。

查体

体温 36.5℃,脉搏 138 次/min,呼吸 32 次/min,血压 88/50mmHg,身长 85cm,体重 10.2kg。双肺呼吸音对称,无啰音。心音力,心律齐,胸骨左缘下方闻及 3 级粗糙收缩期杂音,震颤可及。

辅助检查

超声心动图示:心脏位置基本居中,心尖指向中偏左。心房正位,心室反位。房室连接不一致,心室大动脉连接不一致。主动脉发自解剖右心室,位于左前方,瓣环 1.51cm。肺动脉发自解剖左心室,位于右后方,瓣环 1.69cm。左心房、右心室稍增大,三尖瓣轻中度反流,束宽 0.3cm。卵圆孔未闭,细束左向右分流。室间隔缺损 1.17cm(膜周融合型向双动脉下延伸),双向分流。右位主动脉弓。心脏增强 CT 示:气管支气管通畅,肺动脉总干及左右肺动脉发育可,未见明显主动脉缩窄及动脉导管未闭。

 解析

患儿 CCTGA 诊断明确,肺动脉和左右分支发育好,不存在左心室流出道梗阻;室间隔缺损位于膜周偏流出道,无房室瓣骑跨,可行室间隔缺损修补。冠状动脉条件可,未发现冠状动脉畸形。患儿已出现三尖瓣的轻中度反流,根据手术适应证,不宜行单心室修补术,建议患儿行解剖矫治手术。

住院经过

患儿入院后完善相关检查,诊断为"CCTGA,室间隔缺损,房间隔缺损,中位心"。于全身麻醉体外循环下行双调转手术(Senning+ 动脉调转术)。术后予强心、利尿、抗感染及对症支持治疗,术后恢复顺利,超声心动图复查示左心室射血分数正常,腔肺静脉回流无梗阻,吻合口无狭窄,无残余分流。心电图复查示窦性心律。结果满意。查体:心肺(−),切口愈合好。于术后 20 日出院。

临床要点

术后完全性传导阻滞的处理

完全性传导阻滞通常需要植入起搏器。其术中的发生率约为30%，手术中应该常规放置临时心外膜起搏导线，对手术后即使有一过性的房室传导阻滞，也建议放置永久性的起搏器。房室瓣反流的患者应放置程序起搏器，因为房室顺序不一致会加重房室瓣反流。起搏器的放置方法和路径与其他先天性心脏病一致，对小年龄儿童推荐使用双极心外膜DDDR起搏器，在15~20kg的儿童可以使用心内膜导线。

 知识点

一个半心室矫治手术

当存在心脏位置异常，心房调转手术操作困难，但病理解剖和病理生理适合双心室矫治时，行一个半心室矫治手术治疗矫正型大动脉转位可使患儿避免单心室姑息治疗。一个半心室矫治术包括Glenn手术、半Mustard手术及动脉水平的调转术（动脉调转术或Rastelli手术），其额外益处有以下三个方面：

1. 有效减少心房内操作的复杂程度。半Mustard手术心房内只需将下腔静脉与三尖瓣建立板障连接，操作较Senning/Mustard手术简单快速；同时，术后发生上腔静脉回流梗阻、肺静脉回流梗阻和窦房结功能障碍的可能性也大大降低。

2. 对于合并肺动脉狭窄的患儿，一个半心室矫治时由于通过外管道的血液减少（上腔静脉血液通过Glenn吻合直接回流），其使用寿命往往可以延长，年龄小处在生长阶段的患儿将格外受益。

3. 心室内隧道占据了解剖右心室大量空间，往往导致其内径过小。Glenn手术同样可使流经右心室的血液减少，有助于血流动力学的平稳维持。

（张海波　刘迎龙）

推荐阅读文献

［1］丁文祥，苏肇伉.现代小儿心脏外科学.济南：山东科学技术出版社，2013.

［2］徐志伟.小儿心脏手术学.北京：人民军医出版社，2006.

［3］马弗蒂斯，贝克.小儿心脏外科学.4版.刘锦纷，孙彦隽，译.上海：世界图书出版公司，2014.

［4］乔纳斯.先天性心脏病外科综合治疗学.2版.刘锦纷，孙彦隽，译.上海：世界图书出版公司，2016.

［5］NICHOLAS T K，EUGENE H B，FRANK L H，et al. Kirklin/Barratt-Boyes cardiac surgery. 4th ed. Salt Lake：Churchill Livingstone，2012.

第十四节　左心发育不良综合征

本节要点

1. **病理学特征**　左心发育不良综合征患者根据主动脉和二尖瓣的情况可以分为4种亚型：Ⅰ型，主动脉、二尖瓣狭窄；Ⅱ型，主动脉、二尖瓣闭锁；Ⅲ型，主动脉闭锁、二尖瓣狭窄；Ⅳ型，二尖瓣闭锁、主动脉狭窄。主动脉闭锁往往合并有更为严重的升主动脉发育不良，同时合并粗大的动脉导管未闭。

2. 病理生理学　在出生后，肺血管阻力即刻降低，使右心室输出血流向体循环分流的比例随之降低。如果动脉导管仍保持开放，那么患儿能否继续存活主要取决于肺循环与体循环间血管阻力的平衡状态。

3. 诊断与鉴别诊断　超声心动图是临床常用的诊断方法，不仅可以明确诊断，还能了解相关特征，包括二尖瓣和主动脉瓣环直径、左心室容积和有无合并其他心内畸形。与新生儿重度主动脉瓣狭窄的鉴别。

4. 术前准备　一旦明确诊断，手术前都需要对患儿进行初步支持。术前治疗的目的在于维持动脉导管的开放，并维持体循环和肺循环阻力之间的平衡。

5. 手术治疗　分期手术的目标是完成单心室的 Fontan 循环，从而将肺循环和体循环分开。第一期姑息手术包括 Norwood 手术、改良 Norwood 手术及镶嵌手术；第二期手术包括 Hemi-Fontan 手术或双向 Glenn 手术；第三期手术为 Fontan 手术。

一、定义

左心发育不良综合征（hypoplastic left heart syndrome，HLHS）是一组先天性心脏畸形，其特征为左心室明显发育不良，主动脉瓣闭锁或狭窄，二尖瓣狭窄或闭锁，以及升主动脉和主动脉弓发育不良。该畸形首先在 1952 年由 Lev 发现，1958 年 Noonan 和 Nadas 首先提出了左心发育不良综合征这个概念。

二、流行病学

HLHS 多见于西方人群，据统计，该病在先天性心脏病患者中的发生率为 4%~9%，在西方国家是一种相对常见的先天性心脏病类型。Morris 等报道美国每年约有 600 例 HLHS 婴儿出生，在每 10 000 活产新生儿中约有 1.62 例。他还发现在夏季有一个季节性高峰，提示环境因素可能在疾病发生中起到了重要作用。HLHS 的死亡率很高，如果不及时手术，该病占出生后第 1 周内因心脏问题而造成死亡的 25%。

三、病理生理学

（一）病因学分析

Lev 推测，HLHS 婴儿在胎儿期时，提前出现的卵圆孔变窄，造成来自下腔静脉的血流无法足够地进入左心房。因此，宫内血流动力学的改变，可能是 HLHS 的生理学原因。其他学者推测，胚胎学原因主要表现为孤立性的主动脉瓣闭锁，从而造成左心室流出道严重发育不全。主动脉闭锁造成的血流动力学变化引起心脏其余结构的发育异常。在部分患者中，妊娠中期胚胎的主动脉狭窄会进展成 HLHS。现在，有部分医疗机构为胎儿进行主动脉瓣成形术的介入治疗，来避免其进展成 HLHS。

虽然最初认为 HLHS 的婴儿伴发遗传和心外发育畸形的发生率低，但最近的研究显示，28% 的患儿有遗传疾病和 / 或重大心外畸形。染色体异常包括特纳综合征（Turner 综合征）及 18、13 和 21 三体综合征。与染色体缺陷无关的畸形包括膈疝、尿道下裂和脐膨出。所以，应该对所有的 HLHS 婴儿进行详细的遗传学评估。

（二）病理学体征

HLHS 患者根据主动脉和二尖瓣的情况可以分为 4 种亚型：Ⅰ型，主动脉、二尖瓣狭窄；Ⅱ型，主动脉、二尖瓣闭锁；Ⅲ型，主动脉闭锁、二尖瓣狭窄；Ⅳ型，二尖瓣闭锁、主动脉狭窄。据统计，Ⅱ型最常见，其次为Ⅰ、Ⅲ型，Ⅳ型最少见。95% 以上的患儿室间隔是完整的，且左心室腔仅为一个窄小的腔，并有心内膜弹力纤维增生。

主动脉闭锁往往合并有更为严重的升主动脉发育不良。通常，HLHS 的主动脉闭锁亚型组升主动脉直径≤2.5mm，仅作为一个让血液逆行进入冠状动脉的管道。而主动脉狭窄亚型组的升主动脉直径常为 4~5mm。HLHS 的主动脉狭窄亚型组患者在一定程度上与新生儿危重型主动脉瓣狭窄患者难以鉴别。很难区分有可能行双心室修补的主动脉狭窄或真正属于 HLHS 的主动脉狭窄(定义为无法承受双心室循环生理),且这也是 HLHS 的重大诊断难题之一。

患儿均存在粗大的动脉导管,是肺总动脉的直接延续,肺总动脉粗短,通常在肺动脉瓣上方 3~4mm 处即分出右肺动脉。左肺动脉常发育不良,可能是宫内肺血流减少的结果,而宫内肺血流减少本身又是由左心系统梗阻而引起的。

(三)不同时期的病理生理学变化

1. 胎儿期的循环 在胎儿期,由于左心房输出血流存在梗阻,胎儿的肺血流量可能低于正常胎儿循环的肺血流量。右心室输出的血流通过动脉导管顺行进入降主动脉,或经过主动脉弓逆行至头部的血管和升主动脉,如同单支冠状动脉灌注心脏一样。有专家证实 HLHS 胎儿的脑血流减少及出生后头围缩小。

2. 过渡期和出生后的循环 在出生后,肺血管阻力即刻降低,使右心室输出血流向体循环分流的比例随之降低。如果动脉导管仍保持开放,那么患儿能否继续存活主要取决于肺循环与体循环间血管阻力的平衡状态。病理学家研究发现,HLHS 新生儿的肺小动脉平滑肌对吸入氧浓度和动脉血 pH 的变化非常敏感。因此,当使用机械通气氧浓度过高时,会打破体循环和肺循环之间的血流平衡,从而造成严重的代谢性酸中毒。

四、临床表现及检查方法

(一)症状和体征

由于胎儿超声心动图及磁共振的不断普及,建立了越来越多的 HLHS 产前诊断,出生后即可以转入有条件治疗的医疗中心。通常,HLHS 患儿在出生后 24~48 小时内因呼吸窘迫被发现,可能伴有轻度发绀。当动脉导管开始关闭时,体循环灌注减少,会迅速发生苍白、嗜睡和脉搏减弱。查体发现显著的右心室搏动,第二心音单一,以及在胸骨左缘闻及非特异性的收缩期柔和杂音。

少数患者由于存在一个粗大的动脉导管,出生后体循环和肺循环达到一个自然平衡,体、肺循环血流也基本平衡,可以暂时不被发现。但这类患者一旦吸入氧气,使肺血管阻力降低,这种平衡即被打破,很快出现严重的代谢性酸中毒,继而发生全身多脏器的衰竭。

(二)辅助检查

1. 胸部 X 线 可见心脏肥大,肺血管纹理增多。

2. 心电图 通常显示右心房增大和右心室肥厚,右心室电势占优势。

3. 超声心动图 临床常用的诊断方法,不仅可以明确诊断,还能了解相关特征,包括二尖瓣和主动脉瓣环直径、左心室容积和有无合并其他心内畸形。HLHS 需与新生儿重度主动脉瓣狭窄鉴别诊断,需详细判断某个患儿是否应接受 Norwood 手术,或者左心结构是否发育得足够好,可尝试通过主动脉瓣切开术来达成双心室循环。

4. 心导管检查 HLHS 患者需避免行心导管检查,因心导管本身可损伤动脉导管,导致动脉导管收缩。此外,造影剂对新生儿肾功能有一定影响。而且,心导管操作本身就会造成全身性应激状态(热量丢失、失血和手术应激状态下的儿茶酚胺反应)。

五、治疗方法

(一)术前准备及药物治疗

HLHS 患儿一旦明确诊断,手术前都需要对其进行初步支持。术前治疗的目的在于维持动脉导管的开放,并维持体循环和肺循环阻力之间的平衡。主要措施:①静脉使用前列腺素 E_1 来维持动脉导管的开放,但要注意窒息的风险。②应避免吸入纯氧,监测氧饱和度来调整吸入氧浓度。保持一个相对低氧血症状态(氧饱和度为 75%~80%),这有助于防止高氧浓度造成肺血管扩张。如需转运至其他医院,尽量作气管插管,吸入氧浓度 21% 左右。③应避免低碳酸血症,保持轻度的呼吸性酸中毒($PaCO_2$ 45~55mmHg)和肺血管阻力升高的状态。④纠正代谢性酸中毒,保持内环境稳定;⑤适当运用正力性药物(多巴胺或多巴酚丁胺等),当肺充血变得明显时,必要时加用利尿剂。⑥维持适当体温、血糖水平和营养等,注意患儿腹部体征及排便情况,避免在手术前发生坏死性小肠结肠炎。

(二) 介入治疗

如果一个 HLHS 患儿出生时即有严重缺氧,则有可能是由心房水平的左向右分流血流受限所致。因而使肺血流严重受限,患儿自出生后就出现严重发绀。在这种情况下,患儿最初能维持足够的体循环血流,但严重的缺氧将最终引起代谢性酸中毒。这种情况无法通过药物来缓解,而需要在心导管室通过急诊心导管介入治疗来打开房间隔。房间隔的减压程度必须总是以患儿的氧饱和度为基准,例如低于 60%,而不是简单地基于超声测得的压力阶差。如果不正确地打开了房间隔或打开得过大,肺血流增多会造成体循环血流不足而引起更严重的代谢性酸中毒。此时可能必须实施急诊 Norwood Ⅰ期手术。如果因病情急剧恶化而需要体外膜氧合(ECMO)支持,则可能必须实施双侧肺动脉环扎来限制肺血流。

对于左心发育相对良好,但仍不足以承受双心室循环的患儿,问题可能在于是否应该通过主动脉瓣球囊切开术来对左心室进行减压。但目前考虑到瓣膜反流的可能性及很少有成功达到双心室纠治者,所以不作为常规方法。

(三) 手术治疗

1. 手术时机　怀疑有 HLHS 的患儿收治入院后,需要对其进行明确诊断、综合评估患儿情况决定手术方式,并对其进行术前稳定治疗。一旦诊断明确,应及早接受手术治疗,通常一期手术需在新生儿期完成。偶尔,某些因素会造成需要更早地进行手术。对于动脉导管粗大而在出生后数日就表现出肺血流量过多的患儿,以及无法通过治疗措施来提高肺血管阻力的患儿,应在超声心动图明确诊断后的 12~24 小时接受手术。因存在限制性房间隔而严重缺氧的患儿,则应该在心导管室内接受急诊球囊扩张术来打开房间隔。

2. 麻醉和体外循环方法　所有手术麻醉方法通常为静吸复合全身麻醉。在转运患儿进入手术室的过程中,需在以空气进行通气的状态下完成,并维持其二氧化碳浓度水平接近正常。过度通气是此时的一个常见错误,必须加以避免。持续监测动脉血压,并保持脉搏氧饱和度监测。在此阶段,将手术室的环境温度调低,让患儿一定程度上自行降温。需要选择性脑灌注者,需特别注意脑部降温护理,如应用冰帽降温等。

体外循环的建立方法与其余主动脉弓中断手术相似,通过在肺总动脉远端进行动脉插管,并在右心耳进行静脉插管,建立心肺转流。在降温阶段使用圈套器来控制肺动脉分支,但这种方法至少有两大缺点。首先,圈套器与肺动脉环扎带一样,会引起内膜损伤,继而造成肺动脉分支狭窄。其次且更重要的是在对心脏进行手术操作时,间歇发生的肺动脉瓣关闭不全会导致突发严重的心室膨胀,而这种心室膨胀无法很好耐受。患儿需经过 15~20 分钟的降温,降至直肠温度低于 18℃。在此降温期间,对升主动脉、主动脉弓横部和降主动脉的近段进行松解,并在每根头臂血管上套上圈套器。手术可在深低温停循环或选择性脑灌注下完成,至今,没有来自文献的证据支持深低温停循环和选择性脑灌注哪个技术更优。灌注方式的选择绝大多数取决于外科医生的选择,部分情况下与升主动脉的长度有关。体外循环温度可考虑在深低温或中低温下进行。

3. 手术方法　目前,HLHS 的手术方法主要有两种不同的观点:分期手术和心脏移植。分期手术的目标是完成单心室(右心室)的 Fontan 循环,从而将肺循环和体循环分开。第一期姑息手术又包括 Norwood 手术、改良 Norwood 手术及镶嵌手术。第二期手术包括 Hemi-Fontan 手术或双向 Glenn 手术,通常在 6 个月左右完成。此期手术的目的是提供足够的肺血流,并降低右心室的容量超负荷,提高有效肺血流量,直到患者接受 Fontan 手术。近年来,Norwood 主张第二期手术行 Hemi-Fontan 手术,其优点是可以同时扩大狭窄的肺动脉,第三期手术操作较为方便。第三期手术为 Fontan 手术,手术通常在 3 岁左右完成。

(1) Norwood 手术:早在 20 世纪 70 年代末和 80 年代初,有不少学者报告了有关 HLHS 的外科治疗方法,但结果都是短期存活。直至 1983 年,Norwood 等报道了 1 例 HLHS 患者姑息手术后 8 个月成功地进行了生理性纠治术(Fontan 手术),才使 HLHS 患儿的分期手术受到重视,从而被广泛称之为 Norwood 分期手术。

目前,由于术后并发症的显著减少,使手术成功率有了明显提高。

该手术的基本原则:①在右心室和主动脉之间建立一个没有梗阻的永久性通道;②限制肺内血流,使肺动脉压力和阻力保持基本正常;③建立一个大的心房内通道,保证肺静脉回流通畅。

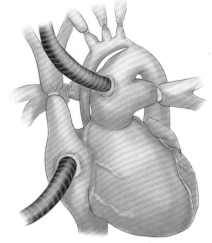

图 2-14-1　左心发育不良患儿体外循环插管选择

该手术需行右心房切口来完整切除原发隔从而扩大房间隔。然后将肺总动脉在分叉处切断,远端关闭。在主动脉瓣上 1.5cm 处横断升主动脉,肺动脉近端与升主动脉做端侧吻合。当对细小的升主动脉和肺总动脉近端进行吻合时,要非常小心避免冠状动脉血流发生梗阻。结扎并离断动脉导管,完整切除剩余动脉导管组织,将切口至少进一步向降主动脉远端延伸,直至外观和口径都与正常主动脉相似位置。然后再将这个切口向近端延伸到弓横部下缘,并向下切开细小的升主动脉,一直切到之前离断了的肺总动脉干的水平。必须避免这个切口出现螺旋状旋转。然后将远心端降主动脉与主动脉弓下缘行端侧吻合,前壁用心包补片扩大。并将融合的主肺动脉根部与成形后的升主动脉行端端吻合。在无名动脉和肺动脉分叉处用直径 4mm 的 Gore-Tex 管道建立 B-T 分流。对于部分体重更小的患者,可选用 3.5mm 的分流管道(图 2-14-1~ 图 2-14-3)。

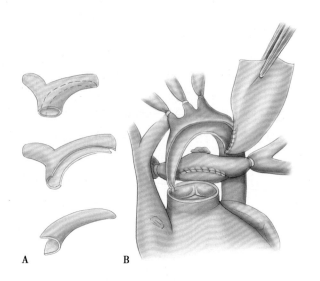

图 2-14-2　主动脉弓成形术

A. 从同种异体肺动脉上切取一块带天然弧度的补片;
B. 用此带天然弧度的补片重建主动脉弓。

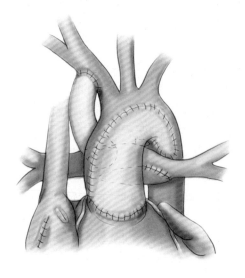

图 2-14-3　Norwood 手术最终外观

(2) 改良 Norwood 手术(Sano 手术):这是由日本 Sano 医生在 1998 年首先提出的一种改良 Norwood 手术方法。该手术与传统 Norwood 手术不同之处在于,用一根 5mm 的 Gore-Tex 管道连接右心室与肺动脉,从而代替了传统 Norwood 手术中的 B-T 分流。在 Sano 手术开展近 30 年间,其优势得到越来越多的重视。与 B-T 分流相比,Sano 分流的重大优点在于只在收缩期才产生血流,而改良 B-T 分流会造成主动脉舒张期"窃血"。由于 70%~80% 的冠状动脉血流发生在舒张期,这种舒张期"窃血"可能会显著地造成 Norwood 手术后的冠状动脉血流减少。Sano 分流管道在理论上具有消除主动脉舒张期"窃血"和冠状动脉"窃血"的优点。从而患者的舒张压就更高,术后更平稳,存活率得到改善。这也就很好地解释了为什么采用 Sano 分流的新生儿在术后早期的情况要比采用 B-T 分流的新生儿平稳得多。但也有学者担心,理论上 Sano 分流由于要行右心室切口,会造成术后右心功能不全。Raja 等进行了一次综合性的文献回顾,回答了 Sano 分流是否对心室功能存在不利影响的问题。他们得出的结论是,虽然取得了一些微弱的证据,但确实没有表明 Sano 分流组患者的心室切口对近期和中期心室功能存在不利影响。所以,目前的研究尚未发现 Sano 分流对右心功能有显著影响。

体重在 2.3~3.5kg 的新生儿,可以使用 5mm 的 Sano 分流管道,而低于或高于此体重范围的,则一般使用 4mm 或 6mm 的管道。除了患儿的体重之外,还有许多因素对选取合适口径的管道产生了影响。例如,必须对患儿的肺血管阻力作出评判,包括考虑到房间隔切除后,房间隔不再肺总阻力产生影响。如果认为患儿的肺阻力高于平均水平,则可能适宜于使用 6mm 管道,而不是常用的 5mm 管道。没有迹象表明使用带瓣管道会具有任何优点,因为肺动脉分支的血液容积和压力通常不高,所以通常只有很少量的肺动脉反流。

(3) 镶嵌手术:镶嵌手术作为外科手术和心导管介入治疗的结合,存在多种不同的形式。心导管介入治疗包括了向动脉导管内植入支架和对房间隔进行球囊扩张。然后再由外科医生实施双侧肺动脉环缩来限制肺血流。这种手术方法避免了新生儿期的体外循环转流,而且手术创伤小、时间短,尽可能将重大的外科手术操作移至第二期手术时完成,从而改善第一期手术的生存率。但其重要缺点是延长了胎儿循环状态的持续时间。在胎儿循环状态下,脑和冠状动脉血流都必须是来自狭窄的主动脉峡部和弓部的逆向血流。当第一期行镶嵌手术后,患儿脑部的血流仍无法得以改善。而且植入动脉导管支架类似于 B-T 分流,在整个心动周期中持续存在进入肺的血流,从而肺部、脑及冠状动脉对舒张期血流展开了争夺。除此之外,动脉导管支架可能进一步损害主动脉峡部血流,而且二次手术时难以从近端降主动脉中拆除,使得主动脉弓重建变得复杂。双侧肺动脉环缩还会造成肺总动脉扩张,而这种扩张则会引起新主动脉瓣反流。所以,目前镶嵌手术并没有得到广泛的认可。

(4) 心脏移植:尽管 HLHS 分期姑息手术后的结果持续改善,但在许多医疗中心内,重建手术的死亡率仍居高不下。由于死亡率高,所以 HLHS 仍为新生儿心脏移植的常见病因之一。近年来,随着手术方法和免疫抑制剂治疗的改进,手术成功率明显提高。Bailey 等报道新生儿心脏移植五年存活率达 84%,所以有学者认为对这类复杂的先天性心脏病患儿做分期手术,其累计的死亡率和并发症发生率明显高于心脏移植。而且心脏移植手术后存活患者的生活质量要明显高于分期手术患者。但新生儿心脏移植也存在明显问题,例如供体的来源,不少患者在等待移植过程中死亡。手术后需终身应用免疫抑制剂,且面临多种并发症风险,还有激素等对小儿生长发育的影响。所以有学者提出折中的办法,即在新生儿期先做 Norwood 手术,待 3~6 个月后根据患者的解剖和血流动力学情况来决定行 Fontan 手术还是心脏移植术。

HLHS 患者做心脏移植在手术操作上与一般小儿心脏移植略有不同,因其必须形成一个新的主动脉弓,所以在取心脏供体时主动脉必须足够长。常需保留主动脉弓部,缝合时将患者发育不良的升主动脉结扎,沿主动脉弓下缘切开至主动脉,将供体心脏的主动脉弓沿上缘切开,修建头臂动脉起始部分,再与患者主动脉弓做侧侧吻合。

4. 术后监护　如果说 HLHS 患者术前保持动脉导管开放,维持适当的肺循环和体循环血流比是至关重要的,手术后继续保持折中平衡显得更为重要。术后早期可用小剂量正性肌力药物辅助心功能恢复,多巴胺 3~5μg/(kg·min) 及米力农 0.25~0.5μg/(kg·min)。如果存在显著的低血压,则加用肾上腺素,剂量为 0.02~0.06μg/(kg·min)。但使用时会导致体循环阻力增高,造成肺循环血流过多,持续性代谢性酸中毒。所以当血流稳定,末梢灌注欠佳的状态下,可适当应用硝普钠以降低后负荷。开始时,先使用 100% 的 FiO_2 进行通气,使 $PaCO_2$ 约为 35mmHg,并根据体循环氧饱和度和全身灌注来进行调节。如果注意到有外周灌注差,且体循环氧饱和度超过 80%,则降低 FiO_2 和每分钟通气量,以免肺血管扩张过度。如果体循环氧饱和度低于 75%,则做相反调整。术后患者的动脉血氧饱和度保持在 75%~80%,$PaCO_2$≥40mmHg,PaO_2≥35mmHg 较为理想。术后治疗的目的在于维持体血管阻力和肺血管阻力的平衡。$PaCO_2$ 维持在一定水平可增加肺循环阻力,预防肺血过多、低心排和代谢性酸中毒有一定的作用。手术后发生代谢性酸中毒可应用 5% 碳酸钠纠正,如持续存在酸中毒常提示体循环平衡失调,应适当提高 $PaCO_2$,增加肺循环阻力,以保证体循环充足的血流。

5. 手术结果

(1) Sano 分流和 B-T 分流的比较：在过去十年间，关于 Norwood 手术的最重要争议之一在于肺血流的最佳来源。目前，国际上有较多的文献报道并比较 Sano 分流和 B-T 分流，希望通过多中心前瞻性随机试验得出结论。2010 年，Ohye 等报道了 Sano 分流和改良 B-T 分流在用于 Norwood 手术时的优劣。在北美的 15 个中心内接受 Norwood 手术的新生儿被随机分配到 B-T 分流组(275 名婴儿)或 Sano 分流组(274 名婴儿)。Sano 分流组患者在术后 12 个月时的免于进行心脏移植的存活率(74%)高于 B-T 分流组(64%)($P=0.01$)。两组患者在 14 个月时的右心室大小和功能状态相仿，在 12 个月时的非致死性严重不良事件的发生率也相仿。然而，Sano 分流组需要对诸如肺动脉扩张等问题进行再次干预的比率更高。加拿大 Atallah 等发现当他们将 B-T 分流改成 Sano 分流后，治疗结果有改善。在使用 B-T 分流的年代中，早期和术后两年的死亡率分别为 23%(14/62)和 52%(32/62)；而在使用 Sano 分流的年代中，早期和术后两年的死亡率分别为 6%(2/32)和 19%(6/32)。

(2) Norwood 手术结果：在密歇根大学，从 1990 年 1 月到 1995 年 8 月的 HLHS 首期姑息手术的经验包括了 158 例患者。所有患者都为经典的 HLHS，定义为右心室依赖性循环，合并主动脉瓣闭锁或重度发育不良。患者再细分成"标准风险"($n=127$)和"高风险"($n=31$)两组。高风险患者包括那些在出生超过 1 个月接受 Norwood 手术的患者，肺静脉回流有重度梗阻的患者，和那些具有重大的与心脏无关的先天性疾病(如早产、低出生体重和染色体异常)的患者。有 120 例院内存活者(76%)。在 127 例标准风险患者中，其院内存活率显著更好(86%)，而相比之下，高风险组的院内存活率为 42%。风险因素分析未能发现形态学亚型、升主动脉的大小、分流大小、入院时的初始 pH，或停循环的时程，对治疗结果的影响。一项从 2001 年 5 月到 2003 年 4 月在密歇根大学接受 Norwood 手术的单心室畸形患者($n=111$)的研究支持了这些发现。与心脏无关的畸形($P=0.001\,8$)、孕龄($P=0.03$)和体重低于 2.5kg($P=0.007\,2$)，与存活率降低存在相关性。

在费城儿童医院，840 例 HLHS 患者在 1984—1999 年接受了第一期手术，院内存活率从 56%(1984—1988 年)稳步增长到 71%(1995—1998 年)。在这个研究中，第一期手术时的年龄超过 14 日和体重低于 2.5kg，都与死亡率升高有关。解剖亚型和死亡率之间没有关联，而房间隔完整的患者则属例外。在 HLHS 合并房间隔完整的婴儿亚群中(在 6.5 年的时间段内的 316 例中有 18 例)，仅有 3 名长期存活者(死亡率 83%)。

在波士顿儿童医院，78 例新生儿在 1983—1991 年接受了姑息性重建手术。有 29 例院内死亡(死亡率 37%)。死亡分析发现主动脉瓣闭锁合并二尖瓣闭锁的婴儿的院内死亡风险更高，尤其是那些升主动脉直径 <2mm 者。最近的数据反映出 Norwood 手术存活率持续改善的趋势。

从 2000 年 4 月到 2002 年 4 月，在密歇根大学，有连续 100 例 HLHS 患者使用改良 B-T 分流进行了第一期姑息手术，对这 100 例患者的院内存活率进行分析后发现，全组的总体院内存活率为 85%(85/100)。对于如前所述的标准风险患者来说，出院时的存活率为 88%(73/83)，而高风险患者的存活率为 53%(9/17)。Tweddell 及其同事报道了一个研究，有连续 81 例患者(其中 77% 为 HLHS)使用改良 B-T 分流进行了 Norwood 手术，院内存活率为 93%(75/81)。Sano 及其同事报道了使用右心室 - 肺动脉管道进行 Norwood 手术的 HLHS 患者的院内存活率为 88%(77/88)。

在出院后，定期进行心血管评估是重要的。应该对婴儿的主动脉弓梗阻、三尖瓣关闭不全和限制性房间隔缺损、分流狭窄或肺动脉扭曲引起发绀加重进行观察。大多数中心给这些患者用阿司匹林维持治疗，以防止分流内的血栓形成。

(3) 镶嵌手术结果：虽然有部分中心积极开展了镶嵌手术，但 Wernovsky 等在一项针对治疗 HLHS 的 52 家中心的调查中发现，没有一家中心将镶嵌手术作为一线治疗策略。Galantowicz 和 Cheatham 阐述了他们的早期经验和之后逐步改善的治疗结果，在 34 例患者中有 5 例院内死亡和 3 例间隔期死亡。在 2010 年，Honjo 和 Caldarone 报道了镶嵌类型的姑息手术与常规 Norwood I 期姑息手术的疗效相等，但存活率并未优于 Norwood I 期姑息手术，而在 1 年时的存活率、II 期姑息手术前的血流动力学和肺动脉发育，以及 II 期姑息手术时心室功能保存完好等方面，两者相当。

【病例解析】

病例摘要

主诉

患儿,女,14 日龄,因"孕期体检发现先天性心脏病",出生后转入医院。

查体

体温 36.8℃,脉搏 156 次/min,呼吸 40 次/min,血压 89/52mmHg,身长 48cm,体重 3.2kg。神清,精神可,口唇轻度青紫,呼吸稍急促,两肺呼吸音粗,未闻及明显干湿啰音。心率 156 次/min,心律齐,心音可,心前区可闻及 2/6 级收缩期杂音,P_2 亢进,肝脏肋下刚及,四肢末梢温,无水肿。

辅助检查

超声心动图:左心室腔小,发育不良,左心室壁收缩活动可。主动脉三叶瓣,瓣膜增厚,瓣环 0.34cm,过瓣血流较少,流速 2.0m/s,升主动脉 0.4cm。肺动脉明显增宽,总干内径 1.45cm,瓣膜开放活动可。肺动脉瓣轻微反流,反流速 3.5m/s,压差 48.7mmHg。二尖瓣瓣环 0.57cm,三尖瓣瓣环 1.47cm。二尖瓣发育不良,活动僵硬,前向血流少,过瓣流速 1.6m/s。房间隔缺损 0.6cm,限制性左向右分流 2.28m/s。室间隔完整。左位主动脉弓,弓横部 0.36cm,峡部 0.3cm,降主动脉远端内径 0.5cm。动脉导管未闭,肺动脉端 0.41cm,双向分流,左向右分流速 0.97m/s,右向左分流速 2.33m/s。

解析

根据患儿的超声心动图检查可以证实患儿为典型的左心发育不良综合征,左心室小,主动脉瓣及二尖瓣狭窄,为 I 型患者,同时合并有主动脉缩窄,粗大的动脉导管。诊断基本明确,积极术前准备后应及时行手术治疗。

住院经过

患儿入院后积极予以呼吸机辅助通气、小剂量多巴胺强心、利尿补钾、纠酸维持内环境稳定等对症支持治疗。完善术前检查,评估患儿术前心功能状态,决定行 Norwood 手术。手术顺利,术后超声提示升主动脉及主动脉弓无残余梗阻,B-T 管道通畅,术后予以强心、利尿补钾、雾化、抗感染、抗凝等对症支持治疗。密切观察患儿心功能及出入量、氧饱和度情况,避免肺血流过多引起肺充血及术后肺动脉高压危象的发生。注意患儿血压尤其是舒张压变化,避免舒张压过低从而导致冠状动脉缺血。注意患儿术后肝肾功能及胃肠道功能情况,注意有无腹胀、大便情况,排除坏死性小肠结肠炎的发生。

解析

由于患儿术前呼吸较急促,心功能欠佳,故予以气管插管、呼吸机辅助通气,并适当予以强心利尿、维持内环境稳定治疗。Norwood 手术后需特别注意心功能、氧饱和度、肺血流情况、肺动脉高压危象和坏死性小肠结肠炎等的发生。

手术治疗(Norwood 手术):胸骨正中切开,锯开胸骨,留取心包,戊二醛固定备用。术中见:升主动脉及主动脉弓小,直径 3~4mm,肺动脉粗大,直径 2.0cm。动脉导管未闭为管型,直径 5mm。升主动脉、动脉导管分别插管,右心耳插管,左、右肺动脉阻断,建立体外循环。在平行循环下,下腔静脉插管。逐步降温至深低温,主动脉阻断,根部灌注 HTK 液。房间隔缺损为继发孔型,扩大房间隔至 15mm。探查三尖瓣结构无明显异常,注水反流不显。选择性脑灌注下切除主动脉峡部狭窄段

20mm×2mm，远心端降主动脉与弓下缘端侧吻合，前壁心包补片扩大，完成弓成形术。主动脉 - 肺动脉瓣上 1.5cm 横断，主肺动脉作根部融合并成形后与升主动脉端端吻合。取 4mm Gore-Tex 管道连接右无名动脉 - 右肺动脉。停体外循环，血压稳定，氧饱和度稳定。无明显出血点后，延迟关胸回 ICU。

（孙彦隽　苏俊武）

推荐阅读文献

[1] 徐志伟. 小儿心脏手术学. 北京：人民军医出版社，2006.
[2] 朱晓东，张宝仁. 心脏外科学. 北京：人民卫生出版社，2007.
[3] 丁文祥，苏肇伉. 小儿心脏外科重症监护手册. 上海：世界图书出版公司，2009.
[4] 杨思源，陈树宝. 小儿心脏病学. 4 版. 北京：人民卫生出版社，2012.
[5] 丁文祥，苏肇伉. 现代小儿心脏外科学. 济南：山东科学技术出版社，2013.
[6] 马弗蒂斯，贝克. 小儿心脏外科学. 4 版. 刘锦纷，孙彦隽，译. 上海：世界图书出版公司，2014.
[7] 乔纳斯. 先天性心脏病外科综合治疗学. 2 版. 刘锦纷，孙彦隽，译. 上海：世界图书出版公司，2016.

第十五节　三尖瓣闭锁

本节要点

1. 流行病学　三尖瓣闭锁是一种少见的先天性心脏畸形，其在活产婴儿中的发病率为 0.039‰~0.1‰，约占先天性心脏病的 1.2%。在发绀型先天性心脏病中位居第三，仅次于法洛四联症和完全型大动脉转位。

2. 病理生理学　三尖瓣闭锁从其血流动力学本质上来说是一种特殊类型的左心室型单心室。回流至右心房的体静脉血无法正常地经三尖瓣进入右心室，而只能经房间隔缺损进入左心房，在左心房内与肺静脉血进行混合，因此所有患者具有不同程度的动脉血氧饱和度下降，且由于右心室发育不全，左心室必须同时承担体循环和肺循环功能。

3. 临床症状　几乎所有患者均在新生儿或婴儿期出现症状，包括发绀、重度缺氧发作、心力衰竭，以及杵状指/趾、红细胞增多症等症状。大龄婴儿和儿童的体格发育落后，有较明显的发绀和杵状指/趾。大多数患者可在胸骨左下缘闻及(3~4)/6 级收缩期喷射性杂音，少数伴有心尖部舒张期隆隆样杂音。

4. 诊断　主要依赖于超声心动图进行诊断，心导管和心血管造影能提供关于分期手术的充分信息。CT 和 MRI 也能提供诊断所需的信息。

5. 治疗　以手术治疗为主，手术方式包括房间隔缺损扩大 / 心导管球囊房间隔造口术、体肺动脉分流术、肺动脉环缩术、双向 Glenn 手术和全腔肺连接(改良 Fontan 手术)。需根据患者的解剖分型、肺动脉发育情况和术前肺血流的多少来选择适宜的手术方法。

一、定义

三尖瓣闭锁(tricuspid atresia，TA)是指三尖瓣瓣叶完全未发育或三尖瓣瓣口缺如，右心房与右心室之间无直接交通。

二、流行病学

三尖瓣闭锁是一种少见的先天性心脏畸形，其在活产婴儿中的发病率为 0.039‰ ~0.1‰，约占先天性心脏病的 1.2%。在发绀型先天性心脏病中位居第三，仅次于法洛四联症和完全型大动脉转位。有

13%~20% 的三尖瓣闭锁患者还伴有严重的心外畸形(胃肠道、肌肉骨骼畸形等)。

三尖瓣闭锁的预后极差,如出生后未能及时接受姑息手术,则 1 岁时的存活率仅为 10%。预后与三尖瓣闭锁的解剖分型及合并畸形有关(表 2-15-1),特别是肺血流的多少。存在严重肺血流减少(Ⅰa 型和Ⅱa 型)和严重肺血流增多(Ⅱc 型)者,多在出生后 3 个月内死亡。肺血流接近正常或因室间隔缺损变小而使原本增多的肺血流减少至接近正常者(Ⅰc 型),其存活时间较长。

表 2-15-1　未经手术的三尖瓣闭锁患者的平均寿命

解剖类型	平均寿命	解剖类型	平均寿命
Ⅰa	2~3 个月	Ⅱa	1 个月
Ⅰb	11 个月	Ⅱb	7.1 年
Ⅰc 肺充血	<6 个月	Ⅱc	2~3 个月
Ⅰc 肺血平衡	11.5 岁	Ⅲa	无统计数据
		Ⅲb	无统计数据

三、病理解剖和病理生理学

(一)病理解剖学

三尖瓣闭锁是由室间隔与心房和房室管发生对位异常所致。在胚胎发育过程中,如果右心室窦部缺如,则室间隔会向右异位并堵塞右侧房室瓣开口,造成三尖瓣闭锁。室间隔向右移位的程度决定了右心室发育最终的大小。

三尖瓣闭锁时的右侧房室连接存在多种类型(图 2-15-1):①肌型(74%~84%)最为多见,其右侧房室交界处完全没有瓣膜组织,仅在右心房底部有一小型凹陷;②隔膜型(8%~12%),在右心房和右心室之间存在一层闭锁的隔膜;③瓣膜型(6%),右心房和右心室连接处有一个开放的瓣膜,但其下方的隔膜和肌肉形成闭锁,将右心房和右心室完全隔开;④ Ebstein 型(4%~6%),在房室交界处形成闭锁的三尖瓣;⑤房室管型(2%),右心房到右心室的共同房室瓣闭锁。

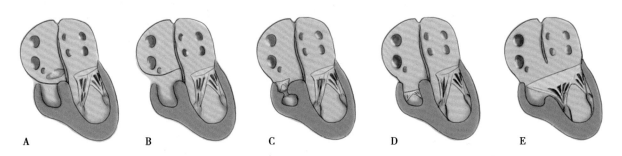

图 2-15-1　三尖瓣闭锁时右心房与心室连接的 5 种类型
A. 肌型;B. 隔膜型;C. 瓣膜型;D. Ebstein 型;E. 房室管型。

当合并直径较大的室间隔缺损时,右心室小梁部、流出道发育好,右心室腔较大。而室间隔完整者,则右心室呈未发育的间隙小腔,并会同时存在肺动脉闭锁。室间隔缺损的常见类型为膜周型和肌部型,其大小不等,可为单发,也可为多发。当室间隔缺损为限制性小型缺损时,常常存在肺动脉瓣下狭窄,肺动脉瓣膜、瓣环发育不良。

1974 年,Tondon 对三尖瓣闭锁的解剖分型作出了进一步的再定义,强调了心室动脉连接的类型(表 2-15-2、图 2-15-2)。先根据心室与大动脉的位置关系将其分为 3 大类:Ⅰ型,大动脉位置正常(70%);Ⅱ型,右祥(完全型)大动脉转位(27%);Ⅲ型,左祥(先天性矫正型)大动脉转位(3%)。然后每大类再根据其肺血流梗阻程度(室间隔缺损大小和肺血管发育状况)细分出 3 个亚型:a 型,肺动脉闭锁(肺血流量缺乏);b 型,肺动脉发育不良或肺动脉狭窄(肺血流量中等);c 型:肺动脉和肺动脉瓣无梗阻(肺血流增多)。

表 2-15-2　三尖瓣闭锁的解剖分型及其所占百分比和肺血流量情况

类型	百分比 /%	肺血流量
Ⅰ型 . 心室 - 大动脉连接正常	69	
a. 肺动脉闭锁	9	↓
b. 肺动脉发育不良 / 狭窄 / 小型室间隔缺损	51	↓
c. 肺动脉无狭窄 / 大型室间隔缺损	9	↔↑
Ⅱ型 . 右袢大动脉转位	28	
a. 肺动脉闭锁	2	↓
b. 肺动脉发育不良 / 狭窄	8	↔↑
c. 肺动脉无狭窄	18	↑↑
Ⅲ型 . 左袢大动脉转位	3	
a. 肺动脉或肺动脉瓣下狭窄	1	↓
b. 主动脉瓣下狭窄	2	↑

注:↔,肺血流平衡;↑,肺血流增多;↓,肺血流减少。

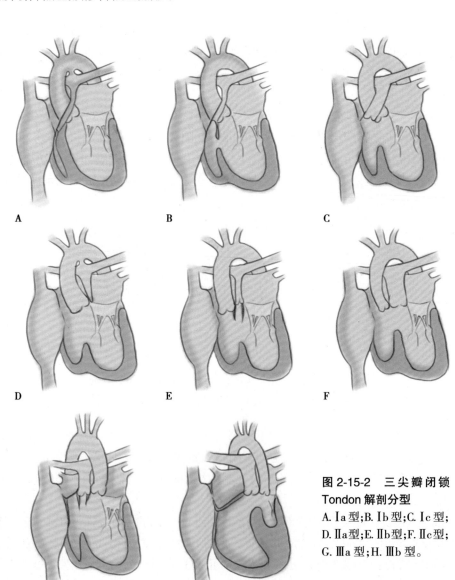

图 2-15-2　三尖瓣闭锁 Tondon 解剖分型
A. Ⅰa 型;B. Ⅰb 型;C. Ⅰc 型;
D. Ⅱa 型;E. Ⅱb 型;F. Ⅱc 型;
G. Ⅲa 型;H. Ⅲb 型。

大部分三尖瓣闭锁患者合并卵圆孔未闭或继发孔型房间隔缺损,原发孔型房间隔缺损极少。其他合并畸形包括双上腔静脉、心耳并置、主动脉缩窄或主动脉弓中断。

（二）病理生理学

三尖瓣闭锁从其血流动力学本质上来说是一种特殊类型的左心室型单心室。其血流动力学的两大特点：①回流至右心房的体静脉血无法正常地经三尖瓣进入右心室,而只能经房间隔缺损进入左心房,在左心房内与肺静脉血进行混合,因此所有患者具有不同程度的动脉血氧饱和度下降。肺血流量减少（Ⅰa 型、Ⅰb 型、Ⅱa 型、Ⅱb 型和Ⅲa 型）的患者,其肺静脉回心血量减少,动脉血氧饱和度明显下降,70% 的人出现低氧血症和明显发绀。肺血流量正常或增多者（Ⅰc 和Ⅱc 型）,肺静脉回心血量正常或增多,其动脉血氧饱和度仅稍低于正常,存在轻度发绀,甚至无发绀。如果房间隔缺损小,右向左分流受限,则出生后就会出现严重的体静脉高压和充血性心力衰竭。②由于右心室发育不全,左心室必须同时承担体循环和肺循环功能。肺血流减少者,左心室仅有轻度的容量负荷增大,一般不会出现心力衰竭。而Ⅰc 型和Ⅱc 型患者,其肺血流增多,左心室长期存在容量超负荷,导致其舒张末期容积增大和心肌收缩功能减退,心脏增大。如果再合并主动脉下狭窄、主动脉缩窄或主动脉弓中断,则更容易出现心力衰竭而导致全身状况恶化。三尖瓣闭锁生理变化示意图见（图 2-15-3）。

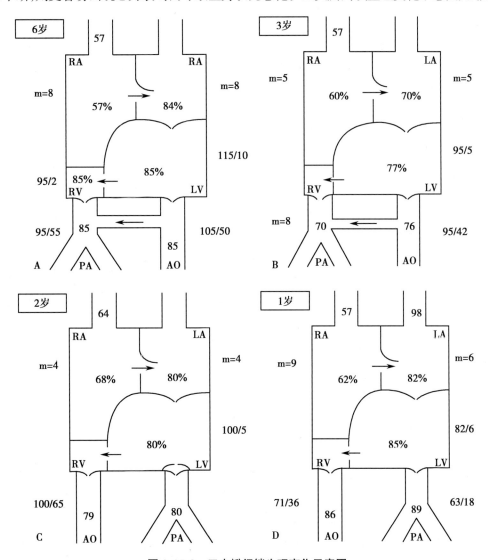

图 2-15-3　三尖瓣闭锁生理变化示意图

A. 6 岁患儿,三尖瓣闭锁,大动脉关系正常,肺动脉压接近体循环压;B. 3 岁患儿,三尖瓣闭锁,大动脉关系正常,室间隔缺损小或有肺动脉狭窄导致肺动脉压低;C. 2 岁患儿,三尖瓣闭锁,大动脉转位,合并肺动脉狭窄;D. 1 岁患儿,三尖瓣闭锁,大动脉转位,无肺动脉狭窄。RA. 右心房;LA. 左心房;LV. 左心室;RV. 右心室;PA. 肺动脉;AO. 主动脉。心腔外的数字为压力（mmHg）;百分数为各心腔的氧饱和度。

四、临床表现、辅助检查和鉴别诊断

(一)临床表现

1. 症状

(1)发绀：三尖瓣闭锁是早期出现发绀的先天性心脏病之一,约有50%的患者在出生后第一日即有发绀。发绀程度取决于肺动脉狭窄的程度。室间隔完整和肺动脉闭锁者发绀较严重;而存在大型室间隔缺损和肺动脉正常者发绀较轻。在2岁时,约85%的患者存在发绀,并出现杵状指/趾。患者常有活动性呼吸困难和疲劳乏力。蹲踞现象少见。

(2)重度缺氧发作:三尖瓣闭锁的婴儿在出生后6个月内可能会出现重度缺氧发作,其发生率为16%~45%。多由于室间隔缺损缩小、漏斗部狭窄进行性加重和动脉导管逐渐闭合所致。重度缺氧发作意味着肺血流已减少到极限,亟须手术挽救生命。

(3)心力衰竭:约有12%的患者在婴儿期出现右心衰竭,主要是由于室间隔缺损小,限制了右心房血流进入左心房,产生了体静脉高压和充血性心力衰竭。左心衰竭则可见于肺血流增多的患者,多因左心室容量超负荷所致,表现为出生后呼吸急促、呼吸困难和反复发生呼吸道感染等。

(4)其他症状:严重发绀的婴儿会发生铁缺乏症,大龄儿童则会因为红细胞增多症而产生脑血栓和脑脓肿。体肺分流术后会发生心内膜炎。肺血流增多的患者,尤其是Ⅲb型,可在1岁以内发生严重肺动脉高压和肺血管梗阻性病变。约有7%的患者发生致命性心律失常,如不及时纠正可导致低氧血症、酸中毒和低血压,乃至死亡。

2. 体征   肺血流减少的小婴儿,其口唇严重发绀并有过度通气,如仅存在卵圆孔未闭或限制型房间隔缺损者,则会出现颈静脉怒张、肝大和外周水肿等表现。大龄婴儿和儿童的体格发育落后,有较明显的发绀和杵状指/趾。

大多数患者可在胸骨左下缘闻及(3~4)/6级收缩期喷射性杂音,少数伴有心尖部舒张期隆隆音。所有患者均存在第一心音单一且亢进。合并肺动脉狭窄者,肺动脉瓣区亦呈单音亢进。杂音减弱或消失代表室间隔缺损缩小或漏斗部狭窄加重。

(二)辅助检查

1. 心电图   90%的三尖瓣闭锁患者的心电图存在电轴左偏和左心室肥厚,因此,发绀患者出现电轴左偏和左心室肥厚的心电图表现,应高度怀疑三尖瓣闭锁。P波高尖>2.5mV和P波切迹表明双心房肥大,也可显示存在单纯右心房或左心房肥大。在儿童和青少年病例中,尤其是肺血流增多者,往往会因长期左心室容量超负荷而出现提示心肌缺血的ST段压低和T波改变。

2. 胸部X线片   三尖瓣闭锁的X线片表现与患者的肺血流量及病理解剖类型有关。最常见类型为心室-大动脉关系正常伴肺动脉狭窄者,其胸部正位X线片表现为心脏大小正常或增大,心腰凹陷,左心缘较饱满,右心缘下端较平直,心影呈方形。此系左心室增大、右心室缩小、右心房内移所致。其肺血管纹理减少为肺血流减少所致。侧位X线片可见心影前下缘胸骨后三角区透亮度增大。当不伴肺动脉狭窄时,可见肺血流增多导致的肺纹理增多,肺动脉段平直或突出。有些幼儿或儿童可见右心缘外突,为右心房扩大所致。如一系列胸部X线片对照显示肺血管纹理逐渐减少,则应高度怀疑室间隔缺损缩小和/或漏斗部狭窄加重。

3. 超声心动图   三尖瓣闭锁的超声心动图特征为三尖瓣呈一条强光带回声,无瓣膜启闭活动,且二尖瓣介于左心房和左心室之间,左心房和左心室增大,右心室发育不良。二维和多普勒超声心动图可对三尖瓣闭锁作出准确诊断,检查可明确右心房出口是否呈盲端性质,有无存在三尖瓣瓣膜结构,判定三尖瓣闭锁的详细病理解剖,心室与大动脉的位置关系,心房和心室之间的交通及其大小,有无肺动脉狭窄,两侧肺动脉的发育情况,有无二尖瓣畸形或诸如主动脉狭窄或缩窄等合并畸形。检查过程中要仔细测定左心室腔的大小、室壁厚度和功能,以便决定手术方式。通过多普勒超声心动图估测左右心房压力阶差,以便决定是否需要实施心导管球囊房间隔造口术。

4. CT 或 MRI 随着放射影像学技术的发展,CT 和 MRI 对三尖瓣闭锁的诊断作用越来越大。CT 和 MRI 可清晰显示三尖瓣闭锁的直接征象和各心室腔大小,判断室间隔缺损的大小和位置,还能清晰描绘肺动脉发育程度及有无狭窄,并对侧支血管、体静脉、肺静脉等作出评估。CT 和 MRI 在目前使用得越来越多,一定程度上部分取代了心导管检查的作用,但并不能完全取而代之。MRI 还可评估心腔容积、心室射血分数和心室功能,而且其不存在辐射,这些都是有利的,但 MRI 检查采样时间长,小年龄患儿需要给予充分镇静,甚至气管插管。

5. 心导管术和心血管造影 随着超声心动图和 CT 及 MRI 等影像学技术的发展,心导管术和心血管造影目前使用相对减少。心导管术和心血管造影的诊断作用在于判定诊断和解剖分型,评估肺血管发育,测定肺血管阻力,而且对于心房水平交通受限的患儿,还能行心导管球囊房间隔造口术,增加心房水平的分流,减轻右心房负荷,防止循环衰竭。对于已经接受过姑息手术的患者,此项检查的最大用途是对既往姑息手术的结果进行评价,以便确定患者是否适合继续接受下一步手术。

(三)鉴别诊断

1. 法洛四联症 法洛四联症是最常见的发绀型先天性心脏病。其发绀和缺氧发作的特点与三尖瓣闭锁类似;但法洛四联症患者往往在出生后 3~6 个月才逐渐出现发绀,其心电图均为电轴右偏和右心室肥厚。且超声心动图显示患者存在两个心室,有室间隔缺损和右心室流出道梗阻。

2. 心室双入口(单心室) 合并肺动脉狭窄尤其是左心室型心室双入口合并肺动脉狭窄者,出生后即有发绀,心电图也可显示电轴左偏和左心室肥厚;但超声心动图可提供鉴别信息,即心室双入口为两侧心房或两组房室瓣或共同房室瓣到达一个心室。

3. 完全型大动脉转位 室间隔完整的完全型大动脉转位患者也是出生后即有发绀。出生后的发绀症状和 X 线检查的心影形状与三尖瓣闭锁类似;但大多数完全型大动脉转位患者的心电图为电轴右偏和右心室肥厚,这与三尖瓣闭锁截然不同。超声心动图显示存在两个心室,且心室大动脉连接不一致。

4. 二尖瓣闭锁 此畸形也是出生后即有发绀,且在胸部 X 线片上的心影形状与三尖瓣闭锁类似;但二尖瓣闭锁的心电图为电轴右偏和右心室肥厚,超声心动图特点为二尖瓣呈一强光带回声,无瓣膜活动,且三尖瓣介于右心房和右心室之间,左心室发育不良。

五、治疗方法

(一)药物治疗

三尖瓣闭锁无法通过药物治疗来治愈。药物治疗只能作为围术期稳定患者循环状态的辅助手段,以便改善病情,有助于及时建立术前诊断并确定手术方案。对于发生充血性心力衰竭的患者,可使用洋地黄和呋塞米等利尿剂治疗,有时需加用多巴胺和多巴酚丁胺等正性肌力药物支持。对于因肺血流减少而发生严重缺氧的新生儿,可使用前列腺素 E_1 来维持动脉导管开放,改善氧合。

(二)手术治疗

1. 手术适应证

(1)早期姑息性手术:手术目的在于将不足或过多的肺血流调整到适宜状态,并建立起适宜的肺血流来源,为完成终期 Fontan 手术创造条件。

1)房间隔缺损扩大/心导管球囊房间隔造口术:新生儿、3 个月以下婴儿,如有缺氧、呼吸窘迫和心力衰竭症状,心电图显示 P 波高尖,胸部 X 线片显示右心房巨大,超声心动图提示心房间交通受限,估测右心房与左心房的压力阶差 >0.67kPa(5mmHg),均提示心房间交通不足,必须通过外科手术方法来实施房间隔缺损扩大,或通过心导管介入治疗来实施球囊房间隔造口术。

2)体肺动脉分流术:对于肺血流减少的发绀病例(如Ⅰa 型、Ⅰb 型、Ⅱa 型、Ⅱb 型和Ⅲa 型),如年龄 <4 个月或存在肺动脉发育欠佳者,首选改良锁骨下动脉与肺动脉分流术(改良 B-T 分流术),以增加肺血流并促进肺动脉发育。

3)肺动脉环缩术:对于肺血流增多和顽固性心力衰竭者(Ⅱc 型),应尽可能在 6 个月前实施肺动脉环扎术来减少肺血流,保护肺血管床。

(2) 双向 Glenn 手术:最佳手术年龄为出生后 4~6 个月。对于肺血流处于平衡状态,年龄 >4 个月的患者,只要其肺阻力不高(<4Wood 单位 /m²),肺血管发育不差,肺动脉指数 >180mm²/m²,肺动脉平均压 <2.40kPa(18mmHg),左心室舒张末压力 <1.60kPa(12mmHg),房室瓣反流轻中度以下,则可直接选用 I 期双向 Glenn 手术。以往曾使用过的“半 Fontan 手术”,目前已经不再常用。双向 Glenn 手术的具体手术适应证参见本章第十六节“功能性单心室”。

(3) 全腔肺连接(改良 Fontan 手术):部分年龄在 2 岁以上,肺血流处于平衡状态,肺动脉发育良好的患者,且符合当前改良 Fontan 手术适应证的三尖瓣闭锁患者,亦可直接施行 I 期改良 Fontan 手术。部分已完成双向 Glenn 手术的患者,经过完整术前评估后,可择期施行终期改良 Fontan 手术。改良 Fontan 手术的具体手术适应证参见本章第十六节“功能性单心室”。

2. 麻醉和体外循环方法　三尖瓣闭锁患者各期手术的麻醉方法均为静吸复合全身麻醉。麻醉时常规监测心电图、外周动脉血压、经皮动脉氧饱和度和中心静脉压。部分需低温停循环的患者,注意脑部降温保护,如应用冰帽降温。手术操作完成,充分复温,保证容量,应用强心药物维持循环稳定。

体外循环方法主要根据患者拟行的式式来选择。肺动脉环缩术无须体外循环。部分患者也可在非体外循环下构建体肺分流或双向 Glenn 手术。接受 II 期双向 Glenn 手术和 III 期全腔肺连接手术的患者,开胸前一定要准备充足的血制品和扩容用品,以便在实施再次开胸时,发生心脏大血管破裂可以快速补充容量。如心脏与胸骨粘连紧密的话,需要先行股动静脉切开,建立外周转流后,再进一步分离胸骨后粘连。上、下腔静脉分别使用直角插管引流。常使用浅低温和中低温即可。

3. 手术方法

(1) 早期姑息性手术:三尖瓣闭锁新生儿和小婴儿的早期姑息性手术,包括房间隔缺损扩大 / 心导管球囊房间隔造口术、体肺动脉分流术(改良 B-T 分流术)和肺动脉环缩术,手术方法和注意事项可参见本章第十二、十三节。

1) 房间隔缺损扩大 / 心导管球囊房间隔造口术:可通过使用上下腔静脉流入血流临时阻断的方法来实施房间隔缺损扩大。经胸骨正中切口径路,用圈套器环绕上下腔静脉,于右心房上的预计心房切口位置的两端分别用 5-0 或 6-0 聚丙烯缝线缝置两针标记线。在与麻醉医生进行充分沟通后,收紧圈套器,阻断上下腔静脉血流,提起心房切口两端的标记线,切开右心房,迅速识别出卵圆孔或房间隔缺损,立即将房间隔大部或全部剪除。随即松开下腔或上腔静脉圈套器,右心房立即充盈,迅速将一把侧壁钳钳夹在心房切口上,再松开另一根腔静脉圈套器,使用预先缝置的标记线将右心房切口关闭。只要术前与麻醉医生就此手术各步骤进行充分沟通,并备足血制品和扩容制品的话,有经验的术者完全可在 1 分钟内完成切除房间隔的手术操作。也可通过心导管介入治疗来实施球囊房间隔造口术。

2) 体肺动脉分流术:主张经胸骨正中切口径路实施该手术为妥,胸骨正中切口径路远优于左侧或右侧胸廓切口径路。其优点在于所构建的体肺动脉分流能更接近于左右肺动脉汇合处,有利于两侧肺动脉均衡发育,便于一并处理动脉导管未闭;如术中发生病情不稳定,可立即建立体外循环,并在体外循环下构建分流,手术安全性更好。

经胸骨正中切口径路开胸后,充分游离显露无名动脉和右肺动脉。如在非体外循环下构建分流的话,必须在对无名动脉实施侧壁钳钳夹前给予 1mg/kg 的肝素。取一根长度适宜的膨体聚四氟乙烯管道(Gore-Tex 管道),两端分别与无名动脉和右肺动脉(或左锁骨下动脉与左肺动脉)切口实施端侧吻合,可使用 7-0 或 8-0 聚丙烯线或 PDS 吸收线构建吻合。新生儿患者可选用 3.5mm 或 4mm 管道,婴幼儿可选用 5mm 管道(图 2-15-4)。

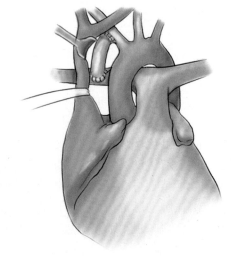

图 2-15-4　改良无名动脉 - 右肺动脉分流术

3）肺动脉环缩术：经胸骨正中切口径路，游离肺总动脉，取一条宽 3~4mm 的硅胶带，环绕住肺总动脉。环缩带安置在肺总动脉近心端，予以试探性收紧。当肺动脉收缩压接近体动脉收缩压的 1/3，吸入氧浓度为 50% 的状态下，动脉血氧饱和度不低于 75%，则可间断缝合固定环缩带，并用 5-0 或 6-0 聚丙烯缝线缝合 2 针，将环缩带固定在肺总动脉近心端的外膜上，这样可以防止环缩带向远心端移位造成左右肺动脉开口梗阻（图 2-15-5）。

（2）双向 Glenn 手术：双向 Glenn 手术通常在常温不停跳平行循环下实施，或在非体外循环下依靠自身上腔静脉 - 右心房旁路来完成。

并胸后患者给予全身肝素化，上腔静脉、右心耳、主动脉插管构建体外循环，或仅在上腔静脉和右心耳插管，并相互连接后形成自身回流旁路。横断上腔静脉、封闭其心房端，注意避免损伤窦房结。用 C 型血管侧壁钳钳夹右肺动脉上缘，并行右肺动脉上缘纵

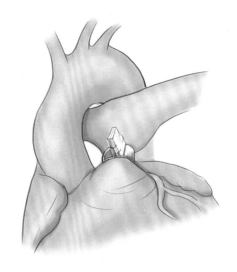

图 2-15-5　肺动脉环缩术，安置固定环缩带

切口。使用 6-0 或 7-0 聚丙烯缝线或 PDS 吸收线实施上腔静脉远心端与右肺动脉切口的端侧吻合。松开"C"形钳后，停止平行循环或自身旁路。术中注意充分游离上腔静脉、无名静脉和右肺动脉，防止吻合后发生右肺动脉被向上吊起；结扎奇静脉并作为位置定标，防止吻合后发生上腔静脉扭转导致分流构建失败（图 2-15-6）。

（3）全腔肺连接（改良 Fontan 手术）：Fontan 手术自问世以来，其技术结构已经过第一代心房 - 肺动脉吻合、第二代心房内侧隧道（图 2-15-7）、第三代全心外管道（图 2-15-8），发展到第四代心房内外管道（图 2-15-9）。目前对于右心房空间足够大，且无肺静脉受压发生回流梗阻的患者，可使用（第四代）全心房内外管道技术来构建全腔肺连接。由于部分心房壁仍处于高压腔，导致远期心律失常发生率高，因此心房内侧隧道技术已使用得越来越少。全心外管道、心房内外管道和全心房内管道技术的操作更为标准化，技术重复性好，构建开窗减压孔方便，因此目前使用得更为广泛。全腔肺连接的具体手术技术参见本章第十六节"功能性单心室"。

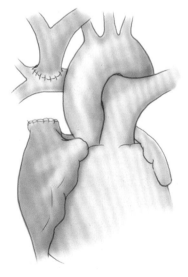

图 2-15-6　双向腔肺分流术（双向 Glenn 手术）

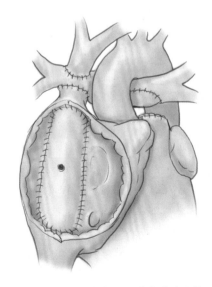

图 2-15-7　心房内侧隧道全腔肺连接

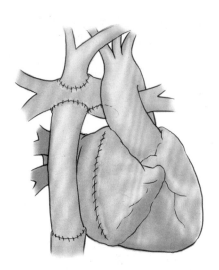

图 2-15-8 全心外管道全腔肺连接

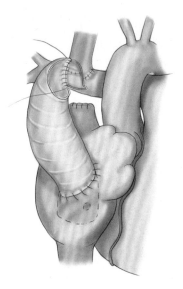

图 2-15-9 心房内外管道全腔肺连接

【病例解析】

病例摘要 1

主诉

患者,女,14 日龄,因"发现心脏杂音 1 日"入院。

现病史

患者为弃婴,于入院前 1 日被好心人送至医院。哭闹时口唇有发绀,呼吸稍急促。行超声心动图显示:三尖瓣闭锁、房间隔缺损、室间隔缺损、肺动脉高压。为求进一步诊治入住心胸外科 ICU。

既往史

入院时体重 2.2kg,孕产史和出生体重不详,未有产时窒息抢救病史,无手术外伤史,尚未接种疫苗。人工喂养。

查体

体温(肛温)36.5℃,心率 150 次 /min,呼吸 42 次 /min,血压 61/42mmHg,体重 3.5kg,呼吸空气时 SpO_2 92%。双肺呼吸音清,未闻及干湿啰音。左侧心前区搏动明显。胸骨左缘第 2~4 肋间 2/6级收缩期杂音,肺动脉瓣区 S_2 稍亢进。肝脏右侧肋下 1cm,质软。腹软,无肌抵抗。四肢暖,指 / 趾端无明显发绀。

辅助检查

超声心动图:Ic 型三尖瓣闭锁。心房正位,心室正位。房室连接一致,心室大动脉连接一致。右心房增大,右心室发育小。主动脉发自左心室,瓣环 0.76cm,升主动脉直径 0.8cm,瓣膜开放活动可。肺动脉发自右心室,瓣环 1.45cm,过瓣血流 1.7m/s,肺动脉总干直径 1.55cm。三尖瓣环处见肌性组织,回声增强,未见瓣叶结构。继发孔型房间隔缺损 0.25cm,双向分流。膜周融合型室间隔缺损 0.55cm,双向分流。左位主动脉弓。左心室射血分数 64.1%。心脏 CT:气管及支气管通畅,肺窗显示肺纹理增多。心房正位,腔肺静脉回流正常。房室连接一致,心室大动脉连接一致,三尖瓣闭锁。右心房扩大,房间隔可见 3.5mm 缺损。室间隔缺损 5.7mm,左心室扩大,右心室发育小,右心室流出道无狭窄。肺总动脉增宽,直径 1.65cm。右肺动脉起始部 6.2mm,远端分叉处 6.4mm,左肺动脉起始部 5.2mm,远端分叉处 5.4mm,降主动脉横膈水平直径 5.0mm。

解析

　　患儿呼吸较急促,哭吵时有发绀,呼吸空气时 SpO₂ 92%。入院时体重较低,经人工喂养后体重增长。查体尚未发现有充血性心力衰竭的明显体征。超声心动图和 CT 均诊断为Ⅰc 型三尖瓣闭锁,房间隔水平分流受限,且存在肺血流量增大。根据患儿临床表现和辅助检查,建议在新生儿期尽快行初期姑息手术,解除房间隔水平的分流受限和肺充血。

住院经过

　　患儿于出生 20 日时接受手术。手术经胸骨正中切口径路实施。在非体外循环下,使用上下腔静脉流入血流阻断技术,经右心房小切口,切除房间隔组织,将房间隔缺损从 3mm 扩大至 18mm。然后取一条 3mm 宽的硅胶带,对肺总动脉实施环缩,术毕在吸入氧浓度 50% 的条件下,SpO₂ 维持在80%。术后使用多巴胺、米力农支持,术后 48 小时顺利撤除呼吸机。出院前复查超声心动图显示:肺动脉环缩处内径 4mm,过环缩处血流 4.15m/s,压差 69mmHg。左肺动脉内径 0.66cm,右肺动脉内径0.56cm。房间隔扩大至 1.55cm,双向分流。室间隔缺损 0.57cm,双向分流。术后 10 日出院。

解析

　　患儿确诊为Ⅰc 型三尖瓣闭锁,房间隔缺损小,室间隔缺损大,无肺动脉狭窄,有肺动脉高压。对于此类患者,如不实施手术,则易发生充血性心力衰竭。手术的目的在于改善心房水平的血液混合,并减少肺血流量,保护肺血管床,以避免未来发生肺血管梗阻性病变而失去手术机会。对于新生儿来说,体外循环会造成患儿肺血管阻力的变化,因此拟接受肺动脉环缩的患儿,尽量应避免体外循环。因此使用腔静脉流入血流阻断技术来切除房间隔后,再进一步实施肺动脉环缩。患儿术后康复顺利,且出院前的超声心动图提示两个手术位置的解剖状态满意。合理的手术时机和手术选择,是术后顺利康复的决定性因素,也是为患者后续的单心室分期手术创造条件。

病例摘要 2

主诉

患者,男,6 个月,因"出生后 1 个月时发现心脏杂音至今"入院。

现病史

患者在出生后 1 个月时发现心脏杂音,当时未予以进一步诊治。之后患者逐渐出现吃奶费力、活动量小、体重增长慢等表现。口唇周围发绀逐渐明显,但无少尿、气促等现象。门诊行超声心动图显示:三尖瓣闭锁、共同心房、室间隔缺损、肺动脉瓣及瓣下狭窄。为求进一步诊治入住心胸外科病房。

既往史

G₂P₂,足月顺产。孕产史和出生史无特殊,出生体重正常。无手术外伤史,已接种疫苗。母乳及奶粉混合喂养,按序添加辅食。

查体

体温(肛温)37.2℃,心率 130 次 /min,呼吸 34 次 /min,血压 80/46mmHg,体重 6.5kg,呼吸空气时 SpO₂ 70%。双肺呼吸音清,未闻及干湿啰音。胸骨左缘第 2~4 肋间 4/6 级收缩期杂音,肺动脉瓣区第二音减弱。肝脏肋下未及。腹软,无肌抵抗。四肢暖,指 / 趾端有明显发绀。

辅助检查

超声心动图:Ⅰb型三尖瓣闭锁。心房正位,心室正位。房室连接一致,心室大动脉连接一致。左心室增大,右心室发育小。主动脉发自左心室,主动脉稍增宽,瓣膜开放活动可。右心室流出道肌肉明显肥厚,最窄处内径0.37cm,流速4.12m/s,压差67.9mmHg;肺动脉发自右心室,瓣环0.77cm,肺动脉总干内径0.8cm,流速3.92m/s,压差61.4mmHg;左肺动脉直径0.53cm,右肺动脉直径0.61cm。三尖瓣环处见肌性组织,回声增强,未见瓣叶结构。二尖瓣瓣叶稍增厚,瓣尖稍卷曲,前向血流0.7m/s,轻微反流。永存下腔静脉瓣(欧式瓣)明显冗长,增厚卷曲,摆动于心房内。大型房间隔缺损1.75cm×1.85cm,接近于共同心房,右向左分流。膜周融合型室间隔缺损0.54cm,双向分流。左位主动脉弓。左心室射血分数63.5%。

心脏CT:气管及支气管通畅,肺窗显示肺纹理略有减少。心房正位,腔肺静脉回流正常。房室连接一致,心室大动脉连接一致,三尖瓣闭锁。右心房扩大,大型房间隔缺损,类似共同心房。室间隔缺损7.1mm,左心室扩大,右心室发育小,右心室流出道狭窄。左位主动脉弓,无明显主动脉缩窄和动脉导管未闭。肺动脉瓣下狭窄,左右肺动脉发育可。右肺动脉起始部6.5mm,远端分叉处6.8mm,左肺动脉起始部5.7mm,远端分叉处6.3mm,降主动脉横膈水平直径8.4mm。

解析

患儿在出生后1个月即发现有杂音,在成长过程中逐渐出现吃奶费力,活动量小,体重增长慢等表现,且口唇周围发绀逐渐明显。呼吸空气时SpO_2 70%。查体尚未发现有充血性心力衰竭的明显体征。超声心动图和CT均诊断为Ⅰb型三尖瓣闭锁,房间隔水平分流无受限,且因肺动脉瓣下右心室流出道狭窄和肺动脉瓣狭窄导致肺血流量减少。根据患儿临床表现和辅助检查,以及患儿的年龄,建议先行双向Glenn手术,提升肺血流量,减轻发绀,促进患者的体格发育,并为未来的全腔肺连接手术创造条件。

住院经过

患儿于入院后第2日接受双向Glenn手术。手术经胸骨正中切口径路实施。探查上腔静脉位于右侧,左右肺动脉发育可,充分游离上腔静脉和肺动脉。上腔静脉内置直角插管,右心房内置直插管,提高吸入氧浓度到100%,将此两根插管相互连接,形成上腔静脉-右心房自体旁路。横断上腔静脉,近心端缝闭。使用一把C型血管侧壁钳钳夹于右肺动脉上缘,并对右肺动脉上缘实施纵切口。使用7-0聚丙烯缝线,将上腔静脉与右肺动脉构建端侧吻合。吻合完毕后,撤除上腔静脉-右心房自体旁路插管,并结扎离断右侧奇静脉。吸入氧浓度50%的条件下,SpO_2维持在88%。中心静脉压为0.18kPa(18cmH$_2$O),圈套结扎肺总动脉后,中心静脉压维持在0.14kPa(14cmH$_2$O)。术毕在吸入氧浓度50%的条件下,SpO_2维持在84%。术后使用多巴胺支持,术后6小时顺利撤除呼吸机。出院前复查超声心动图显示:双向腔肺吻合口内径0.8cm,血流0.4m/s,波形随呼吸变化。术后6日出院。

解析

患儿确诊为Ⅰb型三尖瓣闭锁,房间隔缺损大,心房水平混合充分,但存在肺动脉瓣和瓣下狭窄,肺血流减少。此类患儿必然存在发绀,如不实施手术,则不利于患儿的生长发育,且易于出现急性缺氧发作和缺氧造成的长期并发症。手术的目的在于建立起足够的肺血流来源,促进肺血管床和患儿的体格发育,为未来的终期全腔肺连接手术创造条件。患儿出生6个月,也是实施双向Glenn手术的最佳年龄。患儿术后康复顺利,且出院前的超声心动图提示双向Glenn手术吻合口血流正常。因此,必须对不同年龄的患者和不同的解剖条件进行合理判断,选择最适宜的手术时机和手术方案,这是单心室治疗途径各期手术得以顺利实施的决定性因素。

(孙彦隽 李晓峰)

推荐阅读文献

[1] 徐志伟.小儿心脏手术学.北京:人民军医出版社,2006.
[2] 朱晓东,张宝仁.心脏外科学.北京:人民卫生出版社,2007.
[3] 丁文祥,苏肇伉.小儿心脏外科重症监护手册.上海:世界图书出版公司,2009.
[4] 杨思源,陈树宝.小儿心脏病学.4版.北京:人民卫生出版社,2012.
[5] 丁文祥,苏肇伉.现代小儿心脏外科学.济南:山东科学技术出版社,2013.
[6] 马弗蒂斯,贝克.小儿心脏外科学.4版.刘锦纷,孙彦隽,译.上海:世界图书出版公司,2014.
[7] 乔纳斯.先天性心脏病外科综合治疗学.2版.刘锦纷,孙彦隽,译.上海:世界图书出版公司,2016.

第十六节 功能性单心室

本节要点

1. 定义 心脏不具备两个发育良好的心室,称为功能性单心室。

2. 病理生理学 未经手术的功能性单心室患者的体循环和肺循环是并联的。血液离开单心室后,可以选择进入体循环或肺循环。个别的患者可能先天合并肺循环适当的梗阻,从而达到肺血流与体循环血流的合理分布状态。但出现严重的肺动脉或主动脉流出道梗阻,则会出现相应症状。

3. 临床表现 单心室患者的临床表现取决于体循环与肺循环之间的血流平衡情况。

4. 诊断 心脏超声具有诊断意义,常可结合临床体征、进一步的心脏CT和心导管造影术来明确诊断及对合并心外畸形加以认识。

5. 治疗 大多数需要通过手术治疗,目前较为普遍的是进行分期单心室纠治手术:①新生儿期如存在明显的肺循环梗阻或肺血流过多,行体肺分流术或肺动脉环缩术,同时解决其他心外合并畸形如肺静脉异位引流或主动脉弓发育不良等;②Ⅱ期双向Glenn手术,一般在4~8个月时实施手术,将上腔静脉离断并与相对应肺动脉吻合,同时可选择保留或不保留肺动脉前向血流,并确认心房心室之间充分的血液混合;③Ⅲ期Fontan手术,术式较多,现多选择心外管道及心内外管道Fontan手术,将下腔静脉血流通过Gore-Tex管道引流至肺动脉。

一、定义

功能性单心室是指心脏不具备两个发育良好的心室,是最具挑战性的先天性心脏畸形中的一大类,且对其进行描述和分类也存在困难。只有唯一一个真正的心室的情况也很罕见,在许多情况下,是一个发育良好的心室加上另一个发育不全或发育不良的心室。最终统一使用功能性单心室心脏的概念。常见情况下,存在两个心房,每个心房分别与自己的心室相连,而在本章中所讨论的功能性单心室,则与常见情况相反,其心房腔仅与一个发育良好的优势心室相连。发育良好的心室,其特征包括有一个支撑瓣下张力装置的流入道部分、一个小梁区域和一个连接到大动脉的流出道部分。在功能性单心室心脏的条件下,其生理学必须为体循环和肺循环呈并联模式,而不是正常心脏中的串联模式。这造成自然病史的极大变化,如果没有外科干预,基本上最终结局就是死亡,死亡可发生在出生后头几天到 20 多岁。

二、分型

在对这些复杂畸形进行外科治疗的年代之前,对发育不全的心脏进行的研究大多数是描述性的。病理学家和解剖学家所争论的问题是什么情况能被算作是单心室或单心室心脏,且这个争论在今天还在继续。大多数单心室畸形现在都使用 Van Praagh 的节段解剖方法或 Anderson 的心腔顺序位置系统来描述。其中存在重要且本质的区别。根据 Van Praagh 及其同事的观点,单心室或共同心室是一个心室腔与二尖瓣和三尖瓣相连,或与一个共同房室瓣相连。因此,这个系统将三尖瓣或二尖瓣闭锁排除在单心室畸形之外。Anderson 等也强调了心房和心室结构之间连续性的性质,但主张单心室心脏的统一标准是整个房室连接仅与心室体的一个心腔相连。如果存在第二个心室腔,则该心室腔没有房室连接,且发育不全。因此,Anderson 使用单心室房室连接这个名词来描述功能性单心室。要承认的是在绝大多数病例中,既存在单独一个发育良好的心室,也存在另一个发育不良或发育不全的心室,说明这个术语名称具备描述上的精确性,但也没有否认发育不完全心腔的心室状态。因此,在 2006 年,Jacobs 和 Anderson 使用了“功能性单心室”这个名词,无论何时及何种理由,只要有一个心室无法支持体循环或肺循环,就可以用这个名称。

2000 年,胸外科医师协会国际先天性心脏病外科命名学和数据库工程对功能性单心室的命名学达成了共识,即强调心脏具备双入口房室连接(左心室双入口和右心室双入口),心脏中有一侧房室连接缺如(包括三尖瓣闭锁和二尖瓣闭锁),心脏有一组共同房室瓣且仅有一个完全发育良好的心室(不平衡型共同房室管畸形),心脏仅有一个发育完全的心室且存在内脏异位综合征,最后是不符合以上任何一个特殊大类的其他单心室心脏的罕见类型。根据本书的组织结构,符合左心发育不良综合征的单独状态,则承认其是一种功能性单心室的常见类型。

三、解剖学

(一)心室双入口

心室双入口(DIV)是一种先天性心脏畸形,两个心房通过两组分开的房室瓣或一个共同房室瓣连接到一个心室腔上。在罕见情况下,心室结构区域仅含有一个单独的心室。在一个发育完全的心室之外,通常还有另一个发育不良且发育不全的心室。不完整心室可能没有房室连接,或可能通过某一个房室瓣骑跨的方式与一个心房连接。如果瓣膜在优势心室上方的骑跨超过 50%,则使用心室双入口这个名称。

左心室双入口是最常见的解剖亚型。优势心室具有左心室的形态学。残余心腔具备右心室的形态学,有粗糙的心尖小梁,且常有一根隔束(隔缘肉柱)构成室间隔缺损的前缘。当残余心腔发出一根或两根大血管时,则存在室壁光滑的漏斗部。残余心腔通常位于优势心室的前上方,更多位于左侧,但也可能位于右侧。左心室双入口中的最大的亚型是左心室双入口合并心室左袢,残余右心室位于左侧,心室动脉连接不一致左心室型单心室。如同描述性命名所表示的,有一个位于右侧的占优势的形态学左心室,与右侧和左侧房室瓣相连。主动脉起源于位于左侧的残余右心室。肺动脉干起源于左心室底部。肺动脉瓣狭窄或瓣下狭窄并不常见,且罕见情况下会有肺动脉闭锁。室间隔缺损或球室孔,位于漏斗隔下方,且可为任意大小。当其为大型时,则主动脉通常发育良好。当室间隔缺损为限制性时,将造成主动脉下狭窄,且常有主动脉弓发育不良、主动脉缩窄或主动脉弓中断。约 10% 的病例为左心室双入口合并心室右袢,残余右心室位于右侧且心室动脉连接一致。Holmes 心脏,这种类型的功能性单心室包括一个位于左后方的大型左心室,和一个位于右前上方的小型残余右心室。通常存在两组房室瓣,右侧房室瓣常有跨越。常见有肺动脉狭窄。

右心室双入口时,两个心房都连接到形态学右心室。残余的左心室腔位于占优势的右心室的后下方(像裤子的后口袋一样)。最常见的是发育不良的心室通过一个很小的室间隔缺损与主心腔交通,且没有流出道与任何大血管相连。在这些病例中,心室动脉连接可为右心室双出口或右心室 - 主动脉合并肺动脉闭锁。可能有两组房室瓣连接到右心室,合并或不合并左侧房室瓣跨越,或可能存在共同房室瓣。不定性心室双入口是指一种心脏无输出腔的原始心室的罕见情况。

（二）三尖瓣闭锁

三尖瓣闭锁是指没有右侧房室连接的单心室心脏。其解剖标志是右心房和右心室之间没有直接连接。在本章第十五节"三尖瓣闭锁"中已有阐述。

（三）左心发育不良综合征

这是需用单心室途径治疗的较常见的畸形，虽然第二和第三期手术治疗与其他类型的单心室相同，但新生儿期的第一期手术需要实施 Norwood 手术（参见本章第十四节）。

（四）二尖瓣闭锁

和右侧房室连接缺如一样，左侧房室连接缺如可发生在任何形态学上可能存在的单心室心脏中。二尖瓣闭锁的经典例子是右心室型单心室合并左侧房室连接缺如。和三尖瓣闭锁一样，闭锁瓣膜没有开孔，其下方有未成熟的腱索装置，但更常见的是房室连接真正的缺如，由一层纤维-脂肪组织将心房底面和心室分开。当同时存在二尖瓣闭锁和主动脉闭锁时，则将这些心脏考虑为左心发育不良综合征的一种类型。二尖瓣闭锁合并主动脉流出道通畅，其特征常为心房正位，心室右祥，占优势的右心室通过一组瓣口开于右侧的（通常为三尖瓣）瓣膜和右心房相连，且发育不良的左心室位于左后方。可能存在各种不同的圆锥动脉干排列。两个最常见的形式是：①右心室双出口，其小型左心室是一个盲腔，通过一个室间隔缺损与右心室相连，但没有连接到大血管的出口；②心室大动脉连接一致，其发育不良的左心室作为一个输出腔，发出主动脉。室间隔缺损常为限制性，造成主动脉下梗阻，且发育不良的左心室发出一根细小的主动脉，并合并主动脉弓发育不良、主动脉缩窄，罕见情况下存在主动脉弓中断。

（五）内脏异位综合征

心房内脏异位综合征指那些正常左右分化失败造成内脏和心房位置不确定的解剖构型，同时还存在各种不同的体静脉和肺静脉连接的特征性畸形、腹腔器官畸形和心脏畸形。Becker 和 Anderson 提供了一个描述：胸腹腔内脏的一种特殊排列，其特征为成对器官的异构，诸如肺和心房，以及非成对器官趋于位于中线位置的趋势。因此，他们将这个疾病谱归入心房异构。其他学者则强调存在两个基本亚型，一方面为合并脾脏缺如（无脾、双侧右侧化）；另一方面为多个脾脏（多脾、双侧左侧化）。因此，更常用的术语名词是无脾综合征和多脾综合征。大多数内脏异位综合征患者有一个功能性单心室心脏。除了体静脉和肺静脉回流异常之外，心脏畸形的特征为心内膜垫缺损（房室管型共同房室瓣），常有肺动脉狭窄或闭锁。

四、病理生理学

（一）并联循环和串联循环

在正常的双心室循环中，血液离开左心室进入体循环，随后再依次通过右心室进入肺循环，最后回到左心室，这是一种串联循环。与之相对，未经手术的功能性单心室患者的体循环和肺循环是并联的。血液离开单心室后，可以选择进入体循环或肺循环，因此体、肺循环血管床的相对阻力将决定其血流量。当体、肺循环流出道都不存在梗阻，也不存在肺血管病变时，肺循环的血流量比体循环大得多。

（二）"平衡的"单心室

个别的患者可能先天合并肺循环适当的梗阻，从而达到肺血流与体循环血流的合理分布状态。这将导致其动脉血氧饱和度维持在 80% 左右，并获得良好长期存活率及满意的生活质量。这种情况下，仅要求单心室泵出正常心排血量的两倍，这往往可以持续很多年。多数两栖类动物，诸如蛙类就是这样的血液循环方式。此类患者通常能活 10~20 年，有记载最长可达 40 年。

（三）单心室合并肺循环流出道梗阻

比平衡状态的单心室更多见的是存在肺循环流出道进行性梗阻的单心室。患者发绀逐渐加重。而与之相反，那些肺循环梗阻程度不够的患者，则可能在出生后最初数周或数月内，随着肺阻力降低而出现肺血流过多，最终引起充血性心力衰竭。如果心脏能够承受如此巨大的容量负荷，那么患者此后会逐渐发生肺血管病变。虽然在肺阻力达到与体循环阻力相等的平衡状态时，患者的症状可能在一段时间内有所减轻,但随着肺血管病变的进一步进展,发绀将会加重。最终结局和那些存在严重肺循环流出道梗阻的患者是相似的。

(四)单心室合并体循环流出道梗阻

在功能性单心室和升主动脉间有许多可能发生梗阻的部位。在大多数情况下,梗阻存在进行性加重的特性。如果肺循环流出道不存在梗阻,体循环梗阻加重的结果就是使肺血流增多,单心室的容量负荷逐渐加重,最终发生心力衰竭。如果肺循环流出道同时存在梗阻,无论是先天性梗阻还是通过外科手术进行的肺动脉环缩,体循环流出道的梗阻将导致单心室的压力负荷增大,最终出现心室肥厚且伴有顺应性下降。

五、临床表现

单心室患者的临床表现取决于体循环与肺循环之间的血流平衡。例如,一个存在严重肺循环流出道梗阻的新生儿,将在动脉导管关闭时出现严重发绀。肺循环流出道没有梗阻的患者可能最初没有症状,但在出生后数日到数周内,随着肺阻力的下降,将渐渐出现充血性心力衰竭的症状。即使患儿存在充血性心力衰竭的症状,但肺静脉和体静脉回流血通常仍在心房和心室水平进行混合,这就意味着患儿仍将存在一定程度的发绀。胸部听诊时会发现由体循环或肺循环流出道梗阻引起的收缩期杂音,而如果上述梗阻均不存在,可能会听不到杂音,因为单心室本身不产生杂音。

六、诊断

(一)动脉血氧饱和度

一般动脉血氧饱和度在 75%~80% 之间,提示肺管床受到适当的保护,使其免受过高的流量或压力。而对那些因进展性肺血管病变而发生艾森门格综合征,动脉氧饱和度下降的年长儿,则无法进行这种推算。

(二)胸部 X 线片

是一个有用的辅助手段。肺循环流出道无梗阻的患者将出现肺充血和心脏增大。相反,存在严重肺循环流出道梗阻的患儿则可能出现肺野变暗和心脏相对变小的表现。

(三)超声心动图

通常具有诊断意义。重要的是,超声心动图医师一开始就要判断动脉导管是否开放。开放的动脉导管使得对肺循环流出道梗阻程度的评估变得复杂。然而,如果动脉导管确定是闭合的,则通常就有可能通过估算单心室和肺动脉之间的多普勒压力阶差来合理地评估肺循环流出道的梗阻程度。必须仔细判断体静脉与肺静脉的解剖,这将对最终采取的手术重建方法及预后产生重要的影响。如三尖瓣闭锁伴大动脉转位的患者,其梗阻可能发生在室间隔缺损水平,需要在超声心动图检查评估室间隔缺损的直径大小,缺损常不是圆形的,所以必须测算其面积。研究表明,如果缺损的横截面积小于 $2cm^2/m^2$ 的话,室间隔缺损就可能不够大,并造成体循环流出道梗阻。

(四)心脏增强 CT

超声心动图能够对心内结构进行充分的描述,但心脏 CT 能够对肺静脉有无异常回流及异常走行,有无主动脉弓发育不良及有无气管狭窄等心外结构异常有一个全面了解。

(五)心导管检查

心导管检查能有效评估肺动脉血流和压力情况,并对后续治疗起到指导作用。对于新生儿和低龄婴儿,通常不需要进行心导管检查来评估肺动脉血流和压力。

七、治疗方法

(一)药物和介入治疗

肺循环流出道严重梗阻的患者,可能会在动脉导管关闭时出现严重发绀。这些患者依赖于动脉导管,因此需要在新生儿期动脉导管关闭前输注前列腺素 E_1,直至能够实施体肺分流手术。而对于无肺循环流出道梗阻的患者,需要进行常规的抗充血性心力衰竭治疗。心导管介入治疗通常并不适用于新生儿期或婴儿期早期即出现症状的单心室患者。在少数情况下,如二尖瓣闭锁伴房间隔水平分流量少时,在手术前打开房间隔是很重要的,不但能提供足够的肺血流并取得适宜的氧合,而且能在术前降低肺阻力。然而,只有在氧饱和度过低(<50%~60%)才应该这么做。不正确地打开房间隔可能会引起肺血流过多和代谢性酸中毒。针对体肺动脉侧支血管较多的患儿,行 Fontan 手术之前,行心导管介入治疗进行侧支血管的封堵也是十分必要的,能有效减少术中肺静脉血液回流,利于术中操作,并有效减少术后充血性心力衰竭的发生概率。

(二)手术治疗

1. 新生儿期姑息手术　新生儿期因肺循环流出道梗阻引起的严重低氧,需要接受体肺动脉分流手术。经典的手术方式如经典 Blalock 分流、Waterston 分流或 Potts 分流,但这些手术方式现在已经逐渐被改良 B-T 分流及中央分流取代。选取合适尺寸大小的 Gore-Tex 管道,连接肺动脉分支与锁骨下动脉或升主动脉。

单心室合并肺血流过多的新生儿,85% 以上的高氧饱和度对其是非常不利的。可以通过肺动脉环缩手术来降低肺动脉所承受压力。在实施肺动脉环缩手术前,尤其重要的是排除单心室体循环流出道梗阻的可能性。如果存在,就不应进行环缩手术,而应实施 Norwood 手术或 Damus-Kaye-Stansel 手术。

新生儿期如诊断发现功能性单心室合并梗阻型肺静脉异位引流或主动脉弓发育不良,同时需早期手术处理。

2. 双向 Glenn 手术或半 Fontan 手术　通常在 4~8 个月时实施手术,此次姑息手术的重要目标是降低单心室的容量负荷,单心室在未手术状态或姑息状态下必须同时向肺血管床和体血管床泵血。通过上腔静脉肺动脉连接的方法来完成手术,可使用双向 Glenn 手术或半 Fontan 手术。在构建双向 Glenn 手术吻合时,消除还是不消除其他来源的肺血流,是存在争议的。保持额外前向肺血流来源的支持者所声称的优点是有更高的体动脉氧饱和度和搏动性肺血流。消除腔肺连接以外的所有肺血流来源的支持者强调,手术的重要生理学目的是将心室的容量负荷降到最低,并强调更高的上腔静脉压及更高的胸腔积液和乳糜胸的发生率,是未能消除其他肺血流来源的并发症。

双向 Glenn 手术技术要点:手术中建议使用标准胸骨正中切口径路和体外循环(心肺转流)。通常对以往新生儿期姑息术时所用的胸骨切口做再次切开。在升主动脉、右心房和左无名静脉缝置荷包缝线,左无名静脉上的荷包缝线应为狭长的菱形,以便在手术结束时将荷包缝线打结后将静脉狭窄的风险降至最低。肝素化之后,升主动脉插上动脉插管,左无名静脉插直角插管,右心房插直插管开始转流。如果存在体肺动脉分流,则应该在转流开始后立即予以结扎。在降温过程中,小心地将占优势的上腔静脉游离出来,用剪刀或钝性分离来分开右侧膈神经,而不要用电刀。双道结扎并离断奇静脉。在主动脉和上腔静脉之间将右肺动脉游离出来。在诸如 30℃ 的浅低温下,保持心脏继续跳动的状态。在左右无名静脉交界处的下方,用一把阻断钳对上腔静脉实施钳夹。第二把血管钳夹在腔静脉和心房交界处的上方。紧贴着下方那把钳子的上缘处离断上腔静脉。离断的上腔静脉的近心端用 5-0 聚丙烯线连续缝合关闭。这种非吸收性缝线将有助于在之后的 Fontan 手术中作为窦房结位置的标记。

拆除原先右侧改良 B-T 分流的远端吻合口。应将切口向内侧延伸数毫米。一般不建议向外侧延长此肺动脉切口,因为这样将会使吻合口过于靠近右肺上叶肺动脉分支开口。而且,将双向 Glenn 手术构建在更靠内侧的位置上,将有助于使左右肺得到均匀的血供。采用 6-0 prolene 线或可吸收缝线连续缝合来构建吻合口(图 2-16-1)。

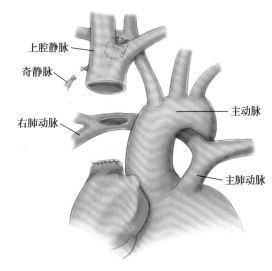

上腔静脉
奇静脉
右肺动脉
主动脉
主肺动脉

图 2-16-1　右侧双向腔肺分流术(双向 Glenn 手术)示意图

半 Fontan 手术是双向 Glenn 手术的一种改良形式,它也能简化后续 Fontan 手术的操作步骤。手术技术包括在右心房顶部切口(在上腔静脉和主动脉之间)的后缘与右肺动脉下缘的另一切口之间构建一个房肺吻合口。用一片同种异体血管组织制成的板障将来自上腔静脉右心房交界处的血流导入房肺吻合口。再用一大块补片关闭房肺吻合口的前部并延伸到位于主动脉后方的左肺动脉,从而扩大了中央肺动脉区域。半 Fontan 手术的主要争议是其在窦房结和窦房结动脉周围进行的外科操作可能导致远期窦房结功能障碍的发生率增高。

3. Fontan 手术　终期 Fontan 手术通常在双向 Glenn 手术或半 Fontan 手术后 12~24 个月时完成。自从 20 世纪 60 年代晚期 Fontan 手术问世以来,其术式本身已经历经数代变革。

其中较为常用的是:①心房内侧隧道 Fontan 手术。通过异体补片在心房内分隔形成心内隧道,将下腔静脉血流引流至肺动脉,同时在补片上开窗。②改良心外管道 Fontan 手术。通过人造 Gore-Tex 血管(通常为 19 号)将下腔静脉远心端与肺动脉连接。同时管道与心房侧面开窗吻合。③心内/外管道 Fontan 手术。不离断下腔静脉,在心房内置入一根 Gore-Tex 血管,连接将下腔静脉开口包绕,再从心房顶部穿出,将血流引至肺动脉。管道开窗同样可开于心房内,无须另行吻合口。

现今以上手术方式中较为常用的是心外管道 Fontan 手术及心内/外管道 Fontan 手术。

心内/外管道 Fontan 手术技术要点(图 2-16-2):手术切口通过前次手术的胸骨正中切口实施。应该预计到上纵隔内的解剖游离会比平时更困难一些。体外循环插管很重要,主动脉选用标准插管,上、下腔静脉使用直角插管,这样能从上腔静脉有效引流来自脑部的回流血液。在降温至 28℃ 的过程中,经原来的右心耳置入一根左心引流管。做一个标准的右心房斜切口。截取一段 Gore-Tex 管道(通常为 19 号),头端不用修成斜面,连续缝合将管道吻合至下腔静脉的内口处。管道位于心房内的长度通常很短,在上面打一个 4~5mm 的开窗孔。实际上,管道的前壁基本上并不位于心房内,因为下腔静脉吻合口通常就直接与心房切口的下端相连。开窗孔通常朝向三尖瓣或房间隔缺损。必须与相邻的周围组织保持适宜的距离。管道从心房切口内穿出,将心房切口包绕住管道进行圆周缝合。使用单线连续缝合,缝合时要对管道进行全层缝合。

将管道修建至适宜的长度和斜面,以构建远端吻合口。在双向 Glenn 手术吻合口上做一个倒"T"形切口,这样就使吻合口主要位于上腔静脉上。此法可形成一个很宽大的吻合口,但在理论上存在流体力学效能不足的缺点。通常可通过左心引流管经管道和开窗孔来吸走来自肺动脉的回血,所以无须降低流量即可获得优秀的视野显露。

先不对缝线进行打结,经缝合口对心脏实施排气,再松开主动脉阻断钳,让血液从心脏停搏液灌注点位置自由冒出。复温过程中,将左心引流管替换成一根肺静脉(左)心房测压管。

采用心内/外管道手术的话,几乎不可能会出现梗阻。脱离心肺转流后的氧饱和度一般在 80%~90% 的范围内,从而可确定开窗孔是通畅的。

心外管道 Fontan 手术技术要点(图 2-16-3):手术的基本准备和心肺转流技术细节与心/内外管道 Fontan 手术所用的相同。必须在更低的位置上将直角静脉插管置入到下腔静脉内,以便能在控制带上方能裁剪出大小适宜的袖片组织来与管道构建吻合。采用心内/外管道 Fontan 手术相同的方法来构建远端吻合口。虽然一种选择是用一个倒"T"形的切口,但还有其他许多可能的切口选择方式。例如,可将管道吻合口设置在偏离上腔静脉的位置上。虽然很多计算机流体力学研究都提示这种方法可减少能量损失,但此方法也存在导致绕流的重大缺点,造成到达一侧肺的肝静脉血不足。这会导致发生肺小动脉静脉畸形。在管道上打一个标准的 4mm 开窗孔,然后将心房壁缝合到开窗孔边缘数毫米远的地方。这样要比把心房壁直接缝在开窗孔上的血栓形成发生率低。心外管道的一个优点是在心房内,特别是肺静脉心房内没有人造材料,而心房内的人造材料有可能会导致体循环栓子形成。实际上根据我们的经验,心房腔内的人造材料很少会造成体循环栓子。过去在肺动脉残端内追踪到体循环栓子,是由于没有切除肺动脉瓣。

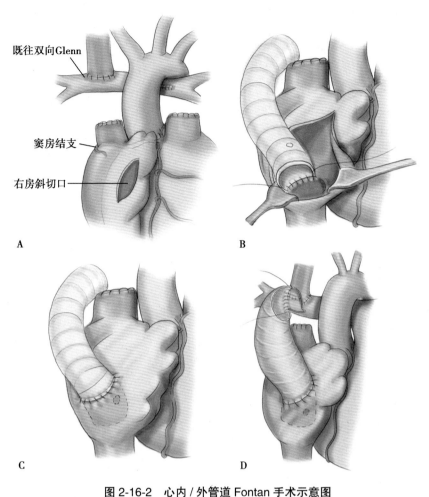

既往双向Glenn
窦房结支
右房斜切口

A B C D

图 2-16-2 心内 / 外管道 Fontan 手术示意图
A. 实施标准心房斜切口；B. 将管道缝合到心房内的下腔静脉开口处；C. 管道从心房切口穿出；D. 管道远端吻合口的构建。

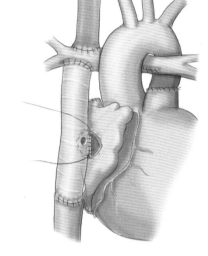

图 2-16-3 心外管道 Fontan 手术示意图

Fontan 手术适应证的 10 条标准

1. 肺动脉平均压≤15mmHg。
2. 肺血管阻力 <4Wood 单位 /m^2。
3. 肺动脉 / 主动脉直径≥0.75。
4. 年龄 >2 岁，<15 岁。
5. 窦性心律。
6. 右心房容积正常。
7. 肺静脉回流正常。
8. 房室瓣功能正常。
9. 主要心室功能正常（左心室射血分数≥60%）。
10. 无肺动脉发育不良（McGooon 指数 >1.2）。

八、结果

（一）术后存活率

在 Fontan 手术及其改良术式的最初 20 年中，影响手术存活率的主要因素是按照适应证选择患者和手术技术的发展、精进。明显的是，良好的肺血管床的健康程度和满意的体循环心室功能，是存活率的基本要素。1996 年,来自 Mayo Clinic 的报道对比了在他们医院接受 Fontan 手术的两组患者的早期并发症发生率、死亡率和治疗结果的预期指标。对近年组 339 例患者(1987—1992 年)与早期组 500 例患者(1973—1986 年)进行了比较。尽管患者的解剖复杂程度更高,但近年组的总体死亡率显著更低。1 年存活率从79% 提高到 88%,5 年存活率从 73% 提高到 81%。全腔肺连接(改良 Fontan 手术)的手术死亡率的进行性降低,明显与多因素有关。对生理学和解剖学根本问题的更透彻的了解,使手术技术得以精进,早期消除了潜在风险因素,使得分期方案被更广泛地使用,并使得开窗或不完全分隔的概念被选择性使用。进一步降低手术死亡率,这在未来是可以预期的,现在的主要重点在于优化功能结果,理解 Fontan 手术的晚期并发症的发生原理并加以处理,以及因此造成的独特的循环生理学。

(二) 功能性单心室患者行 Fontan 手术后并发症

1. 心功能 许多关于 Fontan 手术后患者的研究发现,这些患者静息心指数和健康儿童的静息心指数没有差异。但在运动期间心指数都低于正常。

2. 神经系统发育 大多数个体患者的认知能力和学习能力在正常范围内,略低于普通人群。重要的是,Fontan 手术后卒中的发生率为 2.6%。卒中的风险时期从 Fontan 手术后第 1 日延续到术后 32 个月。

3. 血栓栓塞并发症 血栓栓塞是 Fontan 手术后严重的并发症及引起脑血管意外事件的主要原因。有报道 Fontan 手术后 24 小时至术后 16 年,血栓栓塞事件的发生率为 3%~20%。结扎肺动脉形成的盲袋是引起血栓的可能原因。术后口服阿司匹林或华法林能显著降低血栓栓塞并发症的发生率。

4. 心律失常 心律失常是 Fontan 手术后影响预后的关键因素。认为其原因是:①窦房结或其血供的受损;②心房切口和缝合线过长;③心房的心肌在高压力腔的长期暴露;④房室瓣反流;⑤术前即存在的心律失常。

复发性或 Fontan 手术后持续性心律失常的处理方法:①药物学抗心律失常治疗;②使用永久起搏来解决窦房结功能障碍,并可能将快速型心律失常的可能性降到最低;③在选择性条件下,将房肺连接转换成侧隧道或心外管道 Fontan 手术。最积极也最具创造性的方法是将心外管道 Fontan 手术、心房减容、改良迷宫手术和永久性起搏结合在一起使用。

5. 蛋白丢失性肠病(protein loss enteropathy,PLE) 蛋白丢失性肠病是一种特征为经肠腔丢失过量血清蛋白的综合征。症状包括水肿、低丙种球蛋白血症造成的免疫缺陷、脂肪吸收不良、丢失凝血因子造成的高凝状态,以及包括低钙血症和低镁血症在内的电解质紊乱。可能和 Fontan 手术后静脉压力增高、门静脉血流变化或低心排血量导致肠黏膜血管阻力升高有关。估测 Fontan 手术后,蛋白丢失性肠病的发生率高达 13.4%。本病存活率差,约 50% 的患者在诊断后的 5 年内死亡,80% 在 10 年内死亡。通过口服药物如西地那非、波生坦等治疗肺动脉高压来提高心排血量,被证实可有效缓解本病发生和症状。

6. 塑形性支气管炎 是一种病情严重的呼吸系统疾病,因内生性支气管树样管型堵塞支气管,导致肺局部或全部通气功能障碍。有报道 Fontan 手术后塑形性支气管炎发生率高达 4%~14%。肾上腺糖皮质激素、支气管扩张剂及降肺动脉高压药物的使用能有效缓解症状,支气管镜也是有效的诊断及治疗手段。

7. Fontan 循环衰竭 Fontan 手术后终末期发生 Fontan 循环衰竭在许多患者中是无法避免的。其发生率和发生时间往往和残余心脏解剖及血流动力学问题有关。发生循环衰竭后药物治疗通常作用有限。心室辅助装置的安装是治疗的主要手段。但最终的治疗方法是心肺联合移植。

【病例解析】

病例摘要

主诉

患者,女,5 岁,因"生后发现青紫,双侧双向 Glenn 手术后 4 年"入院。

现病史

患儿出生后发现口唇发绀,心脏超声诊断右位心、单心室、单心房、肺动脉狭窄、双侧上腔静脉。7 个月时在医院行双侧双向 Glenn 手术,动脉导管结扎术,术后患儿口唇发绀稍好转,活动能力、生长

发育稍落后于同龄儿,无蹲踞现象,近日于心内科行导管检查。血管造影提示:右位心 / 右心房异构 /
单心室(右心室型)/ 单心房(功能性)/ 大动脉异位 / 共同房室瓣轻中度反流 / 肺动脉狭窄 / 动脉导
管未闭 / 右弓 / 行双侧双向 Glenn 手术后,吻合口通畅,肺动脉发育可,侧支血管丰富降主动脉发出
一粗大侧支血管行弹簧圈封堵术。现为求进一步手术治疗,门诊拟"右位心、单心室、单心房、肺动脉
瓣狭窄,双向 Glenn 手术后"收治入院。近日患儿无发热、咳嗽、咳痰,无恶心、呕吐,无胸闷、胸痛,食
欲睡眠正常,大小便正常。

既往史

2011 年 5 月 5 日在医院行双侧双向 Glenn 手术及动脉导管结扎。否认麻疹、水痘、猩红热、流行
性腮腺炎、肝炎、结核等病史。否认药物及食物过敏史。

查体

体温(肛温)36.8℃,脉搏 100 次 /min,呼吸 30 次 /min,血压 90/54mmHg,身长 / 高 101cm,体重
13.2kg,SpO$_2$ 84%。神清,精神可,气平,发绀(+),双肺呼吸音清,未闻及干湿啰音。心前区无隆起,
正中见陈旧性手术瘢痕。心音力,心率 100 次 /min,心律齐,心前区可闻及 2/6 级收缩期杂音。

辅助检查

超声心动图:右位心 / 单心房 / 单心室 / 肺动脉狭窄 / 动脉导管未闭,行双向 Glenn 手术后,吻
合口无明显梗阻共同房室瓣轻中度反流。

胸部 X 线正位:右位心,先天性性脏病术后,侧支封堵术后,肺纹理增粗(图 2-16-4)。

心导管造影:右位心,右心室型单心室,主动脉发自右心室,未见明显主动脉缩窄动脉导管未闭,见
多支小侧支血管。双侧腔静脉肺动脉吻合口通畅。下腔静脉位于脊柱右侧,收集所有肝静脉回流后
入单心房。上腔静脉—右肺动脉—左肺动脉连续测压示 13mmHg—13mmHg—13mmHg。选择降主
动脉较粗大的一支侧支血管,予递送 4F 椎导管进入侧支血管,送入 2 支弹簧圈封堵(图 2-16-5)。

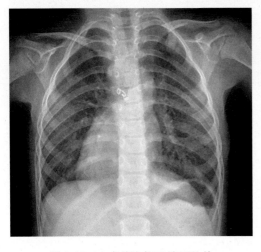

图 2-16-4　术前胸部 X 线正位片

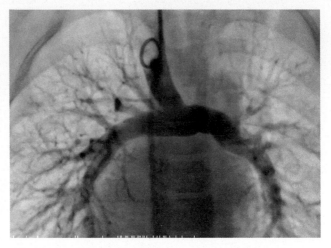

图 2-16-5　术前心导管造影术(双向 Glenn 手术吻合口及双侧
肺动脉造影)

治疗经过

患儿入院后完善术前相关检查,排除手术禁忌证后,于全身麻醉体外循环下行Ⅱ期 Fontan 手术,
术中见:原双向 Glenn 手术吻合口通畅。心房右位,心室反位,心尖在右侧。大动脉位置关系为主
动脉左位,上腔静脉位于两侧,下腔静脉位于右侧。肺动脉瓣口已关闭。左肺动脉 8mm、右肺动脉
8mm。故决定行 Fontan 手术:主动脉在阻断下,离断下腔静脉。缝闭近心端,远心端用 19 号 Gore-
Tex 人造血管连接至右肺动脉。管道与心房侧开窗 5mm。房间隔缺损直径 15mm,未予扩大。在心
内排气,开放主动脉阻断钳。心脏自动复跳,复跳后心律为窦性心律,停体外循环,血压稳定,分别拔

除上、下腔静脉插管和升主动脉插管,静脉滴注鱼精蛋白。置入左右胸引流管,经仔细检查各切口,无明显出血点后,分层关胸,带气管插管回 ICU。返回 ICU 后静脉应用多巴胺,肾上腺素等正性肌力药物,当晚撤离呼吸机,ICU 治疗 3 日,普通病房住院 10 日,术后 8 日拔除胸腔引流管。

解析

患儿生后发现青紫,就诊后根据心脏超声等检查明确诊断为功能性单心室(右位心,单心室,单心房,肺动脉瓣狭窄,动脉导管未闭)。患儿存在心内动静脉血液混合,同时合并有肺动脉流出道梗阻,所以表现出动脉血氧饱和度下降,口唇及指端可见青紫。但因肺动脉流出道梗阻使得肺血管床得到保护,梗阻程度又没有引起进一步严重的缺氧症状,所以患儿早期的心功能及肺血管压力能够得到一定的平衡。不需要在新生儿期或小婴儿期立即实施手术。该患儿在 7 个月时施行双侧双向 Glenn 手术 + 动脉导管结扎手术。

对于双向 Glenn 手术后康复病程良好的患儿,在 Fontan 手术前仍建议行心导管检查。这样可对诸如肺动脉的生长和发育是否良好、是否维持了优秀的心室顺应性,以及体循环流出道有无梗阻等方面作出评估。重要的血流动力学测定指标包括肺动脉压力、肺血管阻力和心室舒张末压力。理想状态下,肺动脉压力应低于 16~20mmHg,肺血管阻力应低于 4 个 Wood 单位,且心室舒张末压力应低于 12mmHg。实际上,观察到患儿有适宜的动脉氧饱和度,即当肺血流完全来自双向腔肺分流,动脉氧饱和度达到 75% 以上时,就表明患儿将能耐受 Fontan 手术。

双向 Glenn 手术后的患者往往会形成弥漫性体肺动脉侧支血管,关于这类侧支血管的处理则存在长期争议,推荐在术前行心导管检查的同时封堵较大型的侧支血管,这样有利于手术中术野暴露及降低术后的容量负荷增加。

Fontan 手术方式选择根据患儿心脏及大血管解剖结构因人而异,如存在肺静脉回流异常或心房容积小等情况,推荐使用心外管道 Fontan 手术。但心外管道 Fontan 手术开窗孔时存在一定难度,但开窗对患者手术的预后情况有明确帮助,有研究证实,开窗能有效减少术后胸腔引流量、住院时间及再手术风险。

(孙彦隽　李晓峰)

推荐阅读文献

[1] 乔纳斯 . 先天性心脏病外科综合治疗学 . 2 版 . 刘锦纷,孙彦隽,译 . 上海:世界图书出版公司,2016.
[2] 马弗蒂斯,贝克 . 小儿心脏外科学 . 4 版 . 刘锦纷,孙彦隽,译 . 上海:世界图书出版公司,2014.

第十七节　先天性二尖瓣畸形

本节要点

1. 流行病学　先天性二尖瓣畸形在临床上并不多见,主要分为两大类:先天性二尖瓣狭窄和先天性二尖瓣关闭不全。其约占先天性心脏病的 0.3%。

2. 病理生理学　先天性二尖瓣畸形可能涉及瓣膜的一个或多个部分,往往造成狭窄、关闭不全或两者兼而有之。这类患儿的共同病理生理特点为左心房压力升高,肺静脉回流受阻,长期肺瘀血致肺静脉压增高,肺小动脉痉挛。内膜增生继发肺动脉高压,进而右心室压力升高。此外先天性二尖瓣反流还会造成左心室容量负荷增加,继发充血性心力衰竭。

3. 临床症状　先天性二尖瓣畸形的患者临床表现取决于患者年龄、二尖瓣病理改变程度及是否合并其他先天性心脏畸形等。单纯先天性二尖瓣狭窄的临床表现出现较早,主要有肺淤血、肺静脉压升高引起的呼吸困难、咳嗽、端坐呼吸及反复肺部感染等;先天性二尖瓣关闭不全患者的耐受性较二尖瓣狭窄患者好,症状相对较晚出现,患者常表现为生长缓慢,严重者可有反复肺部感染和心力衰竭。

4. 诊断　超声心动图是目前主要的诊断方法。超声能判定二尖瓣在瓣叶、瓣下和瓣上水平的结构性畸形;可准确显示瓣叶活动程度、瓣下腱索和乳头肌;还可计算二尖瓣开口面积、Z 值和跨瓣压差。对先天性二尖瓣关闭不全患者,超声还可以评估瓣叶水平的射流宽度来量化二尖瓣反流的程度。胸部 X 线片可提示左心房增大、肺充血、肺动脉增粗等表现。心电图提示右心电势占优势,而在二尖瓣关闭不全患者中还可能出现左心电势增高。

5. 治疗　先天性二尖瓣畸形患者可采用抗充血性心力衰竭的药物治疗。手术治疗包括二尖瓣成形术和二尖瓣置换术。手术方式的选择主要取决于患者的年龄、二尖瓣病变解剖结构和二尖瓣病变程度来综合判断。

一、定义

先天性二尖瓣畸形主要包括两大类:先天性二尖瓣狭窄和先天性二尖瓣关闭不全。

(一) 先天性二尖瓣狭窄

二尖瓣存在先天性的解剖结构异常导致其开放受限,常合并二尖瓣发育不良。根据二尖瓣病变部位,狭窄可发生在瓣上、瓣环和瓣下水平。根据乳头肌正常与否可将其分为乳头肌正常的二尖瓣狭窄和乳头肌异常的二尖瓣狭窄。

(二) 先天性二尖瓣关闭不全

二尖瓣瓣叶、腱索、乳头肌及其邻近的左心室心肌的先天性解剖结构异常或功能失调导致的二尖瓣前叶和后叶在心脏收缩期对合不良,引起二尖瓣反流。

二、病理生理学

(一) 先天性二尖瓣狭窄

可发生于瓣上、瓣膜和瓣下水平。根据乳头肌正常与否可分为两大类。

1. 乳头肌正常的二尖瓣狭窄　包括瓣环发育不良、瓣上环及腱索短缩或乳头肌交界融合等。

(1) 瓣环发育不良:瓣环可少于正常的 20%~50%,严重者表现为二尖瓣闭锁,常见于左心发育不良。二尖瓣可表现为瓣环狭小,瓣叶增厚,腱索间隙狭小或闭锁,乳头肌可延伸到瓣叶。瓣口既狭窄又有反流。

(2) 二尖瓣瓣上环:为二尖瓣瓣上左心房内膜折叠的环状或膜状结缔组织结构,其根部紧附于二尖瓣与左心房连接部。狭窄的轻重程度不一,小者仅一褶片,大者可阻挡血流。

(3) 腱索短缩或乳头肌交界融合:最常见的是两个乳头肌直接与二尖瓣前后交界融合,导致瓣膜和瓣下开口严重狭窄。

(4) 双孔二尖瓣:多数因为瓣膜组织过多跨越前后瓣之间,将二尖瓣口分隔为双孔。多余的瓣膜组织阻塞腱索间隙导致瓣口和瓣下狭窄。偶见有两组二尖瓣,各具瓣膜、瓣叶、腱索和乳头肌。

(5) 拱形二尖瓣:因瓣叶游离缘增厚卷曲,腱索粗短、融合,瓣叶直接连接于乳头肌,两组乳头肌在前瓣缘相连,形成拱顶样结构。由于前瓣短小,后瓣相对较长,两者对合不良,故除了引起二尖瓣狭窄外还可造成严重的二尖瓣关闭不全。

2. 乳头肌异常的二尖瓣狭窄　常见的类型有降落伞型二尖瓣、吊床型二尖瓣及二尖瓣乳头肌缺如。

(1) 降落伞型二尖瓣:仅有一组乳头肌,或虽有两组,但其中一组明显退化。二尖瓣前、后叶的腱索均附于同一组乳头肌,宛如降落伞,腱索常短缩增粗,二尖瓣开放受限,此外过剩的瓣膜组织常充填腱索间隙。由于血流只能由腱索之间的缝隙通过左心室,造成瓣口及腱索水平的双重梗阻,导致严重狭窄。本畸形常与主动脉缩窄、主动脉瓣或瓣下狭窄及二尖瓣瓣上环并存,合称为 Shone 综合征。

(2) 吊床型二尖瓣:乳头肌正常结构消失,被较多的肌束和纤维带所代替,后者直接插入左心室后壁较高位置,瓣叶活动受限,在腱索之间存在多余的瓣膜组织,导致瓣口和瓣下狭窄及瓣膜关闭不良。

(3) 二尖瓣乳头肌缺如:通常由于腱索间空隙没有开孔导致二尖瓣狭窄。

(4) 三房心:是指左心房被一隔膜分成上下两腔,上腔又称副腔,是肺静脉胚胎发育过程中遗留的,与肺静脉连接但未能与左心房融合为一;下腔又称正腔,与左心耳和二尖瓣口交通。正腔和副腔间的隔膜有漏斗样空洞相通。

先天性二尖瓣狭窄由于二尖瓣口狭窄,左心房血流未能顺畅流入左心室,左心房扩张,肺静脉回流障碍,肺静脉与肺毛细血管压增高,造成慢性肺淤血、肺间质水肿、呼吸困难乃至左心衰竭。若这种情况持续存在,最终可引起"逆向性"肺动脉高压,右心室阻力负荷加重,进而右心室腔扩大,三尖瓣相对性关闭不全,最后右心房扩张,以致体循环淤血、右心衰竭。另外,左心室因充盈不足,容量负荷减轻,故左心室正常或缩小;左心室容量下降将引起心排血量减少,全身血流灌注不足,从而导致代谢性酸中毒,肾功能减退和电解质紊乱等。

(二) 先天性二尖瓣关闭不全

根据二尖瓣的病理改变可分为三种类型。

1. 二尖瓣瓣叶活动无异常　包括二尖瓣环扩大或变形,二尖瓣瓣叶裂和瓣叶缺损。

2. 二尖瓣瓣叶脱垂　多见于连接二尖瓣游离缘的一个或多个腱索缺如,腱索延长和乳头肌延长。

3. 二尖瓣瓣叶活动受限　主要病理改变包括交界融合、腱索短缩、瓣叶下移及由乳头肌异常所导致的二尖瓣关闭不全,如降落伞型或吊床型二尖瓣。

轻度的先天性二尖瓣关闭不全一般不会引起明显的血流动力学紊乱。中、重度的二尖瓣关闭不全则由于收缩期左心室反流入左心房的血流较多,使左心房扩大,继之出现肺淤血、肺动脉高压和右心室肥大。反流入左心房的血液在舒张期又会同来自肺静脉的血液进入左心室,导致左心室舒张期容量负荷过重、左心室扩大和二尖瓣瓣环扩大。另外,由于存在左心室向左心房的反流,左心室搏出量减少,故出现心率增快以维持心排血量。晚期肺动脉高压可致右心衰竭,左心室功能失代偿则导致左心衰竭。此外还可并发房性或室性心律失常。

三、临床表现和检查方法

(一) 症状和体征

先天性二尖瓣畸形可能会有显著不同的症状,这与病变的严重程度、是否合并其他畸形、营养状况和生长速度等因素有关。此类患者常在婴幼儿期出现心排血量不足和肺淤血的症状,如苍白、多汗、少动、喂养困难、体重不增;易疲劳、气促、反复呼吸道感染和心力衰竭等。在一些稍年长的儿童和青少年,显著的二尖瓣畸形所表现出来的症状包括运动时呼吸困难、运动耐力受限、端坐呼吸,或阵发性夜间呼吸困难。这个年龄组患者因为无法提升心排血量,可能会有运动能力受限。可使用运动试验来对损害程度进行量化。在一些更年长儿童和青少年中,运动受限可能是不知不觉中出现的,所以患者和家属容易最大程度低估损害程度。

(二) 体格检查

1. 先天性二尖瓣狭窄　体格检查发现脉搏减弱,第一心音减低,发生肺动脉高压时右心室搏动强烈,肺动脉瓣区第二心音增强、分裂,有时可闻及第三、第四心音,心尖部大多可闻及轻度柔和的舒张期隆隆样杂音,病变严重时因通过二尖瓣口的血流量较少而可不出现舒张期杂音。可伴二尖瓣反流性收缩期杂音或肺动脉瓣反流性舒张期杂音。一般无开放拍击音。

2. 先天性二尖瓣关闭不全　体格检查发现心尖搏动强烈、弥散;心率增快,第一心音减低,第二心音增强、分裂,有时可闻及第三心音;心尖部闻及响亮收缩期杂音,向左腋下和背部传导;心尖部若闻及低调舒张期杂音,则提示通过二尖瓣口的血流量较大,二尖瓣反流较重。

（三）辅助检查

1. X 线片　先天性二尖瓣狭窄患者可见肺野淤血。多数心影中度增大，主要为左心房和右心室增大。由于左心房扩大，可见双心房影。肺动脉高压时肺动脉段突出。先天性二尖瓣关闭不全患者可见心影增大，以左心房、左心室增大为主，严重者左心房呈瘤样扩张。肺野淤血，有肺水肿时可见肺门区呈弥漫性云雾状阴影，出现 Kerley 线。主动脉结偏小，肺动脉段饱满或突出。

2. 心电图　先天性二尖瓣狭窄患者电轴往往右偏 90°~150°，左心房明显扩大，表现为 II 导联 P 波宽大、有切迹。后期肺动脉高压时表现右心房、右心室肥大。可有房性快速型心律失常。先天性二尖瓣关闭不全患者表现为电轴左偏，左心房、左心室肥大，严重者有心肌劳损、心律失常等。

3. 超声心动图　先天性二尖瓣狭窄患者 M 型超声心动图二尖瓣前叶正常的双峰活动曲线不典型，甚至消失，瓣膜狭窄者多呈重回声和不同程度的"城墙波"。二尖瓣后叶活动曲线向前，与前叶同向运动，与前叶相对应的 E′峰和 A′消失，变为平线。二维超声心动图有助于检测出大多数的二尖瓣畸形。一般选胸骨旁左心长轴观、心尖四腔心和二腔心切面可观察二尖瓣瓣叶的形态和活动情况、瓣环的大小、腱索、乳头肌和左心室壁运动等，可显示二尖瓣瓣叶增厚变形、活动受限、回声强弱不等；腱索粗细不均、粘连、缩短；二尖瓣开放幅度缩小等。结合多普勒超声心动图和彩色血流显像技术显示二尖瓣口舒张期血流速度增快。连续多普勒可测得二尖瓣口舒张期最大血流速度，并测得跨瓣压差，由此可判断二尖瓣口狭窄程度。但当左心房顺应性较高时则此压差偏低，造成狭窄的低估。先天性二尖瓣关闭不全患者 M 型超声心动图显示左心房、左心室内增大，二尖瓣前叶增厚时呈多条索状回声反射。二维超声心动图有助于观察二尖瓣复合体结构、判断病变类型。胸骨旁左心长轴观、心尖四腔心和二腔心切面可观察二尖瓣脱垂及瓣叶闭合情况，左心室短轴观可观察裂缺和乳头肌等。彩色血流显像显示收缩期可见反流束自二尖瓣口射入左心房。反流程度可用反流指数表示。一般可取左心长轴或心尖四腔切面测量二尖瓣反流束面积和同一切面左心房面积，计算两者的比值得到反流指数。反流指数小于 0.2 为轻度反流，0.2~0.4 为中度反流，大于 0.4 为重度反流。

四、治疗方法

具有先天性二尖瓣畸形所引起的体征、症状的婴儿和儿童，在治疗上可能存在挑战。对于此类患者尽可能给予药物治疗，因为在年龄和体格较小的患者中，手术选择是有限的。在这个患者群体中，没有理想的医学装置进行二尖瓣置换。传统上，外科干预是当症状变得严重或运动限制达到无法接受的程度时的补充手段。瓣膜修补技术已经发展到可以对几乎全部有适宜解剖条件的儿科患者进行成功的修补，但对于解剖条件较差而不适宜修补的更年幼患者，还是进退两难。目前认为，即使没有任何症状和体征，但有理想的解剖条件的患者应尽早行瓣膜成形术。

（一）药物治疗

药物治疗的目的是减轻症状，并使患者继续生长发育。需要对采取药物治疗的患者进行仔细监测，因为药物治疗可能会掩盖心室功能恶化或肺动脉高压加重的表现。传统上使用地高辛治疗，但其使用受到质疑，尤其是当病变主要为二尖瓣狭窄时。利尿剂和去负荷治疗在治疗显著二尖瓣反流的患者中是有用的。血管紧张素转换酶抑制剂可取得最佳的降后负荷效果。

（二）介入治疗

对于轻中度的二尖瓣狭窄患者可常规采取药物治疗，但若患者体重不增并出现频繁的呼吸道感染，可考虑尝试对瓣膜进行球囊扩张。球囊扩张前须由外科医生、介入医生和心脏超声医生共同对瓣膜进行仔细评估，排除如降落伞型二尖瓣等不适合球囊扩张的情况。需注意，如果患者到了要考虑球囊扩张的地步，则外科手术也将不可避免。

（三）手术治疗

1. 手术适应证和时机　外科手术的目的是尽早保护心室功能，防止肺动脉高压及肺血管病变的发展，减少瓣叶结构变形。手术时机的选择通常取决于二尖瓣病变的严重程度和其所带来的患儿生长发育状况及肺动脉高压情况。症状严重者应尽早手术，但由于患儿的瓣膜发育状况，尤其是 3 个月内瓣膜胶原组织发育不成熟(瓣膜组织十分脆弱,会增加手术难度),尽可能在 6 个月后手术。单纯二尖瓣关闭不全患者其耐受性较好,手术时机可推至 6 岁以后。二尖瓣狭窄合并严重肺动脉高压的患者应在 18 个月内进行手术。根据病变的病理类型选择相应手术方式,原则上尽可能首选二尖瓣成形术恢复其功能,而不是瓣膜置换术,因为人工瓣膜不随患者生长发育而增大,需再次或多次手术更换。对于严重的二尖瓣发育不良,整形效果不佳,并发内科不能控制的心力衰竭患者可行瓣膜置换术(最好在 6 岁后,以便使用较大型号的人工瓣膜)。

2. 体外循环要点　二尖瓣手术需要优秀的暴露和对细节的高度关注。常规使用持续心肺转流。心肌保护包括重复给予顺行输注含血心脏停搏液,并结合使用全身低温(28~30℃)。在特殊情况下,如存在显著的主动脉关闭不全或冠状动脉梗阻时,可逆行(经冠状窦)输注心脏停搏液。全身低温有重要作用:①婴儿和小儿中,肺静脉回流会对二尖瓣后缘显露造成干扰;②中度低温转流时,能降低泵流量并控制肺静脉回流,尤其是在肺动脉高压患者中。低温也可以减少心脏因与降主动脉接触或来自支气管动脉的冠状动脉侧支血流而造成的心脏复温。根据患者的体格和同时一起做的外科手术选择插管技术。静脉直接插管能提供最佳暴露视野,可使用直角插管。采用标准方式来进行主动脉插管。

3. 手术技术要点

(1) 先天性二尖瓣狭窄

1) 二尖瓣瓣膜成形术:手术开始前对瓣膜进行仔细的视诊极其重要。需注意心房拉钩的位置,拉钩太深可能会使二尖瓣瓣环远离外科医生,干扰正确的暴露。从瓣上区域开始视诊,包括肺静脉开口和左心耳根部。然后评估瓣叶的大小、活动度和脱垂情况,进而观察腱索和乳头肌。另用注射器将生理盐水注入心室,观察瓣叶漂浮对合情况。明确解剖后方可开始修补。二尖瓣瓣上环切除需在瓣环的外围进行,不要切穿心内膜(图 2-17-1)。在切除瓣上环后视察二尖瓣并测算瓣孔直径。然后解决交界融合问题。通常只有当交界最小距离为 1mm 或 2mm 时才有可能行交界切开术。再对融合的瓣下附着区域进行正确处理。增厚融合的腱索可予以劈开,并通过切除腱索间的纤维组织修薄腱索。当乳头肌与瓣叶直接相连时,将乳头肌劈开到其根部则有可能增加瓣孔的有效面积。在一些病例中,交界切开能使融合的腱索结构分开。腱索上的切口可向下延伸至乳头肌。需要注意的是,腱索和乳头肌劈开的长期随访结果令人失望。当瓣叶完全松解后,对瓣孔的功能和大小进行评估。若瓣孔对于患者体重足够,再对瓣膜反流进行测试。

2) 二尖瓣置换术:经胸骨正中切口实施手术。使用直角静脉插管进行上、下腔静脉插管,持续心肺转流。经房间隔垂直切口暴露二尖瓣。通常,小体格患者必须完全切除包括瓣下装置在内的整个二尖瓣。重要的是别将太大的人造瓣膜硬撑入真正的瓣环内,这会导致完全性房室传导阻滞的高发生率。若瓣环直径比能用的最小号人造瓣膜还要小,则应把人造瓣膜植入到真正瓣环以上位置。

3) 瓣环上二尖瓣置换术(图 2-17-2):使用标准的外翻、水平、带垫片褥式缝合,将垫片缝置瓣膜上方。后方的缝线应缝置在右下 / 左下肺静脉与真正的瓣环之间,并注意避免肺静脉损伤。前方的缝线应穿过房间隔,将垫片缝置在房间隔的右心房面。瓣膜置于冠状窦口以上位置。必须用一块心包补片或聚四氟乙烯补片来关闭房间隔。该方法几乎可用于所有病例。

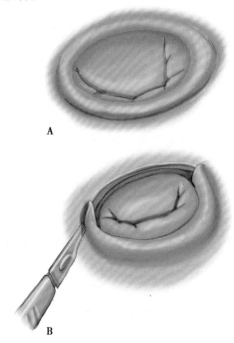

图 2-17-1　二尖瓣瓣上环切除术

A. 外科医生视角;B. 直视下对瓣上环进行锐性分离,在瓣上环缝置一根牵引线,有助于显露分离平面。

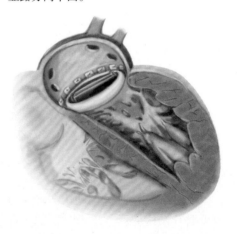

图 2-17-2　瓣环上二尖瓣置换术

4）二尖瓣瓣环扩大并保全主动脉瓣术：可以通过切开左心室流出道来扩大二尖瓣瓣环，以便能在瓣环水平植入更大的人造瓣膜。通常也需要使用一块补片来扩大主动脉瓣环。但偶尔也会在右冠瓣和无冠瓣之间切开主动脉瓣瓣环（图 2-17-3A），缝置一块三角形补片来扩大二尖瓣瓣环（图 2-17-3B）。在补片尖端重建主动脉瓣交界，通常用心包补片来延长右冠瓣和无冠瓣瓣叶，改善主动脉瓣的对合功能。

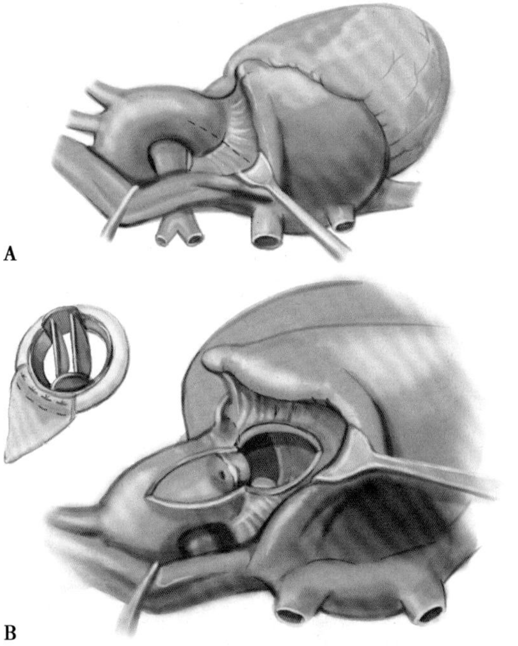

5）构建左心房到左心室管道：先天性二尖瓣狭窄患者当存在瓣环发育不良且无法在左心房内行原位瓣膜置换时，曾有报道植入一根从左心房至左心室的管道来处理此情况。但考虑到管道存在长期问题和左心室心尖部缺口的缺点，应尽量少用此法。

（2）先天性二尖瓣关闭不全

1）术中瓣膜评估：暴露二尖瓣后用注射器向左心室内注生理盐水测试瓣膜功能，仔细观察反流射流。小心注意避免形成泡沫，这会引起术后严重左心功能不良。通常存在来自裂缺的明显射流，也有少数情况存在中央性分流。应注意瓣叶的相对位置，特别是在裂缺水平。此外还需评估瓣环大小、瓣交界、瓣叶和腱索结构等。

2）瓣叶修补及裂缺关闭：确保瓣叶能有足够的活动度，必要时对瓣叶进行修补，单丝缝线间断关闭任何可能存在的裂缺。若没有足够的瓣叶组织，可在瓣根部使用自体心包补片来前移瓣叶游离缘。乳头肌延长造成的瓣叶脱垂可选择乳头肌缩短技术。

3）中央性反流的瓣环成形术：对于来自瓣膜中央的反流则有必要实施瓣环成形术。在儿童施行瓣环成形术是不合适的，因为会造成瓣环生长潜能受限。因此在一侧或两侧交界进行交界成形缝合。一般选取外侧交界，因为其比内侧交界距离传导束更远，相对更安全。需要记住的是冠状动脉回旋支紧靠瓣环后外侧。

4）腱索短缩和转移：推荐在腱索与乳头肌的附着位置对其进行短缩，而不是尝试短缩腱索本身（图 2-17-4）。在切开乳头肌后，将腱索下拉到乳头肌顶部被切出的裂隙中，将缝线穿过腱索根部，然后穿过乳头肌，再固定在一小片心包垫片上。另一种腱索短缩的方法是沿着细长的自体

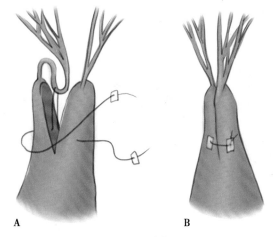

图 2-17-3　二尖瓣瓣环扩大并保全主动脉瓣术
A. 右冠瓣和无冠瓣之间切开主动脉瓣瓣环；B. 扩大二尖瓣瓣环。

图 2-17-4　腱索短缩
A. 识别出造成瓣叶节段性脱垂的纤细冗长腱索；小心切开乳头肌顶端，形成一个槽，用一针带垫片的褥式缝线，将腱索附着点固定到这个槽里；用第二针带垫片的褥式缝线穿过乳头肌顶端的两侧，对缩短的腱索进行加强。B. 最终效果。

腱索，再缝置一根长度适宜的 Gore-Tex 腱索。当发生后瓣腱索断裂时，可对后瓣的中央 1/3 或更多的部分进行矩形切除（图 2-17-5）。在做此切除后，可实施瓣环成形术。瓣环成形的主要方法是瓣环交界部分折叠和应用人工瓣环。对于年长患者，通过瓣叶翻转实施腱索转移可能对治疗前瓣腱索断裂有用。

5）二尖瓣置换术：和用于治疗二尖瓣狭窄的方式一样。重要的区别是瓣环尺寸可能很大，所以不存在把人造瓣膜置于瓣环以上位置的情况。

五、结果

先天性二尖瓣畸形的手术死亡率主要与瓣膜的解剖和生理学异常有关。原发性二尖瓣关闭不全的患

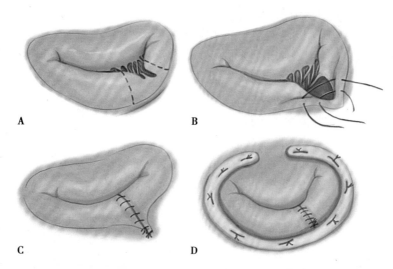

图 2-17-5　瓣膜矩形切除及滑动成形术

A. 瓣环扩张引起的二尖瓣关闭不全,虚线为矩形切除区域。B. 实施矩形切除,对后瓣进行两侧切开。C. 对后瓣环实施折叠,避免损伤回旋支;将后瓣的瓣叶组织缝合固定到瓣环上。D. 用一条半圆形的 Gore-Tex 腱索对瓣环实施加强。

者,其实现耐久性修补的可能性要比原发性二尖瓣狭窄的患者更高,因此其预后要好得多。需要进行二尖瓣置换,是二尖瓣功能差和 / 或合并其他先天性心脏病的特征性标志,尤其在婴幼儿中。影响治疗结果的风险因素主要有左心室功能障碍,存在重度的肺动脉高压,反复感染引起的慢性肺病及急诊手术。

【病例解析】

病例摘要

主诉

患者,男,1 岁 9 个月,因"生后体检发现心脏杂音"入院。

现病史

患者出生后不久当地医院体检时发现心脏杂音,查心脏超声提示"先天性心脏病",当时无特殊处理,定期随访中。患儿平素有活动后气促、喂养困难,无明显青紫,有反复呼吸道感染,生长发育落后。现为进一步治疗来院,查心脏超声示二尖瓣狭窄伴中度反流,三尖瓣轻中度反流,肺动脉高压。故现拟"二尖瓣狭窄,二尖瓣反流,三尖瓣反流,肺动脉高压"收治入院。

个人史

患儿 G_1P_1,足月顺产,出生体重 3.5kg,产时无窒息,生后母乳喂养,按时按序添加辅食,生长发育较同龄儿稍差。

查体

体温 36.8℃,心率 118 次 /min,呼吸 20 次 /min,血压 84/56mmHg,身高 81cm,体重 10.1kg。双肺呼吸音清、对称,未及啰音。心音有力,律齐,心前区可及 3/6 级收缩期杂音,无心包摩擦音,腹软,肝肋下 1cm,质软,无压痛。四肢末梢暖。

辅助检查

心脏超声:右心房增大,左心房巨大(四腔切面右心房左右径 2.74cm,上下径 3.7cm,左心房左右径 4.4cm,上下径 4.73cm),左心室增大,左心室壁收缩活动可。二尖瓣瓣环 2.29cm,前、后瓣增厚、稍卷曲,前瓣瓣尖增厚明显,回声增强,后瓣活动度小,开放活动受限,瓣开 0.83cm,前向流速 2.99m/s,压差 36mmHg,前后叶关闭点错位,中度反流,反流束宽 0.42cm;二尖瓣两组乳头肌,位置正常,腱索粗短。三尖瓣瓣环 2.18cm,三尖瓣瓣尖增厚、卷曲,隔瓣活动度小,轻中度反流,反流束宽 0.38cm,反流速 4.13m/s,压差 68mmHg。心房、心室水平未见明显穿隔血流。左心室射血分数 73.5%。

解析

患者年龄为 1 岁余,根据主诉,应用超声心动图检查证实二尖瓣狭窄伴二尖瓣中度反流。根据术中探查二尖瓣瓣叶、腱索及乳头肌解剖结构决定行二尖瓣修补术或二尖瓣置换术。

治疗经过

患者诊断为"二尖瓣狭窄,二尖瓣反流,三尖瓣反流,肺动脉高压",入院后完善术前相关检查,排除手术禁忌,全身麻醉下手术。术中常规建立体外循环,后房间沟切开左心房,发现二尖瓣瓣叶严重粘连增厚,交界融合,瓣叶钙化,乳头肌钙化,瓣口明显小,故考虑行二尖瓣置换术。部分切除瓣叶,扩大瓣口,根据患者体重,取 21 号主动脉机械瓣反向植入置换二尖瓣,间断 15 针缝合。探查三尖瓣瓣叶增厚,隔瓣短小,隔前瓣交界间断缝合两针,注生理盐水反流改善。术后食管超声示二尖瓣机械瓣活动度好,轻度反流;三尖瓣反流轻度。停体外循环后心功能欠佳,启用肾上腺素,并延迟关胸回ICU。术后 2 日再入手术室行延迟关胸术。患者术后 ICU 滞留时间为 6 日,总住院时间为 10 日。出院前复查心脏超声二尖瓣和三尖瓣反流轻度,机械瓣活动度好;复查胸部 X 线片见机械瓣影,心脏较术前减小,肺动脉段无明显突出。

(孙彦隽　范祥明)

推荐阅读文献

[1] 乔纳斯.先天性心脏病外科综合治疗学.2 版.刘锦纷,孙彦隽,译.上海:世界图书出版公司,2016.
[2] 马弗蒂斯,贝克.小儿心脏外科学.4 版.刘锦纷,孙彦隽,译.上海:世界图书出版公司,2014.

第十八节　左心室流出道梗阻

本节要点

1. 流行病学　左心室流出道梗阻包括主动脉瓣狭窄、主动脉瓣上狭窄和主动脉瓣下狭窄,占先天性心脏病的 3%~6%,其中主动脉瓣病变占 2/3~3/4,瓣上病变占 1/6~1/5,瓣下病变占 1/10~1/5。

2. 病理生理学　左心室流出道由二尖瓣前叶、室间隔漏斗部和左心室前壁围绕而成,其发生梗阻时,首先引起左心室后负荷及收缩期做功增加,造成左心室壁向心性肥厚,左心室舒张顺应性下降;同时主动脉前向血流的减少,会造成体循环灌注不足,心肌缺血;心肌肥厚,舒张期缩短等,可引起冠状动脉供血不足;心肌缺血,可导致心内膜弹性纤维增生、心肌梗死、心律失常,甚至猝死。

3. 临床症状　患者临床表现与梗阻程度相关,梗阻越严重,临床症状出现越早,且表现越明显。左心室代偿能力较强,轻度梗阻者并无明显临床症状,仅在查体时发现心脏杂音;中度以上梗阻者可表现为头晕乏力,胸闷气促,活动耐量差,发育迟缓等;部分重症者在婴儿期即出现呼吸困难,心力衰竭,具体表现为面色苍白、四肢冰冷、少尿、代谢性酸中毒。

4. 诊断　结合病史、症状、体征、超声心动图、心脏增强 CT、心脏增强 MRI 及心导管检查等临床资料可对左心室流出道梗阻作出诊断。

5. 治疗　主动脉瓣狭窄的治疗方法主要包括球囊扩张术、主动脉瓣交界切开术、主动脉置换加瓣环扩大术(Konno 手术、Nicks 手术及 Mangougian 手术);主动脉瓣上狭窄的手术方法可选择倒置分叉补片、对称三片法(Brom 手术)等;主动脉瓣下狭窄手术方法可使用改良 Konno 手术、Ross/Konno 手术、心尖主动脉旁路手术等。具体手术方案的选择应根据患者的年龄、临床症状、自身主动脉瓣情况、梗阻部位及梗阻程度等具体问题来综合判断后制订。

一、定义

左心室流出道是一个复杂的解剖结构,位于心脏中央的深部,紧邻两组房室瓣。广义的左心室流出道梗阻是指从左心室流出道至无名动脉分支前升主动脉之间某段组织因先天因素造成狭窄,引起左心系统射血阻抗升高,并促使心室壁发生肥厚。根据梗阻发生部位的不同可分为主动脉瓣狭窄、主动脉瓣上狭窄、主动脉瓣下狭窄及多段狭窄。

二、病理解剖

(一)主动脉瓣狭窄

主动脉瓣狭窄瓣膜游离缘不同程度相互融合,有些瓣膜融合成圆顶状,瓣孔呈圆形或椭圆形,常为偏心性开口,部分融合为隔膜状,按融合的瓣膜分叶不同可分为单瓣、二叶瓣及三叶瓣,其中二叶瓣最常见(约70%)(图2-18-1)。严重主动脉瓣狭窄患儿通常在新生儿期及婴幼儿期即出现明显症状,多为单瓣或二叶瓣,但往往难以区分,这是由于其瓣膜组织仍呈原始状态,为黏液或胶质状性质,外观尚未成熟,瓣口及瓣环亦明显小于正常值,同时伴有二尖瓣狭窄、升主动脉发育不良等畸形。主动脉瓣环大小正常且无其他合并心血管畸形的患儿通常出现症状较晚,多为二叶瓣或三叶瓣,同时伴有瓣交界粘连,瓣叶增厚变形。据统计,约70%的患者为二叶瓣畸形,其通常在冠窦交界处有不同程度的交界融合,两个瓣窦可呈左右排列,左、右冠状动脉分别开口两个窦内,若主动脉瓣窦为前后排列,则左、右冠状动脉皆分别开口在前主动脉窦内。约30%的患者为三叶主动脉瓣狭窄,除了瓣交界不同程度融合外,通常还伴有主动脉瓣叶和瓣窦发育不良。

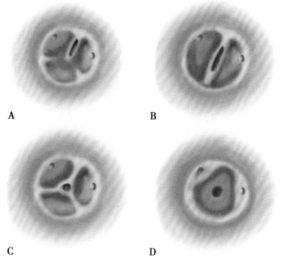

图 2-18-1   先天性主动脉瓣狭窄分类
A. 单瓣;B. 二叶瓣;C. 圆顶状;D. 隔膜状。

(二)主动脉瓣下狭窄

1. 局限性主动脉瓣下狭窄   包括隔膜性狭窄和纤维肌性狭窄两种。前者其纤维隔膜呈环形,中心有小孔;后者狭窄部位多远离主动脉瓣环,位于主动脉瓣环与二尖瓣瓣环之间,除了纤维成分外,肥厚的肌束也参与构成狭窄环。

2. 弥漫性主动脉瓣下狭窄   左心室流出道因纤维肌性隆起呈管状隧道样长段狭窄,可延伸至心尖部。

3. 梗阻性肥厚型心肌病   主要表现为非对称性心肌肥厚,可发生在左心室任何位置,尤以室间隔增厚向左心室腔最为明显。多数患者肥厚凸起的部位位于室间隔上部主动脉瓣下,造成瓣下狭窄;还有部分患者肥厚凸起发生在室间隔中部,合并二尖瓣乳头肌肥厚,引起左心室中部梗阻,左心室腔减小。

(三)主动脉瓣上狭窄

主动脉瓣上狭窄的主要特征是位于主动脉瓣交界顶部的窦管嵴严重增厚,造成窦管连接处严重狭窄。按照狭窄程度的不同,可分为三型(图2-18-2)。

1. 局限性   窦管处内膜增厚集中层向内凸起形成纤维环。

2. 沙漏样   多在局限性环状狭窄的同时,伴有远端升主动脉狭窄,呈沙漏状改变。

3. 弥漫性   从主动脉窦上缘到无名动脉开口,整个升主动脉全段狭窄,有时还累及弓部。

三、病理生理

左心室流出道梗阻所引起的病理生理改变的共同特点:左心室后负荷及收缩期做功增加,会引起左

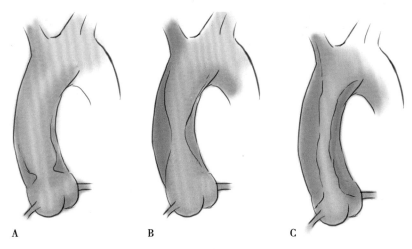

图 2-18-2　主动脉瓣上狭窄
A. 局限性；B. 沙漏样；C. 弥漫性。

心室壁向心性肥厚，伴有舒张期顺应性下降，进而造成冠状动脉供血不足；同时，主动脉前向血流减少，可引起体循环灌注不足；慢性心内膜下缺血可导致心内膜弹性纤维增生，心肌梗死、心律失常；严重的左心室流出道梗阻，其后负荷持续增大造成每搏输出量的进行性下降，左心室舒张末期压力和左心房压力明显增高，最终导致左心衰竭、肺水肿，周围循环衰竭，甚至死亡。

　　狭窄程度分为轻、中、重度。按压力阶差分，静息状态下，<5.33kPa（50mmHg）为轻度狭窄，5.33~10.0kPa（40~75mmHg）为中度狭窄，>10.0kPa（75mmHg）为重度狭窄；按主动脉瓣口面积指数划分，>0.8cm²/m² 为轻度狭窄，0.5~0.8cm²/m² 为中度狭窄，<0.4cm²/m² 为重度狭窄。

四、临床表现及检查方法

（一）症状和体征

　　1. 临床症状　出现时间早晚与梗阻严重程度相关，梗阻越严重，症状出现越早也越明显。严重主动脉瓣狭窄的患者出生前依赖动脉导管维持体循环灌注，出生后随着动脉导管开始关闭，可能会出现灌注不足的症状，表现为面色苍白、发绀、嗜睡、四肢冰冷、少尿等。中度以上主动脉瓣狭窄患者，可表现为头晕疲乏、胸闷、气喘加重、活动后心悸等。由于左心室自身代偿能力较强，部分轻度主动脉瓣狭窄患者无明显症状，仅在体检时发现心脏杂音。晚期患者还会出现严重的代谢性酸中毒、充血性心力衰竭和肺动脉高压等症状。主动脉瓣下狭窄患者发生流出道梗阻时会导致运动耐量下降、典型心绞痛，甚至晕厥等，更为严重的结果是，有时无征兆的突发心脏停搏导致猝死成为首发症状。主动脉瓣上狭窄合并智力、面容等多种畸形被称为Williams综合征，这类患者除了智力发育异常和特殊的"小精灵"面容（低鼻梁、厚嘴唇、下颌骨后缩、短睑裂、牙齿咬合不良）之外，还有低出生体重、发育迟缓、肾脏畸形、肌张力低下和高血钙等症状。

　　2. 体征　典型的杂音为收缩期喷射性杂音，主动脉瓣水平狭窄在主动脉瓣区最明显，可向颈部传导。若为主动脉瓣下狭窄，则副主动脉瓣区收缩期杂音更明显。若合并主动脉瓣关闭不全、二尖瓣关闭不全，则出现相应的杂音。

（二）辅助检查

　　1. 心电图　左心室肥大伴劳损或左心室高电压，晚期患者也表现为双心室大或仅右心室肥大。

　　2. X线片　严重梗阻，心功能失代偿时X线片可表现为心脏增大，肺血增多；主动脉瓣膜水平可见狭窄，狭窄后可见升主动脉扩张。

　　3. 超声心动图　可显示狭窄部位、程度，判断有无合并其他心内外畸形，测量心腔和瓣膜直径，评估跨瓣压力阶差、瓣膜面积指数、左心室肥厚程度及心功能情况。

　　4. 心脏增强CT或MRI　超声心动图对心内畸形具有很好的诊断性，但无法判断主动脉起始部及弓部是否存在狭窄,CT 和 MRI 可以清晰显示左心室流出道形态、狭窄段长度、直径等,进一步确诊心内畸形的同时,能够明确心外大血管有无合并狭窄。

5. 心导管检查   对于大部分左心室流出道患者,超声心动图结合心脏 CT 和 MRI 检查已基本可以取代心导管检查的诊断作用,目前其多用于主动脉瓣狭窄球囊扩张等诊断性治疗中。

五、治疗方法

(一)术前治疗

术前完善影像学检查(包括超声心动图、心脏增强 CT 或 MRI 及心导管检查)。做好术前诊断非常重要,不仅可以明确左心室流出道梗阻的部位及程度,还能判断有无伴发其他心内畸形,充分了解二尖瓣和主动脉瓣环大小及左心室和主动脉发育情况,根据患者自身解剖特点制订手术方案。

对于心功能不全,特别是危重型新生儿主动脉瓣狭窄患者,要应用前列腺素 E,保持动脉导管开放,以维持循环稳定,并根据具体情况,采用正性肌力药物纠正酸中毒或呼吸机辅助通气等方法改善全身状况,为手术创造条件。

(二)手术适应证

1. 主动脉瓣狭窄   一般认为在静息状态下主动脉瓣跨瓣压差在 3.33kPa(25mmHg)以下者可暂不行手术治疗,但需要定期随访;压差大于 6.67kPa(50mmHg)时应考虑手术干预;伴有心绞痛、晕厥、心力衰竭或心功能提示左心室肥大者,均要手术治疗;跨瓣压差大于 10.0kPa(75mmHg),主动脉瓣膜口面积指数 $<0.5cm^2/m^2$ 者,则需尽早手术。

严重的主动脉瓣狭窄者在出生后即需依赖前列腺素 E 保持动脉导管开放,维持体循环血流,此类患儿必须在新生儿期依据其左心室发育等情况决定做双心室或单心室手术(如 Norwood 手术)。波士顿儿童医院 Rhodes 等最早尝试建立一套评分系统,通过辨别分析法来判定哪些左心结构是危重型主动脉瓣狭窄行瓣膜切开术后存活率的独立预期指标,其对使用瓣膜切开术完成双心室修补存活率预测的准确性可能达到 95%。根据超声心动图测定结果:二尖瓣面积指数 $<4.75cm^2/m^2$,左心室长轴与心脏长轴的长度比值 <0.8,主动脉根部直径指数 $<3.5cm/m^2$,左心室质量指数 $<35g/m^2$,存在 1 个以上上述指标提示采取双心室治疗术后死亡率高。Rhodes 评分系统不适用于左心室多部位狭窄的患者,而对于 3 个月以下,两个部位以上狭窄的患者,合并中等以上室间隔缺损,单瓣叶、二尖瓣发育不良或左心室 Z 值 <-2 为双心室修补手术危险因素。而左心室足够大(舒张末期容积大于 $20ml/cm^2$)则可能与瓣膜切开术后的存活率没有相关性。

2. 主动脉瓣下狭窄   局限性主动脉瓣下狭窄压差 $<6.67kPa(50mmHg)$ 的患者,建议每半年随访一次超声心电图,若出现主动脉瓣反流,跨流出道压力阶差升高或左心室肥厚加重,则需及时手术治疗。

隧道样主动脉瓣下狭窄由于需要更大范围的手术操作,所以通常需要更高的压力阶差。压差 $>6.67kPa(50mmHg)$,伴有中度以上左心室肥厚或新发的主动脉瓣反流,是被普遍接受的手术适应证。

很多研究证实对梗阻性肥厚型心肌病进行心肌切除手术,即使解除了极高的压力阶差,也不能有效降低远期死亡率。因此通常对静息状态下左心室流出道压力阶差 $>6.67kPa(50mmHg)$,伴有明显心力衰竭,心功能Ⅲ级以上,晕厥、心绞痛或运动受限等症状,且药物如 β 受体阻滞剂或钙通道阻滞剂治疗无效的患者进行外科手术干预。

3. 主动脉瓣上狭窄   主动脉瓣上狭窄可能是一个渐进性病变,因此应在出现严重左心室肥厚之前进行治疗。早期治疗不仅能降低心搏骤停和主动脉瓣损伤的风险,同时也能减少冠状动脉开口狭窄的发生。超声心动图测得压差 $>6.67kPa(50mmHg)$,且二维成像显示窦管连接处存在严重狭窄,流出道有梗阻症状或冠状动脉供血不足证据,皆为手术适应证,需尽早手术。

(三)介入治疗

经皮球囊扩张术是危重型新生儿及婴幼儿主动脉瓣狭窄的首选方法,具体操作:基础麻醉下,新生儿可选脐动脉,婴幼儿选用股动脉。用 3.2 号或 4 号导管从外周插管,按体重以 100IU/kg 注入肝素,超声心动图或造影指导下沿动脉走行插入导引钢丝,跨过主动脉瓣后,更换更大的导引钢丝,拔去导管,婴幼儿引入 4~5mm 低压球囊导管,逆行插过主动脉瓣。选用直径略小于或等于主动脉瓣环直径的球囊扩张。用手控压力(304~810kPa)变化扩张瓣环直径,每次扩张 15 分钟,扩张 2~4 次,扩张间隔导管撤回降主动脉。成功的指标:跨主动脉瓣压力阶差下降 50% 以上;主动脉瓣口面积指数增大 25% 以上;无明显主动脉瓣反流。

(四) 手术方法

1. 主动脉瓣狭窄

(1) 主动脉瓣交界切开术(图 2-18-3):常规建立体外循环,常温下或转流降温至 28℃,在升主动脉远端阻断,心脏停搏液灌注后作升主动脉斜切口至无冠瓣窦,暴露主动脉瓣,探查后用手术刀或剪刀作融合瓣膜交界切开,将融合的前交界切开至瓣环以内 1~2mm。由于瓣膜畸形,失去正常结构,瓣叶交界不易分辨,对于这种病例只在融合的瓣膜中央做一小切口。在手术时特别要注意避免过度切开,以防止发生主动脉瓣反流及由此造成心力衰竭。左心、主动脉彻底排气后开放主动脉阻断钳,缝闭升主动脉切口。在关闭前进行食管超声检查,评价主动脉瓣功能和心功能。

(2) 主动脉瓣置换术:适用于主动脉瓣狭窄无法用交界切开法纠治的患者。婴幼儿及小年龄儿童多选择自体肺动脉瓣置换主动脉瓣(Ross 手术),其优点是自身组织无排异反应,且具有一定生长潜能。大年龄儿童主动脉瓣环较大者可以按成人主动脉瓣置换方法进行手术;若主动脉瓣环直径较小,即使最小型号的人工瓣膜仍不能植入,则需行瓣环扩大术,手术方式包括 Nicks 手术、Manougian 手术和 Konno 手术等。由于生物瓣术后易发生钙化,儿童多采用机械瓣。

1) Ross 手术(图 2-18-4):分为三个步骤,即带瓣肺动脉切取、肺动脉瓣移植、右心室流出道重建。

① 带瓣肺动脉切取:肺动脉干前壁行横切口,探查肺动脉瓣功能状态后横断总干;由肺动脉远端逆行探及肺动脉瓣窦底部,在其下方 2~3mm 处做右心室流出道横切口,并向两侧延伸;游离靠近左冠状动脉侧肺动脉后壁时,需做外高内低的斜行切面,避免损伤左冠状动脉及左前降支室间隔第一分支,完整切下肺动脉瓣膜。

② 肺动脉瓣移植:于升主动脉做斜行切口,延伸至无冠窦,适当游离左右冠状动脉,把两侧冠状动脉开口连同 5mm 动脉壁一起剪下,做成纽扣状保留瓣环组织及邻近。切除主动脉瓣膜及多余的主动脉根部组织。主动脉瓣环中点与 3 个肺动脉瓣窦中点作 3 根牵引线,肺动脉根部与主动脉瓣环作间断缝合,注意缝针不能离主动脉瓣环太远,以免损伤传导组织。近端吻合完毕后用打孔器或解剖剪在置入的肺动脉壁上打孔或剪两个圆孔,大小与"纽扣"相仿,其位置在新建主动脉瓣窦上方或窦内,连续缝合时避免冠状动脉张力过大,开口狭窄。最后进行自体带瓣肺动脉远端与原主动脉离断远端缝合。

③ 右心室流出道重建:用同种带瓣主动脉或肺动脉管道重建右心室流出道,可连续缝合,缝合后壁时需缝在原切口下方 2mm 处心内膜层,避免损伤后方的冠状动脉隔支。

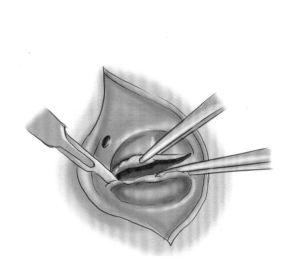

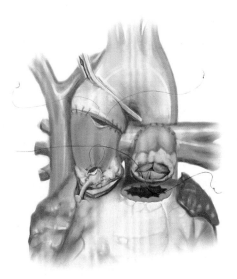

图 2-18-3 主动脉瓣交界切开术   图 2-18-4 Ross 手术

2）Nicks手术（图2-18-5）：主动脉仍做斜行切口，近端向下延伸至无冠窦，切开瓣环进入纤维三角，把预凝的人造血管片剪成梭形，在切口最低点做褥式缝合固定人工血管片，然后分别沿管切口边缘与血管片做连续缝合。此种方法可扩大主动脉瓣环2~3mm，可放置大一号瓣膜。如果采用主动脉瓣膜斜置方法，即左右冠状动脉窦的换瓣线仍置于瓣环上，而无冠窦的换瓣线斜置于扩大无冠窦的人造血管片上，高于无冠窦水平，这样可以换更大型号的瓣膜。

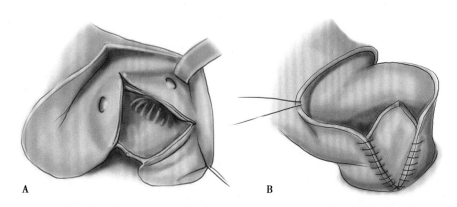

图2-18-5　Nicks手术

A.主动脉斜切口，延伸至无冠窦；切开瓣环，用梭形补片扩大瓣环；植入人造瓣膜。B.关闭主动脉切口。

3）Manougian手术（图2-18-6）：主动脉切口向后延伸，经左、无冠瓣交界处，切开主动脉后壁、瓣环、左心房顶及二尖瓣前叶，达前叶距瓣环1cm处，用戊二醛处理过的自体心包片或涤纶片，剪成梭形，修补二尖瓣及主动脉切口。左心房的切口另用一块三角形心包片修补，2块补片在主动脉瓣环水平缝合可扩大瓣环0.5~1.5cm。

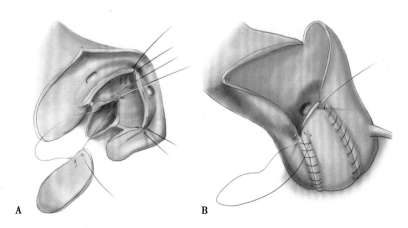

图2-18-6　Manougian手术

A.经左、无冠瓣交界处，切开主动脉后壁、瓣环、左心房顶和二尖瓣前瓣。心包补片或涤纶补片修补二尖瓣及主动脉切口。B.用另一块三角形心包片修补左心房的切口。

4）Konno手术（图2-18-7）：主动脉前壁做直切口，向下切至右冠窦，在右冠状动脉开口左侧0.5cm处切开瓣环及室间隔，也可切开右心室流出道以充分暴露。用双层心包片或涤纶片，剪成梭形，修补室间隔切口，在主动脉瓣环水平，缝上间断带垫的换瓣线，换好主动脉瓣膜后，双层片的后叶部分用于扩大主动脉切口，前叶用于修复右心室流出道，这种方法可扩大主动脉瓣环1~2cm。

2.主动脉瓣下狭窄

（1）局限性膜性狭窄：伴有或不伴肌肉肥厚，在中低温体外循环下手术。主动脉根部作斜切口，向无冠窦延伸，拉开主动脉右冠窦暴露狭窄部位，用蚊式钳或牵引一针固定纤维嵴及膜状组织，用刀片切除狭

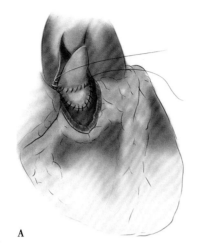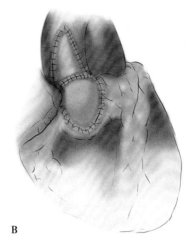

图 2-18-7　Konno 手术

A.将主动脉前壁直切口向下切至右冠窦,切开瓣环及室间隔;双层心包片或涤纶片,
剪成棱形,修补室间隔切口;用在主动脉瓣环水平,缝上间断带垫的换瓣线,换好主动
脉瓣膜后。B.双层片的后叶部分用于扩大主动脉切口,前叶用于修复右室流出道。

窄环的纤维组织及外突明显的室间隔肌肉组织,注意纤维环与主动脉瓣的关系,不要切太深伤及主动脉瓣膜。在右冠窦中点和右冠瓣无冠瓣交界之间切除狭窄环,切除深度必须控制,为避免损伤传导组织,仅仅切除纤维嵴或膜状组织,不可深及肌层。

(2)弥漫性主动脉瓣下狭窄:如果主动脉瓣环正常,可采用改良 Konno 手术。即在升主动脉做横形切口,探查主动脉瓣及瓣下狭窄。若无法经主动脉切口时,可在肺动脉瓣环下方 5cm 处横形切开右心室流出道,切开室间隔,平行左心室流出道方向延长室间隔切口,上达主动脉瓣下 2mm,下可超过狭窄区,长度以能够充分松解瓣下狭窄为宜,通过此切口切除造成狭窄的纤维肌肉组织,避免损伤传导术。室间隔切口可用自体心包片修补。右心室流出道切口可直接缝闭,也可用心包补片扩大。

(3)主动脉瓣下狭窄伴主动脉瓣环发育不良:可用同种带瓣主动脉、机械瓣 +Konno 手术或 Ross+Konno 手术纠治。

Ross+Konno 手术切除主动脉瓣方法同 Ross 手术。不同点为自体肺动脉切取时连带切取其下方部分右心室前壁组织,呈舌型,用以扩大左心室流出道。于左、右冠瓣交界之间切开室间隔,扩大主动脉瓣环与左心室流出道,连续缝合自体肺动脉至主动脉瓣环基部,然后把冠状动脉移植到自体肺动脉上,主动脉断端与自体肺动脉远端做端端吻合。用同种带瓣肺动脉或主动脉重建右心室流出道。

(4)梗阻性肥厚型心肌病:升主动脉做斜切口,向下延长至无冠窦。探查左心室流出道梗阻范围及室间隔厚度。向上牵拉主动脉壁暴露瓣下肥厚的室间隔,推开二尖瓣前叶与乳头肌,见室间隔表面增厚的心内膜即为二尖瓣前叶,收缩期与其相接触的部位即流出道梗阻部位。于左、右冠窦交界下方,距主动脉瓣环 3mm 处,沿左心室长轴切开肥厚室间隔,切口超过狭窄部位。同法在右冠状动脉开口左侧 2mm 处,做与之对应切口。在两条切口之间,横形切开室间隔,最终完整切下一块室间隔肌肉,造成一条长 4~5cm、宽 1cm、深 1.5cm 的通道(图 2-18-8)。

如果切除部位下方仍存在残余梗阻,或需要切除肥厚乳头肌,甚至心尖部肥厚肌肉,经主动脉切口已无法做到,则需在左心室前壁中下 1/3 交界无血管区,平行左前降支动脉,切开左心室暴露前乳头肌,切除切口两侧肥厚心肌及室间隔下方肥厚肌肉,造成一条通路与前面通道相连。冲洗左心腔,吸走肌肉碎片,用探条探查左心室流出道疏通情况。探查并确定二尖瓣及腱索无损伤后,左心室切口用带垫缝线间断褥式缝合,关闭主动脉切口。

3.主动脉瓣上狭窄

(1)局限性主动脉瓣上狭窄:做升主动脉斜切口,向下延伸至无冠窦基部。切除瓣上狭窄环,将预凝人

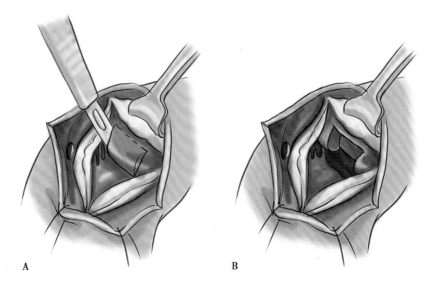

图 2-18-8 梗阻性肥厚型心肌病患者部分切除室间隔肌肉

A.经升主动脉斜切口,手指探查左心室流出道梗阻范围和室间隔厚度;向上牵拉主动脉壁暴露瓣下肥厚的室间隔;于左、右冠窦交界下方,距主动脉瓣环 3mm 处,沿左心室长轴切开肥厚室间隔,切口超过狭窄部位;同法在右冠状动脉开口左侧 2mm 处,做与之对应切口。B.在 2 条切口之间,横形切开室间隔,最终完整切下 1 块室间隔肌肉;造成一条长 4~5cm、宽 1cm、深 1.5cm 的通道。

造血管片或自体心包片剪成泪滴形,大头向下修补主动脉切口。目前主张做倒"Y"形切口,即主动脉纵切口,远端延至阻断钳下方,近端分别向无冠窦和右冠窦延长行呈倒"Y"形切口。切除狭窄后,将人造血管片或自体心包剪成裤形,用以修补主动脉切口,也可用 3 个瓣窦切开再对合成形的 Brom 手术纠正(图 2-18-9)。

(2)弥漫性主动脉瓣上狭窄:全身肝素化后,建立体外循环与前面手术有所不同,经股动脉插管,右心房插上、下腔引流管,右上肺静脉放置左心引流管。充分游离升主动脉、主动脉弓及无名动脉、左颈总动脉、左锁骨下动脉 3 根分支,并分别套带控制。体外深低温停循环后,在升主动脉做纵切口,切口向弓部延伸超过狭窄部位,切除狭窄部位增厚的内膜,用自体心包或同种异体主动脉作为补片材料,连续缝合扩大主动脉管腔。缝毕前必须完成升主动脉及主动脉弓排气(图 2-18-10)。

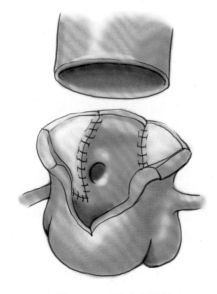

图 2-18-9 Brom 手术

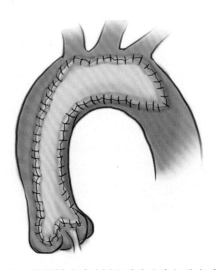

图 2-18-10 弥漫性主动脉瓣上狭窄患者行升主动脉成形

六、术后并发症及处理

1. 主动脉瓣球囊扩张和瓣交界切开术可引起主动脉瓣关闭不全,多因交界过度切开,或在瓣膜不恰当部位切开;轻、中度主动脉瓣反流,可不需处理,严重反流者需行瓣膜成形术或瓣膜置换术。

2. 残留主动脉瓣狭窄　多数患者术后仍有不同程度跨瓣压差,如果瓣膜面积较术前明显改善,残留狭窄在轻、中度以下,则不需要进一步处理。

3. Ross 手术引起并发症　Ross 手术引起并发症较多,常见的包括:冠状动脉损伤,多因切除自体肺动脉时,损伤左冠状动脉主干及室间隔第一穿隔支,也可能由重建右心室流出道时缝合太深造成;出血,特别是肺动脉根部出血,为 Ross 手术造成困难,因此术后要仔细止血,可在平行循环下缝扎出血点。移植冠状动脉时成角牵拉会造成术后冠状动脉供血不足。

4. 主动脉瓣下狭窄切除及改良 Konno 手术严重并发症为三度房室传导阻滞,因手术时伤及传导束所致,术后应使用人工起搏。

5. 梗阻性肥厚型心肌病　行心肌切除术可能损伤二尖瓣及腱索,一经发现应及时修补,严重者需行二尖瓣置换;室间隔肌肉切除过多或偏离方向会造成医源性室间隔穿孔,若穿孔小,可观察随访 1~3 个月,不能闭合或分流量大者要及时修补。

6. 左心衰竭、低心排　多发生于术前心功能差、手术时间长,如新生儿严重主动脉瓣狭窄患者,或左心室流出道梗阻疏通不满意,或并发严重主动脉瓣关闭不全患者。术后应根据具体情况给予正性肌力药物。

7. 室性心律失常　多见于左心室肌肉明显肥厚者,术后可常规给予利多卡因或胺碘酮静脉滴注。难以纠治者有时需要 β 受体阻滞剂,如普萘洛尔才能控制。

8. 吻合口出血　多见于 Ross 手术、Konno 手术。

【病例解析】

病例摘要

主诉

患者,男,6 个月,因"胎儿期发现心血管畸形至今"入院。

现病史

患儿母亲孕期产检超声提示胎儿心血管畸形,生后不久即至当地医院就诊,心脏超声检查提示"主动脉瓣及瓣上狭窄",当时患儿年龄较小,未予进一步治疗,定期随访。病程中患儿胃纳稍差,多汗,生长发育迟缓,抵抗力较差,有多次呼吸道感染史,无青紫、呼吸困难、活动耐量下降等不适。本次家属带患儿就诊,门诊行心脏超声提示"主动脉瓣及瓣上狭窄 / 右肺动脉狭窄",心脏 CT 提示"主动脉瓣及瓣上狭窄 / 右肺动脉狭窄",现门诊以"主动脉瓣狭窄,主动脉瓣上狭窄,右肺动脉狭窄"收治入院。

查体

体温 36.2℃,心率 110 次 /min,呼吸 38 次 /min,血压 78/46mmHg。患儿呈"小精灵"特殊面容,双肺呼吸音稍粗,未触及干湿啰音。主动脉瓣听诊区可闻及收缩期喷射状杂音,向颈部传导。

辅助检查

超声心动图示:主动脉双叶瓣,活动受限,瓣环直径 8.0mm,过瓣流速 2.8m/s,压差 31.4mmHg;窦部 9.7mm,窦管连接处 4.4mm,流速 3.3m/s,压差 43.7mmHg,升主动脉内径 7.0mm,肺动脉瓣环 8.8mm,总干内径 8.3mm,流速 1.6m/s,右肺动脉开口 3.4mm,内径 3.8mm,流速 3.0m/s,压差 36mmHg。心脏大血管 CT 示:主动脉瓣及瓣上狭窄,瓣环直径 7.6mm,窦管连接处直径 4.3mm,瓣窦扩张,直径 12.8mm,升主动脉远端 6.6mm,肺动脉总干及左肺动脉形态可,右肺动脉狭窄,起始部直径 2.8mm,远端 3.4mm(图 2-18-11)。

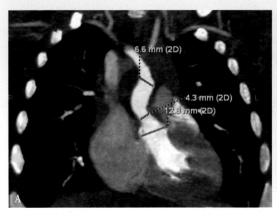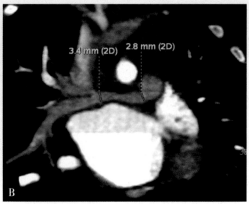

图 2-18-11 心脏大血管 CT
A. 主动脉瓣及瓣上狭窄；B. 右肺动脉狭窄。

解析

　　根据现病史、体格检查，结合影像学结果可以明确"主动脉瓣狭窄，主动脉瓣上狭窄，右肺动脉狭窄"的术前诊断，患者主动脉瓣压差较大，梗阻严重，符合手术指征，考虑行外科手术治疗。

临床要点

主动脉瓣交界切开术

　　1. 手术方法　探查主动脉后，对融合瓣膜交界进行有限切开，即将融合的前交界切开至瓣环以内 1~2mm；部分严重畸形瓣膜失去正常组织，瓣叶交界难以分辨者，则只在瓣膜中做小切口。升主动脉切口远端延至主动脉阻断钳下，近端分别向无冠瓣、右冠瓣窦延长形成倒"Y"形切口，将补片材料裁剪成裤形后连续缝合关闭主动脉切口。

　　2. 注意事项　注意避免过度切开瓣膜交界，以免发生主动脉瓣反流及由此造成的心力衰竭；裤形补片缝合后应骑跨在右冠状动脉开口上方，避免损伤冠状动脉造成开口梗阻；开放主动脉阻断前必须彻底排出左心及主动脉内气体。

治疗经过

　　患者入院后完善各项术前检查及准备工作，包括血常规、出凝血系列、肝肾功能、胸部 X 线片、心电图及备血等，排除手术禁忌证，与家属沟通后，全身麻醉体外循环下行主动脉瓣交界切开术 + 主动脉瓣上狭窄纠治术 + 肺动脉补片扩大术。术中见：升主动脉斜切口至无冠窦，探查主动脉瓣为两瓣融合畸形，瓣膜增厚明显，融合瓣膜下缘有黏液瘤样组织突出，刮除黏液瘤组织，于两瓣交界切开至瓣环水平。窦管连接处 4mm，用牛心包补片扩大升主动脉至接近瓣环水平。左右肺动脉分叉处做横形切口，延至右肺动脉近肺门开口水平，心包补片扩大右肺动脉及肺动脉总干。术后食管超声提示主、肺动未见明显残余梗阻，升主动脉流速 1.2m/s，右肺动脉流速 1.5m/s，主动脉瓣轻微反流。

　　术后转至 ICU，先后予呼吸机辅助通气，强心利尿抗感染等对症治疗。患者术后第 5 日拔出呼吸机，术后第 9 日转出 ICU，术后第 16 日病情恢复良好，复查各项指标满意，予出院。

（孙彦隽　范祥明）

推荐阅读文献

[1] 徐志伟. 小儿心脏手术学. 北京:人民军医出版社,2006.

[2] 丁文祥,苏肇伉. 现代小儿心脏外科学. 济南:山东科学技术出版社,2013.

[3] 乔纳斯. 先天性心脏病外科综合治疗学. 2版. 刘锦纷,孙彦隽,译. 上海:世界图书出版公司,2016.

第十九节　主动脉缩窄和主动脉弓中断

本节要点

1. 流行病学　主动脉缩窄的发病率为每1 000活产婴儿中0.2~0.6例,在所有的先天性心脏病中占5%~8%。主动脉弓中断是一种罕见的畸形,约占所有先天性心脏病的1.5%。

2. 病理生理学　主动脉缩窄和主动脉弓中断对胎儿循环不会产生重大影响。出生后主动脉缩窄或主动脉弓中断远端的血流主要来自动脉导管和侧支血管,所以出生后动脉导管的大小、肺阻力的高低和侧支血管建立的程度决定了患儿出现症状的时间和严重程度。

3. 临床症状　动脉导管迅速关闭的新生儿会出现精神萎靡、反应淡漠、食欲不振、面色苍白、少尿、呼吸急促和心动过快等心源性休克症状。如果动脉导管关闭缓慢或建立了丰富的动脉侧支,可能在婴儿期逐渐出现症状,表现出呼吸急促、发育缓慢、多汗、喂养困难等慢性心功能不全的症状。危重型患儿可能会出现血便等坏死性小肠结肠炎等严重并发症。新生儿和婴幼儿患有严重导管前型主动脉缩窄伴动脉导管未闭时,可出现右向左分流,出现差异性发绀。典型患者上肢血压会比同龄正常患儿高两个标准差以上,同时伴有脉压变小。

4. 诊断　根据病史、体格检查和辅助检查可以明确诊断。超声心动图是最主要的诊断学检查之一。心脏增强CT和MRI能很好地显示大血管结构,是很有用的辅助手段。

5. 治疗　对于动脉导管迅速关闭的危重型主动脉缩窄或主动脉弓中断新生儿,使用前列腺素E_1来维持动脉导管的开放,能很大程度地改善患儿的症状,有助于使患者在急诊或亚急诊手术前处于更为稳定的状态。通过外科手术来解除主动脉缩窄或重建主动脉连续性。复发性主动脉缩窄患者可通过球囊扩张和支架植入术取得满意的治疗效果。

【主动脉缩窄】

先天性主动脉缩窄(coarctation of aorta,CoA)是较为常见的一种先天性心脏病,发病率为每1 000活产婴儿中0.2~0.6例,在所有的先天性心脏病中占5%~8%。该畸形首先由Morgagni于1760年通过尸检描述,1944年,Clarence Crafoord首次成功实施了主动脉缩窄的修补手术,切除了缩窄段并实施端端吻合。主动脉缩窄主要表现为胸部降主动脉的先天性狭窄,通常发生在左锁骨下动脉远端,紧靠动脉导管(动脉韧带)的位置。主动脉缩窄在最常见的先天性心脏病中排名第八,通常合并其他先天性心脏病,包括动脉导管未闭、主动脉双叶瓣、室间隔缺损和二尖瓣畸形等。缩窄的临床表现多变,从婴儿期内动脉导管关闭后出现心血管功能崩溃到成人中的无症状高血压。

一、胚胎学

关于主动脉缩窄的胚胎学形成机制,有两种传统理论,分别是"血流理论"和"动脉导管吊带理论"。近年来有研究发现,神经嵴可能也发挥了重大的作用。

血流理论:血流理论的产生是基于胚胎期流经心腔和大血管的血流通常决定其出生时尺寸大小这一

假设。一些左侧梗阻性病变(二尖瓣或主动脉瓣狭窄等)和心内缺损造成左向右分流(室间隔缺损等),会导致流经主动脉弓部、峡部和降主动脉的血流减少,从而发生主动脉缩窄。

动脉导管吊带理论:对于没有心内缺损和左心梗阻性病变的主动脉缩窄,动脉导管吊带理论更为适用。动脉导管组织延伸入主动脉的范围异常扩大,在动脉导管关闭时,这种导管吊带的收缩和纤维化将造成主动脉被束紧和一个原发性主动脉缩窄(图2-19-1)。

神经嵴的作用:使用绿色荧光蛋白标记胚胎特异细胞的技术,已经明确了神经嵴细胞在心脏及大血管发育过程中所起的作用。根据最新研究表明,心神经嵴细胞还定殖在第3、第4和第6咽弓中,而咽弓的演变和退化与主动脉弓的发育紧密相关。

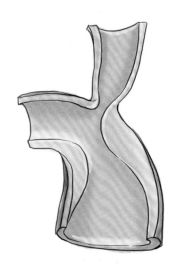

图 2-19-1　主动脉缩窄标本中的动脉导管组织的延伸范围
显示了缩窄的嵴样结构、圆桶状的导管吊带,和动脉导管组织在主动脉内向其远端延伸。

二、解剖学

1903年 Bonnet 根据缩窄部位在导管近侧端或远侧段将其分为导管前型(婴儿型)和导管后型(成人型)(图2-19-2),临床上多沿用此分型。导管前型缩窄多位于动脉导管近侧端和左锁骨下动脉远侧段之间,也可累及主动脉弓部,多为弥漫性狭窄,动脉导管常呈开放状态,侧支循环少,也可合并其他畸形。导管后型缩窄多位于动脉导管或动脉韧带附着处的远侧端,大部分动脉导管已经闭合,狭窄段常较局限,有时呈隔膜状,侧支循环丰富。近年来认为,大部分的缩窄为导管旁型,提示动脉导管平滑肌细胞延伸如主动脉壁和主动脉缩窄的发生机制有关。在导管旁型缩窄的年长儿中,通常在动脉韧带水平可见降主动脉有外部狭窄。但是,外部狭窄的程度并非一定和主动脉内部管腔的大小相关联,在主动脉的管腔内,存在一个嵴状的同心圆环形狭窄,可能造成管腔只有针尖大小(图2-19-3)。罕见的还有管腔的完全性堵塞,所有的降主动脉血流则来源于侧支动脉。

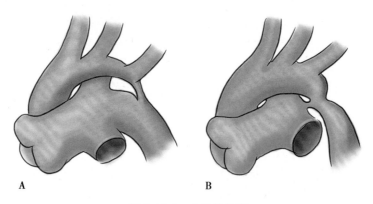

A   B

图 2-19-2　主动脉缩窄
A.导管前型(婴儿型)主动脉缩窄。未闭的动脉导管向降主动脉提供了大部分血流。弓横部的管样狭窄和细小的主动脉峡部。B.导管后型(成人型)主动脉缩窄。狭窄区域实际上位于导管旁,包括一个明显的后嵴突入管腔。动脉导管关闭,并成为一根动脉韧带。

当存在缩窄时,缩窄周围的侧支血管渐渐增粗。侧支血流绝大多数来自锁骨下动脉及其分支、胸廓内动脉、肋间动脉、肩胛动脉、颈动脉、椎动脉、腹壁动脉和脊髓动脉。这些血管稳步增粗,且在年长儿(年龄>4岁)和成人中,胸部X线片可能显示在肋骨下缘有特征性的"肋骨切迹",这是由于侧支血管存在扩张和扭曲。这些大型侧支血管为下半身提供了足够的血流,以维持脏器功能和发育。

一种较特殊的情况是主动脉弓的先天性延长弓部的冗余和扭曲,显得和主动脉缩窄类似,但实际上是没有血流梗阻的,称之为主动脉假性缩窄。假性缩窄时通常只有一点压差或没有压差。但是,由于主动脉存在扭曲,所以其存在扩张和动脉瘤形成的倾向,应该密切随访。如果造成周围组织(如食管)的压迫或发现动脉瘤形成,则可能需要手术干预。

有报道约 50% 的单纯性主动脉缩窄患者合并有双叶式主动脉瓣,在 B 型主动脉弓中断中也有类似程度的合并主动脉双叶瓣的发病率。部分主动脉缩窄会合并主动脉弓发育不良,一个常用的经验性法则是近端的主动脉弓直径应该大于升主动脉直径的 60%,远端的主动脉弓直径要大于升主动脉直径的 50%,且主动脉峡部的直径要大于升主动脉直径的 40%(图 2-19-4)。可能最有用的判断指标是主动脉弓直径的 Z 值小于 −2,Z 值是根据所要判断的主动脉弓特殊节段与正常值相比而计算出来的。

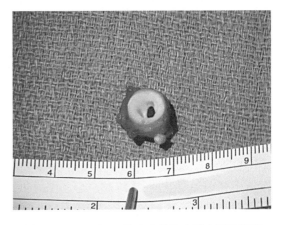

图 2-19-3　一个 14 岁患儿的缩窄的主动脉管腔
患儿接受了缩窄段切除,并植入一根 18mm 的人造血管进行置换。管腔的测值为 3mm。

缩窄合并室间隔缺损的发生频率与单纯性缩窄相同。30% 的患者为单纯性缩窄,30% 的患者为缩窄合并室间隔缺损,而 40% 的患者为复杂性缩窄。缺损几乎总是很大,约相当于主动脉瓣环的大小。新生儿期之后的主动脉缩窄,罕有存在动脉导管未闭。动脉导管的关闭通常预示着新生儿将出现危重型缩窄。主动脉缩窄合并被牵拉开的卵圆孔或继发孔型房间隔缺损时,往往是严重的缩窄。这可能与左心发育不良和顺应性差有关,造成了左心房压升高,可导致卵圆孔被"拉开"和左向右分流。

陶 - 宾综合征畸形中主动脉位于一个长长的肌性圆锥的顶部。完全型或部分型房室管的共同房室瓣骑跨在右心室上,通常就会有左心发育不良综合征。除了左心发育不良综合征以外,还有许多类型的单心室合并体循环流出道

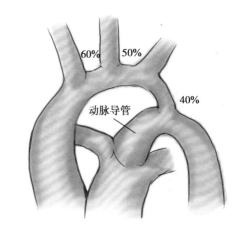

图 2-19-4　一种定义主动脉弓发育不良的经验法则

梗阻,例如三尖瓣闭锁合并大动脉异位、二尖瓣闭锁合并大动脉正常位置关系和限制性室间隔缺损,以及左心室型单心室双入口合并限制性主动脉下圆锥。这些复杂畸形也容易合并主动脉缩窄甚至是主动脉弓发育不良。

三、病理生理学

主动脉缩窄患者的症状分布呈双峰状。一部分患者在出生后 1 周内出现症状,主要是因为动脉导管的迅速关闭和侧支循环未能充分建立,致使左心室负荷的突然上升造成急性充血性心力衰竭、下半身血流供应不足导致缩窄远端的脏器缺血、酸中毒。另一部分患者呈"无症状",但在常规体格检查时可发现有高血压。在这些患者中,引起症状的主要原因是上肢高血压,可能造成头痛或鼻出血。也有可能因为运动时下肢供血不足而出现跛行。未经治疗缩窄患者的常见死亡原因:充血性心力衰竭、细菌性心内膜炎、主动脉自发性破裂和颅内出血。

四、临床表现

(一)症状和体征

危重型缩窄合并动脉导管关闭的新生婴儿,将出现心源性休克。患儿表现为精神萎靡、反应淡漠、食欲缺乏、面色苍白、少尿、呼吸急促和心动过快等。如果动脉导管关闭缓慢或建立了丰富的动脉侧支,可能在婴儿期逐渐出现症状,表现出呼吸急促、发育缓慢、多汗、喂养困难等慢性心功能不全的症状。也有部分年长儿或成人患者因体检查出上肢高血压或仅有下肢疲劳或跛行,进一步检查发现存在主动脉缩窄。

单纯主动脉缩窄可能无明显杂音,在合并动脉导管未闭、心内缺损、左侧梗阻性病变(二尖瓣狭窄、主动脉瓣下区域的左心室流出道狭窄、主动脉瓣狭窄)时可以听到相应的杂音。新生儿和婴幼儿患有严重导管前型主动脉缩窄伴动脉导管未闭时,可出现右向左分流,出现差异性发绀。典型患者上肢血压会比同龄正常患儿高两个标准差以上,同时伴有脉压变小。上肢和下肢可能会有明显的血压阶差,但因为侧支建立程度不同,无法单凭这一阶差判断缩窄程度。四肢脉搏触诊可以发现桡动脉搏动增强,股动脉、足背动脉搏动减弱、搏动延迟。由于侧支循环形成,通常在肩胛骨周围可触及搏动。

(二)辅助检查

1. 超声心动图　是主动脉缩窄最主要的诊断之一,同时有助于发现是否合并其他心脏大血管畸形。在新生儿期和婴儿期,二维超声心动图提供了优秀的影像。胸腺通常大,并包裹住主动脉弓,使得能采集到弓部和导管旁区域的高质量影像。通过彩色多普勒测得的流速可以推算出压差,评估狭窄的严重程度。在收缩期没有正常的脉搏血流上升支、降主动脉血压波形低钝或"勉强可见"是严重缩窄的特征。心脏超声通过血流速度评估狭窄程度,受成像角度影像,且在婴儿期之后,尤其是年长儿童和成人,胸腺退化,近端降主动脉更多被肺包绕,这样更加难以准确评估狭窄的严重程度,这种情况下 CT 或 MRI 是替代的选择。

2. 心脏增强 CT　心脏增强 CT 在显示大血管结构、冠状动脉上有其明显优势,尤其是在大龄儿童或成人、超声心动图显示不佳的情况下,心脏增强 CT 能很好地显示主动脉缩窄的直径、主动脉弓发育情况、侧支循环建立情况及是否存在迷走右锁骨下动脉等,结合三维重建技术,能对手术进行有效的指导(图 2-19-5)。通过气道重建 CT 还能显示气管发育情况。相比磁共振而言,CT 扫描时间短,对患儿的镇静要求低,同时对体内有金属支架或其他金属植入物的患者,心脏增强 CT 是很好的选择。

3. MRI　MRI 也能很好地评估主动脉弓和降主动脉的形态、侧支建立情况。相对于 CT 的高剂量辐射,MRI 作为一种无创的检查手段,非常适合年长儿和成人。同时 MRI 在评估瓣膜功能、心室功能上也有优势。

4. 心导管造影　心导管回抽连续测压和主动脉造影是评估主动脉缩窄的传统金标准,但如今已经很少依靠心导管造影来诊断和评估主动脉缩窄。在主动脉缩窄合并复杂心内畸形、CT 或 MRI 上侧支血管显示不清、需要先行植入支架封堵侧支等情况时,可以考虑行心导管造影检查。

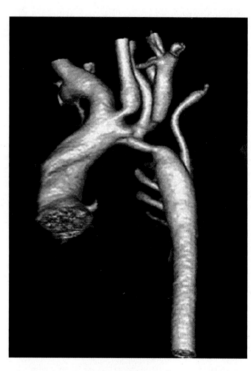

图 2-19-5　主动脉缩窄新生儿的三维重建
使用超声心动图分析无法对主动脉弓横部足够显示。因为 CT 血管造影显示存在复杂的主动脉弓横部发育不良和左颈动脉及左锁骨下动脉起始部狭窄,所以选择经胸骨切口和改良脑灌注来实施手术。

5. 胸腹部 X 线检查　作为术前的常规检查,可以通过心影大小评估心功能。在年长儿和成人胸部 X 线片上,可见因肋间血管扩张产生肋骨后端压迹,多见于 3~9 对肋骨,亦称 Roesler 征。由于左锁骨下动脉扩张,缩窄近侧和远侧降主动脉扩张,以及缩窄段凹陷,在左上纵隔外缘可形成"3"形 X 线征。在危重型新生儿或小婴儿患者中,怀疑并发新生儿坏死性小肠结肠炎时,行腹部立位 X 线片观察有无肠穿孔征象。

6. 心电图检查　无特征性表现,新生儿或婴幼儿多变现为右心室肥厚,部分可出现双心室肥厚或单纯左心室肥厚。较多患儿多表现为左心室肥厚且提示有心肌损害。

7. 血清学检查　肝肾功能检查评估有无肝肾功能不全,血气分析可以提示有无内环境紊乱和代谢性酸中毒,脑钠肽和心肌酶谱可以评估心肌损害程度,以及其他的常规术前检查指标。

8. 粪常规及隐血试验　主动脉缩窄患者下半身供血不足,尤其是危重型新生儿患者,有发生坏死性小肠结肠炎可能,大便隐血阳性是危险指标。

五、治疗方法

(一) 手术前支持治疗

1. 前列腺素 E_1(PGE_1)　危重型新生儿缩窄病例,若出现动脉导管的迅速关闭,会出现急性的充血性左心衰竭和下半身脏器灌注不足导致的代谢性酸中毒、肾衰竭、消化系统并发症等。因此,使用前列腺素 E_1 来维持动脉导管的开放能很大程度改善患儿的症状,有助于使患者在急诊或亚急诊手术前处于更为稳定的状态。

2. 机械辅助通气和维持内环境稳定　部分病例对前列腺素 E_1 反应不佳或者使用前列腺素 E_1 后出现呼吸抑制,需及时使用机械辅助通气。通过将 FiO_2 降低到 21%,并维持 PCO_2 高于 45mmHg 来优化肺阻力和体循环阻力,维持较高的肺阻力,减少肺血流、增加经动脉导管的右向左分流,改善下半身灌注。多数患者处于代谢性酸中毒状态,需监测血气分析,予以静脉用碳酸氢钠纠酸,维持电解质稳定。若乳酸水平进行性上升,提示需急诊手术。

3. 强心利尿药物　患儿处于急性心力衰竭状态,使用小剂量的多巴胺[5μg/(kg·min)]或多巴酚丁胺对改善心排血量是有帮助的,应维持药物治疗至患儿达到正常的酸碱状态和正常的肌酐值或至患儿进行手术。新生儿期后的充血性心力衰竭,可以通过标准的抗充血性心力衰竭的药物治疗方法进行治疗,包括使用地高辛和利尿剂。

(二) 手术治疗

1. 手术指征选择　许多主动脉缩窄患儿是无症状的,因此是否需要手术及最佳的手术时机存在争议。但存在药物治疗无效的症状是手术的绝对适应证。上下肢压差同时受缩窄的严重程度和侧支循环建立的程度影响,无法作为判断缩窄程度的准确标准,即使是轻度的压差(<20mmHg),如果上半身的血压高于正常水平的两个标准差,或者影像学提示缩窄直径小于正常值的 50%,认为需要手术干预。

危重型新生儿缩窄患者易出现急性心力衰竭和休克,应在药物治疗后全身状况有所改善时行急诊或亚急诊手术。小婴儿存在呼吸费力、喂养困难、生长发育落后等慢性心功能不全症状,应尽快手术,推迟手术时间并无明显好处。无明显临床表现的年长儿或成人患者,因主动脉缩窄可能会造成 Willis 环动脉瘤、位于缩窄近端或远端的主动脉瘤、主动脉夹层,并增加了冠状动脉粥样硬化性心脏病合并心肌梗死的发生,也应尽快手术。

2. 麻醉和体外循环方法　麻醉准备方面,患儿应进行上下肢动脉血压监测,以右侧上肢动脉(桡动脉等)和股动脉监测为宜。因为术中如果进行选择性脑灌注,主动脉插管进入无名动脉后,可以通过右侧上肢的血压监测反映大脑血液供应情况。股动脉血压监测反映下半身血液供应情况,在主动脉缩窄段近端、远端阻断期间,远端主动脉的平均压应该维持在 45mmHg 以上,麻醉医生可以通过扩容,使用多巴胺或多巴酚丁胺等强心药物,或者减轻麻醉深度来维持远端主动脉压力,或者请手术医生调整近端的阻断钳位置(如果解剖条件可行的话),让血流进入左锁骨下动脉或进入更多的维持开放的肋间动脉。

单纯主动脉缩窄多数可以通过侧胸切口进行,不需要体外循环。主动脉缩窄合并心内畸形或者缩窄范围大、合并弓发育不良,可以正中进胸、体外循环下进行。根据病情需要决定是否进行选择性脑灌注,若出现缩窄段近端、远端阻断后下肢血压过低,应采用左心转流以保护脊髓和腹腔脏器。

3. 手术方法

(1) 手术径路:单纯主动脉缩窄多数可经侧胸切口,经第 3 或第 4 肋间的胸廓后外侧切口,不需要体外循环。当缩窄合并心内畸形或者弓发育不良时,可以正中径路进胸、在体外循环下进行。

(2) 解剖游离:在游离动脉导管及降主动脉时要仔细辨认左喉返神经和膈神经。游离左锁骨下动脉时注意是否存在 Abbott 动脉并予以结扎离断(起源于主动脉弓或左锁骨下动脉后壁的一根侧支血管)。在这一区域进行解剖游离时,注意识别是否有时常跨越过左锁骨下动脉近端的粗大的淋巴管(直径

300~500μm),这一通往胸导管的淋巴管损伤,会导致术后持续乳糜胸,应予以结扎或电刀烧灼。游离降主动脉区域时必须极其小心地游离侧支血管,因为年长儿、尤其是成人的侧支血管非常脆弱,予以圈套或者结扎离断,充分松解缩窄区域。

(3) 切除并端端吻合(图 2-19-6):Crafoord 和 Nylin 报道了首例切除主动脉缩窄段并端端吻合的成功案例。术中切除了明显狭窄的缩窄段,再直接对主动脉实施圆周形的端端吻合。但术后随访发现此种术式再缩窄率相对较高(20%~86%),特别是年龄小于 1 岁时,可能和没有充分切除所有导管组织、圆环形的缝合限制生长、发育不良的弓横部缺乏生长,同时在年长儿中主动脉弓和降主动脉相对固定,难以充分游离保证无张力缝合有关。现在大多数心脏中心已不再使用这一技术。

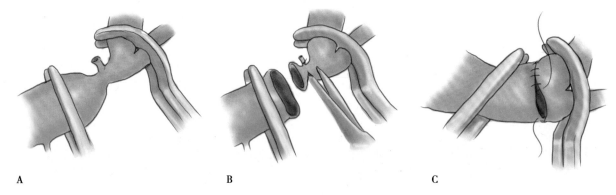

图 2-19-6　切除并端端吻合
A. 缩窄段上下游实施钳夹;B. 动脉导管予以结扎并离断,切除缩窄段;C. 完成主动脉的端端吻合重建。

(4) 补片扩大主动脉成形术:经缩窄位置纵行剖开主动脉,向两侧延伸以超越缩窄段,补片材料可以选择聚四氟乙烯材质、牛心包、自体心包或自体肺动脉壁补片。补片扩大成形的优点是完全保存了侧支血管、可以同时扩大弓发育不良、吻合口无张力、主动脉后壁仍具有生长性。这一术式最大的缺点是补片对侧的主动脉后壁有动脉瘤形成的风险。目前偏向于认为补片主动脉成形术仅应用于因年龄小无法使用人造血管置换、因解剖结构无法实施切除并扩大端端吻合和再缩窄的病例。在部分拟行狭窄段切除并端端扩大吻合的手术中,发现吻合口张力可能会高于预期,在切除狭窄段并行主动脉后壁吻合后,可以予以前壁补片扩大减少吻合口张力。

(5) 人造血管置换(图 2-19-7):对于年长儿、合并动脉瘤、长段复杂性缩窄、复发性缩窄的选择性病例,或者在术中发现吻合口过大时可以使用这一技术。这一术式的缺点是人造管道缺乏生长性,因此推荐在年龄 >10 岁病例作为首选术式,此时可以置换成人尺寸的人造血管。

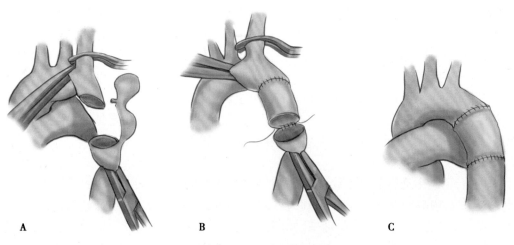

图 2-19-7　人造血管置换
A. 切除缩窄;B. 近端的斜行吻合口完成,远端吻合口正在缝合中;C. 人造血管置换完成。

（6）锁骨下动脉翻转主动脉成形术及其改良术式（图 2-19-8）：1966 年 Waldhausen 和 Nahrwold 确立了锁骨下动脉翻转主动脉成形技术。术中左锁骨下动脉沿其外侧缘纵行剖开，并在结扎线附近将其离断。然后将锁骨下动脉上的切口延伸过峡部，跨过缩窄处进入主动脉的狭窄后扩张区域。将锁骨下动脉翻下来，盖到主动脉切口上，然后用聚丙烯细线将锁骨下动脉"翻转片"连续缝合到位。一些改良术式涉及保留锁骨下动脉到左臂的血流、反向锁骨下动脉翻转扩大左锁骨下近端的缩窄等。这一术式的优点是操作简便，主动脉阻断时间短，避免使用人造材料，吻合口出血容易控制，吻合口生长性好。但其缺点是可能导致左臂缺血从而影响其长期生长和功能，严重者有截肢可能，而且长期随访发现其再缩窄率高于预期，因此虽然有报道表明长期随访效果良好，但这一术式逐渐被狭窄段切口并扩大端端吻合术式替代。

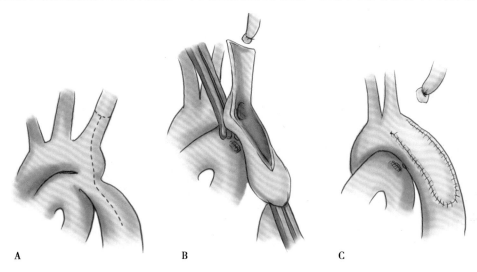

图 2-19-8　锁骨下动脉翻转主动脉成形术

A. 虚线为跨缩窄区域的切口位置；B. 钳子钳夹到位，左锁骨下动脉结扎，打开，并离断；C. 将左锁骨下动脉作为一块翻转片，下翻到缩窄部位上方，将翻转片尽可能远地延伸。

（7）切除并扩大端端吻合：1977 年开始 Amato 等陆续报道了这一术式，可经左侧胸廓切口或经胸骨正中切口实施。结扎动脉导管，降主动脉广泛松解，肋间动脉视张力情况决定是否需要离断。无名动脉、左锁骨下和左颈动脉予以游离，并用橡皮筋进行圈套。近端阻断钳置于左颈总动脉和无名动脉之间，远端的血管钳放在缩窄以下更远的位置。切除整个缩窄段和动脉导管。在近端，在弓横部下缘做一个切口，一直延伸到近端接近主动脉钳处。在远端，降主动脉在其侧缘切开，和之前这个切口呈"镜像"，然后使用聚丙烯线连续缝合的方式实施吻合。这一术式的优点是能适用于绝大多数解剖条件，所有生长潜能不确定的缩窄组织能被全部切除，左锁骨下动脉血供不受影响，可以同时纠正弓横部、弓远端和峡部的发育不良，避免了人造材料的使用，吻合口生长性良好，动脉瘤和再缩窄发生率低。现阶段已成为主动脉缩窄的首选术式。

（8）球囊扩张和支架植入术：因其较高的再缩窄率和动脉瘤的发生率，关于球囊扩张和支架植入术在先天性主动脉缩窄中的安全性和有效性存在争议。但在复发性主动脉缩窄病例中球囊血管成形技术效果满意，动脉瘤发生率低，成为首选术式。

4. 术后并发症

（1）出血：吻合口出血是术中和术后常见的并发症。控制出血关键在于良好的吻合技术，尽可能减少吻合口的出血和针对出血点的有效缝合止血。针对危重型新生儿缩窄或凝血功能差的患者，可以备好血小板。监测术后胸引管内的出血量，任何情况下胸引管内血量突然增多，都建议转回手术室剖胸探查止血。

（2）术后反常高血压：一般认为术后高血压是由两个高血压反应引起。第一个反应在术毕即刻发生，且大多数患者在术后 24 小时内消退，是由解除主动脉梗阻后，颈静脉内和主动脉弓内的压力感受器所承受到的张力降低引起的。略多于半数的患者发生这种情况。第二个反应(舒张压升高更明显)出现在术后 48~72 小时,合并有肾素和血管紧张素水平升高,这可能是第一个高血压反应的刺激引起的。可以在术后静脉内使用艾司洛尔、尼卡地平或依那普利逐步控制血压。术后晚期持续的高血压,应排除残余梗阻或复发性缩窄。

(3) 动脉瘤形成:动脉瘤是术后常见并发症之一。术后动脉瘤的形成,可能和采取人工补片扩大成形手术后,补片和主动脉壁自身抗张力特性不同导致主动脉后壁受到血流冲击、术中切除了增生的主动脉内膜或纤维嵴、球囊扩张后主动脉内膜和中膜损伤或自身主动脉壁发育不良等因素有关。主动脉直径扩张到其正常直径的 150% 以上是目前对于缩窄部位发生动脉瘤较为普遍的定义,动脉瘤在超过这一大小后仍持续生长是手术适应证。

(4) 缩窄复发:每一种缩窄术后都有缩窄复发或残余梗阻的风险,患者术后应接受终生随访。再缩窄的定义是术后跨修补区域的上肢和下肢收缩压峰值压差超过 20mmHg,监测主动脉缩窄指数(最窄处的直径与降主动脉直径的比值)有助于预测缩窄复发的风险。在运动后同时测定上下肢血压更为敏感,因为存在残余梗阻或复发缩窄时运动后可能会出现显著的高血压。球囊扩张可以作为再缩窄手术的首选术式,补片扩大成形、人工管道置换、局部旁路管道技术也是可选的手术方式。

(5) 截瘫:截瘫是主动脉缩窄术后最严重的并发症。为了避免截瘫,术中应注意:①主动脉钳夹阻断的时间尽可能短;②仔细地施行吻合技术,以免再次阻断主动脉;③中度低温(34~35℃);④近端主动脉压力高;⑤没有酸中毒;⑥足够的远端平均压(>45mmHg)。其中的关键因素可能是远端平均压。

(6) 乳糜胸:时常有一条重要的淋巴管跨过左锁骨下动脉,通常非常靠近其起始部。重要的是识别出这条淋巴管,并用细线结扎或烧灼。仔细关闭纵隔胸膜可能也降低了术后持续性乳糜胸的风险。

(7) 左喉返神经损伤:在松解动脉韧带时,应该显露并看到左喉返神经。此外,在松解所需翻起的内侧胸膜时,应该非常小心以免损伤迷走神经。也应该避免牵引线对纵隔胸膜的翻起部分造成过度牵引,以最大程度降低术后喉返神经麻痹的风险。复发性缩窄再次手术时,喉返神经区域有致密瘢痕形成,在游离此区域时必须特别小心。

六、总结

主动脉缩窄的诊断和治疗,目前已经相对标准化。超声心动图是首选的检查方式,小年龄、危重型患者,更为方便快捷的心脏增强 CT 检查是很好的补充检查手段,年长儿童且无相关禁忌的,可以行 MRI 检查。术前可以应用前列腺素 E_1 维持动脉导管开放改善危重患者的症状。手术方式的选择上,在解剖条件允许的情况下,推荐行缩窄段切除并扩大端端吻合,解剖条件不佳时可以考虑选择补片扩大成形或人工管道置换。根据是否有心内畸形及缩窄的严重程度决定是否需要体外循环,术中注意维持下半身血压灌注。球囊扩张是复发性缩窄的首选术式。

【主动脉弓中断】

一、定义

与主动脉缩窄不同,主动脉弓中断(interruption of aortic arch,IAA)是主动脉完全不连续,中断最常见发生在左颈总动脉和左锁骨下动脉之间。这是一种罕见的畸形,约占所有先天性心脏病的 1.5%。时常合并有左心结构发育小,尤其是左心室流出道,这造成了在新生儿期成功实施修补手术后需要再次手术的发生率高。

二、胚胎学

与主动脉缩窄类似,主动脉弓中断的发生机制也可能和血流动力学、动脉导管组织、神经嵴的凋亡作用相关。

神经嵴的凋亡作用：胎儿发育早期，有6对主动脉弓，形成了6对鳃弓。近端的主动脉弓由圆锥动脉干的主动脉囊演化而来，远端的动脉弓由第4弓演化而来，峡部由第6弓与左侧背主动脉和第4对动脉弓的连接部演化而来。一些冗余的结构在通过凋亡被清除的过程中发生异常，就会在主动脉弓的不同部位上发生狭窄或中断。

血流动力学理论：因为合并室间隔缺损或主动脉瓣下狭窄等心内畸形造成流经近端主动脉弓的血流减少而导致发生主动脉弓中断。

动脉导管组织理论：A型主动脉弓中断和缩窄发生在相同的位置，是主动脉缩窄的一种极端类型，可能和动脉导管组织的收缩有关。

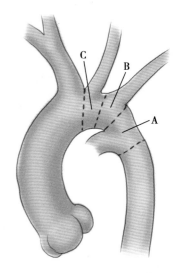

三、解剖学

主动脉弓有一个近端部分，即主动脉弓近段，从无名动脉起源点延伸到左颈总动脉。主动脉弓的远端部分，即主动脉弓远段，从左颈总动脉延伸到左锁骨下动脉的起源点。连接主动脉弓远端到降主动脉的动脉导管旁段的主动脉节段，被称为峡部（图2-19-9）。A型是在峡部水平发生中断。B型是在左颈总动脉和左锁骨下动脉之间发生中断，这是最常见的类型。C型是在无名动脉起源点和左颈总动脉之间发生中断，最为罕见（图2-19-10）。

图2-19-9　主动脉弓的各节段
主动脉弓包括位于无名动脉和左颈总动脉之间的弓近段（C）、位于左颈总动脉和左锁骨下动脉之间的弓远段（B）、位于左锁骨下动脉和动脉导管之间的峡部（A）。

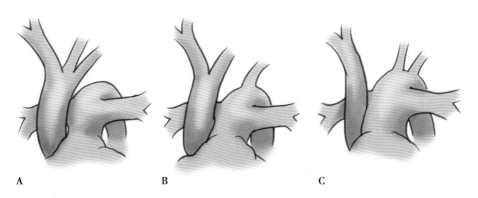

图2-19-10　主动脉弓中断的解剖分型
A. A型，中断在左锁骨下动脉的远端；B. B型，中断在左锁骨下动脉和左颈总动脉之间；C. C型，中断在左颈总动脉和无名动脉之间。

孤立性主动脉弓中断极罕见。除了有动脉导管未闭之外，最常见的合并畸形是一个单发的室间隔缺损。左心室流出道梗阻（left ventricular outlet tract obstruction，LVOTO）也比较常见，通常是圆锥隔相对于室间隔的后向对位不良，造成了左心室流出道梗阻。主动脉瓣通常为双叶瓣，并可能有交界融合；也常见合并较大的房间隔缺损，通常是被拉开的卵圆孔；也会合并一些其他畸形，包括单心室、永存动脉干、大动脉转位等。

四、病理生理学

在胎儿期，流经主动脉峡部的血流通常不足胎儿心排血量的10%，因此主动脉弓中断对胎儿循环不会产生重大影响。出生后主动脉弓中断远端的血流主要来自动脉导管和侧支血管，所以出生后动脉导管的大小、肺阻力的高低和侧支血管建立的程度决定了患儿出现症状的时间和严重程度。

五、临床表现和检查方法

(一)症状和体征

主动脉弓中断合并动脉导管未闭和室间隔缺损时,可能在新生儿早期不太会被怀疑存在严重的心脏病,同时如果动脉导管关闭缓慢、侧支循环建立充分,患儿可能到一两个月大时才逐渐出现症状。如果动脉导管突然发生关闭,侧支血管少,就会出现酸中毒、多脏器功能损伤、心力衰竭等症状,表现为精神萎靡、反应淡漠、呼吸急促、软弱无力、多汗、少尿或无尿、喂养困难、生长发育慢等。危重型患儿可能会出现血便等坏死性小肠结肠炎等严重并发症。

和主动脉缩窄类似,主动脉弓中断的患者四肢脉搏和血压会存在差异,但和弓中断的位置有关。例如,常见的 B 型主动脉弓中断,右臂脉搏可触及,而左臂脉搏和股动脉脉搏因动脉导管关闭而无法触及。心脏杂音和动脉导管的开放、心内畸形有关。

(二)辅助检查

1. 影像学检查　单凭超声心动图就可作出准确的诊断,可以提供主动脉弓不连续的长度、左心室流出道的大小、主动脉瓣发育情况、升主动脉直径及是否合并心内畸形等详细的信息。患儿全身状况允许的话,可以进行心脏增强 CT 或 MRI 检查,三维重建可以更为直观地显示解剖结构及气管发育情况。胸部 X 线片可以显示心影大小,心电图可以提示心肌损害程度。

2. 血清学检查　心肌损伤标志物(脑钠肽、心肌酶谱)、肝肾功能、尿便常规、大便隐血、凝血功能指标、血气分析等各项指标。

六、治疗方法

(一)术前支持治疗

1. 恢复动脉导管的开放　前列腺素 E_1 的应用非常关键,必须通过安全的静脉内通路进行输注,对于任何年龄 <1 周的新生儿,如果在用药的 1 小时内动脉导管没有明显开放的话,则应该假设是否存在技术问题而没有将药液输送到中央血流中去,直到得到证实为止。

2. 保持较大的肺阻力　下半身供血依赖于动脉导管的血液灌注,而动脉导管内的血液又会优先进入肺循环,所以保持最大肺阻力则是重要的。这可以通过避免吸入高浓度氧(通常空气即足够)和避免过度通气造成呼吸性碱中毒来达成。实际上,可通过对新生儿进行插管,并进行镇静、松弛肌肉来达成最佳的通气控制。选择适宜的吸气峰压和通气频率,将 PCO_2 保持在 40~50mmHg。应该通过使用碳酸氢钠来积极治疗代谢性酸中毒,但是必须小心避免造成 pH 过高。

3. 强心药物的应用　因为在出现症状时,心肌功能可能受到一定程度的抑制,所以必须让心脏有一个中等程度的容量负荷(取决于成功保持最大肺阻力),几乎均常规使用诸如多巴胺等变力性药物。在肾脏遭受缺血性损伤的情况下,多巴胺还有使肾灌注量最大化的优点。

(二)手术治疗

1. 手术指征选择　疾病诊断明确,就必须尽快手术。目前基本广泛赞同在新生儿期实施一期根治手术。

2. 麻醉和体外循环方法　麻醉和外科医生团队在转运患者时需小心地维持患儿在手术前数日起在 ICU 内就开始采用的复苏原则。尤其,必须避免高浓度吸入氧和过度通气。同时监测即将进行吻合的主动脉弓部位的上下游血压,以右侧桡动脉和股动脉最佳。体外循环团队需做好选择性脑灌注的准备。

3. 手术方法

(1) 手术径路:选择胸骨正中切口,胸腺予以完全或大部分切除,通常不需要留取心包。

(2) 体外循环插管:建议升主动脉和肺动脉同时插管,既能实现快速降温,又可优化组织灌注,特别是在降温早期,所有器官还是处于温暖状态。升主动脉上普遍使用 8F 或 6F 的插管,从升主动脉右侧缘插入,正对着预期的吻合口位置,插管深度不应超过 1.5mm,以免降低进入冠状动脉的逆向血流和进入大脑的顺向血流。第二根动脉插管通过一个"Y"形接头和主动脉插管并联在动脉管路上,并经由动脉导管远端前壁或者经肺总动脉插入动脉导管远端,插管多数可以比主动脉插管粗一个型号,肺总动脉上插管时需对左右肺动脉进行圈套阻断。静脉插管使用常规型号。不需要打开右心房时可以右心房单根插管,如果需要经心房径路关闭室间隔缺损,则需上下腔静脉插管。

(3) 降温和停循环、脑灌注:降温期间充分游离升主动脉及其分支、动脉导管和降主动脉,充分降低吻合口的张力。当直肠温度和鼓膜温度低于18℃,有两个选择。一种选择是停转流,不再环绕左右颈总动脉放置圈套器,这也是成人主动脉弓手术的标准做法,也不再使用阻断钳和圈套器。将升主动脉远段用镊子临时阻断,通过升主动脉插管接头上的旁路输注心脏停搏液。然后同时将两根主动脉插管和静脉插管移去。在手术完成后重新插管进行转流。另一种选择是进行选择性脑灌注,最普及的方法是将升主动脉上的插管插入无名动脉内,需同时对无名动脉、左颈总动脉、左锁骨下动脉进行圈套,降主动脉远端也予以钳夹防止从头部窃血。

(4) 端端吻合:将动脉导管在其与降主动脉的连接处实施结扎并离断。降主动脉上的所有残留导管组织均予以切除。在降主动脉上夹上一把"C"形钳,有助于将升主动脉拖拉至吻合位置,这样就可以对两边的组织进行无张力吻合。吻合口应该设置在升主动脉上,这样张力最小。吻合口将完全处于正对升主动脉插管的位置。仅到吻合口缝线进行打结前,才将一根动脉插管(6F或8F插管,根据患儿的体格大小)小心地重新插入升主动脉。在手术过程中可能会发现吻合口张力高于预期,在完成主动脉后壁直接吻合后,可予以前壁补片扩大,降低吻合口张力。

(5) 合并其他畸形的纠治:室间隔缺损的显露依赖于术前超声心动图的评估,通常圆锥隔存在明显的发育不良,在这种情况下,关闭室间隔缺损的最佳径路是经紧靠肺动脉瓣远端的肺总动脉横切口。使用这一径路的优点是可用右心房单根静脉插管来维持转流。按照肺动脉下室间隔缺损的常规方法来关闭缺损。如果圆锥隔发育程度比通常情况更好,尤其是如果室间隔缺损在三尖瓣隔瓣下方向流入道延伸,则应该经右心房和三尖瓣径路来修补缺损。在这种情况下,最好使用上下腔静脉插管。

大多数患者存在房间隔缺损,所以关于是否需要关闭房间隔缺损,应该在术前就作出决定。因为主动脉弓中断合并室间隔缺损时,心脏左侧的顺应性差,即使一个小型房间隔缺损,也会造成术后大量左向右分流。通常,房间隔缺损可直接缝合关闭,通过右心房低位短切口来实施关闭。

在新生儿中,主动脉弓中断合并的左心室流出道梗阻可能会严重到只能行另一种一期根治手术,即"Yasui(日语人名,安井)手术"(图2-19-11)。该手术所用的原则类似于用于大血管转位的Damus-Kaye-Stansel手术,使用一块板障补片将左心室输出血流经室间隔缺损引导至肺动脉。肺总动脉在其分叉处近

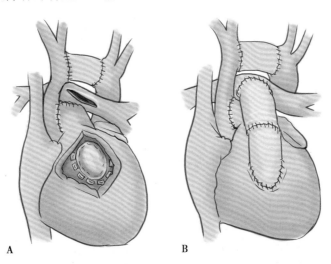

图2-19-11　Yasui手术
A.使用一块板障补片将左心室输出血经室间隔缺损引导至肺动脉;B.使用另一根管道连接右心室和离断的肺动脉的远端。

端予以离断。离断后的近端肺总动脉和升主动脉侧壁吻合。使用一根管道在主动脉弓的中断部位之间架桥连接,使用另一根管道连接右心室和离断的肺动脉的远端。这个术式的另一种变型是通过将肺动脉吻合到主动脉上并完成弓修补后,再使用一个分流来提供肺血流。这其实就是一个 Norwood 手术加弓修补。但是,由于患者本身就有两个心室,所以该姑息手术并不作为首选推荐,但是各家熟悉 Norwood 手术的心脏中心的报道显示,这一方法的效果是令人满意的。

Yasui 等阐述的 Damus-Kaye-Stansel 手术的变型,用于主动脉弓中断合并室间隔缺损和非常严重的主动脉下狭窄。在先天性心脏病外科医师学会的报道中,该手术的死亡率高,且适应证很少。

主动脉弓中断合并其他严重畸形时,应该采取的普遍原则是:如果存在两个心室,就在新生儿期做双心室修补,双心室修补具备生长潜能。例如,大动脉转位合并室间隔缺损及主动脉弓中断的患儿,应该进行动脉调转术加室间隔缺损关闭,以及主动脉弓直接吻合。虽然这个复杂手术需要长时间主动脉阻断,只要完成精确修补,通常患者都可以良好耐受。

功能性单心室合并主动脉弓中断患儿的治疗依然是一个较大的挑战,存在许多和左心发育不良综合征治疗相同的问题,特别是主动脉弓中断合并主动脉闭锁和升主动脉严重发育不良时。当单心室合并主动脉弓中断时,通常在单心室内存在重大梗阻,常常表现为一个梗阻性的球室孔。必须及早使用肺动脉到主动脉的吻合(Damus-Kaye-Stansel 手术,Norwood 手术)来使血流经旁路绕行,或必须通过对球室孔进行切除来解除梗阻。如果实施了球室孔扩大,那么在分流依赖性循环(在肺动脉 - 主动脉吻合)或肺动脉环扎后,患者难以耐受弓部有残余梗阻。

在复温期间,放置常规测压通路(如左心房和右心房测压管)。脱离转流和术后早期处理应该不复杂,因为达成了双心室修补。如果碰到问题,则必须排除有残余室间隔缺损或吻合口狭窄。

（三）术后处理

1. 术后早期处理　单纯主动脉弓中断合并室间隔缺损行双心室修补后,其术后处理应该是常规的。如果病程没有向正确方向发展(即在术后 24~48 小时内对变力性药物的需求最低,2~3 日满意地过渡到拔管,病程发展很大程度依赖于术前状态),则应该鼓励对残余血流动力学病变进行积极探索。应该在术后第一日早晨,通过从肺动脉测压管内收集的氧饱和度数据来排除残余室间隔缺损。应该通过在术中和术后早期对血压的正确判定来排除吻合口压差。包括术中经食管超声心动图在内的超声心动图检查,如果存在任何疑问,则使用心导管检查可排除重大左心室流出道梗阻。心房水平的左向右分流也应该予以排除。如果发现有重大残余血流动力学病变,应该迅速将患儿转回手术室以纠正问题。

2. 术后并发症

（1）出血:与吻合口张力过大,或者术前状况差(早产、严重酸中毒)导致组织脆弱、凝血功能差等有关。新鲜血浆、冷沉淀、血小板、凝血因子等是重要的止血手段。

（2）神经损伤:左侧喉返神经和膈神经在主动脉弓中断修补手术时有损伤的风险,也可能和植入人造材料的压迫有关。

（3）主动脉弓部压差:新生儿期植入人造血管重建主动脉弓的患者,随着生长发育梗阻无法避免(压差>30mmHg)。弓部直接吻合的患者随着手术水平的进步,需要再次手术干预的比例在降低,并且针对这一术式,球囊扩张可以成功解除多数的术后再梗阻。

（4）左心室流出道梗阻:是主动脉弓中断术后晚期一个严重并发症,其处理方式视具体解剖情况而定。在有些病例中,可能会经主动脉瓣来操作,将向后移位的圆锥隔切除。如果存在瓣膜狭窄,可能还需要做主动脉瓣膜切开。如果存在隧道样的主动脉下狭窄,则实施改良 Konno 手术(室间隔成形术)。经一个右心室漏斗部切口进行操作,在室间隔上做一个切口,切透室间隔进入左心室流出道。切口向主动脉瓣延伸。将一块补片缝置在手术创建的室间隔缺损的右心室面。如果同时存在主动脉瓣环发育不良和隧道样主动脉下狭窄,目前的方案是实施 Ross/Konno 手术(即将自体带瓣肺动脉缝置到主动脉位置,前部切口切入室间隔)。

（5）DiGeorge 综合征:主动脉弓中断可能和 22 号染色体微缺失存在关联,和 DiGeorge 综合征可能有相似的基因异常机制。B 型主动脉弓中断患者中胸腺缺如或严重发育不良非常常见,且术后早期可能需要大量钙剂,术后远期在免疫功能、认知能力和运动能力等发育上存在问题。

(6)左支气管梗阻:左主支气管通常在主动脉弓下方走行。如果没有对主动脉弓进行充分松解就实施直接吻合,就可能对左主支气管造成弓弦效应。这将会造成气体被陷闭在左肺内,在胸部 X 线片上可看到左肺过度充气膨胀。可通过支气管镜和 CT 扫描或 MRI 来确定诊断。手术治疗时,可能必须在离断主动脉弓后,再用管道连接升主动脉和降主动脉,但偶尔实施主动脉胸骨后悬吊固定术也可解决问题。

七、总结

20 世纪 70 年代晚期,前列腺素 E_1 使主动脉弓中断的治疗产生了革命性的变化。如果有必要的话,应在实施手术前进行数天的完全复苏。在新生儿期实施一期根治手术,将主动脉弓部直接吻合并关闭室间隔缺损,是首选手术方法。在近红外监测下的选择性脑灌注正越来越多地被使用。虽然从生理学上来说,主动脉弓中断的修补手术是一种根治手术,但不应该认为其达到了完全根治,因为晚期重大左心室流出道梗阻的发生率高。这可能需要通过诸如主动脉瓣下切除术等简单的外科再次干预来解决,而在一些病例中,则必须实施更大范围的手术来扩大左心室流出道。但是,在新生儿期的初期手术治疗中,极少需要直接针对主动脉下狭窄实施手术。

【病例解析】

病例摘要 1

主诉

患者,女,6 个月,因"母孕期 24 周发现胎儿先天性心脏病至今"入院。

现病史

患儿于母孕期 24 周时行超声检查发现心脏畸形,出生后发现心脏杂音,当时因年龄较小,予以随访。病程中患儿无明显吃奶费力、活动量小,有体重增长慢,无反复呼吸道感染,哭吵剧烈时口周青紫,无明显少尿、气急等不适。现为进一步手术治疗来院就诊。心脏超声提示:室间隔缺损、卵圆孔未闭、动脉导管未闭、肺动脉高压、主动脉发育偏小、降主动脉流速增快,建议进一步检查。门诊拟"室间隔缺损,先天性主动脉缩窄,动脉导管未闭,肺动脉高压"收治入院。患儿自起病以来,神志清,精神、反应可,胃纳好,睡眠好,二便正常,体重增长慢。

查体

体温(肛温)36.8℃,脉搏 132 次/min,呼吸 34 次/min,血压 78/46mmHg(上肢)、70/40mmHg(下肢),身长/高 65cm,体重 5.8kg。神志清,精神反应可,发育正常。心脏听诊:心率 132 次/min,心律齐,心音有力,胸骨左缘第 2~4 肋间 3/6 级收缩期杂音。肺听诊:双侧呼吸音清,无啰音。腹部、神经系统阴性。

辅助检查

心脏超声:室间隔缺损(膜周融合型,1.02cm,双向分流)、卵圆孔未闭、动脉导管未闭(肺动脉端 0.18cm,双向分流)、肺动脉高压、主动脉发育偏小、降主动脉流速增快,建议进一步检查。

心脏 MRI 提示室间隔缺损、动脉导管未闭、主动脉缩窄(最窄处 0.3cm)、右中间支气管狭窄(图 2-19-12)。

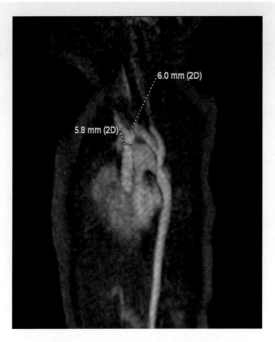

图 2-19-12　患儿术前心脏 MRI

 解析

结合心脏超声和 MRI,患儿诊断明确,先天性主动脉缩窄合并弓发育不良,室间隔缺损为膜周融合型,1.02cm,双向分流,动脉导管未闭为肺动脉端 0.18cm,双向分流,为复杂型先天性主动脉缩窄,出现生长发育受影响,手术指征明确,应尽快手术。

治疗经过

患儿入院后第 4 日行先天性主动脉缩窄纠治(补片扩大)+ 室间隔缺损修补 + 动脉导管关闭术。术中见:主动脉缩窄为弓发育不良型,最窄处内径 3mm。动脉导管未闭为管型,2mm,予以离断。在深低温选择性脑灌注下,阻断降主动脉,剖开主动脉弓至降主动脉,心包补片连续缝合扩大主动脉弓。开放降主动脉,恢复体外循环,阻断升主动脉,升温过程中探查室间隔缺损,为膜周型,直径 12mm,用自体心包补片连续缝合关闭。心脏自动复跳,复跳后心律为窦性心律,术后食管超声显示无残余分流。

手术顺利,术后予以强心、利尿、抗感染等对症支持治疗,恢复顺利,上下肢血压无明显压差,超声心动图复查主动脉无残余梗阻,无残余分流,于术后 10 日出院。

 解析

患儿合并有弓发育不良,单纯狭窄段切除合并端端扩大吻合,吻合口张力过大;同时患儿为小年龄婴儿,不适用人工管道:故选择补片扩大主动脉弓成形的手术方式。合并室间隔缺损,应正中进胸、体外循环辅助下手术。是否使用脑灌注依各单位习惯而定,尚无定论。

病例摘要 2

主诉

患儿,男,13 日龄,因"母孕 28 周产检时发现胎儿心脏病至今"入院。

现病史

患儿母亲孕检时发现患儿存在心脏畸形,门诊随访,患儿系 G_3P_1,今日顺产娩出。今患儿家属急诊 120 来院,现拟"先天性心脏病"收入医院进一步治疗。患儿病程中,未开奶,无晕厥、抽搐,无恶心、呕吐,无腹胀,尿量少,胎粪未解。

查体

体温(肛温)36.8℃,脉搏 140 次 /min,呼吸 26 次 /min,血压 70/32mmHg(上肢)、70/61mmHg(下肢),SPO_2 98%,身长 / 高 50cm,体重 3.2kg。神志清,精神反应可,发育正常。心脏听诊:心率 140 次 /min,心律齐,心音有力,胸骨左缘第 2~3 肋间 2~3/6 级收缩期杂音。肺听诊:双侧呼吸音清,无啰音。腹部、神经系统阴性。

辅助检查

心脏超声:主动脉弓中断(B 型)、动脉导管未闭(0.38cm,双向分流)、室间隔缺损(1.0cm,双动脉下,双向分流)、房间隔缺损(0.51cm,左向右分流)、肺动脉高压。

心脏增强 CT:主动脉弓中断(B 型,中断距离 13.1mm),室间隔缺损,房间隔缺损,动脉导管未闭(图 2-19-13)。

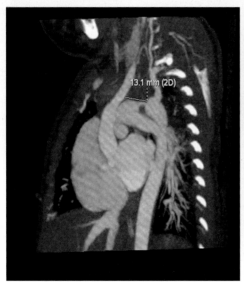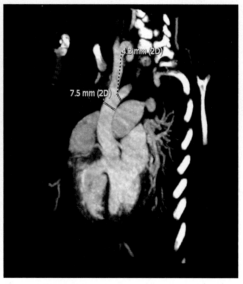

图 2-19-13　患儿术前心脏增强 CT

解析

鉴于目前胎儿心脏超声的技术,多数主动脉弓疾病在产前即能发现。结合出生后的超声心动图及心脏增强 CT,患儿诊断明确。主动脉弓中断诊断本身即是明确的手术指征,目前的共识是积极争取在新生儿期一期根治手术中纠治主动脉弓中断及其合并的室间隔缺损等心内畸形。

住院经过

患儿出生当日入院,经完善检查和调整全身状况后,于入院后 7 日行主动脉弓中断纠治 + 室间隔缺损修补 + 房间隔缺损修补 + 动脉导管关闭。术中见心脏明显肿胀。升主动脉和肺动脉缝荷包线,经右心耳注入肝素,升主动脉和降主动脉(经动脉导管)"Y"形插管,右心耳插管,建立体外循环。在体外平行循环下,下腔插管,置上下腔控制带。阻断升主动脉,根部注入心脏停搏液,心脏停搏。探查见主动脉自左颈总动脉远端中断,中断距离约 1.5cm。动脉导管未闭为管型,5mm,和降主动脉及左锁骨下动脉相连。在深低温体循环下,阻断降主动脉,离断动脉导管及左锁骨下动脉,将降主动脉与主动脉弓部下缘后壁行端侧吻合,前壁用心包片扩大。开放降主动脉,恢复体外循环,阻断升主动脉,升温过程中探查室间隔缺损,为膜周延伸至肺动脉瓣下型,直径 1.5cm,用自体心包补片连续缝合关闭。房间隔缺损 5mm,直接关闭。心内排气,开放主动脉阻断钳。连续缝合心脏切口。心脏自动复跳,复跳后心律为窦性心律。

手术顺利,术后予以强心、利尿、抗感染等对症支持治疗,恢复顺利,上下肢血压无明显压差,超声心动图复查主动脉无残余梗阻,无残余分流,于术后 14 日出院。

解析

主动脉弓中断手术过程中,体外循环动脉插管应使用"Y"形管连接主动脉插管和肺动脉/动脉导管插管,优化全身灌注。选择深低温停循环能减少术野出血和动脉插管对手术操作的影响。主动脉弓中断距离长时直接吻合可能导致吻合口张力过大,可以采取后壁直接吻合,前壁补片扩大的形式来降低吻合口张力。

(张海波　苏俊武)

推荐阅读文献

[1] KEITH J D,ROWE R D,VIAD P,et al. Heart disease in infancy and childhood.London:Collier-Macmillan,1967.

[2] AM R. Congenital diseases of the heart. Chicago:Year Book Medical Publishers,1974.

[3] TAWES R J,ABERDEEN E,WATERSTON D,et al. Coarctation of the aorta in infants and children. A review of 333 operative cases,including 179 infants. Circulation,1969,39:173-184.

[4] RUDOLPH A M,HEYMANN M A. Hemodynamic considerations in the development of narrowing of the aorta. Am J Cardiol,1972,30(5):514-525.

[5] ELZENGA N J,GROOT G D,OPPENHEIMER-DEKKER A. Coarctation and other obstructive aortic arch anomalies:their relationship to the ductus arteriosus. Int J Cardiol,1986,13(3):289-308.

[6] RUSSELL G A,BERRY P J,WATTERSON K,et al. Patterns of ductal tissue in coarctation in the first three months of life. J Thorac Cardiovasc Surg,1991,102(4):596-601.

[7] CALLAHAN P F,QUIVERS E S,BRADLEY L M,et al. Echocardiographic evidence for a ductal tissue sling causing discrete coarctation of the aorta in the neonate:case report. Pediatr Cardiol,1998,19(2):182-184.

[8] YOKOYAMA U,ICHIKAWA Y,MINAMISAWA S,et al. Pathology and molecular mechanisms of coarctation of the aorta and its association with the ductus arteriosus. J Physiol Sci,2017,67(2):259-270.

[9] KAPPETEIN A P,GROOT G D,ZWINDERMAN A H,et al. The neural crest as a possible pathogenetic factor in coarctation of the aorta and bicuspid aortic valve. J Thorac Cardiovasc Surg,1991,102(6):830-836.

[10] SUGIMOTO A,OTA N,MIYAKOSHI C,et al. Mid-to long-term aortic valve-related outcomes after conventional repair for patients with interrupted aortic arch or coarctation of the aorta,combined with ventricular septal defect:the impact of bicuspid aortic valvedagger. Eur J Cardiothorac Surg,2014,46(6):952-960;discussion 960.

［11］GOUDAR S P,SHAII S S,SHIRALI G S. Echocardiography of coarctation of the aorta,aortic arch hypoplasia,and arch interruption:Strategies for evaluation of the aortic arch. Cardiol Young,2016,26(8):1553-1562.

［12］ROSE-FELKER K,ROBINSON J D,BACKER C L,et al. Preoperative use of ct angiography in infants with coarctation of the aorta. World J Pediatr Congenit Heart Surg,2017,8(2):196-202.

［13］MERRICK B,GATRAD A R. The chest X-ray in delayed presentation of coarctation of the aorta. Images Paediatr Cardiol,2014,16(2):8-9.

［14］COKKINOS D V,LEACHMAN R D,COOLEY D A.Increased mortality rate from coronary artery disease following operation for coarctation of the aorta at a late age. J Thorac Cardiovasc Surg,1979,77(2):314-318.

第二十节　三　房　心

本节要点

1. 流行病学　三房心是先天性心脏病中非常少见的病种,约占先天性心脏病中的0.1%。对于梗阻严重者,应确诊后立即手术,未经治疗的患者死亡率高达75%。

2. 病理生理学　三房心的病理生理学是由副房和左心房之间的隔膜上开孔的大小所决定的,如果与右心房有交通,此交通的大小,以及有无合并畸形均能造成不同的病理生理状态。

3. 临床症状　三房心的临床表现取决于副房与左心房或右心房之间交通的大小。根据不同的类型,可有气促、反复呼吸道感染、发绀、生长发育缓慢,甚至咯血等症状。

4. 诊断　凡是婴儿期或新生儿期存在气促、发绀、肺炎迁延不愈、胸部X线片提示肺部淤血,均应进行超声心动图检查,排除肺静脉回流梗阻型疾病,包括三房心。

5. 治疗　以手术治疗为主,治疗原则是切除左心房内隔膜并纠正其他合并心血管畸形,解除肺静脉梗阻。

三房心(cor triatriatum)是一种非常少见的先天性心脏病,约占所有先天性心脏病中的0.1%。严格来说,根据病变部位可分为左侧三房心(cor triatriatum sinister)和右侧三房心(cor triatriatum dexter)。而右侧三房心,在发育学和临床上与左侧三房心无关,是一种持续存在右侧冠状窦造成右心房分隔异常的极其罕见的病变,手术处理也较为简单,此章不予赘述。本章所述的三房心,均指左侧三房心。

一、定义

三房心特征是左心房被一个异常隔膜分隔为两个腔,与肺静脉开口相连的称为副房或近端腔,为高压腔。与二尖瓣口相连的即为左心房,称为远端腔,为低压腔。大多数病例中,副房和左心房之间存在纤维肌性隔膜,隔膜上常有开孔。开孔大小决定了肺静脉回流是否存在梗阻。少数病例中隔膜不存在开孔,副房则直接或间接地引流入右心房。

二、病理解剖

根据副房是否与全部或部分肺静脉相通而分为完全型或部分型,根据其是否伴有其他心内畸形而分为单纯型和复杂型。这种分型方法在临床实践中比较实用。

1. 部分型三房心副房只接受部分静脉血流,其余肺静脉进入真左心房。根据心房内隔膜完整与否又分为两种类型:

Ⅰ型:左心房隔膜完整(副房与真正左心房无交通),有或无合并ASD。

Ⅱ型:左心房隔膜有开口(副房与真正左心房有交通)有或无合并ASD。隔膜可有一个或多个孔存在。

2. 完全型三房心副房接受全部静脉血流

Ⅰ型:左心房隔膜完整(副房与真正左心房无交通)有或无合并ASD。

Ⅱ型:左心房隔膜有开口(副房与真正左心房有交通)合并 ASD 及肺静脉异位引流。副房通过垂直静脉引流至无名静脉,心房水平右向左分流,临床上类似 ASD、部分型肺静脉异位引流(PAPVC),患儿会出现发绀。

Ⅲ型:左心房隔膜有开口(副房与真正左心房有交通)有或无合并 ASD。隔膜可有一个或多个孔,临床类似二尖瓣狭窄,患儿会出现发绀(图 2-20-1)。

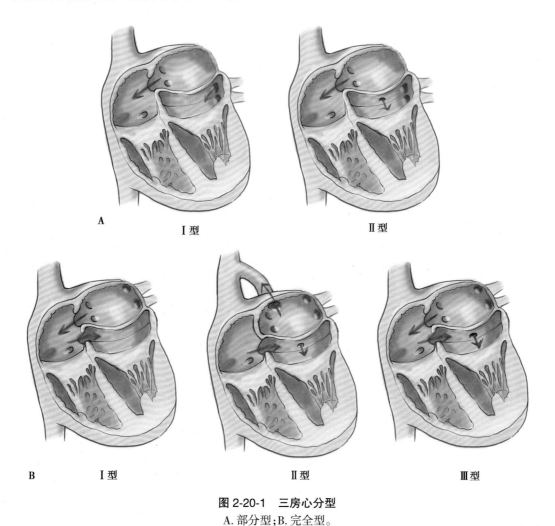

图 2-20-1 三房心分型
A. 部分型;B. 完全型。

3. Lucas 分型 此外,还有 Lucas 分型,Ⅰ型为 4 根肺静脉均引流入副房,副房与左心房有交通。Ⅱ型为 4 根肺静脉均引流入副房,但副房与左心房之间无交通。Ⅲ型为不完全型三房心。

1. Ⅰ型,副房接受所有肺静脉,并与左心房有交通。

(1)没有其他连接:经典三房心。

(2)有其他异位连接:①直接连接到右心房;②合并完全型肺静脉异位引流。

2. Ⅱ型,副房接受所有肺静脉,与左心房无交通。

(1)直接异位连接至右心房。

(2)合并完全型肺静脉异位引流。

3. Ⅲ型,不完全型三房心。

(1)副房接受部分肺静脉并连接到左心房:①其余肺静脉连接正常;②其余肺静脉连接不正常。

(2)副房接受部分肺静脉并连接到右心房:其余肺静脉连接正常。

除了房间隔缺损和肺静脉异位引流外,三房心可合并法洛四联症、右心室双出口、主动脉缩窄、动脉导管未闭、主动脉瓣二瓣畸形、降落伞样二尖瓣、三尖瓣闭锁、三尖瓣下移等其他畸形。

三、病理生理学

三房心的病理生理学是由副房和左心房之间的隔膜上开孔的大小所决定的,如果与右心房有交通,此交通的大小,以及有无合并畸形均能造成不同的病理生理状态。4 根肺静脉均引流入副房,然后通过有梗阻的隔膜引流入左心房,若存在隔膜梗阻,即出现肺静脉梗阻,肺动脉高压。若隔膜上存在较大开孔,则可无明显肺静脉梗阻表现。如果副房和右心房存在交通,病理生理学与完全型肺静脉异位引流(total anomalous of pulmonary venous connection,TAPVC)相似。

四、临床表现

三房心的临床表现取决于副房与左心房或右心房之间交通的大小。一般来说,隔膜开孔 <3mm,在出生后 1 年内会有明显的肺静脉梗阻合并肺动脉高压、心排血量降低的表现,如:呼吸困难、喂养困难、频发呼吸道感染,生长发育迟缓。查体可发现颈静脉充盈,心前区隆起,肺动脉瓣第二心音亢进,肺动脉瓣收缩期杂音。若无明显梗阻,则可到成年期才有症状,比如劳累型呼吸困难、咯血等。

五、辅助检查

胸部 X 线可提示心影增大,肺血管影呈蝶翼样由肺门向外放射,肺野可呈毛玻璃样改变,为肺静脉梗阻的特征性表现。肺动脉段凸出为肺动脉高压的表现。心电图可提示右心室增大、电轴右偏。

超声心动图是诊断本病的主要手段,在心尖四腔切面及胸骨旁左心室长轴切面可见隔膜,将左心房分隔。多普勒超声可显示通过隔膜及二尖瓣的血流,也有助于观察隔膜上开孔的数量和部位。当隔膜完整时,多普勒超声可提示血流自副房回流至右心房,而无血流通过隔膜进入左心房。利用超声心动图还可鉴别三房心和二尖瓣上环。三房心的隔膜位于卵圆孔及左心耳的上方,而后者呈存在于卵圆孔及左心耳的下方,贴近二尖瓣。

经食管超声心动图可提供更多的解剖细节,因食管超声探头距离肺静脉和左心耳较近,对于肺静脉回流途径、左心房血流走向,副房与左心房之间交通情况解剖细节的观察有很大优势。

心导管检查很少用于三房心的诊断。若肺毛细血管楔压很高,如能由右心房通过卵圆孔至左心房时,则说明肺循环至左心房有梗阻。此外,还可评估合并的心内畸形,比如法洛四联症等。

六、诊断和鉴别诊断

(一)先天性二尖瓣狭窄

临床症状相似,但二尖瓣狭窄有比较明显的杂音,通常位于心尖区可闻及舒张期隆隆样杂音,超声心动图检查可发现两者不同之处。

(二)二尖瓣瓣上环

其与三房心的临床表现也很相似,但行超声心动图检查时,三房心的隔膜位于卵圆孔及左心耳的上方,而后者呈存在于卵圆孔及左心耳的下方,贴近二尖瓣。

(三)先天性肺静脉狭窄

本病少见,诊断需结合多普勒超声检查,肺静脉内连续血流速度 >1.5m/s 可以确诊。

(四)左心房肿瘤

临床特征可与三房心类似,但心尖部杂音可随体位改变而改变,可有晕厥发作、栓塞表现,超声和心导管造影显示左心房内有充盈缺损。

七、手术治疗

治疗以手术治疗为主,切除左心房内隔膜并纠正其他合并心血管畸形,解除肺静脉梗阻(图2-20-2)。三房心在婴幼儿或儿童期手术效果较为理想。因为随着年龄的增长,病情会逐步发展,特别是副房与左心房之间交通较小的患儿,肺静脉梗阻将产生严重肺动脉高压、甚至造成右心衰竭。对于梗阻严重者,应确诊后立即手术,未经治疗的患者死亡率高达75%。

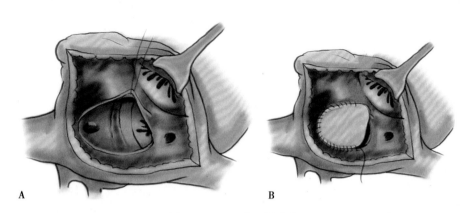

图2-20-2　三房心纠治术
A.经房间隔切除隔膜;B.心包片关闭房间隔。

手术通常采用经胸骨正中切口,中低温下进行体外循环,经右心房-房间隔径路,可清楚显露左心房、副房、肺静脉开口和二尖瓣,有利于修复合并的畸形。如果ASD不够大,线路不好,可扩大ASD。切除隔膜需彻底,是纠正血流动力学异常的关键。但不可过度牵拉隔膜,防止切破左心房后壁。切除隔膜时,一般先由隔膜孔前剪开隔膜,拉开隔膜后即可发现左心耳和二尖瓣孔,避免损伤二尖瓣环,注意其他畸形的探查并一起纠正。左心房切口主要适用于左心房扩大的大年龄儿童或成人。无论使用什么方法,外科手术原则即为切除隔膜,使副房和左心房之间血流通畅无梗阻,闭合ASD,保持较大的左心房容积,纠正伴发畸形。

有些三房心患儿病变较为隐匿,术前被误诊或漏诊,因此,对于某些诊断为"房间隔缺损"的患儿,在行房间隔缺损修补术后若不能脱离体外循环,应及时行经食管超声心动图,来排除三房心。

八、术后处理

三房心手术操作不复杂,术后并发症发生率低。术后常规行超声心动图检查,了解有无残留隔膜、肺静脉回流速度。因手术中显露不清,部分病例存在隔膜切除不彻底的情况,术后仍可能进展肺静脉回流梗阻,可能需要再次手术。对于某些左心房容积非常小的患儿,术后仍可能存在左心排血量降低,肺淤血、肺水肿,早期可给予充分镇静、镇痛,减少氧耗,监测左心房压,随访超声心动图和肺部超声,必要时给予留置肺动脉漂浮导管评估肺动脉压(pulmonary arterial pressure,PAP)、肺血管阻力指数(pulmonary vascular resistance index,PVRI)以及肺毛细血管楔压(pulmonary capillary wedge pressure,PCWP)、脉搏指示剂连续心排血量监测(pulse indicator continuous cardiac output,PiCCO),通过血管外肺水指数(extravascular lung water index,ELWI)来指导容量管理和利尿治疗,并给予正性肌力药物支持,待循环状态稳定后再考虑撤离呼吸机。

九、手术结果

典型三房心的手术效果较好,近期死亡率较低,术前严重心功能不全患儿预后较差。所报道的围术期死亡率为4%~25%。三房心的治疗效果主要取决于隔膜是否切除完全,是否彻底纠正伴随畸形。手术死亡可能是与误诊、漏诊、残留隔膜、残留肺静脉梗阻、其余心内畸形纠正不佳有关。

【病例解析】

> ### 病例摘要
>
> #### 主诉
>
> 患儿,男,1岁10个月,主因"气促、喂养困难19个月,加重半年"入院。
>
> #### 现病史
>
> 患儿出生后3个月家属发现其喂养困难,吃奶时吃吃停停,不能耐受同龄儿童相等的奶量,伴气促,汗多,哭闹后脸色青紫、伴有点头呼吸。当时未予以重视。近半年来,患儿呼吸困难加重,且反复呼吸道感染,半年来肺炎2次,上呼吸道感染3~4次。现来院就诊,门诊查心脏超声:三房心(梗阻,压差32.5mmHg),部分型肺静脉异位连接(梗阻,压差17.6mmHg),肺动脉高压(重度),右心室心肌组织较疏松。遂拟"三房心,PAPVC,TR,PH"收治。患儿平素活动哭闹后面色发绀,活动气促加重,夜间有时呼吸较急促,呼吸可至50次/min。
>
> #### 查体
>
> 体温(肛温)37.4℃,脉搏138次/min,呼吸35次/min,血压109/72mmHg,身长/高80cm,体重9.0kg。神清,精神可,口唇青紫不明显,氧饱和度95%,呼吸稍促,听诊双肺呼吸音对称,深吸气末两肺底可闻及细湿啰音,心音有力,心律齐,心前区可闻及2/6级收缩期杂音,四肢末梢温,稍水肿。
>
> #### 辅助检查
>
> 心脏超声:心脏位置正常。左心房内横向见一隔膜,将左心房分为副房与真房,真房小,隔膜上开口约0.29cm(近房间隔),过此处血流速2.85m/s,压差32.5mmHg;右上肺静脉、左侧一根肺静脉回流至上方的副房内,右下肺静脉显示欠佳,左侧另一根肺静脉经垂直静脉上行入左无名静脉,垂直静脉流速2.1m/s,压差17.6mmHg。右心房、右心室明显扩大,右心室壁肥厚、心肌组织较疏松,左心室壁收缩活动可。主动脉无增宽。左右冠状动脉开口可见。肺动脉明显增宽,总干内径2.38cm,瓣膜开放活动可,轻度反流,反流速3.64m/s,压差53mmHg。二尖瓣环1.43cm,三尖瓣环2.54cm;二尖瓣前叶瓣尖稍增厚,后叶较短小,前后叶关闭点稍错位,轻微反流;三尖瓣瓣叶瓣尖增厚、卷曲,关闭点错位,中重度反流,反流多束,最大反流束0.52cm,反流速5.0m/s,压差100mmHg。房间隔未见明显缺损。室间隔完整。左位主动脉弓。可见动脉导管痕迹,未见明显分流。少量心包积液:右侧房室沟0.34cm。
>
> 心脏增强CT:螺旋扫描及三维重建后见纵隔基本居中,气管及支气管通畅,肺窗示双肺纹理增多。心房正位,左上肺静脉经走行迂曲,经垂直静脉回流入无名静脉,垂直静脉中间狭窄;左心房扩大,其内见弧状透亮影,将左心房分为真房及副房,左下及右肺静脉回流入副房,三心房入口直径约6.9mm,腔静脉回流正常,下腔静脉扩张,房间隔似完整,右心房扩大明显。房室连接一致,室间隔似完整,右心室扩大明显,肌小梁粗糙,左右心室流出道未见明显狭窄。心室大动脉连接一致,左弓,未见明显主动脉缩窄,动脉导管韧带钙化,肺动脉总干扩张,左右肺动脉发育可。
>
> NT-proBNP:3 156ng/L(正常值0~125ng/L)。

解析

患儿出现明显心功能不全症状,表现为气促、喂养困难、体重增长不达标(22个月的体重仍未达到正常儿童12个月的体重),查体可发现呼吸增快,心率快,两肺底在深吸气时可闻及湿啰音,四肢稍有水肿。心脏超声提示左心房内存在隔膜,隔膜开口0.29cm,副房接受3支肺静脉回流的血液,左上肺静脉异位引流至无名静脉,三尖瓣中重度反流。NT-proBNP提示患儿存在严重心功能不全。诊断为:部分型三房心(梗阻型),左上肺静脉异位引流,三尖瓣中重度反流,心功能Ⅳ级。根据患儿的临床表现、辅助检查,建议立即进行手术治疗。

住院经过

　　患儿入院后完善相关辅助检查,在全身麻醉体外循环下行"①肺静脉异位引流纠治;②三房心纠治;③三尖瓣整形术;④动脉导管关闭术(体外下)"。常规消毒铺巾,气静联合麻醉下,胸骨正中切口,锯开胸骨,留取心包,戊二醛固定备用。见右心房右心室明显增大。右心耳和升主动脉缝荷包线,经右心耳注入肝素,升主动脉和右心耳分别插管,建立体外循环。在体外平行循环下,下腔插管,置上下腔控制带。阻断升主动脉,根部注入心脏停搏液,心脏停搏。切开房间隔,见动脉导管未闭直径4mm,转流前结扎。左心房内见明显隔膜,开口仅4~5mm,右侧肺静脉及左下肺静脉均回流入副房。完整剪除左心房内隔膜。左上肺静脉经左肺动脉后侧绕行,经垂直静脉到无名静脉至上腔静脉。离断垂直静脉。将左上肺静脉和左心耳吻合,吻合口5~6mm。三尖瓣瓣环扩张明显,做隔后瓣环缩,注水反流明显好转。ASD留孔3mm。心内排气,开放主动脉阻断钳。连续缝合心脏切口。心脏自动复跳,复跳后心律为窦性心律,术后食管超声示无残余梗阻,ASD留孔0.2cm,双向分流,三尖瓣关闭不全轻度。停体外循环,血压稳定,测Pp/Ps=0.5。分别拔除上、下腔静脉插管和升主动脉插管,静脉滴注鱼精蛋白。置入纵隔右胸引流管,经仔细检查各切口,无明显出血点后,分层关胸,带气管插管返回重症监护病房。体外循环温度:常温;转流时间:69分钟;主动脉阻断:43分钟。

　　术后给予常规血流动力学监测、平衡液体和水、电解质,血管活性药物(多巴酚丁胺＋米力农),利尿剂、呼吸机支持、镇静镇痛减轻氧耗,抗生素防止感染。术后放置肺动脉漂浮导管,提示PAP 39/27(32)mmHg、动脉血压(ABP)87/62(74)mmHg,中心静脉压(CVP)16mmHg,SVRI 225.7kPa·s/L、PVRI 66.6kPa·s/L,CI 2.04L·min^{-1}·m^{-2},PCWP 15mmHg。术后当天心电图提示:①异位心律;②阵发性交界性心动过速;③IRBBB,右心室肥大;④左心室高电压;⑤T波变化。心室率增快至180次/min,给予降温,乙胺碘呋酮静脉应用控制心室率,术后2日恢复窦性心律,循环稳定,PAP 32/18mmHg、BP 105/70mmHg,CI 3.63L·min^{-1}·m^{-2},PCWP 9mmHg,肺部超声提示肺部B线减少,撤机拔管,过程顺利。复查超声心动图提示:①沿房间隔修补处未测及明显残余分流。②左心房内未见明显隔膜样组织。左上肺静脉回流入左心房流速0.88m/s,右上肺静脉回流入左心房流速1.02m/s。③各房室腔无明显增大,右心室壁增厚,左心室壁收缩活动可。④未见心包积液。左心收缩功能正常范围(射血分数67%)。于术后7日出院。

解析

　　患儿体外循环时间不长,手术进展比较顺利。由于术前超声提示真房较小,手术中心房操作相对较多,术后出现心律失常(阵发性交界性心动过速)且心室率较快,血流动力学监测发现心排血量降低、PCWP处于高限、PVRI增高,跨肺压17mmHg。此时出现的肺动脉高压不应完全归于属于WHO第一类肺动脉高压肺动脉高压(即满足mPAP≥25mmHg,同时满足PCWP≤15mmHg),也应考虑患儿左心功能不全,存在左心系统相关性肺动脉高压,因以积极改善左心功能为主要治疗手段(多巴酚丁胺＋米力农),并积极降温、应用抗心律失常药物来降低心室率。床旁超声在评估肺部病变进展时有很大帮助,可发现肺水进展或减少,评估利尿效果。另外可发现有无胸腔积液、气胸、心脏畸形纠正是否满意。患儿术后超声心动图提示解剖纠治满意,是术后恢复满意的决定性因素。

(张海波　孙彦隽)

推荐阅读文献

[1] 丁文祥,苏肇伉.小儿心脏外科重症监护手册.上海:世界图书出版公司,2009.
[2] 马弗蒂斯,贝克.小儿心脏外科学.4版.刘锦纷,孙彦隽,译.上海:世界图书出版公司,2014.

［3］杨思源,陈树宝.小儿心脏病学.4版.北京:人民卫生出版社,2012.

［4］朱晓东,张宝仁.心脏外科学.北京:人民卫生出版社,2007.

［5］GALIE N,HUMBERT M,VACHIERY J L,et al. 2015 ESC/ERS Guidelines for the diagnosis and treatment of pulmonary hypertension. Rev Esp Cardiol(Engl Ed),69(2):177.

［6］PREZ VELA J L,MART J C,CARRASCO G M,et al. Clinical practice guide for the management of low cardiac output syndrome in the postoperative period of heart surgery. Med Intensiva,2012,36(4):e1-44.

第二十一节　冠状动脉畸形

本节要点

1. 流行病学　冠状动脉畸形在普遍人群中的发生率为 0.2%~1.2%。尸检中冠状动脉畸形发生率较低 0.3%,而冠脉造影中成人先天性冠状动脉畸形发生率为(0.6±1.5)%。

2. 病理生理学　冠状动脉畸形患者症状的出现和心肌缺血的程度,取决于冠状动脉供血供氧的情况,冠状动脉的起源异常和走行异常都能引起心肌供血、供氧的改变,从而导致心肌收缩力降低,主要以左心室收缩力降低为主。

3. 临床症状　患者多表现为活动后气促、发育停滞、心绞痛、心悸、晕厥,甚至心肌梗死和猝死。

4. 诊断　对于疑诊冠状动脉畸形病变患者需要行超声心动图检查。CT、MRI 和冠脉造影可为冠状动脉病变诊断提供准确的影像学依据。也可通过铊心肌灌注成像或正电子发射计算机断层成像等进行心肌活力的检查。

5. 治疗　大多数冠状动脉畸形诊断明确后应手术治疗。冠状动脉重新种植和血管旁路移植是最常见的手术方式。

一、定义

冠状动脉是升主动脉的第一分支,通常分别发自左右两个冠状窦,然后以离心辐射方式向远端逐级发出分支。冠状动脉畸形根据其发病原因可以分为先天性冠状动脉畸形和后天性冠状动脉畸形。先天性冠状动脉畸形包括:①冠状动脉异常起源于肺动脉;②冠状动静脉瘘;③左冠状动脉主干或右冠状动脉在主动脉上的起源异常;④单支冠状动脉;⑤左冠状动脉主干的先天性闭锁/狭窄;⑥冠状动脉心肌桥。后天性冠状动脉病变包括:与川崎(Kawasaki)病相关的冠状动脉瘤和狭窄;心导管经皮有创操作或外科手术意外造成的医源性损伤;锐器或钝器创伤的罕见病例。本章主要就先天性冠状动脉畸形展开阐述。

二、流行病学

冠状动脉畸形在普遍人群中的发生率为 0.2%~1.2%。自 17 世纪起,就通过临床和尸检病理学研究报道了各种不同的冠状动脉畸形。尸检中冠状动脉畸形发生率较低(0.3%),而冠脉造影中成人先天性冠状动脉畸形发生率为(0.6±1.5)%。

左冠状动脉异常起源于肺动脉(anomalous left coronary artery from pulmonary artery,ALCAPA),是一种罕见的先天性畸形,是由 Brooks 在 1885 年首次报道的。在每 300 000 例活产数中有 1 例(0.25%~0.50%),是冠状动脉起源异常的最常见类型,是造成儿童心肌缺血和梗死的最常见原因。右冠状动脉异常起源于肺动脉是一种罕见的先天性畸形,人群中的发生率为 0.002%。

冠状动静脉瘘是一种冠状动脉血流终点的异常。血管造影研究报道的发生率为 0.20%~0.85%。冠状动静脉瘘常孤立出现,有时也会合并其他先天性心脏病(20%~45%)。合并畸形包括法洛四联症、房间隔缺损、动脉导管未闭、室间隔缺损,且可叠加有冠状动脉病变(35%)。单发的瘘是最常见的,其发生频度为74%~90%。多发性占10.7%~16.0%,起源于两冠状动脉的瘘占4%~18%。

冠状动脉的主动脉起源异常占全部冠状动脉畸形的1/3。大多数冠状动脉的主动脉起源异常被认为是良性的,除了左冠状动脉主干迷走起源于主动脉右冠状窦,以及右冠状动脉迷走起源于主动脉左冠状窦。

单支冠状动脉是一种罕见畸形,常合并有复杂型先天性心脏病,所报道的发生率为0.002 4%~0.066%。单支冠状动脉是由Thebesius在1716年首次报道的。

先天性左冠状动脉主干闭锁/狭窄是一种极端罕见的细微畸形,在文献中约报道过60例。直到20世纪70年代中期,Lurie将其定义为一种具有其固有血流模式和生理学的病变之前,一直认为该病变是单支冠状动脉的一种类型。

心外膜冠状动脉的壁内(心肌内)段,也就是心肌桥,是Crainicianu在1622年首次报道的,心肌桥最常发生在左前降支的中段。通常在30岁或40岁后出现症状,与肥厚型心肌病、缺血性心肌病、特发性心肌病、二尖瓣脱垂和主动脉下肌性狭窄存在关联。

三、病理生理学

(一)冠状动脉异常起源于肺动脉

ALCAPA患者症状的出现和心肌缺血的程度,取决于动脉导管关闭和肺动脉高压的高低,以及冠状动脉间侧支血管的建立,来提供从右冠状动脉到ALCAPA的逆行灌注。根据患者冠脉循环模式将ALCAPA分为两种类型,婴儿型和成人型。婴儿型冠脉循环的动脉间交通支少,或者没有交通支。症状出现早,出生后数日到数周即出现症状,可发生严重的心肌缺血,左心室功能障碍和扩张,出现乳头肌缺血造成的二尖瓣关闭不全和迅速死亡。成人型循环依赖于来自右冠状动脉的冠状动脉间侧支血管。当存在占优势的大型右冠状动脉,以及异位左冠状动脉和肺动脉之间的开口为限制性时,患者才有可能可以活到成年期。据估算,这一小部分患者在平均年龄35岁时的猝死发生率为80%~90%。

右冠状动脉异常起源于肺动脉大多数没有症状,仅有杂音,但是心绞痛、充血性心力衰竭、发绀、心悸,甚至心肌梗死和猝死均有报道。

(二)冠状动静脉瘘

大多数的瘘起源于右冠状动脉,最常见的终点位置为肺动脉和右心室。由于心脏右侧的压力更低,所以引流入心脏右侧则更多见(92%),仅有8%的病例为引流入心脏左侧。

(三)冠状动脉的主动脉起源异常

左冠状动脉主干起源于主动脉右冠状窦是最严重的冠状动脉起源异常,猝死率最高。根据与大血管的关系,左冠状动脉主干有4种走行方式:①在肺动脉前方走行;②在主动脉后方走行;③在大血管之间走行;④在圆锥隔内的室间隔内走行(位于右心室漏斗部下方)。异位左冠状动脉主干的最重要的病理解剖学因素就是其常合并有壁内走行(位于主动脉壁内),且其开口和壁内走行路径存在狭窄。壁内走行的位置可位于左冠瓣和右冠瓣交界的上方,或下方(上游)。据推测,缺血和猝死的病理发生学包括:异位血管的起源角度呈锐角,造成其开口呈裂隙状,舒张期开始时,主动脉根部扩张压迫冠状动脉,紧贴主动脉的左冠状动脉主干壁内段根部1.5cm范围内受到的牵拉,以及冠状动脉间的主动脉瓣交界对左冠状动脉主干的压迫,尤其是舒张期主动脉瓣关闭期间,会造成左冠状动脉主干的痉挛、扭曲或扭折。在迷走左冠状动脉主干的高龄患者中,左冠状动脉系统先天性细小,因此大多数患者存在右冠状动脉优势型循环。如同左冠状动脉主干起源于右冠窦时一样,起源于左冠窦的右冠状动脉也显示出一样的壁内走行的特征,即其开口和沿其壁内走行段几乎总是存在狭窄。

(四)单支冠状动脉

伴发先天性心脏病的发生率高。这些畸形包括大动脉转位、法洛四联症、永存动脉干、冠状动静脉瘘、心内膜弹力纤维增生症和双叶式主动脉瓣。单独一根冠状动脉分成两个分支,其分布模式相当于"正常的"

左右冠状动脉,这种类型在单支冠状动脉中最常见,总体存活率和健康人群相当。但是,迷走的冠状动脉分支走行于大血管之间有发生猝死的可能(23%),因为两大血管可能会对迷走的冠状动脉造成压迫。

(五)先天性左冠状动脉主干闭锁/狭窄

对于先天性左冠状动脉主干闭锁的患者,整个心脏的血管是由单支右冠状动脉提供的,依赖于来自右冠状动脉的逆行侧支血管。因为左冠状动脉主干的近端为盲袋结构,所以没有左冠状动脉开口。

(六)心肌桥

存在心肌桥时,舒张期过程中,室间隔血管内血流量减少了一半。一些学者推测,流经心肌桥部位的湍流加重了内膜损伤,并可能造成血小板聚集。舒张期充盈时间严重缩短,会损害局部氧运输,造成缺血、传导异常、快速型心律失常或晕厥。

四、临床表现及检查方法

(一)临床表现

1. 冠状动脉异常起源于肺动脉　ALCAPA 的临床特征是多汗、呼吸困难、发育停滞和不典型心绞痛。大多数患者有中到重度的充血性心力衰竭。听诊时可闻及二尖瓣关闭不全的杂音。右冠状动脉异常起源于肺动脉大多数没有症状,仅有杂音,但是心绞痛、充血性心力衰竭、发绀、心悸,甚至心肌梗死和猝死均有报道。

2. 冠状动静脉瘘　患者通常在 20 岁以内是没有症状的。常表现为心绞痛(3%~60%)、呼吸困难(34%~60%)、充血性心力衰竭(15%~19%)、心律失常(22%~24%),晕眩、心悸和疲劳则更罕见。通常可根据在胸骨右缘或左缘第 2 和第 3 肋间发现的连续性机器样杂音来建立临床诊断。

3. 冠状动脉的主动脉起源异常　左冠状动脉主干起源于主动脉右冠状窦是最严重的冠状动脉起源异常,其出现症状和猝死的发生率最高。

4. 单支冠状动脉　总体存活率和普遍人群相当。但是,迷走的冠状动脉分支走行于大血管之间有发生猝死的可能(23%),因为两大血管可能会对迷走的冠状动脉造成压迫。

5. 先天性左冠状动脉主干闭锁/狭窄　临床表现和 ALCAPA 极其相似,可能在婴儿期早期就出现晕厥、快速型心律失常、呼吸困难、发育停滞和猝死等症状,罕有能活到成年期者。

6. 心肌桥　与肥厚型心肌病、缺血性心肌病、特发性心肌病、二尖瓣脱垂和主动脉下肌性狭窄存在关联,患者可表现为晕厥、快速型心律失常甚至猝死。

(二)辅助检查

1. 冠状动脉异常起源于肺动脉　ALCAPA 患者胸部 X 线可见心影大,心电图有缺血性表现,二维超声心动图显示右冠状动脉增粗并扩张,左心室明显扩张且运动功能减退。脉冲和彩色血流多普勒超声可证实有来自异位左冠状动脉的血流逆行进入肺动脉,形成一个左向右分流。当有必要时,则要使用 MRI、CT 血管造影或心导管检查来排除其他造成心肌缺血的冠状动脉畸形,判定同时伴发的心内缺损或确诊特发性扩张型心肌病之前,彻底排除 ALCAPA。可以通过铊心肌灌注成像或正电子发射体层成像(PET)等进行心肌活力的检查,对处于抑制状态的心肌进行评估。

右冠状动脉异常起源于肺动脉心电图表现无特异性,且超声心动图是目前最常用的诊断方法。

2. 冠状动静脉瘘　2/3 的病例胸部 X 线显示心影大,彩色血流多普勒超声心动图可判定冠状动静脉瘘的确切解剖,但是大多数外科医生赞同在手术前需要进行心导管检查,来判定多发性冠状动脉瘘、血流动力学,以及最终经心导管使用封堵装置对单个远端瘘口进行关闭的可行性。

3. 冠状动脉的主动脉起源异常　胸部 X 线片通常无明显异常,运动负荷心电图可能会提示缺血诊断,超声心动图和铊剂进行运动负荷试验检查也不准确。在许多中心内,心导管检查仍是最终诊断工具,适用于对无法解释的运动晕厥、晕眩或心绞痛的小年龄患者。CTA 是重要的诊断手段,能进一步明确冠状动脉的起源、位置和走行。

4. 单支冠状动脉　心电图和心脏超声通常无明显异常,超声心动图可见孤立的冠状动脉起源,冠状动脉血管造影是最准确的诊断工具。

5. 先天性左冠状动脉主干闭锁 / 狭窄　心电图是没有特异性的,胸部 X 线片则非特异性地显示出心脏肥大,可显示心影大和肺静脉充血。一般需要通过冠状动脉血管造影来确定最终的解剖问题。血管造影上可看到单根右冠状动脉起源于主动脉,无法向存在梗阻的左冠状动脉开口内注入造影剂,通过来自右冠状动脉的侧支血管,使左冠状动脉产生逆行充盈。但是左前降支及其回旋支的位置是正常的,造影剂不会被"冲入"肺动脉中。

6. 心肌桥　目前,血管造影是心肌桥进行诊断的金标准。收缩期时,冠状动脉直径的缩小程度 <70%,且在舒张期中晚期,冠状动脉直径的缩小程度 >35%,则判定存在显著的挤榨效应。

五、治疗方法

1. 冠状动脉异常起源于肺动脉　在 ALCAPA 治疗中,药物治疗对存活率毫无帮助,诊断明确应手术治疗。1974 年,Neches 等首次报道了使用带肺动脉组织的冠状动脉开口钮片技术,将异位的左冠状动脉直接重新种植到主动脉。这是目前最理想的术式,最终达成双冠状动脉解剖和生理学(图 2-21-1)。

在 1979 年,Takeuchi 等设计出一种术式,用于因冠状动脉解剖条件不足,或冠状动脉没有足够长度,而无法实施冠状动脉重新种植病例的手术。这种术式首先使用一块由肺动脉组织构建的板障,使 ALCAPA 在经过一段肺动脉内走行后改道至主动脉。

Fortune 及其团队在 1987 年报道了在儿童中使用左胸廓内动脉旁路手术。1988 年,Mavroudis 等提出将心脏移植作为因心肌梗死造成终末期左心室功能衰竭患者的最后解决方案,并加以实施。这个策略仅用于经心肌活力检查证实心肌全面坏死的患者。在成人中,ALCAPA 的直接重新种植可能在技术上更困难,因为成人冠状动脉的脆性增加,可移动的弹性差,存在撕裂和灾难性出血的可能性,或吻合张力引起狭窄。在这些患者中,使用胸廓内动脉进行冠状动脉旁路移植手术可能更明智。

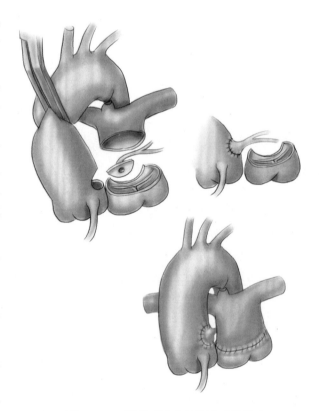

图 2-21-1　冠状动脉移植和肺动脉重建

右冠状动脉异常起源于肺动脉的患者是否应接受手术治疗尚有争议,因部分病例有猝死可能,大多学者还是建议行冠状动脉移植术。

2. 冠状动静脉瘘　冠状动静脉瘘药物治疗常针对发生心力衰竭的患者。Swan 及其同事在 1959 年报道了首次使用心肺转流来关闭瘘管。冠状动脉瘘的介入治疗最早在 1983 年报道。

术前通过血管造影仔细地确定瘘管,是否存在冠状动脉的动脉瘤样扩张和瘘管进入心脏的入口位置,如果瘘管的起源非常靠远端(起源于右冠状动脉远端的尖端边缘分支,进入右心室的心尖部),则可单予以缝闭。如果有大型动脉瘤,合适的方法是行动脉瘤缝闭术,同时关闭瘘口。在建立心肺转流前,应该通过手指触压来确定瘘管的开口位置。在转流开始后,避免过量的血流从瘘管分流掉。主动脉需要短时间的阻断,在阻断期间,在瘘管的动脉瘤上做一个纵切口。在动脉瘤内将瘘口缝闭,然后在关闭动脉瘤时给予适当整形。

如果瘘管起源点远端所供应的是重要的心肌部位,特别在外部难以确定瘘管或者有多发性的瘘,则适宜于从适当的心腔来进行手术。判定瘘管开口时,可通过输注心脏停搏液来确定。使用带垫片针来水平褥式缝合关闭,可通过松开主动脉阻断钳来确定瘘口关闭的可靠性。

3. 冠状动脉的主动脉起源异常 左冠状动脉主干起源于主动脉右冠状窦的患者一旦确诊,则毫无疑问需要进行手术纠治(对壁内段进行手术去顶),来避免猝死的高风险。如果患者存在运动性晕厥、胸痛或室性心律失常,则存在亚急诊手术的适应证。左冠状动脉主干起源于主动脉右冠状窦症状患者,一些作者推荐将手术推迟到 10 岁再做,这是根据儿童中罕有发生猝死这一实际情况为基础的,但是 10 岁后则不能再等待。如果患者拒绝手术修补,则必须避免强体力活动和竞技性运动。在迷走右冠状动脉起源于左冠状窦,且有症状的低年龄患者中,治疗则存在争议。报道显示,在一小部分无症状,且铊剂心肌检查结果阴性或没有冠状动脉粥样硬化病变的高龄患者中,则不存在猝死。近年,大多数中心不再对这组无症状患者进行预防性外科手术。

1982 年,Mustafa 和 Yacoub 及其团队首次提出并实施了对冠状动脉开口的解剖纠治,手术包括打开主动脉根部,切开左冠状动脉主干的开口,沿左冠状动脉主干的壁内狭窄段的走行方向,对其进行去顶。去顶时要切开到左冠状动脉主干所在瓣窦的中央部位,以及松解掉冠状动脉开口间的主动脉瓣交界。将左冠状动脉主干的内膜固定到主动脉根部上,并将之前松解下来的主动脉瓣交界,重新固定到主动脉壁上,使左冠状动脉主干的开口退回到其在左冠状动脉主干上的自然位置上。

4. 单支冠状动脉 总体存活率和普遍人群相当。但是,迷走的冠状动脉分支走行于大血管之间有发生猝死的可能(23%),因为两大血管可能会对迷走的冠状动脉造成压迫。药物治疗、冠状动脉旁路血管移植和经皮冠状动脉血管成形术都是曾用术式,但这些治疗方案的作用如何,仍不明确。目前,现有的研究结果不足以筛选出最佳的外科手术、介入治疗或随访策略,但是有学者发现,对于没有冠状动脉缺血综合征的中老年患者,药物治疗就足够了。

5. 先天性左冠状动脉主干闭锁/狭窄 诊断明确后尽快手术,包括使用大隐静脉或胸廓内动脉来对左前降支进行旁路血管移植。也有报道使用升主动脉和板障技术重建了左冠状动脉主干的近端,而没有使用旁路血管移植。手术取得了良好的结果,且死亡率低。中期血管造影和临床随访评估显示旁路血管通畅。也可选择胸廓内动脉作为旁路血管,来取得比静脉血管作为旁路血管更好的长期通畅性。

6. 心肌桥 初步治疗是药物治疗,通过其变时性和变力性效应,β 受体阻滞剂降低了心动过速并延长了舒张期,减少了外部心肌的压迫,使用钙通道阻滞剂也获得了成功。硝酸甘油用来治疗心肌桥造成的心绞痛症状,但是有些患者的缺血症状出现恶化。如果存在晕厥和传导紊乱,则要植入起搏器。当使用药物治疗难以控制症状时,大多数外科医生则同意通过手术来解除血管造影所证实的收缩期狭窄。1975 年,Binet 等首次实施并报道了心肌切开手术,以此对受累的冠状血管上方的心肌桥进行去顶。

后来,也有使用静脉或胸廓内动脉来实施到达心肌桥远端的旁路血管移植手术。使用或不使用心肺转流来实施心肌切开术和旁路血管移植术,经随访评估证实其结果良好。症状消失、心电图和血管造影结果的正常化证实了这个效果。尝试过采用经皮介入治疗的方法在心肌桥内的冠状动脉血管中植入支架,但是支架内狭窄的比率相对较高,且中期效果依然不明。

【病例解析】

病例摘要

主诉

患儿,男,6 月龄,发现心影增大 1 月余。

现病史

患儿 1 个月前因咳嗽、咳痰至当地医院就诊,查胸部 X 线片提示心影增大,查体听诊闻及心脏杂音,心脏超声示"左心室呈球样增大,左冠状动脉起源于肺动脉"。病程中患儿无发绀,偶有呼吸急促,无喂养困难,无生长发育迟缓,有呼吸道感染病史,无活动能力下降。半个月前至心内科就诊,先后予呋塞米、螺内酯利尿,卡托普利抑制心肌重构,阿司匹林抗凝,注射用头孢呋辛钠抗感染,雾化、甲泼尼龙平喘治疗后,患儿咳喘明显改善,现为进一步手术治疗收住入院。

自发病以来,精神、饮食可,睡眠可,大小便正常。

查体

体温(肛温)36.8℃,脉搏 132 次 /min,呼吸 30 次 /min,血压 75/50mmHg,身长 / 高 60cm,体重 5.8kg。神志清,精神反应可,四肢无水肿。发育滞后,面色正常,营养不良。浅表淋巴结未及。口唇无明显干燥,咽不红,扁桃体不肿,口腔黏膜完整。心率 132 次 /min,心律齐,心音有力,第 4~5 肋间可闻及 5/6 级收缩期杂音,无传导。肺双侧呼吸音清,无啰音。腹平坦,未见明显肠型,腹壁静脉未见明显曲张;全腹软,未及包块;无明显压痛,无反跳痛。肋下 2cm 可扪及肝下缘,剑突下未触及。脾脏肋下未触及。腹部叩诊鼓音,无移动性浊音。肠鸣音 4 次 /min。颈软,脑膜刺激征:布氏征阴性,克尼格征阴性。膝反射正常,腱反射正常。巴宾斯基征阴性。

辅助检查

心脏超声示,左冠状动脉异常起源于肺动脉可能、左心室球样扩张、左心收缩功能低下(左心室射血分数 21.5%)、二尖瓣轻中度反流、心包积液。心脏 CT 平扫及增强扫描示,左冠状动脉异常起源于肺动脉(图 2-21-2)。

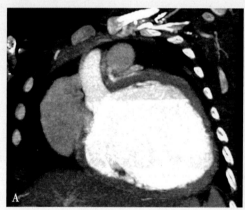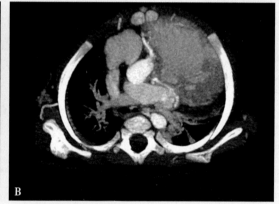

图 2-21-2 左冠状动脉异常起源于肺动脉
A. 心脏 CT 平扫;B. 增强扫描。

根据左冠状动脉异常起源于肺动脉的治疗原则及手术适应证,建议患者行外科手术治疗。

住院经过

患者于全身麻醉体外循环下行冠状动脉栽植术,常规消毒铺巾,气静麻醉下,胸骨正中切口,锯开胸骨,留取心包,戊二醛固定备用。右心耳和升主动脉缝荷包线,经右心耳注入肝素,升主动脉和右心耳分别插管,建立体外循环。在体外平行循环下,下腔插管,置上下腔控制带。阻断升主动脉及左右肺动脉,升主动脉及主肺动脉根部注入心脏停搏液,心脏停搏。术中见:两大动脉为右前左后位关系,主肺动脉横断,见左冠状动脉开口为肺动脉右侧瓣窦,将 Button 取下,将 Button 与升主动脉左侧壁切口直接吻合,心包补片修补主肺动脉缺口。经房间隔探查二尖瓣,瓣环扩大,内侧交界予以环缩;主肺动脉近远端端端吻合。开放主动脉阻断钳。连续缝合心脏切口。心脏自动复跳,复跳后心律为窦性心律,术后食管超声无残余分流,无吻合口梗阻,二尖瓣轻度关闭不全。置入左、右胸腔引流管,经仔细检查各切口,无明显出血点后,延迟关胸,带气管插管返回重症监护病房。术后给予强心、利尿、抗感染及对症支持治疗,术后 3 日顺利关胸,术后 1 周撤机予以无创呼吸机支持,术后 9 日脱离无创呼吸机,恢复顺利。超声心动图复查示二尖瓣轻度反流,左心室射血分数 30%,结果满意。查体示心肺(−),刀口愈合好,于术后 14 日出院。

(张海波　范祥明)

推荐阅读文献

［1］乔纳斯.先天性心脏病外科综合治疗学.2版.刘锦纷,孙彦隽,译.上海:世界图书出版公司,2016.
［2］马弗蒂斯,贝克.小儿心脏外科学.4版.刘锦纷,孙彦隽,译.上海:世界图书出版公司,2014.
［3］丁文祥,苏肇伉.现代小儿心脏外科学.济南:山东科学技术出版社,2013.
［4］徐志伟.小儿心脏手术学.北京:人民军医出版社,2006.

第二十二节　血管环和肺动脉吊带

本节要点

1. 流行病学　准确的血管环畸形的发生率尚不明确。最常见的血管环包括:双主动脉弓、右位主动脉弓伴有左位动脉韧带。而肺动脉吊带是一种罕见的畸形,合并气管狭窄的可能性大。

2. 病理生理学　双主动脉弓和右位主动脉弓所形成的血管环,同时将气管和食管都包绕其中,可能同时造成两者的梗阻症状,肺动脉吊带形成的血管环,其左肺动脉起源于右肺动脉,并在气管和食管中间向左走行,动脉韧带从右肺动脉起始部向后走行,右肺动脉起源于肺总动脉,到达主动脉弓的后方,形成一个环绕气管,但不包括食管在内的血管环。

3. 临床症状　双主动脉弓和右位主动脉弓形成血管环典型临床表现是呼吸时出现喘鸣和粗糙的咳嗽,其他的临床表现包括反复的呼吸道感染、喘息、运动后呼吸困难和吞咽困难,有的小婴儿甚至出现危及生命的事件和窒息。肺动脉吊带患儿以呼吸症状为主,食管受压的症状几乎不存在。

4. 诊断　血管环的诊断方法通常包括胸部X线片,胸部增强CT(联合气道重建),磁共振显像(MRI)进行评估,一旦检查结果已经足够外科医生确立手术方案的话,就没有必要再做更多的影像学检查。建议超声心动图筛查是否合并心内畸形,支气管镜检查评估气道。

5. 治疗　无症状的患儿需要密切随访;有症状的患儿药物治疗很难缓解,需要手术纠治。肺动脉吊带合并气管狭窄的患儿需要仔细评估气道情况,判断是否需要气管成形手术。

一、定义

血管环畸形是一种先天性的主动脉弓系统畸形,会使气管和食管受压导致相应的临床症状。最常见的血管环包括:双主动脉弓、右位主动脉弓伴有左位动脉韧带。肺动脉吊带是一种罕见的畸形,是左肺动脉起源异常造成的血管环畸形,这一畸形除气道压迫外合并气管狭窄的发生率高,需要仔细评估。无名动脉压迫也是造成气道压迫的血管畸形,但没有形成血管环。

双主动脉弓(double aortic arch,DAA):这种畸形含有两个主动脉弓,位于左前的主动脉弓和位于右后的主动脉弓。双主动脉弓一般分成3种类型,最多见的是右主动脉弓占优势(80%),左主动脉弓占优势(10%)和双侧主动脉弓均等(10%)较为少见(图2-22-1)。

右位主动脉弓(right aortic arch,RAA):这种类型的血管环有一个右位主动脉弓,依次发出左颈总动脉、右颈总动脉、右锁骨下动脉和左锁骨下动脉。左锁骨下动脉在食管后方走行,然后发出动脉韧带,动脉韧带向前走行并和左肺动脉相连,因此就形成了一个血管环(图2-22-2)。

肺动脉吊带(pulmonary artery sling,PAS):这种类型的血管环其左肺动脉起源于右肺动脉,并在气管和食管中间向左走行。动脉韧带从右肺动脉起始部向后走行,右肺动脉起源于肺总动脉,到达主动脉弓的后方,这就足以形成一个环绕气管,但不包括食管在内的血管环(图2-22-3)。

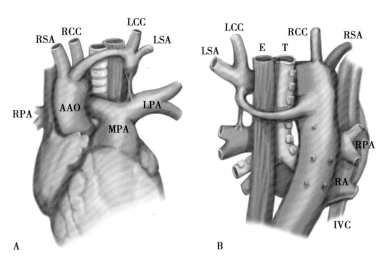

图 2-22-1　双主动脉弓畸形，通常占优势的右弓位于后方，位于前方的左弓则发育不良或闭锁。动脉韧带造成继发性的气管食管压迫，应该和左弓一起予以离断。

A. 前面观；B. 后面观。

AAO. 升主动脉；E. 食管；IVC. 下腔静脉；LCC. 左颈总动脉；LPA. 左肺动脉；LSA. 左锁骨下动脉；MPA. 主肺动脉；RA. 右心房；RCC. 右颈总动脉；RPA. 右肺动脉；RSA. 右锁骨下动脉；T. 气管。

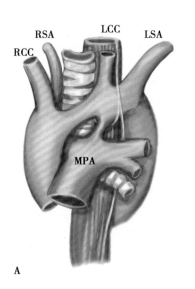
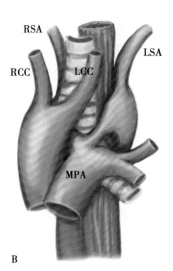

图 2-22-2　右位主动脉弓

A. 右主动脉弓，镜像分支，动脉韧带起源于无名动脉或左锁骨下动脉，不形成血管环；B. 右位主动脉弓、食管后左锁骨下动脉、左侧动脉韧带形成血管环。

LCC. 左颈总动脉；LSA. 左锁骨下动脉；MPA. 主肺动脉；RCC. 右颈总动脉；RSA. 右锁骨下动脉。

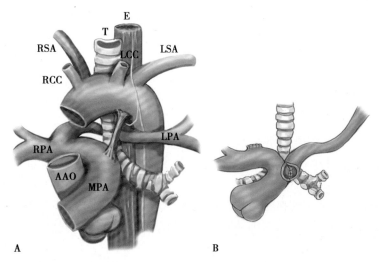

图 2-22-3　肺动脉吊带

A. 肺动脉吊带的解剖。左肺动脉起源于右肺动脉的远端，常常有发育不良，其在气管和食管之间向左走行。动脉韧带起源于肺总动脉和右肺动脉的连接处，并向后走行到主动脉弓的后面，因此就造成了一个血管环。B. 肺动脉吊带的传统治疗方法包括离断左肺动脉并将左肺动脉在气管前重新吻合到肺总动脉上。最好经正中胸骨切口，并使用心肺转流来进行手术。这一技术并不对并发的气管狭窄进行处理。

AAO. 升主动脉；E. 食管；LCC. 左颈总动脉；LPA. 左肺动脉；LSA. 左锁骨下动脉；MPA. 主肺动脉；RCC. 右颈总动脉；RPA. 右肺动脉；RSA. 右锁骨下动脉；T. 气管。

二、流行病学

准确的血管环畸形发生率尚不明确。目前一个大宗的有关于血管环的报道是由芝加哥的 Backer 等在 2005 年报道的,从 1946 年到 2003 年,209 名患者(113 名双主动脉弓患者和 96 名右位主动脉弓患者)进行了外科手术,其中 14 名右位主动脉弓的患者同时伴有 Kommerell 憩室。209 名患者中 26 名(12.4%)存在心脏疾病。1959 年后无手术死亡率。在最近 10 年中,73% 患者在术前或术中进行了支气管镜检查。手术技巧转为左胸小切口开胸、不常规留置胸引管。7 名右位主动脉弓伴随 Kommerell 憩室的患者中,切除憩室,将左锁骨下动脉转移至左颈总动脉是手术的主要部分。另外一个大宗报道是由印第安纳州的 Ruzmetov 报道的,183 名血管环的患者中 54 名(30%)伴有心脏病,整体 35 年生存率为 96%,75%(135/180)的患者在手术后 1 年内没有压迫症状。

关于肺动脉吊带,来自芝加哥的 Backer 等对于肺动脉吊带有丰富的经验。在 2012 年他们报道了从 1985 年施行手术的 34 名患者,采用正中开胸、体外循环。27 名患者(79%)因合并完全性气管软骨环存在气管狭窄。所有患者在术前均进行了严格的支气管镜检查。2000 年以后所有的患者均进行了胸部 CT 检查并且对图像进行了三维重建。其中,气管的修补方式包含了心包补片气管成形术($n=7$)、自体气管移植成形术($n=10$)、气管切除($n=4$)以及气管滑动成形术($n=5$)。所有患者进行了心电图检查,所有心脏病变均在同期进行纠治,包含房间隔缺损($n=4$)、法洛四联症($n=2$),以及房间隔缺损($n=1$)。1 名患者右肺严重发育不良,3 名患者右肺缺如。在这些患者中,左肺动脉被换位至气管前。所有的患者左肺动脉被重新种植于主肺动脉上。这些患者中未出现体外循环相关性早期死亡和并发症,平均住院天数为 24 日,有 4 名患者远期死亡,2 名患者死亡与气管手术远期并发症有关。灌注扫描显示所有的左肺动脉血流均存在,平均灌注流量为 $41\% \pm 13\%$。

三、病理生理学

双主动脉弓和右位主动脉弓所形成的血管环,同时将气管和食管都包绕其中,可能同时造成两者的梗阻症状,但是,并非所有血管环畸形都引起气管和食管压迫,有的血管环患者可能终生无症状,也并不需要任何干预。双主动脉弓和右位主动脉弓较少出现血管梗阻,但是如果血管环中有血流受阻的部分,就是需要手术干预的血流动力学原因。

典型的肺动脉吊带畸形不同于双主动脉弓和右位主动脉弓形成的血管环,其左肺动脉起源于右肺动脉,并在气管和食管中间向左走行,动脉韧带从右肺动脉起始部向后走行,右肺动脉起源于肺总动脉,到达主动脉弓的后方,这样形成一个环绕气管,但不包括食管在内的血管环。左肺动脉通常相对发育不良,比右肺动脉细,而右肺动脉则可能比正常粗,几乎就像是肺总动脉的直接延续。

四、临床表现及检查方法

(一)临床表现

双主动脉弓和右位主动脉弓形成血管环畸形的患儿,典型临床表现是呼吸时出现喘鸣和粗糙的咳嗽,其他的临床表现包括反复的呼吸道感染、喘息、运动后呼吸困难和吞咽困难,有的小婴儿甚至出现危及生命的事件和窒息。在罕见的病例中,存在严重气道和食管压迫的儿童可能发生呼吸窘迫并需要气管插管机械通气。经母乳或者人工配方乳喂养的年幼患儿,吞咽一般无异常,吞咽困难只有待患儿年长能够吃固体食物后才会有所表现。仔细的家长可能会留意,"无症状"的年长儿咀嚼缓慢,总是最后一个离开餐桌。一些年长的血管环患儿的病史也反过来证实,这些患儿在幼年时被误诊为"哮喘"而接受了雾化治疗。

肺动脉吊带患儿以呼吸症状为主,因为有气管的直接受压,可有或没有先天性气管狭窄,呼吸症状和血管环的呼吸症状相同。食管受压的症状几乎不存在。

(二)检查方法

在过去的十余年中,血管环的诊断策略发生了很大的改变,其中最关键的一点是诊断应该循序渐进而不要过度检查。一旦检查结果已经足够外科医生确立手术方案,就没有必要再做更多的影像学检查。

第一项需要的检查是胸部X线片,仔细分析可以显示主动脉弓的位置。没有血管环的患者,左位主动脉弓的动脉结可以在胸部X线片上显示,而双主动脉弓的患者很难在胸部X线片上显示主动脉弓在哪一侧。当气管的右侧受压时,右位主动脉弓的患者会在X线片上显现。食管吞钡检查曾经被用于诊断血管环,但是现在已经被CT所取代。随着双源CT技术的发展,目前可以在短时间内完成检查,不需要患者气管插管,并且射线量是可以接受的。CT扫描获得的影像学信息,可以帮助精准地决定手术策略(图2-22-4)。有的中心通过磁共振显像(MRI)进行评估,但是这一检查需要更长的时间,通常需要镇静和气管插管。而且MRI无法像CT那样显示更清晰的气管解剖情况和管腔大小。

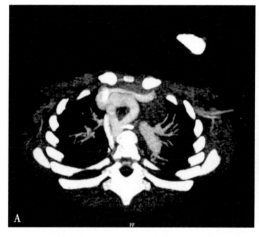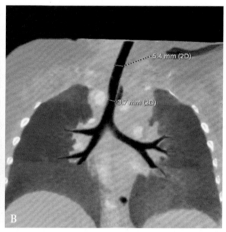

图 2-22-4　双主动脉弓患者 CT 图像
A.横截面图像显示左、右主动脉弓包绕气管;B.同一患者气管重建图像显示气管右侧压迹。

以喘鸣或者慢性咳嗽作为初发症状的儿童,通常会首先接受气管镜检查,检查中可以发现气管外的搏动性压迫,于是考虑血管环的诊断并且通过CT确诊。另外一种诊断方法是超声心动图,这有助于判断主动脉弓是左弓还是右弓,如果是右弓就要高度怀疑血管环。12%的血管环患者会合并心脏畸形,因此,无论通过何种形式诊断血管环,都建议行超声心动图检查。

肺动脉吊带可用和另外两种血管环一样的方法来确定血管的解剖。此外,血管环在吞钡检查上可见有食管后部的压迹,肺动脉吊带则与血管环不同,其造成食管前部的压迹。通常可用超声心动图来确定血管的解剖。低剂量CT扫描和MRI检查在过去十年中也已经成为肺动脉吊带主要的影像学检查(图2-22-5)。

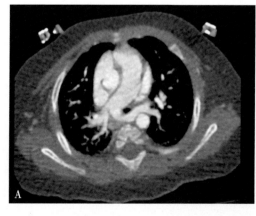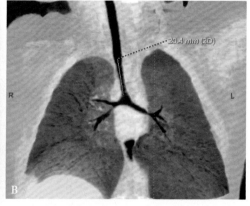

图 2-22-5　肺动脉吊带 CT 图像
A.血管重建图像;B.长段型气管狭窄。

气管畸形的发生率高,所以需要对所有诊断肺动脉吊带的患者进行全面的评估,行气管镜及其他至少一种影像学检查,以描绘气管狭窄的严重程度和范围。CT常用于评估气管,相比MRI,CT可在不同水平上对气管的管腔直径与面积进行精确的量化。穿透性良好的胸部X线片通常在确定气管和支气管狭窄的范围方面有一定作用。气管镜可显示气管狭窄部的一系列图像,气管镜检查时注意是否有完全性气管环。超声心动图无法清晰诊断。为了确定是否合并心脏问题,可通过血管造影来确定血管解剖。

五、治疗方法

(一)药物治疗

手术前,普遍上应该给予支持性的呼吸治疗。可能由于呼吸道分泌物完全清除有困难,导致难以完全消除呼吸道感染。

(二)手术指征

几乎所有的血管环畸形或肺动脉吊带患者都有临床症状,建议进行手术治疗。少数右位主动脉弓伴动脉韧带的患者没有明显的气管和食管受压的表现,对于症状轻微没有手术干预的血管环畸形患者必须密切地随访。有专家建议在诊断血管环畸形后短期内手术,以避免窒息、低氧性晕厥或者严重的上呼吸道感染导致气管插管。延期手术治疗还可能发生罕见的并发症,如留置鼻胃管或者气管切开套管的大量出血、主动脉夹层(特别是合并Kommerell憩室时)、主动脉瘤,以及持续存在的气管软化。如果气管环畸形患儿在年长后或者成年后才得以手术,则并发症尤其容易发生,并有可能无法通过手术缓解吞咽困难。

肺动脉吊带是一种罕见疾病,其自然病史和转归依然没有得到准确的认识。目前建议,没有症状的病例可进行手术干预。术前检查应该明确气管情况:隆凸部位有单纯的压迫性狭窄,将左肺动脉换位后,这种狭窄可能得以缓解;局限性的气管解剖性狭窄(完全性气管环),最好通过气管切断并将左肺动脉向前换位来治疗;最后,完全性气管环导致的气管弥漫性的严重狭窄,必须在左肺动脉重新定位,再实施广泛的气管成形手术。

值得注意的是,存在完全性气管环并非对此区域的气管进行手术干预的绝对适应证。直径是决定需要手术干预的最重要因素。婴儿的气管狭窄并非很危重,除非气管的最小直径小到1.5~2mm。气管软化和血管环轻微压迫等大多数气道问题,可能随着年龄增长而有所改善。因此,必须进行手术干预的气管狭窄患者相对罕见。

(三)血管环手术方法

1. 传统的开胸直视手术　对于血管环畸形的病例,术前检查不仅要确定存在血管环,而且要确定最佳的手术径路。经左胸廓切口,如果存在双主动脉弓,需要在术前明确占优势的主动脉弓。绝大多数的病例是右主动脉弓占优势。双主动脉弓都保持开放的病例手术中,可以将脉搏测氧仪探头分别放在双上肢和一侧下肢,通过暂时性阻断主动脉弓分支来确定解剖;将血压袖带分别放在双上肢和一侧下肢,也可以通过在预定离断位置进行暂时性阻断的方法,观察阻断前后血压有无压力阶差。

患儿取右侧卧位,行左后外侧胸廓切口。从第4肋间进胸,将左肺向前牵开。在合并左侧动脉弓闭锁的血管环病例中,触诊血管环区域,会感到有一个较紧的韧带结构。如果有双主动脉弓,通常一定程度上可经纵隔胸膜观察到。迷走神经发出左侧喉返神经(再绕过动脉韧带)是重要的解剖标志。纵隔胸膜在左主动脉弓和动脉韧带区域形成反折。确定解剖时可一同实施弓部血管的阻断试验。对于准备离断的节段,如果其保持开放,应该用钳子进行控制。离断后血管的断端应用聚丙烯线连续缝合关闭。如果离断的节段明显闭锁,则对条索结构进行双道结扎后离断就足够了。离断后,断端普遍会很轻快地回缩,表明血管环环绕食管和气管确实是有张力的。在所有的病例中,离断动脉韧带特别重要;跨过食管走行纤维条索也应该将其离断(图2-22-6)。

最后对此区域进行触诊,张力带完全解除。关闭纵隔胸膜,放置单根胸腔闭式引流管,以常规方法关闭胸廓切口,用可吸收缝线环绕肋骨将其拉拢,肌肉组织和皮下组织使用吸收线缝合,皮肤使用吸收线皮内缝合关闭。

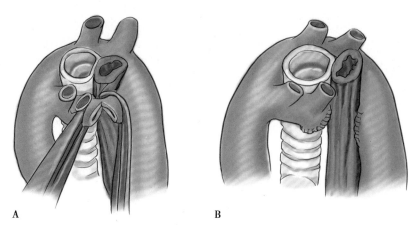

图 2-22-6　经左侧径路双主动脉弓手术
A. 血管钳已经阻断较细小的左弓；B. 血管环完全分离后。

在一些罕见病例中，需要经右侧胸廓切口进行手术，使用原则是相同的。右侧喉返神经绕过右侧的动脉韧带，应该小心显露识别并加以保护。

2. 血管环的电视辅助技术的治疗　该技术已经变成所有血管环可选方案，除非术前检查提示双主动脉弓的开放节段直径超过 2mm。单腔气管插管后，患者取右侧卧位；青少年中可以采取双腔气管插管或者单腔带支气管阻断功能的气管插管来改善暴露。在后外侧胸壁做四个胸廓造口（长度为 3~5mm），从内到外依次容纳一把夹钳、一个肺牵开器、一个视频探头和一个 L 形的电刀头。通过在胸腔内注入低流量二氧化碳，使得膨胀的左上肺叶向下向内移动来改善暴露。切开位于左锁骨下动脉上的纵隔胸膜，以接近血管环的其他部分。将环状结构与食管和周围的结构相互游离开来。确定血管环的闭锁节段和韧带。放置止血夹，在止血夹之间断开血管环和韧带。食管上的纤维条带也予以离断。最后，在直视下放一根小型的胸引管，切口用无菌创可贴封闭。

值得注意的是，相对于直视手术来说，胸腔镜下进行 Kommerell 憩室折叠是受限的。因为憩室壁薄，在胸腔镜下进行缝合折叠不易完成。有关胸腔镜下进行憩室部分切除的装置也没有得到广泛使用，可能是由于这些装置用于儿童很不方便。

（四）肺动脉吊带手术方法

1. 左肺动脉的离断和再种植　一般在正中胸骨切口，并使用心肺转流，采用升主动脉上动脉插管和右心房单根静脉直插管来进行心肺转流。使用接近全流量的灌注，手术过程中平行循环不停跳，体循环温度保持在 32~34℃。

经正中胸骨切口并使用心肺转流的优点是可以完全游离松解肺总动脉和右肺动脉及左肺动脉，因此可降低吻合口的张力。左肺动脉绕过气管位置后应予以彻底游离松解，以利于左肺动脉再种植。左肺动脉和气管的膜部之间关系较紧密，因此在气管后部进行游离时必须谨慎。当存在气管全环时，游离就不太可能损伤气管，且最终这段气管还要被切除掉的。使用 6-0 或 7-0 聚丙烯线连续缝合来构建血管吻合口。

2. 气管短段切除并吻合，左肺动脉向前重新定位　当肺动脉吊带患者合并短段型完全性气管环和气管畸形时，通常经正中胸骨切口对左肺动脉进行再种植，包括使用单根静脉插管，心脏保持跳动，体循环温度为 32~34℃的心肺转流。主动脉向左侧牵引，沿肺总动脉追踪到左肺动脉的起始部，然后在其往后绕过气管的地方进行游离。对术前检查确定的气管狭窄段也进行游离。在狭窄段的中央位置将气管横断，在气管的两个断端之间将左肺动脉向前拖。气管两端各切除数个节段，直到有满意的管腔面积；这方法通常适用于不超过 3 个气管环的患者，这样切除气管可以避免吻合时张力过高。然而，只考虑到吻合口的张力远远不够，在切除的长度上过于姑息也会留下重大的残余狭窄。如果是长段型气管狭窄，则建议使用滑动气管成形术重建气管，而避免长段切除的气管。成人血供中断是一个重要问题，而在纵隔血供优良的儿童中则可能不那么严重。在松解气管时,操作路径一定要极其小心,以免损伤左侧喉返神经。

使用 5-0 或 6-0 的聚对二氧环己酮缝线或 Maxon 缝线连续缝合来进行气管吻合。一项对生长中的羊进行的实验研究提示,聚对二氧环己酮缝线连续缝合所形成的气管吻合口管腔面积,比以往推荐使用的丙交酯乙交酯共聚酯(薇乔)缝线间断缝合面积更大。可吸收的单丝缝线,例如聚对二氧环己酮缝线或 Maxon 缝线比编织的薇乔缝线更易操作。气管吻合并不难,因为在吻合口区域并无气管内插管,也没有钳子,气管软骨的强度也较大,易于缝合,缝合时需要注意外翻缝合防止后续肉芽形成。吻合口完成后,可使用 40cmH$_2$O 压力来手动鼓肺,以测试吻合口是否有漏气。然后用一个预先准备好的自体心包翻转片将吻合口包绕起来,通常这个心包翻转片的基底部位于心包的右侧,位于右膈神经前方。

左肺动脉此时位于新的位置上,应对此进行仔细观察。其起源部位比正常情况下更靠远端,起始部有一定程度的扭折的风险。血流与正常的起源位置相比变得不流畅。所以,将左肺动脉重新种植在更靠近端的肺总动脉上。

3. 弥漫性长段的气管重建和左肺动脉再种植 长段型气管狭窄合并肺动脉吊带通常和在大部分气管长度上存在完全性气管环有关。

以前报道过一些手术方法,目前已经较少使用,包括在气管后方做纵切口,并直接缝合到食管的前壁上,以及气管前壁做纵切口,并放置一条纵行的肋软骨作为移植体(这个方法也常常用来重建声门下狭窄)。芝加哥 Lurie 儿童医院的 Backer 及其同事做了最大宗的气管前壁成形术,其方法是在心肺转流支持下,在患儿气管的整个长度上做纵切口,将自体心包补片缝到这个气管前壁的切口上。肺动脉吊带的治疗是在左肺动脉起始部断开,重新再种植到肺总动脉上。患儿通常接受至少 2 周的通气治疗,将气管内插管作为支架提供支撑作用。

4. 长段气管狭窄的气管滑片成形术 目前对于长段型气管狭窄,气管滑片成形术是主要推荐的手术方法(图 2-22-7)。在进行气管滑片成形术前,将左肺动脉拖到位于气管前方的新位置上,实施气管吻合时合用一根硅胶做的血管套带将其牵拉开。在狭窄段的中点将气管离断,如果位于左右主支气管起始部的隆凸也受累,则应该在气管远端节段的前壁做一个纵切口,并延伸到隆凸的下壁。近端气管的后壁做一个纵切口。先做吻合口的后部,因为这部分做起来最困难。缝合气管使用 PDS 或 Maxon 线的连续缝合技术,线环不宜拉得过紧,重要的几针都缝上了再拉紧,这样可以降低每一个线环上的张力。缝合时吃针在软骨上,可以承受的张力大一些,且缝线撕脱就小一些。吻合口向下缝,绕过隆凸附近,在气管中部的右侧结束缝合,完成吻合。实施吻合时,特别重要的是吻合口全长的所有针脚都要进行外翻缝合,从管腔外部进行缝合能达到最好的效果。如果缝合处内翻,会在气管管腔内造成一个令人无法接受的软骨嵴,甚至可能导致吻合口肉芽形成。

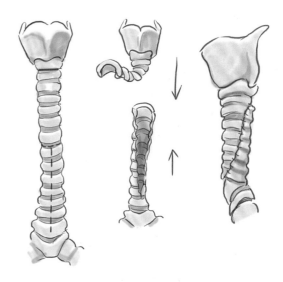

图 2-22-7 气管滑片成形术

如果气管狭窄延伸入右或左主支气管,则要在侧面做滑行切口,这样下部的切口可延伸到狭窄支气管的上表面。虽然侧面滑动吻合的缝合要容易得多,但是却不能对称而有效地扩大隆凸部位。

根据上海儿童医学中心的经验,在手术过程中,通过纤维支气管镜检查定位,明确气管环的最上缘部分和下缘部分,有利于更好地判断狭窄中点,选择气管切断的合理位置,在气管成形术后再次检查观察气管吻合口是否内翻,并且可以同时进行气道内吸引。对肺动脉吊带、长段型气管狭窄且合并其他心脏畸形时进行心肺转流时的一期纠治有良好的效果。

【病例解析】

主诉

患儿,男,9 月龄,主诉"反复喘息伴上呼吸道感染 6 个月"入院。

现病史

患儿生后 3 个月起出现活动后喘息,本次入院前 5 日开始出现咳喘,门诊拟"支气管炎"。治疗无明显好转,为进一步治疗收治入院。

既往史

患儿母亲孕 24 周产检诊断"双主动脉弓畸形"。

查体

体温 37℃,脉搏 138 次 /min,呼吸 30 次 /min,血压 80/50mmHg。身长 / 高 69cm,体重 8.2kg。双肺听诊示双侧呼吸音粗,可及干啰音。腹部望诊平坦,未见明显肠型。腹壁静脉未见明显曲张。

辅助检查

心脏(CT 平扫 + 增强):气管(主动脉弓水平)狭窄,直径约 3.7mm×3.3mm,近端约 5.4mm×5.8mm,支气管通畅,肺窗示两肺纹理增多。房室连接一致,室间隔似完整,左右心室无扩大,左右心室流出道未见明显狭窄。双弓,右位降主动脉,右弓直径约 9.9mm,右弓峡部直径约 5.8mm,左弓直径约 7.2mm,左弓峡部直径约 5.3mm,左位动脉导管韧带钙化,肺动脉总干及左右肺动脉发育可。超声心动图:双主动脉弓,心内结构未见明显异常,左心收缩功能正常范围。

解析

患儿以反复喘息和反复呼吸道感染为主诉,经常规内科治疗无效时需要警惕先天性气道异常的可能,在此情况下影像学检查价值重大。结合患儿胎儿筛查时曾怀疑双主动脉弓畸形,在生后出现症状,首先考虑此疾病。关于手术指征一般认为出现呼吸道症状的患儿建议早期手术,以免出现窒息、呼吸困难或感染导致的气管插管。

治疗经过

患儿入院后继续予抗感染治疗,感染基本控制后,于吸入 - 静脉复合麻醉下行血管环纠治术,右侧卧位,从左侧第 4 肋间进胸,将肺组织向下牵拉,暴露纵隔胸膜;术中见双主动脉弓畸形,降主动脉位于正中,左锁骨下动脉来源于左弓,位于左锁骨下动脉远端与降主动脉间的左弓稍狭窄,在此处给予离断缝闭,PDA 为管型,直径 2mm,给予缝扎后离断。手术顺利,术后机械通气 5 小时,顺利撤离呼吸机,ICU 恢复 24 小时,术后 5 日出院。术后 1 年随访,肺功能测定正常,胸部 CT 平扫气道重建未见明显气道压迫。

解析

在血管环病例中,几乎所有的双主动脉弓畸形患者都需要手术治疗,仅有少数右位主动脉弓伴动脉韧带的患者没有明显的气管和食管受压的表现,对于症状轻微没有手术干预的血管环畸形患者,必须密切随访。年长后或者成年后才得以手术的气管环畸形患者,手术可能无法缓解吞咽困难。手术中应注意彻底松解血管环部位,仔细操作防止损伤气管后壁、喉返神经和胸导管等。

病例摘要 2

主诉

患儿,女,8 岁,主因"反复发作的活动后喘息 5 年,加重 1 年"收治。

现病史

患儿于入院前 5 年(即 3 岁),春季在花园内玩耍、跑动后出现"呼吸费力,呈点头样,主诉胸口闷,难以忍受",在当地医院急诊,给予吸氧 30 分钟,以及布地奈德 1mg+ 特布他林 1mg 雾化后,喘息明显好转,胸部 X 线片检查无异常发现。之后数年,患儿偶有类似情况发生,给予"吸氧、雾化"治疗后多能好转。由于患儿父母在外打工,故未进一步诊治。近 1 年来,患儿活动后喘息明显加重,且较难好转,至当地医院就诊,拟"哮喘"治疗 3 个月,但病情未得到控制,喘息时有发生,为进一步诊治转诊。呼吸科门诊进行变应原筛查,未发现明显变应原。胸部 X 线片提示,两肺野透亮度增高,肺野未见明显渗出及异常影,认为哮喘诊断依据不足,建议心脏外科就诊,门诊拟"喘息原因待查"收治入院。

既往史

患儿 3 岁前体健。患儿母亲 G_1P_1,足月顺产,患儿出生体重 3.7kg,智力发育较正常同龄儿无明显落后,体格发育稍有落后,身材较瘦小。家族中无类似病史、先天性遗传性疾病史及运动智力发育落后病史。

查体

体温 37.2℃,呼吸 35 次 /min,心率 98 次 /min,血压 102/65mmHg,体重 23.0kg,身高 125cm。神志清,精神一般,面色正常,营养状况一般,步入病房。全身皮肤未见黄染、皮疹及出血点,皮下脂肪菲薄,全身浅表淋巴结未及肿大。咽无肿大,甲状腺不大。呼吸略显费力,胸骨上凹轻度吸凹,气管居中,两侧胸廓运动对称,两肺叩诊清音,语颤稍降低,听诊两肺呼吸音略降低,对称,呼气相延长,未闻及干湿啰音。心律齐,心音有力,各瓣膜听诊区未闻及明显杂音。腹平软,未见肠型及胃蠕动波,未及包块,无压痛、反跳痛,无肌紧张,肝脾肋下未触及,肠鸣音 3~5 次 /min。四肢关节无红肿,活动正常,肌力、肌张力正常,神经系统检查未见异常。

辅助检查

血常规:白细胞计数 $7.8×10^9$/L,中性粒细胞百分比 30%,嗜酸性粒细胞百分比 1%,血红蛋白 112g/L,血小板计数 $305×10^9$/L;胸部 X 线片提示,皮肤及皮下软组织未见异常,两肺野透亮度增高,肺野未见明显渗出及异常影,纵隔居中,心脏不大。心电图正常。胸部增强 CT 及气道重建:提示先天性大动脉畸形(肺动脉吊带)、气管桥、气管弥漫性狭窄。纤维支气管检查:气管桥、完全性气管环伴气管狭窄、狭窄段长度较长,呈漏斗型狭窄,中间支气管近第二级分叉处存在气管壁搏动性外来压迫,气管壁软化。超声心动图:左肺动脉起源于右肺动脉,余心内结构未见异常,左心收缩功能正常范围。

　解析

本患儿病史特点:①3 岁起病,慢性病程,反复发作,近年有加剧;②临床以呼吸道症状为突出表现,主要表现为发作性喘息,多发生于活动后,季节相关性不大,夜间很少发作,今年发作日趋频繁;③体格检查发现胸骨上凹轻度吸凹,提示呼吸负荷增加,伴有轻度生长发育落后,智力正常,无其他脏器受累表现;④辅助检查示血常规嗜酸性粒细胞无明显增高,变应原筛查(−),胸部 X 线片提示两肺透亮度增高。

综合上述特点,儿童喘息主要原因是哮喘、毛细支气管炎、异物吸入、先天性的结构异常(先天性气管狭窄)、气道外来压迫及其他少见病情等。先天性气管狭窄是一种罕见的先天畸形,但是在反复喘息正规治疗无缓解的情况下,需要考虑该诊断,支气管镜检查及胸部 CT 气道重建了解气道情况十分重要。结合患儿临床特点及实验室检查,诊断先天性气管狭窄和肺动脉吊带明确。该患儿的病程提示我们,有些气管狭窄的患儿在幼年时可能被误诊为"哮喘",应该引起警惕。当喘息性疾病治疗效果不理想时,需要考虑先天性气管畸形的可能,此时胸部 CT 检查显得十分有意义,而支气管镜检查对于气管狭窄原因的判断具有重要的临床意义。同时,患儿可能合并心内畸形,需要超声心动图明确诊断。

治疗经过

该患儿于入院后 4 日接受体外循环下肺动脉吊带纠治(左肺动脉重建)和气管滑片成形手术,体外平行循环下,分离左右肺动脉分支及气管。术中见左肺动脉起源于右肺动脉,自气管后方绕过后向左走行,形成肺动脉吊带。气管严重受压,长段狭窄,狭窄段下至隆突,上至环状软骨水平,狭窄段为完全性气管环。升主动脉和右心耳分别插管,建立体外循环。在将 LPA 自 RPA 上断离,连续缝合 RPA 切口,LPA 自气管后方穿出后与 MPA 端侧吻合,吻合口 10mm。逐步游离气管,自狭窄段中部横断。见管腔明显狭窄,直径 3.0mm。分别纵行剖开气管近远段(头段剖前壁,尾段剖后壁),修剪两断端后行滑片吻合。心包补片包绕吻合口。鼓肺无漏气。气管镜显示吻合口通畅。手术顺利,转流时间 131 分钟。术后给予抗感染、维护心肺功能治疗,机械通气时间 45 小时,ICU 恢复 6 日,术后 14 日出院。手术后 1 年随访,胸部 CT 示气道基本通畅。

 解析

肺动脉吊带者合并气管桥、完全性气管环的可能性大,完全性气管环畸形是造成先天性气管狭窄的常见病理改变,建议所有诊断肺动脉吊带的患儿接受支气管镜筛查。决定是否干预气道的指征主要取决于临床表现,如果有明显的呼吸道症状,建议手术治疗。因为随着活动量的增加,完全性气管环的发育跟不上生长发育的速度,缺氧和呼吸窘迫会日益严重。

先天性气管狭窄的治疗以手术治疗为主,手术方法近年来不断更新,包括气管狭窄段切除后端端吻合术,有肋软骨补片修补重建气道,还有气管滑片成形术(Grillo 在 20 世纪 90 年代最先引入),可以"放大"气管,使气管直径和面积均翻倍,阻力明显减小,较长的斜行吻合口不容易发生吻合口瘘,不损伤血供,尤其适用于长段型气管狭窄。气管滑片成形术在近年来由于生长性好,不影响气道血供而被较为广泛地应用。手术困难程度与年龄相关,年长患儿的手术操作比较简单,年龄小、狭窄段长都是手术的危险因素。

(孙彦隽　张海波)

推荐阅读文献

[1] 马弗蒂斯,贝克.小儿心脏外科学.4 版.刘锦纷,孙彦隽,译.上海:世界图书出版公司,2014.

[2] 徐志伟.小儿心脏病手术学.北京:人民军医出版社,2006.

[3] 朱晓东,张宝仁.心脏外科学.北京:人民卫生出版社,2007.

[4] BACKER CL,MONGÉ MC,POPESCU AR,et al. Vascular rings. Semin Pediatr Surg,2016,25(3):165-175.

[5] JAVIA L,HARRIS MA,FULLER S. Rings,slings,and other tracheal disorders in the neonate. Semin Fetal Neonatal Med,2016, 21(4):277-284.

第二十三节　Ebstein 畸形

本节要点

1. 流行病学　Ebstein 畸形占所有先天性心脏病的 0.5%~1.0%,占住院先天性心脏病患者的 2% 左右,每 2 万名新生儿中有 1 名患有 Ebstein 畸形。本病无性别差异,偶有家族史报道。

2. 病理生理学　Ebstein 畸形的病理改变最主要的特征为三尖瓣和右心室发育异常,主要表现为:①三尖瓣瓣叶向心尖下移,下移的瓣叶发育不全,瓣膜反流;②房化心室形成,使舒张期右心室充盈减少,收缩期右心房静脉血回流减少,右心室排出量显著减少;③有效右心室腔减小,右心室收缩功能受损。

3. 临床症状　Ebstein 畸形的临床表现取决于三尖瓣反流程度、是否存在心房内交通、右心室功能和是否存在其他伴发畸形。轻者可无任何症状或仅有疲劳、心悸等,重者可出现胎儿水肿、右心衰竭,甚至全心衰竭症状;由于右心房扩大,房性心律失常常见。

4. 诊断　一般根据超声心动图可明确诊断 Ebstein 畸形,同时可判断三尖瓣发育情况及瓣膜反流程度,心脏 CT 或磁共振成像可为其他合并畸形提供详细资料。对于新生儿 Ebstein 畸形持续严重发绀,应判断为功能性或解剖性肺动脉闭锁。

5. 治疗　手术干预是 Ebstein 畸形唯一的治疗方式,药物治疗仅可减缓病情发展。根据 Ebstein 畸形复杂程度与瓣膜发育情况不同,选择不同手术方式。对于右心功能尚可患儿,可行瓣膜成形或置换术,其中锥形重建手术为近来开展较多、更接近生理状况的纠治方法;对于右心功能较差患儿可行双向 Glenn 手术,即一个半心室修补,视患儿病情发展决定是否行 Fontan 手术;对于左心功能已经受到影响的患儿,心脏移植可能是唯一的治疗方式。

一、定义

Ebstein 畸形,又称三尖瓣下移畸形或埃布斯坦综合征,是一种三尖瓣和右心室的畸形。一般具备以下特征:①三尖瓣瓣叶粘连在其下方的心肌上,抬起不能;②三尖瓣瓣环向心尖移位;③右心室部分房化,真正的三尖瓣环处扩张;④三尖瓣前瓣冗长。

二、流行病学

Ebstein 畸形是一种较为罕见的先心病,占所有先天性心脏病的 0.5%~1.0%,占住院先天性心脏病患者的 2% 左右。流行病学调查显示每 2 万名新生儿中有 1 名患有 Ebstein 畸形。本病无性别差异,偶有家族史报道。患儿如在婴儿期确诊,预后较差,1/3~1/2 的患儿在 2 岁之内死亡,存活至较大年龄患儿生活质量常受到严重影响,其死亡主要原因为心力衰竭、缺氧、心律失常和猝死。某些 Ebstein 畸形患者直到成人期之前都无症状,仅有极少数人主诉无法耐受运动。

三、病理生理学

(一)解剖特征

Carpentier 等阐述 Ebstein 畸形的五个相关解剖特征(图 2-23-1):

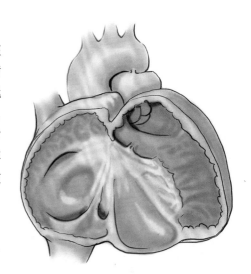

图 2-23-1　Ebstein 畸形解剖特征

1. 三尖瓣隔瓣和后瓣向右心室心尖部移位,下移程度轻重不等。

2. 三尖瓣前瓣叶可附着在三尖瓣瓣环的适宜高度上,但前瓣瓣叶宽大赘长,且可能有多根腱索附着到心室壁上。

3. 从真正的三尖瓣瓣环水平到隔瓣和后瓣附着水平的这一段右心室组织异常变薄且发育不全,称为"心房化"。三尖瓣瓣环和右心房极度扩张。

4. 房化心室远端的右心室腔变小,通常缺少流入道腔体,且其小梁部窄小。

5. 前瓣的冗余组织和前瓣腱索附着到漏斗部上通常会造成漏斗部梗阻。

根据解剖不同,Carpentier 等将 Ebstein 畸形分为四个类型:

A 型:真正右心室的容积足够。

B 型:右心室的心房化部分大,但三尖瓣前瓣叶可自由运动。

C 型:前瓣叶的活动严重受限,并可能引起明显的右心室流出道梗阻。

D 型:除一小部分漏斗部以外,右心室几乎完全心房化。三尖瓣的隔前瓣交界位置是房化心室和漏斗部之间仅有的交通部位(图 2-23-2)。

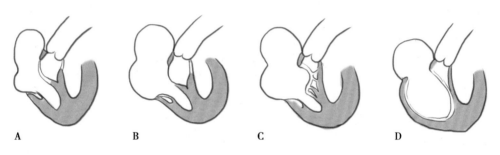

图 2-23-2　Ebstein 畸形 Carpentier 分型
A. A 型;B. B 型;C. C 型;D. D 型。

（二）病理变化

Ebstein 畸形病理改变最主要的特征为三尖瓣和右心室发育异常,主要表现为:

1. 三尖瓣瓣叶向心尖下移,下移的瓣叶发育不全,部分缺损,菲薄而透明,甚至黏着在心室的心内膜上。三尖瓣瓣环扩大,前瓣与下移的隔瓣和后瓣无法密切闭合,造成严重的三尖瓣关闭不全。

2. 在下移的隔瓣和后瓣的心房侧,有很大一部分右心室成为右心房的延续部分,这部分右心室壁薄如心房壁且缺乏收缩功能,称为"房化心室"。当右心房收缩时,房化心室不同步收缩,而呈反向扩张,使右心室充盈减少;当心室收缩时,房化心室同时收缩,影响右心房静脉血回流。

3. 三尖瓣以下的右心室腔显著减小且无流入腔,漏斗部可因过多的腱索和瓣膜组织附着而梗阻,常伴右心室收缩功能受损,加之右心室有效容积减小、三尖瓣关闭不全,导致右心房极度扩大和右心室排出量显著减少。

由于 Ebstein 畸形的解剖学严重程度的变异很大,其病理生理学的严重程度也同样有很大变化。胎儿超声心动图发现这种畸形具有极高的宫内死亡率。新生儿肺阻力高,三尖瓣反流量大,心房水平右向左大量分流,患儿青紫明显,严重时右心室收缩期无血流射入肺动脉,形成"功能性肺动脉闭锁",患儿依赖于动脉导管开放得以存活。所有的体静脉回流血必须跨过房间隔,经卵圆孔进行右向左分流。因为病情最重的新生儿的左心室排出量也受到严重影响,所以这些患儿同时具有严重发绀和代谢性酸中毒。推测是因为右心房容积巨大,且在无功能的右心室内存在"来回"血流,使左心室无法有效充盈。此外,左心室被巨大的右心室压扁而呈"薄饼状"。右心室心房化程度不太严重,且肺动脉狭窄程度较轻的新生儿可能有足够的肺血流,随着肺阻力降低,肺血流会得到进一步改善。解剖学畸形最轻的患者可能仅有非常轻的发绀,直到成人期才被发现。

四、临床表现及检查方法

（一）症状和体征

Ebstein 畸形的临床表现取决于三尖瓣反流程度、是否存在心房内交通、右心室功能和是否存在其他伴发畸形。轻者可无任何症状或仅有疲劳、心悸等。一般病例在新生儿期即出现青紫,随肺阻力下降青紫可减轻,直到 5~10 岁时重新出现。晚期患者可出现右心衰竭症状,肝大、颈静脉充盈和外周水肿等。作为心房扩张的结果,20%~30% 患儿反复发生阵发性心动过速,大多为房性心动过速;15% 患者会有旁路传导并合并预激综合征。

（二）体格检查

听诊时多在胸骨左缘下部闻及三尖瓣关闭不全的收缩期杂音,因右心室压力不高,收缩晚期三尖瓣反流量很少,故杂音在收缩晚期减轻或消失。第一心音分裂明显,与三尖瓣关闭延迟有关。肝脏触诊可以发现其增大,部分患者可有腹水征阳性和双下肢水肿。

（三）辅助检查

1. 胸部 X 线片　心脏呈球形扩大,肺血正常或减少（图 2-23-3）。在先天性心脏病中,心影增大而两根大血管均细小为本病特征。

2. 心电图　Ebstein 畸形的心电图表现无特异性。多为窦性心律,心率正常或偏缓,可存在房性心动过速、心房扑动或心房颤动、期前收缩、交界性心律或房室分离。房室间常存在传导旁路,15% 患者伴预激综合征。患儿 P 波很高,I、II 导联 P 波显著增宽,有时有切迹。

3. 超声心动图　超声心动图对 Ebstein 畸形的诊断有决定性作用。需要关注的特殊解剖包括右心房和三尖瓣瓣环的大小、右心室的心房化程度、三尖瓣前瓣叶的固定位置及活动度和肺动脉狭窄的严重程度。正常二尖瓣至心尖距离与三尖瓣至心尖距离的比值为 1.0~1.2（平均 1.09）,Ebstein 畸形患儿比值大于 1.2。计算 great Ormon street 比

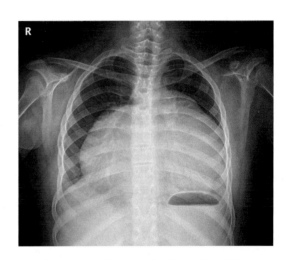

图 2-23-3　Ebstein 畸形患儿胸部 X 线片
心影明显增大,肺血不多。

值（四腔切面上右心房面积与房化右心室面积之和,除以右心室小梁部面积与左心房面积及左心室面积之和）是有帮助的。超声心动图可以为临床提供足够的解剖和血流动力学资料,基本可以替代心导管和造影检查。

4. 心导管检查　除非合并有其他复杂的心血管畸形,或曾进行分流手术,一般很少需要心导管检查。如果曾进行分流手术,造影可以显示有无肺动脉扭曲,还可以评价肺动脉的发育情况。

五、治疗方法

（一）药物治疗

对于在出生后数小时就极危重的新生儿,如果存在任何手术治疗机会,都应进行积极地复苏:输注前列腺素 E_1 以维持动脉导管开放提供肺血流,气管插管并通过适当的通气降低肺血管阻力;输注碳酸氢盐溶液来纠正酸中毒,并应给予正性肌力药物支持。

对存在轻度发绀的年长儿或成人的药物治疗仅应以缓解症状为目的,手术治疗为唯一的根治方式。

（二）手术治疗

1. 手术指征　在年长儿和成年人中,对有严重限制性症状（纽约心脏协会心功能分级 3 级或 4 级）、进行性发绀和或心律失常患者需要进行手术。但因 Ebstein 畸形患儿的心功能会进行性恶化,迟早需要外科手术治疗,手术适应证可以适当放宽,以便在可能发生的瓣环进行性扩大等继发性病理学改变之前接受干预。

对于新生儿及婴儿期患儿,大多数能够保持足够的心排血量,因此无论是否存在结构性肺动脉闭锁,均可以通过输注前列腺素 E_1 保持动脉导管开放以维持氧合。然而,如果在使用前列腺素 E_1、气管插管通气支持及输注碳酸氢盐和正性肌力药物支持后患儿仍心排血量不足,则只能够予以 ECMO 支持并等待心脏移植。对于通过上述支持治疗措施能稳定下来的严重发绀婴儿,其症状可能经过数天和数周,随着肺阻力下降而有所改善。此时需要判定肺动脉闭锁是功能性的还是结构性的(图 2-23-4)。如果是功能性肺动脉闭锁,尤其对于解剖学畸形程度更轻的患儿(Carpentier 分型 A 型或 B 型),则可尝试撤离前列腺素 E_1 并观察动脉导管关闭所产生的影响。对于结构性肺动脉闭锁新生儿,根据右心室及肺动脉发育情况选择早期姑息性体肺分流、右心室流出道重建或单心室修补。

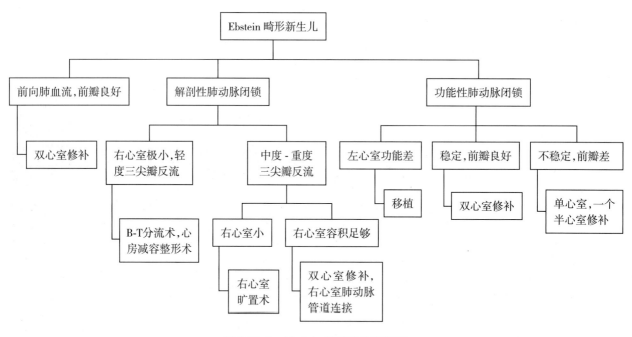

图 2-23-4　Ebstein 畸形诊疗流程图

2. 麻醉和体外循环方法　Ebstein 畸形手术通常采取复合全身麻醉。于胸骨正中进胸,体外循环采用主动脉和上下腔静脉插管,中度低温(28~34℃,根据手术的复杂程度和时间长短调整)。通过右上肺静脉或左心房放置左心引流,主动脉阻断,冷血心脏停搏液停搏,从右心耳到下腔静脉切开右心房,进行心内操作。

3. 手术方法　Ebstein 畸形由于畸形复杂程度与瓣膜发育情况不同,手术方式多样。主要的外科处理包括:①关闭房间隔缺损;②修补以前的姑息性分流和并发的其他畸形,包括室间隔缺损、肺动脉闭锁、动脉导管未闭等;③处理心律失常,包括手术离断旁路传导、房室结折返性心动过速消融或迷宫手术;④必要时行房化心室折叠;⑤三尖瓣成形或置换;⑥右心整形或减容。

(1) 三尖瓣修补术(图 2-23-5)

1) 从右心耳到下腔静脉切开右心房,切除多余的右心房组织,右心房大小接近正常。房间隔缺损用心包修补。后瓣下移至瓣环下,隔瓣发育不良。

2) 带垫片褥式缝线将三尖瓣提升至正常瓣环位置。缝线安置在房化右心室部位,打结后房化右心室折叠。

3) 缝线打结,下移的发育不良的隔瓣开始显露。

4) 后侧环缩,减小三尖瓣环的直径。冠状窦在环缩部位的左后方。后侧环缩可能需要数针,使得瓣叶对合,但应注意不要损伤传导组织。换锁喉三尖瓣环应该可以容纳成人的两个手指。

修补后,前瓣相当于功能性的单叶瓣。

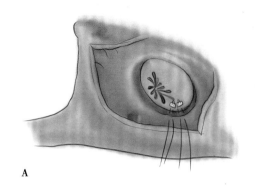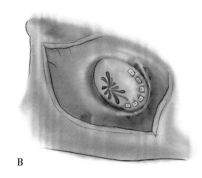

图 2-23-5 三尖瓣修补

A. 右心房切口,切除多余的右心房组织。房间隔缺损用心包修补。前瓣增大,后瓣下移,隔瓣
发育不良;B. 将三尖瓣提升至正常瓣环位置(缝线打结,房化右心室折叠,显露隔瓣;后侧环缩,
减小三尖瓣环的直径;修补后,前瓣相当于功能性的单叶瓣)。

 知识点

三尖瓣修补术技术要点

Ebstein 畸形的瓣膜修补关键是前瓣的整形是否满意,如果前瓣畸形严重,会影响修补结果。多数患者前瓣穿孔,可以通过精细缝线缝合。前瓣小也可以通过整形使其对合,但注意可能引起轻度三尖瓣狭窄。整形最需注意的是能否形成游离的活动的前瓣前缘。如果前缘粘连或附着在心内膜上,整形效果较差。如果瓣叶组织分化良好,短腱索和乳头肌不影响修补效果,但是如果乳头肌直接附着在前瓣前缘,严重影响前瓣活动,修补将十分困难。部分患者有足够的后瓣组织,可以行两个瓣叶修补,少数情况下三尖瓣下移但瓣叶发育良好,可以行三个瓣叶修补。

在纠正三尖瓣反流的同时,重要的是要消除右心室的心房化部分的矛盾运动。房化心室折叠先应放置在房化心室的后侧方,避免压迫右冠状动脉大分支和冠状动脉后降支,每折叠一针,都应该检查心外膜的冠状动脉,如果压迫必须拆除和重新折叠。

(2) 锥形重建术(图 2-23-6)

1) 实施标准主动脉和双腔静脉插管,做一个平行于房室沟的右心房切口。有一根小静脉标出了膜部室间隔和房室结的位置。

2) 第一个切口位于前瓣十二点方向,切口距离真正瓣环数毫米,沿顺时针方向延伸,前瓣和右心室之间有一个间隙,切断瓣叶体部和右心室游离壁之间的纤维和肌性附着,必须小心保全瓣叶前缘到心肌的所有纤维附着结构的完整。图 2-23-6B 中虚线的三角表示房化右心室,之后将对其进行折叠。

3) 检查前瓣前缘是否直接附着在心肌上。当直线附着时应该在瓣叶的远端面开窗,以构造新腱索,使血液进入右心室腔。外科抬起前瓣时必须小心,避免损伤下方变薄的右心室心肌。

4) 松解所有三尖瓣(前瓣、隔瓣和后半),将后瓣顺时针转动,与松解后的隔瓣近端边缘缝合,形成新的三尖瓣瓣口。

5) 检查房化右心室,并按需要进行折叠。从心尖底部的房化右心室开始缝合,主要缝在心内膜上,要看清并确定有无损伤右冠状动脉。

6) 将新三尖瓣重新固定到真正的三尖瓣瓣环上。在年长儿童和成人中,可使用人工瓣环对新三尖瓣环重建进行加强。

锥形重建术学科新进展:Carpentier 等和 Quaegebeur 等报道,对瓣环成形术和折叠术进行改良,即锥形重建术的基础。Carpentier 的改良建立在对 Ebstein 畸形解剖学进行深入研究的基础上。与经典手术方法的主要区别在于采用了圆周向的折叠方式,因此保全了右心室心尖到心底部的长度。当从心房化心室的

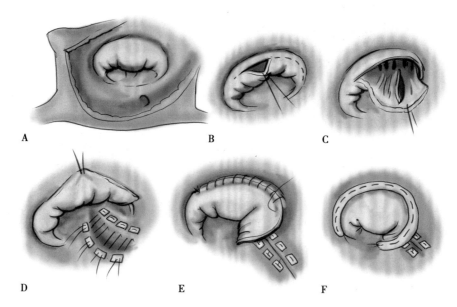

图 2-23-6 锥形重建术

A. 右心房切口视野;B. 切开前瓣瓣环,松解瓣体和右心室之间的纤维和肌性附着;C. 检查前瓣附着,开窗构建新腱索;D. 松解瓣叶,将后瓣顺时针转动,与隔瓣缝合,构建新的三尖瓣瓣口;E. 折叠房化右心室;F. 将新三尖瓣重新固定到真正的三尖瓣瓣环上。

楔形尖端向真正的瓣环逐步进行圆周向折叠缝合时,针距要逐渐变得更宽。可切下前后瓣叶,并重新固定到已被缩小的三尖瓣瓣环上。可将前后瓣叶重新固定在三尖瓣瓣环的高度上。通常这就构成了一个单叶瓣,此时呈"风帆状"的大型三尖瓣前瓣处于和室间隔及后瓣相对的位置。可以给更年长患者植入一个瓣环成形环,以进一步缩小扩张的三尖瓣瓣环的直径,因此改善瓣叶的对合,使瓣膜的关闭性能更佳。

在一些患者中,有一个操作技巧非常重要,即将前乳头肌朝向室间隔进行转移。通常报道的是折叠和瓣环成形术改善了瓣叶体部的对合,但瓣膜游离缘仍不能有效对合,因为前乳头肌在瓣叶关闭时必须收缩,所以将前瓣叶拉离室间隔。对乳头肌进行完全转移或通过正确缝置聚四氟乙烯缝线来对腱索进行重新定向,可有助于改善游离缘的对合。此时可将前瓣拉向室间隔。

巴西的 daSilva 和 Barbero-Narcial 推广了锥形重建手术。这种技术是对 Carpentier 手术的改良。将三尖瓣的前瓣和后瓣从其位于右心室上的异常附着位置松解下来,然后将此瓣叶复合体的游离缘进行顺时针旋转,再将其缝合到前瓣的室间隔边缘上,这样可以形成顶点依然固定在右心室心尖部且基底部缝合到真正的三尖瓣瓣环高度水平的"锥形"结构。此外,隔瓣也尽可能地被纳入锥形结构的壁部,房间隔缺损以构建活瓣的方式予以关闭。

 知识点

锥形重建术的禁忌证

锥形重建术的相对禁忌证包括新生儿、年龄更大(>50 岁)、重度肺动脉高压、显著的左心功能障碍(射血分数 <30%)、隔瓣和后瓣完全无法抬起且前瓣抬起差(前瓣抬起度 <50%)、严重的右心室扩大和真正的三尖瓣瓣环重度扩张。

(3)三尖瓣置换术(图 2-23-7)

1)瓣膜的缝线放置在膜部室间隔和房室结的偏右心房的一侧,避免损伤传导组织,如果房间隔较薄,缝线在顶部偏离三尖瓣环的后外侧,避免损伤右冠状动脉。如果冠状窦和房室结距离较远,冠状窦可以隔在右心房。

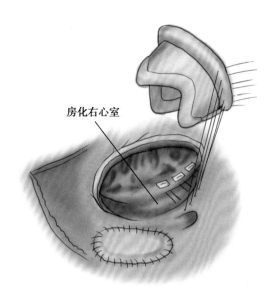

房化右心室

图 2-23-7 三尖瓣置换术

2）在心脏复跳后缝线打结，保证传导系统正常。

 知识点

Ebstein 畸形三尖瓣置换术技术要点

在许多早年的研究中，对 Ebstein 畸形进行三尖瓣置换时存在发生完全性心脏传导阻滞的高风险。因此，应将人造瓣膜放置在冠状窦的心房侧，将冠状窦血引流入心室的技术，似乎使完全性心脏传导阻滞的风险降到了最低。

缝线从顶部偏离房室结、His 束和室间隔膜部区域缝置，有一小静脉丛侧面穿过三尖瓣环到膜部室间隔，可用来作为房室结的标记。为避免损伤右冠状动脉，缝线应该从顶部偏离三尖瓣瓣环的后外侧，人工瓣定位和跨坐在膜部室间隔和传导组织上，缝线打结应该在心脏跳动下完成，以观察心律变化。

（4）1½ 心室修补术：双向 Glenn 手术（图 2-23-8）的优点在于降低了三尖瓣和右心室所必须承受的容量负荷，可以达成 1½ 心室修补。但其应用范围有限，仅限用于右心室功能受损的患者：①存在室间隔向左心室移位；②术前的静息或运动动脉氧饱和度显著降低；③脱离转流后右心房和左心房的压力比值大于 1.5。构建双向 Glenn 手术可允许三尖瓣修补状态不太完美；如果三尖瓣修补形成了一个轻到中度狭窄的有效瓣口，应该使用双向 Glenn 手术；接受双向 Glenn 手术的患者，自初次手术后到三尖瓣及其代替物衰退而需再次手术之间的耐受时间可能更长。

（5）心脏移植：对于双心室功能严重障碍的 Ebstein 畸形患者，移植是最后的选择。对于右心室功能严重障碍，但左心室功能正常或轻到中度抑制的患者（左心室舒张末压力 <15mmHg，跨肺压差 <10mmHg，平均肺动脉压 <18~20mmHg），可以通过传统的双心室方案或一个半心室方案治疗；反之，对于左心室显著扩张且功能显著障碍者，或二尖瓣重度反流合并左心功能障碍者，应考虑心脏移植。

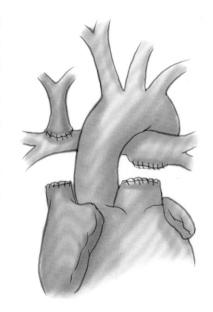

图 2-23-8 双向 Glenn 手术

六、术后处理及远期预后

危重新生儿术后治疗包括使用一氧化氮、适宜的通气和镇静来最大程度降低肺血管阻力,并使用正性肌力药物来为功能很差的右心室提供支持;谨慎使用胶体和晶体,首选使右心房压力保持在10mmHg以下。对于接受瓣膜修补手术的患儿,应使用降低后负荷的药物,保护三尖瓣功能;三尖瓣置换术后患儿应使用3个月华法林并终身服用阿司匹林。接受单心室修补的患儿术后治疗与其他单心室心脏患者类似。

Mayo Clinic阐述了自1974年到2003年间52例接受修补手术的Ebstein畸形患者的治疗结果,术后15年时的实际存活率为90%,术后5年、10年和15年时完全免于再次手术的比例分别为91%、77%和61%。超声心动图评估的中度及以上程度的三尖瓣反流是再次手术的唯一风险因素($P=0.04$)。2003年,法国巴黎Carpentier团队阐述了自1980年至2002年间接受手术的191例Ebstein畸形患者的结果,187例患者有实施瓣膜修补手术的可能,60例患者术中加做了双向Glenn手术,仅4例患者进行了瓣膜置换。2007年,Knott-Craig阐述27例症状严重的新生儿的院内存活率为74%。巴西圣保罗的da Silva等报道了对40例Ebstein患者实施锥形重建的手术结果,1例(2.5%)院内死亡和1例晚期死亡,2例患者术后晚期需要再次进行三尖瓣修补,且从未发生房室传导阻滞,也无患者需要进行三尖瓣置换。

【病例解析】

病例摘要1

主诉

患儿,女,2岁10个月,因"发现心脏杂音1月余"入院。

现病史

患儿入院前1月余因反复咳嗽于外院就诊。查体发现心脏杂音。超声心动图提示Ebstein畸形,三尖瓣反流。患儿平素活动量尚可,食欲尚可,无口唇青紫,无反复呼吸道感染。现患儿为求进一步治疗,门诊拟"Ebstein畸形,三尖瓣闭锁"收入病房。

出生史

患儿系G_1P_1,足月顺产,产时无窒息,出生体重2.65kg。生后予以母乳喂养,按时按序添加辅食,生长发育史良好。

查体

腋温36.8℃,脉搏120次/min,呼吸30次/min,血压88/60mmHg,身长/高91cm,体重10.5kg。神清,反应可,呼吸平稳,双肺呼吸音粗、对称,未及啰音,心音有力,律齐,心前胸骨左缘3~4肋间收缩早期杂音,腹软,无压痛。

辅助检查

超声心动图:右心房、右心室稍增大,可见房化右心室,左心室收缩活动正常。主动脉无增宽。肺动脉无增宽,瓣膜开放活动可。二尖瓣瓣环1.63cm,三尖瓣瓣环2.10cm;三尖瓣前瓣稍冗长,隔瓣无明显下移,后瓣下移1.86cm,反流靠后方,反流至少三束,其中较宽一束0.28cm,轻中度反流,反流速2.85m/s。心房水平未见明显分流。室间隔完整。

治疗经过

患儿入院后完善相关检查,于全身麻醉体外循环下行Ebstein畸形纠治术。术中见:三尖瓣隔后瓣下移约2cm,将隔后瓣及部分前瓣沿瓣根部游离,房化心室及瓣环折叠3针,形成新的三尖瓣瓣环,将三尖瓣瓣叶顺时针旋转后重新缝合于新的三尖瓣瓣环,完成锥形重建。房间隔缺损留孔约3mm。三尖瓣注水反流不显。术后经食管超声心动图:三尖瓣反流轻度,房间隔缺损双向分流。术后予呼吸机辅助、正性肌力药物强心等支持治疗,2日出CICU,7日出院。术后超声心动图:①术中房间隔留孔,心房水平可见少量分流,分流束宽0.39cm,以右向左分流为主;②剑突下切面测三尖瓣前向血流速约0.8m/s,轻度三尖瓣反流;③未见心包积液。

解析

患儿查体发现心脏杂音，超声心动图提示前瓣冗长，隔瓣、后瓣下移，Ebstein 畸形诊断明确。术中见瓣叶组织发育尚可，瓣环无明显扩张，行锥形重建效果良好。

病例摘要 2

主诉

患儿，男，12 岁，因"胸闷、气促 1 月余"入院。

现病史

患儿入院前 1 月余无明显诱因下出现胸闷、气急气促，活动后加剧，至医院就诊。超声心动图提示：三尖瓣下移畸形，三尖瓣中度。患儿平素活动量尚可，近 1 年来有所下降，无口唇青紫，无反复呼吸道感染。现患儿为求进一步治疗，门诊以"三尖瓣下移畸形，三尖瓣中度反流"收入病房。

查体

体温（肛温）36.8℃，脉搏 102 次 /min，呼吸 20 次 /min，血压 92/66mmHg，身长 / 高 154cm，体重 38.8kg。神清，反应可，呼吸平稳，双肺呼吸音清、对称，未及啰音，心音有力，律齐，心前胸骨左缘 3~4 肋间收缩早期杂音，腹软，无压痛，四肢暖。

辅助检查

右心房、右心室增大，可见房化右心室，左心室收缩活动正常。二尖瓣瓣环 1.64cm，三尖瓣瓣环 3.5cm；三尖瓣前瓣冗长，呈风帆样，隔瓣下移 3.3cm，后瓣下移 4.2cm，中度反流，反流束多，较宽束 0.45cm，反流速 2.54m/s。房间隔未见明显分流。室间隔完整。左位主动脉弓。心脏增强 MRI：右心房扩大，三尖瓣下移，前瓣冗长，似帆样征。心室隔完整，左心室发育可，房化右心室扩大，有效心腔小，左右心室流出道未见狭窄。LVEF 67%，有效腔 RVEDV 57.9ml，全部右心室包括房化右心室 RVEDV 176.0ml，RVEF 45%。

解析

患儿以活动耐量下降、胸闷气短起病，已表现出心功能储备下降，但因房间隔完整无口唇青紫等症状。超声心动图明确 Ebstein 畸形，心脏 MRI 提示房化心室巨大、右心功能受损，手术指征明确。

治疗经过

患儿入院后完善相关检查，积极术前准备，于全身麻醉体外循环下行 Ebstein 畸形纠治＋右侧双向 Glenn 分流术。术中见：三尖瓣三个瓣叶均明显发育不良，前瓣组织稀疏，后瓣下移 4.5cm，隔瓣下移 3.5cm，且隔瓣边缘与室间隔无附着，仅靠腱索附着室间隔上。将前瓣分离，顺时针旋转，与隔瓣边缘缝合，瓣环予以折叠缝合 3 针，形成锥形重建，三尖瓣注水反流不显；房间隔留空。术毕经食管超声心动图显示轻中度三尖瓣反流，前向流速 1.5m/s。递进行右侧双向 Glenn 手术，将上腔静脉横断，近端缝闭，远端与右肺动脉上缘端侧吻合，吻合口 15mm，手术顺利。术后予呼吸机辅助、正性肌力药物强心等支持治疗，5 日出 CICU，术后 9 日出院。术后随访超声心动图：①二尖瓣环 2.27cm，三尖瓣环 1.38cm；三尖瓣腱索短、增粗、回声增强，前瓣、隔瓣活动度小，后瓣瓣尖无明显活动度，前向血流速 0.9m/s，三尖瓣关闭点错位，轻中度反流；②右侧腔肺吻合口流速 0.40m/s，血流波形随呼吸变化；③心房水平未显示明显分流；④未见明显心包积液。

知识点

房化右心室的折叠

房化右心室的折叠(或切除)是否必须是存在争议的。潜在优点包括：①缩减了右心室的无功能部分，改善了血流经右心室的通过性；②降低了对左心室的压迫，改善了左心功能；③降低了三尖瓣修补缝合线所承受的张力，尤其是锥形修补时，为肺提供了更多的空间(在新生儿及婴儿中尤其重要)。但所有类型的房化右心室腔内折叠，不可避免地会使一些到达右心室肌的冠状动脉血供发生中断，且许多时候存在右冠状动脉扭曲的风险，可能会产生室性心律失常，并损害左右心室功能。因此，一般在右心室薄而扩张时进行折叠，以降低复杂三尖瓣修补时缝合线上的张力。重要的是，需反复检查冠状动脉血供是否受影响。

在关闭心房切口时，常规实施右心房减容手术。要注意在终嵴前方留一小条组织以便关闭切口时进针。应避免在终嵴上进行缝合，因为容易造成房性快速型心律失常。

解析

患儿行锥形重建术，但原生瓣膜组织发育差，修补后仍闭合不全，三尖瓣轻中度反流；瓣环环缩后过三尖瓣血流速稍快，轻度狭窄可能；且患儿术前提示右心功能下降。综合以上三点，手术同时行双向腔肺吻合术，减少过三尖瓣血流及右心室前负荷，保护患儿瓣膜功能。

病例摘要 3

主诉

患儿，女，12 岁，因"先天性心脏病术后 8 年，胸闷、气促明显加重半年"入院。

现病史

患儿生后即因口唇发绀于当地医院就诊，心脏超声提示"房间隔缺损"，当时无特殊处理，青紫自行好转。3 岁时因再次口唇发绀外院就诊，确诊"Ebstein 畸形，房间隔缺损"，定期随访。5 岁时于医院行三尖瓣修补术 + 右侧双向 Glenn 分流术，术后定期随访。患儿平素活动后气促，近半年进行性加重，剧烈活动后可有青紫，患儿卧床时一般情况尚可，站立数分钟，下肢即出现皮肤花纹、颜色加深等淤血表现，无反复呼吸道感染，生长发育情况尚可。现为进一步治疗来医院就诊，门诊拟"Ebstein 畸形"收治入院。

既往史

5 周龄时行三尖瓣修补术 + 双向 Glenn 分流术，现服用地高辛、呋塞米。

查体

体温 36.3℃，脉搏 90 次 /min，呼吸 27 次 /min，血压 107/57mmHg，身长 / 高 158cm，体重 56.2kg，血氧饱和度 95%。神清，精神一般，呼吸尚平稳，双肺呼吸音清，未及干湿啰音，心音低钝，律齐，未及明显杂音，心脏浊音界扩大；腹软，未见明显腹壁静脉曲张，肝肋下 4cm，质韧，足背及桡动脉搏动微弱，移动性浊音(-)，双下肢水肿，四肢末梢温暖。

辅助检查

超声心动图：右侧腔肺吻合口未见狭窄，过吻合口流速 0.40m/s；肺动脉总干内径 1.40cm；内见低速血流；房间隔及室间隔均突向左侧，心房水平双向分流，分流束宽 0.47cm；二尖瓣环 3.02cm，三尖瓣双孔，瓣开分别为 2.89cm、2.61cm；三尖瓣前瓣活动度差，隔瓣及后瓣未显示；三尖瓣口见来回血流通过，重度三尖瓣反流；反流速度 1.0m/s；二尖瓣轻度反流，反流束宽 0.20cm；右心房、右心室明显扩张；室间隔与左心室后壁呈同向运动，左心室壁收缩活动尚可；未见心包积液。心脏增强 MRI：Ebstein 行右侧双向 Glenn 手术后；右侧上腔静脉与右肺动脉吻合口未见狭窄，直径 19.9mm，右心房极度扩大，右心室极度扩大，右心室壁薄，右心室心尖憩室样改变，收缩功能极度低下，三尖瓣重度反流，左上及左下肺静脉受压，室间隔凸向左心室面，左心室受压，收缩功能低下；肺动脉前向血流未阻断，肺总动脉内血流波形为非搏动性动脉波形，类似静脉波形，未见大动静脉侧支血管。LVEF：31%，RVEF：11%（图 2-23-9）。

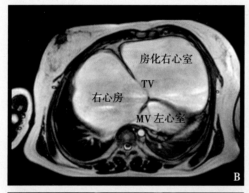
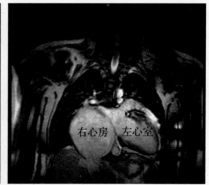
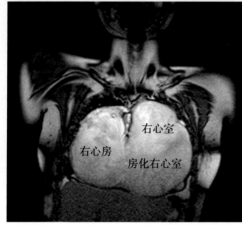

图 2-23-9 心脏 MRI
A.轴位；B.冠状位(后)；C.冠状位(前)。可见右心房、右心室、三尖瓣环极度扩张，左心室受压后移。TV.三尖瓣；MV.二尖瓣。

治疗经过

入院后积极利尿、强心、营养心肌等治疗，患儿仍有心悸、气促、头痛、头晕，有恶心，无发热，全身发麻，精神及进食差，小便量少。告知家长患儿心力衰竭终末期，建议心脏移植，家长表示理解。予积极调整心功能后出院，于外院心脏移植中心就诊，等待移植。患儿于出院后 3 个月外院行心脏移植手术，手术顺利，现恢复良好。

 解析

患儿 Ebstein 畸形病程极为典型：新生儿期即出现口唇青紫，但外院未予明确诊断，随肺阻力下降发绀自行缓解，但三尖瓣功能障碍持续存在，故儿童期因三尖瓣反流、右心室功能障碍、右心房压力增高导致心房水平右向左分流，患儿再次出现口唇青紫等症状。予三尖瓣瓣膜修补＋双向腔肺吻合术后症状缓解、生长发育尚可，但右心功能持续下降，最终压迫左心系统，导致严重右心衰竭合并左心功能不全。由于左心功能差，无法耐受单心室循环，Fontan 手术风险巨大，心脏辅助装置（RVAD 或 ECMO）及心脏移植为最终解决方案。

（孙彦隽 苏俊武）

推荐阅读文献

［1］丁文祥,苏肇伉.小儿心脏外科学.济南:山东科学技术出版社,2000.

［2］乔纳斯.先天性心脏病外科综合治疗学.2版.刘锦纷,孙彦隽,译.上海:世界图书出版公司,2016.

［3］杨思源,陈树宝.小儿心脏病学.4版.北京:人民卫生出版社,2012.

［4］徐志伟.小儿心脏手术学.北京:人民军医出版社,2006.

［5］马弗蒂斯,贝克.小儿心脏外科学.3版.刘锦纷,译.北京:北京大学医学出版社,2005.

第二十四节 肺动脉起源异常

本节要点

肺动脉起源异常主要包括迷走肺动脉(aberrant pulmonary artery),肺动脉异常起源于升主动脉。前者又称血管吊带(vascular sling)或者肺动脉吊带(pulmonary artery sling),是指左肺动脉在心包外起自右肺动脉,经气管和食管之间达左肺,成为紧束气管的条带。本畸形已在前面章节给予详细讲解。本章节主要针对肺动脉异常起源于升主动脉进行讲解。

一、简史

肺动脉起源异常罕见,尤其左肺动脉起源于升主动脉更罕见。1868年,Fraentzel在尸检中首先发现并报道一例右肺动脉起源于升主动脉的女性患者。1914年,Doering在一例8个月婴儿尸检中发现其右肺动脉起源于升主动脉,同时合并动脉导管未闭。Bopp于1949年详细描述此病。1961年,Armer等切断起源于升主动脉的右肺动脉,用人工血管连接右肺动脉远端和肺动脉干,并关闭动脉导管,为首例存活者。Kirkpatrick于1967年成功地将异位的右肺动脉吻合于肺动脉干。1973年,Herbert成功矫治左肺动脉起源于升主动脉。

二、胚胎学

以右肺动脉起源于升主动脉为例,此种畸形的发生是由于右肺动脉不能从胚胎时期的主动脉囊肿分离,其发生过程与主-肺动脉窗相似。由于圆锥嵴异位使主、肺动脉干分离严重不均,右侧第六主动脉弓单独起自升主动脉导致出生后右肺动脉起源异常。

三、病理解剖和病理生理

一侧肺动脉起源于主动脉常是单发畸形,右侧肺动脉常起自升主动脉的侧壁或后壁,位于主动脉瓣上1~3cm,少数位于升主动脉远段靠近无名动脉开口处。异位的右肺动脉一般较左肺动脉粗,但其管壁结构和分支均正常。大多数患儿合并其他心脏畸形,如动脉导管未闭、法洛四联症、室间隔缺损、主动脉缩窄、主动脉弓中断和房间隔缺损等。约20%为单纯性病变。单纯性病变,不管两侧肺动脉起源如何,两侧血管床相似。Keane在尸检中发现小于6个月的病婴,两侧肺血管多无明显的阻塞性改变,随着年龄的增长,肺血管发生阻力性改变,有些病例可伴有严重的多侧肺静脉狭窄(对侧肺的肺动脉高压形成机制目前尚不清楚)。有右心衰竭者,某些病例肺动脉和三尖瓣环发生扩张,三尖瓣瓣叶增厚、卷曲。

左肺动脉起源于升主动脉罕见。40%为单纯性病变,常合并右位主动脉弓,最常并发心脏畸形为法洛四联症。

双侧肺动脉起源于升主动脉更罕见,目前仅有一例报道。左右肺动脉形成一短干起自升主动脉后壁,而肺动脉干正常起自右心室,与未闭动脉导管相连。

患儿出生后,患侧肺主要依靠起自升主动脉的异常肺动脉供血。随着肺阻力的下降,由于主动脉压力高,导致肺循环血量增多,左心前负荷增加及左心衰竭。出生后几个月内很快发生肺动脉高压、右心衰竭。

四、临床表现

患儿出生后数天至数周即出现呼吸困难、体重不增、反复呼吸道感染和心力衰竭等症状。有卵圆孔或动脉导管未闭者,可出现右向左分流、发绀;可无明显体征和心脏杂音。当异位右肺动脉开口狭窄时,偶可在心前区闻及连续性杂音。有肺动脉高压时,肺动脉第二心音亢进。心电图为非特异性,表现为右心房和双心室肥大。X线检查可见心影明显扩大,呈球形,双肺纹理增粗,如合并法洛四联症时,健侧的肺野缺血,而异位的肺动脉侧肺野明显充血。当伴有法洛四联症、肺动脉严重狭窄时,主要临床特征类似法洛四联症。法洛四联症患者如果发现一侧肺血流增多,应高度怀疑同时合并肺动脉起源异常。超声心动图检查提示右肺动脉或左肺动脉起源于升主动脉。为进一步明确诊断,应行心导管检查和心血管造影。表现为导管不能自肺动脉干进入异位的右肺动脉,而健侧的肺动脉压力异常增高。右肺动脉起源于升主动脉的患者,右心室造影显示右肺动脉缺如,左肺动脉扩张;左心室造影显示右肺动脉或左肺动脉起自升主动脉。目前,CTA三维重建也能清楚显示异位右肺动脉的起源位置、口径和长度,可代替心血管造影。

五、诊断

明确诊断须二维超声结合心导管和心血管造影检查,右心导管可在健侧肺动脉内测得肺血管压力和肺血管阻力,以便提供手术适应证资料,尤其是对于年龄大的患儿。

六、自然病史

未经手术的患儿,70%在出生后6个月内死亡,80%在1岁内死亡。死亡原因主要是难治性心力衰竭。

七、手术方法

(一)手术适应证

1岁之内患儿,一旦诊断明确,应立即施行手术治疗,即使合并严重肺动脉高压,肺血管病变也是可逆的。对于1岁以上的患儿,是否手术,意见不一,有文献报道肺血管阻力指数超过10~12Wood单位/m² 时,则为手术禁忌。

(二)术前准备

应用强心扩血管药物改善心脏功能,对明显肺动脉高压者,应用药物治疗。对重症患儿可予氧气和一氧化碳吸入。

(三)手术方法

如不伴有其他心内畸形,手术可在非体外循环下进行,只需使用肺动脉干侧壁钳钳夹就可进行异位右肺动脉和肺动脉干的吻合术。若合并心血管畸形时,在深低温低流量体外循环或深低温停循环下畸形血管吻合术则更容易和安全。以下以右肺动脉起源于升主动脉为例。

1. 右肺动脉-肺动脉干端侧吻合术(图2-24-1)

(1)胸骨正中切口,切开心包,探查右肺动脉起源。

(2)建立体外循环,先充分游离升主动脉、异位右肺动脉。左肺动脉亦应尽量向远侧游离,以增加肺动脉干的活动度。如合并未闭动脉导管,应先将其游离阻断。

(3)异位右肺动脉绕带阻断或用阻断钳阻断,建立体外循环。缝扎、切断动脉导管或导管韧带,进一步增加肺动脉干的活动度。降温,在靠近无名动脉处阻断升主动脉,主动脉根部灌注含血心脏停搏液。

(4)将异位右肺动脉根部自升主动脉侧壁或后壁分离,自起始部将其切断,连续缝合关闭升主动脉缺口。为防止连接缝合会造成升主动脉狭窄,也可用人工材料或心包补片修补。将肺动脉干经升主动脉后

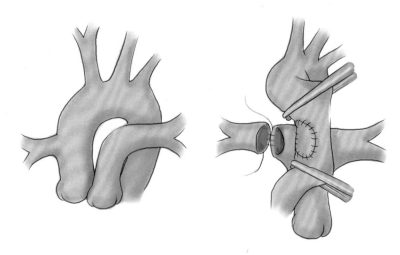

图 2-24-1　右肺动脉 - 肺动脉干端侧吻合术

方牵到右侧,剪出与右肺动脉开口相应的吻合口。

（5）如异位右肺动脉长度足够,经主动脉根部后方直接与相对应的肺动脉干侧壁做端侧吻合。后壁采用连续缝合法,前壁间断缝合或全部用单丝可吸收线缝合,以利肺动脉的后续发育。

（6）如异位右肺动脉长度不够,可用人工血管连接。

2. 右肺动脉 - 肺动脉干吻合术（van Son 法）（图 2-24-2）　本术式由 van Son 和 Hanley 于 1996 年报告,其要点是:用患者自体部分主动脉壁和肺动脉壁做成血管片以延长右肺动脉,减轻吻合口的张力,避免了在吻合口中应用人工材料所造成的晚期并发症。

（1）先游离结扎未闭动脉导管。于右肺动脉起始部水平横断升主动脉。将右肺动脉起始部连同部分主动脉壁切下,构成后来的肺动脉吻合口后壁血管片。肺动脉干右侧壁沿破折线切开,至后壁沿圆点线切开,构成后来的肺动脉吻合口前壁血管片,直径与待吻合右肺动脉相当。

（2）切下的与右肺动脉相连的主动脉血管片和肺动脉干前壁血管片长度、宽度要足够,以保证吻合时无张力。

（3）用 6-0 可吸收线连续缝合,吻合右肺动脉与肺动脉干。

（4）重新吻合升主动脉。

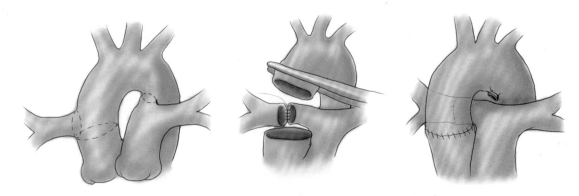

图 2-24-2　右肺动脉 - 肺动脉干吻合术（van Son 法）

3. 右肺动脉 - 肺动脉干吻合术（Prifti 法）　本术式由意大利学者 Prifti 于 2002 年报道,其要点是:用肺动脉干前壁半轴血管壁和升主动脉全周血管对右肺动脉进行延长,使吻合口张力过大的问题得到更彻底的解决;在升主动脉前进行肺动脉的吻合,避免了升主动脉对重建的右肺动脉产生压迫的可能性。

（1）体外循环、心肌保护和动脉导管处理的方法与前述手术相同。

（2）心脏停搏后,设计好升主动脉和肺动脉血管片,将右肺动脉连同全周升主动脉壁剪下,主动脉壁片的宽度略大于右肺动脉周径的一半。将肺动脉干前壁呈活门状朝升主动脉方向切开。

（3）以5-0可吸收线将升主动脉远、近端吻合。然后以同样缝线将肺动脉血管片的右端和主动脉血管片的左端在升主动脉的前方吻合。

（4）将主动脉血管片的另一端折向左边，覆盖肺动脉干前方的缺损，以双头5-0可吸收线从最左端开始，沿血管片上、下缘连续缝合，构建右肺动脉到肺动脉干的通道（图2-24-3）。

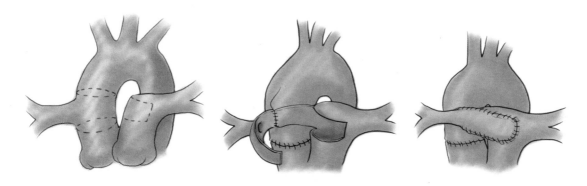

图2-24-3　右肺动脉-肺动脉干吻合术（Prifti法）

八、术后处理

1岁以内患儿纠治术后，手术效果好，均可恢复正常的肺循环血流动力学。由于术前患儿都有不同程度的肺动脉高压，术后监护重点主要是肺动脉压力和呼吸系统管理，包括呼吸机辅助呼气末正压（PEEP），并可采用适当过度通气降低二氧化碳（$PaCO_2$），以及静脉维持曲前列尼尔（瑞莫杜林）或口服波生坦等肺动脉高压特殊药物改善和防止术后肺动脉压力的升高。在施行矫治术中，即使年龄很小，单纯性异位肺动脉手术效果较并发其他心内畸形者好。术中可经过食管超声以证实缺损已完全纠治及无肺动脉狭窄发生。

九、预后以及后果

单纯性右肺动脉或左肺动脉起源于升主动脉手术效果较合并其他心内畸形者好，长期随访，肺动脉压力正常。新生儿期间进行手术存活者，无论是否合并动脉导管未闭，手术效果均理想。伴有重度肺动脉高压及大年龄患儿手术效果不理想。术后可发生右肺动脉与肺动脉干吻合部位狭窄，可行介入扩张成形。

【病例解析】

病例摘要

主诉

患者，男，1岁，主因"发现心脏杂音1年"入院。

现病史

患儿因1年前感冒常规查体时发现心脏杂音，进一步行心脏超声检查提示三尖瓣反流，动脉导管未闭，当时因年龄较小，予以随访。病程中患儿常出现哭吵后呕吐，呕吐物为食物。无活动量小，无体重增长慢，存在反复呼吸道感染，活动或哭吵时口唇青紫。现为进一步手术治疗至医院就诊，门诊予以行心脏超声后收入院。

个人史：G_2P_2，产时无窒息，出生体重约3.7kg。生后予以混合喂养，按时按序添加辅食，生长发育与同龄儿童相仿。

查体

体温36.7℃，脉搏118次/min，呼吸25次/min，血压86/52mmHg，身长/高76cm，体重11.4kg。双肺呼吸音清，未闻及干湿啰音。心音有力，心率118次/min，未闻及额外心音，律齐，胸骨右缘第

2~3肋间2/6级收缩期杂音。肝脏肋下未触及,四肢末梢暖。

辅助检查

超声心动:全心增大,右心室壁肥厚,左心室壁收缩活动可。左心室内可见假腱索。主动脉开放活动可。右肺动脉发自升主动脉,距主动脉瓣约1.54cm,开口1.03cm,内径1.1cm,血流1.12m/s。肺动脉总干内径1.87cm,瓣膜开放活动可;左肺动脉与肺动脉总干延续,开口1.04cm,内径1.07cm,血流0.9m/s。房室瓣开放活动可,二尖瓣环1.67cm,三尖瓣环1.77cm,三尖瓣瓣尖增厚卷曲,关闭点错位,轻中度反流,反流束宽0.33cm,反流速4.47m/s,压差80mmHg。卵圆孔未闭,束宽0.20cm,左向右分流。室间隔肌部可见少量穿隔血流,小肌部室间隔缺损不除外。左位主动脉弓。动脉导管未闭,肺动脉端约0.59cm,双向分流。

心电图:窦性心律,右心室肥大,双房肥大。

胸部X线片(图2-24-4):心影增大。

心脏增强CT(图2-24-4):动脉导管未闭,约7.7mm;肺动脉总干及左肺动脉扩张,右肺动脉起源于升主动脉后壁,形态可,起始约10.6mm,远端约13.8mm。降主动脉可及一2.4mm侧支。

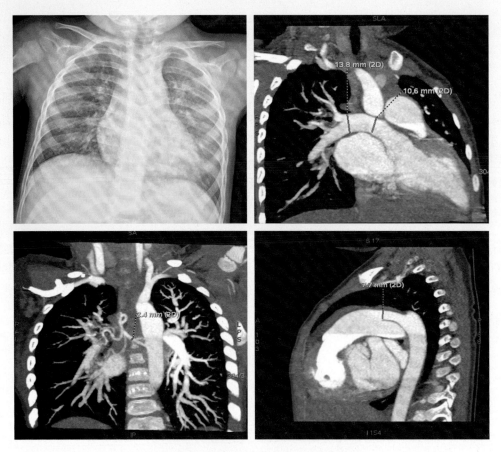

图2-24-4　患儿胸部X线片及心脏增强CT

心导管:MPA、DAO同步测压:78/49/64/92//55/74mmHg。左心室及主动脉造影可见室间隔完整,右肺动脉起至升主动脉,开口直径约7.9mm,远端分叉处直径约17.45cm,左位主动脉弓,未见主动脉缩窄,可见一粗大动脉导管未闭,肺动脉端约5.3mm,肺动脉总干扩张,直径约17.45mm。降主动脉发出2侧支血管供应右肺,较粗大枝1.5mm,行弹簧圈封堵。

血流动力学参数:氧耗量VO_2:174,Hb:121g/L,$PVsatO_2$ 100%,Qs(L/min)=6.53,Qp(L/min)=7.19,Qp/Qs=1.1,PVRI=5.7Wood单位/m^2。

解析

患儿主诉为"发现心脏杂音1年"入院；病史中有反复呼吸道感染，活动或哭吵时口唇青紫；查体：心音有力，心率118次/min，未闻及额外心音，律齐，胸骨右缘第2~3肋间2/6级收缩期杂音。肝脏肋下未触及，四肢末梢暖。超声结果提示右肺动脉发自升主动脉，距主动脉瓣约1.54cm，开口1.03cm；存在卵圆孔未闭，动脉导管未闭，三尖瓣反流轻中度，存在肺动脉高压。CT造影明确提示右肺动脉开口以及走行，动脉导管大小。心导管予以封堵侧支，并计算相关血流动力学参数。

依据手术适应证，1岁之内患儿，一旦诊断明确，应立即施行手术治疗，即使合并严重肺动脉高压，肺血管病变也是可逆的，目前依据心导管造影提示PVRI为5.7Wood单位/m²，建议患者行手术治疗。具体手术方式应依据右肺动脉与肺动脉总干、主动脉位置关系来确定。

治疗经过

患儿于全身麻醉体外循环下行右肺动脉-肺动脉干吻合术（van Son法），术程顺利，术后予以强心、抗炎、降肺动脉高压及对症支持治疗。恢复顺利，超声提示各房室腔无明显增大，左心室壁收缩活动可。房室瓣开放活动可；三尖瓣轻度反流，反流速2.4m/s；LVEF 65.6%。结果满意。查体：心肺（-），胸部伤口愈合可，于术后9日出院。

 知识点

肺动脉起源异常手术要点

明确右肺动脉起源于升主动脉的病理生理是肺动脉高压。患者右侧肺血管接受升主动脉的高压血流，左侧则接受全部静脉回心血量以及合并畸形所致左向右分流的血流，两侧肺血均不同程度地增多且右侧多于左侧。早期即出现呼吸道感染、肺炎，甚至进行性呼吸衰竭和充血性心力衰竭。随着肺动脉高压的升高和肺血管病变的加重，最终导致右向左分流而出现发绀。外科手术是唯一有效的治疗手段，早期手术矫治可有效防止充血性心力衰竭及肺血管阻塞性病变。

患儿能否手术取决于患者双侧肺小动脉的梗阻性病变程度，右侧肺动脉高压和肺血管阻力增高并非绝对禁忌证。行右心导管造影，评估Qp/Qs，以及PVRI、肺小血管造影情况。若PVRI>12Wood单位/m²，造影提示肺小动脉僵直如枯树枝样改变，则为手术禁忌证。

手术主要是采用人工材料或自体肺动脉重建正常肺动脉连接，恢复解剖结构。人工材料缺点：组织相容性差，且不随年龄生长。自体肺动脉组织：长度不够，吻合口张力过高，术后常并发肺动脉吻合口，以及主动脉瓣上狭窄。近年来，多采取行右肺动脉主肺动脉直接吻合，长度不够者右肺动脉前壁加宽补片。

术后监护方面，应注意此类患者均合并肺动脉高压，术后肺部感染为常见并发症。术后应积极评估心功能以及肺动脉高压情况，加强围术期呼吸道管理，积极应用抗菌药物以及肺动脉高压靶向药物治疗。

（张海波）

推荐阅读文献

[1] 乔纳斯．先天性心脏病外科综合治疗学．2版．刘锦纷，孙彦隽，译．上海：世界图书出版公司，2016.
[2] 马弗蒂斯，贝克．小儿心脏外科学．4版．刘锦纷，孙彦隽，译．上海：世界图书出版公司，2014.

第二十五节 无顶冠状静脉窦综合征

本节要点

1. **流行病学** 无顶冠状静脉窦综合征是一类少见的以冠状窦和左心房之间分隔的部分或完全缺如为特点的先天性心脏畸形,属体静脉连接异常之冠状窦畸形的一个亚型,一般体静脉异常回流的发生率为2%~9%。无顶冠状静脉窦综合征可包含部分或完全无顶。80%~90%患儿伴左上腔静脉残存。

2. **病理生理学** 无顶冠状静脉窦综合征患儿,体静脉回流终点的异常将导致右向左分流,产生不同程度的发绀和左心容量超负荷。渐进性的发绀可产生红细胞增多症的后果,易并发脑栓塞和脑脓肿。

3. **临床表现** 不伴左上腔静脉残存的无顶冠状静脉窦综合征患儿,可无明显症状;而伴左上腔静脉残存的患儿,左上腔静脉通过无顶冠状窦引流至左心房,产生不同程度的发绀。伴有其他心脏畸形,可有轻中度发绀及听诊杂音。

4. **诊断** 心脏超声(经胸腔或经食管)是非常特殊和高度敏感的诊断方法,心血管造影技术是诊断左上腔静脉回流到左心房的精确方法。随着无创诊断技术的发展,CT和MRI能很好地显示和诊断无顶冠状静脉窦综合征等体静脉连接异常。

5. **治疗** 某些静脉途径异常因在生理上对身体不造成损害,若不合并其他心内外畸形不需要外科治疗。但无顶冠状窦综合征患儿,由于可伴发其他心内畸形、合并左上腔静脉残存(80%~90%)或冠状窦口闭锁,使左上腔静脉血流通过冠状窦与左心房相通,患儿有发绀,需手术治疗。

一、概述

无顶冠状静脉窦综合征(unroofed coronary sinus syndrome,URCS)是一类少见的以冠状窦和左心房之间分隔的部分性或完全缺如为特点的先天性心脏畸形,属体静脉连接异常之冠状窦畸形的一个亚型,一般体静脉异常回流的发生率为2%~9%。所有无顶冠状静脉窦综合征患儿都具有心房内交通,且常伴左上腔静脉残存,有时冠状窦开口闭锁亦可见。

胚胎第3周心脏开始发生,至第4周,前主静脉出现,以后在脊髓两旁又长出后主静脉。人类的高等进化,将所有头臂静脉血都汇合到右前主静脉(上腔静脉),而在左侧的前主静脉则完全废弃消失。在胚胎第6周时左前主静脉近心端开始萎缩闭合。静脉窦左角和左主静脉近心端残余发育成冠状窦。左前主静脉和心大静脉汇流入左窦角过程后滞,同时从左心房分隔出左窦角的正常内陷过程的缺陷可能是无顶冠状静脉窦综合征形成的胚胎学机制。

无顶冠状静脉窦综合征可包含部分或完全无顶。完全无顶的冠状窦和左心房间分隔部的整个长度缺失,部分无顶的缺失部分可发生在冠状窦的中间部位或远侧(右心房尾)部位。Kirklin和Barratt-Boyes等将其分为4型:①完全无顶冠状窦伴左上腔静脉残存;②完全无顶冠状窦不伴左上腔静脉残存;③中间部部分无顶冠状窦;④远端部部分无顶冠状窦。80%~90%患儿伴左上腔静脉残存。

(一)完全无顶冠状窦伴左上腔静脉残存

左上腔静脉的形成是在左颈内静脉和左锁骨下静脉汇合而成后,垂直向下位于横向的主动脉弓和左肺门前面。左上腔静脉的终点在左心耳房的左上部分(图2-25-1A)。左上腔静脉在左心房开口位置相对恒定:位于左上肺静脉开口位置前上方及左心耳开口的后下方。在近左上腔静脉开口处常有一个瓣膜样结构。半奇静脉呈弓形跨越左主支气管,在其前上方汇入左上腔静脉,80%~90%患儿的无名静脉缺如,右上腔静脉一般较左上腔静脉小或缺如。右颈内静脉和右锁骨下静脉经右无名静脉回流至左上腔。有时下腔静脉通过半奇静脉与左上腔联系。在这种情况下,肝静脉独自进入右心房下部。偶尔肝静脉在房间隔后方进入左心房。这样,左上腔静脉和下腔静脉经半奇静脉相联系,导致完全性体静脉异常回流(图 2-25-1B)。

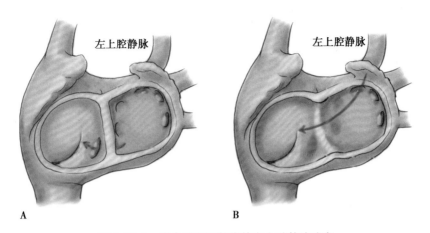

左上腔静脉   左上腔静脉

A   B

图 2-25-1   完全无顶冠状窦伴左上腔静脉残存

A. 左上腔静脉到左心房合并完全无顶冠状窦和冠状窦型房间隔缺损;B. 左上腔静脉到左心房合并完全无顶冠状窦和共同心房。

房间隔的后下方存在冠状窦型房间隔缺损,占据原本应该是冠状窦开口在右心房的位置。当心房内交通只表现为冠状窦缺损,可经前方的房间隔残留组织与房室瓣环分开。缺损的上界与下界也是房间隔组织,后界是心房后游离壁。冠状窦房间隔缺损可同时伴有继发孔房间隔缺损,其间有房间隔组织相隔。另外一种形式是冠状窦房间隔缺损可合并原发孔和继发孔型房间隔缺损,当原发孔房间隔缺损与冠状窦房间隔缺损同时存在时,二尖瓣前叶常有裂缺。偶尔情况下,房间隔组织完全缺如产生共同心房。

在此类完全无顶冠状窦综合征患儿,肺静脉常较正常位置偏上进入左心房,这易导致肺静脉在进入左心房处与左上腔静脉,左心耳和二尖瓣附着的左心房交汇处空间相对狭窄。

（二）完全无顶冠状窦不伴左上腔静脉残存

在此类型完全无顶冠状窦综合征患儿,完全无顶冠状窦与冠状窦型房间隔缺损伴存,但不伴有左上腔静脉(图 2-25-2)。

（三）部分无顶冠状窦伴或不伴左上腔静脉

冠状窦和左心房间的部分缺损可发生在冠状窦中间部位(图 2-25-3A)或冠状窦远端,可伴或不伴左上腔静脉。远端部部分无顶冠状窦多数发生在房室间隔缺损畸形中。在这种情况下,远端冠状窦,包括其在右心房内开口可以无顶,结果是远端冠状窦与左心房相交通(图 2-25-3B)。如远端冠状窦正好在右心房出口前无顶,这样就造成冠状窦型房间隔缺损(图 2-25-3C)。

尽管通常表现为心房内脏正位和左位心,但包括右位心、内脏反位、多脾和无脾的心耳异构等心脏畸形常与无顶冠状静脉窦综合征共同存在。据报道,无顶冠状静脉窦综合征常合并部分性或完全性房室间隔缺损、共同心房、三房心、法洛四联症、右心室双流入口、肺动脉狭窄、完全型肺静脉异位引流和左心室发育不良等诸多畸形。

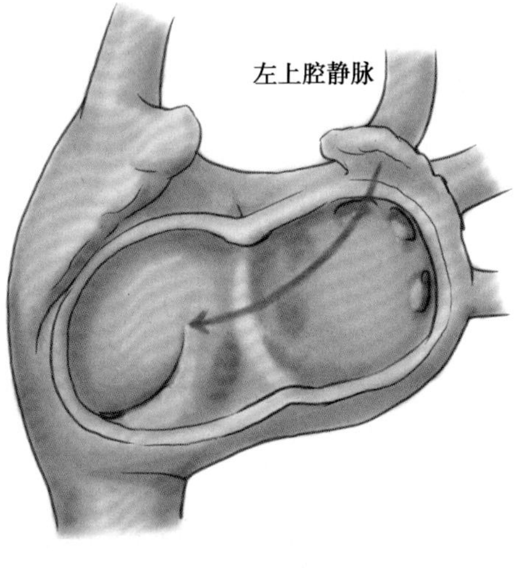

左上腔静脉

图 2-25-2   完全无顶冠状窦不伴左上腔静脉残存

二、病理解剖和病理生理

单独的体静脉回流异常(左上腔静脉-冠状窦)可以是无症状和生理性的,当伴有其他重要的心脏畸形时,其病理生理和自然病史则取决于伴发畸形。

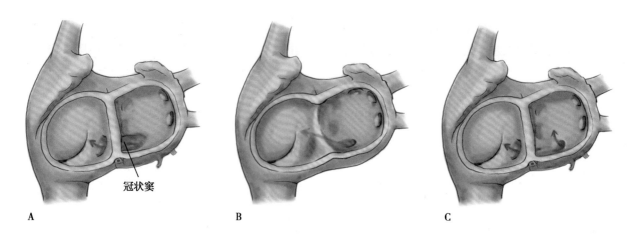

冠状窦

A   B   C

图 2-25-3　部分无顶冠状窦伴或不伴左上腔静脉

A. 部分冠状窦中部无顶合并冠状窦型房间隔缺损,无左上腔静脉;B. 部分冠状窦远端无顶合并部分性房室间隔缺损和冠状窦型房间隔缺损,无左上腔静脉;C. 部分冠状窦远端无顶合并完整的右心房冠状窦口和冠状窦型房间隔缺损,无左上腔静脉。

　　在无顶冠状静脉窦综合征患儿,体静脉回流终点的异常将导致右向左分流,产生不同程度的发绀和左心容量超负荷。渐进性的发绀可产生红细胞增多症的后果,易并发脑栓塞和脑脓肿。如伴房室间隔缺损、共同心房、法洛四联症、右心室双流入口、肺动脉狭窄、完全型肺静脉异位引流和左心室发育不良等心内畸形,左向右分流和右向左分流可同时存在或造成双重右向左分流,从而产生轻到中度甚至重度发绀,可伴肺循环负荷过重、右心室扩大、左心功能不全等并发症。因此,当体静脉异位引流伴有其他心脏畸形,就会在体静脉异常的基础上增加伴随的心脏畸形的生理负担,使其临床表现、发展过程和自然演变复杂化。

　　中间部位的部分无顶冠状窦畸形,依据心室顺应性和右心房压力可产生左向右或右向左的分流。当这种畸形单独存在时,在心房水平如存在一个大的左向右分流可出现临床症状,在二尖瓣狭窄或闭锁伴房间隔完整时,无顶冠状窦是常见的肺静脉血回流通路。

三、临床表现

　　在不伴左上腔静脉残存的无顶冠状静脉窦综合征患儿,可无明显症状;而在伴左上腔静脉残存的患儿,左上腔静脉通过无顶冠状窦引流至左心房,产生不同程度的发绀。患儿如不伴有其他心脏畸形,除轻中度发绀外,无其他主诉,听诊可无杂音。如伴房室间隔缺损、共同心房、法洛四联症、右心室双流入口、肺动脉狭窄、完全型肺静脉异位引流和左心室发育不良等心内畸形,可出现明显发绀、气急、反复呼吸道感染、心悸等症状;听诊可闻收缩期杂音,P_2 亢进、分裂或减弱;心界可向右或左扩大并伴肝大、眼睑水肿等。

四、诊断

　　1. 体格检查　对发现体静脉异常回流既没有敏感性也没有特殊性。

　　2. X 线片　无顶冠状静脉窦综合征本身对心脏大小影响小,胸部 X 线片和心电图可以正常,亦可表现为左侧或右侧心脏扩大,或有合并心脏畸形的典型特征。有时伴左侧上腔静脉残存患儿其 X 线片可表现为上纵隔增宽,但由于儿童胸腺较大,对上纵隔增宽的判断常有一定难度,因此,本病 X 线片诊断较困难。

　　3. 心脏超声(经胸腔或经食管)　是非常特殊和高度敏感的诊断方法。在发现冠状窦扩大征象后进一步检查可发现左上腔静脉残存,有左上腔静脉残存时,必须仔细检查有无桥静脉与左、右上腔静脉连接及其大小。当发现有左上腔静脉汇入左心房并伴有房间隔缺损而未能显示扩大的冠状窦时应警惕有无顶冠状窦的存在。可在剑突下及心尖四腔切面显示后下压探头或在剑突下短轴横向扫查显示冠状窦隔缺损,但由于受到胎儿的大小、运动、位置以及肋骨或其他结构阴影的限制,本病超声诊断的精确性较差(图 2-25-4)。

4. 心血管造影　不同的体静脉连接异常需用不同部位的造影,伴左侧上腔静脉残存者,需做左上腔静脉造影或左无名静脉造影,观察左上腔静脉回流情况,了解其大小,与右上腔静脉间有无桥静脉存在,以及左上腔静脉回流入冠状窦还是直接与左心房相通。左上腔静脉与左心房交通者,可见左上腔静脉内造影剂向左消散,左心房早期显影。心血管造影技术是诊断左上腔静脉回流到左心房的精确方法。

5. CT 和 MRI　随着无创诊断技术的发展,CT 和 MRI 能很好地显示和诊断无顶冠状静脉窦综合征等体静脉连接异常。造影增强 MRA 视野大,对体静脉连接异常诊断效果最好,最大密度投影重建可显示体静脉连接异常的直接征象。另外,造影增强 MRA 在显示上腔静脉和下腔静脉的同时,也显示主动脉弓,对判断左无名静脉低位等很有帮助。螺旋 CT 和多层螺旋 CT 也能

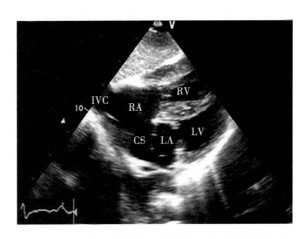

图 2-25-4　无顶冠状静脉窦综合征患者,剑突下切面下见扩张的冠状窦引流至右心房,冠状窦顶可见多处缺损
IVC. 下腔静脉;RA. 右心房;RV. 右心室;LA. 左心房;LV. 左心室;CS. 冠状窦。

很好地显示和诊断体静脉连接异常,但 CT 扫描范围大,患儿接受射线量较大。相比较而言,造影增强 MRA 诊断体静脉连接异常更为理想,可起到重要作用。但多层螺旋 CT 对冠状窦有无扩大能显示得比 MRI 更好。

五、手术治疗

(一)手术适应证

某些静脉途径异常因在生理上对身体不造成损害,若不合并其他心内外畸形是不需要外科治疗的。但在无顶冠状窦综合征患儿,由于可伴发其他心内畸形、合并左上腔静脉残存(80%~90%)或冠状窦口闭锁,使左上腔静脉血流通过冠状窦与左心房相通,患儿有发绀,需手术治疗。

(二)术前准备

平稳的手术和术后恢复始于对手术患儿的术前准备工作。无顶冠状静脉窦综合征患儿的术前准备与其他左向右分流伴青紫患儿相似:在术前 1~2 日,详细询问病史、仔细体格检查及常规实验室检查,以排除糖尿病、惊厥、哮喘、凝血障碍等慢性内科疾病及未控制的肺炎、上呼吸道感染、口腔感染、中耳炎等感染性疾病,以降低术后并发症的发生率。术前禁食 6 小时;术前晚予鼻吸氧 2L/min 并补充林格液等 10ml/kg,必要时口服 10% 水合氯醛或肌内注射苯巴比妥镇静。

(三)手术方法

不伴心内畸形或左上腔静脉残存的单纯无顶冠状窦综合征患儿通常耐受性较好,临床不显发绀,活动及生长发育亦不受限,不需立即手术干预,可随访观察。需要手术治疗的通常为伴左上腔静脉残存及其他心内畸形的患儿,手术关键在于残存左上腔静脉及无顶冠状窦的处理。

1. 建立体外循环气静麻醉并留置双侧颈内静脉插管。胸骨正中剪开,留取心包,戊二醛固定 4~6 分钟备用;主动脉、右上腔静脉 - 下腔静脉插管建立体外循环,常温或浅 - 中低温转流。主动脉阻断后顺灌心脏停搏液。左上腔静脉是否插管根据手术要求而定。左 SVC 的插管技术:通常没必要在左上腔静脉内放置第三根静脉插管。如果要关闭 ASD,一般可能在右 SVC 和下腔静脉进行插管,并通过一个冠状窦吸引器来处理左 SVC 的回流。例如,可将一根可曲式吸引器经冠状窦口前送至左 SVC 内。如果试图进行双侧 SVC 插管,且两 SVC 都相对较细,则存在腔静脉损伤并造成梗阻的风险。为了能够插管而环绕左 SVC 进行游离,也会造成左侧膈神经损伤的风险升高。另一种变通方法是将患者降温到中低温(如 28℃),降低流量[如降到 1.6L/(min·m²)],并收紧环绕左 SVC 的控制带,同时使用近红外光谱(NIRS)来进行脑监测。

2. 永存左上腔静脉处理　包括 ASD 在内的很多畸形合并有永存左上腔静脉。超声心动图,重要的是判定是否有左无名"交通"静脉将左上腔静脉连接到右上腔静脉。如果存在一根足够粗的静脉,且左 SVC

并非通过一个顶部完整的冠状窦引流入右心房,合理的方法是单纯结扎左 SVC。

左上腔静脉结扎手术的先决条件必须是两上腔静脉间存在有效交通支。当右上腔静脉相对较粗时,可试行阻断左上腔静脉 10~20 分钟,如阻断后左颈内静脉或左上腔静脉压力不超过 16mmHg,且头部静脉回流情况良好,说明有交通支存在,可以作左上腔静脉结扎:手术分离左上腔静脉近心端后以 10 号丝线结扎。反之,如阻断后左颈静脉压力升高,出现面部淤血、球结膜水肿等,则不能结扎。

如果没有交通静脉的话,则有许多方法可用于处理永存左 SVC。必须根据左侧 SVC 相对于右侧 SVC 的相对粗细来作出决定。如果左 SVC 极其细小,则可安全地结扎;如果左 SVC 与右 SVC 粗细相仿或更粗大,则应该考虑使用心房板障将左 SVC 隔入右心房。例如在共同心房的情况下,所构建的用于分隔共同心房的心包补片要向左侧移动,以便将左 SVC 开口置于心包补片的右侧。如果存在冠状窦隔缺损,则需要考虑关闭冠状窦隔缺损的实际缺损部位,而不是关闭冠状窦口,关闭冠状窦口是处理冠状窦隔缺损时更常用的手术技术。偶尔,可在靠近左 SVC 与左心房的连接处将其离断。左心房端缝闭,其头端吻合到右心耳的尖端。另一个选择是在左 SVC 上的半奇静脉汇入点水平以下结扎左 SVC。另一种极少使用的方法,在左 SVC 和右心耳之间缝上一根 Gore-Tex 管道。通常不建议将这种管道直接缝到右 SVC 上,因为会造成无法耐受的双侧上腔静脉梗阻风险。

3. 中间部部分无顶冠状窦

(1) 如果左上腔静脉可以结扎,有 3 种纠治方法。冠状窦的无顶部分可以通过扩张的冠状窦口或经过房间隔切口直接关闭或用补片关闭(图 2-25-5A)。另一种更直接的修补方法是补片关闭冠状窦口(图 2-25-5B),此方法忽略了仍然存在的从冠状窦流入到左心房的少量右向左分流。通常使用一块自体心包补片来关闭冠状窦口。仔细地在冠状窦口内进行缝合,这样可避免在 Koch 三角内进行缝合,否则会有损伤房室结并可能引起完全性心脏传导阻滞的风险。冠状窦引流出的血液将通过冠状窦的无顶部位引流入左心房,但造成了一个可耐受的小型右向左分流。如果有左上腔静脉和冠状窦相连,则可能须采取其他方法。

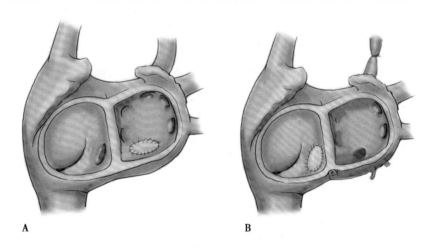

A　　　　　　　　**B**

图 2-25-5

A.补片修补冠状窦顶左上腔静脉未结扎;B.补片关闭冠状窦口左上腔静脉结扎。

(2) 如果左上腔静脉不能结扎,冠状窦顶的缺损必须通过扩张的冠状窦口或经过房间隔切口用补片修补。

4. 远端位部分无顶冠状窦　往往伴有原发孔或继发孔型房间隔缺损,无顶部位靠近房间隔,可通过房间隔关闭冠状窦口顶缺损。

5. 冠状窦完全无顶

(1) 支架固定冠状窦造顶术(roofing the coronary sinus):手术对象为完全无顶冠状窦伴左上腔静脉残存患儿。术中以支架引导,用自身心包片或心房后壁的皱襞作出冠状窦的顶部(图 2-25-6)。这个造顶过程开始从左上腔静脉在左心房内的开口,延肺静脉开口向下,至房间隔下部的水平,因此又称为低位造顶

(inferior roofing)。通常这个位置是冠状窦开口在右心房内的正常位置。在新的冠状窦口周围用补片关闭房间隔缺损。此法很容易造成左肺静脉开口和房室瓣梗阻，并损伤传导系统，而且造顶心包片无生长潜力，易发生近期或中远期左上腔静脉回流管道的狭窄，这种技术一般目前很少应用。

（2）高位冠状窦造顶术（superior roofing the coronary sinus）：手术对象与低位造顶相同，手术中平行左心房顶横向切开左心房前上壁，在房间隔的上部造一缺口，左心房前上壁组织翻卷做成在肺静脉开口上方向右行走的内隧道，从左上腔静脉口到房间隔缺口形成一个左心房内通道（图2-25-7），完成左上腔静脉回流到右心房。此法亦容易造成左、右上肺静脉开口梗阻，但造顶组织为自体左心房壁，有生长性，术后中长期左上腔静脉回流管道梗阻的发生率相对较低，且操作部位相对远离冠状窦位置，术后心律失常发生率低。但由于管道走向非冠状窦开口在右心房内的正常位置，可能遗留少量冠状窦血流的右向左分流。

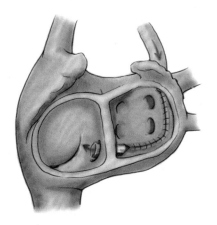

图 2-25-6　支架固定低位冠状窦造顶

（3）左上腔静脉连接到右心房或右上腔静脉：由于心房内补片造顶易造成肺静脉开口和房室瓣梗阻，并损伤传导系统，而且易发生近期或远期左上腔静脉回流梗阻等并发症，一些外科医生建议将左上腔静脉与左心房分离后再植入到右心房。当左上腔静脉吻合到右心房长度不够，为缓解吻合口张力，可利用左心房组织的一部分作为左上腔静脉的延长，这样将左心房片缝合成左上腔静脉的管状延长部分，左上腔静脉可无张力地缝到右心房；如果吻合到右心房而没有张力需要进一步延长时，利用右心房上部组织形成管状的右心房延长，将右心房片缝到延长的左上腔静脉；或可直接以心包卷连接左上腔

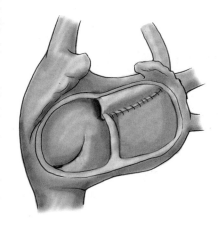

图 2-25-7　心包高位冠状窦造顶

静脉至右心房。左上腔静脉延长技术同时也适用于延长左上腔静脉到右上腔静脉。也有报道用膨体聚四氟乙烯管道成功地将左上腔静脉连接到右心房。这些技术的主要缺陷是新做成的左上腔静脉有发生狭窄或梗阻可能性。近来有将左上腔静脉直接与右上腔静脉端侧吻合而避免新左上腔静脉发生狭窄或梗阻的缺陷。

（4）双向Glenn手术：当心内解剖结构复杂，不能放置心房内板障来分隔，可以应用心外修补技术，仔细游离将左上腔静脉，近心端缝闭，远心端与左肺动脉的上缘切口作端侧吻合。此手术方法受到生理因素的限制与双向腔肺吻合术应用于各种不同的功能性单心室相同。对此类患儿，双向腔肺吻合术有利于避免复杂的心房内板障带来的板障漏、板障狭窄、肺静脉开口狭窄、传导阻滞及心房心律失常等并发症。

六、术后并发症及处理

术后并发症与心房内板障分隔、左上腔静脉血流转置右心房等相关，主要有：

1. 心律失常、传导阻滞　由心房内冠状窦造顶、补片修补冠状窦顶等操作引起，激素、利尿剂等治疗后多数患儿心律失常消失。如发生伴发于异位节律而抗心律失常药物无效的严重心律失常，可考虑射频消融等电生理治疗；如心脏复跳即为三度房室传导阻滞，则须拆除补片，重作心内板障。

2. 板障狭窄　由心房内冠状窦造顶、补片修补冠状窦顶等引起，为防止冠状静脉回流梗阻，须重新造顶。

3. 肺静脉开口狭窄　由心房内冠状窦造顶或本身肺静脉开口偏高，回流空间狭小引起，左肺静脉开口累及多见，须拆除造顶。

4. 左侧房室瓣狭窄　少见，亦由心房内冠状窦造顶引起，须拆除造顶。

5. 左上腔静脉梗阻　近期左上腔静脉梗阻可由左上腔静脉血流转置右心房手术后血管腔内血栓栓塞或转置管道扭曲引起。如栓塞严重需手术取栓，一般术后应用肝素及阿司匹林防止血栓形成有效。中远期左上腔静脉梗阻、狭窄多由心房内冠状窦造顶累及左上腔静脉左心房入口或心房内板障通道缺乏生长性等引起，可重做冠状窦造顶或将左上腔静脉转置血流右心房。

6. 心功能不全　与手术时较长时间体外循环及主动脉阻断有关，术后通过强心、利尿治疗一般均可恢复心功能。

七、手术预后

手术治疗单独的无顶冠状静脉窦综合征或合并简单的心脏畸形死亡率较低，生存率的高低主要取决于患者术前心功能条件和合并心脏畸形的严重性。有报道，在合并共同心房、心房异构、共同房室通道或其他一些严重心脏畸形的婴幼儿，其手术死亡率可高达50%。此类患儿合并的不同复杂心脏畸形，本身单独手术的发病率和死亡率即很高，因此很难将这些发病率和死亡率直接归因于无顶冠状静脉窦综合征。

【病例解析】

病例摘要

主诉

患者，女，3岁。因"发现心脏杂音3个月"入院。

现病史

患儿3个月前因呼吸道感染当地医院就诊，查体发现心脏杂音，行心脏超声示：TAVC。为求进一步手术治疗，收入院。平素易感冒，饮食及二便可，体重增长较正常同龄儿稍差。

查体

体温37℃，心率120次/min，呼吸30次/min，血压92/60mmHg，口唇无发绀，胸骨左缘第3肋间闻及3/6级收缩期杂音。肺动脉瓣第二心音亢进。

辅助检查

心电图：窦性心律，左前分支传导阻滞。胸部X线示：两肺血多。肺动脉段突出，心胸比：0.65。

超声心动图：房间隔中下段回声延续性中断，约20mm，心脏十字交叉结构消失，二尖瓣收缩期中度反流，三尖瓣收缩期中重度反流。

临床诊断

部分性心内膜垫缺损（PECD），肺动脉高压。

治疗经过

患者在全身麻醉低温体外循环、阻断升主动脉下手术，心外探查：永存左上腔静脉（PLSVC）粗大引流入左心房，行套带阻闭试验，左侧面颈部出现发绀和静脉怒张，遂放弃阻断PLSVC，建立体外循环。心内探查：三尖瓣环明显增大，无冠状窦，孔房间隔缺损（Ⅰ），二尖瓣前瓣裂并后瓣裂呈四叶畸形，PLSVC开口与左上下肺静脉开口并列偏上，左心房巨大。左心房顶部有数个筛孔样裂隙有灌注液流出，确认为心最小静脉，余灌注液由PLSVC口引出，行PLSVC插管引流。术中确立诊断为：完全无顶冠状静脉窦综合征合并PECD、二尖瓣四叶畸形。取牛心包片裁剪后，以PLSVC引流管为支撑，用4-0聚丙烯线连续缝合法将牛心包缝合于左心房后壁，建立PLSVC至右心房通路；以5-0聚丙烯线连续缝合二尖瓣前叶瓣裂，后瓣裂成"W"形；于后瓣裂处矩形切除部分瓣叶，双头针带垫片将切除瓣叶对应的部分瓣环折叠缝合，以5-0聚丙烯线连续缝合修补后瓣叶。注水试验几无反流。取相应大小牛心包片修补房间隔缺损，将心房内隧道开口引流入右心房侧。心脏复跳后4-0聚丙烯线DeVega法成形三尖瓣。术后恢复顺利，复查超声心动图内隧道通畅，心房水平分流消失，二尖瓣少量反流。手术后10天痊愈出院。

解析

　　无顶冠状静脉窦综合征是一种少见心脏畸形，由于其临床症状不典型，且发病率低，术前很少明确诊断。多为术中确立诊断，故术中心外、心内探查至关重要，PLSVC 不是汇入冠状窦而是汇入左心房，应考虑本病的可能。根据 KirKlin 分型，本例患者为 I 型，即完全无顶冠状静脉窦综合征合并 PECD。

　　无顶冠状静脉窦综合征约 3/4 的病例合并永存左上腔静脉，并常合并其他心内畸形。最多见者是不同类型的房间隔缺损、单心房、部分型或完全性房室隔缺损，其次是法洛四联症、法洛三联症、室间隔缺损、右心室双出口、完全型肺静脉异位引流、房室连接异常和心脏转位等。本例患者即是无顶冠状静脉窦综合征合并部分性房室间隔缺损。在合并永存左上腔静脉的病例，右上腔静脉常较细小甚至缺如。外科医师应对这一罕见畸形有所警惕，在术中仔细地进行心内和心外探查，以免漏诊。本例为术中心外探查发现。

　　关于无顶冠状静脉窦综合征的手术，一般认为一旦诊断确立，均需手术治疗。手术方式的选择取决于是否有左上腔静脉及与右上腔静脉交通情况。在不合并左上腔静脉或虽然合并但能加以结扎的病例，只需修补冠状窦型房间隔缺损，或者修补原发孔型房间隔缺损时将冠状窦开口留于右心房内。但该畸形所合并左上腔静脉，75% 以上者与右上腔静脉之间缺乏通畅的无名静脉，而常不能加以结扎。PLSVC 可以采取结扎、外通道、房间隔重建以及内隧道等方法来处理。本例 PLSVC 阻断试验阳性，不宜行结扎，因左肺静脉开口与 PLSVC 开口并列，行房间隔重建术困难。故行内隧道术。不论用哪种方法建立引流通道，都要避免其内径狭窄和边缘残余漏，同时避免阻碍肺静脉血向二尖瓣口的流动。本例二尖瓣前瓣裂采用直接缝合，后瓣裂应用矩形切除成形技术，效果满意。

（孙彦隽）

推荐阅读文献

［1］徐志伟. 小儿心脏手术学. 北京：人民军医出版社，2006.

［2］丁文祥，苏肇伉. 现代小儿心脏外科学. 济南：山东科学技术出版社，2013.

［3］马弗蒂斯，贝克. 小儿心脏外科学. 4 版. 刘锦纷，孙彦隽，译. 上海：世界图书出版公司，2014.

［4］MING XX，YA LY，et al. Coronary sinus septal defect（unroofed coronary sinus）：Echocardiographic diagnosisand surgical treatment. International. Journal of Cardiology，168（2013），1258-1263.

第三章

冠状动脉疾病

第一节　冠状动脉旁路移植术

本节要点

1. 冠状动脉解剖及循环特点　心脏外科医生必须充分掌握冠状动脉解剖、异常以及变异方面的详细知识，必须能够熟练判断冠状动脉造影（简称"冠脉造影"）结果，并深刻理解冠脉循环的生理特点，以及在病理条件下对冠脉循环的血流影响。

2. 手术适应证　在考虑冠状动脉旁路移植术（coronary artery bypass grafting，CABG）手术适应证的时候，应充分对患者进行系统的评估，结合冠状动脉病变解剖特点权衡患者在外科手术与药物治疗或内科支架介入治疗下的生存获益。

3. 外科治疗策略　目前广泛采用的治疗策略是将左胸廓内动脉（left internal mammary artery，LIMA）吻合到左前降支（left anterior descending branch，LAD），将大隐静脉吻合到剩余的病变冠状动脉血管。当然采用右胸廓内动脉、桡动脉、胃网膜右动脉联合胸廓内动脉行全动脉化搭桥也是一种选择。体外循环下冠状动脉旁路移植术与非体外循环下冠状动脉旁路移植术（OPCAB）均是非常成熟的技术，均可达到非常好的手术效果，但是 OPCAB 对术者的要求更高。

4. 手术结果　据文献报道，CABG 的手术死亡率稳定在 2% 左右。患者术后 1 个月、1 年、5 年、10 年、15 年、20 年的生存率分别为 98%、97%、92%、81%、66%、51%。

一、定义

冠状动脉粥样硬化性心脏病是指冠状动脉粥样硬化使管腔狭窄、阻塞，导致心肌缺血、缺氧而引起的心脏病，它和冠状动脉功能性改变（痉挛）一起，统称冠状动脉性心脏病，简称"冠心病"。根据 WHO 统计，冠心病是目前世界上最常见的死亡原因，又被称为"第一杀手"。CABG 是目前治疗冠心病的最常用和最有效的手段之一。

二、冠状动脉外科血运重建历史

20 世纪 60 年代初，Cleveland 医学中心的 Sones 发明的选择性冠脉造影术奠定了冠状动脉外科发展的基础。在冠脉血运重建历史上，首先经历的是间接心肌血运重建阶段，这一时期的代表术式是 Vineberg 手术。1951 年加拿大蒙特利尔的 Vineberg 医师和他的同事报道了临床上第一例胸廓内动脉心肌植入术。十多年后，通过冠脉造影证实了植入的胸廓内动脉与心肌间形成了侧支循环，但是形成侧支循环需较长的时间，所提供的血流量也很有限。

初始的直接心肌再血管化是从冠脉内膜剥脱术（Longmire 1958）和冠脉补片成形术（Senning 1961）开

始的。1964 年苏联的 Kolesov 医生完成了世界上首例胸廓内动脉到 LAD 的吻合术,到 1976 年一共有132 位患者接受了使用胸廓内动脉的 CABG,奠定了用胸廓内动脉移植治疗冠心病的基石。鉴于当时外周血管疾病的治疗使大隐静脉等旁路材料为人们所认识,肾移植技术的发展使血管吻合不再困难,美国的 Favaloro 医生便设想用大隐静脉作为旁路来重建冠脉血运。1967 年 5 月 Favaloro 在 Clevcland 医学中心开始采用大隐静脉作为旁路重建冠脉血运,直到 1971 年 1 月他的手术团队已经完成了 741 例这样的手术。

经历了早期的艰难发展后,CABG 的发展进入了快速通道期。显微镜的应用、序贯吻合技术、双侧胸廓内动脉的应用等都极大地促使了 CABG 的应用和推广,"完全再血管化"等概念的提出使 CABG 的理论更加成熟。

三、冠状动脉的解剖

对于心脏外科医生来讲,必须充分掌握冠状动脉解剖、异常以及变异方面的详细知识,必须能够熟练判断冠脉造影结果。

正常的冠状动脉主要分为左冠状动脉和右冠状动脉。左冠状动脉主要供应左心室、左心房、右心室前壁及室间隔前 2/3~3/4 的心肌,右冠状动脉主要供应右心房、右心室前壁及心脏膈面的大部分心肌。

(一) 左冠状动脉

该动脉的起始段称为左主干(LM),其长度变异较大(0.2~4.0cm),多在 0.6~1.0cm,走行于肺动脉主干起始部与左心耳之间,其前方是肺动脉主干,后方是左心房前壁,左上方是左心耳,下方是左纤维三角及二尖瓣环的前内侧部分。通常情况下,左主干走行到前室间沟时分为 LAD 和回旋支,也可能在两者之间发出中间支,两者之间最常见呈直角分开。

(二) 左前降支

LAD 沿前室间沟走行,绕过心尖,终止于心脏的膈面,其中大部分终止于后室间沟的下 1/3,一部分终止于心尖部或之前。LAD 起始部通常被左心耳覆盖,随即走行于心脏表面的心外膜下,偶有走行于心肌下的部分(心肌桥压迫的壁冠状动脉),但在心尖部,无一例外均走行于心脏表面。LAD 全段均由心大静脉伴行。

LAD 主要分为对角支、右心室前支、前间隔支、左圆锥支。对角支一般以锐角的形式从 LAD 发出,分布于左心室游离壁的前外侧,多数有 3~5 个对角支。有一类对角支通常直径较粗,一般开口于 LAD 的近端或上、中 1/3 交界处之前,LAD 发出这种粗大的对角支后,直径明显变小,在阅读冠脉造影时需引起注意。前间隔支一般呈直角方向进入室间隔的肌性部分,走行自前向后,多分布于室间隔的前 2/3 部分,一般第一、第二间隔支较粗大。左圆锥支是 LAD 在肺动脉瓣水平向右心室胸肋面发出的一小分支,分布于肺动脉圆锥和右心室前壁。此支常与右冠状动脉近端发出的右圆锥支相吻合形成 Vieussens 环,当左或右冠状动脉狭窄或闭塞时,此环可形成重要的侧支循环。一般来讲,LAD 的远侧 2/3 以及前对角支中间段都很表浅,是常做吻合口的部位。

LAD 供血给右心室前壁、室间隔前 2/3、左心室外侧壁的大部分、心尖的全部及二尖瓣前乳头肌、三尖瓣的乳头肌以及心室间的传导束,它供应左心室 70% 的血供,因此是冠状动脉中最重要的血管。

(三) 回旋支

回旋支(LCX)几乎呈直角起自左主干,绕行于左心耳根部后进入后房室间沟,在心右缘分出第一个最大的分支,即钝缘支(OM),该分支沿着心脏钝缘向下行至心尖,分布于钝缘及相邻的左心室后壁。该分支比较固定,且较发达,可有 1~3 支,该分支的起始段常表浅,常用作血管吻合的部位。此外 LCX 还可分出左心室前支、左心室后支、左心房支或窦房结支。

LCX 主要供血给左心房、左心室外侧壁、二尖瓣后乳头肌、二尖瓣前乳头肌的一部分、窦房结以及房室结。当右冠的近段或中段阻塞时,LCX 的窦房结动脉则成为左、右冠状动脉的沟通支。

(四) 右冠状动脉

右冠状动脉自发出后在肺动脉起始部与右心耳之间向下走行,进入右心房室沟,经心锐缘转向心脏膈面,在后室间沟与房室沟的交叉点(后十字交叉)附近分为后降支和左心室后支。右冠分支自开口起,其分支顺序为右圆锥支、窦房结动脉、锐缘支。后降支多沿后室间沟向下行走,是右冠状动脉的延续,多终止于后室间沟的中、下 1/3 段,其分支分布于左、右心室的膈面(后壁)和室间隔后 1/3 处。右冠状动脉在后十字交叉附近分支后,继续沿房室沟走行的一支冠状动脉称左心室后支,房室结动脉是由左心室后支在分出后不久垂直向上发出的细小分支。

右冠状动脉供血给右心房、右心室、窦房结(55%)、房室结(90%)、室间隔后 1/3、二尖瓣的后乳头肌。

（五）优势冠状动脉

优势冠状动脉一直被医学文献用来表示哪一侧冠状动脉供应室间隔和左心室的膈面部分。室间隔的膈面由后降支供应,左心室的其余膈面由一个或多个左心室后支供应。

右优势型:右冠状动脉走行于右心房室间沟并到达后十字交叉处,在后十字交叉处分出后降支并向左心室膈面走行并发出一个或多个左心室后支后终止。

左优势型:即左 LCX 优势,左 LCX 粗大,除发出钝缘支外,还发出左心室后支和后降支,而右冠状动脉细小,未到达后十字交叉处。

均衡型:即右冠状动脉到达后十字交叉后发出后降支和其终端分支;左心室后支起源于左 LCX,成为其终端分支。

因此,对于某一冠状动脉的临床重要性,与其供血的左心室心肌多少密切相关。是否对某一病变血管实施血管重建,则需要根据该血管供应左心室心肌的多少来考虑。如在左优势的患者中,其右冠状动脉极细小,即使右冠状动脉狭窄或完全闭塞,也非血管重建的必需适应证。

四、冠脉循环的生理特点

（一）冠脉循环的解剖特点

冠脉循环是指心脏的血液循环。冠脉的主干走行于心脏的表面,其小分支常以垂直于心脏表面的方向穿入心肌,并在心内膜下层分支成网,这种分支方式使冠状动脉血管容易在心肌收缩时受到压迫。左冠状动脉的血液流经毛细血管和静脉后,主要经由冠状窦回流入右心房,而右冠状动脉的血液则主要经较细的心前静脉直接回流入右心房。另外还有一小部分冠状动脉血液可通过心脏最小静脉直接流入左、右心房和心室腔内。

心肌的毛细血管网分布极为丰富。毛细血管数和心肌纤维数的比例为 1:1。在心肌横断面上,每平方毫米面积内有 2 500~3 000 根毛细血管。因此,心肌和冠状动脉血液之间的物质交换可很快地进行。如前所述,冠状动脉之间存在侧支循环,这种吻合支在心内膜下较多。正常心脏冠状动脉侧支细小,血流量很少。一旦冠状动脉突然阻塞时,不易很快建立侧支循环。

（二）冠脉循环的血流特点

心脏是完全依赖于需氧代谢的器官,即使在静息状态下,心肌也最大限度地从动脉中摄取氧,血液中的氧 65%~75% 被心肌摄取。由于心肌细胞中肌红蛋白结合氧的容量小,加上心肌氧耗高,因此,心肌组织内的氧储备非常少,氧张力很低。因此心肌代谢增加而需氧量提高时,要求冠状动脉提供更多的血量,以满足心肌的需要而不发生缺氧。在动物和人的检测中,均已证实了心肌氧耗与冠状动脉血流量之间成正比。

正常成人的心脏重量约为 300g。在安静状态下,人冠状动脉血流量为每 100g 心肌每分钟 60~80ml。中等体重的人,总的冠状动脉血流量为 225ml/min,占心排血量的 4%~5%。冠状动脉血流量的多少主要取决于心肌的活动,当剧烈运动后心肌活动加强,冠状动脉达到最大舒张状态,冠状动脉血流量剧增,可增加到每 100g 心肌每分钟 300~400ml。

由于冠状动脉血管大部分分支深埋于心肌内,心脏在每次收缩时对埋于其内的血管产生压迫从而影响冠状动脉血流。一般来说,左心室在收缩期血流量只有舒张期的 20%~30%。当心肌收缩加强时,心缩期血流量所占比例更小。由此可见,动脉舒张压的高低和心脏舒张期的长短是影响冠状动脉血流量的重要因素,心肌收缩及肌张力增大时,心壁内膜下冠状动脉血流量受限;严重心动过速时心壁内冠状动脉血流灌注量也受限制。右心室肌肉比左心室的薄弱,收缩时对血流的影响不如左心室明显。在安静情况下,右心室收缩期的血流量和舒张期的血流量相差不多,或甚至多于后者。

对冠状动脉血流量进行调节的各种因素中,最重要的是心肌本身的代谢水平。交感和副交感神经也支配冠状动脉血管平滑肌,但它们的调节作用是次要的。

五、冠心病的病理及对冠状动脉血流的影响

冠状动脉粥样硬化是冠心病的主要原因。动脉粥样硬化斑块造成明显狭窄的部位,易出现在左冠状动脉两个分支的开始数厘米处,左 LAD 的近端更多发,而右冠状动脉的近端和远端发生此病变的程度无大差异。从冠状动脉的横切面上看,粥样硬化斑块多发生在分叉部位的外侧壁和弯曲部分的内侧壁上,因此处于左主干分叉的顶部区域基本无病变发生。许多斑块的存在部位主要沿着冠状动脉内侧面,即贴近心肌侧向下延伸,并不沿着心外膜侧延伸。右冠状动脉的上述倾向更是明显。

一般用冠状动脉管腔直径和横切面积的减少来估测狭窄及程度。冠状动脉狭窄血管的压力 - 血流关系是非线性的,当血流超过一个临界值时,可引起阻力明显增加。狭窄≥75% 可作为阻力的放大点,当达到这个点时,血管内径的很小变化就会引起通过狭窄处压力阶差的很大改变。动脉横断面积狭窄 75%(相当于直径狭窄 50%)可引起静息血流明显下降,这一点在冠状动脉上也得到了证实。冠状动脉总阻力 $R=R_1+R_2$,R_1 为大血管阻力,正常时可忽略不计,R_2 为小血管阻力。一旦主干血管狭窄超过一定程度时,正常时忽略不计的心外膜动脉阻力(R_1)此时增大。为确保冠状动脉血流,则心肌内阻力血管必须代偿性扩张,使 R_2 减小,动用冠状动脉储备。随着狭窄加重,R_1 更大,小动脉进行性扩张,此时冠脉循环的最大储备量下降,但静息血流量仍可保持正常。当冠状动脉严重狭窄时,小动脉扩张储备基本耗竭,冠状动脉血流量不再随阻力进一步降低而增加,则开始影响静息血流量,在轻微活动时,甚至安静时就可发生心肌缺血。

尸检结果发现,冠状动脉病变主要有三种类型,即向心性、偏心性及偏心不规则性。通过冠脉造影也证实大多数冠状动脉病变是偏心性的。偏心性病变不同于向心性病变,在狭窄处有一部分动脉壁尚属正常,能对血管收缩物质及腔内压力变化作出反应而影响局部血流。偏心性病变再加上血管收缩可使血管接近闭塞。因此,从形态学上看,狭窄似乎是固定的,但实际上其程度是可变的。偏心性病变还是一种顺应性狭窄,能受腔内压力影响而被动扩大。尸检证明,有顺应性的不对称性病变,在灌注压和血流阻力之间存在着相反的关系。当灌注压升高,血管阻力下降,血流增加;相反,当灌注压下降,血管阻力升高,血流减少。由此可见血管舒缩功能是影响冠状动脉疾病的重要因素。

六、手术适应证

CABG 历经了近 60 年的发展,手术技术已经相当成熟。有大量的临床试验已经证实,CABG 不仅可以缓解心绞痛症状,而且可以明显延长患者的寿命。但是我们也应该清醒地看到,CABG 到目前为止仍有一定的手术死亡率和并发症的发生率,而且有一部分患者在术后远期,由于自身病变血管粥样硬化的进展或旁路移植血管的闭塞,面临再次手术干预的可能。因此在考虑 CABG 手术适应证的时候,应充分对患者进行系统的评估,结合冠状动脉病变解剖特点权衡患者在外科手术与药物治疗或内科支架介入治疗下的生存获益。在决定是否应该实施 CABG 时,应考虑如下几个中心要素:冠状动脉病变的程度、病情处于急性期或稳定期、患者的合并症(糖尿病、外周血管病等)、是否存在左心室收缩功能障碍等。下面从几个方面对 CABG 的适应证进行阐述。

(一) CABG 的生存获益大于药物治疗和 / 或经皮冠脉介入治疗(PCI)

1. 急性 ST 段抬高心肌梗死(STEMI)

(1) 冠状动脉病变解剖不适合行 PCI。

(2) 机械并发症(包括室间隔穿孔、心室壁破裂、乳头肌断裂致严重的二尖瓣关闭不全等)。

2. 非急性 ST 段抬高心肌梗死(STEMI)

(1) 左主干病变(≥50% 狭窄)并且 SYNTAX 评分≥33 分。

(2) 三支病变(≥70% 狭窄)并且 SYNTAX 评分≥23 分。

(3) 两支病变(≥70% 狭窄)包含 LAD 病变并且 SYNTAX 评分≥23 分。

- 当合并下列因素时更适合行 CABG:

LVEF≤45%;

糖尿病;

缺血性二尖瓣关闭不全;

PCI 失败伴或不伴急性心肌梗死。

(二) PCI 不优于 CABG,以及 PCI 或 CABG 优于药物治疗时有 CABG 指征

1. 左主干病变(≥50% 狭窄)并且 SYNTAX 评分≤32 分。

2. 三支病变(≥70% 狭窄)并且 SYNTAX 评分≤22 分。

3. 两支病变(≥70% 狭窄)包含 LAD 病变并且 SYNTAX 评分≤22 分。

- 当存在下列因素时,PCI 的生存获益优于 CABG:

CABG 死亡风险增加;

卒中风险增加;

患者极度虚弱;

有 CABG 手术史;

急性 STEMI。

(三) 除上述情况外的 CABG 指征

1. 顽固性心绞痛,药物治疗和 PCI 无效,≥1 支血管(≥70% 狭窄)病变。

2. 缺血性室性心律失常引起的心搏骤停,≥1 支血管(≥70% 狭窄)病变。

3. 合并其他心脏手术(瓣膜置换或主动脉手术),≥1 支血管(≥50% 狭窄)病变。

- 附:SYNTAX 评分

SYNTAX 评分是一种血管造影工具,用于对冠状动脉疾病的复杂性及严重程度进行分级。与以往的评分系统不同,SYNTAX 评分用于完整的冠状动脉树,反映了冠状动脉病变解剖结构。一般根据得分的多少分为三个等级:低复杂性为(0~22 分),中复杂性为(23~32 分),高复杂性为(≥33 分)(SYNTAX 评分方法详见表 3-1-1、表 3-1-2、图 3-1-1)。

表 3-1-1　SYNTAX 评分的各节段权重因子

节段号码	右优势	左优势	节段号码	右优势	左优势
1 右冠近	1	0	9a 第一对角支 a	1	1
2 右冠中	1	0	10 第二对角支	0.5	0.5
3 右冠远	1	0	10a 第二对角支 a	0.5	0.5
4 后降支	1	N/A	11 回旋支近	1.5	2.5
16 后侧支	0.5	N/A	12 中间支	1	1
16a 后侧支 1 分支	0.5	N/A	12a 钝缘支 a	1	1
16b 后侧支 2 分支	0.5	N/A	12b 钝缘支 b	1	1
16c 后侧支 3 分支	0.5	N/A	13 回旋支远	0.5	0.5
5 左主干	5	6	14 左后侧支	0.5	1
6 前降支近	3.5	3.5	14a 左后侧支 a	0.5	1
7 前降支中	2.5	2.5	14b 左后侧支 b	0.5	1
8 前降支远	1	1	15 后降支	n.a.	1
9 第一对角支	1	1			

注:N/A,不适用。

表 3-1-2　SYNTAX 评分病变特点评分赋值表

直径减少程度	赋值 / 分
血管狭窄	
闭塞病变	×5
狭窄程度 50%~99%	×2
闭塞病变	
大于 3 个月或闭塞时间不明	+1
平头残端	+1
桥侧支	+1
闭塞段远端可见节段	+1/ 每个不见的节段(图 3-1-2)
边支有,直径 <1.5mm[①]	+1
两个边支,直径小于或大于等于 1.5mm	+1
三根分叉病变	
1 个病变节段	+3
2 个病变节段	+4
3 个病变节段	+5
4 个病变节段	+6
二根分叉病变	(图 3-1-3)
A/B/C 型	+1
D/E/F/G 型	+2
夹角 <70°	+1(图 3-1-4)
起源于冠状窦血管的狭窄	+1
严重迂曲病变	+2
长病变(>20mm)	+1
严重钙化	+2
血栓	+1
弥漫性病变(病变远端 75% 血管直径 <2mm)	+1/ 每个节段

注:①直径大于 1.5mm 归为分叉病变计算。

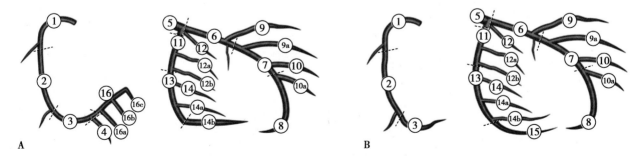

图 3-1-1　SYNTAX 评分冠状动脉分段
A. 右优势型;B. 左优势型。

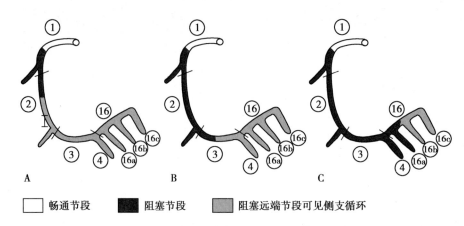

图 3-1-2　右冠状动脉闭塞远端可见节段分类

A. 完全闭塞病变累及第 1 段和第 2 段,第 2、3、4、16、16a、16b 和 16c 通过前向或逆向的
侧支血流由造影剂充填可见;B. 完全闭塞病变累及第 1、2 和 3 段,第 3、4、16、16a、16b 和
16c 通过前向或逆向的侧支血流由造影剂充填可见;C. 完全闭塞病变累及第 1、2、3、4、16
和 16a 段,第 16、16b 和 16c 通过前向或逆向的侧支血流由造影剂充填可见。

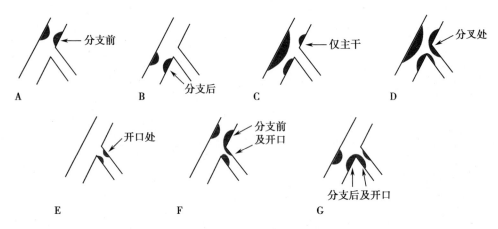

图 3-1-3　冠状动脉分叉病变分类

A. A 型:分叉前狭窄未累及分支开口;B. B 型:分叉后狭窄未累及分支开口;C. C 型:分叉前后都
有狭窄但未累及分支开口;D. D 型:狭窄累及主支血管和分支开口;E. E 型:狭窄仅累及分支开
口;F. F 型:狭窄直接累及主支血管(分叉前)和分支开口;G. G 型:狭窄直接累及主支血管(分叉
后)和分支开口。

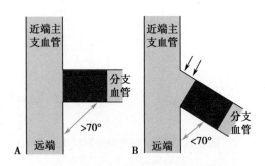

图 3-1-4　冠状动脉分叉病变夹角示意图

SYNTAX 评分计算法则包含的问题：

1. 优势血管。

2. 病变数量。

3. 每个病变所在节段及病变特点。

4. 闭塞病变　a.节段数量；b.闭塞时间；c.平头残端；d.桥侧支形成；e.经侧支供血的远端节段；f.累及边支。

5. 三根分叉病变。

6. 二根分叉病变　a.类型；b.夹角。

7. 冠状窦起源血管病变。

8. 严重迂曲病变。

9. 长病变。

10. 严重钙化病变。

11. 血栓病变。

12. 小血管弥漫性病变。

目前 SYNTAX 评分可以用专用的计算系统进行计算,访问网址为 www.syntaxscore.com。

七、术前准备

(一) 问诊病史

需详细地询问患者心绞痛的性质、频度以及持续时间、有无明确的心肌梗死病史、最后一次心肌梗死的时间、进行心绞痛分级(加拿大心脏学会心绞痛分级)与心功能分级(纽约心脏协会分级)、合并症情况(糖尿病、高血压、高脂血症等)及控制情况、有无服用激素类药物治疗的病史(希恩综合征、甲状腺功能减退等)、消化道溃疡病史、卒中史、女性是否有乳腺癌切除史和胸部放疗史等。

(二) 体格检查

需做一般系统检查和心脏专科检查。心脏听诊可发现有无心脏杂音,可初步判断有无心肌梗死后室间隔穿孔、二尖瓣关闭不全,也可发现是否合并有其他心脏瓣膜病(主动脉瓣狭窄或关闭不全等);观察双侧桡动脉搏动情况;做双侧血管通畅试验;测四肢血压可初步发现有无外周动脉疾病;让患者站立,观察患者双下肢大隐静脉有无静脉曲张及慢性感染情况,为大隐静脉获取做好准备等。

(三) 术前检查

1. 生化检查　包括血、尿、便常规和血型,生化全套,凝血功能,肝炎病毒、人类免疫缺陷病毒和梅毒,C 反应蛋白和红细胞沉降率,必要时查甲状腺功能。

2. 胸部 X 线片　对冠心病的定性诊断无任何帮助,但对显示继发于心肌缺血或心肌梗死的肺循环异常 - 肺淤血、肺水肿,以及对病情判断和预后评估有重要意义。对某些机械并发症如室壁瘤等的诊断也有一定的帮助。

3. 冠脉造影　对 CABG 手术治疗有非常大的帮助。完整的冠脉造影应包括冠脉造影 + 左心室造影 + 颈动脉造影 + 外周动脉造影。冠脉造影应显示各冠状动脉开口及其主要分支和次要分支的解剖、病理改变和病变程度。可判断冠状动脉血流的情况,常用冠脉造影法,其中心肌梗死溶栓试验(TIMI)计帧法较为简单实用。按血流速度可将其分为:TIMI 0 级,无灌注,闭塞远端无前向血流灌注;TIMI Ⅰ级,部分灌注,造影剂通过狭窄后,进入远端血管的速度慢于同一患者非阻塞动脉的血流速度;TIMI Ⅱ级,经过三个以上的心动周期后,远端血管才能充盈;TIMI Ⅲ级,完全灌注,在三个心动周期内造影剂完全充盈病变远端血管。也可用来判断预吻合部位的靶血管的直径和质量,判断血管的直径主要以造影导管的直径为参照物:6F 管约 2.0mm,7F 管约 2.3mm,8F 管为 2.7mm。

但冠脉造影也有其限度,不能提供冠状动脉血流动态、心肌灌注、心肌损害的代谢性改变以及冠状动脉微血管病变等方面的诊断信息。而且目测直径法常会低估冠状动脉病变的狭窄程度。一般来讲,75%的横截面面积狭窄(50% 直径狭窄)可判断为中等程度狭窄,已经显得很重了,90%的横截面面积狭窄(67%

直径狭窄）可判断为重度狭窄（图 3-1-5）。有一些临床中心认为，只有目测直径狭窄程度在 70% 以上（90% 以上横截面面积）的狭窄有重要的血流动力学意义，出现临床症状，为需要介入或外科治疗的靶血管。

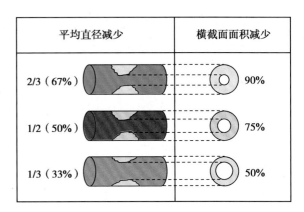

平均直径减少	横截面面积减少
2/3（67%）	90%
1/2（50%）	75%
1/3（33%）	50%

图 3-1-5　两种不同方法比较冠状动脉病变狭窄程度

4. 心脏超声　可用来评估左心室的收缩功能（LVEF）、左心室的大小（左心室舒张末径 LVEDD）、左心室的运动情况（节段性室壁运动异常）、有无室壁瘤及室壁瘤的大小、有无左心室附壁血栓、有无室间隔穿孔、有无继发性的二尖瓣关闭不全等。

5. 颈动脉超声　可观察有无明确的颈动脉狭窄，重点观察双侧颈总动脉和双侧颈内动脉。

6. 心脏 MRI　当前 MRI 心肌灌注成像已实用于心肌缺血 / 梗死和心肌存活的诊断检查，这对冠心病和继发的左心功能不全 / 心力衰竭的定性和定量诊断，治疗适应证的选择和预后评估具有重要意义。

7. 心脏 PET 核素心肌灌注显像　通过体外显示心脏各部位的血流灌注分布，反映患者术前心肌血流灌注缺失情况和术后血流恢复状况，能为外科医生的手术决策和疗效分析提供有效的帮助。

（四）术前药物治疗

许多准备要做 CABG 的患者前来就诊时正在服用 β 受体阻滞剂、钙通道阻滞剂、血管紧张素转换酶抑制剂、洋地黄类制剂、抗心律失常类药物和血小板抑制剂等，有些患者还静脉应用肝素和硝酸甘油。在大多数情况下，β 受体阻滞剂、钙通道阻滞剂、血管紧张素转换酶抑制剂推荐用到手术当天。有些研究提示，术前停用 β 受体阻滞剂，有导致患者发展为急性心肌梗死的趋势。有研究提示，术前应用小剂量或中等剂量的普萘洛尔可降低患者术前血中的肾上腺素水平，亦可降低术中室性心律失常的发生，也可降低术后心房颤动的发生率。

洋地黄类制剂一般建议停用，除非患者合并心房颤动和心力衰竭。最新的 ACC/AHA 的指南推荐，术前阿司匹林可以继续应用（100~325mg/d），氯吡格雷（波立维）停用 5 日。

（五）合并症的治疗

1. 控制高血压　手术前要控制收缩压在 130mmHg 以下，心率在 60 次 /min。有颈动脉狭窄的患者，可适当将收缩压控制在 150mmHg 左右。

2. 控制糖尿病　围术期应用胰岛素，控制餐后血糖 10mmol/L 以下。

3. 降血脂　应用调节血脂药进行治疗，注意观察肝功能的情况。

4. 心功能不全　给予强心、利尿治疗和血管紧张素转换酶抑制剂。

5. 肾功能不全　有肾功能受损，尽量不要在造影后立即手术。有肾衰竭应该手术前进行血液透析。

6. 呼吸功能不全　慢性阻塞性肺疾病的患者要格外引起重视。术前第 1 秒用力呼气容积（FEV$_1$）低于肺活量的 65% 或小于 1.5L，手术后可能需要延长呼吸机辅助时间。因此，术前要进行呼吸肌锻炼、呼吸道治疗和有效咳嗽锻炼。

7. 控制炎症　根据病情进行分泌物培养，积极控制感染。

八、外科治疗策略

CABG 的主要目标是取得完全再血管化，亦即对直径在 1mm 或以上的、狭窄程度在 50% 以上的（目测直径法）冠状动脉主要血管及分支都应搭桥。目前广泛采用的治疗策略是将胸廓内动脉吻合到 LAD，将大隐静脉吻合到剩余的病变冠状动脉血管。当然，采用右胸廓内动脉、桡动脉、胃网膜右动脉联合胸廓内动脉行全动脉化搭桥也是一种选择（图 3-1-6）。

（一）手术入路

CABG 最常用的开胸方法是胸骨正中开胸，优点是：提供良好的手术视野，可以完成冠状动脉完全性血

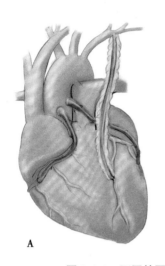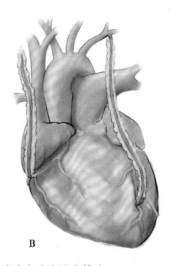

图 3-1-6　不同的冠状动脉旁路移植术策略

A.将胸廓内动脉吻合到 LAD,将大隐静脉吻合到剩余的病变冠状动脉
血管;B.右胸廓内动脉、桡动脉、胃网膜右动脉联合胸廓内动脉行全动
脉化搭桥。

运重建;可以行联合心内直视手术;经此切口可以完成双侧胸廓内动脉的获取,将此切口稍向下延长可以游离胃网膜右动脉。

此外还可以采用左前胸小切口入路、右前胸小切口入路、左后外侧切口入路、左前外侧切口入路、胸骨正中下段小切口入路等方式完成冠状动脉血运重建。

(二) 移植血管获取

1. 大隐静脉的获取　大隐静脉由于其具有容易获取、易于吻合、可以有足够的长度、不痉挛等诸多优点,至今仍然在 CABG 中起着非常重要的作用。但其也存在直径(较粗)与靶血管不匹配、远期通畅率(10年的通畅率不足 50%)低、静脉血管旁路动脉化后顺应性差易出现动脉粥样硬化、腿部切口长不利于美观等缺点。因此,为了获得良好的手术效果,手术时应该选择高质量的静脉,并且应该保护好静脉:选择无内膜增厚、弹性好、无纤维化的静脉,采用“no-touch”技术获取静脉,术中勿过度牵拉静脉以免损伤静脉内膜,尽量减少离体时间,采用良好的保护液等。

获取方法:患者仰卧位,拟取大隐静脉侧下肢外展外旋,膝关节下垫垫。游离大隐静脉可以从腹股沟处开始,也可以从内踝处开始,也可以从膝关节处开始。当患者有外周血管疾病并影响到远端动脉血流的患者,获取大隐静脉应该从腹股沟处开始,以免出现腿部伤口愈合不良。在腹股沟处做切口时,一般在腹股沟韧带下方两横指,在股动脉搏动处内 1.0cm 处,沿大隐静脉走行做一斜行长切口,切开皮肤、皮下浅筋膜,在深筋膜前寻找大隐静脉,找到后沿静脉向远端游离,直接用剪刀垂直剪开静脉上的皮肤及皮下组织,直至所需的长度。

大隐静脉容易在内踝上部确认。在内踝上部大隐静脉对应的皮肤上做切口,沿静脉向上游离。一般采用连续切口。首先用剪刀仔细剪开静脉前的系膜,注意勿损伤伴行的隐神经,隐神经的损伤会导致局限性的感觉麻木或感觉过敏。依次用 1-0 丝线结扎大隐静脉的属支,结扎线距主干的距离约 1mm 或者等于属支的直径,避免残端过长或过短。如果结扎线距主干太远,分支血管残端留得过长,血流充胀后静脉侧壁呈囊袋状膨出,局部易形成血栓;相反,如结扎线太靠近主干,把静脉外膜扎在线结内,静脉壁凹陷,管腔狭窄,血流经过易形成涡流。

属支结扎完后,将大隐静脉轻轻提起并从大隐静脉床游离出,避免过度牵拉大隐静脉。切断大隐静脉的远心端,并将橄榄头的针头插入,结扎固定。将橄榄头和注射器相连,缓慢向静脉内注入含肝素罂粟碱的生理盐水,使大隐静脉扩张,扩张的压力应小于 150mmHg。如发现静脉壁上有漏血点可用钛夹夹闭,如管壁上有漏血孔,需用 7-0 滑线在破口处沿静脉的纵轴进针缝合;如结扎线附近的外膜有缩窄或牵拉现象,可用静脉剪进行松解,恢复正常的静脉外形;如静脉局部囊性扩张,可直接用 7-0 滑线做纵行的连续缝合,缝在没有扩张的静脉壁上。静脉检查修整完毕,在适宜长度处离断,保存在含有肝素罂粟碱的生理盐水内备用(图 3-1-7)。

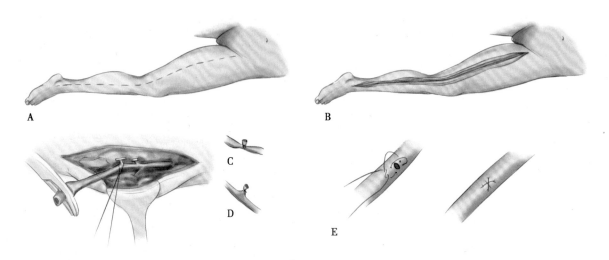

图 3-1-7　大隐静脉的获取

A. 定位大隐静脉;B. 沿大隐静脉走行做连续切口;C. 结扎线太靠近主干,把静脉外膜扎在线结内,静脉壁凹陷,管腔狭窄,血流经过易形成涡流;D. 结扎线距主干太远,分支血管的残端留得过长,血流充胀后静脉侧壁呈囊袋状膨出,局部易形成血栓;E. 管壁上有漏血孔,需用 7-0 滑线在破口处沿静脉的纵轴进针缝合。

采用间断小切口或者内镜获取大隐静脉,可以减少皮肤切口的长度和并发症,美观,但对获取静脉的技术要求高。也有研究报道将大隐静脉连同其周围的脂肪组织一起取下,可提高其远期通畅率(图 3-1-8)。

当患者没有合适的大隐静脉材料时,可以考虑获取小隐静脉。在临床上,获取时一般将患者下肢抬高,选择从下方入路,皮肤切口通常起自外踝与跟腱的中线,沿小腿逐渐向远端分离血管,同时避免损伤腓神

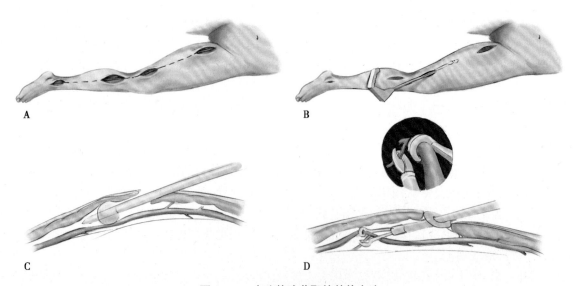

图 3-1-8　大隐静脉获取的其他方法

A. 小切口获取大隐静脉;B. 内镜获取大隐静脉,在大隐静脉上方做皮肤切口,将带有光源的解剖器插入,顺着大隐静脉走行进行解剖游离;C. 用尖端带有气囊的扩张器在大隐静脉正上方形成解剖平面;D. 采用隔离器将大隐静脉属支和主干分离,充分游离大隐静脉主干。

经。其余处理过程与大隐静脉相似。

2. 胸廓内动脉的获取 胸廓内动脉又称"乳内动脉",具有良好的远期通畅率(10年通畅率可达90%以上),是目前最好的旁路移植血管材料,尤其胸廓内动脉已经被认为是冠状动脉的首选移植物。其优点在于:具有丰富的弹力纤维,直径与冠状动脉匹配;内皮细胞可以分泌扩张血管物质,很少发生动脉粥样硬化,远期通畅率高;对于升主动脉严重钙化或者有动脉炎的患者,应用胸廓内动脉可以避免在升主动脉上进行操作。但其缺点在于:长度有限;游离获取的技术相对较难,易于损伤;如应用双侧胸廓内动脉,可能会增加伤口的并发症,特别是对于糖尿病患者;吻合技术相对较难;胸廓内动脉远端含平滑肌组织较多,易发生痉挛等。一般来讲,任何年龄的患者都应该应用胸廓内动脉,但如果锁骨下动脉有严重的狭窄或者患者病情危急需紧急救治时最好不要应用胸廓内动脉。如果患者有严重的慢性阻塞性肺疾病或肺疝入前纵隔者,肺的运动容易使胸廓内动脉屈曲变形或者胸廓内动脉张力过高,遇到这种情况需要加以注意,最好保持胸膜腔的完整,充分游离胸廓内动脉血管束,保持足够的长度,适当地对胸廓内动脉加以固定都能起到较好的效果。

获取方法:

(1) 经典方法——经胸膜外游离带蒂的胸廓内动脉(图3-1-9):常规正中开胸,采用胸廓内动脉撑开器撑开胸骨,术者取低坐位,升床至合适高度并向游离侧倾斜,患者头部略抬高,有利于直视胸廓内动脉。采

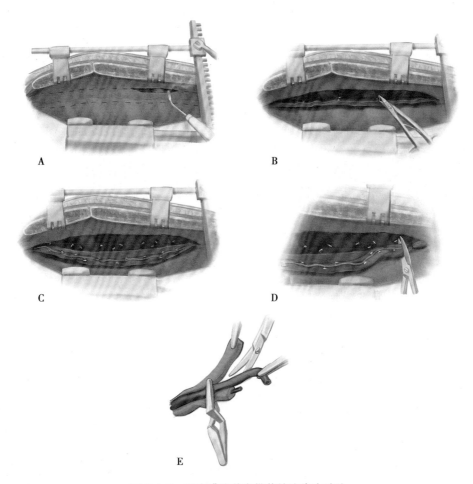

图3-1-9 经胸膜外游离带蒂的胸廓内动脉
A. 左、右距胸廓内动脉0.5~1.0cm处全程用电刀切开胸膜外筋膜、胸横肌;B. 第3~4肋水平开始游离,可用钛夹夹闭近端,远端用电凝缓慢地切断并止血;C. 向上游离到第1肋水平,远端游离到上腹动脉与膈肌动脉为止;D. 充分游离后,给予全身肝素化(1~3mg/kg),然后在远端结扎并离断胸廓内动脉;E. 将胸廓内动脉远端伴行的筋膜、肌肉和静脉去除。

用低功率电刀(20~30W)。先将胸膜向下推,显露胸膜外筋膜,接近并显露胸廓内动脉的全长,上至第1肋间,下至第5~6肋间。在看清楚胸廓内动脉之后,在其左、右距其0.5~1.0cm处全程用电刀切开胸膜外筋膜、胸横肌。于第3~4肋水平开始,左手用镊子轻轻向下牵拉血管蒂,右手持电刀沿肋骨平面由内向外游离血管蒂,动脉要轻柔以免损伤血管,在肋骨上下缘可见到肋间动静脉,可用钛夹夹闭近端,远端用电凝缓慢地切断并止血。向上游离到第1肋水平(锁骨下静脉水平),远端游离到上腹动脉与膈肌动脉为止。通常第1肋间动脉较粗大,如不切断,术后会发生窃血现象。胸廓内动脉近心端与膈神经关系密切,有误伤膈神经的可能,应引起重视。

充分游离后,给予全身肝素化(1~3mg/kg),然后在远端结扎并离断胸廓内动脉,用哈巴狗钳夹闭胸廓内动脉远心端,用浸湿罂粟碱溶液(1g/L)的湿纱布包绕胸廓内动脉血管蒂,防止血管发生痉挛,并将其放在左肺前方备用。为了使带蒂的胸廓内动脉以最短的距离与LAD动脉吻合,需游离左侧胸腺脂肪垫与胸膜之间的间隙,并切开相应的壁层心包膜使胸廓内动脉于LAD近心端水平直接进入心包腔。

(2) 经胸膜外筋膜外游离带蒂的胸廓内动脉:由于胸廓内动脉在胸膜外筋膜外,在第4肋间以下还有胸横肌覆盖,在游离前不易辨认胸廓内动脉,而且也束缚胸廓内动脉的长度,因此用经典的方法游离下的带蒂胸廓内动脉较短。为了获得更长的血管,需去除较多的胸膜外筋膜和胸横肌组织。首先将胸膜下推,在胸廓内动脉的内侧0.5~1.0cm处用电刀沿胸廓内动脉切开胸膜外筋膜和胸横肌,将附着在胸廓内动脉上胸膜外筋膜和胸横肌轻轻撕下,向外侧方超过胸廓内动脉水平,这时可以清楚地看到胸廓内动脉束的全程,失去胸膜外筋膜和胸横肌的束缚后,胸廓内动脉束与胸壁附着较疏松,也易于游离。其他的游离方法同(1)所述。

(3) 常见问题的处理:当胸廓内动脉部分损伤时,在带蒂完全游离下来后可以用间断缝合法进行修补(8-0 prolene线);胸廓内动脉远端含较多的平滑肌,易痉挛,术中切除易痉挛的部分后,易于吻合,有利于早期及远期通畅率;膈神经损伤后会严重地影响肺功能,术后恢复过程中可能会出现不同程度的反常呼吸,可有呼吸困难和憋气感,病情严重时可以做膈肌折叠术改善呼吸功能。膈神经损伤后,膈肌功能恢复需要1~18个月;第1肋间动脉的巨大分支不能切断时,会发生窃血综合征,即患者手术后在上肢运动时会发生心绞痛,同时心电图有缺血改变,胸廓内动脉造影可明确诊断。可以应用血管栓塞的方法进行治疗;如果移植血管过短,可将胸膜外筋膜切除或间断切断胸膜外筋膜及伴随静脉,如果张力由于肺扩张所致,可以将相应的心包悬吊在侧胸壁,局部限制肺膨出等。

3. 桡动脉的获取　桡动脉7~10年的通畅率为80%~90%。靶血管狭窄的严重程度(>70%)是影响桡动脉通畅率的决定因素。有证据表明,骨骼化获取可提高桡动脉的通畅率。缺点是易痉挛。

获取方法:在决定应用桡动脉时,需先做血管通畅试验,如为阴性,就可以作为移植血管来应用。患者取仰卧位,已选择好的上肢外展,常规消毒铺单,标准切口远心端选择桡动脉搏动点腕横纹上1.0cm,近心端应选在肘横纹下1.0cm,肱二头肌腱内1.0cm。经近心端沿肱桡肌肌腹做成浅"S"形切口,依次切开皮肤、皮下组织,再沿切口切开深筋膜,在无肌腹覆盖的前1/3解剖出桡动脉,在肱桡肌和桡侧腕屈肌肌腹间行钝性为主的分离显露桡动脉全长。可以在桡动脉上喷洒罂粟碱溶液以防痉挛。在游离肌腹内动脉时,需将肱桡肌肌腹向侧方轻柔牵拉,以免损伤与桡动脉密切的桡神经。近心端的桡动脉位置较深,解剖此处要靠近桡动脉,以免损伤位于其下的重要组织(肱动脉、尺动脉、正中神经)。近心端最高游离的标志是桡反动脉,其发出后向桡侧近心端行走,注意勿损伤。充分游离后,待全身肝素化后分别结扎切断近心端和远心端,用含罂粟碱的溶液注入桡动脉使其扩张,并检查处理漏液处(图3-1-10)。

此外,还可以选择胃网膜右动脉、腹壁下动脉等动脉材料来进行旁路移植,但临床应用较少。

(三) 体外循环下冠状动脉旁路移植术手术方法

体外循环下心脏停搏能提供静止无血的术野,保证精细的冠状动脉吻合,其吻合口的远期通畅率是衡量冠状动脉旁路移植术优劣的重要标准之一,因此体外循环下CABG是目前最常用的方法。

1. 体外循环与心肌保护　经升主动脉插管和右心房单根腔房静脉插管建立体外循环适合于大多数体外循环下冠状动脉旁路移植术(on-pump CABG)患者。打开心包后应常规触摸探查升主动脉壁,注意有无

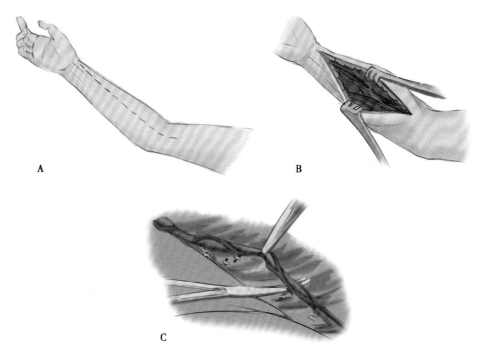

图 3-1-10　桡动脉的获取

A. 沿切口切开深筋膜,在无肌腹覆盖的前 1/3 解剖出桡动脉,在肱桡肌和桡侧腕屈肌肌腹间行钝性为主的分离显露桡动脉全长;B.经近心端沿肱桡肌肌腹做成浅 "S" 形切口;C.桡动脉的分支在近端和远端均用钛夹夹闭并用剪刀剪断。

升主动脉钙化,因为升主动脉钙化会给插管带来困难,甚至可导致动脉壁破裂出血或者斑块脱落栓塞等严重并发症。升主动脉插管部位一般情况下应尽量高,有时要插在心包反折以上以留出做近端吻合口的部位,接近无名动脉开口水平偏主动脉弓小弯侧,这样有利于将升主动脉留有足够的长度置侧壁钳,行旁路桥血管的近端吻合。若升主动脉壁较薄或动脉粥样硬化较重,荷包两侧应加垫片缝合,以防主动脉插管周围严重漏血,以及拔除动脉管后能确保严密关闭升主动脉造口。

一般经右心耳荷包缝合插入腔房静脉回流管。要确保一级在下腔静脉内,二级在右心房内以保证回流通畅。插管时靠下腔静脉右侧比较容易插入,插入时不应该有任何阻力,不要插入肝静脉。

on-pump CABG 术中左心系统回血的充分引流对保持冠状动脉吻合口的无血视野非常重要。一般情况下没有必要经右上肺静脉置左心引流管,但当左心室功能较差,特别是伴有轻度或轻中度的主动脉瓣关闭不全时,可以插入左心引流管,目的是防止左心室过胀,减轻左心室容量负荷以利于心脏复苏。最有效简单的引流途径是经升主动脉根部心脏停搏液灌注管直接回吸。

升主动脉阻断之后,有效地灌注心脏停搏液是心肌保护最重要的措施。停搏液大多经冷血直接稀释,灌注的途径一般经主动脉根部灌注管灌入(顺灌),灌注速度为 250ml/min,首次灌注量为 10~15ml/kg。每间隔 20~30 分钟重复灌注一次,重复灌注量为 8~10ml/kg。停搏液进入心脏的钾浓度一般为 15~25mmol/L。心肌保护方法除灌注心脏停搏液之外,注意心脏减压防止心室过度膨胀亦很重要。少数情况下体外循环一开始心脏很容易停跳,心室充盈膨胀,此时应尽快阻断升主动脉同时做主动脉根部吸引,术者用右手均匀用力挤压左心室,排空左心室的血液,待左心室减压之后再开始灌注。

on-pump CABG 过程中体温一般降至 32~34℃,心包腔内冰盐水降温有助于心肌保护,但一般不主张心表直接放置冰块降温。

2. 冠状动脉旁路探查与设计　体外循环开始心脏被引空,此时心脏处于空跳状态。在阻断主动脉之前先进行冠状动脉探查,结合冠脉造影进一步了解冠状动脉各分支走行、病变部位、管壁条件等,对吻合口部位的选择及旁路支数和旁路材料的分配组合进行设计,形成清晰的手术思路。

3. **靶血管的显露**　不同的外科医生都有自己显露靶血管的方法和技巧,其目的都是将不同部位的冠状动脉暴露在外科医生易于操作的视野里。LAD、对角支位于心脏前面,易于显露,只需将 1~2 块冰盐水大纱垫置于左心室后近房室沟处,并将心尖稍推向右,距正中切口更近些,易于显露 LAD 中段,更便于做吻合术。将左心室后方的心包通过牵引线提起,站在术者左旁的助手用左手隔着湿纱布垫提拉心脏,使心尖翻向右侧及头侧,能有效地显露 LCX 发出的钝缘支。显露右冠状动脉和后降支、左心室后支最好的方法是在左心房后壁放 1~2 块纱布垫,通过深部牵引线将心脏推向浅处,同时由站在患者左侧的助手用纱布垫将右心室的锐缘向右上提拉,这样便于做右冠状动脉的吻合术。

4. **吻合口的选择**　外科医生应清晰记住冠脉造影中冠状动脉的影像解剖,术中仔细探查冠状动脉的走行及病变部位,将吻合口选择在狭窄部位的远端。首先用小圆刀划开冠状动脉表面的脂肪和心外膜,进一步检查冠状动脉壁有无钙化和增厚,尽量选择管壁没有明显病变的部位用冠状动脉尖刀在其表面正中切开,然后用角度剪沿其长轴方向向两端延长,切口长 4~5mm。冠状动脉切口尽量位于其表面正中部位,避免向两侧甚至向后壁偏移,斜行切口易导致吻合口出血或扭曲成角(图 3-1-11)。

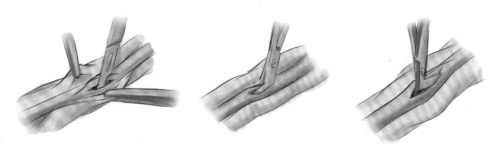

图 3-1-11　冠状动脉切口
切开冠状动脉时,正确的方法是尖刀与冠状动脉成 30°~45° 角,轻轻向下轻压再向前上挑开冠状动脉。垂直或过深地插入尖刀易损伤其后壁,如果损伤动脉后壁,可用 8-0 prolene 线双头针在血管内后壁经损伤两侧进针,从腔内向侧方缝出血管外打结,闭合切口。冠状动脉后壁损伤未发现或未处理可能会造成局部出血或形成血肿。

心表过多的脂肪容易干扰外科医生对冠状动脉的准确辨认,在这种情况下,首先辨认出动脉的近端及远端分支,然后沿分支追踪主干,仔细分离动脉表面的脂肪组织。大多数情况下也可通过伴行的静脉来寻找冠状动脉,比如 LAD 一般走行在伴行静脉的右侧。有时冠状动脉走入心肌内也给辨认带来困难,甚至判断错误。对于这种情况,应仔细追踪冠状动脉的近端和远端,因为一般走入心肌内的冠状动脉多为其中段,并且心肌内冠状动脉其表面心肌都有一隐约发白的痕迹,可以帮助辨认。走入心肌内的冠状动脉一般没有病变,选择切口应在冠状动脉刚走入心肌的部位,因为此部位发白,易于辨认,不必切开太多的心肌,且管径较粗易于吻合。切开的心肌应用电凝止血或者吻合时将周围心肌少许缝合,有利于止血。

5. **冠状动脉吻合技术**　冠状动脉吻合依据吻合类型分为端 - 侧吻合和侧 - 侧吻合;依据旁路材料分为静脉吻合、带蒂动脉吻合及游离动脉吻合;依据吻合的方法绝大多数外科医生采用 7-0 或 8-0 prolene 线连续缝合,只有极少数医生采用间断缝合。

on-pump CABG 吻合顺序一般是先完成冠状动脉远端吻合,再完成旁路与升主动脉的近端吻合。

冠状动脉吻合一个吻合口 10~12 针。从进针的方向看,通常采用冠状动脉由内向外(旁路材料由外向内)的缝合方法,这样有利于准确掌握冠状动脉壁吃针的深度。从第一针开始的部位及走行方向来看,一般从术者对侧冠状动脉切口近脚跟的部位开始沿逆时针方向(旁路材料端则顺时针方向)走行。只用一头针自始至终一个方向缝至起始点会合打结完成吻合。必要时也可以换另一头针以相反的方向缝合与第一头针会合打结(心脏侧后壁吻合口尤为适用)(图 3-1-12)。

冠状动脉远端吻合的最终目的是保证吻合口通畅且不漏血。做到吻合口通畅的关键包括吻合口边缘吃针不宜过多,脚跟与脚尖的针距跨度应相对小一些,可以避免缝线的环缩效应。理想的吻合口方向及材

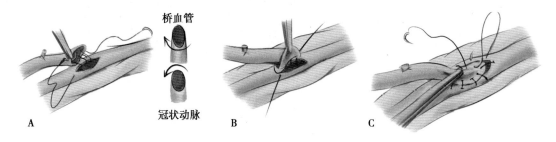

图 3-1-12　冠状动脉远端吻合口处理

A. 采用冠状动脉由内向外(旁路材料由外向内)的缝合方法;B. 从术者对侧冠状动脉切口近脚跟的部位开始沿逆时针方向(旁路材料端则顺时针方向)走行;C. 一个吻合口 10~12 针。

料走行呈自然弧度,避免折曲或成角。保证吻合口严密不漏血的关键包括冠状动脉切口与材料切口大小匹配,一般后者较前者略大(约 25%)。针距均匀可避免出现"猫耳样"漏血,缝合时将切口周围的外膜缝合少许有利于避免出血,缝合过多反而不易收紧缝线而出血或者过度牵拉致吻合口狭窄。

吻合口漏血很难完全避免,补针时应注意看准出血部位,准确缝合吻合口边缘。多数情况下,缝合漏血部位外膜即可使边缘对合达到止血的目的。盲目过深地补针是导致吻合口狭窄的主要原因之一。

6. 近端吻合口　要保证近端吻合口的质量需做到以下几点:近心端吻合后的形态要呈"眼镜蛇头状",足尖和足跟要落在预定角度的轴线上,以保证吻合口不扭曲,移植血管呈自然抛物线状;吻合口近心端不能直立翘起,影响血流;不能做成扁平状影响血流;吻合口近端不能发生扭曲。

(1) 吻合口部位:一般选择升主动脉前侧壁,建立体外循环前应注意探查升主动脉的长度、管径、管壁有无钙化等,判断是否适合用作近端吻合口,能做几个吻合口,是开放阻断后置侧壁钳吻合还是开放前阻断下直接吻合等。如果升主动脉壁广泛严重钙化,不可勉强进行吻合,头臂动脉可替代用作近端吻合的部位,但所需旁路材料长一些。有时也可将旁路材料与带蒂的胸廓内动脉吻合。

(2) 吻合口显露:多数外科医生习惯开放升主动脉待心脏复跳后在升主动脉置侧壁钳进行近端吻合,其优点包括:缩短心脏阻断时间,心脏复跳主动脉充盈后容易判断所需旁路材料的长度。

(3) 旁路长度的判断:旁路的长度判断非常重要,如果静脉过长则容易折曲成角,过短则张力过大,需额外再接一段血管,使手术变得烦琐。测量旁路长度时常常需控制静脉流量使心脏临时充盈,同时用含血的注射器经移植血管近心端注入使移植血管充盈伸展无扭曲,呈抛物线状舒展地附在心脏表面,按移植血管吻合后所走行的方向至升主动脉吻合口的位置即为所需要的长度,在剪断时可以多留 0.5cm。

(4) 近端吻合技术:在测量好的部位,用剪刀沿 45°方向剪断,在足跟处沿纵轴方向做适当小切口,主要根据升主动脉造口大小和静脉粗细而定,一般移植血管造口的直径比升主动脉上的造口大 10%~20%。对于桡动脉和游离的胸廓内动脉与升主动脉直接吻合时,不必剪成 45°角的鱼口状,可以垂直剪断,并沿纵轴剪开适当大小利于吻合。适当去除主动脉造口部位的外膜,用 4mm 的打孔器在主动脉壁上打孔,一般造口的大小要比移植血管的直径略小。近端吻合一般用双头针 5-0 或 6-0 prolene 线,移植血管的进针方向是从外到内,主动脉造口的进针方向是从内到外。一般而言,主动脉壁上吃针要多一些,旁路移植血管上吃针要稍微少一些。从移植血管造口的中线偏右起针,向左连续缝合绕过足跟,收线将移植血管下到主动脉造口部位,然后用另一针连续缝合直至打结(图 3-1-13)。

(5) 排除移植血管内气体:近心端吻合完成后松开侧壁钳,用 6-0 针或皮试针头将移植血管内集聚的气体排除。排气后移调移植血管上的哈巴狗钳,恢复血供。

7. 撤离体外循环　复温时机一般选在做最后一个远端吻合口时,待完成最后一个吻合口以后,温度已复至 34℃以上。开放升主动脉阻断钳前应注意血清钾维持在 5.0mmol/L 左右;血压平均压大于 60mmHg;pH 要在正常范围内;同时让麻醉医生膨肺,左心开始轻轻吸引排除心内可能残留的气体。减流量开放升主动脉阻断钳,同时加大左心吸引,观察心脏复跳情况,如不能自行复跳,可采用除颤器(一般 20J 即可)除

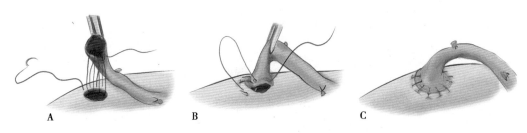

图 3-1-13 冠状动脉近端吻合口处理

A. 移植血管的进针方向是从外到内,主动脉造口的进针方向是从内到外;B. 从移植血管造口的中线偏右起针,向左连续缝合绕过足跟;C. 缝合完毕,打结。

颤复跳。心脏顺利复跳后开始并行循环辅助,此时可以用侧壁钳钳夹升主动脉,完成近心端吻合。完成吻合后,检查吻合口有无出血,同时用实时流量检测(transit time flow measurement,TTFM)监测旁路桥血管流量。一般来讲,桥血管流量需超过 20ml/min,PI 值需低于 5。辅助循环的时间一般为主动脉阻断时间的 1/4 到 1/3,或可酌情延长,在此期间进一步复温,调整改善循环系统、呼吸系统及泌尿系统,为停体外循环做好准备。

撤离体外循环要满足以下条件:鼻咽温度达 36~37℃,直肠温度在 35℃以上;心电图基本正常,心律为窦性心律,节律规整,心率小于 100 次/min,无明显 ST 段改变;血气分析及血钾在正常范围。逐步调整体外循环流量,当心脏不胀、收缩力好、血压稳定、心律及心率稳定时即可停机。当拔除静脉腔房管后,血流动力学稳定时可用鱼精蛋白中和肝素(1:0.5~1)。中和完肝素后,血流动力学稳定即可拔除主动脉插管。

8. 关胸 关胸前要仔细检查胸廓内动脉床、胸骨上窝、剑突处、心包反折横断处、旁路移植血管、吻合口以及各种插管部位有无出血。常规放置心包腔和纵隔引流管,如左侧胸腔开放,则需放置左侧胸腔引流管(一般只留一个侧孔),引流管尖端位于左侧肋膈角;放置心包引流管时,要确保其尖端远离右冠远端吻合口,一般在近膈面心包处打孔,将心包引流管从孔中穿过,让其尖端朝着心尖的方向较为稳妥,应远离冠状动脉远端吻合口;放置纵隔引流管时要保证引流管最下段在剑突水平留一个侧孔,以利半坐位时低位引流,同时闭合胸骨时要确保位于钢丝的下方,以防夹住引流管。要特别注意引流管的位置,不要压迫移植桥血管或侧孔吸住桥血管引起拔管时出血等。一般用胸骨钢丝闭合胸骨,每 10kg 体重一针,胸骨柄两针,其余钢丝绕过胸骨外缘缝合,避免损伤肺和胸廓内动脉及其分支血管。"8"字缝合胸骨受力更小,且固定稳定。胸骨闭合后依次缝合皮下组织和皮,需注意的是应将切开的腹直肌缝合上。术后常规胸带包扎胸部。

如果患者手术时病情处于急性期或体外循环时间过长导致心肌水肿严重,心脏功能减退不能耐受关胸的压迫,血压下降与关胸有明显的关系,可以考虑延迟关胸,一般可以延迟到手术后 2~3 日再关胸。

(四) 非体外循环下冠状动脉旁路移植术(OPCAB)

OPACB 发展到现在,其优点已被许多学者肯定,避免体外循环可能引起的一系列并发症,减少输血、降低费用、减少术后并发症等。对于熟练的外科团队来讲,OPACB 几乎不存在绝对的手术禁忌证。

手术技术:

1. 保温对 OPCAB 至关重要 低温对患者的影响是多方面的,首先是寒战反应,会使心肌耗氧增加;其次低温可影响凝血功能,可导致渗血或出血等。保温的方法包括使用变温毯、提高手术室温度、减少身体暴露等。患者体温一旦下降,复温比保温更困难。

2. 术中进行必要的监测 包括心电图、有创血压、中心静脉压、血氧饱和度等,对于左心室功能差的、严重左主干病变、不稳定型心绞痛的患者应该放置肺动脉漂浮导管监测心功能和血流动力学。还需进行活化凝血时间(ACT)监测,维持 ACT 在 300 秒以上。为了减少血液丢失和输血,术中常规使用血球回收机。OPCAB 术中有可能遇到困难,需体外循环帮助解决,所以需体外循环组做好准备,一旦术中需要,可以紧急使用。

3. OPCAB 术中进行血管吻合顺序的基本原则　先吻合心脏前方的血管,再吻合下壁或侧壁的血管,最后吻合心脏后方的血管;先吻合狭窄严重的血管,再吻合狭窄轻的血管和起重要代偿作用的血管。这两个原则相互结合。对于多支血管病变的吻合顺序,大多数心脏外科医生主张先完成胸廓内动脉到 LAD(LIMA-LAD)的吻合,再进行其他病变血管的吻合。最先完成 LIMA-LAD 吻合可以立即改善左心室前壁和室间隔大部分的血供,有利于增强显露侧后壁血管时心脏的耐受性,尤其对于左主干或 LAD 近端严重狭窄的病例尤为重要。不过需要引起注意的是显露侧后壁的血管时,由于心脏向右移位,有可能导致 LIMA-LAD 吻合口张力过大撕脱。预防的方法是 LIMA-LAD 吻合时留有余地,或者头低位使心脏向右位移的同时向头侧移位才不会有张力。

4. 靶血管的显露　在改变心脏位置显露靶血管时,要尽量减少血流动力学变化,同时又要获得稳定无血的吻合区域,尽量减少吻合远端的心肌缺血。动物实验表明,心脏直立位时对冠状动脉血流影响最小的为右冠状动脉,其次为 LAD,最明显的为 LCX 动脉。

心包深部牵引线可以实现将心底心包拉紧、将心脏托出心包腔并易于固定的目的。大多数术者缝合深部心包牵引线的位置为左下肺静脉旁、下腔静脉左侧,利于这二者的组合,可以显露不同的靶血管。在缝合深部牵引线时有可能会损伤到肺静脉、下腔静脉甚至胸主动脉,因此在缝合深部牵引线时吃针不要过深。LAD 显露比较容易,手术台稍微向右侧倾斜,心底部垫几块纱布或将左下肺静脉的牵引线向左牵引固定,心尖会外翻右移;显露 LCX 及其钝缘支时手术台应继续向右倾斜,同时将左下肺静脉旁的牵引线向左下牵引,加大牵引力度,心脏重心右移,心尖继续向右向上位移,此时需松开下腔静脉左侧的深部牵引线;右冠状动脉左心室后支的显露与低位钝缘支的显露基本相同,只是需使心尖更加向右向上移位,后降支的显露可松开左下肺静脉旁的牵引线,牵拉下腔静脉左侧的深部牵引线,更加头低位,这样有利于心脏膈面的显露。有的中心也借助于心尖吸引器来显露靶血管。

5. 靶血管的固定　冠状动脉稳定器在 OPCAB 中起着非常重要的作用,保证了可以进行精细的冠状动脉吻合,提高了手术的安全性,促进了 OPCAB 的发展。稳定器的发展经历了压迫稳定和吸附稳定两个阶段。在临床中应用较多的冠状动脉稳定器是章鱼吸盘式心脏稳定器Ⅲ,其采用的原理是吸附稳定,其限制了靶血管的移动幅度,形成了吻合口局部的相对稳定,其局部的吸引作用减少了对心脏的压迫,仅仅会造成局部心外膜的轻微淤血。

6. 吻合口的显露　无血的术野可以保证高质量的血管吻合,同时需防止远端心肌不缺血,要达到上述目的,在临床上常常采用的方法包括分流栓法、阻断血流法、CO_2- 生理盐水混合喷雾法。

采用分流栓可以明显减少冠状动脉切开处的出血,同时保证吻合过程中远端心肌的血供,此外还可以防止缝到血管后壁。需选择适当直径的分流栓才能起到良好的效果。置入的方法一般为在拟吻合部位近心端缝好硅胶阻断带,置好稳定器,切开冠状动脉,拉紧近心端的硅胶阻断带临时阻断血流,先向近端插入,再将分流栓插入远端。

阻断血流可以采用哈巴狗钳钳夹阻断,也可以采用硅胶阻断带阻断。阻断法可以确切良好地显露吻合口,但副作用是吻合过程中远端心肌会出现心肌缺血,尤其对于 LAD、右冠近端没有完全闭塞仍有一定的顺行血流时,完全阻断后可表现为心电图改变、循环不稳定、心律失常、传导阻滞、心脏停搏等。阻断的时间长短受许多因素的影响,包括冠状动脉的缺血情况、阻断血管的部位、阻断血管是否有侧支循环、阻断冠状动脉供应心肌面积的大小和自身耐受缺血的能力等。当然,阻断的时间越短越好。

采用混合喷雾的方法可以将吻合口处的血液吹开,从而使术野清晰可见,但应用不当可损伤冠状动脉内膜,严重的可将血管壁吹出夹层。使用中需将气体流量控制在 2~5L/min,生理盐水流量为 10~50ml/min,压力小于 150mmHg,喷雾头离吻合口 5~10cm。不能持续吹局部,以免心肌局部温度降低出现异位心律。

7. 循环稳定技术　OPCAB 术中维持循环稳定需要麻醉医生和外科医生的密切配合。有效地显露靶血管、良好的局部稳定性对于循环稳定是非常重要的。OPCAB 术中旁路移植的顺序对于循环稳定也很重要,大多数心脏外科医生强调 OPCAB 术中应先行 LIMA-LAD 吻合,因为 LAD 的优先再血管化能增强心肌对于显露侧后壁血管的耐受性。一般来说,OPCAB 术中应该尽量少用血管活性药物。当搬动心脏血压下降时,首先静脉补充容量增加前负荷,提高代偿能力。头低仰卧位能增加回心血量并有利于显露心脏下壁血管,手术床向右侧倾斜有利于显露 LCX 系统。少数患者如果经过补液血压仍低,则需应用小剂量血管活性药物。

九、手术后处理原则

(一)神经精神系统

主要观察双侧瞳孔大小变化及对光反射情况和意识恢复情况。

(二)循环系统

心率维持在 70~100 次/min;心律最好维持为窦性心律,控制心房颤动时心室率小于 100 次/min,纠正频发的室性心律失常;血压一般维持其平均压在 70mmHg 以上,高血压的患者可以适当地将血压维持在较高的水平,保证重要脏器的灌注;体温低于 35.5℃要给予物理升温,超过 38.5℃给予物理或药物降温。

1. 低血压的处理　低血压的标准为平均压低于 60~70mmHg 或心指数低于 $2.5L/(min \cdot m^2)$。发生低血压时首先要进一步明确监测到的血压是否有误差,同时需除外并积极治疗可能存在的问题。主要考虑的问题包括:是否存在引流量过多或其他情况的血液丢失(胸腔积血)导致容量不足;血管扩张药过量使用导致周围血管的过度扩张;缺氧;心脏压塞;张力性气胸;过敏;心律失常;心力衰竭等。

若患者有漂浮导管监护,可根据连续的血压、心率、肺毛细血管楔压和心排血量进行处理:

(1)心排血量下降、肺毛细血管楔压下降、桡动脉血压下降、心率增快、而周围血管阻力指数增高、则提示血容量不足,需及时补充血容量。

(2)心排血量下降、肺毛细血管楔压增高、桡动脉压正常或下降、外周阻力指数增高、中心静脉压增高、则有心脏压塞的可能,必要时开胸探查。

(3)心排血量下降、肺毛细血管楔压增高、中心静脉压增高、外周血管阻力指数上升,则心力衰竭,应强心治疗。

(4)心排血量上升、血压下降、肺毛细血管楔压正常、外周血管阻力指数下降,则提示血管过度扩张,适当应用血管收缩药,提高外周血管阻力改善血压,防止肾衰竭。

(5)若患者血压突然下降,怀疑过敏性休克则应该抗过敏性休克治疗。

2. 高血压的处理　冠心病患者术前多合并有高血压,术后早期患者受到手术等因素的影响会出现较强的应激反应,此时如果麻醉深度减低,会发生严重的应激性高血压。手术后高血压可导致出血过多、缝线断裂、尿量增加、心肌氧耗增加等不良影响。进一步会导致电解质紊乱、血容量过快丢失、输血量增加等,进而发生心律失常、血压下降、心肌供血障碍等。如果处理不当,会出现血压波动,使上述不良反应反复发生,直至诱发严重后果。有效控制术后早期高血压和血压波动是术后早期处理中最常见和最重要的内容之一。

处理时,要根据病因采用相应的方法。首选和简便有效的方法是保证麻醉的平稳。维持术后早期适当的麻醉深度,可以有效地控制应激反应导致的高血压,减少扩血管药物的应用,减轻和避免血压波动。

常用的镇静药物有:异丙酚、吗啡、酚酞尼、地西泮等。在准备给予镇静药物前,首先要评估患者的血容量,避免在患者中心静脉压较低的情况下,一次性大剂量用药(尤以地西泮的副作用最大)。由此造成的患者血压骤降,即使短时间内快速补充容量,血压的恢复也比较困难。

镇静的同时,加用小剂量肌松药,可以减轻和缓解肌紧张或寒战,减慢心率和控制血压,改善因呼吸肌强直导致呼吸机辅助通气受限的双重效果。

为进一步控制和维持血压稳定,需加用作用机制不同的血管活性药物,常用的有以下几类:血管扩张药,包括硝酸甘油、硝普钠;钙通道阻滞剂,包括尼卡地平、地尔硫草等;β受体阻滞剂,包括美托洛尔、艾司洛尔等。以上药物的剂量,应根据患者的血压来调整,一旦血压下降过低,应及时减量或停用。

在药物治疗的同时,减轻和改善患者术后早期的低体温,可以有效地减轻应激反应的发生和强度,减少药物用量和由此引起的血压波动,对此应引起重视。

3. 心律失常 CABG 术后心律失常的治疗目的是减慢心率,降低心肌氧耗,防治恶性心律失常的发生。

(1)心房颤动:术后心房颤动的发生率为 5%~50%,多发生在术后 20~60 小时之内,多为阵发性。原因可能为容量不足、电解质紊乱、术中心肌保护不均匀,造成再灌注损伤、术后早期心功能一过性减低,患者活动量增加时出现心肌过度代偿,导致心房压力增高、高龄、术前停用 β 受体阻滞剂、交感神经兴奋等。治疗主要是控制快速心室率,转复窦性心律。主要的药物应用为胺碘酮(先给 150mg 的负荷量,以后给每分钟 1mg,持续 6 小时,其后改成每分钟 0.5mg 维持)。对于反复发生的心房颤动并影响血流动力学,药物治疗无效时可试用同步电转复(50J)。在治疗用药过程中,部分患者可能会出现心动过缓或长 R-R 间期,需延长用药间隔或停药观察,严重心律减慢时,安放临时起搏器,确保用药安全。

(2)室性心律失常:术后室性心律失常比较常见,多为良性室性期前收缩,恶性室性心动过速和心室颤动较少见,多在术后 3 日内发生。频发室性期前收缩(大于 6 次 /min)应该给予处理。可能的原因为:严重的心肌缺血性损伤、围术期心肌梗死、电解质紊乱、原有的心室瘢痕、低氧血症和酸碱代谢紊乱等。治疗上可以应用利多卡因 1mg/kg 静脉注射,无效 10 分钟后可重复,有效后静脉维持量 1~2mg/min。也可以应用胺碘酮治疗,方案与治疗心房颤动时相同。若是明确 K^+ 含量过低引起,则应积极补钾,室性心动过速应用电转复,心室颤动时电转复,心外按压和常规复苏措施。

(3)窦性心动过速:术后常见的窦性心动过速与体温增高、患者情绪紧张、焦虑、疼痛、手术导致的术前常规治疗药物浓度减低和术后心肌兴奋性增高等有关。控制体温,适当镇静和镇痛可以有效地减少心动过速的发生。必要时可以静脉应用小剂量的 β 受体阻滞剂。

(三)呼吸系统

1. 呼吸机模式 调节呼吸机参数以达到足够的氧合(PaO_2 80~100mmHg)、适宜的二氧化碳排出($PaCO_2$ 35~45mmHg)以及正常的 pH(7.35~7.45)为目标。较大的潮气量以及较低的通气频率有助于减少肺不张的发生,且不伴有通气过度。呼气末正压的使用也有助于维持肺容积,防止肺不张的发生,对于肺气肿的患者可能是禁忌。潮气量为 8~10ml/kg;呼吸次数 10~12 次 /min;应用呼气末正压 3~8cmH$_2$O($1mmH_2O=9.80665Pa$),避免高浓度吸氧,FiO_2 由开始的 90% 逐渐减低到 45%,维持血气分析结果在正常水平;患者清醒后,可根据患者情况将呼吸机模式由容量控制型改为同步间歇指令通气(SIMV)型,逐步脱机。

2. 呼吸道管理 注意气管插管深度并固定好;呼吸机要应用加温、加湿和雾化;每小时吸痰一次,气管内注入生理盐水稀释痰液和解除气管痉挛。

3. 床旁胸部 X 线片 术后要即刻拍床旁胸部 X 线片,必要时复查。要仔细检查气管插管深度;各种导管的路径是否正常,如主动脉内球囊导管的深度和位置;观察有无胸腔积液,气胸,肺水肿和肺不张,纵隔、心影大小以及有无异常阴影。第一张胸部 X 线片的纵隔宽度可作为基准值,以备怀疑心脏压塞时进行比较。

4. 拔除气管插管指征 患者意识清醒,能完成指令动作;自主呼吸恢复有力;不存在过多的出血、血流动力学不平稳或是恶性心律失常;呼吸模式为容量控制型(无呼气末正压,FiO_2<50%)患者 SaO_2>95%;或呼吸模式改为 SIMV 型(辅助呼吸次数 <5 次 /min,FiO_2<50%)患者 SaO_2>95% 时;试停呼吸机 30 分钟,监测动脉血气良好,患者耐受良好,血压平稳,没有心动过速、气促或呼吸困难,即可拔除气管插管,并用湿化面罩吸氧。拔管前彻底吸尽呼吸道内分泌物。

(四)消化系统

要保持胃管通畅,观察液量和色泽变化,有咖啡样胃液引出要注意应激性溃疡的发生并积极治疗;糖尿病患者手术后血糖控制在 8.3~11.0mmol/L,禁食期间,如血糖太高,可静脉泵入胰岛素控制血糖,进餐后可皮下注射胰岛素治疗。

(五)水电解质酸碱平衡

术后密切观察尿量、引流液、胃液量,量出为入;监测血气,尽快纠正钾离子到正常水平,维持钾离子在 4.0~5.0mmol/L;术后常由于微循环障碍、心功能不全、糖尿病控制不良可引起代谢性酸中毒,过度利尿可能出现低钾碱中毒,过度呼吸可导致呼吸性碱中毒和通气不良导致呼吸性酸中毒。

（六）预防感染

心脏手术一般选用头孢二代类抗生素预防性应用，术前 30 分钟应用，手术超过 3 小时，术中应追加抗生素，并且手术后酌情继续应用或更换高级别抗生素。

（七）止血和抗凝

术后尽量不使用止血剂，必要时可酌情应用；术后 4~6 小时胃管内注入阿司匹林 100mg 抗血小板聚集，对于高凝状态的患者术后可应用肝素或低分子量肝素抗凝，术后长期服用阿司匹林治疗。

十、预后

（一）短期预后

1. 手术死亡率　据文献报道，CABG 的手术死亡率稳定在 2% 左右，有的心脏中心近些年 CABG 的手术死亡率维持在 1% 以下。有研究报道，预测手术死亡的危险因素包括高龄、女性、再次 CABG、急症手术、左心室功能低下、左主干病变、严重的冠状动脉病变等。

2. 围术期神经系统损伤　分为两种类型：一种为卒中，即出现主要的功能障碍、昏迷等；另一种表现为智力和记忆功能的减退；总的发生率为 5%~6%。卒中的发生率为 1%~3%，认知功能障碍的发生率约 3%。升主动脉粥样硬化、既往脑出血或脑梗死病史、使用主动脉内球囊反搏、糖尿病、高血压、不稳定型心绞痛、高龄是发生神经系统并发症（卒中）的重要危险因素。有研究提示避免在有粥样硬化斑块的升主动脉上操作可明显降低围术期卒中的发生率。

3. 纵隔炎　发生率为 1%~4%，肥胖、糖尿病、再次 CABG、使用双侧胸廓内动脉、手术时间是术后发生纵隔炎的危险因素。

4. 肾功能不全　有一多中心研究将 CABG 术后肾功能不全定义为血肌酐水平在 2.0mg/dl（176.8μmol/L）以上或较术前增加 0.7mg/dl（61.88μmol/L）以上。按照这个标准，CABG 术后肾功能不全的发生率为 7.7%，需要行血液透析的比例占 1.4%。术前危险因素包括：高龄、中重度的心力衰竭、再次 CABG、糖尿病、既往肾脏疾病史等。

5. 围术期心肌梗死　一般定义为心电图上出现新的 Q 波、完全性左束支传导阻滞或者血清中心肌酶学标志物［肌酸激酶同工酶（CK-MB），特别是肌钙蛋白（TnI）］上升。CABG 术后约有 90% 的患者会出现 CK-MB 高于正常，但是如果 CK-MB 超过其正常上限的 10 倍或超过其正常上限的 5 倍，伴有心电图上新出现的 Q 波或左束支传导阻滞，则可诊断为围术期心肌梗死。TnI 在 CABG 术后不应超过 15μg/L，高峰期出现在术后 12 小时，5 日后回落到正常范围。但是如果 TnI 水平在术后 12 小时内在 15~20μg/L，并且在术后 24 小时大于 35μg/L，则提示围术期心肌梗死。依诊断标准的不同，报告的发生率为 2.5%~5.0%，其原因多为外科手术技术问题、不完全再血管化、围术期心肌梗死等。

（二）远期疗效

1. 远期生存率　患者术后 1 个月、1 年、5 年、10 年、15 年、20 年的生存率分别为 98%、97%、92%、81%、66%、51%。CABG 术后患者死亡的主要原因为心源性，占 55%，大部分表现为心力衰竭（占 40%），约 15% 表现为猝死。约 25% 的患者死亡与缺血性心脏病或手术无关。胸廓内动脉应用到左前降支（LAD）、术前左心室射血分数（LVEF）与患者的长期生存有明显的关系（图 3-1-14）。

2. 远期心绞痛　有研究提示 CABG 术后 10 年约有 60% 的患者可以免于再发心绞痛。心绞痛再发一般在术后 3 个月呈高峰，原因为不完全再血管化和桥血管闭塞，从术后 3 年开始呈稳步上升趋势，原因为冠状动脉自身病变进展和更多的桥血管闭塞。而未使用胸廓内动脉对再发心绞痛仅有轻微的影响（图 3-1-15）。

3. 远期心肌梗死　CABG 术后远期发生心肌梗死并不常见，有研究提示，约 94% 的患者在术后 5 年内不会发生心肌梗死，约 73% 的患者在术后 15 年不会发生心肌梗死。但术后 4 年开始发生心肌梗死的概率增加。心肌梗死发生会影响患者的远期存活（图 3-1-16）。

4. 术后远期猝死　CABG 术后远期猝死的发生率很低。有研究提示约 97% 的患者在术后 10 年不会发生猝死。CABG 术前左心室功能低下是发生猝死的最重要的危险因素（图 3-1-17）。

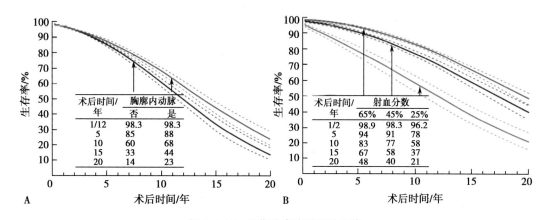

图 3-1-14 远期生存率及影响因素
A. 胸廓内动脉对生存率的影响;B. 射血分数对生存率的影响。

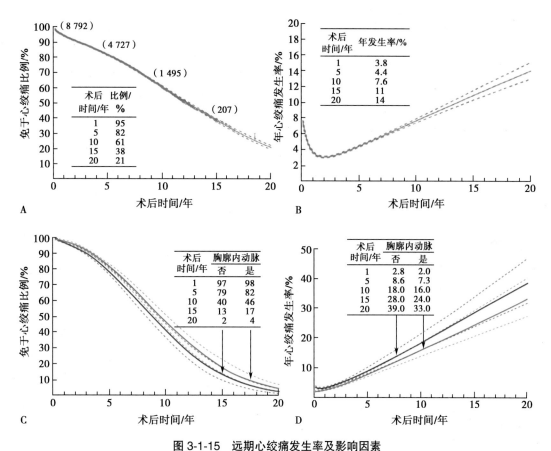

图 3-1-15 远期心绞痛发生率及影响因素
A. 术后免于心绞痛的病例数及比例;B. 术后年心绞痛发生率;C. 胸廓内动脉对术后免于心绞痛比例的影响;D. 胸廓内动脉对术后年心绞痛发生率的影响。

5. 生活质量 CABG 术后大多数患者都能有较为满意的生活质量,但是术后 5 年患者的生活质量开始下降。

6. 旁路移植桥血管通畅率 原位胸廓内动脉一般以端侧形式吻合到 LAD,其 10 年的通畅率可达 90% 以上,其中约有 10% 的胸廓内动脉会在术后出现狭窄,但是有足够的证据表明狭窄的胸廓内动脉不会进展至闭塞。游离的胸廓内动脉吻合到 LAD 通畅率也非常高。有研究提示应用双侧胸廓内动脉可提高患者的远期生存率,但是双侧胸廓内动脉的使用率仅为 4%。

桡动脉早期的通畅率也很高,达到 90% 以上,靶血管狭窄程度在 70% 以上可提高桡动脉的通畅率,骨

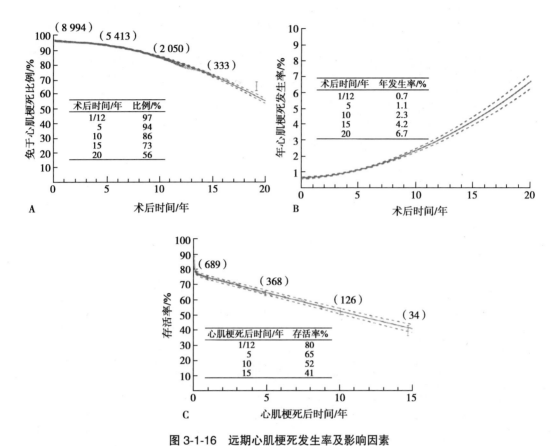

图 3-1-16 远期心肌梗死发生率及影响因素
A. 术后免于心肌梗死的病例数及比例;B. 术后年心肌梗死发生率;C. 心肌梗死发生后患者存活率。

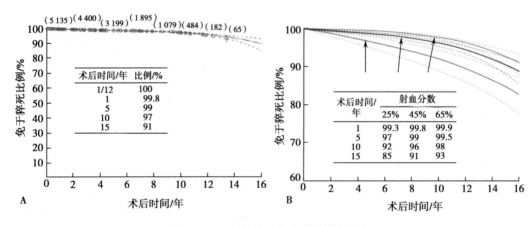

图 3-1-17 远期猝死发生率及影响因素
A. 术后免于猝死的病例数及比例;B. 射血分数对猝死发生率的影响。

骼化获取也能提高桡动脉的通畅率。

有研究报道胃网膜右动脉也有较高的通畅率,其术后 1 个月、1 年、5 年、10 年的通畅率分别为 96%、91%、80%、62%。

大隐静脉在术后几周内的闭塞率达到 10%,1~2 年内的通畅率在 75%~85%,远期的通畅率不同的报道数据不一致,维持在 50%~80%。但是当将大隐静脉吻合到 LAD 上时,其远期通畅率可达 80% 左右。有研究指出,大约有 20% 的大隐静脉旁路移植血管在术后 1 年内存在近端吻合口狭窄,其中约 1/4 在术后 5 年会闭塞。而约 50% 的患者在术后 1 年内存在远端吻合口狭窄,但是大多数在术后 5 年病变并没有进展。

7. CABG 术后自身冠状动脉病变的进展 吻合口近端严重狭窄的冠状动脉在术后 5 年内狭窄会变得

更加严重甚至完全闭塞。而对于吻合口近端狭窄程度较轻的冠状动脉病变进展如何,目前仍不清楚。狭窄较轻且无搭桥的冠状动脉,25%~50% 会在 5 年内病变有进展。

8. CABG 术后再次干预　CABG 术后再次干预(再次 CABG 或 PCI)的发生率变异较大,主要取决于第一次手术时患者的病变特点、手术本身以及手术以后的依从性等。有报道 CABG 术后 5 年、10 年、15 年免除再次干预的发生率分比为 97%、89%、72%,从术后 5 年开始再次干预逐步上升(图 3-1-18)。

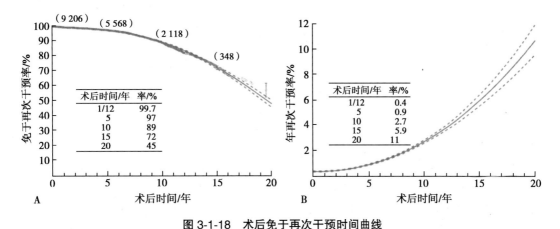

图 3-1-18　术后免于再次干预时间曲线
A. 术后免于再次干预的病例数及比例;B. 术后年再次干预率。

再次干预最常见的原因为大隐静脉桥血管发生粥样硬化性改变,其次为自身冠状动脉病变的进展。术后早期,大隐静脉内皮破损,经常会出现附壁血栓;在术后 2~3 个月会出现管腔内纤维增殖现象,这种增生是同心的,存在于整个血管桥;在术后 3~4 年,就能发现明显的桥血管粥样硬化改变,表现为内膜纤维化部位的脂质浸润,随着病变的进展,会变成偏心性的狭窄斑块。静脉桥血管粥样硬化改变是一种表浅病变,非常松脆,经常容易发生附壁血栓,这不同于自身冠状动脉的粥样硬化改变,后者病变为节段性、偏心性、有包裹,通常不松脆,不伴广泛的内膜附壁血栓。

应用胸廓内动脉到 LAD 可以降低再次干预的发生率和延长两次手术之间的间隔,但是也有研究指出,应用胸廓内动脉并没有相应地降低再次干预的发生率。年轻是 CABG 术后需再次干预的危险因素,因为年轻时即接受冠状动脉手术提示着患者存在严重的冠状动脉粥样硬化基因危险因素(图 3-1-19)。

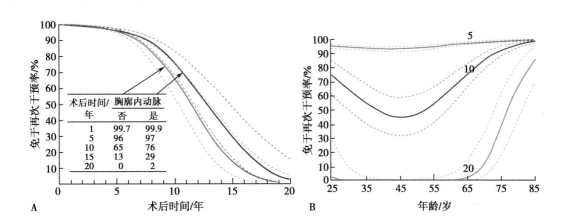

图 3-1-19　术后再次干预的影响因素
A. 胸廓内动脉对术后再次干预的影响;B. 年龄对术后再次干预的影响。

再次 CABG 的手术死亡率是第一次 CABG 手术死亡率的 2 倍。再次 CABG 较高的住院死亡率与围术期心肌梗死发生率增加有关。据克利夫兰医学基金会的结果提示,再次手术患者的死亡原因 85% 是心源性的,而且,再次手术患者住院死亡中 67% 是由于围术期发生新的心肌梗死。对于再次手术患者的多组研究显示,高龄、女性、急诊手术是增加住院死亡率的危险因素。再次手术引发围术期心肌梗死的危险因素很多,包括冠状动脉远端弥漫性病变造成的不完全再血管化、静脉桥粥样硬化斑块脱落引起的冠状动脉栓塞、静脉桥和胸廓内动脉桥闭塞等。

再次手术后患者的远期生存率不如初次手术。再次 CABG 术后 10 年的生存率约为 65%。严重的左主干病变、三支病变以及左心室功能严重低下是三个最重要的危险因素。再次手术后患者的心绞痛症状会得到显著改善,据克利夫兰的经验,约有 89% 术前经历严重心绞痛的患者术后没有或仅表现为轻微的心绞痛。

PCI 在 CABG 术后再次干预中也得到了越来越多的应用。在狭窄的静脉桥血管上植入支架也是一种有效的治疗策略。

十一、体外循环下与非体外循环下冠状动脉旁路移植术的比较

长期以来,人们对 on-pump CABG 与 OPCAB 的疗效一直存在争议。传统的 on-pump CABG 可以实现完全性的心肌血运重建,但由于体外循环引发的全身炎性反应和心肌缺血再灌注损伤的作用,会使得高危患者的手术死亡率与并发症的发生率较高。OPCAB 避免了体外循环可能带来的潜在危险,而且,随着外科医生手术技术、麻醉医生循环管理以及设备的进步,也可以实现完全性的血运重建。

下面通过最近的一篇荟萃分析来具体进行比较。该荟萃分析收集了 51 份随机对照研究,共收纳了 16 904 例患者的临床资料,观察的主要内容包括:主要的心脑血管事件(MACCE)、全因死亡、心肌梗死、脑血管事件、再血管化、旁路移植血管通畅率、效费比。MACCE 的发生率在术后 30 日内(OR 0.93,95% CI 0.82~1.04)及可获得的随访中(OR 1.01,95% CI 0.92~1.12)均无明显差异。OPCAB 术后中期旁路移植血管的闭塞率(OR 1.37,95% CI 1.09~1.72)和需再血管化率(OR 1.55,95% CI 1.33~1.80)增高,而 on-pump CABG 术后卒中(OR 0.74,95% CI 0.58~0.95)、肾功能损害(OR 0.79,95% CI 0.71~0.89)、纵隔炎(OR 0.44,95% CI 0.31~0.62)的发生率增加。二者在临床终点事件方面(心肌梗死、死亡率)无显著差异。详细数据见表 3-1-3。

表 3-1-3　非体外循环下冠状动脉旁路移植术(OPCABG)与体外循环下冠状动脉旁路移植术(on-pump CABG)术后死亡与并发症风险比较

研究终点	样本量 / 例	发生率 /%	OPCABG 比例 /%	on-pump CABG 比例 /%	OR 值(95% CI)	P 值
死亡	16 718	2.0	1.8	2.1	0.86(0.69~1.06)	0.161
心源性死亡	6 506	2.0	1.9	2.1	0.94(0.66~1.32)	0.780
心肌梗死	12 496	4.7	4.6	4.9	0.93(0.79~1.10)	0.445
重复再血管化治疗	10 840	0.59	0.8	0.4	1.87(1.13~3.11)	0.018
心血管意外	15 562	1.5	1.3	1.8	0.74(0.58~0.95)	0.019
低心排	2 245	6.8	4.9	8.8	0.52(0.37~0.73)	0.000
肾功能不全	13 052	12.0	11.0	13.1	0.79(0.71~1.89)	0.000 3
肾脏替代治疗	12 212	1.5	1.3	1.7	0.78(0.58~1.04)	0.945
心房颤动	10 709	21.8	21.2	22.5	0.77(0.59~1.01)	0.116 0
感染	10 801	5.6	4.7	6.4	0.72(0.60~0.85)	<0.000 1
二次开胸	11 710	2.3	2.1	2.5	0.82(0.64~1.04)	0.109 9
输血	11 595	45.6	40.4	50.8	0.60(0.47~0.75)	<0.000 1

由此可见,两种方法都是安全有效的。为了获得最好的手术效果,在实际临床工作中应该根据患者的全身情况、冠状动脉病变情况、外科医生技术的熟练程度、麻醉医生对循环管理的水平来对患者作出个体化的治疗方案,这点是非常重要的。

十二、微创冠状动脉旁路移植术

微创冠状动脉旁路移植术(minimally invasive direct coronary artery bypass grafting,MIDCAB)目前一般是指针对任何靶血管的胸部小切口OPCAB。经典的MIDCAB一般采用左胸第4肋间前外侧小切口(10cm),直视或胸腔镜辅助下获取胸廓内动脉,在心脏不停跳下将其与LAD直接吻合。其他MIDCAB包括正中胸骨下段小切口、侧胸小切口、右前胸小切口和剑突下小切口等。

（一）术前准备和评估

MIDCAB必定不同于传统正中大切口开胸体外循环手术,也不同于一般OPCAB。因为手术切口小,手术操作受到一定程度的限制,因此术前准备和评估就显得更加重要了。它包括患者手术前的准备、评估和旁路移植术前的准备、评估两大部分。前者的目的是评估和实现患者是否符合MIDCAB的基本条件和相应选择;后者的目的是进一步保障手术安全和手术顺利进行。

1. 患者的术前准备和评估

(1) 除了CABG患者的常规术前准备外,特别强调心率的控制,最好通过应用β受体阻滞剂等药物,将安静状态下心率调整至不超过80次/min,这将有助于患者的麻醉和手术平稳。

(2) 明确胸廓内动脉是否可用,尤其在冠脉造影中发现需要行MIDCAB的LAD单支病变的患者,最好行胸廓内动脉造影。对需要二次手术的,而第一次手术未使用胸廓内动脉的患者更是如此。

(3) 术前认真复习冠脉造影资料,不仅要熟悉其病变血管数目及部位,而且必须了解冠状动脉病变的远端血管条件和预备行远端吻合的确切部位。诸如冠状动脉血管钙化、弥漫性全程病变或LAD走行于肌肉中等不适合MIDCAB的情况,都应该在术前明确,避免术式选择错误,术中不得不改变手术方式;以及病变LAD上吻合口的部位只能在第二对角支开口以远时,左前外小切口的部位选择非常重要,如选择切口仅高一个肋间,都将造成远端吻合口的操作非常困难。

(4) 详细了解病史,一定要明确患者是否有胸膜炎、脓胸、肺切除史等。

(5) 术前应向患者讲清楚MIDCAB的优缺点,让患者了解从中有何受益,以及术中有时不得不改变手术方式的可能性及可能带来的相关问题。

2. 开始前的准备和评估　除了常规CABG的手术室准备外,MIDCAB时还需注意以下几点:

(1) MIDCAB常规准备体外循环,体外循环管道根据情况选择是否预充。

(2) 尽可能维持患者正常体温,一般通过采用手术室升温、变温毯加温等。

(3) 侧开胸MIDCAB最好预置体外除颤电极板,尤其在二次CABG时。

(4) 心肌氧耗和心率控制,由于各种靶血管固定器的使用,目前对诱导性心动过缓(心率35~40次/min)已经不依赖、不主张。心率控制的主要目标是避免出现心动过速。

(5) 维持较高的血压直到移植血管开放,即使是在远端吻合过程中,收缩压也最好维持在90mmHg以上。已有的研究经验表明,血压在较高时翻动心脏后可能下降至正常,比翻动心脏血压降低后使其恢复到正常要更加容易。

（二）手术适应证和禁忌证

1. 适应证　MIDCAB由于切口小,术野显露有限,临床上主要应用于LAD病变,少数为右冠状动脉单支病变、LCX病变等。主要包括:由于技术原因,LAD或右冠状动脉病变不适于采用经皮腔内冠状动脉成形术(PTCA)和PCI的病例,如LAD起始部重度狭窄,介入治疗时高度可能影响到左LCX开口和LAD完全闭塞,PTCA未能成功等;内科介入治疗再次狭窄的病例;心内科医生建议或患者本人要求MIDCAB的病例;伴有部分血管旁路通畅和胸廓内动脉完好可用的二次CABG病例。

随着MIDCAB技术和专用手术器械越来越成熟,目前MIDCAB也不仅限于LAD或右冠单支病变的患者,其手术适应证也被一定程度放宽。这主要涉及两个方面:

(1) 符合以下条件的多支血管病变的患者,可选择单纯行LAD单支血管的旁路移植术,其手术指征为患者LAD病变适合行MIDCAB,而其他有病变的冠状动脉分支必须为如下情况:病变冠状动脉分支为

100%闭塞,但有侧支循环充盈;其他病变的冠状动脉分支支配的是心肌梗死区;其他病变血管没有再血管化的可能,如其他病变血管远端细小且弥漫性狭窄或严重钙化;在MIDCAB同时,其他病变血管非常适合行内科介入治疗(即杂交手术)。

尽管如此,对这部分患者选择行MIDCAB时,仍需严格掌握。实际上大多数外科医生不太主张对多支血管病变的患者单纯行LAD单支旁路血管移植术。因此,只有当患者确实能从这种经典的MIDCAB技术中获益时,才会考虑选择应用。

(2)通过改良经典的MIDCAB技术或通过胸骨旁小切口开胸径路以外的其他小切口开胸,如正中下段小切口,左前胸小切口,剑突下小切口同时上部胸前小切口和双侧前外小切口开胸等手术径路来完成一种改良的MIDCAB技术。主要用于部分多支血管病变的患者的多支CABG。主要手术适应证包括:冠状动脉分支LAD和对角支病变需要行旁路移植术的,通过采用胸廓内动脉序贯吻合或"T"形、"Y"形血管吻合方式来完成;需要行CABG的血管包括LAD、对角支和高位钝缘支时,通过第3肋间左侧开胸来完成手术;需要行CABG的血管包括LAD、对角支、高位钝缘支和右冠及后降支时,采用胸骨正中下段小切口或剑突下小切口和第3肋间前外小切口来完成;需单纯行钝缘支CABG时可采用左后外小切口来完成,多用于二次CABG时包括LIMA-LAD等其他旁路血管正常的患者。

2. 手术禁忌证

(1)绝对禁忌证:主要从解剖位置上来讲,所选择的手术径路不能达到所必须达到并完成吻合的靶血管,如经典的MIDCAB和改变的MIDCAB各径路因解剖位置关系,目前都无法完成包括左心室后支的多支旁路移植术。因此手术径路的选择显得非常重要。

(2)相对禁忌证:主要是从冠状动脉靶血管的情况来讲,早期一般认为如下三种情况不适合行MIDCAB,即病变LAD走行在肌肉中、靶血管钙化、靶血管细小(直径<1.5mm)。这三种情况都需要通过术前仔细阅读患者的冠状动脉造影资料来发现,这取决于阅片者的经验。以目前的MIDCAB技术来看,这三种情况并非绝对不能完成,只是比较困难而已。

(三) 手术技术

主要的手术技术根据手术径路不同大致被分为以下4种。

1. 经前胸壁小切口的MIDCAB技术　手术切口主要包括左或右前外下切口、胸骨旁小切口。根据切口的需要,患者采用平卧、左或右侧卧位30°。全身麻醉、常温,最好选择双腔气管插管,单肺通气,便于外科手术操作。通常前外胸壁上做长6~10cm的切口,切口位置根据显露靶血管部位的需要,可选择在左前外胸骨第3~4或第5肋间,或右前外第4肋间,也可选择胸骨旁第3或第4肋间,但以前外第4肋间最常用。如切口位置选择不当会给靶血管显露和手术操作带来困难。如远端吻合口必须在第二对角支开口以远时,就不能选择第3肋间切口。

胸廓内动脉的游离和获取需采用专用的胸壁牵开器,上段可游离至第1肋,下段可游离至胸廓内动脉分叉以远,能完全满足LAD的旁路移植的需要。常规肝素化后,远端离断,游离的胸廓内动脉蒂用罂粟碱盐水纱布包裹备用。

更换专用的带固定器的牵开器,切开心包,显露LAD,直视下切开冠状动脉,用7-0 prolene线行胸廓内动脉与LAD的端-侧吻合。

整个手术过程,还需要通过调整手术台的角度位置来帮助靶血管显露。除了需要手术者戴头灯以获得很好的照明外,靶血管吻合同OPCAB一样需借助专用的靶血管固定器以及创造一个无血的血管吻合手术野。

2. 经正中小切口的MIDCAB技术　有经胸骨上段小切口和经胸骨下段小切口两种。前者应用较少,主要用于LAD和第一对角支的旁路移植术;后者要常用得多,手术适应证也宽得多。手术技术基本相似。这里以胸骨下段小切口为例来介绍这一技术。

患者取仰卧位,全身麻醉、常温、常规单腔气管插管。皮肤正中切口自胸骨角下3cm左右至剑突基部,长9~12cm。正中锯开胸骨从剑突基部至第2肋间并横断左或右侧胸骨,横断左侧还是右侧取决于手术需要。横断左侧胸骨便于胸廓内动脉的游离和左冠状动脉上远端吻合口的完成;而横断右侧胸骨则便于右冠状动脉及 PDA 上吻合口的完成,尤其是便于升主动脉根部的显露和主动脉上近端吻合口的完成。

胸廓内动脉的游离可用专用的牵开器,也可用普遍的微创牵开器牵开胸骨并抬高左半胸骨来完成。是否切开左侧胸膜取决于术者的习惯。

用微创胸骨牵开器牵开胸骨,常规切开心包缝置心包牵引线来显露靶血管,用冠状动脉专用的固定器固定靶血管,在无血术野下完成远端吻合口。以下几点有助于冠状动脉靶血管的显露和精确完成远端吻合口:

(1) 横断左侧胸骨有助于左冠状动脉分支的显露和吻合:包括 LAD、对角支和高位钝缘支。

(2) 由于手术切口小,通过抬高心脏来显露靶血管受到限制,因此通过松解右侧纵隔组织并借助心包牵引线使心脏向右侧旋转是获得左冠状动脉分支手术显露的关键。

(3) 因为手术野较小,除 LAD 外其他远端吻合口基本上要求由术者独立完成,所以吻合口处无血手术野至关重要。选择条件较好部位切开靶血管和熟练使用冠状动脉内分流器和 / 或使用冠状动脉阻断带是顺利完成远端吻合并保证其通畅的有效措施。

完成冠状动脉远端吻合口的顺序没有一定之规,但必须遵循的基本原则是根据冠状动脉的病变特点,选择对患者最安全的方法。大多数情况下选择远端吻合的顺序依次为 LAD、高位钝缘支、对角支、右冠或后降支。

近端吻合口则根据病情的需要,还有术者的习惯来选择是采用胸廓内动脉上的"T"形和"Y"形吻合,还是主动脉根部吻合。主动脉近端吻合口一般在主动脉侧壁钳下完成。当横断左侧胸骨时,多数时候升主动脉显露较差,在主动脉侧壁钳下完成近端吻合有一定困难,主动脉上近端吻合器的使用,使这一操作变得相对容易。

3. 经左后外小切口的 MIDCAB 技术 经左后外小切口的 MIDCAB 主要用于单纯钝缘支病变需要行 CABG 的患者。尤其是二次 CABG,升主动脉钙化严重等情况时,可有效避免手术对通畅良好的原旁路移植血管,如 LIMA-LAD 的损伤和在主动脉根部进行近端吻合。

患者取右侧卧位,除了方便获取大隐静脉和左后外切口操作外,在二次 CABG 时,还要方便迅速游离股动脉、静脉及插管建立体外循环之用。全身麻醉、常温,最好选择双腔气管插管,单肺通气,便于外科操作。通常左后外胸壁上切口长 8~10cm,切口位置一般在第 4 肋间。于左膈神经下 1cm 处切开心包,需向上延长心包切口时需充分游离膈神经,避免损伤。根据钝缘支的解剖位置或原旁路血管及吻合部位来确定靶血管及吻合部位。远端吻合如前所述。近端吻合在胸主动脉、左锁骨上动脉或左腋动脉上。在旁路血管长度上一定要根据肺膨胀后情况预留,以防太短或打折。

4. 剑突下小切口的 MIDCAB 技术 患者取平卧位,全身麻醉、常温,根据情况选择单侧或双侧肺通气。皮肤切口第 4 肋间以下约 6cm,切开剑突及部分胸骨至第 4 肋间水平,向两侧横断胸骨呈"T"形或在第 4 肋间向左侧或右侧开胸。在二次手术的患者中需去除胸骨下段的固定钢丝 1~2 根。是否需要向左侧或右侧开胸,取决于胸骨下肋骨夹角的宽窄,太窄就不得不向左或右侧开胸。

经剑突下"T"形切口游离胸廓内动脉一般只能达到第 3 肋水平,故胸廓内动脉的游离长度受限。绝大多数情况下需要游离胃网膜右动脉为右冠或后降支的旁路血管材料。但游离准备胃网膜右动脉最好在切开心包明确靶血管及吻合部位后进行,以确定胃网膜右动脉确切能用。

靶血管是 LAD 和右冠,则远端吻合的完成如前所述,特别之处不多。如果是后降支,就要困难一些,尤其在二次 CABG 时。需要调整手术切口和使用牵引线来帮助后降支的显露。至于胃网膜右动脉的使用及注意事项与传统方法 CABG 一样。

尽管 MIDCAB 技术中,采用不同的手术路径有各自的特点及优点,但靶血管显露、固定无血手术野的获得等基本技术是一样的,并且与 OPCAB 也大致一样。因此 OPCAB 的熟练掌握和成熟经验对顺利开展 MIDCAB 有一定帮助。

(四) 并发症及处理

1. 术中主要并发症

(1) 低心排血量综合征:术中出现低心排血量综合征的原因很多,不同的原因预防和处理也不相同。①心脏受压,主要为压迫型靶血管固定器使用中压迫心脏所致。②心脏移位,为显露靶血管和进行远端吻合需要翻动心脏并固定位置,导致血流动力学改变,心排血量降低,血压下降。③β 受体阻滞剂所致心肌收缩力下降。④低血容量,主要发生在远端吻合口完成之后,由于手术失血,加上为预防远端吻合口完成之前因容量负荷因素导致心脏扩张,而影响手术操作,有一定的容量控制。⑤急性心肌缺血,主要发生在搬动心脏致使粗大且重要、但未完全阻塞的冠状动脉分支(如左主干),因位置改变而使血流中断;或低血压导致血流暂时中断;或为了无血术野而临时阻断血管时。尤其是严重狭窄的右冠状动脉主干被临时阻断时,会导致严重的低心排和低血压。

(2) 心律失常:搬动心脏可诱发心房颤动,如患者术前没有心房颤动,术中出现则对循环影响较大,会明显影响心排血量和血压,因此一旦出现,只要情况允许,都应该采用电击除颤来恢复窦性心律;偶发的室性期前收缩,一般不用处理,但对心功能差,冠状动脉病变重,交感神经张力较高者,轻微的搬动心脏或刺激都可能引起频发室性期前收缩,严重者出现短暂室性心动过速、心室颤动等严重心律失常。一旦出现频发室性期前收缩,除了尽早给予抗室性心律失常药物和减轻手术刺激外,尽快恢复冠状动脉供血尤其重要。对室性心动过速和心室颤动,应立刻采用药物和电除颤复律。

(3) 心动过速和过缓:心动过速一般指室上性心动过速,往往与心肌缺血、心功能差等有关,主要以药物控制为主。顽固性、持续时间长的可用电复律,因心动过速除了影响循环还容易诱发心室颤动。心动过缓则主要发生在此全阻塞的右冠状动脉主干被临时阻断血流所致,最先表现的是心电监测中 Ⅱ、Ⅲ 导联的 ST 段抬高,进而出现心动过缓,血压降低,在右冠状动脉阻断血流进行吻合时要密切注意心电监测,一旦 ST 段抬高,应立即中断操作,右冠状动脉已经切开或刚开始吻合者,可迅速置入血管内分流器,恢复右冠状动脉血流。如此处理之后,一般 ST 段会恢复,不会出现心动过缓和低血压;即便出现心动过缓,血压降低,循环障碍,经验表明在及时置入分流器后都会扭转,而逐渐恢复平稳。但是,最好的预防措施是切开右冠状动脉后,尽快置入血管内分流器。

(4) 与靶血管显露和远端吻合技术相关的并发症:常见的包括缝合靶血管阻断带时损伤冠状动脉或静脉、心肌等引起局部血肿、出血等;阻断带损伤或切割离断靶血管;血管内分流器造成靶血管夹层;吻合时缝线缝上了血管内分流器;湿化 CO_2 吹雾器的气雾造成靶血管夹层和 / 或胸廓内动脉吻合端分层;固定器损伤正在进行的或已经完成的远端吻合口。

(5) 与不同手术径路有关的并发症

1) 胸前、外小切口:经典的 MIDCAB 临床报道最多,最常见的并发症是胸廓内动脉长度不够达到 LAD 的吻合部位和胸廓内动脉损伤;其次是 LAD 靶血管判断错误和 LAD 不能显露。前者是非常严重的错误,是将应吻合在 LAD 的吻合口错误地吻合在了对角支上,如果术中未发现,则后果可能是致命的。从肺动脉的后方顺着血管的走向来区分 LAD 和对角支是有效的方法。再次,术终左肺重新膨胀时导致 LIMA-LAD 吻合全部或部分破坏性损伤。预防方法是:其一,在完成远端吻合口后,除了常规固定胸廓内动脉蒂于吻合口两侧心表各一针外,在靠心包切口处另外在心表固定缝合一针;其二,术终重新膨胀左肺时,过程要轻柔、缓慢。此外,在术中操作如损伤左锁骨下静脉或肺动脉引起出血,如修补失败应迅速放弃胸前外切口,改为正中切口止血。

2) 正中小切口:胸廓内动脉长度不够、损伤等正中小切口要少见一些,而 LAD 判别错误则更不易发生。因为切口小,有时显露中间支和对角支的心包牵引线可能会引起左心耳和心脏侧壁静脉损伤出血,除了预防外,常规止血并不困难。如需搬动心脏时,对循环的影响较大,易引起低心排、低血压和心律失常,预防和处理如前所述。当左侧横断胸骨时,显露升主动脉较困难,如果必要可通过横断右侧胸骨来有效解决。

3) 左后外小切口:这一手术径路靶血管选择错误,一般不会发生。左后外小切口时还易出现左膈神经损伤,在心包切口从膈神经经后向前延长时,一定要先充分游离并仔细保护它不受损伤。旁路血管长度不够,如果不注意很容易出现,而手术加长旁路血管是唯一的处理方法,根据胸壁的弧度预留足够的移植血管长度或者远端吻合口完成后试膨肺来预测旁路血管长度是两种行之有效的预防办法。

4) 剑突下小切口:要预防胸廓内动脉成角打折之外,有关术中并发症并无特别之处。

2. 术后并发症及处理 MIDCAB 术后并发症与 OPCAB 一样,包括低心排血量综合征、严重心律失常、心房颤动、肾功能不全和神经系统并发症等。遵循的处理原则也与常规 CABG 和 OPCAB 基本相同。

【病例解析】

病例摘要 1

主诉

患者,女,69 岁,主因"反复剑突下闷胀不适 7 年余,加重 1 年"入院。

现病史

患者 7 年前开始出现剑突下闷胀不适,与活动、情绪波动无明显关系,自述与血压升高有关,无胸痛,无肩背部放射痛,无大汗,无心悸,无头晕、头痛,无恶性、呕吐,无黑矇、晕厥,曾就诊于当地医院,诊断为"冠心病",予输液治疗(具体不详)。症状持续 2~3 小时方可缓解,症状缓解后未继续口服药物治疗。患者上述症状每 1~2 年发作一次,近 1 年来,患者发作较前频繁,剑突下闷胀较前加重,就诊于当地医院行冠脉造影提示:冠心病三支病变,建议外科手术治疗。予以阿司匹林、氯吡格雷、氟伐他汀、卡托普利、酒石酸美托洛尔片等药物口服。患者为求进一步治疗来医院,门诊以"冠心病"收入院。患者自发病以来,精神、饮食、睡眠尚可,大小便正常,体重无明显变化。

既往史

患者高血压病史 10 年,最高 220mmHg,间断口服药物治疗。有甲状腺手术史。否认心肌梗死病史、否认高脂血症、糖尿病史,否认传染病史,否认药物及食物过敏史。

查体

体温 36.3℃,心率 62 次 /min,呼吸 16 次 /min,血压 173/87mmHg。双肺呼吸音清,未闻及干湿啰音,未闻及心脏杂音。腹软,双下肢不肿。

辅助检查

外院冠脉造影提示:LAD 近中段钙化,中段 100% 闭塞,远端借右冠状动脉侧支显影,LCX 近端狭窄 80%~90%,远端狭窄 80%,累及钝缘支开口,右冠状动脉远端狭窄 80%(图 3-1-20)。心脏超声提示:左心室舒张末期前后径 48mm,左心室射血分数 65%,室间隔及左、右心室壁厚度正常,运动协调,收缩幅度正常。各瓣膜形态、结构、启闭运动未见明显异常。心包腔未见异常。颈动脉超声提示:双侧颈动脉斑块形成。

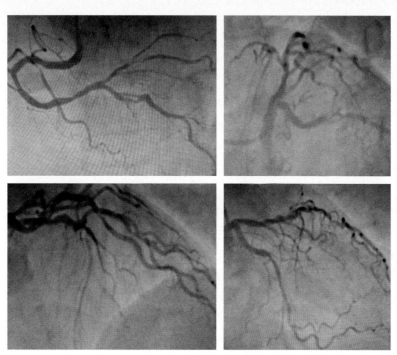

图 3-1-20　病例 1 患者冠脉造影图像

解析

患者主诉反复剑突下闷胀不适,查体未发现明显阳性体征。超声检查提示心内结构及血流未见明显异常。冠脉造影提示 LAD 近中段钙化,并且完全闭塞,LCX 系统及右冠状动脉系统严重狭窄。根据患者目前的症状、体征及辅助检查结果,诊断为:冠心病,劳力性心绞痛,高血压 3 级(极高危)。

指南解读

冠状动脉三支血管病变行 CABG

对于稳定型心绞痛的患者,冠状动脉三支血管病变行 CABG 的推荐级别为 I 类,证据等级为 A。

解析

根据冠心病的治疗原则及手术适应证,建议患者行外科手术治疗。具体的手术方案应根据患者的年龄、病情、冠状动脉病变严重程度等来综合进行判断。

治疗经过

患者于全身麻醉、常温下行 OPCAB+ 直视下冠脉内膜剥脱术。常规获取胸廓内动脉及大隐静脉备用。术中探查发现 LAD 完全闭塞,全程钙化斑块,无合适的搭桥靶位,遂决定行 LAD 内膜剥脱术。吻合 LIMA-LAD、主动脉 - 大隐静脉 - 后降支、主动脉 - 大隐静脉 - 钝缘支 2,术后测桥血管流量和 PI 值分别为 13/2.2、14/2.6、19/1.6。术程顺利,常规止血关胸。术后给予抗血小板聚集、扩冠、减慢心率、抗炎等对症支持治疗。患者恢复顺利,术后复查未见明显异常,结果满意。查体:心肺(-),伤口 I/ 甲愈合,于术后 7 日出院。

知识点

冠脉内膜剥脱

冠脉内膜剥脱是早期治疗严重冠状动脉粥样硬化和心肌缺血的一种术式,已经有超过 55 年的应用历史。早在 1956 年 10 月,美国的 Charles Bailey 在费城的 Hahnemann 医院为 2 例患者成功实施了冠状动脉内膜剥脱术。但早期的技术不成熟,有较高的围术期心肌梗死的发生率。随着技术的发展和进步,单纯的内膜剥脱术已不再应用。目前内膜剥脱术是需要切除冠状动脉内阻塞的动脉粥样硬化斑块以恢复局部的管腔,同时再行 CABG,是一种相对安全、有效的方法。内膜剥脱术有时是实现完全性冠状动脉血运重建的重要补充方法,应该在高度选择的病例中实施。大多数是在体外循环下进行,也可以在非体外循环下进行,但比较困难,如果术者经验丰富,也可收到较好的效果。

1. **适应证** 多发、弥漫性长段病变的血管,尤其是 LAD 动脉上;动脉粥样硬化闭塞的血管,需行旁路移植但是常规方法又不能解决,如主干和分叉处都有病变,特别是在右冠分出后降支的部位;切开处有阻塞斑块,吻合时不能进针或发生斑块解离的病变;联合内膜剥脱和取出闭塞支架等。

2. 内膜剥脱方法

(1) 闭合式内膜剥脱术:闭合式内膜剥脱术多用于右冠远端发出后降支的前方,此处动脉粥样硬化严重,但过渡到后降支的动脉粥样硬化延伸往往不远。

一般在动脉斑块上做5~10mm的切口,切到动脉粥样硬化斑块与外膜之间为剥离的正常层次(一般为冠状动脉中层的外三分之一处),通过反复轻柔地牵拉斑块和持续性地牵拉,同时用细的剥离子沿动脉斑块轻轻剥离可以将远端的动脉粥样硬化斑块拖出。尽量在斑块上轻轻向外牵拉以便拉出完整的斑块,向近心端稍加剥离离断即可。有粥样硬化的软斑块病变要尽量吸尽。

(2) 开放式内膜剥脱术(图3-1-21):开放式内膜剥脱术临床上多用于LAD的弥漫性病变中,特别合并近心端病变累及较大的间隔支和较大的对角支。该手术难度较大,危险性较高。

沿着冠状动脉长轴做长切口至动脉斑块处,远端要超越动脉粥样硬化斑块部位,近心端不一定要超出。用细剥离子在外膜和动脉粥样硬化斑块之间的平面剥离,近心端需剥出间隔支和对角支动脉内的硬化斑块至正常内膜水平,然后再横断栓芯,切记不要盲目向上继续分离,这样有堵塞其他重要分支的可能。然后继续向远端剥离出所遇到的分支,要尽力剥离出成鼠尾状的栓芯。

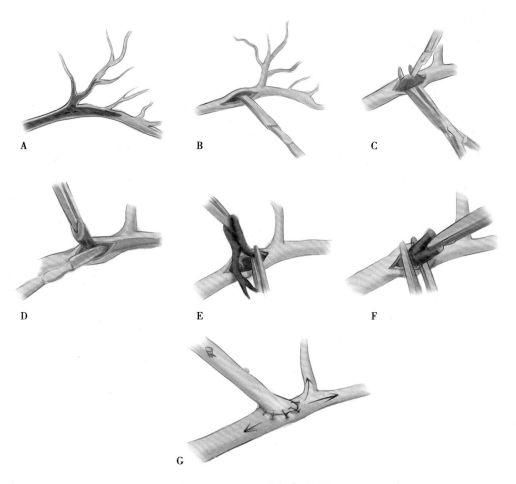

图 3-1-21 开放式内膜剥脱术

A. 在右冠状动脉接近后降支起始处切开;B. 用剥离子找好剥离平面;C. 用蚊氏钳挑起游离好的动脉粥样硬化斑块;D. 用剥离子向右冠状动脉远端游离斑块并用圆刀切断;E. 将斑块从右冠状动脉远端及后降支起始处拖出;F. 将斑块从右冠状动脉近端拖出;G. 用大隐静脉行端侧吻合重建血运旁路。

开放式内膜剥脱术不易使斑块破碎,而且也可以剥干净动脉分支的动脉粥样硬化斑块,但所需时间较长,难度较大,但是可以充分彻底地剥离出粥样硬化斑块,血栓形成及围术期心肌梗死的风险会降低。

3. 内膜剥脱后行旁路移植的方法　内膜剥脱后仅剩下外膜,外膜较薄但有一定韧度仍可以进行吻合,一般在吻合时外膜吃针要适当多一些,旁路移植血管可以选用大隐静脉或胸廓内动脉。

带长片的移植血管吻合方法:根据剥脱后的情况应用大隐静脉或胸廓内动脉做平行的吻合口。依据冠状动脉切口大小做准备,有时可以做几厘米的切口,使其成为补片修复过长的切口。吻合从近心端开始,吻合几针后系紧继续吻合,静脉片要适当修剪不宜过宽。

分叉形吻合方法:在分叉处的内膜剥脱后,往往会出现"Y"形的吻合口,这种情况下只能应用静脉行吻合。

联合大隐静脉补片和胸廓内动脉旁路移植的方法:利用大隐静脉进行补片,然后在补片的静脉上做 4~5mm 的切口,并与胸廓内动脉进行吻合。

带"T"形静脉补片移植血管吻合方法:于静脉的纵轴,在静脉的 180° 上做平行切开,其长度相当于冠状动脉切口的一半,形成两个长片,与静脉主干形成"T"形。

4. 冠脉内膜剥脱术后抗血小板聚集治疗　一般建议采用阿司匹林 100mg、1 次 /d+ 氯吡格雷(波立维)75mg、1 次 /d,目的是防止血栓形成。

5. 手术结果手术死亡率在 0~19%。围术期心肌梗死是冠脉内膜剥脱术后的主要并发症,据文献报道发生率在 0~19%;脑血管事件的发生率在 0.5%~6%。内膜剥脱术后移植的旁路血管通畅率在56%~100%。据 Byrne 等报道,内膜剥脱术后 1 年有 90% 的患者、术后 5 年有 84% 的患者可以免于心绞痛、心肌梗死、心力衰竭以及再住院。

病例摘要 2

主诉

患者,女,83 岁,主因"劳力性胸闷 7 年余,加重半年余"入院。

现病史

患者于 7 年前出现劳力性胸闷,行走约 1km 时出现,呈憋气感,范围心前区一掌大小,无明显发射性痛,持续 3~5 分钟,休息后可自行缓解,未予重视。2 年前曾就诊于当地医院,并行冠脉造影检查提示三支病变,建议外科手术治疗,患者未同意,出院后规律服用药物治疗,但症状依然存在。半年前上述症状加重,性质同前,行走 200~300m 时出现,有时伴有出汗,无恶心、呕吐、黑矇、意识丧失等。患者为进一步治疗就诊于医院,门诊以"冠心病"收入院进一步治疗。

既往史

患者高血压病史 40 余年,血压最高 180/100mmHg,目前口服降压药物治疗,控制满意,高脂血症病史 2 年,口服降脂药物治疗。既往有腔隙性脑梗病史。否认糖尿病史。无外科手术史,否认传染病史及药物食物过敏史。无输血史。

查体

体温 36.5℃,心率 70 次 /min,呼吸 20 次 /min,血压 112/72mmHg。双肺呼吸音清,未闻及明显干湿啰音,未闻及心脏杂音。腹软,双下肢不肿。

辅助检查

冠脉造影提示:左主干狭窄 90%,LAD 近中段钙化,近端 100% 闭塞,远端借右冠状动脉侧支逆行显影,LCX 近端狭窄 80%,累及钝缘支开口,右冠状动脉全程钙化斑块,中段狭窄 75%(图 3-1-22)。心脏超声提示:左心室舒张末期前后径 53mm,左心室射血分数 62%,室间隔及左、右心室壁厚

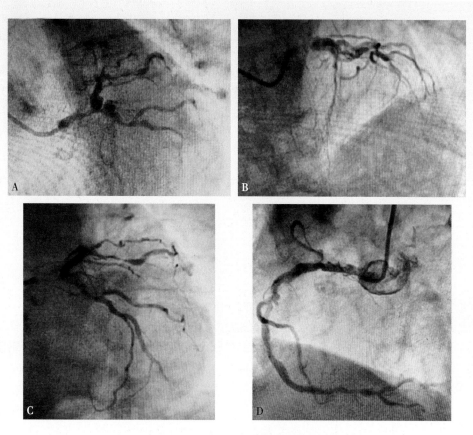

图 3-1-22 病例 2 患者冠脉造影图像
A. 左主干狭窄 90%；B. 左主干狭窄 90%；C. LAD 近中段钙化，近段 100% 闭塞，LCX 近段狭窄 80%，累及钝缘支开口；D. 右冠状动脉全程钙化斑块，中段狭窄 75%。

度正常，运动协调，收缩幅度正常。二、三尖瓣瓣环扩张，二尖瓣少中度反流，三尖瓣少中度反流，轻度肺动脉高压（估测肺动脉收缩压约 44mmHg）。心包腔未见异常。颈动脉超声提示：双侧颈动脉斑块形成。

解析

患者主诉劳力性胸闷，查体未发现明显阳性体征。超声检查提示二、三尖瓣少中度反流，轻度肺动脉高压。冠脉造影提示左主干重度狭窄，LAD 近中段钙化，并且完全闭塞，LCX 系统及右冠系统严重狭窄。根据患者目前的症状、体征及辅助检查结果，诊断为：冠心病，劳力性心绞痛，高血压 3 级（极高危），高脂血症，腔隙性脑梗死。

治疗经过

患者于全身麻醉、常温下行 OPCAB。常规获取胸廓内动脉及大隐静脉备用。吻合 LIMA-LAD、主动脉 - 大隐静脉 - 后降支、主动脉 - 大隐静脉 - 对角支 1- 钝缘支 2，术后测桥血管流量和 PI 值分别为 8/3.2、89/1.7、94/1.3。术程顺利，常规止血关胸。术后给予抗血小板聚集、扩冠、减慢心率、抗炎等对症支持治疗。患者恢复顺利，术后复查超声提示二、三尖瓣少中度反流，肺动脉高压，余未见明显异常。查体：心肺（-），伤口 Ⅰ/ 甲愈合，于术后 8 日出院。

解析

对体外循环有高度风险的患者选择 OPCAB 受益最大,是公认的手术适应证。包括高龄患者、肾功能不全、慢性阻塞性肺疾病、主动脉钙化、严重左心室功能不全等。本例患者为高龄女性,冠状动脉严重钙化,冠状动脉病变严重,属于左主干 + 三支病变,这些因素都会增加手术的风险。对该患者选择进行 OPCAB,在一定程度上可以降低手术的风险,但对术者技术及麻醉、围术期管理等整个团队的要求都非常高。

病例摘要 3

主诉

患者,男,51 岁,主因"发作性胸痛 9 年,加重 1 个月"入院。

现病史

患者于 9 年前突发剧烈胸闷痛,伴大汗,持续半小时左右,就诊于当地医院,诊断为"急性前壁心肌梗死",于 LAD 植入支架一枚,术后患者未规律服药。8 年前患者再次出现发作性胸痛,休息及活动时均有发作,就诊于当地医院,诊断为"急性下壁、正后壁心内膜下心肌梗死",行冠脉造影提示"三支病变",行 CABG(主动脉 - 大隐静脉 -LAD,主动脉 - 大隐静脉 - 后降支),术后病情稳定,仍未规律用药。5 个月前患者再次出现发作性胸痛,休息及活动时均有发作,持续约 20 分钟可缓解,就诊于当地医院行冠脉造影提示三支病变,并于右冠植入 3 枚支架,术后患者规律用药,仍间断发作胸闷痛,休息及活动时均有发作。1 个月前上述症状加重,再次就诊于当地医院,建议行 CABG。患者为进一步治疗就诊于我院,门诊以"冠心病,陈旧性心肌梗死,CABG 术后,PCI 术后,高血压"收入院。

既往史

患者高血压病史 5 月余,血压最高 185/100mmHg,目前口服酒石酸美托洛尔片,控制在 160/100mmHg,高脂血症病史 5 月余。既往有多发性脑梗死、胃溃疡病史。否认糖尿病史。有外科 CABG 史。有冠心病家族史。否认传染病史及药物、食物过敏史。无输血史。

查体

体温 36.6℃,心率 62 次 /min,呼吸 16 次 /min,血压 140/100mmHg。双肺呼吸音清,未闻及明显干湿啰音,未闻及心脏杂音。腹软,双下肢不肿。

辅助检查

冠脉造影提示:LAD 近端 100% 闭塞,第一对角支近端狭窄 90%,LCX 中段狭窄 90%,右冠中段狭窄 75%,远端狭窄 90%,主动脉 - 大隐静脉 -LAD 桥血管不同程度狭窄,主动脉 - 大隐静脉 - 左心室后支桥血管吻合口狭窄(图 3-1-23)。心脏超声提示:左心房扩大,左心室下壁基底段收缩运动幅度及增厚率减低,余室壁运动正常,左心室舒张末径 41mm,左心室射血分数 57%。颈动脉超声提示:双侧颈动脉内中膜增厚并多发硬化斑块形成。

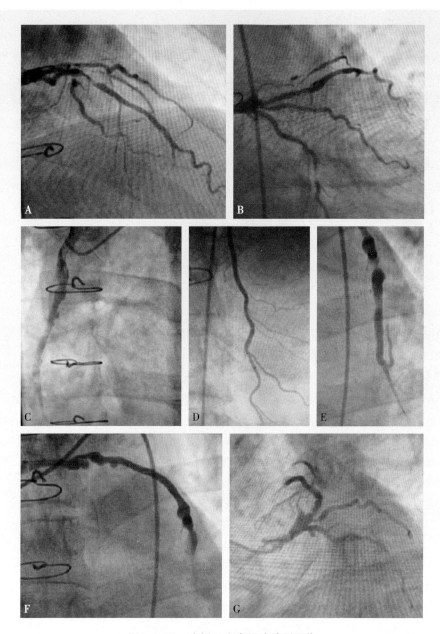

图 3-1-23 病例 3 患者冠脉造影图像

A. LAD 近段 100% 闭塞, 第一对角支近段狭窄 90%; B. 第一对角支近段狭窄 90%, 回旋支中段狭窄 90%; C. LAD 近段 100% 闭塞, 第一对角支近段狭窄 90%; D. 主动脉 - 大隐静脉 - 前降支桥血管不同程度狭窄; E. 主动脉 - 大隐静脉 - 左心室后支桥血管吻合口狭窄; F. 主动脉 - 大隐静脉 - 后降支血管不规则狭窄; G. 主动脉 - 大隐静脉 - 后降支吻合处重度狭窄。

 解析

　　患者主诉发作性胸痛, 查体未发现明显阳性体征。超声检查提示节段性室壁运动异常。冠脉造影提示 LAD 完全闭塞, LCX 系统及右冠系统严重狭窄, 原有静脉桥血管不同程度狭窄或闭塞。根据患者目前的症状、体征及辅助检查结果, 诊断为: 冠心病, 劳力 + 自发性心绞痛, 陈旧性心肌梗死, CABG 术后, PCI 术后, 心功能 Ⅱ 级, 高血压, 高脂血症, 陈旧性脑梗死。

治疗经过

　　患者于全身麻醉、常温下行OPCAB。常规获取胸廓内动脉及大隐静脉备用。术中发现粘连致密，仔细游离。充分游离后发现LAD原吻合口近心尖，静脉桥及LAD均已闭塞。切除原LAD静脉桥，接近远端吻合口处缝扎，原近端吻合口用于钝缘支静脉桥近端吻合口。后降支全程增厚钙化，管腔闭塞。左心室后支吻合口狭窄，保留原左心室后支静脉桥，另取静脉做主动脉至左心室后支静脉桥，于原左心室后支远端吻合口远端另做吻合口。吻合胸廓内动脉-对角支1、主动脉-大隐静脉-左心室后支、主动脉-大隐静脉-钝缘支1，术后测桥血管流量和PI值分别为8/3.2、89/1.7、94/1.3。术程顺利，常规止血关胸。术后给予抗血小板聚集、扩冠、减慢心率、抗炎等对症支持治疗。患者恢复顺利，术后复查超声提示节段性室壁运动异常，左心室收缩功能减低。查体：心肺(－)，伤口Ⅰ/甲愈合，于术后11日出院。

知识点

再次 CABG 手术

　　CABG不是一种一劳永逸的方法，它并不能够阻止冠状动脉粥样硬化病变的继续发展。旁路移植血管的闭塞或者粥样硬化的进展，以及自身血管病变的进展，会引起患者术后心绞痛复发或者其他严重不良事件的发生，从而需要实施再次甚至第3次或第4次CABG。

　　再次CABG比初次CABG要复杂得多，具体表现为：需再次手术的患者病情更加棘手；大多数需再次手术患者身上存在静脉桥粥样硬化这一特有且危险的病变；患者的冠状动脉远端病变弥漫；主动脉和非冠状动脉的粥样硬化在这些患者身上比较严重；再次手术独有的操作困难，包括再次开胸、狭窄或通畅的旁路移植桥血管的存在；缺少有效的血管移植物来源；冠状动脉显露困难等。由于存在上述诸多的危险因素，患者需再次CABG时往往要面临更大的风险。

　　1. 手术适应证　①严重心绞痛，内科药物治疗控制不佳，或经皮冠状动脉腔内成形及支架治疗不能有效解除冠状动脉或移植旁路的狭窄；②原移植的旁路血管完全闭塞，左主干狭窄≥50%，或类似于左主干病变，或者为严重的三支病变；③供应LAD的静脉旁路血管发生>50%的狭窄，或者LAD以外的静脉旁路血管发生>50%的狭窄，临床上有心绞痛症状，并有证据显示存在大面积心肌缺血。对于其他冠状动脉的静脉旁路≤50%的狭窄是否需要重新旁路移植尚存争议，多数医生认为静脉旁路发生狭窄程度加重的概率很高，因此主干在二次旁路移植手术时，对静脉旁路狭窄50%的均应重新做旁路移植；远端靶血管良好，直径大于1.5mm。

　　禁忌证：再次CABG的禁忌证基本与初次相同，即远端无可供吻合的靶血管，无可供旁路移植的血管材料；严重多器官系统疾病；严重出血倾向；严重活动性感染等。

　　2. 手术方法　再次CABG时由于既往手术造成的心包粘连，以及胸廓内动脉或部分大隐静脉旁路可能仍然通畅，术中既要考虑如何能方便地完成旁路血管移植，又要防止对仍然通畅的旁路血管的误伤，更要注意防止静脉移植血管内粥样硬化斑块脱落造成新的心肌梗死。

　　(1) 术前评价：首先，需全面了解患者自身冠状动脉和旁路移植血管桥的解剖学特征。要想达到上述目的，需要仔细地阅读术前冠脉造影，并复习患者原始冠脉造影和初次手术记录。其次，手术前需制订好血管移植物来源的方案。

　　(2) 手术路径：胸骨正中切口，适用于所有再次手术的患者，应备好股动、静脉插管及体外循环准备，应预防开胸及游离时造成对心脏及大血管以及仍然通畅的旁路桥血管的损伤。增加再次正中开胸风险的因素有右心室和升主动脉的扩张、供应右冠状动脉的通畅的静脉桥、供应左冠状动脉分支通畅的原位右胸廓内动脉、盘曲于胸骨下方的原位胸廓内动脉、既往多次手术等。

（3）开胸技术要点：依次切开皮肤及皮下组织后，剪断胸骨固定钢丝，但不要拔除，同时用拉钩向上提拉胸骨上方的组织，在保留钢丝的保护下劈开胸骨后壁，这样可避免伤及胸骨下方的组织。胸骨被劈开后，助手应当向上方提拉胸骨，而不是向两侧拉开，直接向两侧拉开胸骨容易将右心室撕破。

心包腔的游离一般从膈肌水平开始，一般在胸骨角水平游离最困难，因为在这里胸廓内动脉血管桥接近中线，经常与胸骨或主动脉粘连。通畅的胸廓内动脉血管桥在再次开胸和纵隔解剖时是否被损伤，与初次手术时胸廓内动脉血管桥摆放的位置有关系。理想的位置是将心包切开，让胸廓内动脉血管桥在肺的后面进入心包腔供应左 LAD，这样肺在胸廓内动脉桥前面，胸廓内动脉不会和胸骨或胸壁粘连。

在大多数情况下，从膈肌水平沿心脏右侧向上分离直至升主动脉水平是最安全的。松解粥样硬化的静脉桥可能引起粥样硬化栓子脱落栓塞冠状动脉远端，因此最好采用"不接触"技术。

病例摘要 4

主诉

患者，男，65 岁，主因"发作性胸闷、胸痛 15 年，加重 4 个月"入院。

现病史

患者于 15 年前工作中突发胸闷、胸痛，胸痛呈持续刀割样，伴大汗、气促不适，无恶心、呕吐、晕厥等不适，就诊于当地医院，行心电图提示"急性心肌梗死"，给予治疗后好转出院。11 年前患者无明显诱因出现剑突下疼痛，当地医院诊断为"胃肠系膜栓塞"，在治疗过程中再次出现胸闷、胸痛，给予对症治疗好转出院。3 年前患者每于活动后出现胸闷、胸痛不适，伴咽部紧缩感、气促，每次持续 5~15 分钟，自行含服"硝酸甘油"可缓解，每年发作 2~3 次不等，偶伴有"阵发性心房颤动"发作。4 个月前患者自觉症状加重，发作次数增多，就诊于当地医院，行心脏超声提示：双房及左心室增大，节段性室壁运动异常并附壁血栓形成。患者为进一步治疗就诊于医院，门诊以"冠心病，陈旧性心肌梗死，左心室血栓"收入院。

既往史

否认高血压、糖尿病、高脂血症病史。有冠心病家族史。既往行肠系膜切除手术，曾患两次左小腿深静脉血栓，并行溶栓治疗。既往患脑梗死，无明显后遗症。否认药物及食物过敏史，否认输血史。

查体

体温 36.0℃，心率 61 次/min，呼吸 20 次/min，血压 120/80mmHg。双肺呼吸音清，未闻及明显干湿啰音，未闻及心脏杂音。腹软，双下肢不肿。

辅助检查

冠脉造影提示：左主干近端狭窄 50%，LAD 近端狭窄 90%，LCX 近端狭窄 90%，远端 100% 闭塞，右冠中段狭窄 50%（图 3-1-24）。心脏超声提示：左心室扩大，左心室舒张末期前后径 61mm，左心室前壁、前间壁及下后壁室壁变薄，三层结构消失，运动幅度及室壁增厚率明显减低至消失，未见明确矛盾运动。心尖部探及中等回声团块，附着于室间隔心尖段，大小约 38mm×15mm。左心功能减低，左心室射血分数为 40%。各瓣膜未见明显异常，心包腔未见异常。颈动脉超声提示：双侧颈动脉斑块形成。

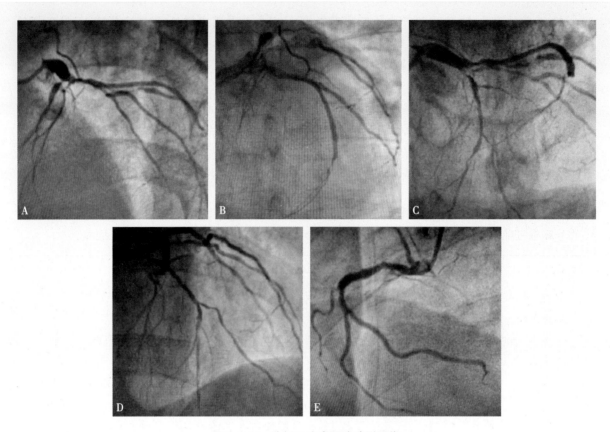

图 3-1-24 病例 4 患者冠脉造影图像

A. 左主干近端狭窄 50%;B. 回旋支近段狭窄 90%,远段 100% 闭塞;C. 前降支近段狭窄 90%,回旋支近段狭窄 90%,远段 100% 闭塞;D. 前降支近段狭窄 90%;E. 右冠状动脉中段狭窄 50%。

 解析

　　患者主诉发作性胸闷、胸痛,查体未发现明显阳性体征。超声检查提示节段性室壁运动异常,心尖部附壁血栓形成,左心功能减低。冠脉造影提示左主干狭窄 50%,LAD 近端狭窄 90%,LCX 远端闭塞,右冠狭窄 50%。根据患者目前的症状、体征及辅助检查结果,诊断为:冠心病,劳力 + 自发性心绞痛,陈旧性心肌梗死,左心室血栓,心脏扩大,心功能Ⅲ级,阵发性心房颤动,陈旧性脑梗死,下肢深静脉血栓。

治疗经过

　　患者于全身麻醉、低温、体外循环下行 CABG+ 改良迷宫手术 + 心脏血栓清除术。常规获取胸廓内动脉及大隐静脉备用。经升主动脉插动脉管,插单房管建立体外循环,经左心室心尖部切口,可见心尖部机化血栓,予以切除,2-0 prolene 线带毡片三明治样方法缝合闭合心尖部切口。游离左右肺静脉主干,行双极射频消融。吻合 LIMA-LAD、主动脉 - 大隐静脉 - 对角支 1、主动脉 - 大隐静脉 - 中间支 - 钝缘支 1,术后测桥血管流量和 PI 值分别为 20/1.9、50/2.0、59/1.7。术程顺利,常规止血关胸。术后给予抗血小板聚集、扩冠、减慢心率、抗炎等对症支持治疗。患者恢复顺利,术后复查超声提示节段性室壁运动异常,左心室收缩功能减低。查体:心肺(-),伤口Ⅰ/ 甲愈合,于术后 12 日出院。

解析

该例患者存在左心室心尖部附壁血栓,在手术方式的选择上需在体外循环下,经心尖部切口进行心内直视手术操作。一般需要行 CABG 同时需要行心内直视手术操作的病例都需要选择在体外循环下进行。这些病例包括冠心病合并瓣膜病、室壁瘤、升主动脉瘤和室间隔穿孔等。

病例摘要 5

主诉

患者,男,75 岁,主因"发作性胸痛 10 余年"住院。

现病史

患者 10 余年前开始出现活动后胸骨后疼痛,伴胸闷憋气,休息后可以缓解。次年就诊于当地医院,行冠脉造影并行支架植入治疗(具体不详)。4 年前患者再次出现上述症状,再次就诊于当地医院,行支架植入治疗。近来患者再次出现上述症状,活动后或休息时均有发作,伴左肩部、背部及左上肢放射性痛,伴憋气、大汗,就诊于当地医院,行冠脉造影提示"三支病变",建议手术治疗。此次患者为进一步治疗就诊于医院,门诊以"冠心病,陈旧性心肌梗死,劳力 + 自发性心绞痛,PCI 术后,心功能 Ⅱ 级"收入院。

既往史

否认高血压、糖尿病史。有高脂血症病史。否认外科手术史。否认药物及食物过敏史。否认输血史。

查体

体温 36.1℃,心率 77 次 /min,呼吸 18 次 /min,血压 112/67mmHg。双肺呼吸音清,未闻及明显干湿啰音,未闻及心脏杂音。腹软,双下肢不肿。

辅助检查

冠脉造影提示:LAD 近端狭窄 99%,钝缘支 1 近端狭窄 70%,右冠远端狭窄 80%(图 3-1-25)。心脏超声提示:左心室扩大,左心室舒张末期前后径 65mm,左心室前壁、前间壁及下后壁室壁变薄,收缩幅度明显减低。心尖部轻度扩张,室壁变薄,可见轻微矛盾运动,其内未见明显异常回声附着。左心功能减低,左心室射血分数为 30%。各瓣膜未见明显异常,心包腔未见异常。颈动脉超声提示:双侧颈动脉多发斑块形成。

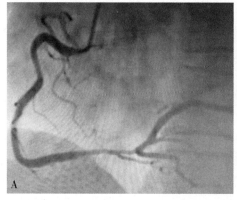
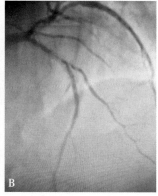

图 3-1-25 病例 5 患者冠脉造影图像
A. 右冠远段狭窄 80%;B. 前降支近段狭窄 99%。

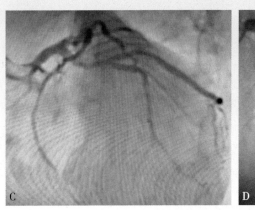
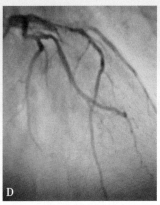

图 3-1-25(续)

C.钝缘支 1 近段狭窄 70%;D.前降支近段狭窄 99%,钝缘支 1 近段狭窄 70%。

 解析

患者主诉发作性胸痛,查体未发现明显阳性体征。超声检查提示左心扩大,节段性室壁运动异常,心尖部室壁瘤形成,左心功能减低。冠脉造影提示 LAD 近端狭窄 99%,钝缘支 1 近端狭窄 70%,右冠远端狭窄 80%。根据患者目前的症状、体征及辅助检查结果,诊断为:冠心病,劳力 + 自发性心绞痛,陈旧性心肌梗死,左心室室壁瘤,PCI 术后,心脏扩大,心功能Ⅲ级,高脂血症。

治疗经过

患者入院后当日夜间突发胸闷、憋气,端坐呼吸,伴咳嗽、咳痰,痰为白色泡沫样。听诊双下肺湿啰音,行床旁胸部 X 线片提示,床旁超声提示左心室射血分数 22%。考虑为急性左心衰竭,给予强心、利尿、扩血管等对症治疗,心力衰竭症状不缓解,血氧进行性降低,行床旁气管插管,主动脉内球囊反搏(IABP)植入辅助循环,在全身麻醉、常温下行急诊 CABG。常规获取胸廓内动脉及大隐静脉备用,术中探查发现室壁瘤占左心室十分之一,未予处理。吻合 LIMA-LAD、主动脉 - 大隐静脉 - 钝缘支 1、主动脉 - 大隐静脉 - 左心室后支,术后测桥血管流量和 PI 值分别为 58/2.4、60/1.7、38/2.5。术程顺利,常规止血关胸。术后给予抗血小板聚集、扩冠、减慢心率、抗炎等对症支持治疗。患者恢复顺利,术后复查超声提示左心室增大,节段性室壁运动异常,左心室心尖部小室壁瘤形成,左心室收缩功能减低。查体:心肺(-),伤口Ⅰ/ 甲愈合,于术后 24 日出院。

 知识点

急诊 CABG 手术

急诊 CABG 是一种需要立即或较短时间内完成的冠状动脉旁路移植手术,在某些情况下是一种积极主动的治疗手段。早年报道的急诊 CABG 手术死亡率较高,随着对缺血性心脏病认识的提高,以及麻醉和体外循环技术的不断提高,其手术死亡率和并发症的发生率已明显下降。目前文献报道的急诊 CABG 占比为 2%~4%。手术指征及手术时机的正确把握是提高手术效果的关键。

1. 手术适应证的选择

(1) 不稳定型心绞痛,不适合介入治疗,内科药物治疗和植入主动脉内球囊反搏(IABP)难于控制,心绞痛发作频繁,心电图常有一过性 ST-T 段抬高,病理学上常提示严重的左主干病变或多支血管病变,提示短时间可能发生心肌梗死。

(2) 急性 Q 波性心肌梗死:又称急性透壁性心肌梗死,是目前临床上最常见的急诊病例,常合并心源性休克。治疗原则是尽可能快地改善心肌血运,维持循环稳定,防止梗死面积进一步扩大。首选治疗是内科药物,溶栓或急诊 PTCA 治疗。但在内科溶栓或急诊 PTCA 失败,临床症状无缓解,心电图证实有不同程度的急性缺血或原梗死部位附近又出现新的缺血区,严重者会出现血压下降与顽固心律失常,此时如没有多脏器衰竭、严重感染等禁忌证则应该即刻手术;或冠状动脉病变不能进行介入治疗,且患者存在持续和反复心肌缺血的情况下,应尽可能在 6 小时内行急诊手术。目的是尽可能地减少心肌坏死。如梗死超过 6 小时行 CABG,则导致的心肌再灌注损伤将十分不利。

(3) 急性心肌梗死并发症:包括急性乳头肌功能不全导致的严重二尖瓣关闭不全,急性室间隔穿孔,室壁瘤形成等,通常伴血流动力学不稳定,经内科治疗仍不能改善时应积极外科治疗。

(4) 冠脉介入治疗意外:如急性冠状动脉内膜撕裂形成夹层,支架闭塞伴心肌缺血,冠状动脉穿孔伴急性心脏压塞,通常伴有循环不稳定或反复室性心律失常。

(5) CABG 围术期急性心肌缺血:包括移植物急性闭塞,移植物持续痉挛(如游离的桡动脉),病变的冠状动脉未得到充分的再血管化或搭桥远端吻合口的部位不正确,外科吻合技术所导致的吻合口狭窄或闭合等,造成心律失常和血流动力学不稳定。

2. 急诊 CABG 围术期处理 急诊 CABG 是相对高危手术,应更加重视围术期的管理。

(1) 术前准备:尽可能改善心肌缺血,应用抗凝、扩冠、减慢心率等药物,如药物治疗不满意,应及时应用 IABP 等治疗手段维持循环。常规备血小板、新鲜血浆,预防术后出血等。

(2) 术中要点:尽快建立体外循环或及时改善主要缺血心肌供血。尽可能完全再血管化。对停机困难或明确有严重左心功能障碍者,及时术中应用 IABP 或左心室辅助装置(LVAD)。术中经食管超声对了解手术前后室壁运动有指导意义。

(3) 术后处理:尽可能完善心功能监测,注意肾功能的维护等。

3. 急诊 CABG 的技术要点

(1) 是选择体外循环下 CABG 还是 OPCAB,应根据术者的经验以及患者的病情。

(2) 是否应用胸廓内动脉取决于病情是否稳定,在心源性休克等循环不稳定的情况下,为节省时间,可仅应用自体静脉。

(3) 尽快建立体外循环可减少能量消耗,术中需更加注意心肌保护。术中尽可能好地进行左心引流,减少心肌耗氧。

(4) 选择 OPCAB 时,应首先处理主要靶血管,及时改善这部分心肌供血。

(5) 急诊 CABG 后通常需要较大量的血管活性药,对停机困难者应及时进行 IABP 或 LVAD。

(6) 急诊 CABG 患者术后渗血较择期手术多见,术前要有充分估计,及时补充血小板、血浆等。

(孙寒松 张 岩)

推荐阅读文献

[1] 朱晓东,张宝仁. 心脏外科学. 北京:人民卫生出版社,2007.

[2] 王凤林. 冠状动脉旁路移植外科:安全措施及错误防范. 北京:北京大学医学出版社,2010.

[3] NICHOLAS T K, EUGENE H B, FRANK L H, et al. Kirlin/Barratt-Boyes cardiac surgery. 4th. Salt Lake: Churchill Livingstone, 2012.

第二节 冠心病合并瓣膜疾病

本节要点

1. 流行病学 冠心病合并瓣膜疾病即冠心病合并缺血性二尖瓣反流(IMR),是指心肌缺血所致心室结构及功能的改变引起的急性或慢性二尖瓣关闭不全,排除瓣叶及瓣下结构本身的病变,是冠心病最常见的合并症之一。

2. 病理生理学 IMR 临床常见于一支或多支冠状动脉部分或全部堵塞造成心肌梗死后乳头肌断裂或延长,或是继发于心肌缺血或梗死后的左心功能不全、左心室扩大、左心室反常运动,致使乳头肌移位和/或功能异常、瓣环扩大、瓣叶脱垂,造成的二尖瓣瓣叶对合困难,收缩期反流。

3. 临床症状 轻中度 IMR 缺乏特征性临床症状,杂音程度往往较轻;重度 IMR 有时会出现劳累后胸闷憋气、端坐呼吸等心力衰竭症状,心尖部二尖瓣听诊区闻及收缩期吹风样杂音。

4. 诊断 经胸腔心脏超声是临床确切诊断 IMR 的第一步,但经食管和三维重建超声可以用来更好地探索疾病机制和参与制订治疗方案。

5. 治疗 IMR 治疗的基础仍然是尽量恢复冠状动脉血供,改善心肌缺血,包括药物治疗与冠状动脉血运重建[经皮冠脉介入治疗(PCI)或冠状动脉旁路移植(CABG)]。对于冠心病合并轻度IMR 的患者可暂不处理二尖瓣,重度应同期行二尖瓣手术(二尖瓣成形术或二尖瓣置换术),但对于中度 IMR 是否同期处理,要根据反流束、面积心室重塑情况、年龄、NYHA 分级、急性心力衰竭事件等情况综合判断。

一、定义

冠心病合并缺血性二尖瓣关闭不全(IMR),根据 IMR 病变的发生时机分为急性和慢性。

1. 急性 IMR 急性冠状动脉缺血引起乳头肌和/或腱索断裂,左心房和左心室突然容量负荷过重,致使左心房和左心室扩张,引起的二尖瓣关闭不全。

2. 慢性 IMR 长期心肌缺血或梗死后(或陈旧性心肌梗死)的左心功能不全,左心室扩大、左心室反常运动,致使乳头肌移位和/或功能异常、瓣环扩大、瓣叶脱垂,引起的二尖瓣关闭不全。

二、流行病学

急性心肌梗死早期 13%~26% 的患者合并 IMR,其中大多数为轻到中度反流,仅有 3.4% 的患者合并重度反流。心肌梗死后早期没有 IMR 的患者,约有 15% 的患者在数月后会发展为不同程度的二尖瓣反流(MR)。MR 的发生率在左心造影研究中为 1.6%~19.4%,在心脏超声研究中,其发生率为 8%~74%。研究表明,合并 IMR 的缺血性心肌病患者的临床结局明显差于不伴 IMR 的患者,合并重度 IMR 患者 1 年病死率为 40%,中度 IMR 为 17%,而轻度 IMR 为 10%。无论是在介入治疗还是冠状动脉搭桥手术治疗的缺血性心肌病患者中,IMR 都是心血管事件发生和死亡等不良预后的影响因素。研究显示,MR 患者行择期 PCI 后,其 3 年生存率显著变差。PCI 预后与 MR 的程度有直接关系:无、轻、中重度 MR 患者的 5 年生存率分别为 97%、83.3%、57.5%。同样在行 CABG 的患者中,未纠正的 MR 也是一个远期死亡的危险因素(MR 程度每上升一个阶段,多元分析死亡率增加 1.5%)。另有研究显示,虽然 IMR 患者总体死亡率高于无 IMR 患者,但 IMR 并非死亡的独立危险因素,CABG+二尖瓣成形术(MVP)或二尖瓣置换术(MVR)能够显著改善术后 IMR,但不能影响长期生存率,这是由于左心室功能受损程度才是预后的主要决定因素,而非 IMR。但对于心力衰竭症状明显的患者,同期干预二尖瓣后其生存率和生活质量会得到明显改善。

三、病理生理学

(一)急性缺血性二尖瓣关闭不全发生机制

急性 IMR 常见原因是急性冠状动脉缺血引起乳头肌和/或腱索断裂,多发于后乳头肌(前乳头肌短粗,由前降支和回旋支共同供血,较少发生断裂,后乳头肌细长,多数由右冠状动脉供血,其断裂概率是前乳头肌的 3~5 倍。)。左心房和左心室突然容量负荷增加,反流的血液与肺静脉血液回流致使肺静脉压升高,肺间质或肺泡性肺水肿,血氧含量下降,导致左心功能不全和左心室扩张,尽管此时患者左心室心肌收缩功能正常,但仍会出现心排血量减少或肺淤血等表现,急性严重的 MR 可能会导致急性左心衰竭和心源性休克,需紧急治疗,必要时需行主动脉内球囊反搏(IABP)辅助支持治疗,以争取治疗时间。

(二)慢性缺血性二尖瓣关闭不全发生机制

慢性 IMR 与器质性的 MR 不同,所有慢性 IMR 的瓣叶和腱索是完整的,其发生机制主要包括:①心肌缺血损伤或坏死伴发的左心室重塑会致使左心扩大导致二尖瓣基底环扩张,瓣环增大多与左心室容积的增加成比例,而出现中心性反流;②缺血引起的乳头肌功能不全导致二尖瓣前瓣叶或后瓣叶的部分脱垂;③左心室重塑引起的腱索延长和乳头肌移位导致的瓣叶牵拉;④室壁节段性功能不全导致的二尖瓣关闭张力降低。

二尖瓣反流程度分级(经胸超声心动评估):①反流束面积 <4cm^2 为轻度反流;②4~8cm^2 为中度反流;③>8cm^2 为重度反流。

四、临床表现及检查方法

(一)症状和体征

1. 急性 IMR　轻中度反流临床症状不明显仅表现为轻微劳累性呼吸困难。重度反流(如乳头肌断裂),可出现急性胸前区疼痛,胸闷憋气,逐渐出现咳大量白色泡沫样痰,端坐呼吸,下肢水肿等充血性心力衰竭和低心排表现,严重者可发生心源性休克。

2. 慢性 IMR　轻中度反流患者可长期没有症状。当病变持续或发展到一定程度时,左心功能失代偿,患者出现活动耐量下降、心悸、胸痛、劳累性呼吸困难等因心排血量减少导致的症状。随着病情的进展出现端坐呼吸、夜间阵发性呼吸困难,甚至急性肺水肿,最后可发生肺动脉高压,右心衰竭。

(二)体格检查

1. 视诊　左心室扩大时,心尖搏动向左下移位,心尖搏动强,发生心力衰竭后减弱。

2. 触诊　心尖搏动有力,可呈抬举样,在重度关闭不全患者可触及收缩期震颤。

3. 叩诊　心浊音界向左下扩大,晚期可向两侧扩大,提示左右心室均增大。

4. 听诊　由于心肌缺血导致左心室收缩力下降,IMR 反流形成的杂音程度与反流的严重程度不成比例,轻中度反流杂音轻微甚至未闻及杂音;在中重度反流时,心尖部二尖瓣听诊区可闻全收缩期吹风样杂音,前瓣叶脱垂为主时,杂音向左腋下或左肩胛下传导;后瓣叶脱垂为主者,杂音向心底部传导,可伴有收缩期震颤,但亦有部分患者心功能极度降低和肺部啰音明显,难以闻及特征性杂音。

5. 其他体征　当病情进展到出现肺动脉高压和右心衰竭时,可有颈静脉怒张,肝大,下肢水肿。

(三)辅助检查

1. 心电图　急性 IMR,心电图正常,窦性心动过速常见。慢性 IMR、重度 IMR 可出现左心房增大、左心室肥厚或束支传导阻滞和非特异性 ST 段及 T 波改变;下壁心肌梗死比前壁和侧壁多见,故心电图改变也以下壁梗死表现为主,可合并出现左心室高电压或心房颤动、室性期前收缩等心律失常。

2. X 线片　在急性病例中,X 线可见肺间质充血,心影正常或左心房轻度增大不明显。在慢性病例中,可见左心房、左心室扩大,肺淤血,间质性肺水肿征。

3. 心脏超声　超声心动图目前已成为诊断 IMR 的首选方法。可评估的指标包括 MR 程度,左心室舒张及收缩末期左心室容积指数、左心室射血分数(LVEF)、MR 面积、瓣膜闭合点高度、瓣环面积、收缩期前后乳头肌与二尖瓣前瓣环的距离、乳头肌位置变化及前后乳头肌之间的距离。

4. 经食管超声心动图（TEE）　可以明确 MR 的机制，但是有研究表明，TEE 能够降低 IMR 的分级，这是由于全身麻醉的卸载效应导致静脉和动脉扩张，分别降低心脏的前后负荷。（推荐在术前或术后非麻醉静息状态下经食管超声检查。）

5. 冠状动脉及左心室造影　左心室造影可定性评价 IMR 严重程度，并能测量心腔内压力、心排血量，从而全面评价左心室功能。选择性冠脉造影可以明确心肌缺血的程度、范围，为 IMR 诊断提供依据。造影检查的缺点是不能提供瓣膜结构的信息，不能提示反流的病因。

6. 磁共振成像　二尖瓣瓣环正常应为马鞍状，磁共振三维重建可立体地显示 IMR 患者二尖瓣瓣环变得扁平，瓣环前外与后内侧间距离增宽，进而对外科修复瓣环结构提供了很好的参照。

五、鉴别诊断

本病需与其他原因引起的二尖瓣关闭不全相鉴别，如二尖瓣脱垂、外伤性二尖瓣关闭不全、感染性心内膜炎导致腱索或乳头肌断裂引发的 MR，以及风湿性心脏病引发的二尖瓣狭窄合并关闭不全等，病史不同，结合冠脉造影，一般可以明确病因诊断。

六、治疗方法

（一）药物治疗

内科药物治疗主要依靠血管紧张素转换酶抑制剂和 β 受体阻滞剂，通过防止或减少左心室重塑而减少反流，但并不能解决左心室存在的结构变化及对二尖瓣的影响。还可以通过使用强心剂来改善心肌收缩力，使用利尿剂及血管扩张药物降低心脏前后负荷，缩小左心室容积，减少 MR。单纯药物治疗主要是进行改善心肌缺血和抗心力衰竭治疗。另外，血管扩张药治疗 MR 的研究已经证实其可以减少 MR 发病率，推测是因为减少了后负荷和左心室容量以对抗跨主动脉瓣的前向血流的增加。

（二）心脏再同步化治疗

IMR 患者出现顽固性左心功能不全，心力衰竭时可通过双心室起搏的方式治疗心室收缩不同步的心力衰竭。这种治疗可以改善患者的心脏功能，提高运动耐量以及生活质量，同时显示出逆转左心室重塑的作用。

（三）经皮冠脉介入治疗（PCI）

是治疗冠心病的重要手段，少数患者的 MR 与诱导性心肌缺血有直接关系。PCI 可以使静息和运动 MR 量减少。

（四）手术治疗

1. 手术指征选择　手术治疗缺血性二尖瓣关闭不全的基本原则是依据 IMR 的病理和临床特征选择不同的手术方式。

（1）急性心肌梗死后伴发乳头肌断裂引起的中度以上二尖瓣关闭不全，应积极手术并同期解决二尖瓣问题。

IMR 出现心力衰竭、低心排等症状，药物及辅助装置无法稳定循环时，应积极同期行二尖瓣手术。

（2）慢性 IMR 的治疗方式包括 CABG 和 CABG 联合二尖瓣手术（MVP 或 MVR）。对冠心病伴轻度 IMR 可单独解决冠状动脉问题，二尖瓣可暂不处理，伴中重度 IMR 应同期行二尖瓣手术已得到广泛认同，但对轻中度 IMR 是否同期处理，尚存争议，有研究显示，单独行 CABG 治疗具有较低的手术死亡率和早期生存率，远期效果与采用 CABG 联合二尖瓣手术的方法大致相同。因此对于轻中度 IMR 的手术选择要根据患者 LVEF、左心室舒张末期内径、反流束面积、年龄、NYHA 分级、急性心力衰竭事件等情况综合分析。对于术前左心室收缩末期内径（LVESD）≤51mm 或左心室舒张末期内径（LVEDD）≤65mm，主张积极处理二尖瓣，对其术后逆转左心室重塑有利，敏感性及特异性均较高，有利于围术期的维护，提高生活质量。对于左心室未见明显扩大，心功能正常，二尖瓣中心性反流的患者建议可行冠状动脉血运重建，IMR 会随心肌血运的改善而减轻或消失;同时对丁 LVEF 低于 30% 和 / 或一般情况差、高龄的患者也建议仅行冠状动脉血运重建,避免(或缩短)主动脉阻断和体外循环时间,减少手术时间,降低手术创伤(图 3-2-1)。

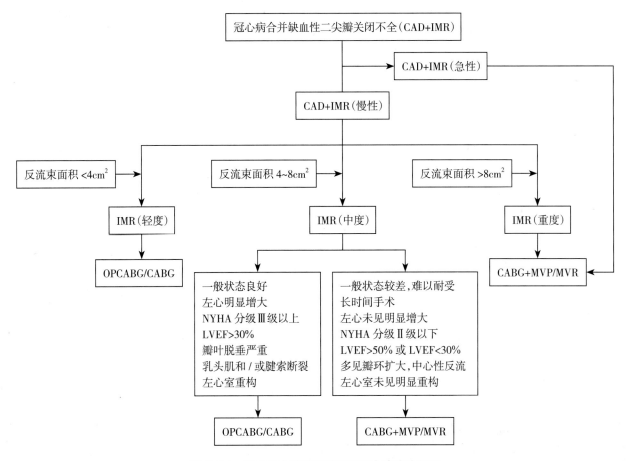

图 3-2-1 冠心病合并二尖瓣关闭不全诊疗流程图

CAD. 冠心病;IMR. 缺血性二尖瓣关闭不全;OPCABG. 非体外循环下冠状动脉旁路移植术;CABG. 冠状动脉旁路移植术;
LVEF. 左心室射血分数;MVP. 二尖瓣成形术;MVR. 二尖瓣置换术。

2. **手术方法** 所有患者均全身麻醉,常规气管内插管后置食管超声探头,均经胸部正中切口,对于需要同期处理二尖瓣的患者中度低温体外循环下进行手术,插升主动脉灌注管和上、下腔静脉引流管建立体外循环。阻断升主动脉后,经主动脉根部灌注心脏停搏液,心脏表面放置冰泥保护心肌。均先行冠状动脉远心端吻合,再处理二尖瓣然后开放主动脉,并行循环下近心端吻合。前降支均与左胸廓内动脉吻合,其余血管采用大隐静脉作旁路移植血管。经房间沟或(右心房、房间隔)径路显露二尖瓣,直视下探查二尖瓣(根据瓣膜情况行 MVP 或 MVR),凡行 MVP 的患者,均行食管超声检查,对于修复不佳的可再次修复或直接置换。对于决定仅选择不处理二尖瓣的患者,直接在不停跳下完成血运重建,改善心肌血运后通过食管超声探查二尖瓣情况,指导围术期治疗方向。

七、术后主要并发症及处理

(一) 低心排血量综合征

术后低心排是患者主要的死亡原因,术后出现低血压,脉压小、中心静脉压高,心率快,尿少,四肢末梢差等临床表现可考虑低心排血量综合征,与阻断时间、心肌保护、前负荷、心肌收缩力、心率或后负荷等有关,心律失常可加重和诱发低心排。尽可能缩短手术时间,加强心肌保护,注意出入量,避免心脏负荷过重,加强内环境的监测,对于合并心律失常的患者必要时给予临时起搏治疗。对于术前心功能差的患者必要时给予 IABP 辅助。

(二) 急性肾衰竭

术后低心排、延长机械通气或呼吸衰竭为急性肾衰竭的独立危险因素;患者术前心功能不全、肝功能损害、消化道出血、败血症、细菌性心内膜炎等为其相关危险因素。对可预判的危险因素给予及时干预、预防;当出现急性肾衰竭时给予积极性连续性肾脏替代治疗(CRRT)辅助治疗。

(三) 低氧血症

低氧血症发生主要与高龄、吸烟、肺功能异常、肺部感染、心功能不全、手术时间延长等相关,多发生于术后第 1 日、气管插管拔除后。术后掌握拔除气管插管的指征,达到拔管标准才能早拔管而不是提前拔管;拔管后予以氧气雾化吸入,以减轻喉头水肿,降低痰液的黏稠度;鼓励患者术后多活动、咳嗽咳痰和深呼吸,必要时给予高流量吸氧,无创呼吸机过渡治疗。对于顽固性低氧血症,甚至影响循环稳定的,需准确判断及时二次插管。

(四) 神经系统并发症

由栓塞、低氧、出血、低灌注、代谢障碍等多种因素引起。主要表现为卒中、脑病和认知功能障碍。主动脉近端吻合打孔时避开钙化部位,加强置孔后清洗,避免栓塞的发生;体外循环时注意应用二氧化碳,注意排气避免气栓的发生;维持灌注压避免低灌注引起的脑供血不足,对于既往有脑梗死病史,颈动脉狭窄病史的患者注意容量支持,避免低灌注诱发脑梗死。对于已有脑部症状的患者,再循环稳定的情况下应及时行头颅 CT 等相关检查,明确病因,早发现、早治疗。另有部分患者无脑部器质性病变,但伴存神经症状(ICU 综合征),应与患者加强交流,鼓励引导患者。

(五) 出血

冠状动脉搭桥合并二尖瓣手术的出血,出血原因分为冠状动脉桥血管出血和 MVR 术后的心脏破裂出血。无论哪种出血,在术中或术后出现时都应第一时间手术止血。避免出血的首要事项是手术操作要轻柔,吻合技术准确操作轻巧,缝线均匀,避免暴力操作。

(六) 溶血

是合并二尖瓣手术后的一种严重并发症,发生率虽低,但危害性较大。无严重贫血症状患者予以药物治疗,以减轻反流症状为主,纠正贫血予以输血、补铁等支持治疗;对于严重贫血患者应予以输血治疗,当内科治疗对贫血症状无明显改善或者贫血症状加重,或因反流造成患者心脏扩大和心功能受损时,应当考虑及时再次手术。

(七) 瓣周漏

瓣周漏是二尖瓣置换术后的常见并发症之一,对于无症状轻度的瓣周漏可观察或药物治疗(适量的利尿药);对于症状明显严重的瓣周漏可行导管封堵或再次手术治疗。避免瓣周漏的首要是缝合确切,缝线均匀,打结牢靠。

(八) 胸腔积液

开胸心脏手术患者术后 60% 有胸腔积液,通常由于渗出性出血和胸壁的血浆渗出所引起。少量胸腔积液可以自行吸收,中 - 大量可给予超声定位抽取或留置引流管引流。

【病例解析】

病例摘要 1

主诉

患者,女,主因"突发胸痛伴呕吐、腹泻 15 小时"入院。

现病史

于入院前 15 小时无明显诱因突发胸痛伴呕吐、腹泻,伴颈部不适及左上肢酸痛,大汗。共呕吐 4 次,呕吐物为胃内容物,无咖啡物质及呕血。稀便 3 次,无脓血,无里急后重。伴头晕,平卧时减轻。无发热,无咳嗽、咳痰。无意识障碍,就诊于当地医院,给予阿司匹林 300mg、氯吡格雷 300mg 口服及输液治疗后,急诊转院行进一步诊治。

既往史

平素体健,无高血压、冠心病、糖尿病史。无外伤史。无手术史。对呋喃唑酮过敏。无输血史。

查体

体温 36.7℃,心率 47 次 /min,血压 122/77mmHg,双肺呼吸音清。心尖部二尖瓣听诊区未闻及明显杂音。

辅助检查

心电图:窦性心律过缓,Ⅱ、Ⅲ、AVF 导联可见病理性 Q 波,ST 段抬高约 0.1mV。

超声心动图:LVEF 52%,各瓣膜均未见反流。左心室下后壁基底段至心尖段活动差。

治疗经过

患者突发胸闷胸痛急诊入心内科,诊断为急性 ST 段抬高下壁心肌梗死,给予抗凝、扩冠等对症支持治疗,紧急性冠脉造影,提示右冠状动脉近端完全闭塞(100%),同期行 PCI 术。次日患者突发呼吸困难,尿少,超声提示二尖瓣脱垂,复查冠脉造影提示右冠状动脉支架通畅,二尖瓣后内侧乳头肌断裂,二尖瓣重度反流,放置 IABP 辅助支持,二尖瓣听诊区闻及全收缩期吹风样杂音,双肺湿啰音明显,转入心脏外科进一步治疗。患者循环难以维持,心功能持续恶化,急诊行外科手术,房间沟切口入左心房,可见二尖瓣后乳头肌断裂严重,考虑患者心功能急剧恶化,为缩短手术时间,直接切除病变瓣叶组织,置换 24mm 机械瓣,手术过程顺利。术后持续 IABP(1∶1),CRRT 辅助,给予强心、升压和抗炎等对症支持治疗。术后经胸超声提示机械瓣功能正常,左心室下后壁活动极差,LVEF 35%。术后患者昏迷,可见病理征,术后第 3 日家属放弃治疗(图 3-2-2)。

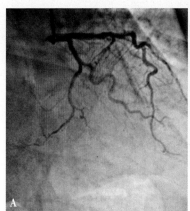 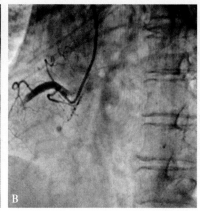 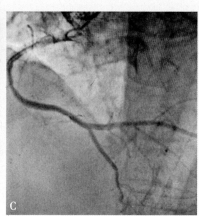

图 3-2-2　病例 1 患者冠脉造影图像

A. 左侧冠状动脉(前降支、回旋支)未见明显异常;B. 右侧冠状动脉近端完全闭塞;C. 经皮冠脉介入治疗后右冠状动脉打通。

 解析

该患者 PCI 术后出现呼吸困难,尿少,二尖瓣特征性杂音明显,双肺湿啰音重,病情进展迅速,出现急性左心衰竭、低心排等不良心血管事件,心功能急剧恶化,诊断急性下壁心肌梗死后引起二尖瓣乳头肌急性缺血断裂,二尖瓣重度反流,手术指征明确。

知识点

急性心肌梗死后二尖瓣关闭不全

急性心肌梗死后二尖瓣关闭不全是一种危及生命的并发症，多见于急性心肌梗死后的 2~7 日内，60% 的患者发生死亡事件，需进行外科干预。对于血流动力学较稳定的，可将手术延长 2 周至 2 个月进行，但若病情不稳定，需行急诊手术。其中，乳头肌完整的存活率较高，反之，完全断裂的则预后极差。主张在心功能恶化前和血流动力学尚平稳时进行手术，有利于提高早期和晚期的生存率。

知识点

急性 IMR 手术方式（MVP 或 MVR）

1. MVP

利：能更好地保存左心室功能，降低与换瓣有关的并发症，无须长期使用抗凝血药，可提高早期及晚期的生存率。

弊：急性心肌梗死后周围组织松软，进行修复成形手术时间长且成功率难以保证。

2. MVR

利：换瓣手术心肌阻断时间短，能更好地减少手术打击带来的死亡率。

弊：无法更好地保留左心室功能，同时需长期服用抗凝血药。

病例摘要 2

主诉

患者，男，77 岁，主因"活动后胸闷、憋气 1 年，加重 2 个月"入院。

现病史

患者 1 年前出现活动后胸闷、憋气，近 2 个月症状加重，常伴发心前区疼痛，位于胸骨后方，无向左肩和左臂内侧放射，呈压榨样，休息后可缓解。在医院心内科行冠脉造影（CAG）检查，提示：冠状动脉三支病变。为进一步诊治转心脏外科接受治疗。

既往史

有慢性阻塞性肺疾病病史 3 年。

查体

心率 66 次 /min，血压 136/69mmHg，双肺呼吸音粗，二尖瓣听诊区闻及收缩期杂音。

辅助检查

超声心动图提示：左心室舒张末期内径 45mm，左心房 32mm，LVEF 56%，左心室下后壁基底段至心尖段心肌变薄，收缩期二尖瓣房侧见中度反流信号（中心性），反流束面积 $6.7cm^2$，三尖瓣反流束面积 $4.0cm^2$。

冠脉造影结果如下（图 3-2-3）。

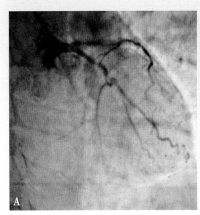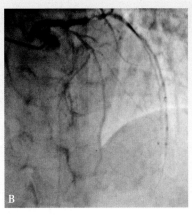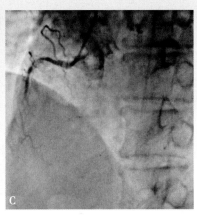

图 3-2-3　病例 2 患者冠脉造影图像

A. 左侧冠状动脉前降支近中段狭窄 80%~90%；B. 回旋支在钝缘支发出后狭窄 99%；C. 右侧冠状动脉近中段 100% 闭塞。

 解析

　　患者主诉活动后胸闷憋气，常伴心前区疼痛，查体示二尖瓣听诊区闻及收缩期杂音。超声提示二尖瓣反流束面积 6.7cm²（中度），三尖瓣反流束面积 4.0cm²（轻中度）。冠脉造影提示冠状动脉三支病变。诊断为：冠心病，二尖瓣关闭不全（中度），三尖瓣关闭不全（轻中度）。

　　根据冠状动脉三支病变合并缺血性二尖瓣关闭不全的治疗原则及手术适应证，建议患者行外科治疗。具体手术方式应根据患者的综合情况来判断。

 知识点

　　冠状动脉三支病变合并缺血性二尖瓣关闭不全（中度），何时仅行非体外循环下冠状动脉旁路移植术（OPCABG）？

　　1. IMR 轻中度，患者高龄、一般状态欠佳，合并多脏器疾病无法耐受长时间手术的患者。

　　2. 超声提示二尖瓣瓣叶、瓣环无器质性改变，无乳头肌和 / 或腱索断裂，二尖瓣呈中心性反流。

　　3. 左心室射血分数正常、左心室、左心房均未增大，未见明显左心室重塑。

　　4. 冠状动脉右优势分布，右冠完全闭塞，考虑下壁心肌缺血引起室壁运动异常致使后乳头肌移位和 / 或功能异常引起的二尖瓣反流，血运重建后反流改善可能性大。

　　病理生理机制：冠心病患者在心肌缺血发作时引起乳头肌起始部室壁运动异常或乳头肌移位，导致瓣膜对合不良而引起，不伴有瓣环扩大和瓣叶脱垂。因此当冠状动脉缺血改善后，二尖瓣关闭不全将减弱或消失。

治疗经过

　　患者入院完善相关检查，根据术前相关检查，于全身麻醉下行 OPCABG，手术过程顺利，桥流量满意［升主动脉（AO）- 大隐静脉（SVG）- 左前降支（LAD），升主动脉（AO）- 大隐静脉（SVG）- 钝缘支（OM）- 后降支（PDA）］。术中食管超声提示：二尖瓣反流束面积 2.7cm²，三尖瓣反流束面积 2.6cm²。术后监测出入量，给予扩冠、抗凝、抗炎及营养支持等对症治疗，恢复顺利。出院前超声复查提示：二尖瓣反流（轻度），三尖瓣反流（轻度）。LVEF 58%，可见术后瓣膜反流较术前明显减轻。查体：心肺（-），切口愈合良好,术后 5 日出院。

随访:出院后 3 个月复查超声提示二尖瓣反流束面积 2.2cm²,三尖瓣反流束面积 3.5cm²,LVEF 56%。

解析

冠状动脉心肌缺血合并二尖瓣关闭不全,仅选择冠状动脉血运重建术。

1. 术前对该部分患者的各项指标进行充分评估,对于冠状动脉血管病变重和 / 或心功能欠佳的患者,可于术前放置 IABP 辅助,尽可能规避相应的手术风险。

2. 注意对该部分患者容量负荷的控制,避免容量过重从而进一步诱发瓣膜反流。

病例摘要 3

主诉

患者,男,57 岁,主因"胸闷胸痛 1 年,加重 1 个月"入院。

现病史

患者于 1 年前出现劳累后胸闷胸痛,1 个月来憋气明显,伴气促,休息后缓解,可平卧,双下肢无水肿。当地医院冠脉造影提示三支病变,超声提示二尖瓣后叶脱垂伴关闭不全。经药物治疗未见明显改善,近来症状加重遂来院就诊。

既往史

患者糖尿病史 3 年,口服阿卡波糖片控制血糖。否认高血压病史。无手术史,无外伤史,无药物过敏史,无输血史。

查体

体温 36.2℃,心率 73 次 / 分,血压 120/82mmHg,双肺呼吸音清,未闻及啰音。二尖瓣听诊区闻及收缩期杂音。

辅助检查

超声心动图提示:左心室舒张末期内径 57mm,左心房 57mm,LVEF 52%,左心室下后壁基底段至心尖段心肌运动欠佳,二尖瓣后叶脱垂(P₁、P₂ 区,以 P₂ 区为著)收缩期脱入左心房侧,收缩期二尖瓣房侧见大量反流信号,反流束面积 11.9cm²。

冠脉造影见图 3-2-4。

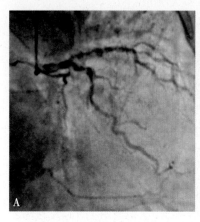
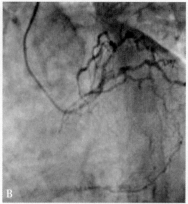
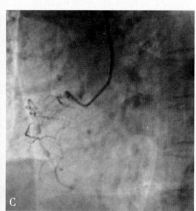

图 3-2-4 病例 3 患者冠脉造影图像

A. 左优势型冠状动脉,左主干(−),左前降支近中段狭窄 95%;B. 回旋支在钝缘支发出后狭窄 90%;C. 右冠状动脉近中段 100% 闭塞。

解析

患者主诉 1 年前出现劳累后胸闷胸痛，1 个月来憋气明显，伴气促。查体：二尖瓣听诊区闻及收缩期杂音。超声提示二尖瓣后叶脱垂，反流束面积 11.9cm²（重度）。冠脉造影提示冠状动脉三支病变。诊断为：冠心病，二尖瓣关闭不全（重度）。

该病例患者冠状动脉三支病变，二尖瓣后叶脱垂并大量反流，外科手术指征明确，治疗建议行冠状动脉搭桥同时进行二尖瓣手术。该患者心脏超声提示二尖瓣后叶脱垂（P_1、P_2 区，以 P_2 区为著），收缩期脱入左心房侧，超过瓣环连线 5mm。

知识点

二尖瓣后叶矩形切除修复术

二尖瓣后叶脱垂伴关闭不全在非风湿性二尖瓣关闭不全中较为常见，这部分患者大多可行二尖瓣后叶矩形切除术进行矫治，经右心房、房间隔切口或经房间沟切口显露二尖瓣。将二尖瓣后叶脱垂的瓣叶组织做矩形切除，同时将断裂的腱索或纤细冗长发育不良的部分腱索一并切除，用 3-0 prolene 线将瓣叶切除部分对应的瓣环折叠缝合，再用 4×12 丝线间断缝合瓣叶缺损。若后瓣叶高度大于 1.5cm 患者，可采用垂直折叠成形技术，以降低后叶的高度，避免术后收缩期前向活动（systolic anterior motion，SAM）征，最后植入人工瓣环加固瓣环（图 3-2-5）。

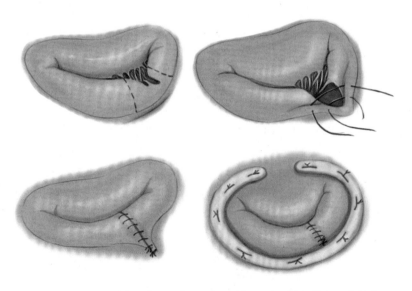

图 3-2-5　人工瓣环的植入有利于加固瓣环，防止瓣环的进一步扩大

治疗经过

患者入院完善检查后，于全身麻醉中低温体外循环下，先行冠状动脉远心端吻合，再经房室沟入路显露二尖瓣，直视下探查二尖瓣，发现 P_2 腱索断裂，反流冲击二尖瓣前交界形成瘢痕。对病变瓣叶行矩形切除术，使用 4×12 丝线将切割瓣叶对接缝合，注水满意后，测量瓣环后，以 28mm 半软质"C"形二尖瓣成形环进行瓣环加固。然后开放主动脉，并行循环下近心端吻合。手术顺利，桥流量满意（AO-SVG-LAD，AO-SVG-OM-RCA）。术中经食管超声检查提示：瓣叶活动良好，收缩期见二尖瓣房侧微量反流,面积 0.5cm²。术后给予强心、扩冠、抗凝、抗炎及营养支持等对症治疗,恢复顺利,出院前超声复查提示:二尖瓣反流束面积 1.2cm²(轻度),左心室舒张末期内径 43mm,左心房 36mm,LVEF 58%,可见术后瓣膜反流较术前明显减轻,左心室、左心房明显变小,心功能明显提高。查体:心肺(-),二尖瓣听诊区未闻及杂音,切口愈合良好,术后 6 日出院。

　　随访:患者 3 个月复查超声提示二尖瓣反流 1.5cm²(轻度),左心室舒张末期内径 45mm,左心房 36mm,LVEF 65%。

病例摘要 4

主诉

患者,男,65 岁,主因"劳累后胸闷憋气 4 年,加重 1 个月"入院。

现病史

患者 4 年前出现活动后胸闷、气短,伴咳嗽、咳痰,为白色黏液痰,未诉心前区疼痛,在当地医院就诊,检查提示"冠状动脉多支病变,二尖瓣关闭不全",对症支持治疗(具体治疗不详)。以上症状反复发作,渐进加重,1 个月来患者感体力活动耐量明显下降,伴心前区闷痛、心悸,休息后稍缓解,无法平卧,双下肢水肿,为进一步诊治来心内科就诊。

既往史

高血压 20 年,最高 160/100mmHg,糖尿病史 1 月余,偶发心房颤动 1 月余。无手术史。无外伤史。无药物过敏史。无输血史。

个人史:吸烟 40 年,20 支/d;饮酒 40 年,250g/d。

查体

体温 36.5℃,心率 72 次/min,血压 108/58mmHg,双肺呼吸音清,二尖瓣听诊区闻及收缩期杂音。

辅助检查

超声心动:左心室舒张末期内径 56mm,左心房 96mm,LVEF 69%,左心室下后壁中间段心肌变薄,二尖瓣后叶瓣体收缩期局部脱向左心房侧,位于 P₂ 区,范围 18mm×14mm,未见断裂腱索,二尖瓣重度反流,反流束面积 19.3cm²,收缩期三尖瓣见中度反流,面积 7.0cm²。

冠脉造影见图 3-2-6。

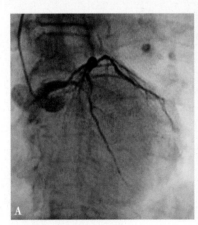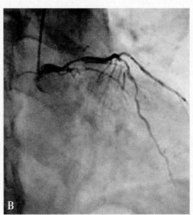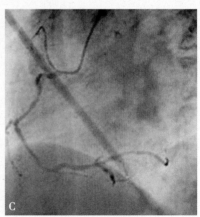

图 3-2-6　病例 4 患者冠脉造影图像

A. 左主干狭窄 80%,左前降支近中段狭窄 95%;B. 钝缘支近中段狭窄 90%;C. 右冠状动脉多阶段狭窄。

解析

患者胸闷、胸痛症状频繁，已出现不能平卧，咳白色泡沫痰，出现双下肢水肿等心力衰竭征象。辅助检查提示冠状动脉缺血严重，二、三尖瓣反流严重，左心房巨大，偶发心房颤动，诊断为冠心病，二尖瓣关闭不全(重度)，三尖瓣关闭不全(重度)，阵发性心房颤动。

治疗经过

患者入院后给予间断利尿治疗，夜间可平卧，症状减轻。于全身麻醉下行CABG+MVP+TVP术，术中经右心房、房间隔径路显露二尖瓣，直视下探查二尖瓣，脱垂瓣叶的腱索未见断裂，可见瓣叶亦未见结构性变化，考虑左心室腔扩大导致的二尖瓣基底环扩张引起。离断部分瓣膜根部正常腱索，加大瓣膜活动度，与相邻的瓣膜缘对接，再应用28mm成形环加固瓣环成形，同期应用28mm成形环修复三尖瓣，手术顺利，桥流量满意(AO-SVG-LAD，AO-SVG-OM-PDA)。术中食管超声提示：二尖瓣反流束面积微量，反流束面积0.9cm²。术后安返ICU，给予强心、扩冠、抗凝、抗炎等对症支持治疗。恢复良好，出院前超声复查提示：二尖瓣反流1.0cm²(轻度)，左心室舒张末期内径44mm，左心房50mm，LVEF 60%，可见术后瓣膜反流较术前明显减轻，左心室、左心房明显改善。查体：心肺(-)，二尖瓣听诊区未闻及杂音，切口愈合良好无渗液，术后5日出院。

知识点

二尖瓣交界成形 + 二尖瓣瓣环成形术

由单纯二尖瓣瓣环扩大引起的二尖瓣反流可通过交界环缩，瓣环修复矫治二尖瓣关闭不全，主要是通过缩小扩张的后叶瓣环使后叶向前叶方向靠拢，增加前后叶的对合，矫正关闭不全。在两侧交界连续8字缝合，只缝合后瓣环来完成，注水满意后植入人工瓣环加固瓣环(图3-2-7)。

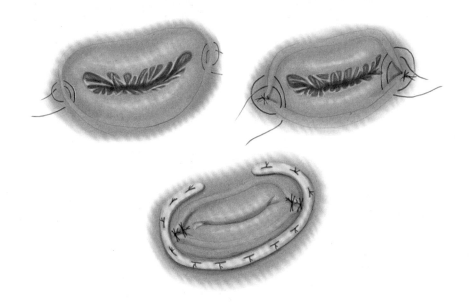

图 3-2-7   二尖瓣交界成形 + 二尖瓣瓣环成形术

病例摘要 5

主诉

患者,男,61 岁,主因"间断性胸闷、憋气 2 年余,加重半年"入院。

现病史

患者 2 年来无明显诱因反复发作胸闷、气短,严重时伴疼痛出汗,位于心前区,持续 1~15 分钟,服用麝香保心丸 2~5 粒后可缓解,曾于当地医院诊断为"冠心病",给予口服阿司匹林、立普妥、酒石酸美托洛尔片等,仍时有胸闷气短发作,在当地医院行冠脉造影检查,提示冠状动脉三支病变。为进一步诊疗来医院就诊,超声提示二尖瓣关闭不全。收入心外科进一步诊治。

既往史

高血压 40 年,血压最高 170/100mmHg,糖尿病史 2 年,现服用二甲双胍。无肝炎等传染病。20 年前左下肢胫骨骨折,现无后遗症。无手术史,无输血史。磺胺类药物过敏史。

辅助检查

超声心动图提示:左心室舒张末期内径 54mm,左心房 59mm,LVEF 68%,左心室下壁基底段至中间段心肌变薄,二尖瓣前叶增厚,后叶活动受限,对合点后移约 4mm,二尖瓣中度反流,反流束面积 6.1cm²。

冠脉造影见图 3-2-8。

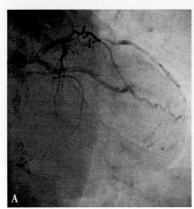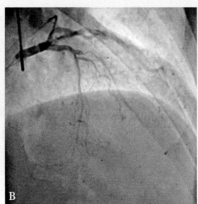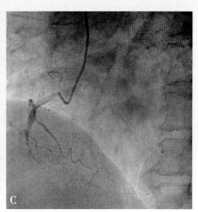

图 3-2-8   病例 5 患者冠脉造影图像

A.左前降支起始部狭窄 95%;B.左前降支近段狭窄 70%~80%,钝缘支中段狭窄 90%;C.右冠状动脉起始段多处狭窄,近中段完全闭塞 100%。

    解析

患者胸闷、憋气间断无诱因发作,入院后再次复查超声提示二尖瓣反流束面积 7.0cm²,二尖瓣(中重度)反流,建议外科冠状动脉手术同期处理二尖瓣。

治疗经过

入院后完善检查,于全身麻醉下行 CABG+MVP,经房室沟入路,探查二尖瓣,可见二尖瓣后叶脱垂至左心房侧,腱索冗长,前叶增厚可见血流冲击瘢痕,神经拉钩对称拉起前后瓣叶的边缘,确定腱索脱垂和腱索延长的程度,行延长腱索成形术,逐根完成桥血管吻合,桥流量满意(LIMA-LAD,AO-SVG-OM-PDA)。术中食管超声提示二尖瓣(中度)反流,再次转机行"缘对缘"术,注水满意,经食管超声提示二尖瓣未见明显反流。术后安返 ICU，给予强心、扩冠、抗凝、抗炎等对症支持治疗。恢复良好，出院前超声复查提示：二尖瓣反流 1.7cm² (轻度)，左心室舒张末期内径 50mm，左心房 53mm，LVEF 52%。查体：心肺(-)，二尖瓣听诊区未闻及杂音，切口愈合良好无渗液，术后 7 日出院。出院后尚未复诊。

 知识点

腱索延长成形术与人工腱索移植术

心肌缺血引起的腱索延长致使二尖瓣瓣叶在舒张期脱垂进入左心房，可导致二尖瓣反流。通过对延长腱索的修复，矫治二尖瓣关闭不全。主要包括腱索延长成形术和人工腱索移植术。

腱索延长成形术，用神经钩对称地同时提起前叶和后叶的边缘，确定瓣叶脱垂和腱索的部位和程度。再将延长的腱索缩短，对称切开乳头肌，用钳子夹住要缩短的腱索，按之前准备缩短腱索的长度，将其折叠后嵌入切开的乳头肌，用 2-0 prolene 线带垫片将乳头肌与键入腱索缝合(图 3-2-9)。

人工腱索移植术，为瓣叶腱索的断裂或冗长致瓣叶脱垂，引起中度以上的二尖瓣关闭不全，均可行该术式矫治。用神经拉钩确定脱垂瓣叶的具体部位，确定好脱垂部位后用涤纶线标记好脱垂瓣叶和正常瓣叶的交界处，延长的腱索不作处理；再仔细探查脱垂部位后叶相对应的前叶组织有无异常，尤其是有无腱索断裂或者延长的情况。将 5-0 Gore-Tex 线缝于相应乳头肌上部，然后用神经钩将后瓣向上拉起，并将其余正常腱索拉紧，将 Gore-Tex 线的长度调节至与其他正常腱索相近，然后将 Gore-Tex 线同自己交锁以固定置换腱索(Gore-Tex)的长度，将缝线的另一端以相同的路径缝合，同样调节长度并同自己交锁，最后将缝线的两头打结，注水，评价二尖瓣对合程度(图 3-2-10)。

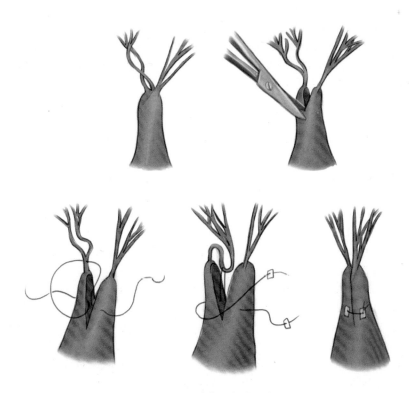

图 3-2-9 腱索延长成形术

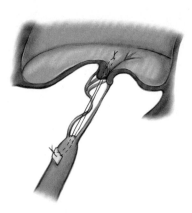

图 3-2-10　人工腱索移植术

（董　然）

推荐阅读文献

［1］AKLOG L，FILSOUFI F，FLORES K Q，et al. Does coronary artery bypass grafting alone correct moderate ischemic mitral regurgitation. Circulation，2001，104（12 Suppl 1）：I68-75.

［2］AMIGONI M，MERIS A，THUNE J J，et al. Mitral regurgitation in myocardial infarction complicated by heart failure，left ventricular dysfunction，or both：prognostic significance and relation to ventricular size and function. Eur Heart J，2007，28（3）：326-333.

［3］CASTLEBERRY A W，WILLIAMS J B，DANESHMAND M A，et al. Response to letter regarding article，"surgical revascularization is associated with maximal survival in patients with ischemic mitral regurgitation：a 20-year experience". Circulation，2015，131（11）：e378-379.

［4］DENT J M，SPOTNITZ W D，NOLAN S P，et al. Mechanism of mitral leaflet excursion. Am J Physiol，1995，269（6 Pt 2）：H2100-2108.

［5］DRAKE D H，ZIMMERMAN K G，SIDEBOTHAM D A. Surgical treatment of moderate ischemic mitral regurgitation. N Engl J Med，2015，372（18）：1771-1773.

［6］FILSOUFI F，SALZBERG S P，ADAMS D H. Current management of ischemic mitral regurgitation. Mt Sinai J Med，2005，72（2）：105-115.

［7］HAMNER C E，SUNDT T M 3rd. Trends in the surgical management of ischemic mitral regurgitation. Curr Cardiol Rep，2003，5（2）：116-124.

［8］JIMMY M，OLIVIER FB，KIM O C，et al. Predictors and prognosis of early ischemic mitral regurgitation in the era of primary percutaneous coronary revascularization. Cardiovasc Ultrasound，2014，12：1.

［9］MIHOS C G，SANTANA O. Mitral valve repair for ischemic mitral regurgitation：lessons from the Cardiothoracic Surgical Trials Network randomized study. J Thorac Dis，2016，8（1）：E94-99.

［10］PAPARELLA D，MALVINDI P G，ROMITO R，et al. Ischemic mitral regurgitation：pathophysiology，diagnosis and surgical treatment. Expert Rev Cardiovasc Ther，2006，4（6）：827-838.

［11］RANKIN J S，DANESHMAND M A，MILANO C A，et al. Mitral valve repair for ischemic mitral regurgitation：review of current techniques. Heart Lung Vessel，2013，5（4）：246-251.

［12］SMITH P K，PUSKAS J D，ASCHEIM D D，et al. Surgical treatment of moderate ischemic mitral regurgitation. N Engl J Med，2014，371（23）：2178-2188.

［13］TIMEK T A，LAI D T，TIBAYAN F，et al. Annular versus subvalvular approaches to acute ischemic mitral regurgitation. Circulation，2002，106（12 Suppl 1）：I27-I32.

［14］VINEREANU D. Mitral regurgitation and cardiac resynchronization therapy.Echocardiography，2008，25（10）：1155-1166.

［15］WONG D R，AGNIHOTRI A K，HUNG J W，et al. Long-term survival after surgical revascularization for moderate ischemic mitral regurgitation. Ann Thorac Surg，2005，80（2）：570-577.

第三节　冠心病合并外周血管疾病

本节要点

1. 流行病学　动脉粥样硬化是一种全身性血管疾病,既可以发生在冠状动脉导致心肌缺血,亦可发生在颈动脉、肾动脉和肢体动脉等外周血管疾病,引起相应器官缺血。后者属于冠心病等危重症。

2. 病理生理学　严重的动脉管腔狭窄或闭塞可造成显著病变以及远组织器官供血不足,引起相关的卒中、肾功能不全以及肢体缺血等并发症。

3. 临床症状　相比较而言,其他脏器缺血性症状临床表现征象较少且不够明确,患者除冠心病的症状外,有卒中或脑梗死的病史或家族史,时有头晕或黑矇、肾功能不全、间歇性跛行等,查体可伴有收缩期杂音。

4. 诊断　血管彩色多普勒超声检查,冠脉造影的同时行外周血管造影,以及 CT 血管造影检查均可作出明确诊断。

5. 治疗　冠心病合并外周血管病的治疗方法包括非药物治疗、药物治疗、经皮介入及外科手术。

一、定义

外周血管疾病(peripheral arterial disease,PAD)指冠状动脉以外其他主动脉分支的狭窄、闭塞性疾病。动脉粥样硬化是一种全身性血管疾病,既可以发生在冠状动脉导致心肌缺血,亦可发生在颈动脉、肾动脉和肢体动脉等外周血管,引起相应器官缺血,产生头痛、头晕、卒中、慢性肾功能不全或间歇性跛行等情况。此外,传统的周围血管病分类还包括多发性大动脉炎、雷诺综合征、下肢静脉曲张和深静脉血栓形成等疾病,但由于这些疾病与冠心病不具有流行病学相关性,故而不在本章节描述。与普通冠心病患者相比,合并 PAD 的患者接受冠心病外科治疗的风险明显增加,需要准确判断病情和有效治疗,以最大限度地降低手术风险。

二、流行病学

产生外周血管疾病的病理生理基础与冠状动脉粥样硬化基本相同,有着相似的患病危险因素,包括高龄、肥胖、吸烟、糖尿病、高血压、血脂异常和高同型半胱氨酸血症等。Imori 等报道,在接受冠脉造影检查的 1 734 例日本患者(平均年龄 71 岁)中,有 72% 的患者检出冠状动脉病变,而其中同时合并颈动脉、肾动脉和下肢动脉 60% 以上的狭窄的比例分别为占 7%,9% 和 16%。另一项有关冠心病患者合并外周血管疾病的研究,以外周血管狭窄程度 50% 为诊断标准,多中心数据阳性比例更高,分别为 20%~30% 合并颈动脉狭窄,20%~25% 合并肾动脉狭窄,15%~40% 合并周围肢体动脉狭窄。美国胸外科医师协会(STS)国家心脏外科数据库显示,连续 5 年 774 881 例接受单纯冠状动脉旁路移植手术的患者中,15.5% 同时患有 PAD。与单独发生冠心病患者相比,合并 PAD 的患者心源性死亡率明显增加。全球急性冠状动脉注册研究(global registry of acute coronary events,GRACE)数据显示,与单独发生冠心病患者相比,合并下肢血管疾病患者住院期间死亡率从 4.5% 增至 7.2%,6 个月内死亡率从 3.9% 增至 8.8%。

三、病理生理学

外周血管动脉粥样硬化斑块的形成,经历动脉内膜增厚、粥样硬化斑块和管腔狭窄等逐渐演变的炎症反应过程,有时局部可表现为溃疡斑块。

外周血管病变造成显著的组织供血不足和器官功能损害,主要通过:①斑块导致严重的动脉管腔狭窄甚至慢性闭塞;②粥样硬化斑块栓子的脱落;③纤维层破裂继发血栓形成等一种或几种机制,而心脏手术,特别是体外循环期间的血压波动和低灌注,以及术中肝素化、术毕鱼精蛋白中和等过程,更有可能加重这些机制,引起相关的卒中、肾功能不全以及肢体缺血等并发症。

四、临床表现及检查方法

(一)症状和体征

1. 颈动脉狭窄

(1)患者可以无症状或仅有头晕、头痛或视物模糊等。

(2)另有部分患者有短暂性脑缺血发作(TIA),黑矇、肢体无力、头晕意识丧失等症状持续时间短,多数可完全恢复,无明确阳性体征。

(3)严重者可导致卒中,表现为偏瘫、失语、甚至昏迷等长期功能障碍,并相应神经系统定位体征。

2. 肾动脉狭窄

(1)肾性高血压:临床表现为顽固高血压,病情发展快,一般抗高血压药物效果不满意。

(2)缺血性肾脏病:主要表现为肾功能缓慢进行性减退,出现夜尿多,肾功能不全。

3. 肢体动脉狭窄

(1)下肢动脉狭窄:早期可无明显症状,或仅有轻微不适,如畏寒、发凉等;随病情进展可出现间歇性跛行,此为下肢动脉闭塞病变特征性表现;病情进一步发展则出现静息痛,即平卧及夜间休息时就存在缺血性肢端疼痛;严重者甚至可发生经久不愈的溃疡、坏疽。

(2)锁骨下动脉狭窄:患者可有无力、麻木、肢体发凉等上肢缺血症状,患侧血压低于对侧20mmHg以上等;严重者因为锁骨下动脉盗血综合征出现头晕、眩晕等椎基底动脉缺血症状。

(二)体格检查

1. 颈动脉狭窄　可在颈部扪及震颤及闻及收缩期杂音,但杂音强度与颈动脉狭窄程度不成正比。

2. 肾动脉狭窄　部分患者腹部或腰部可闻及血管杂音(高调、粗糙收缩期或双期杂音)。

3. 肢体动脉狭窄　缺血肢体皮肤苍白、温度降低;肢体远端动脉(如桡动脉、足背动脉或胫后动脉)搏动减弱或消失,甚至有缺血性溃疡、坏疽。

(三)辅助检查

1. 血管超声　具有方便、经济和无创性的优点,成为临床判断颈动脉、四肢动脉、肾动脉血流通畅情况常用的诊断手段。超声对于动脉粥样硬化斑块的敏感性较高,甚至能发现粥样硬化的早期征象,可以对斑块的性质、部位和形状大小,以及管腔狭窄部位和严重程度作大致估计。

2. CTA　可清楚显示动脉病变的部位、范围、狭窄程度,为手术方案制订、手术时机选择、预后提供准确的依据,较血管造影创伤相对小。缺点是由于动脉 CTA 造影剂可能对肾功能可能有不良影响,并容易诱发过敏反应,对既往肾功能不全及造影剂过敏史患者需慎重应用。

3. 血管造影及 DSA　动脉 DSA 检查一直是评定周围血管狭窄的"金标准"。造影检查可清晰显示血管全貌,了解其走行、有无畸形及斑块形成,能确切判断病变部位、范围、狭窄程度、侧支循环情况。诊断和评估的同时,对手术方式的选择均具有指导意义,适应证明确者可在造影的同时行血管成形和支架。由于造影剂的使用,同样应该考虑到其对肾功能的不良影响和可能出现的过敏反应。

4. MRA　优点是无须使用造影剂,特异性较高,可清晰显示外周血管影像。不足之处是检查费用相对较高,对重度狭窄和闭塞分辨能力欠佳,同时体内有金属异物的患者不适合此项检查。

五、治疗方法

可分为综合治疗、药物治疗、外科手术治疗(内膜剥脱、旁路手术等)和介入治疗(血管成形加支架)。

(一)综合治疗(非药物治疗)

针对动脉粥样硬化患病危险因素中如吸烟、代谢综合征、糖尿病、高血压、高血脂、缺乏运动、不合理饮食、向心性肥胖等都属可控制性因素,通过改善生活方式.包括严格戒烟、适当运动、健康饮食、控制体重以及保持情绪稳定心态平和等予以适当控制。

（二）药物治疗

1. 降脂药物治疗　如果饮食控制不能使 LDL 降至目标值,则推荐使用他汀类药物控制血脂。

2. 治疗高血压　高血压是 PAD 的重要危险因素,降压可以有效降低心血管事件的发生,积极应用抗高血压药物。

3. 糖尿病的治疗　合并有糖尿病的外周动脉疾病患者应积极控制血糖.糖化血红蛋白控制在 7% 以下,可以有效降低微血管并发症,减少主要心血管事件的发生。

4. 抗血小板聚集药物　抗血小板聚集治疗可以减少外周动脉疾病患者发生心肌梗死、卒中或血管性死亡风险。常用药物包括阿司匹林、氯吡格雷等。

（三）手术治疗

1. 手术指征选择　一般来讲周围血管病变若动脉管腔狭窄超过 70% 即为重度狭窄,原则上应予手术解除狭窄。如狭窄在 50%~69%,有明确相应组织器官缺血临床症状,也是手术适应证。

与冠心病旁路移植旨在达到心肌充分再血管化一样,周围血管病变的手术治疗也是通过重建血液循环改善组织器官的缺血状态。颈动脉狭窄外科手术治疗方式是颈动脉内膜剥脱术(carotid endarterectomy, CEA)。肾动脉狭窄的外科手术治疗方式则包括动脉内膜剥离术,血管旁路移植术和自体肾移植术。肢体动脉狭窄的主要外科手术方式包括动脉内膜术和自体大隐静脉或人工血管旁路移植手术。

通常在冠心病合并颈动脉狭窄情况下,颈动脉内膜剥脱术常需要与冠状动脉旁路移植手术同期或分期进行。目前多选择在 CABG 同期行颈动脉内膜剥脱术,如颈动脉双侧狭窄,应先做严重的一侧或供应优势半球的一侧,心脏术后再做另一侧。本章节着重描述颈动脉内膜剥脱术。

需要注意的是:肾动脉狭窄在心脏手术围术期可能由于低灌注导致肾功能不全加重。肢体动脉狭窄亦可因为围术期血压波动或使用缩血管药物而导致症状加重,如锁骨下狭窄影响胸廓内动脉流量和桡动脉监测准确性甚至盗血影响脑灌注,下肢动脉病变出现肢端缺血加重,经下肢安装 IABP 或 ECMO 等辅助措施尤应提防血管并发症。肾动脉狭窄和肢体动脉狭窄的相关手术治疗由泌尿外科、周围血管外科完成,不在本章节详细描述。

2. 麻醉和体外循环方法　颈动脉内膜剥脱术可以在颈丛麻醉下进行,在与冠状动脉旁路移植同期手术时麻醉方法更多采用静吸复合全身麻醉,维持术中生命体征的稳定,减少患者痛苦和心肌缺血风险。经颅多普勒超声(TCD)监测颅内血流变化。

同期手术通常先完成颈动脉内膜剥脱术,再建立体外循环下完成 CABG,后者也可以选择在常温非体外循环下进行。

3. 手术方法

（1）颈动脉内膜剥脱（CEA）

1）患者仰卧位,肩颈部垫高,头偏向对侧以利于显露。

2）沿胸锁乳突肌前缘切开皮肤,游离皮下组织、颈阔肌,于胸锁乳突肌前缘显露出颈总动脉。再沿颈总动脉向上游离颈内动脉和颈外动脉及其分支,超越狭窄最重的部位,这期间注意保护好喉返神经、迷走神经及舌下神经等。

3）在游离颈内动脉和颈外动脉分叉时,可使用 1% 利多卡因 2ml 在颈动脉分叉处外膜局部注射,以封闭颈动脉窦,阻滞颈动脉反射。分别套 3 根硅胶阻断带于颈总动脉,颈内动脉和颈外动脉。

4）阻断血管前,静脉肝素化。用阻断钳阻断粥样硬化斑块近端的颈总动脉,哈巴狗钳阻断粥样硬化斑块远端的颈内动脉和颈外动脉。

5）用尖刀自颈总动脉切开动脉前壁外膜,向颈内动脉方向延展直至正常处,保持内膜完整。用剥离子寻找正确层次,沿动脉管壁剥离内膜粥样硬化斑块,自颈总动脉至颈内动脉、颈外动脉阻断处。

6）仔细检查,彻底清除管壁上残存的内膜片及碎屑,对于远端游离的内膜片,必要时可以使用 7-0

prolene 线自血管内膜片向血管外壁褥式缝合,缝线在血管腔外打结,固定游离的残片,防止颈内动脉内膜内翻导致管腔狭窄或闭塞。

7) 用肝素水盐水反复冲洗后,使用 6-0 prolene 线全程严密缝合动脉壁切口,先后开放颈外动脉和颈总动脉排气,20 秒后撤除阻断钳开放颈内动脉,以确保可能残留的组织碎屑气泡等不会冲入颈内动脉。开放后控制血压减少过度脑灌注。

8) 严密止血后逐层缝合,留置引流。与冠状动脉旁路移植同期进行时可以暂时小纱布填充颈部切口,待鱼精蛋白中和后止血缝合。

(2) 介入治疗:20 世纪 60 年代,Dotter 成功为 1 例下肢动脉粥样硬化闭塞症的 83 岁女性患者施行经皮血管腔内成形术,开创了介入治疗外周血管疾病的先河。1978 年 Grunzig 等首次应用球囊扩张狭窄的肾动脉治疗肾血管性高血压。1980 年 Kerber 等首先报道应用球囊扩张术治疗颈动脉狭窄。

早期周围动脉疾病的介入治疗以经皮穿刺血管内球囊成形术(PTA)为主要治疗手段,随着医疗技术和医疗器械的快速发展,血管内支架的开发及广泛应用,大大提高了病变血管开通率。通过提高支架工艺水平和生物相容性,加强围术期抗血小板聚集和抗凝治疗,在降低术后再狭窄率方面取得长足进步。

有关支架植入术和颈动脉内膜剥脱术治疗颈动脉狭窄患者的疗效对比,已有一些相关研究,部分数据分析结果表明,支架植入治疗颈动脉狭窄术后 30 日,卒中与死亡事件有更高的发生率。颈动脉支架植入过程中使用远端滤网脑保护装置的应用降低了术中粥样硬化斑块脱落而致脑栓塞的危险,应该能够显著提高颈动脉支架植入术的安全性。

【病例解析】

病例摘要

主诉

患者,男,70 岁,主因"活动后胸闷、心前区疼痛 9 个月"入院。

现病史

患者 3 个月前逐渐出现活动后胸闷、胸痛症状,持续数分钟,休息后缓解,当地医院冠脉造影提示:冠状动脉左主干加三支病变。为行冠状动脉旁路移植手术入院。

既往史

患者吸烟史 40 年,20 支 /d,高血压史 20 余年,最高 170/90mmHg,药物控制可。否认高血脂、糖尿病史。

查体

体温 36.1℃,心率 72 次 /min,呼吸 16 次 /min,血压 140/80mmHg。双肺呼吸音清,未闻及干湿啰音。心脏听诊区未闻及杂音,右颈部闻及收缩期杂音。

辅助检查

超声心动图:心脏结构未见异常,左心室舒张功能障碍,左心室射血分数 65%。颈动脉超声:右侧颈内动脉开口处狭窄 80%~90%,钙化斑块较多。颈动脉 CTA:右侧颈内动脉局限重度狭窄。

 解析

患者主诉活动后胸闷、心前区疼痛 9 个月,查体示右颈部闻及收缩期杂音。超声和 CTA 结果示右侧颈内动脉重度狭窄。诊断为:冠状动脉粥样硬化性心脏病,劳力性心绞痛;高血压 2 级(极高危),右侧颈动脉狭窄。

指南解读

中国颈动脉内膜剥脱术指导规范(2015)

临床试验证实,对于症状性患者,CEA 使重度狭窄患者 2 年卒中率降低 17%,使中度狭窄患者 5 年卒中率降低 6.3%,均具有预防意义,对于无症状患者,CEA 使重度狭窄患者卒中率降低 10%,同样具有预防意义。

解析

根据治疗原则及手术适应证,建议患者同期行 CABG 和颈动脉内膜剥脱术治疗。

知识点

颈动脉内膜剥脱(CEA)术指征

我国没有相关的循证医学证据,因此大部分采用国外相关指南。

1. 症状性患者　6 个月内有过非致残性缺血性卒中或一过性脑缺血症状(包括大脑半球事件或一过性黑矇),具有低中危外科手术风险;无创性成像证实颈动脉狭窄超过 70%,或血管造影发现狭窄超过 50%,且预期围术期卒中或死亡率应小于 6%。

2. 无症状患者　颈动脉狭窄程度大于 70% 的无症状患者,且预期围术期卒中或死亡率应小于 3%。

3. 慢性完全性闭塞患者　鉴于该类患者的卒中发生率可能并不高,指南并不推荐对该类患者行 CEA 治疗。但近年来部分中心的闭塞再通尝试似乎有所帮助,因此,建议仅在下述情况下尝试闭塞再通治疗:症状性患者;脑灌注影像证实闭塞侧大脑半球呈现血流动力学障碍;仅在有经验的中心或医生实施;建议在严谨的前瞻性临床试验中实施。

治疗经过

患者于全身麻醉体外循环下行同期右侧颈动脉内膜剥脱术和 CABG,术程顺利,术后予以扩冠、抗炎、抗凝及对症支持治疗。恢复顺利,颈动脉超声双侧颈动脉通畅,查体:心肺(−),刀口愈合好,于术后 7 日出院。

知识点

颈动脉内膜剥脱(CEA)尚存争议的几个技术问题

1. 麻醉方式选择　颈丛麻醉能实时观察患者血流阻断后的神经系统体征变化,理论上可以降低转流的使用率;与局部麻醉相比较,全身麻醉更有利于术中生命体征的稳定,目前国内大部分中心采用全身麻醉手术,CEA 与 CABG 同期进行更为适合。

2. 是否进行颈总动脉与颈内动脉之间转流一直存在争议　通过有效的术中监测手段可以判断

是否需要转流。例如,在动脉阻断后,如果 TCD 监测显示同侧大脑中动脉血流降低至 50% 以下,推荐使用转流技术。转流管损伤动脉内膜,建立转流可能增加气栓斑块碎屑等风险。

3. 标准颈动脉内膜剥脱术(sCEA)与翻转式颈动脉内膜剥脱术(eCEA)方式选择　后者避免纵行切开和缝合颈内动脉,理论上可能降低因缝合导致的再狭窄。

4. 各种材料的颈动脉补片　加宽成形可以降低围术期的卒中率、闭塞率和术后再狭窄率,但同时也会增加动脉切口时间,静脉补片过薄可能会破裂,人工材料则存在感染和血栓的风险。

（杨　研）

推荐阅读文献

［1］BONATI L H,DOBSON J,ALGRA A,et al. Short-term outcome after stenting versus endarterectomy for symptomatic carotid stenosis:a preplanned meta-analysis of individual patient data. Lancet,2010,376(9746):1062-1073.

［2］HILLIS L D,SMITH P K,ANDERSON J L,et al. 2011 ACCF/AHA guideline for coronary artery bypass graft surgery:a report of the American College of Cardiology Foundation/American Heart Association Task Force on Practice Guidelines. J Thorac Cardiovasc Surg,2011,58(24):2584-2614.

［3］HOFFMANN A,ENGELTER S,TASCHNER C,et al. Carotid artery stenting versus carotid endarterectomy:a prospective randomized controlled single-centre trial with long-term follow-up(BACASS).Schweiz Arch Neurol Psychiatr,2008,159:84-89.

［4］IMORI Y,AKASAKA T,OCHIAI T,et al.Co-existence of carotid artery disease,renal artery stenosis,and lower extremity peripheral arterial disease in patients with coronary artery disease. Am J Cardiol,2014,113(1):30-35.

［5］MUKHERJEE D,EAGLE K A,KLINE-ROGERS E,et al. Impact of prior peripheral arterial disease and stroke on outcomes of acute coronary syndromes and effect of evidence—based therapies(from the global registry of acute coronary events). Am J Cardiol,2007,100(1):1-6.

［6］RIHAL C S,TEXTOR S C,BREAN T F,et al. Incidental renal artery stenosis among a prospective cohort of hypertensive patients undergoing coronary artery angiography. Mayo Clin Proc,2002,77(4):309-316.

第四节　冠心病的并发症

本节要点

1. 流行病学　冠心病的常见并发症包括心脏性猝死与恶性心律失常、心源性休克、心室游离壁破裂、室间隔穿孔、乳头肌功能不全与急性二尖瓣关闭不全等。

2. 病理生理学　急性心肌梗死导致恶性心律失常是导致心脏性猝死的主要病理机制;广泛心肌缺血,引发左心室功能不全,左心室 40% 以上的心肌细胞失去收缩功能,导致心源性休克;淋巴细胞浸润到梗死区域,胶原酶和纤维蛋白溶酶导致心肌胶原纤维溶解及心肌重构缺陷导致心脏破裂;心肌梗死后乳头肌腱索和瓣尖断裂或乳头肌功能障碍导致二尖瓣下结构变形是缺血性二尖瓣关闭不全的主要病理机制。

3. 临床症状　急性心肌梗死后意识骤然丧失,反复胸痛、恶心、呕吐、烦躁不安、外周低灌注的表现。

4. 诊断　结合症状、体征、心电图、经胸或食管超声、心脏磁共振计算机体层成像、右心导管、冠脉造影和左心导管检查明确诊断。

5. 治疗　包括内科药物治疗、主动脉内球囊反搏、心室辅助及体外膜氧合、介入手术、外科手术(急诊、亚急诊、限期手术)等。

一、心脏性猝死（sudden cardiac death，SCD）与恶性心律失常

（一）定义

1. 急性症状发生在 1 小时内。

2. 意识骤然丧失为特征。

3. 心脏性原因导致自然死亡。

（二）流行病学

SCD 由冠心病引起最多，占 3/4 以上，在所有冠心病死亡者中 50%~70% 为猝死。美国流行病学资料显示，近 10 年间每年 SCD 患者为 56 万例，其中院外 SCD 35 万例，院内 SCD 21 万例，80% 由冠心病引起。中国流行病学资料显示，每年 SCD 发病例数超过 54.4 万，占总死亡人数的 9.5%；心脏性猝死发生率 41.84/10 万，男性高于女性（44.6/10 万 *vs*.39.0/10 万），国内北方省市的冠心病患病率、猝死率均明显高于南方。不少冠心病患者平时无任何症状，猝死为首发的临床表现，约占冠心病猝死的 20%。在国内，一般北方省市的冠心病患病率、猝死率均明显高于南方。院外存活率 1%~5%，1 年内复发率 15%。

心律失常可以是缺血性心脏病的唯一症状。冠心病常常合并的心律失常主要有期前收缩（房性和室性）、心房扑动与心房颤动、非持续性室性心动过速及传导系统障碍导致的病态窦房结综合征、不同程度的房室传导阻滞和束支传导阻滞。88% 的心脏性猝死是由恶性心律失常（室性心动过速 62%，心动过缓 17%，尖端扭转型室性心动过速 13% 或心室颤动 8%）引起。

（三）治疗

1. 药物预防 血管活性药物维持循环，抗血小板聚集药物、降脂药物、高血压药物、抗心律失常药物（β 受体阻滞剂、胺碘酮），纠正代谢性酸中毒及高钾血症。

2. 心肺复苏（cardiopulmonary resuscitation，CPR） 包括初级心肺复苏、高级心肺复苏。

3. 控制亚低温疗法。

4. 自动体外除颤器（AED）、植入式心律转复除颤器（ICD）。

5. 冠脉血运重建 经皮冠状动脉介入治疗（PCI）或冠状动脉旁路移植术（CABG）。

指南解读

ST 段抬高心肌梗死的管理指南（2017 ESC）

1. 针对积极药物治疗 ≥3 个月，且心肌梗死后 ≥6 周，仍存在心力衰竭症状（NYHA 分级 Ⅱ~Ⅲ级）并且左心室射血分数（LEVF≤35%），预期良好状态生存 ≥1 年的患者，推荐应用 ICD 以减少心源性猝死（Ⅰa 类，证据等级：A）。

2. 植入 ICD 或临时心脏除颤器可以应用于急性心肌梗死后 <40 日的患者（未完全再血管化，既往左心功能不全，STEMI 后心律失常 >48 小时，多形室性期前收缩或心室颤动）（Ⅱb 类，证据等级：C）。

指南解读

ACCF/AHA 冠状动脉搭桥手术指南（2011）

1. 急诊 CABG 推荐用于缺血引起的致命性室性心律失常，冠脉造影证实 LM 狭窄 ≥50% 和 / 或三支血管病变（Ⅰ类，证据等级：C）。

2. CABG 推荐用于反复发作 CSD 或明确冠心病导致的持续性室性心动过速（LM 狭窄 ≥50% 和 / 或 ≥70% 的单支、双支或三支血管病变）继发心肌梗死（Ⅰ类，证据等级：B）。

3. CABG 用于室性心动过速患者，局部瘢痕形成并且无明显缺血证据（Ⅲ类，证据等级：C，有害）。

指南解读

ESC/EACTS 心肌血运重建术指南(2014/2011)

1. 对于院外心搏骤停幸存者,应考虑急诊冠脉造影和血运重建(Ⅱa 类,证据等级:B)。
2. 对于电风暴患者,应考虑急诊冠脉造影和血运重建(Ⅱa 类,证据等级:C)。

二、心力衰竭与心源性休克

冠心病患者由于冠状动脉粥样硬化、狭窄造成的心肌血供长期不足、心肌组织发生营养障碍和萎缩,产生散在的或弥漫性心肌纤维化以及心室发生重构最终导致心力衰竭(heart failure)。大多先发生左心室衰竭,继而发生右心衰竭,最终出现全心衰竭相应的临床症状。部分急性冠脉综合征患者表现为急性左心功能不全,可能出现心源性休克征象。

(一)定义

心源性休克是指由于心脏功能极度减退,导致心排血量显著减少并引起严重的急性周围循环衰竭的一组综合征。临床上有外周低灌注的表现(四肢湿冷、神志淡漠、尿量 <20ml/h)、血压 <90mmHg 至少持续 30 分钟(或需要支持措施才能使血压维持在 90mmHg 以上)、心指数(CI)<2.2L/(min·m²)、每搏排出量(SV)<20ml/m²、肺毛细血管楔压(PCWP)>18mmHg 或者心动过速、体循环阻力(SVR)大于 240kPa·s/L,心功能 Killip Ⅳ级。排除其他因素导致的血压下降。

(二)流行病学

临床上 2.4%~15% 的急性心肌梗死(AMI)患者发生心源性休克,住院死亡率≥50%。50% 心源性休克发生在 AMI 6 小时内,75% 发生在 AMI 24 小时内。

(三)病理生理学

AMI 使左心室 40% 以上的心肌细胞失去收缩功能,就会发生心源性休克。引发心源性休克最常见的原因是广泛左心室功能不全(约占 75%),其他原因主要包括 AMI 的机械并发症,如急性 IMR、室间隔穿孔、亚急性左心室游离壁破裂伴心脏压塞等。冠脉造影证实 AMI 合并心源性休克患者通常是广泛的三支血管病变,心肌梗死范围决定休克的程度。

(四)临床表现及检查方法

1. 症状 外周低灌注的表现,如四肢湿冷、神志淡漠、尿量小于 20ml/h 等。
2. 体征 观察神志变化,持续监测血压、心率。
3. 辅助检查 血常规及生化检查、尿常规检查、心电图、超声心动图和多普勒超声检查、放射性核素心肌显像等。有条件植入有创动脉及右心漂浮导管,测量中心静脉压(CVP)反应右心前负荷、CI、SV、PCWP、SVR、混合静脉血氧饱和度(SvO₂)反映全身组织氧供状态、中心静脉血氧饱和度(ScvO₂)等反映上半身尤其是脑部的氧平衡状态。常规超声心动图检查寻找休克原因。常规冠脉造影检查明确冠状动脉病变。

(五)治疗方法

1. 药物治疗

(1)通过血管活性药物提高平均动脉压(MAP)≥65mmHg,如果有高血压病史,MAP 还需维持较高水平。

(2)停用硝酸酯类药物及 β 受体阻滞剂。

(3)正性肌力药物首选去甲肾上腺素维持有效灌注压。

(4)多巴酚丁胺可用于心源性休克低心排的治疗。

(5)肾上腺素可以用作多巴酚丁胺和去甲肾上腺素联合治疗的替代,但增加心律失常和高乳酸血症的风险。

（6）磷酸二酯酶抑制剂（米力农）或钙离子增敏剂（左西孟旦）作为治疗心源性休克的二线用药。

（7）监测血乳酸水平，血气分析结果碳酸氢钠滴定，纠正代谢性酸中毒。

（8）可试行亚低温疗法（32~34℃），心搏骤停后心源性休克必须避免体温过高。

（9）必要时行主动脉内球囊反搏（IABP）、心室辅助装置（VAD）或体外膜氧合（ECMO），积极转运到有条件的心脏中心监护病房，由内外科团队评价风险及获益，以利后续治疗。

2. 手术治疗

（1）手术指征：AMI合并心源性休克患者39%需要急诊CABG，然而美国国家心肌梗死登记中心数据显示，只有2%~5%心源性休克患者得到急诊CABG治疗，90%AMI合并心源性休克患者死亡前没经过冠脉造影。对于此类以心源性休克入院或入院后出现心源性休克的患者，应就近转运到具有血管重建能力的医院，直接送入导管室，同时给予药物治疗并置入IABP辅助，及时通过PCI将梗死血管疏通，以保证血流动力学稳定。血流动力学不稳定、伴有严重多支血管病变或严重左主干病变，如果心源性休克发生于AMI后36小时内，并且手术能在发生休克后18小时之内开始，就可以考虑行急诊CABG手术，早期外科血运重建手术的生存率为40%~88%。对于左心功能极差（EF<30%，SvO₂<50%，血流动力学不稳定患者，估计急诊CABG预后不佳，可以应用心脏辅助装置，择期心脏移植。心源性休克诊疗流程图见图3-4-1。

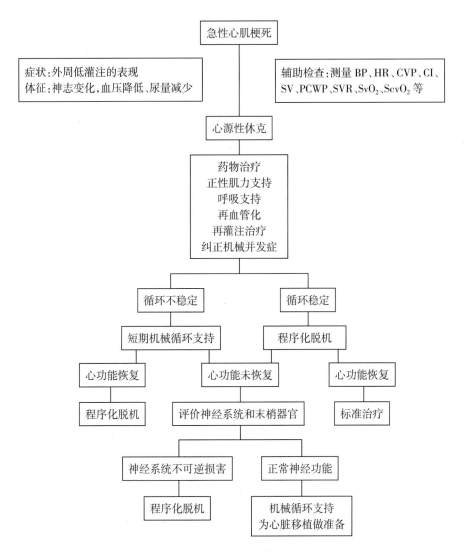

图 3-4-1 心源性休克诊疗流程图

BP. 血压；HR. 心率；CVP. 中心静脉压；CI. 心指数；SV. 每搏量；PCWP. 肺毛细血管楔压；
SVR. 体循环阻力；SvO₂. 静脉血氧饱和度；ScvO₂. 中心静脉血氧饱和度。

(2) 手术技术

1) 实施快速麻醉,体外循环师和手术人员做好准备,以应对麻醉诱导过程中出现突发致命性低血压和恶性心律失常。

2) 及早应用 IABP 或 VAD 以减轻心室负荷,维持循环相对平稳,使濒死患者度过危险期。

3) 尽快建立体外循环,必要时左心室减压,心室减压可以降低心脏代谢能耗 60%,心脏空跳或停搏,心肌氧耗进一步减少 30%。全身降温或心脏局部降温减少 10% 基础能量消耗。而运动不良的心肌耗氧是麻痹状态的 5 倍,相当于搏动做功的 55%。

4) 按照标准 Buckberg 方案,顺行灌注温 Buckberg 心肌灌注液,维持较高灌注压,恢复心肌三磷酸腺苷储备。高钾冷停搏液使心脏于舒张期快速停搏。必要时加用冠状窦逆行灌注。每完成一根桥血管远端吻合,可以经桥灌注,保护闭塞或狭窄冠状动脉支配区域的心肌。完成最后一支桥血管远端吻合口后,采用富含底物的温血停搏液 150ml/min 桥灌及逆灌 2 分钟。

5) 尽量采用胸廓内动脉作为桥血管材料。胸廓内动脉 10 年通畅率高达 90%,研究证明急诊 CABG 采取胸廓内动脉不增加患者手术风险和死亡率。

6) 如果危险区域移植的是大隐静脉,应该首先完成该血管的吻合,以保证心脏停搏液直接灌注危险区域。

7) 大型室壁瘤可以采用直接切除和补片的方法治疗,Dor 手术左心室重塑可以改善心脏泵的收缩功能。小型室壁瘤是否需要处理尚存争议。

(六) 预后

单纯药物治疗 AMI 合并心源性休克的死亡率高达 80%~90%,用 PCI 或急诊 CABG 术开通阻塞的冠状动脉可以提高此类患者的生存率,使院内生存率达到 70%。SHOCK 研究中,152 例 AMI 心源性休克的患者被随机分入急诊血管重建治疗组,150 例分入一般药物治疗组,血管重建后患者的 30 日死亡率为 46.7%,而仅接受药物治疗患者的死亡率为 56.0%,而且急诊血管重建后患者 6 个月和 12 个月死亡率比药物治疗组明显下降。可见对于此类患者,宜尽早行血管重建,合并心源性休克并伴有严重的三支血管病变或左主干病变者,宜选择 CABG 血运重建,以获得更完全的心肌再血管化,同时减轻心脏负荷并给予心脏保护药物。此研究中急诊 CABG 和 PCI 术后 30 日患者死亡率分别为 45% 和 42%,虽然结果相似,但是急诊 CABG 组的冠状动脉病变普遍更严重,而且合并糖尿病者是 PCI 组的 2 倍。Mehta 等报道,急诊 CABG 可以明显提高 AMI 合并心源性休克患者的生存率(88%),但是并发症发生率也明显高于不合并心源性休克的患者(47% *vs.* 13%)。

【病例解析】

病例摘要 1

主诉

患者,男,57 岁,主因"间断胸痛胸闷 13 年,加重 2 日"入院。

现病史

患者 13 年前开始无明显诱因出现突发胸痛,为胸骨后压榨样痛,较剧烈,无放射痛,伴胸闷,持续 40 分钟左右,与体位无明确关系,含化速效救心丸不缓解。无发热,曾来院就诊,诊断为"急性心肌梗死",植入 1 枚支架(具体位置不详),术后患者不规律冠心病二级预防。2 周前出现活动后胸痛,持续约 5 分钟自行缓解。2 日前无明显诱因再次出现胸痛,性质同前,放射至后背,持续 7 小时,含化速效救心丸不缓解,伴恶心、呕吐,呕吐物为胃内容物,无发热。4 小时前就诊于我院急诊,心电图示多导联 ST 段压低,心肌肌钙蛋白 I 8.09μg/L,肌酸激酶 1 078IU/L,同工酶 104.4μg/L,考虑为"急性非 ST 段抬高心肌梗死"。急诊就诊过程中,患者血压、心率骤降,考虑心源性休克,予急诊 PCI 提示:左主干(LM)+ 三支病变,建议行 CABG。今为进一步明确诊治收入冠心病监护病房(CCU)。自发病以来,食欲正常,睡眠正常,大小便正常,体重近 1 年减轻约 4kg。

既往史

高血压 10 余年,血压最高 160/110mmHg,目前口服苯磺酸氨氯地平片 5mg,1 次/d,酒石酸美托洛尔片 25mg,1 次/d,血压控制在 130/80mmHg 左右;否认肝炎史、疟疾史、结核史,否认糖尿病史、脑血管病史、精神病史,否认手术史、外伤史、输血史,否认过敏史。

查体

体温 37.3℃,心率 76 次/min,呼吸 20 次/min,血压 118/71mmHg。双肺呼吸音粗,双肺满布湿啰音,未闻及胸膜摩擦音,心律齐,各瓣膜听诊区未闻及杂音,腹软,无压痛及反跳痛,双下肢无水肿。

辅助检查

心电图:II、III、aVF、V$_3$~V$_9$ 导联 ST 段压低(图 3-4-2)。

冠脉造影提示:左主干(LM)+ 三支病变,左前降支(LAD)近段 80%~99% 狭窄,第一对角支(D1) 100% 闭塞,回旋支(LCX)近段 80% 狭窄,钝缘支(OM1)90%,LCX 远端 100% 闭塞,右冠状动脉中段 100% 闭塞(图 3-4-3)。

心脏超声:节段性室壁运动异常,左心室舒张末期内径(LVEDD)61mm,左心室射血分数(LVEF) 32%,二尖瓣关闭不全(轻度),升主动脉增宽。

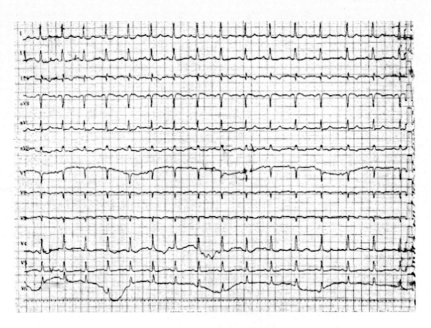

图 3-4-2　患者心电图

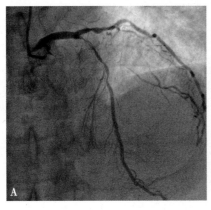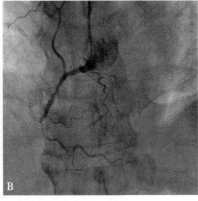

图 3-4-3　患者冠脉造影图像

A. 左冠脉造影;B. 右冠脉造影。

解析

急性心肌梗死合并心源性休克,首先应积极内科治疗,多学科评估,血流动力学监测,药物及心脏辅助支持,维持血压≥90mmHg,尿量≥30ml/h。循环稳定尽早行冠脉造影明确罪犯血管,必要时行 PTCA。心肺复苏后循环仍不稳定,尽早 IABP 辅助,如发现机械性并发症例如心室游离壁破裂、室间隔穿孔、乳头肌断裂急性二尖瓣关闭不全,有条件应行急诊 CABG 及相应修补、成形手术。

 指南解读

急性 ST 段抬高心肌梗死的管理指南(2017 ESC)

1. STEMI 患者左心功能不全和急性心力衰竭管理的推荐

(1) 所有 LVEF≤40% 和心力衰竭患者血流动力学稳定,尽早使用 ACEI 或 ARB 以减少住院风险及死亡(Ⅰ类,证据等级:A)。

(2) 心力衰竭和 LVEF≤40% 患者推荐使用 β 受体阻滞剂以减少死亡、再次住院风险及死亡(Ⅰ类,证据等级:A)。

(3) LVEF≤40% 和心力衰竭患者不合并严重肾衰竭或高钾血症推荐 MRA 以减少心血管住院及死亡风险(Ⅰ类,证据等级:B)。

2. STEMI 患者心源性休克管理的推荐

(1) 心源性休克患者如果冠状动脉解剖适合应立即 PCI,如果冠状动脉解剖不适合 PCI 或 PCI 失败推荐急诊 CABG(Ⅰ类,证据等级:B)。

(2) 不推荐常规植入 IABP(Ⅲ类,证据等级:B)。

 指南解读

急性和慢性心力衰竭的诊断和治疗指南(2016 ESC)

心源性休克患者管理推荐:

1. 所有患者怀疑心源性休克推荐立即心电图和心脏超声检查(Ⅰ类,证据等级:C)。

2. 所有心源性休克患者应迅速转运到全天候高级监护中心(24 小时 /d×7 日,心脏导管)和专业 ICU、CCU(具备短期机械循环支持能力)(Ⅰ类,证据等级:C)。

3. 心源性休克合并 ACS 患者推荐急诊冠脉造影(到达医院 2 小时内),以利于决定执行冠状动脉再次血运重建(Ⅰ类,证据等级:C)。

4. 推荐持续心电图和血压监护(Ⅰ类,证据等级:C)。

5. 推荐有创动脉血压监测(Ⅰ类,证据等级:C)。

6. 如果没有明确液体负荷过量的征象,补液试验(生理盐水或林格液,>200ml/15~30min)作为一线治疗推荐(Ⅰ类,证据等级:C)。

7. 静脉泵入正性肌力药物(多巴酚丁胺)可能增加心排血量(Ⅱb 类,证据等级:C)。

8. 如果需要维持低血压患者动脉收缩压,可考虑应用血管加压药物(去甲肾上腺素优于多巴酚丁胺)(Ⅱb 类,证据等级:C)。

9. 不推荐常规植入 IABP(Ⅲ类,证据等级:B)。

10. 由于患者年龄、合并症和神经功能导致的顽固性心源性休克,推荐短期机械循环支持(Ⅱb 类,证据等级:C)。

指南解读

心肌血运重建术指南(2014 ESC/EACTS)

ACS 患者出现急性心力衰竭管理推荐:

1. 推荐急诊心脏超声评价左心室及瓣膜功能,除外机械并发症(Ⅰ类,证据等级:C)。
2. ACS 合并急性心力衰竭或心源性休克患者推荐急诊侵入性评价(Ⅰ类,证据等级:B)。
3. STEMI 或 NSTE-ACS 导致心源性休克,冠状动脉解剖适宜推荐急诊 PCI(Ⅰ类,证据等级:B)。
4. 心源性休克患者,冠状动脉解剖不适宜急诊 PCI 推荐急诊 CABG(Ⅰ类,证据等级:B)。
5. AMI 患者急诊外科治疗机械并发症以避免血流动力学不稳定(Ⅰ类,证据等级:C)。
6. AMI 后机械并发症导致不稳定性心源性休克推荐植入 IABP(Ⅱa 类,证据等级:C)。
7. AMI 后出现机械并发症患者需要立即心脏团队讨论(Ⅰ类,证据等级:C)。
8. ACS 合并心源性休克推荐短期机械循环支持(Ⅱb 类,证据等级:C)。
9. 经皮 VSD 修补需要心脏团队讨论决定(Ⅱb 类,证据等级:C)。
10. ACS 合并心源性休克不推荐常规植入 IABP(Ⅲ类,证据等级:A)。

指南解读

成人心源性休克患者管理的专家建议(2015)

1. 在所有 AMI 患者中,应寻找预测心源性休克进展的指标,特别是心率≥75 次/min 和心力衰竭的征象(强烈同意)。

2. 无论从胸痛始发的时间长短,对于继发 AMI 的心源性休克患者,冠脉造影是必要的,为以后 PCI 或 CABG 做好准备(强烈同意)。

3. 继发于 AMI 的心源性休克患者需要转运至具备心脏支持、心脏介入和心脏外科手术治疗条件的医疗中心,并且为血运重建的二次转移做准备(强烈同意)。

4. 因为心搏骤停后发生休克的概率很高,应该常规进行超声心动图的检查(强烈同意)。

5. 应当置放动脉导管,对血压进行检测(强烈同意)。

6. 血清乳酸水平需要反复评估,以判断是否还存在休克(强烈同意)。

7. 评估器官功能的指标也要反复评估(肝、肾)(强烈同意)。

8. 中心静脉置管有时也会用到(采血),或者连续用到(测量中心静脉氧饱和度)。

9. CVP 就没有必要进行测量,考虑到操作的局限性以及其作为评估前负荷的局限性(弱同意)。

10. 对于常规治疗不能纠正的顽固性休克患者,心排血量以及混合静脉氧饱和度需要进行连续性监测(强烈同意)。

11. 建议对于顽固性的心源性休克以及右心衰竭的患者,置放肺动脉导管(弱同意)。

12. 对于没有使用辅助呼吸,以及没有右心功能不全的情况下,如果心源性休克对初始治疗没有疗效,我们建议实施经肺热稀释法或脉搏波分析法对混合静脉氧饱和度进行连续或断续检测(弱同意)。

13. 常规的超声心动图,寻找病因,晚期评估,检测及治疗并发症(强烈同意)。

知识点

心源性休克的机械辅助装置

1. 主动脉内球囊反搏(IABP)　心源性休克最常用的辅助装置。降低左心室后负荷,减少心肌耗氧,提高冠状动脉灌注,改善微循环,改善心肌氧供,同时增加心指数,改善全身循环。中度以上主动脉瓣关闭不全禁用。

2. 心室辅助装置(VAD)　VAD可暂时稳定血流动力学,促进心脏功能恢复,作为急诊血运重建和心脏移植的桥梁。帮助患者度过手术危险期,增加手术成功率。VAD在逆转心源性休克患者血流动力学、改善肾功能等方面由于IABP,但不改善患者预期死亡率,不推荐作为心源性休克的首选辅助装置。重度外周血管病变患者禁用。

3. ECMO　可以暂时替代心源性休克患者心脏泵血功能和肺脏氧合功能,改善机体的循环灌注及氧供,快速稳定血流动力学,纠正低氧血症,避免机械通气造成的气道损伤也可以用于心脏术后的循环支持。

治疗经过

入CCU,持续心电监护,植入IABP辅助循环,低分子量肝素及盐酸替罗非班氯化钠抗凝,较大剂量肾上腺素及硝酸酯类药物泵入,循环相对稳定,完善术前准备,心肌梗死后48小时亚急诊全身麻醉下行不停跳冠状动脉搭桥术,术中搭桥3支,术后第1日脱机拔管,术后5日拔除IABP,6日转出心外监护病房,12日出院。

三、心室游离壁破裂

(一)解剖学

尸检发现约11% AMI患者发生心室游离壁破裂(ventricular free wall rupture),发生率是室间隔穿孔的10倍。心室破裂和心源性休克是AMI后的主要致死原因。在ST段抬高心肌梗死(STEMI)患者中1%~6%发生心室游离壁破裂,大多数为多支血管病变,并且造成冠状动脉近端完全或次全闭塞,缺少侧支循环。心肌破裂通常发生在梗死组织与相邻的正常肌肉组织结合部位。

(二)病理生理学

心室游离壁破裂可发生在AMI后1日到3周内的任何时间,存在两个高峰期:早高峰期在AMI后24小时内,晚高峰期在AMI后3~6日,后者常见(50%)。早期观点认为,血流灌注到缺血区域造成心肌韧性降低,淋巴细胞浸润到梗死区域,胶原酶和纤维蛋白溶酶导致心肌胶原纤维溶解,胶原合成降低,均导致心脏破裂。最新观点认为,心肌重构缺陷可能会倾向于发生心脏破裂,基质金属蛋白酶系统在细胞外基质重构和心脏破裂中起到重要作用,血管紧张素-醛固酮系统(RAAS)激活、心肌细胞凋亡可能参与心脏破裂的过程晚期破裂与梗死相关室壁的破裂有关。

(三)分型

从破裂部位上分为:左心室游离壁破裂和右心室游离壁破裂,前者发生率是后者的7倍,典型病例累及前壁和外侧壁,前壁破裂占45%,后壁破裂占38%,下壁破裂占9%,心尖破裂占6%,右心室破裂占2%;从破裂时间上分为:急性游离壁破裂和亚急性游离壁破裂;Becker和Van Mantgem从病理学特征上分为:Ⅰ、Ⅱ、Ⅲ型游离壁破裂。

1. Ⅰ型(缝隙样破裂)　乳头肌基底部或游离壁与室间隔交界处心内膜撕裂,特征为在左心室游离壁发生的突然破裂,没有心肌变薄。提示型破裂发生在梗死早期,是一个急性进展过程(多数在24小时内)。多发生在单支血管病变患者。

2. Ⅱ型(侵蚀性破裂) 特征为梗死心肌逐渐消蚀直至破裂,心内膜破口较大,伴局部血栓形成。这些特征提示Ⅱ型破裂是一个亚急性过程(1~3日),多发生在多支血管病变患者。

3. Ⅲ型(室壁瘤破裂) 较为少见,特征为广泛心肌变薄、继发室壁瘤形成,破裂最常局限于室壁瘤的中央部位。是一个亚急性或慢性过程(5~10日)。

组织学研究认为,在梗死时期,三种类型心肌破裂发生的时间是不同的。一般说,Ⅰ型破裂的心脏将近50%出现在梗死早期,多于24小时内发生。而Ⅱ型和Ⅲ型破裂出现的时间带较宽,分别平均约为在梗死后的第8日和第21日。

（四）危险因素

高龄、女性、初次前壁 STEMI、急性期高血压、既往无心绞痛和 AMI、缺乏侧支循环、心电图 Q 波、左束支传导阻滞、冠状动脉多支血管病变、应用糖皮质激素和非甾体抗炎药、症状出现后 >14 小时溶栓、卒中病史是心室游离壁破裂的危险因素。AMI 24 小时内使用低分子量肝素,及早应用 β 受体阻滞剂是心室游离壁破裂的保护因素。

在 SHOCK 研究中注册的 1 048 例患者中,28 例(2.7%)发生游离壁的破裂或心脏压塞,这些患者与没有发生心肌破裂的患者相比很少有肺水肿、糖尿病或陈旧心肌梗死,但他们往往有新的 Q 波,住院死亡率是 60%。

（五）临床表现及检查方法

1. 急性游离壁破裂

(1) 症状:临床表现为 AMI 后反复胸痛、恶心、呕吐、烦躁不安、晕厥,静脉滴注硝酸甘油不能缓解胸痛。心脏破裂时患者病情急剧恶化,出现意识丧失、呼吸急促,甚至休克现象。急性游离壁破裂患者绝大多数在症状发生后数分钟至数小时死亡。近 1/4 的患者在破裂 24 小时内经历了突然而短暂的低血压和心动过缓事件。游离壁破裂可以是糖尿病患者 AMI 的表现。阻止死亡的唯一手段是在有限的时间内作出有效的诊断并迅速到达手术室进行正确的治疗。

(2) 体征:心脏压塞征象(低血压、休克、矛盾脉、中心静脉压增高)、心脏喷射样杂音、心动过缓、心搏骤停、意识丧失、呼吸骤停等。望诊见颈静脉剧烈扩张,听诊心音消失,脉搏、血压测不到。

(3) 辅助检查

1) 心电图:交界性逸搏心律、室性自主心律、心电机械分离。大部分患者梗死后 ST 段和 T 波脱离正常的发展形态(ST 段持续抬高或 T 波直立),AVL 导联 ST 抬高应高度警惕心室游离壁破裂。Oliva 等描述了连续 70 例心肌破裂患者的临床过程和动态心电图改变,与没有破裂的患者相比较,心肌破裂患者心包炎的发生率增加。

2) 胸部 X 线:左右心室增大,大量心包积液,肺淤血和胸膜渗出。

3) 经胸或经食管超声心动图:是诊断游离壁破裂的最佳手段,室壁破裂处回声中断,彩色多普勒示室壁破裂处向心包喷射彩色血流并且可以除外其他 AMI 并发症,如急性室间隔穿孔、IMR 等。

4) 漂浮导管检查:导管经右心室进入左心室,右心室血氧含量高于右心房 1% 以上。

5) 左心室造影:可准确判断心室游离壁破裂部位、大小及评价局部室壁运动状态和左心功能。

6) 心包穿刺:可以进一步确诊,并且通过引流缓解心脏压塞症状。

7) 心脏磁共振检查:不仅可以确诊心室游离壁破裂的部位和大小,而且对将要发生心肌破裂的患者有潜在的诊断价值。

2. 亚急性游离壁破裂 亚急性游离壁破裂能够发展超过 24~48 小时,甚至数周。开始由于小的心内膜撕裂后产生心肌内血肿,随后扩展到心肌表面。连续对 1 247 名 AMI 患者(其中包括手术诊断破裂的 33 名患者)的研究表明,诊断亚急性游离壁破裂敏感的、特异的临床指征是血流动力学和心电图的改变。与未发生破裂的患者比较,心肌破裂患者更容易发生晕厥、反复胸痛、低血压、心电机械分离、心脏压塞、心包积液、超声心动图示右心房或右心室衰减及心包积血(心包穿刺抽出不凝血可以证实)等。

（六）内科药物治疗

由于病情紧急，迅速转入 CCU 或心脏外科 ICU，持续有创动脉压监测，针对严重左心衰竭患者可以应用硝普钠静脉滴注，降低左心室后负荷，减少左向右分流。低血压时应用多巴胺及多巴酚丁胺，提高灌注压，适当应用利尿剂减轻肺水肿及肺淤血，血流动力学不稳定时使用 IABP，必要时应用 ECMO，维持循环相对平稳，做好随时送入手术室的准备。心包穿刺高度怀疑心室破裂，应立即心包内注射纤维蛋白胶，减缓出血，争取手术机会。室壁破裂后，形成假性室壁瘤的患者，其心包腔内形成血栓，瘤壁中出血控制含有血栓和心包膜，避免了血液大量涌出，假性室壁瘤也应立即手术，防止其破裂，并同期行急诊 CABG。心室游离壁破裂诊疗流程见图 3-4-4。

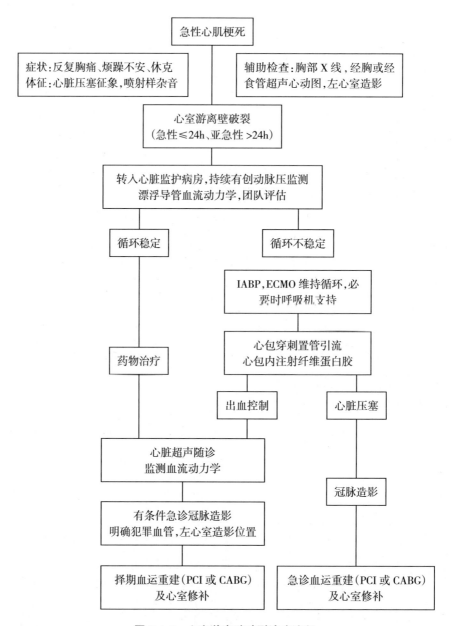

图 3-4-4　心室游离壁破裂诊疗流程

IABP. 主动脉内球囊反搏；ECMO. 体外膜氧合；PCI. 经皮冠脉介入术；CABG. 冠状动脉旁路移植术。

（七）外科治疗

1. 手术目的　缓解心脏压塞，闭合心室破裂创口，冠状动脉完全再血管化。

2. 手术方法　完成消毒和铺巾后快速全身麻醉，快速开胸，打开心包，缓解心脏压塞，寻找心室破裂创口,体外循环下切除坏死心肌,生物胶粘贴固定 3 分钟、4-0 prolene 线于心外膜连续缝合固定补片(心包片或聚四氟乙烯毡片),或简单褥式缝闭破裂创口。前或侧壁破裂可以不阻断升主动脉,在非体外循环条件下修补,但是心脏搏动下修补可能撕裂破口,心脏停搏和减压的状态更有利于手术修复。急性假性室壁瘤修补与真性假性室壁瘤相同,即心内膜补片法。对于心室后壁的假性室壁瘤应采用涤纶补片或牛心包片修复,以避免加重二尖瓣反流。假性室壁瘤修补后尽快急诊 CABG,开通犯罪血管,避免心肌梗死复发。目前也有部分学者认为血流动力学不稳定的患者立即急诊 CABG 弊大于利,建议单纯行心室修补术。

(八) 预后

大部分患者在左心室游离壁破裂后死亡,仅有少部分患者有机会进行手术治疗,手术死亡率也高达 60%。单纯外科左心室假性室壁瘤修复手术死亡率为 20%~40%。

【病例解析】

病例摘要2

主诉

患者,女,72 岁,因"间断胸痛 20 余天,加重伴胸闷半个月"入院。

现病史

患者 20 余天前于活动后出现胸痛,呈压榨性,持续 5 分钟,休息后可自行缓解,无胸闷,无后背部及左上肢放散痛,未予以在意。14 日前患者因自述感冒,上述胸痛症状加重,性质同前,程度较前剧烈,持续时间较前延长至约 15min/次,伴后背部及左上肢酸胀感,伴胸闷气短,伴咳嗽咳痰,无发热,无头晕、头痛,遂就诊于当地医院,行拔罐等治疗,症状逐渐加重,3 日前因喘憋加重,不能平卧,遂来医院急诊就诊,予以患者输液治疗,自述上述症状较前略好转。今为进一步明确诊治来收入监护病房。自发病以来,食欲正常,睡眠欠佳,大小便正常,体重最近无减轻。

既往史

高血压 10 余年,最高 110/60mmHg,规律服用硝苯地平,血压控制在 110/60mmHg。糖尿病史 1 年余,规律口服二甲双胍 1~2 片,3 次 /d,血糖控制欠佳,高脂血症 5 年余,未规律口服药物治疗,未监测。甲状腺功能减退(简称"甲减")病史多年,规律口服左甲状腺素钠片治疗。10 年前因阑尾炎行手术治疗,40 年前因扁桃体炎行扁桃体切除术。否认脑血管疾病病史,否认肝炎、结核、疟疾病史,否认外伤、输血史,否认食物、药物过敏史,预防接种史不详。

查体

体温 36.2℃;脉搏 78 次 /min;呼吸频率 19 次 /min;血压 110/80mmHg,双侧颈静脉充盈,双肺可闻及湿啰音,右肺呼吸音低,左肺明显,未闻胸膜摩擦音。心前区无隆起及凹陷,搏动范围正常,心前区未触及震颤和心包摩擦感,心界不大,心率 78 次 /min,心律齐,各瓣膜区未闻及杂音,无心包摩擦音。腹部平坦,无胃肠型及蠕动波,无腹壁静脉曲张,腹部柔软,全腹无压痛、反跳痛,腹部无包块。肝脏触及,肋下 2cm 肿大,脾脏未触及肿大,有双下肢水肿。

辅助检查

心电图:窦性心律,符合急性下、后壁心肌梗死改变(图 3-4-5)。

心脏超声:见图 3-4-6。

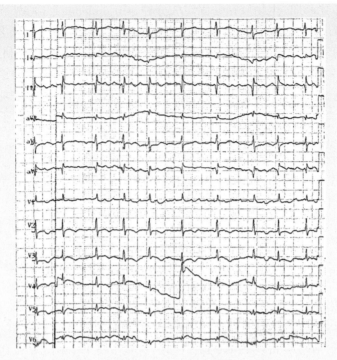

图 3-4-5　患者入院心电图

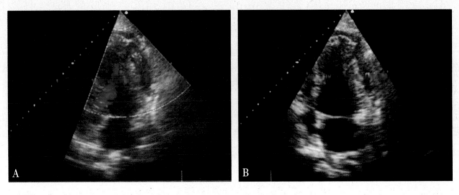

图 3-4-6　患者入院心脏超声

A.多普勒超声心动图:可见左室与心包腔内的分流信号;B.二维超声心动图:显示左室侧壁回声连续性中断,心包腔内可见明显的液性暗区。

解析

　　心脏破裂是心肌梗死引发的致命并发症,女性发生率是男性的 4 倍,且多发生于 60 岁以上的老年患者,高血压患者的发生率是血压正常者的 3 倍,还常发生于初次急性透壁心肌梗死。心室游离壁破裂更常见于左心室前壁和侧壁,老龄、缺乏侧支循环或首次心肌梗死患者更易发生。ST 段抬高心肌梗死患者心脏破裂率为 0.8%~6.2%,最常见表现为无脉性电活动和心包积液,然而,近半数心脏破裂死亡发生于院外,表现为心搏骤停。心脏破裂好发于心肌梗死后 1~4 日,但溶栓药物以及 PCI 治疗使破裂率降低,并使破裂时间提前。近期研究显示,目前心肌梗死后游离壁破裂发生率约为 1.3%,但 47.1% 心脏破裂发生于心肌梗死后 24 小时之内,死亡率高达 88.2%。ST 段抬高心肌梗死患者出现无脉性电活动和心包积液应警惕心脏破裂,心脏超声不能明确诊断的情况下,左心室造影有助于快速诊断,但即便早期诊断,外科死亡率仍旧很高。

指南解读

ST 段抬高心肌梗死的管理指南(2017 ESC)

对 AMI 后的机械并发症(左心室游离壁破裂、室间隔穿孔,乳头肌断裂导致缺血性二尖瓣关闭不全)需要急诊手术,修补手术同时行 CABG(I 类,证据等级:B)。

治疗经过

入院后积极完善各项辅助检查,行冠脉造影检查示三支病变,诊断明确,无明显手术禁忌,有手术指征;于入院后 5 日,突发意识丧失,呼之不应,无自主呼吸,小便失禁,双侧瞳孔 3mm,等大等圆,对光反射消失,颈动脉搏动未触及,血压测不出,听诊未闻及心脏跳动,心电图提示窦性心律,60 次/min,急行床旁心脏超声:提示心包积液(少量)心脏停搏。立即给予心肺复苏,开放气道,气管插管,简易呼吸器通气,同时行急诊手术相关准备,于术中紧急行心脏破裂补片修补术,同期搭桥三支,左侧内乳动脉 LIMA-LAD,AO-SVG-LCX,AO-SVG-PDA,术中脱离体外循环十分困难,植入 IABP,给予大剂量血管活性药物(肾上腺素、去甲肾上腺素、米力农)维持循环,胺碘酮等药物控制电风暴,辅助抗炎、补液、祛痰等对症支持治疗,术后 2 日晚患者突发心室颤动,反复除颤无效,立即启动心肺复苏,循环仍不能维持,经积极抢救 1 小时,心电图提示无心电活动,宣布临床死亡。

 知识点

心室游离壁破裂出血的外科处理

1. 心室游离壁破裂创口较小,出血较少,不停跳下局部涂覆生物胶粘贴固定,纱布压迫 3 分钟。

2. 心室游离壁破裂创口较大,出血较多,坏死心肌面积不大,组织具有一定张力,体外循环下应用大于心肌梗死边缘 0.5~1cm 心包片或聚四氟乙烯毡片,4-0 prolene 线连续缝合固定于心外膜,或简单褥式缝合破裂创口,避免损伤冠状动脉,同期 CABG。

3. 心室游离壁破裂创口较大,出血较多,坏死心肌面积大,组织脆弱,清除梗死心肌,采用心内膜补片法,尽可能同期急诊 CABG,开通犯罪血管(图 3-4-7)。

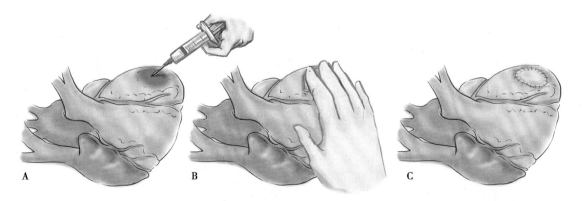

图 3-4-7 左心室游离壁破裂修复技术
A.将生物胶沿破口周围洒于梗死心肌表面;B.用纱布加压 3 分钟;C.用 4-0 缝线将补片缝合于梗死外周活性心肌上。

四、心肌梗死后室间隔穿孔

室间隔穿孔（VSR）是 AMI 后最严重的并发症之一，其中 5% 早期死亡。随着再灌注治疗时代的到来，VSR 的发生率已由原来的 1%~3% 下降至 0.2%。通常发生于 AMI 后 1 日至数日，部分病例甚至长达 2 周，而接受溶栓治疗的患者发生 VSR 的高危时间可能提前到梗死后 24 小时。老年、女性、不吸烟、高血压、急性前壁心肌梗死、快速心律、Killip 分级低下是 VSR 的易患因素，溶栓治疗不是 VSR 的高危因素。

（一）解剖学

多为单发穿孔，仅有 5%~11% 为多发穿孔。前间隔穿孔较常见（50%~60%），多发生于前壁 AMI，1~2cm 大小，犯罪血管为 LAD 的间隔支；后间隔穿孔、室间隔基底部穿孔占 20%~40%，多发生于下壁 AMI，比邻二尖瓣环，偶尔累及心尖部穿孔，犯罪血管为右冠状动脉（右冠状动脉）或优势 LCX，资料显示下壁 AMI 多合并心源性休克，提示冠状动脉多支病变；后壁合并右心室 AMI 更易发生 VSR。

（二）病理生理学

AMI 后 VSR 的患者冠脉造影评价揭示冠状动脉完全闭塞，由于室间隔侧支循环比较少，或者心肌水肿导致侧支循环血量骤减，心肌梗死后 3~5 日发生凝固性坏死，导致 VSR，大量嗜中性粒细胞进入坏死区域，凋亡后释放溶解酶，加速心肌破坏。伴有 VSR 的 AMI 多数为广泛透壁心肌梗死，由于心室壁丧失收缩和舒张功能和突发的左向右分流，造成心脏前负荷增大，导致充血性心力衰竭和心源性休克，肺动脉高压，持续性低心排最终引发多脏器功能衰竭，甚至死亡。室间隔穿孔大小、肺循环阻力及左右心室功能决定分流量大小。心室心肌坏死的范围和左向右分流的程度是 VSR 心力衰竭和心源性休克的主要决定因素。如果不进行手术治疗 1 天死亡率 25%，1 周死亡率为 50%，6 周死亡率 87%，仅仅 7% 可生存至 1 年。下壁 AMI 伴后间隔穿孔患者死亡率高于前壁 AMI 伴前间隔穿孔患者（70% vs. 30%）。

（三）临床表现及检查方法

1. 病史明确的 AMI 病史。

2. 症状 VSR 早期常常没有明显临床征象。

3. 体征血流动力学不稳定，全心衰竭。左下胸骨旁可闻及新出现的粗糙全收缩期杂音，向腋下放射，心包摩擦音，部分患者（50%）可触及震颤。VSR 收缩期杂音需要和乳头肌断裂所致的急性二尖瓣关闭不全相鉴别，后者主要在心尖部，杂音柔和一般不伴有震颤，且常合并下壁 AMI，无传导异常。

4. 辅助检查

（1）心电图：前壁、下壁、后壁或室间隔 AMI 的相关心电图表现。40% 的患者表现为窦房结或结下传导延迟异常，一般为短暂性。

（2）经胸或食管超声：经室间隔异常彩色血流。左、右心功能和左向右分流程度提示患者预后。除外缺血性二尖瓣关闭不全和心室游离壁破裂。

（3）右心导管：肺动脉氧饱和度高于右心房氧饱和度 8% 以上。根据氧合计算肺体循环血流比，肺动脉与主动脉血流量比率（Qp/Qs）值依据穿孔大小从 1.4:1 至 8:1，比值大于 2 提示不良预后。鉴别 VSR 和乳头肌断裂所致的急性二尖瓣关闭不全主要依靠 Swan-Ganz 导管资料，乳头肌断裂所致的急性二尖瓣关闭不全患者肺毛细血管楔压图形中表现为典型的巨大 V 波。

（4）冠脉造影和左心导管：资料证实超过 60% 的 VSR 患者除犯罪血管外，至少合并另外一支血管病变。冠脉造影和左心导管可以明确冠状动脉病变部位和程度、左心室活动度和瓣膜功能等情况。

（5）心脏 MRI：评价心脏功能及 VSR 部位及大小，指导介入及手术治疗。

（四）内科药物治疗

1. 改善症状及心功能，为后续治疗创造条件。

2. 利尿，减轻心脏功能。

3. 硝普钠静脉滴注降低心脏后负荷，减少左向右分流，提高心排血量。当患者出现低血压及肾功能不全时禁用。

4. 应用正性肌力药物维持血压,但是增加左向右分流。

5. IABP 提高舒张期冠状动脉灌注,降低心脏后负荷。

6. ECMO A-V 模式,辅助心脏功能,改善全身循环,改善氧合。

7. 介入封堵治疗,心肌梗死早期由于血流动力学不稳定,病情不稳定,介入治疗成功率低,死亡率极高,适当的治疗时机是心肌梗死 2 周后,如能病情允许,延长至 3~4 周后行介入治疗,可明显提高介入治疗的成功率。部分血流动力学稳定的患者可同期行 PCI 和经导管 VSR 封堵术,作为外科手术的替代方案。

(1) 适应证:AMI 合并 VSR 有以下情况首选介入封堵。合并单支病变或支架植入术后晚发穿孔;高龄或拒绝接受外科手术;VSR 直径≤20mm;外科手术后残余漏。

(2) 禁忌证:穿孔直径大不适合封堵;穿孔位置靠近重要结构如二、三尖瓣,主动脉瓣或穿孔位置靠近心尖部等;已经合并二、三尖瓣关闭不全或主动脉瓣脱垂。

封堵器的大小也与成功率有关,国外最大的封堵器直径是 24mm,按照 1:1.5 选择封堵器,最大的穿孔直径应是 15mm,因此大于 20mm 的室间隔穿孔,不宜选择介入治疗。另外,当穿孔的位置靠近重要结构如二、三尖瓣等,容易导致瓣膜反流;VSR 破口接近心尖部或左心室、右心室游离壁时封堵器张开困难,甚至存在损伤室壁结构的风险。而 AMI 急性期 VSR 周围组织坏死脆弱,封堵器时可能会进一步使破裂面积增加。经导管封堵术的并发症包括术后残余分流、机械溶血、二尖瓣关闭不全、三尖瓣关闭不全、心律失常、封堵器的移位及术后低血压、心搏骤停、心脏压塞等。急性期经皮导管介入封堵(VSR 确诊≤14 日)手术成功率高 50%~86.2%,术后死亡率高 42%~100%;慢性期经皮导管介入封堵(VSR 确诊≥14 日)手术成功率较急性期封堵高 71.4%~100%,术后死亡率低 20%~38.9%。

（五）手术治疗

传统观念认为 VSR 后周围组织脆弱,早期修补困难,可通过加强药物治疗、IABP 和 / 或其他器械循环辅助支持治疗来稳定病情,需延迟至 AMI 2~4 周后待局部心肌瘢痕化方可手术。但是近年来病理解剖学证据显示所有 VSR 部位都面临血流剪切力和巨噬细胞对坏死组织的清除过程,可使穿孔突然扩大,导致血流动力学的突然崩溃,另外,AMI 面积逐步扩大、恶性心律失常和多脏器功能衰竭的发生将进一步使患者全身状况恶化,增大死亡风险。此类患者药物保守治疗的 72 小时死亡率为 24%,但是 3 周死亡率高达75%~90%。仅有小于 5% 的患者在保守治疗下循环稳定,绝大多数患者需要尽早手术治疗。因此延迟手术虽然可以降低心脏外科医生的手术风险,但是将更大的风险转嫁给患者。近年来越来越多的心内科及心脏外科医生逐步认识到 AMI 后 VSR 是急诊手术的绝对适应证,只有在尽早(<12 小时)进行冠脉造影的基础上,早期(<24 小时)进行充分冠状动脉在血管化同时切除所有坏死组织、修补 VSR,才能阻止病情持续恶化,挽救患者生命,提高远期疗效。GUSTO-I 研究证实手术治疗死亡率为 47%,明显低于药物治疗的死亡率(94%)。

美国及欧洲指南均推荐,对 AMI 后的机械并发症(左心室游离壁破裂、室间隔穿孔,乳头肌断裂导致缺血性二尖瓣关闭不全)需要急诊手术,修补时同时行 CABG;血流动力学不稳定经药物及 IABP 等机械辅助支持治疗后无改善的患者,应积极外科修补治疗。

外科手术死亡率与心脏内科团队和外科手术队伍素质密切相关,因此对于此类高危患者应尽快安全转运至具有相应资质的医疗中心进行诊治。Straumann 等的前瞻性研究表明,转院平均约耗时 60 分钟,转院过程病死率为 0.5%,室性心律失常的发生率 0.7%~1.4%。PRAGUE-1 和 PRAGUE-2 试验中,共转院 626 例患者,转运距离 5~120km,共发生心室颤动 5 例(0.8%),死亡 2 例(0.3%)。证明对 AMI 早期高危患者积极转院是相对安全和有益的。心肌梗死后室间隔穿孔诊疗流程图见图 3-4-8。

1. 术前准备

(1) 所有患者均需要加强监护和治疗。

(2) 除非是合并明显的主动脉瓣反流,所有患者术前植入 IABP 进行循环支持,降低左心室后负荷和体

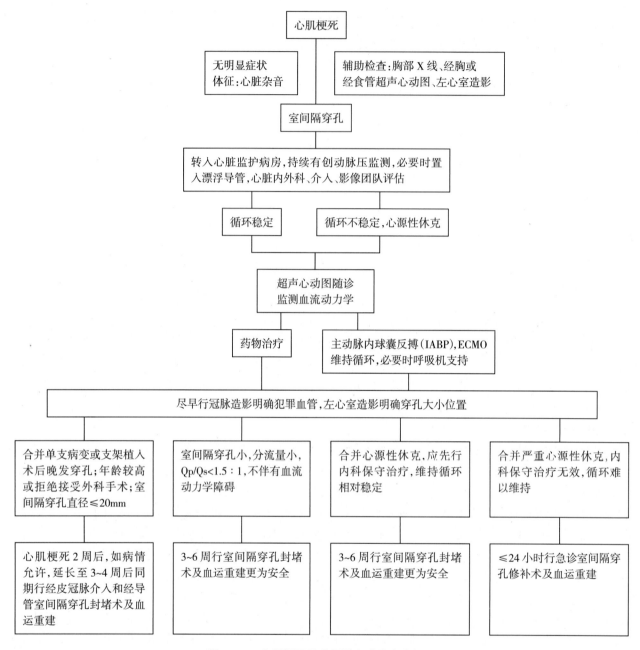

图 3-4-8　心肌梗死后室间隔穿孔诊疗流程图

循环阻力,维持循环平稳,纠正低心排,减少左向右分流,降低心肌氧耗,改善冠状动脉和全身重要脏器灌注。必要时应用左心室辅助或全心辅助装置,为急诊 CABG 做好必要准备。

(3) 在实时血流动力学监测和 IABP 维持循环平稳的前提下可以考虑使用小剂量血管扩张药,降低体循环阻力、减少左向右分流。硝普钠[0.5~1.0μg/(kg·min)]滴定平均动脉压维持在 60mmHg 至 75mmHg。

2. 手术方法

(1) 急诊 CABG 及 VSR 修补术:全身麻醉植入 Swan-Ganz 导管血流动力学监测,胸骨正中切口,浅低温(30℃),主动脉及上下腔静脉插管,阻断升主动脉前轻柔操作,避免左心室附壁血栓脱落。采取左心室梗死区切口入路,有室壁瘤者可经室壁瘤切口修补 VSR。由于 AMI 早期坏死心肌和存活心肌界限不清,尤其是再发心肌梗死患者,所以补片至少需要超越缝合 1cm 心肌组织,并且用毡片加固,以防残余漏的发生。尽管 AMI 后 VSR 是否同期 CABG 一直存在争论,部分学者认为同期旁路移植增加手术风险,不提高手术生存率,但是对于多支冠状动脉病变患者仅仅修补穿孔是不够的,只有根据术前冠脉造影结果充分再血管化才能改善患者远期存活率。

(2) 心尖部穿孔修补术:单纯的心尖部穿孔不常见。选择心尖梗死处切口,切除梗死心肌直至健康心肌,包括穿孔远端,用聚四氟乙烯毡片,3-0 滑线依次贯穿缝合左心室游离缘、室间隔游离缘、右心室游离缘。外加连续缝合加固,妥善止血。

(3) 前间隔穿孔修补术:LAD 左侧旁开 1~2cm 平行切开心尖梗死区。清除附壁血栓,穿孔较小者可直接贯穿缝合室间隔和左心室壁双侧毡片加固;穿孔较大者采用补片法,先直接缝闭裂隙,恢复左心室心内膜完整,再加固一个大的 D 形心包或聚四氟乙烯涤纶补片,尽量超越坏死心肌,并缝补均匀,分散张力,防止穿孔复发及残余分流。心室内膜和补片之间采用纤维蛋白胶加固。

(4) 后 / 下间隔穿孔修补术:采用左心室下壁距后降支(PDA)1~2cm 切口,完全切除梗死心肌,充分显露穿孔,贯穿后间隔和右心室游离壁膈面,双侧毡片加固。较大穿孔采用补片修补技术。术中食管超声证实乳头肌或腱索断裂患者需同期进行二尖瓣置换术。

(5) 心内补片并梗死区旷置:不必缝合 VSR,心腔内补片旷置梗死心肌,保持心室结构。优点:①不需要切除心肌,避免心室功能损害和术后室间隔再次破裂;②保持心室儿何形态,提高心室功能;③无张力缝合,避免梗死心肌暴露于左心室压力之下,缝针撕裂松脆心肌,减少出血可能。

3. 术后处理

(1) 由于术后低心排持续 24~72 小时,IABP 持续使用 2~4 日。必要时应用左心室辅助或双心室辅助装置,逆转终末衰竭,促进顿抑心肌恢复,避免修补后心肌破裂。左心室辅助装置应用指征为 CI<1.8L/$(min·m^2)$,PAWP 15~25mmHg,CVP<15mmHg,BPs<90mmHg;右心室辅助装置应用指征为 CI<1.8L/$(min·m^2)$,CVP≥25mmHg,BPs<90mmHg,三尖瓣关闭良好状态下 PAWP<15mmHg。

(2) 应有血管活性药物,维持血流动力学平稳,CVP 8~12cmH$_2$O,PAWP 10~15mmHg。静脉应用米力农通过平衡血管扩张和正性肌力作用增加心排血量,降低心室充盈压和体循环阻力,在治疗左心室功能衰竭导致的低心排非常有效,并且无致心律失常作用和负性肌力作用。

(3) 为防止术中、术后凝血功能障碍,术中应用 ε- 氨基己酸,修补后涂覆生物蛋白胶控制缝线出血,术后口服华法林抗凝 3 个月。

4. 手术并发症 术后 10%~25% 发生残余或复发室间隔穿孔,如果分流较大应立即二次手术修补手术。

(六) 预后

老年、女性、术前心源性休克、心功能不全、早期 VSR 是手术的风险因素;术前右心功能不全、心源性休克、肾衰竭是手术的独立死亡预期因素。

手术早期死亡率 20%~40%,5 年存活率 40%~70%,10 年存活率 37%~50%,后间隔穿孔修补术预后好于前间隔穿孔修补术。Jones 等发现术前右心室功能良好患者有术后存活率高。

【病例解析】

病例摘要 3

主诉

患者,男 72 岁,因"发作性胸痛 1 年余,加重 3 日"入院。

现病史

患者 1 年余前无诱因出现心前区钝痛,伴出汗,无胸闷、头晕,休息 15 分钟后缓解,就诊于外院行心电图检查提示"异常"建议进一步诊治,患者未重视。3 日前患者无诱因上述症状再发,性质同前,无放散痛,程度较前加重,伴出汗,无胸闷、心悸,无恶心、呕吐,无头晕、头痛,症状持续 3 小时逐渐缓解,2 日前就诊于社区医院,考虑为"心肌梗死"予以口服阿司匹林 300mg,建议上级医院就诊,患者未重视。1日前患者无诱因上述症状再发,症状同前,程度加重,持续不缓解,就诊于急诊,考虑AMI,予以吸氧、扩冠等治疗后,症状有所缓解。目前仍感间断胸痛不适,程度较轻,今为进一步明确诊治来医院,门诊收入院。自发病以来,食欲正常,睡眠正常,大小便正常,体重无减轻。

既往史

类风湿性关节炎20余年,未服用药物。否认高血压、心脏病史,否认糖尿病、脑血管疾病病史,否认肝炎、结核、疟疾病史,否认手术、外伤、输血史,否认食物、药物过敏史,预防接种史不详。

查体

体温36.2℃,脉搏120次/min,呼吸频率20次/min,血压130/90mmHg,双肺叩清音,双侧呼吸音清晰,双侧未闻及干湿啰音和胸膜摩擦音。心界不大,心率120次/min,心律齐,各瓣膜区未闻及杂音,无心包摩擦音。腹部柔软,全腹无压痛、反跳痛,腹部无包块。肝脾未触及肿大,无双下肢水肿。

辅助检查

入院心电图:窦性心动过速,$V_2 \sim V_6$ ST段抬高0.1~0.5mV(图3-4-9)。

心脏超声:见图3-4-10。

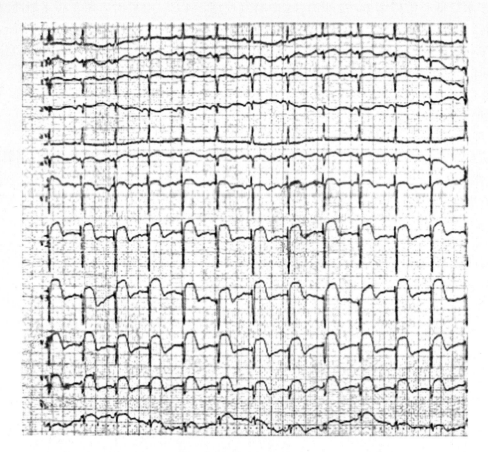

图3-4-9　患者入院心电图

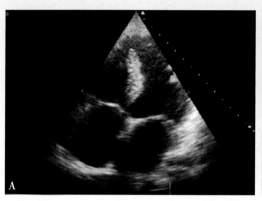
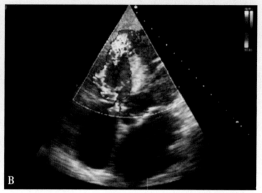

图 3-4-10　患者术前心脏超声
A. 二维超声心动图；B. 多普勒超声心动图。

解析

　　患者老年男性急性广泛前壁心肌梗死后第 3 日，再发胸痛、大汗，药物控制欠佳，其后迅速发展为反复难治性心绞痛，经胸心脏超声发现经室间隔异常彩色血流，提示 VSR 合并心尖部巨大室壁瘤。

指南解读

急性 ST 段抬高心肌梗死的管理指南（2017 ESC）

　　对 AMI 后的机械并发症（左心室游离壁破裂、室间隔穿孔，乳头肌断裂导致缺血性二尖瓣关闭不全）需要急诊手术，修补时同时行 CABG（Ⅰ类，证据等级：B）。

　　而血流动力学不稳定经药物及 IABP 等机械辅助支持治疗后无改善的患者，应积极外科修补治疗。

　　也有部分学者认为，因急性期梗死的心肌组织脆弱、水肿，不适合也难以进行手术修补，可通过加强药物治疗、IABP 和 / 或其他器械循环辅助支持治疗来稳定病情，一般延迟至 AMI 2~4 周后施行手术。

知识点

AMI 后急性 VSR 手术时机的选择

1. 患者 VSR 较大，Qp/Qs>2：1，未出现心源性休克，在冠脉造影后急诊手术（24 小时内）。
2. 合并严重心源性休克应先行内科保守治疗，待患者循环稳定维持到 48 小时时再积极手术。
3. 对于 VSR 穿孔小，分流量小，Qp/Qs<1.5：1，不伴有血流动力学障碍患者，手术在 3~6 周更安全。

治疗经过

　　入院后积极完善各项辅助检查，行冠脉造影检查示左主干 + 三支病变，无明显手术禁忌，有手术指征；于入院后 10 日行 VSR 修补术 + 左心室壁瘤切除 + 左心室成形术 +CABG 术，术中搭桥二支，LIMA-LAD，AO-SVG-LCX，AO-SVG-PDA，术后给予抗炎、补液、祛痰等对症支持治疗，无明显发热，体温正常，缝线已拆除，切口愈合良好，术后恢复顺利，于术后 10 日出院。

知识点

VSR 修补手术切口入路

1. 心尖部穿孔修补术　心尖梗死处切口。

2. 前间隔穿孔修补术　LAD 左侧旁开 1~2cm 平行切开心尖梗死区。穿孔较小者可直接贯穿缝合室间隔和左心室壁双侧毡片加固；穿孔较大者采用补片法，先直接缝闭裂隙，恢复左心室心内膜完整，再加固一个大的 D 形心包或聚四氟乙烯涤纶补片。

3. 后 / 下间隔穿孔修补术　采用左心室下壁距 PDA 1~2cm 切口，心内补片并梗死区旷置。

五、乳头肌功能不全及缺血性二尖瓣关闭不全（IMR）

（一）流行病学

IMR 占所有瓣膜疾病的 8%~10%（风湿性瓣膜病占 20%、退行性瓣膜病占 45%~50%）。IMR 是由于严重冠状动脉病变和 AMI 引起的一种功能性心脏瓣膜病，其二尖瓣瓣叶结构本身没有明显病理改变。AMI 后 6 小时心导管资料显示 18% 患者出现 IMR，其中 3% 为重度关闭不全，约有 10% 的 IMR 合并心源性休克，此类患者住院死亡率 70% 以上。AMI 导致乳头肌完全断裂，发生急性二尖瓣重度反流，造成严重肺水肿，约 1/3 患者立即死亡，50% 患者死于 24 小时。

（二）病理生理

1. IMR 是 AMI 后心室重塑的表现。AMI 的范围、部位和是否透壁决定 IMR 的严重程度、持续时间和临床表现。临床发现后下壁 AMI 多合并 IMR，并且程度严重，冠状动脉狭窄程度与之关系不大。

2. IMR 患者中 50%~75% 由于乳头肌断裂、功能紊乱，乳头肌移位，腱索移位或牵拉引起。病情发展迅速，死亡率较高。前侧乳突肌由 LAD 和 LCX 的 OM 双侧供血不易受损，后乳头肌在左优势型单独右冠状动脉供血、在右优势型 LCX 末端单侧供血，因此后间隔乳头肌断裂最常见，比前乳头肌断裂高 6~12 倍。LCX 和右冠状动脉闭塞导致急性下后壁 AMI，左心室下基底壁功能不全，造成二尖瓣瓣叶运动受限。

3. 乳头肌腱索和瓣尖断裂或乳头肌功能障碍导致二尖瓣下结构变形是 AMI 后 IMR 的原因。大约 5% AMI 患者合并乳头肌断裂，2/3 IMR 与后组乳头肌有关。

4. 塑形过程中乳头肌顶点移位，左心室扩大、几何形态改变、瓣环扩张及收缩期变形引起二尖瓣环扩大、扭曲，均可导致 IMR。二尖瓣反流引起左心房、左心室容量负荷增加，继而左心室离心性肥厚和左心功能进行性恶化，二尖瓣反流逐渐加重。

（三）临床表现及检查方法

1. 临床表现　IMR 发生在 AMI 后 12~24 小时，通常表现为急性心前区疼痛和呼吸困难，常出现心源性肺水肿、体循环压力降低，其中很多患者迅速出现心排血量下降和充血性心力衰竭，甚至出现心源性休克和心搏骤停。

2. 体格检查　表现为外周低灌注状态（低血压），心尖区闻及新出现响亮的全收缩期或收缩中晚期杂音，向腋窝或心底传导，若是后乳头肌断裂，杂音向左侧胸骨旁放射，可能与 VSR 或主动脉狭窄杂音混淆。当出现低心排和心源性休克时，心脏杂音减轻或消失，因此心脏杂音强弱不能反映 IMR 的严重程度。心源性肺水肿时满肺哮鸣音和湿啰音。

3. 辅助检查

（1）胸部 X 线片：提示左心影扩大，肺淤血状态，肺间质水肿和肺静脉扩张征象。

（2）心电图：常表现为急性下或后壁 AMI 图形。可以进一步明确心肌缺血的范围、AMI 部位、房室扩大、心室肥厚、心律失常。

（3）经食管超声心动图：特别是三维超声可以准确提示二尖瓣病变情况、反流程度、瓣叶有无脱垂、各房室大小、AMI 部位、心室收缩功能及血流动力学指标（PAP、PAWP、CI、LVEF 等），提示有无其他瓣膜疾病（风湿性瓣膜病、退行性瓣膜病）等，是明确 IMR 机制和严重程度（1 级微量，2 级轻度，3 级中度，4 级重度）的重要检查方法。反流量为 30ml 和有小反流瓣口面积（EROA）20mm^2 负荷超声心动图显示心肌缺血时，尤其是增加容量负荷时，二尖瓣反流加重，诊为严重 IMR。所有经胸或经食管超声心动图明确诊断的急性严重 IMR 患者都应考虑急诊手术治疗。

（4）术前急诊冠脉造影：可以显示冠状动脉病变部位和程度，左心室造影能定量评价二尖瓣反流的程度和左心功能情况，同时可以鉴别 AMI 后室间隔穿孔，必要时还可以急诊 PCI 治疗，打开犯罪血管。

（5）右心导管检查：显示肺动脉压力增高至 40mmHg 以上，出现"V"波，肺毛细血管楔压大于 20mmHg，混合静脉血氧饱和度低于 50% 提示心排血量降低。

（四）药物治疗

轻度 IMR，冠脉造影显示冠状动脉病变不需要急诊 CABG 患者，采用硝酸酯类药物、β 受体阻滞剂；对于伴有心力衰竭患者使用 ACEI 类、利尿剂和地高辛等。ACEI 类药物和 β 受体阻滞剂联合应用可以减轻二尖瓣反流的严重程度。控制液体入量，容量负荷过重可能导致急性心力衰竭。

（五）介入治疗

1. AMI 合并重度 IMR，循环稳定，应立即行冠脉造影，首选 PCI 再血管化。

2. 经皮边缘对边缘二尖瓣成形术　MitraClip 系统于 2008 年通过欧洲 CE 认证，于 2013 年通过美国 FDA 认证。MitraClip 技术基于外科修补术中缘对缘修补技术，通过股静脉将器械送入心脏，使用二尖瓣夹合器夹住二尖瓣前、后叶的中部，在操作过程中心脏正常搏动，不需要体外心肺循环支持，患者恢复较快。该系统是目前在 ESC 与 AHA/ACC 发布的心脏瓣膜病管理指南中唯一提及的二尖瓣关闭不全介入治疗方法。EVEREST 临床研究是关于 MitraClip 最为重要的临床研究之一。EVEREST Ⅰ 期研究结果 MitraClip 的安全性和可行性得到了证实；EVEREST Ⅱ 期研究结果表明与外科手术相比，MitraClip 技术严重并发症的发生率（21%）和术后死亡率（6%）无明显差异，虽然其有效性稍劣于外科手术，但安全性更有优势，且改善临床终点事件和心功能情况两组相近。

3. 经皮瓣环成形术

（1）直接瓣环成形系统：主要包括主要有 Mitralign 系统和 guided delivery 系统。指引导管置于二尖瓣后叶的瓣叶中部，通过射频导丝穿刺二尖瓣成形环到达左心房，沿二尖瓣瓣环释放 12 枚镍铬合金材料的锚定装置，通过收紧垫子之间的细绳可以将二尖瓣瓣环周长缩短 30%，1~3cm。该项技术的优点是避免心内直视手术和体外循环机；缺点是用于固定的锚一旦解扣，将无法收回，一旦出现锚定位置欠佳影响治疗效果。

（2）间接瓣环成形系统：主要包括 CARILLON 系统、MONARC 系统和 PTMA 系统。将冠状窦作为植入途径，通过颈静脉经右心房将一镍钛记忆合金弹力半环型装置送至冠状窦，包绕并缩小二尖瓣环，释放后该装置锚定在冠状窦内及二尖瓣环外侧，通过压迫作用挤压二尖瓣环从而减少反流程度。不足之处在于由于二尖瓣环的扩张并未完全被限制，可能再次出现二尖瓣关闭不全；其次超过 80% 的患者的 LCX 走行于冠状窦和二尖瓣瓣环之间，因此经冠状窦植入二尖瓣瓣环成形术可能存在压迫 LCX 的潜在风险，并存在远期钢丝断裂的可能，导致二尖瓣关闭不全和心功能进一步恶化。

（3）腱索植入术：主要括经心尖途径的 MitraFlex 装置和 NeoChord 装置及经心尖 - 穿刺房间隔途径联合的 Babic 装置。NeoChord 系统包括抓捕瓣叶导管、含有膨体聚四氟乙烯（ePTFE）缝合系统的可交换盒和用于证实瓣叶被抓捕的一套完整的光纤显示系统。经心尖将准备置入聚四氟乙烯腱索缝合在心脏壁的乳头肌与二尖瓣小叶之间的位置，通过改变腱索张力和二尖瓣脱垂程度来实时优化减轻二尖瓣反流，达到间接二尖瓣成形的目的。

（4）经皮二尖瓣置换术（transcatheter mitral valve replacement，TMVR）：包括 CardiAQ，Tiara，Fortis，Tendyne 瓣膜等。经静脉穿间隔或经心尖途径植入镍钛记忆合金支架的牛心包自膨胀瓣膜，带锚定装置，利于支架固定。经股静脉 - 房间隔途径安全性更高,创伤更小;心尖途径应用最多,对于输送系统大小要求较为宽容。瓣周漏是经皮二尖瓣置换术的常见并发症,溶血相对少见,但是一旦发生死亡率极高。该项技术将成为 IMR 患者特别是外科手术高危患者的提供了重要治疗手段。

(5) 双心室同步起搏术:IMR 伴有严重心力衰竭、心脏扩张的患者,通过使用双心室起搏器可以加快二尖瓣压力梯度升高、减少反流喷射面积、改善左心室功能、减轻左心室重塑,进而减轻二尖瓣反流程度。

(六) 手术治疗

1. 术前准备　急性重度 IMR 合并乳头肌断裂、心源性休克患者推荐早期使用 IABP 和 VAD。

2. 手术策略　AMI 后突发中度至重度 IMR 导致心脏功能急剧恶化、心源性休克,预后极差。院内总体死亡率高达 55%,其中药物治疗的死亡率为 71%,手术治疗的死亡率为 40%。应及早进行二尖瓣成形或置换及急诊 CABG,单纯急诊 CABG 而不纠正 IMR 严重影响预后。

(1) 如果中度到重度 IMR 病因不清,应行人工二尖瓣植入手术,术中注意保护瓣下结构。

(2) 中度 IMR 患者选择单纯急诊 CABG 或同期处理二尖瓣尚存争议,回顾性研究显示,在心功能恶化前和血流动力学尚平稳时进行同期处理瓣膜患者远期随访血流动力学指标(如 LVEF)明显好于单纯急诊 CABG,5 年生存率为 52%,与单纯急诊 CABG 相似。

(3) 间断性和部分中度以下 IMR 是可逆的,经再血管化治疗和药物治疗后可以逐步减轻,一般不需要对二尖瓣进行特殊处理。临床资料显示轻度 IMR 患者即使二尖瓣成形手术后反流早期完全消失,由于心脏塑形和其他未知机制作用,中晚期随访有可能出现二尖瓣反流复发或加重。

(4) 单纯二尖瓣手术患者由于没有解决心肌缺血的病理基础死亡率高于同期在血管化患者。二尖瓣手术同期再血管化,防止心肌缺血,同时有利于梗死组织再塑形。

3. 手术风险因素　包括高龄(>65 岁)、心源性休克、充血性心力衰竭(LVEF<40%、肾衰竭、肺动脉高压、合并慢性阻塞性肺疾病(COPD)。

4. 手术时机　以往部分术者认为 AMI 期心肌组织脆弱手术难度和风险高,但是越来越多的临床研究证实等待对于手术成功率是无益的,推荐早期(小于 24 小时)手术干预。即使在药物支持治疗下患者循环暂时稳定,也有迅速恶化的可能,导致不良预后,因此要在全面评价病情的前提下尽早执行手术。

5. 手术方式　全身麻醉,气管插管,植入食管超声心动图探头持续监测,升主动脉及上、下腔静脉插管,低温体外循环(32℃)。右心房或房间隔切口。大部分患者的二尖瓣本身的瓣叶和腱索结构没有病变,且左心室收缩末期容积指数(LVESVI)≥80ml/m^2,计算反流指数(regurgitant fraction)大于前向射血分数(forward ejection fraction)50% 以上,应该首先进行二尖瓣成形术,只有累及乳头肌病变,如乳头肌断裂患者才考虑二尖瓣置换手术。第一步先行桡动脉或静脉桥血管远端与靶血管吻合;第二步进行二尖瓣成形或置换,避免人工瓣膜或瓣环造成左心室后壁撕裂和穿孔,第三步再进行胸廓内动脉与 LAD 吻合,开放循环后上侧壁钳打孔,完成静脉桥血管近端吻合。术中左心室注射生理盐水、心脏复跳后经食管超声心动图(TEE)评价二尖瓣成形效果,二尖瓣反流量小至微量方可认为满意,如果存在 2 级以上,则再次转机,重新修复或瓣膜置换。

(1) 二尖瓣成形术:由于缺血及退行性变引起的二尖瓣病变大约 95% 都可以通过二尖瓣成形术治疗。目前大多数心脏中心更倾向于二尖瓣成形术,在美国二尖瓣成形占二尖瓣手术总量的 60% 以上。

手术适应证为二尖瓣中偏重或重度反流,特别是合并腱索断裂、瓣叶穿孔的患者。术中常规放置经食管超声,术前评估及术后即刻评估成形效果。可采用瓣叶楔形切除、腱索缩短、腱索转移、二尖瓣瓣环折叠、上置人工瓣环、二孔法等技术,尽可能行二尖瓣成形术。

1) 对于单纯的二尖瓣瓣环扩张,可采用前后交界缝缩的方法,以减少二尖瓣瓣口面积。

2) Carpentier、Duran、Cosgrove 二尖瓣成形环:2-0 涤纶缝线从左纤维三角沿着左心室后游离壁环直至右纤维三角间断缝合,针距 5~6mm 间距 2mm。

3) Devega 环缩术:对于瓣环明显扩大的患者效果不肯定,远期环缩线撕脱,瓣环进一步扩大而造成反流量增加,左心前负荷加大,心力衰竭加重。

4）二尖瓣双孔法：即前后瓣叶边缘对边缘缝合（edge-edge）。Alfieri等应用边缘对边缘二尖瓣修补技术，前后瓣叶中点缝合形成二尖瓣双出口。治疗121例IMR患者，住院死亡率1.6%，总生存率92%，95%的患者不需要再次手术，无二尖瓣狭窄发生，中期随访心脏功能明显改善。Umana等荟萃分析结果显示边缘对边缘二尖瓣修补技术术后，瓣口面积减少，二尖瓣反流分级减低，LVEF增加。

5）对于合并瓣叶脱垂患者，可采用矩形切除脱垂瓣叶、腱索转移、腱索重建或乳头肌成形。

（2）二尖瓣置换术：乳头肌心室壁梗死面积大，主要腱索附着的乳头肌断裂，造成瓣叶1/2以上脱垂的病变，修补纤维组织极其危险，考虑进行二尖瓣置换；复跳后经食管超声显示二尖瓣成形效果不佳时立即行二尖瓣置换术。可采用连续或间断缝合。大于60岁患者，建议使用生物瓣。部分术者采用保留后瓣或全瓣（瓣中瓣技术）。对缺血性二尖瓣病变行换瓣手术时尽可能保留后瓣叶及瓣下装置。置换机械瓣及生物瓣的选择，可根据患者的年龄、术后抗凝的条件等综合因素考虑。

6. 手术并发症　术后心源性休克、低心排血量综合征、围术期心肌梗死、出血、感染性心内膜炎、心律失常和残余二尖瓣重度关闭不全是手术的主要并发症。心室游离壁破裂是最严重的并发症，通常导致术中死亡。二尖瓣置换术并发症还包括：抗凝不当导致出血或血栓栓塞、人工瓣膜功能异常、瓣周漏等。TEE远期随访二尖瓣成形术术后中度残余二尖瓣关闭不全者占24%，重度5%。二尖瓣成形术避免了人工瓣膜置换术后特殊并发症，而且减少了血栓栓塞和心内膜炎的发生率。

对缺血性二尖瓣病变行换瓣手术时尽可能保留后瓣叶及瓣下装置。置换机械瓣及生物瓣的选择，可根据患者的年龄、术后抗凝的条件等综合因素考虑。

7. 预后

（1）围术期死亡率

1）AMI合并轻度IMR单纯急诊CABG手术死亡率为3%~5%。

2）单纯二尖瓣手术患者由于没有解决心肌缺血的病理基础，死亡率为34%，高于同期再血管化患者。

3）急诊CABG同期二尖瓣成形术或置换术的死亡率较高（4%~15%），高于其他二尖瓣手术（2%~3%）。与单纯药物治疗相比，急诊手术可以降低总体死亡率并改善左心室功能，减少因延误手术造成的进一步脏器损害和死亡风险。

4）二尖瓣成形术的手术死亡率低于二尖瓣置换术。

5）AMI合并乳头肌断裂和连枷，急诊CABG同期二尖瓣成形术或置换术的死亡率为（20%~50%）。

6）没有乳头肌断裂时出现严重二尖瓣关闭不全，常提示广泛AMI和左心室功能的严重下降，此类患者处理更加困难，手术死亡率也明显增加，可高达80%~90%。

（2）远期随访

1）AMI合并轻度IMR单纯急诊CABG术后6~12个月LVEDD、左心室收缩末期内径（LVESD）和LVEF明显改善，5年生存率85%。

2）急诊CABG及二尖瓣成形术或二尖瓣置换术后左心室舒张末期内径、收缩末期内径和LVEF改善不明显。急诊CABG及二尖瓣成形术1年生存率81%，5年生存率70%，10年生存率56%；急诊CABG及二尖瓣置换术1年生存率80%~90%，5年生存率60%~65%，10年生存率30%~56%。二尖瓣成形术修复乳头肌功能，同时恢复瓣环的大小和形态，减少手术时间，避免长期抗凝并发症，心肌保护好，治疗IMR效果好于二尖瓣置换术。

3）术后心功能（NYHA分级）提高1.9级，并且在术后2~5年83%~85%患者恢复至Ⅰ~Ⅱ级。

乳头肌功能不全及缺血性二尖瓣关闭不全诊疗流程图见图3-4-11。

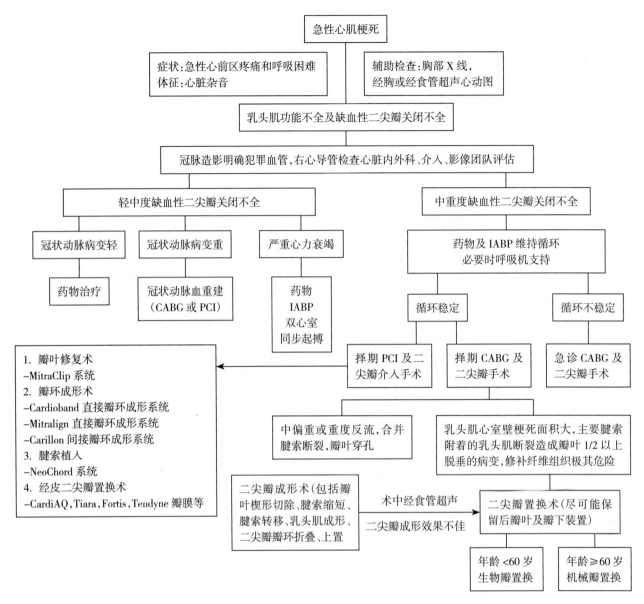

图 3-4-11 乳头肌功能不全及缺血性二尖瓣关闭不全诊疗流程图
PCI. 经皮冠脉介入术；CABG. 冠状动脉旁路移植术；IABP. 主动脉内球囊反搏。

【病例解析】

病例摘要 4

现病史

患者，女，49岁，患者主因"胸闷 3 日"入院。既往高血压病史 10 年。

辅助检查

冠脉造影：冠脉供血呈右优势型，左、右冠状动脉开口正常；LM(−)；LAD 中段 60% 节段性狭窄，第二对角支开口 80% 局限性狭窄；LCX(−)；右冠状动脉近段 - 中段 70%~80% 弥漫性狭窄，右冠状动脉远段不规则，左室后支(PLV)开口 100% 闭塞；LCA 向右冠状动脉发出侧支，侧支血流 TIMI Ⅲ 级（图 3-4-12）。

超声心动图：左心增大，二尖瓣增厚，回声增强，收缩期二尖瓣后叶 P1、P2 区脱向左心房侧，前后叶对合错位，收缩期二尖瓣重度偏心性反流；LVEDD 50mm、LVEF 68%。术前 TnI 9.91ng/ml（0~0.09ng/ml）。

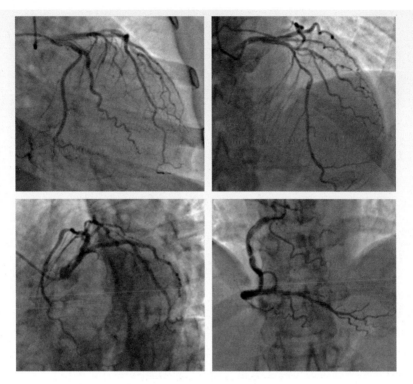

图 3-4-12　患者冠脉造影

术前诊断

急性非 ST 段抬高心肌梗死、冠状动脉粥样硬化性心脏病、心功能 Killip Ⅰ级、二尖瓣脱垂并重度关闭不全、高血压、2 型糖尿病。

　解析

冠心病合并二尖瓣脱垂、重度反流，手术顺序：体外循环不停跳下行 SVG-PDA-PLV 吻合，阻断升主动脉，停跳后行二尖瓣成形及 LIMA-LAD 吻合，开放升主动脉后，不停跳下行近端吻合。二尖瓣成形采用瓣叶楔形切除、上置二尖瓣瓣环的成形方法，远期效果更好（图 3-4-13）。

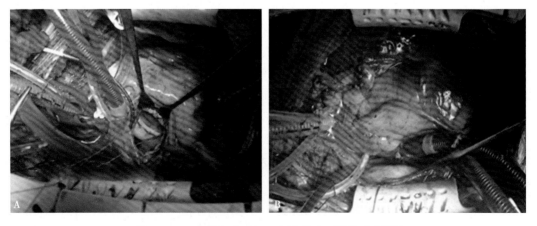

图 3-4-13　患者入院后行二尖瓣成形 + 冠状动脉搭桥
A. 二尖瓣唇叶瓣叶楔形切除，上置人工瓣环；B. 二尖瓣成形 + 冠状动脉搭桥。

指南解读

<hr>

ACCF/AHA 冠状动脉搭桥手术指南(2011)

1. CABG　合并重度缺血性二尖瓣关闭不全,预期血运重建不能改善二尖瓣反流,应该推荐同期二尖瓣成形或置换术(Ⅰa类,证据等级:B)。

2. CABG　合并中度缺血性二尖瓣关闭不全,预期血运重建不能改善二尖瓣反流,同期二尖瓣成形或置换术是合理的(Ⅱa类,证据等级:B)。

指南解读

<hr>

ESC/EACTS 心肌血运重建术指南(2014)

合并瓣膜和冠脉介入推荐

诊断方式:

1. 瓣膜手术患者合并如下严重瓣膜性心脏病推荐术前冠脉造影:冠心病病史;怀疑心肌缺血;左心室收缩功能不全;男性>40岁和绝经期女性;冠心病心血管危险因素≥1(Ⅰ类,证据等级:C)。

2. 冠脉造影推荐用于评价继发性二尖瓣反流(Ⅰ类,证据等级:C)。

3. 严重瓣膜性心脏病及冠心病低风险患者,或冠脉造影技术上不可行或高风险患者,瓣膜手术前应该考虑 CT 血管造影(Ⅱa类,证据等级:C)。

首选瓣膜介入和冠状动脉再血管化:

1. 具备主动脉瓣或二尖瓣外科手术指征,且主要心表冠状动脉狭窄>70%推荐 CABG(Ⅰ类,证据等级:C)。

2. 具备主动脉瓣或二尖瓣手术指征,且主要心表冠状动脉狭窄50%~70%推荐 CABG(Ⅱa类,证据等级:C)。

3. 具备 TAVI 手术指征,且主要心表近端冠状动脉狭窄>70%推荐 PCI(Ⅱa类,证据等级:C)。

4. 具备导管二尖瓣介入手术指征,且主要心表近端冠状动脉狭窄>70%推荐 PCI(Ⅱa类,证据等级:C)。

首选再血管化且非冠脉介入:

1. 冠心病患者需要 CABG,合并严重二尖瓣反流,且 LVEF>30%,具备同期二尖瓣外科手术指征(Ⅰ类,证据等级:C)。

2. 冠心病患者合并中度二尖瓣反流需要 CABG 改善症状,可以考虑同期二尖瓣外科手术(Ⅱa类,证据等级:B)。

3. 冠心病患者具备 CABG 指征,合并中到重度二尖瓣反流,且 LVEF≤35%,可以考虑同期二尖瓣修复手术(Ⅱa类,证据等级:B)。

4. 具备 CABG 指征,合并中度二尖瓣反流,可以进行负荷试验以决定缺血及反流的程度(Ⅱa类,证据等级:C)。

5. 具备 CABG 指征,合并中度主动脉瓣狭窄(瓣口面积 $1.0\sim1.5\text{cm}^2$,即 $0.6\sim0.9\text{cm}^2/\text{m}^2$,或者平均动脉压 25~40mmHg)可以考虑主动脉瓣外科手术(Ⅱa类,证据等级:C)。

指南解读

2014 AHA/ACC 心脏瓣膜病管理指南摘要

1. 对正在接受 CABG 或 AVR 的患者,若同时合并重度继发性二尖瓣关闭不全(C、D 期),可同时行二尖瓣手术(Ⅱa 类,证据等级:C)。

2. 年龄＜60 岁的 AVR、MVR 患者,如无抗凝禁忌,可选机械瓣(Ⅱa 类,证据等级:B)。

3. 年龄>70 岁的患者应选择生物瓣膜,而 60~70 岁的患者二者均可选(Ⅱa 类,证据等级:B)。

知识点

二尖瓣腱索断裂成形术

1. 后叶腱索断裂成形　矩形切除腱索断裂部位的瓣叶组织,4-0 prolene 线间断缝合缺损,然后加二尖瓣成形环环缩,缩小后叶侧瓣环。

2. 前叶腱索断裂成形　一般不宜切除腱索断裂部位的瓣叶组织,应尽量保持前叶完整性。把与前叶断裂相对应处的带Ⅰ级腱索的部分后叶组织转移到腱索断裂的前叶局部,用 4-0 prolene 线缝于前叶的游离缘。残留缺损小者可直接缝合,缺损大则加二尖瓣成形环环缩后自体心包片补片修补。

3. 交界区腱索断裂成形　矩形切除腱索断裂的交界区的瓣叶组织,用 4-0 prolene 线间断缝合修补缺损,然后做二尖瓣成形环环缩术。

4. 人工腱索植入技术　二尖瓣前叶主腱索的断裂,可用人工腱索替代断裂的腱索。以 4-0 膨体聚四氟乙烯缝线作为人造腱索,带垫片缝于乳头肌的中部肌肉上,再缝于腱索断裂处的瓣叶边缘,然后调整好缝线的长度打结。

六、室壁瘤

(一) 定义

左心室室壁瘤(left ventricular aneurysm,LVA),左心室局部收缩力下降,心室腔扩大,部分室壁变薄,张力增加,室壁运动减弱、不运动或矛盾运动。

(二) 病理生理

虽然下壁心肌梗死和前壁心肌梗死的发生率几乎相等,但 85% 的室壁瘤发生在心尖部及前间隔部位,只有 5%~10% 位于下后壁、接近心底部。这与心肌的解剖学结构有关,心尖部只有三层心肌,而心底部有四层心肌结构。另外,下壁常常由右冠状动脉及 LCX 的双重血供,有良好的侧支循环。后者能增加梗死区域内的心肌细胞存活数量,防止室壁瘤的形成。

(三) 分型

1. 真性室壁瘤　急性心肌梗死后心室变薄和扩张。95% 以上是 AMI、创伤、肉瘤等,犯罪血管是 LAD。

2. 假性室壁瘤　左心室破裂后心包粘连包裹血栓形成。急性心肌梗死 5~10 日发生心脏破裂,多累及 LCX(占 55%)。外科手术损伤(如:二尖瓣人工瓣膜置换术中瓣下切除过多)占 33%、肿瘤占 7%、感染占 5%。

3. 功能性室壁瘤　包括失功能性室壁瘤(akinetic aneurysm)和功能障碍性室壁瘤(dyskimetic aneurysm)。尚有存活心肌,不宜手术切除。

(四) 临床表现及检查方法

1. 症状　心绞痛及呼吸困难,心悸、晕厥、猝死,反复发作的室性心律失常、充血性心力衰竭及体循环栓塞症状

2. **体征**   心尖区可打到弥散的收缩期抬举样或双搏动。听诊检查可能听到第三心音或第四心音。

3. **辅助检查**

(1) 胸部 X 线片：肺野淤血，左心房、左心室扩大室，室壁瘤处心内膜可见钙化。

(2) 二维超声心动图或放射性核素心室造影：可发现左心室节段性收缩期反常膨出，呈反向（矛盾）运动

(3) 彩色多普勒超声心动图：显示室壁运动减低、节段性矛盾运动可以明确诊断。能显示瘤体的位置，大小和左心室功能。并可确定有无附壁血栓。

(4) 左心室造影：可显示心肌无收缩功能区域，伴有反向搏动。

(5) 心脏 MRI：假性室壁瘤瘤体内心肌层不连续，瘤颈部明显小于瘤体。

（五）治疗方法

1. **手术治疗适应证**   心绞痛是手术的主要指征，约占 81%。早期室壁瘤的手术指征是充血性心力衰竭。顽固性室性心动过速和体循环栓塞是重要指征。假性室壁瘤，破裂机会大，必须考虑尽早手术切除。

部分学者认为所有室壁瘤患者不论症状轻重都应进行修补，以防止心脏破裂造成心脏压塞及死亡。

2. **手术治疗禁忌证**

(1) 室壁瘤占据左心室游离壁≥50%。

(2) 慢性室壁瘤伴广泛心肌病变，左心功能不全，EF<25%；右心室功能不全，平均肺动脉压 >40mmHg。

(3) 功能性室壁瘤。

3. **手术方式**

(1) Cooley 线形"三明治"标准线形修补术

优点：简单，容易掌握，避免在心腔内使用人工材料。缺点：较大瘤体颈部扩张，"三明治"法术后心室狭长，改变了正常的几何形态，造成左心室几何结构扭曲，同时不能消除室间隔的反常运动；LVEDD 减少亦改变了非瘤区不同层次心肌的收缩方向，心室功能恢复不满意；手术操作中血栓容易脱落；手术死亡率高达 9.8%~18%。

(2) 左心室几何重建术（图 3-4-14、图 3-4-15）：

1) 手术适应证：室壁瘤较大（直径≥30mm）、室壁瘤合并血栓形成、需行左心室成形术。

2) 手术方法：包括 Jatene 及 Dor 手术，其核心是切开瘤体、环缩瘤颈、心内补片、左心室成形及重建。

Dor 手术采用心内补片技术，旷置完全无运动、但又不能切除的心肌梗死区并重建恢复左心室梗死前的形状。Jatene 手术强调左心室几何重建的新概念，使术后左心室扩张扭曲的正常肌束方向尽可能恢复到它的原始方向和位置，同时左心室立体构形的重塑（恢复为正常的橄榄球或锥形结构），使左心室的容积大小保持在合理范围（LVESVI<40ml/m^2）。

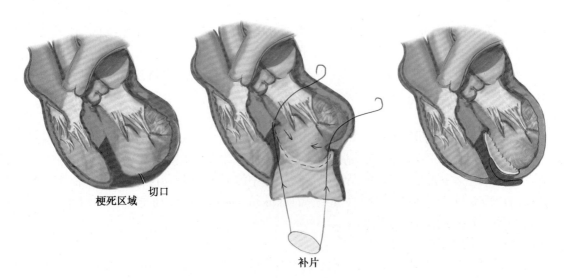

梗死区域   切口

补片

图 3-4-14   左心室几何重建术，心内补片

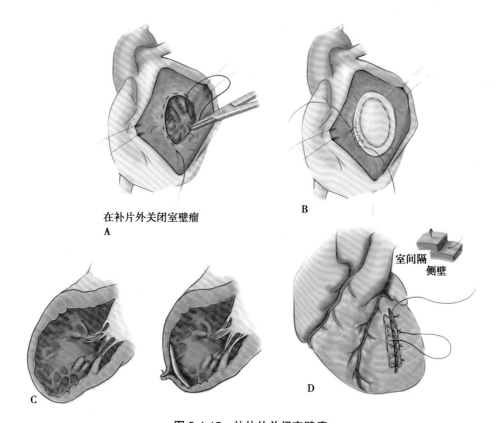

图 3-4-15 补片外关闭室壁瘤
A.切开瘤体,环缩瘤颈;B.心内补片缝合;C、D.瘤体切除及缝合。

3)手术注意事项:①血栓清除要剥离干净,防止血栓脱落;②瘤颈环缩到适度范围;③补片完成左心室成形后,在行瘤体切除及缝合时防止影响到左心室成形效果;④应用"血管桥"灌注的方法可取得更好的心肌保护。方法:切开瘤体,环缩瘤颈,心内补片,不强调室壁瘤切除,关键在于合理的左心室重建。

4)优点:①通过补片将大面积的室间隔梗死区隔离,从解剖上更生理地重建左心室的几何形状,恢复各层心室肌的正常收缩方向,有利于心室功能恢复;②减少出血、渗血;③减少感染机会。

(3)OPCAB 下室壁瘤切除

手术适应证:①直径小于 30mm 者可用"三明治"法修补;②同期 CABG+ 室壁瘤切除,但不能耐受体外循环者;③超声心动图表明心内无血栓者。

(4)Port-access 机器人辅助下室壁瘤切除

主要包括:Port-access 机器人小切口室壁瘤切除及 CABG 技术;mini-invasive 体外循环辅助、阻断及停搏液灌注技术;内镜辅助下 Endo-CPB 及 Endo-Direct System 技术。Allonialessia 等于 2003 年首次报道 7 例。

(5)DSA 血管造影及三维超声定位下左心室室壁瘤隔绝术(经导管心室隔离成形术,transcatheter ventricular isolation plasty,TVPR)。

(6)干细胞移植(骨髓、胚胎、脐带血干细胞),实验室研究证实有效。

(六)预后

1.有效性 改善心功能,术后 LVEF、LVFS 较术前明显增加,术后 LVEDD、LVESD 较术前明显降低。手术的效果取决于病例的选择,室壁瘤大小、有无心绞痛症状、心脏功能的好坏、冠状动脉病变的程度决定手术预后。

2.安全性 围术期死亡率 2%~10%,与急诊、心功能、高龄等因素有关。Suzer Kaya 等报道 125 例,围术期死亡率 6.4%,7 年生存率 84.8%,Di Mattia 报道 5 年生存率 73%,7 年生存率 61%。LVEF 小于 20% 者,其手术死亡率明显升高。没有完成 CABG 或 PCI 的患者手术死亡率也较高,在 2%~18%(图 3-4-16)。

心肌梗死后左心室室壁瘤诊疗流程图见图 3-4-16。

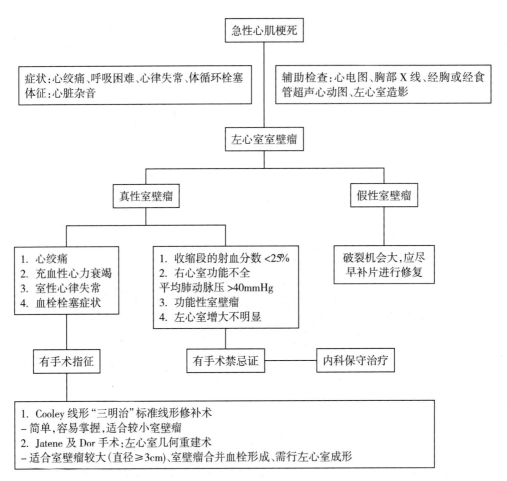

图 3-4-16 心肌梗死后左心室室壁瘤诊疗流程图

【病例解析】

病例摘要 5

现病史

患者,男,46 岁,患者主因"间断胸痛 6 个月,心悸 1 周"入院。吸烟 20 年,20 支 /d。

辅助检查

术前冠脉造影:冠状动脉供血呈右优势型,左、右冠状动脉开口正常;LM(-);LAD 近端 - 中段 90%~95% 弥漫性狭窄,血流 TIMI Ⅱ 级;LCX(-);右冠状动脉(-)(图 3-4-17)。

超声心动图:左心室轻度增大,室间隔中间段至心尖段运动幅度减低,左心室心尖圆隆外膨,矛盾运动,心尖部附壁可见大小约 36.2mm×13.6mm 低回声;LVEDD 55.6mm、LVEF 47%。术前 TnI 0.03ng/ml(0~0.09ng/ml)。术前诊断:不稳定型心绞痛、冠状动脉粥样硬化性心脏病、左心室心尖部室壁瘤、左心室附壁血栓形成。

治疗经过

室壁瘤较大合并左心室附壁血栓形成,适合体外循环停跳下行室壁瘤切除、血栓清除、左心室成形(经典 Jatene)及 CABG 术。于全身麻醉体外循环停跳下行左心室室壁瘤切除、左心室血栓清除、左心室成形及 CABG 术,术中搭桥:LIMA-LAD,手术顺利。术后第 1 日心肌酶 TnI 4.51ng/ml,术后 9 日康复出院(图 3-4-18)。

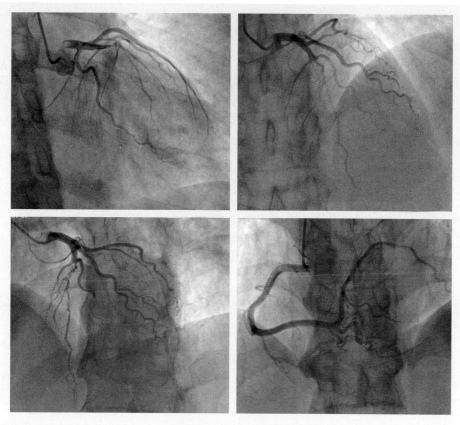

图 3-4-17　术前冠脉造影结果

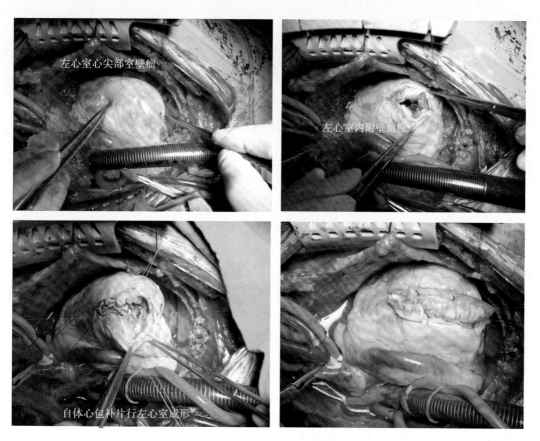

图 3-4-18　入院后行左心室室壁瘤切除、左心室血栓清除、左心室成形及 CABG 术

自体心包补片行左心室成形术。

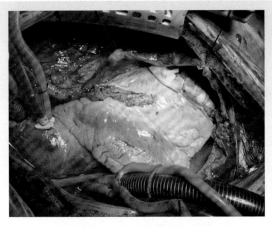
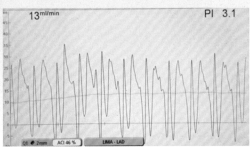

图 3-4-18(续) 入院后行左心室室壁瘤切除、左心室血栓清除、左心室成形及 CABG 术
自体心包补片行左心室成形术。

指南解读

ESC/EACTS 心肌血运重建术指南(2014)

慢性心功能衰竭和左心室收缩功能不全(LVEF≤35%)患者再血管化推荐:

1. 严重 LM 狭窄和等同 LM 的 LAD、LCX 双支近端病变,推荐 CABG(Ⅰ类,证据等级:C)。

2. 严重 LM 狭窄和多支血管病变,推荐 CABG 以减少心血管原因导致的死亡和住院风险(Ⅰ类,证据等级:B)。

3. 巨大左心室室壁瘤存在破裂风险、巨大血栓形成或室壁瘤局灶心律失常,考虑 CABG 同期室壁瘤切除(Ⅱa 类,证据等级:C)。

4. 有存活心肌需要心肌血运重建(Ⅱa 类,证据等级:B)。

5. LAD 支配范围瘢痕形成,特别是术后 LVESV<70%,CABG 同期左心室重建术(Ⅱb 类,证据等级:B)。

6. 如果冠状动脉解剖适合,有存活心肌表现,外科手术禁忌,可以考虑 PCI(Ⅱb 类,证据等级:C)。

指南解读

ACCF/AHA 冠状动脉搭桥手术指南(2011)

1. 室壁瘤存在存活心肌可考虑心肌血运重建(Ⅱa 类,证据等级:B)。

2. 对于存在巨大左心室室壁瘤,且有破裂、血栓形成风险或因此诱发心动过速的患者,可考虑在 CABG 术中切除室壁瘤(Ⅱa 类,证据等级:C)。

3. LAD 支配心肌瘢痕形成时,尤其是术后预测 LVESV 指数 <70ml/m² 的情况下,可考虑在 CABG 同时行左心室重建术(Ⅱb 类,证据等级:B)。

知识点

经典 Jatene 技术

主要应用于室壁瘤大于左心室容积 30%,尤其是 >50% 的巨大室壁瘤。LAD 旁开 1.5cm 切开左心室,避免损伤前乳头肌,清除附壁血栓,用双头编织针以后前位方向在室间隔梗死部位行水平褥式缝合 2~4 针,折叠远端室间隔以消除反常运动,恢复远端室间隔的正常的锥体形,然后是全层环缩室壁瘤基底部,恢复左心室原始的大小和形状。手术缝闭左心室时,若环缩后切口≤2.5cm 可外加毡片直接线性缝合;若切口 >2.5cm 时,用涤纶补片缝补缺口。

（苏丕雄）

推荐阅读文献

［1］SANA MA,WILLIAM GS,MICHAEL J,et al. 2017 AHA/ACC/HRS guideline for management of patients with ventricular arrhythmias and the prevention of sudden cardiac death. J Am Coll Cardiol,2018,72(14):e91-e220.

［2］SILVIA GP,CARINA BL,ANDREA M,et al.2015 ESC Guidelines for the management of patients with ventricular arrhythmias and the prevention of sudden cardiac death. Eur Heart J,2015,36(41):2793-2867.

［3］BORJA I,STEFAN J,STEFAN A,MANUEL J,et al.2017 ESC Guidelines for the management of acute myocardial infarction in patients presenting with ST-segment elevation. Rev Esp Cardiol(Engl Ed),2017,70(12):1082.

［4］DAVID H,PETER K. SMITH,JEFFREY L,et al.2011 ACCF/AHA guideline for coronary artery bypass graft surgery. J Am Coll Cardiol,2011,124(23):652-735.

［5］STEPHAN W,PHILIPPE K,FERNANDO A,et al.2014 ESC/EACTS guidelines on myocardial revascularization. Eur Heart J, 2015,8(4):211-220.

［6］WILLIAM W,PHILIPPE K,NICOLAS D,et al. 2010 ESC guidelines on myocardial revascularization. Eur Heart J,2010,31: 2501-2555.

［7］PIOTR P,ADRIAAN AV,STEFAN DA,et al.2016 ESC guidelines for the diagnosis and treatment of acute and chronic heart failure. Eur Heart J,2016,37,2129-2200.

［8］CLYDE WY,MARIELL J,BIYKEM B,et al. 2017 ACC/AHA/HFSA focused update of the 2013 ACCF/AHA guideline for the management of heart failure. J Card Fail,2017,23(8):628-651.

［9］GLENN NL,ERIC RB,JAMES CB,et al. 2015 ACC/AHA/SCAI focused update on primary percutaneous coronary intervention for patients with ST-elevation myocardial infarction. J Am Coll Cardiol,2016,67(10):1235-1250.

［10］GOPAL G,ANKUR G,FADI GH,et al. Guidelines in review:2013 ACCF/AHA guideline for the management of ST-elevation myocardial infarction. J Nucl Cardiol,2014,21(1):190-201.

［11］EZRA AA,NANETTE KW,RALPH GB,et al. 2014 AHA/ACC guideline for the management of patients with non-ST-elevation acute coronary syndromes. Circulation,2014,130(25):e344-e426.

［12］MARCO R,CARLOP,JEANPC,et al.2015 ESC guidelines for the managementof acute coronary syndromes in patients presenting without persistent ST-segment elevation. Eur Heart J,2016,37(3):267-315.

［13］BRUNO L,OLIVIER B,KARIM B,et al. Experts' recommendations for the management of adult patients with cardiogenic shock. Ann Intensive Care,2015,5(1):17.

［14］CLYDE W. YANCY,MARIELL J,et al. 2013 ACCF/AHA guideline for the management of heart failure. Circulation,2013,128(16):e240-e327.

［15］RICK AN,CATHERINE MO,ROBERT OB,et al.2017 AHA/ACC focused update of the 2014 AHA/ACC guideline for the management of patients with valvular heart disease. J Am Coll Cardiol,2017,70(2):252-289.

第四章

瓣 膜 疾 病

第一节 二尖瓣狭窄

本节要点

1. 二尖瓣狭窄常见于风湿性改变,极少数为先天性狭窄或老年性二尖瓣环或环下钙化所致;随着风湿热发病率的下降,新发病例有明显减少趋势。

2. 正常成人二尖瓣瓣口面积为 4~6cm^2,当因各种病因导致二尖瓣口狭窄程度达到 2cm^2 时,则血流动力学发生变化,随着病程的逐步进展,瓣口狭窄程度加重,而出现相应的临床症状。

3. 二尖瓣狭窄病情进展缓慢,随着瓣膜狭窄程度的加重,症状也逐渐明显。呼吸困难是二尖瓣狭窄患者早期出现的临床症状,随着病情进展,左心房压力升高、容积扩大,将出现肺淤血以及相邻器官受压等症状。

4. 超声心动图检查是诊断二尖瓣狭窄的主要手段,该检查可明确二尖瓣狭窄的程度,并根据瓣膜形态的改变可初步进行病因判断,且可评估心脏形态及功能的改变情况,为下一步治疗提供重要的参考依据。

5. 球囊扩张术作为二尖瓣狭窄的治疗方法之一,对于部分患者有一定的临床价值;外科手术治疗是目前二尖瓣狭窄的主要手段,其主要包括二尖瓣人工瓣膜置换及相关合并症的处理,近年来也有学者提出二尖瓣成形术治疗风湿性二尖瓣狭窄病变。

一、定义

正常二尖瓣瓣口面积为 4.0~6.0cm^2,二尖瓣狭窄是由于二尖瓣结构异常导致开放受限,瓣口面积缩小,血流受阻所引起的一系列症状。90% 二尖瓣狭窄的病因为急性风湿热的后遗症,极少数为先天性狭窄或老年性二尖瓣环或环下钙化。

二、流行病学

风湿性心脏病是二尖瓣狭窄(mitral stenosis,MS)最常见病因。在我国,90% 以上二尖瓣狭窄为风湿性,而慢性风湿性瓣膜病中 95% 以上累及二尖瓣,其中单纯二尖瓣病变占 75%~90%,而单纯二尖瓣狭窄约占二尖瓣病变半数以上(52%)。风湿性心脏病(简称"风心病")二尖瓣狭窄多见于 20~40 岁的中青年,随着我国风湿热发病率的下降,新发病例有明显减少,但由于发病后未及时有效治疗,病程明显延长,以致近年来中老年病例有所增多。一般认为,从风湿热首次发作后 2 年以上才会引起二尖瓣狭窄。女性发病率超过男性,男女比例为 1∶(1.5~2)。

单纯先天性二尖瓣狭窄极为罕见,根据其病理类型大致可分为交界融合型、吊床型、降落伞型以及漏斗型 4 类。

二尖瓣环及环下区钙化是老年人常见的退行性改变,其可引起二尖瓣狭窄和 / 或关闭不全。本病在老年尸检发现率为 6.7%~10%,女性比男性多 2~3 倍。钙化程度不一,多位于二尖瓣环后部,也可出现在环前部甚至整个环部。

三、病理生理学

正常成人二尖瓣瓣口面积为 4~6cm²,正常情况下,不管心排血量如何,左心房与左心室之间的血流都不产生任何障碍。当二尖瓣口狭窄的程度达到 2cm² 时,则血流动力学发生变化,左心房压力和心排血量受到影响,此时血流从左心房进入左心室时遇到阻力,血流通过瓣口时发生紊乱,临床上开始出现轻度症状。

根据二尖瓣狭窄的程度和进展速度,出现相应的病理生理改变:

(一)左心房压力升高和左心房扩大

二尖瓣狭窄时,舒张期由左心房进入左心室的血流产生阻碍,左心房压首先升高,此时血流只能通过异常增高的左心房与左心室之间的压力阶差来推动,随着左房舒张末期压力(简称"左房压")的升高,左心房发生扩张,在严重二尖瓣狭窄时,左心房可显著增大,形成巨大左心房,长期左心房扩大,左心房纤维化以及心房肌束排列紊乱,结果导致传导速度和不应期的不一致,从而易于发生房性期前收缩和心房颤动。慢性心房颤动可使心房肌发生弥漫性萎缩,以致心房肌的传导速度和不应期更加不一致,结果使心房颤动成为不可逆性病变。二尖瓣狭窄时,心房肌的收缩可使左心房与左心室的压力阶差增加约 40%,是维持通过狭窄二尖瓣口血流量高低的重要因素,心房颤动的发生可使心排血量降低约 20%。

(二)肺淤血和肺动脉高压

左心房心肌薄,代偿能力差,与肺静脉之间无瓣膜,左房压升高时,肺静脉和肺毛细血管压也同时升高,肺静脉和肺毛细血管发生扩张和淤血,造成慢性肺脏梗阻性充血。该期患者在休息时可无明显症状,但在劳累或情绪激动时,因心率加快,肺静脉和肺毛细血管内血容量增加,肺顺应性减低,呼吸道的通气阻力增加,可引起劳力性呼吸困难、阵发性呼吸困难或咯血等症状。心率加快时,心室的舒张期比收缩期明显缩短,舒张期的缩短使血流通过二尖瓣口的时间减少,故心动过速可使左心房压力以及左心房 - 左心室压力阶差增高。

严重的肺静脉淤血可通过三种机制引起肺动脉高压:①起初为肺动脉压力"被动性"增高;②主动性的肺小动脉痉挛;③肺小动脉由功能性收缩发展为器质性狭窄和硬化,肺动脉压升高以保持正常的肺动静脉压力阶差,有助于左心房对左心室的充盈。

(三)右心室衰竭

肺动脉压升高到一定程度,右心室后负荷增大,排空受到严重阻碍,使右心室壁肥厚,右心室收缩压升高;长期右心室高压力,超过右心室的代偿能力,可导致右心衰竭;右心室舒张末期压和右心房压升高,引起肝淤血及外周水肿,右心扩张可引起功能性三尖瓣关闭不全,进一步加重右心房和右心室的容量负荷,右心衰竭表现可进一步加重。

(四)继发性三尖瓣关闭不全

由于肺动脉高压或右心室扩张和功能不全,右心室重塑,乳头肌移位,三尖瓣瓣环的扩大和变形,以后瓣环和前瓣环为主,当三尖瓣瓣叶对合不良,出现三尖瓣反流,也称为功能性三尖瓣关闭不全。也有学者认为,风湿性病变可累及瓣环,导致瓣环结构完整性受损。轻度关闭不全的患者在二尖瓣处理后能恢复正常,但部分病程长、合并有重度肺动脉高压和心房颤动的患者,即使在二尖瓣手术后,仍有可能持续存在,甚至进行性加重,需进一步手术处理。

(五)左心室萎缩

单纯二尖瓣狭窄患者的左心室功能大多正常,由于左心房高压及左心房向左心室充盈的时间延长,左心室等容收缩期缩短,但左心室收缩压正常,约 85% 患者的左心室舒张末期压正常。随着二尖瓣狭窄的进展,左心室舒张期充盈量不足,每搏量降低,长期左心室充盈减少,左心室腔可萎缩,因此重度二尖瓣狭窄晚期,由于左心室萎缩和心肌纤维化,是手术的高危因素,术后低心排发生率和死亡率明显上升。

四、临床表现及检查方法

(一)症状

呼吸困难是二尖瓣狭窄患者早期出现的临床症状,是指患者觉得喘不过气及呼吸费力的一种主观感觉,早期患者伴随体力活动而出现呼吸困难,休息后即行消失。随着病情进展,患者在静息时也感到呼吸费力,平卧位尤为明显,故被迫采用端坐位或半卧位以缓解呼吸困难。此时患者会出现入睡后突然被严重的气闷所憋醒,需急速坐起喘气及咳嗽。可为干咳,也可带有粉红色泡沫痰。

除上述症状外,二尖瓣狭窄在疾病的进程中会出现急性肺水肿、心房颤动、左心房血栓与动脉栓塞、肺部感染、恶病质、感染性心内膜炎,以及声音嘶哑等并发症状。

(二)体征

查体可以发现有双颧常呈绀红色,为特征性"二尖瓣面容",在心尖区触及舒张期震颤,左侧卧位时明显,胸骨左缘心前区处可有收缩期抬举性搏动,听诊可在心尖部闻及二尖瓣狭窄的特征性杂音,即隆隆样的舒张期杂音,第一心音(S1)亢进和开瓣音。

(三)辅助诊断

1. X线检查　可见左心房增大,后前位见左心缘变直,肺动脉段隆突,右心缘见双心房影;左前斜位见左主支气管上抬;右前斜位见食管下端向后移位,并有间质性肺水肿表现(图 4-1-1)。

2. 二维及多普勒超声心动图　是目前诊断二尖瓣狭窄最为特异和敏感的无创检查。M型超声最典型特点为正常 E、A 峰之间凹陷消失,瓣叶活动呈城墙样改变,可定性地诊断二尖瓣狭窄;二维超声可准确测量二尖瓣瓣口面积、各个瓣环内径及各房室的腔径,并能对二尖瓣形态和活动度做动态观察,从而对病变程度作出定量评价;多普勒超声心动图可显示出经二尖瓣口血流速度增快,通过二尖瓣口的血流速度可以计算出舒张期左心房和左心室的跨瓣压力阶差、二尖瓣瓣口面积、肺动脉压估计等(表 4-1-1、表 4-1-2)。

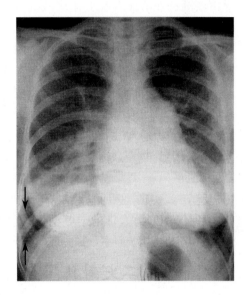

图 4-1-1　二尖瓣狭窄胸部 X 线表现

表 4-1-1　超声心动图二尖瓣狭窄程度分级

分级	瓣口面积 /cm^2	跨二尖瓣口平均压差 /mmHg	分级	瓣口面积 /cm^2	跨二尖瓣口平均压差 /mmHg
正常	4.0	5	中度	1.5~1.0	10~20
轻度	1.5~2.5	5~10	重度	<1.0	>20

表 4-1-2　二尖瓣狭窄分期与分级(2020 年 ACC/AHA 指南)

分期	定义	瓣膜解剖结构	瓣膜血流动力学	血流动力学后果	症状
A	高危期	舒张期二尖瓣瓣叶中度凸起	跨瓣流速正常	无	无
B	进展期	风湿性瓣膜的分裂处出现融合以及舒张期二尖瓣瓣叶凸起瓣口面积 >1.5cm^2	跨瓣流速增加瓣口面积 >1.5cm^{2}达半舒张压时间 <150ms	中重度左心房扩张静息状态下肺动脉压正常	无

续表

分期	定义	瓣膜解剖结构	瓣膜血流动力学	血流动力学后果	症状
C	无症状期重度狭窄期	风湿性瓣膜的分裂处出现融合以及舒张期二尖瓣瓣叶凸起瓣口面积≤1.5cm^2（≤1.0cm^{2}为重度狭窄）	瓣口面积≤1.5cm^2（≤1.0cm^{2}为重度狭窄）达半舒张压时间≥150ms（≥220ms为重度狭窄）	重度左心房扩张肺动脉高压>30mmHg	无
D	有症状重度狭窄期	风湿性瓣膜的分裂处出现融合以及舒张期二尖瓣瓣叶凸起瓣口面积≤1.5cm^2	瓣口面积≤1.5cm^2（≤1.0cm^{2}为重度狭窄）达半舒张压时间≥150ms（≥220ms为重度狭窄）	重度左心房扩张肺动脉高压>30mmHg	运动耐力减弱劳力性呼吸困难

五、治疗方法

（一）内科治疗

根据不同的临床分期,分对因治疗、对症治疗和并发症的预防和救治。

1. 预防风湿热和感染性心内膜炎　风湿性二尖瓣狭窄一经确诊即开始应用抗生素预防风湿热复发,肌内注射给药可选用长效青霉素120万IU,每月一次。因瓣膜纤维化而变粗糙,有潜在患心内膜炎的风险,在接受口腔、上呼吸道、泌尿生殖道及胃肠道的手术治疗时,应重视对感染性心内膜炎的预防。

2. 改善心功能　患者一旦出现症状,应减少体力活动,避免和消除可能诱发急性肺水肿的因素,并限制钠盐的摄入,出现活动后胸闷肺部淤血改变或右心衰竭者,应开始服用利尿剂和洋地黄类药物。在利尿剂的选择上应掌握缓慢、间歇、小量、联合、交替的原则,根据病情轻重及肾功能选择合理的药物并根据治疗反应进行剂量调整。在洋地黄类药物当中最常用者为地高辛,常以小剂量(0.125~0.25mg/d)长期服用,须注意洋地黄类药物毒性反应的出现,慎用以扩张静脉为主的扩血管药物(如硝酸酯类药物)。

（二）外科治疗

外科治疗是治疗二尖瓣狭窄的根本途径,最早采用左心耳闭扩张二尖瓣,现在被球囊扩张术取代,对于病变严重的或合并有关闭不全的患者采用二尖瓣成形或二尖瓣置换手术,手术成功率达到99%,临床疗效满意。

1. 二尖瓣置换

（1）手术适应证

1）风湿性二尖瓣重度狭窄患者,二尖瓣瓣口面积小于1.5cm^2,出现症状,NYHA分级Ⅲ~Ⅳ级,即D期患者,出现以下情况者均考虑二尖瓣置换术:①瓣环、瓣叶及交界严重钙化,或二尖瓣瓣叶因严重纤维化、僵硬而失去柔软性和活动性,瓣下腱索、乳头肌严重缩短、粘连、融合,不能施行成形术的患者;②血栓和栓塞,左心房发现有血栓,或有反复发生动脉栓塞史;③球囊扩张、闭式扩张或直视切开术后再狭窄;④二尖瓣狭窄伴关闭不全,如关闭不全较明显,不能通过瓣环成形术纠正者;或瓣下结构病变严重,不能通过修复术消除关闭不全的患者。

2）二尖瓣重度狭窄无症状患者,二尖瓣瓣口面积小于1.5cm^2,如需要行其他心脏手术,应同期行二尖瓣置换术。

3）二尖瓣中重度狭窄无症状患者,二尖瓣瓣口面积小于1.5cm^2,如出现阵发性或持续性心房颤动,可考虑二尖瓣置换术同期行心房颤动消融术。

4）并发感染性心内膜炎。

（2）手术方法

1）手术切口:胸部正中切口是最常用的常规切口,但部分患者还可选择右胸前外侧切口、胸骨下端小切口和腋下小切口等微创切口,可以减少创伤、减少出血和缩短住院时间,还可以在胸腔镜辅助下,选择右胸前外侧小切口行瓣膜置换术。

2）显露二尖瓣的径路

房间沟径路，适用于左心房扩大的患者。解剖房间沟，沿房间沟纵行切开左心房，上下端各向后方延伸，使切口位于上下腔静脉的左后方以充分显露二尖瓣。

右心房-房间隔径路，适用于左心房小右心房大，或须探查三尖瓣，或二次心脏手术的患者。距右心房室环1.5cm左右处纵行切开右心房前壁，切口上至右心耳、下到下腔静脉开口的左侧。然后沿卵圆窝的右侧切开卵圆窝及其上支，显露二尖瓣，此切口距二尖瓣较近，显露较好。

左心房顶部-房间隔联合切口，即从右心耳向左心房顶部向后切开左心房顶部和房间隔，此切口对二尖瓣显露更加清楚，适合于左心房小，同期行三尖瓣手术或心房颤动射频消融术、二尖瓣成形术，尤其是二尖瓣闭式扩张术后及再次手术患者。

3）切除瓣膜：切开左心房后应仔细探查左心耳和二尖瓣病变情况，然后用Kock钳夹或在前瓣叶体部缝一根线牵拉显露前瓣叶，辨清瓣叶与瓣环，在二尖瓣前叶基部中点距瓣环3mm处用尖刀作定点切开，再逐步向两侧扩大切口，切除前后瓣叶，然后于乳头肌顶部剪断与之相连的腱索，去除病变的二尖瓣。该步骤应注意：①仔细探查左心耳部位有无血栓，如果有血栓，应取出后用缝扎或切除缝闭左心耳，合并有心房颤动的患者也应同期处理左心耳；②切除瓣叶时应适当保留瓣缘组织，尤其是前瓣叶-主动脉瓣连接处，切除过多，缝合或打结后影响主动脉瓣关闭；③牵拉显露二尖瓣时切忌用力过猛，尤其是老年女性患者、左心室小或再次手术患者，易导致乳头肌左心室附着处受损；④切除瓣下腱索时，避免伤及乳头肌，一般在乳头肌尖部剪断，剪除后要反复冲水，检查是否有遗留的过长腱索；⑤如遇瓣叶或瓣下心肌和瓣环有钙化斑时，应小心剔除，对于嵌入心肌的钙化斑谨防强行剔除，在瓣环部的钙化斑，如剔除不彻底易发生瓣周漏，因此需要剔除，如有瓣环缺损则采用心包片修复。

4）缝合瓣膜：切除瓣膜后，用测瓣器测量瓣环的大小，根据测量结果和患者的体表面积选择相应型号的人造瓣膜，二尖瓣缝瓣线为双头针（7×17）带垫片的2-0涤纶线，采用间断褥式外翻缝合，心房面进针，心室面出针，一般全周缝合12~16针。缝毕反复冲洗心房、心室腔，吸除碎屑，切除残留漂浮的细长腱索。把每对缝线依次缝于人造瓣膜的缝环上，并分成二至四组提起拉紧，再把人造瓣膜推下落座，移去持瓣器，先分别于5点、8点、11点打结三针，使瓣膜完整入座于瓣环，然后顺序结扎每根缝线。剪去缝线，检查人造瓣膜的瓣叶开放与关闭是否灵活、受限。该步骤应注意：①缝置缝线时，应注意避免损伤瓣环周边的重要结构，缝置后瓣环避免过深损伤冠状动脉回旋支血管，前瓣叶-主动脉连接部缝针过深可损伤主动脉瓣瓣叶，后交界处缝针过深可伤及房室结和传导束；②选择人工瓣膜型号的大小，不仅需要考虑瓣环测量的结果，而且要考虑患者的体表面积和左心室大小，对于二尖瓣严重狭窄小左心室患者，应选择偏小号瓣膜；③入瓣后应检查瓣膜阀片活动情况，如与瓣下残留组织接触，应调整瓣膜开口位置。

缝合瓣膜的方法有连续缝合、间断缝合或"8"字缝合。但间断褥式缝合法固定牢靠，应用最为普遍。连续缝合可节省缝合打结的时间，术后线结少，应用也较多，但术后瓣周漏发生率较高。

5）缝合左心房切口：房间沟切口可用间断交锁褥式或连续缝合法闭合。切口的最后一针打结时，撑开该针的局部切口，请麻醉医师持续胀肺增加左心房回心血量，驱除心腔内气体。采用右心房-房间隔径路时，房间隔连续缝合并排气，右心房切口连续缝合，常规留置左心引流管，开放主动脉后吸引减压。对于主动脉瓣有轻度反流或再次手术患者，可以经人工瓣膜放置细导尿管，使机械瓣处于开放状态，防止开放主动脉后左心室过胀。

6）心脏复跳与脱离体外循环：心内手术结束后，患者取头低位，主动脉根部置放排气槽针头，缓慢开放主动脉阻断钳，排除心脏内气体后，若心脏自动复跳，应继续辅助循环（一般为主动脉阻断时间的1/3~1/2）。如不能复跳，可电击除颤。当心脏复跳后，松开上、下腔静脉束带。如心脏收缩有力，则逐渐减少腔静脉至体外循环机的引流量，相应地减少灌注流量，并监测左房压与中心静脉压，待其左心房压力达到正常范围，同时动脉压也维持在正常范围，心脏收缩有力，鼻咽温度在37℃以上时，即可逐步停止体外循环，可拔除左心房减压管与上、下腔静脉插管。详细检查心脏切口没有明显出血,经升主动脉插管逐渐补充体外循环机内的剩余血液,然后拔除升主动脉插管,用鱼精蛋白中和术中应用的肝素量,老年患者或心房颤动患者均应留置心外膜起搏导线。

2. 直视二尖瓣狭窄成形术(valvuloplasty for mitral valve stenosis) 以往认为风湿性二尖瓣狭窄成形困难,远期效果差,只是对一些早期病变行直视二尖瓣交界切开术。但近十年来,随着成形技术的成熟,一些风湿性心脏病发病率高的国家也开展了针对二尖瓣狭窄病变的病理特点的成形技术,成形手术的比例逐年升高,而且取得较好的近期效果,但仍存在比较高的再手术率。风湿性二尖瓣狭窄病理改变涉及整个二尖瓣装置,因此其成形手术包括瓣叶、瓣下腱索和乳头肌等综合修复,针对各个部位的病理特点运用不同的技术,常用的成形技术包括:

(1) 瓣叶成形技术

1) 交界切开术:这是最常用的技术,曾经以直视下交界切开术替代闭式扩张术。风湿性病变交界融合增厚严重造成精确定位困难,交界下方的交界腱索可提供重要的标志。一旦明确了交界区,拉紧前后瓣叶及相邻的腱索,用刀片一边小心分次切开融合的交界,一边证实连于腱索上的前后瓣叶各自的边缘,交界线通常呈轻度的前弯,并非直接对向两侧(图 4-1-2A)。

2) 瓣叶削薄和钙化剔除:纤维化增厚的瓣叶组织活动度差,尤其是钙化部分妨碍瓣叶的活动。

3) 瓣叶加宽:由于瓣叶的纤维化引起瓣叶卷缩,使瓣叶对合不佳,可以用自体心包片瓣叶加宽(图4-1-2B)。

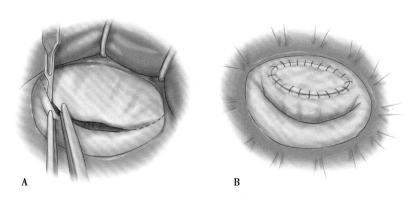

图 4-1-2 二尖瓣瓣叶成形
A. 瓣叶交界切开;B. 心包片瓣叶加宽。

(2) 腱索和乳头肌成形技术

1) 切开融合的腱索与乳头肌结构:融合的腱索与乳头肌限制了瓣叶的活动,由于腱索和乳头肌病变复杂,手术处理应根据瓣叶的活动度确定,对限制或牵拉瓣叶的腱索或乳头肌用尖刀片劈开(图4-1-3)。

2) 人工腱索:如果腱索明显缩短,可以游离切除相应的腱索,应用 4-0、5-0 聚四氟乙烯带垫片褥式缝合穿过乳头肌,左心室注水,观察前瓣叶关闭情况,调节至合适长度,注水未见有反流,最后在瓣叶上打结(图4-1-4)。

(3) 瓣环成形技术:二尖瓣狭窄二尖瓣瓣环常不扩大或扩大不明显,然而其常常合并有二尖瓣关闭不全,这类患者成形术后应缝置成形环。

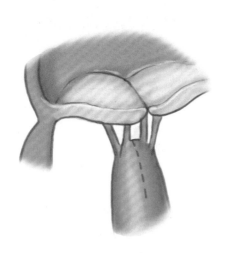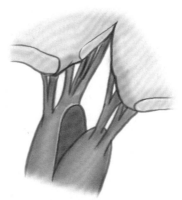

图 4-1-3　腱索劈开

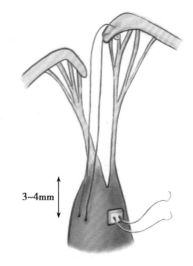

图 4-1-4　人工腱索

【病例解析】

病例摘要

主诉

患者,女,53 岁,因"活动后心悸、气短不适 3 年,加重 1 个月"入院。

现病史

患者 3 年前出现活动后心慌、气短不适症状,休息后症状能有所缓解,近 1 个月来上述症状明显加重,轻微活动后即出现心慌气短,但无发热、胸痛、咳嗽等不适。超声心动图检查提示:二尖瓣狭窄,左心房扩大,左心偏小。经保守治疗效果不佳,拟进一步行手术治疗。

既往史

有风湿性关节炎病史,无高血压、糖尿病等病史。

查体

体温正常,血压 101/68mmHg,"二尖瓣面容"明显,心房颤动,心率 92 次 /min,二尖瓣听诊区可闻及低调、隆隆样舒张期杂音。

辅助检查

超声心动图示风湿性心脏病;二尖瓣重度狭窄(瓣口面积 0.9cm^2),左心室容积 63ml,左心房容积 350ml,左心室射血分数 63%,三尖瓣重度关闭不全(瞬时反流量 23ml)。

 解析

患者主诉活动后心悸、气短不适 3 年,加重 1 个月。查体:"二尖瓣面容"明显,心房颤动,心律 92 次 /min,二尖瓣听诊区可闻及低调、隆隆样舒张期杂音。超声心动图检查提示:

诊断为风湿性心脏病:二尖瓣重度狭窄,三尖瓣重度关闭不全;心房颤动;心功能Ⅲ级(NYHA 分级)。

根据患者目前超声心动图检查提示的结果,二尖瓣瓣口面积 0.9cm^2,且患者存在明显不适症状,同时合并有心房颤动,故建议外科手术治疗。结合超声显示,患者二尖瓣瓣叶质量较差,存在严重纤维化及钙化,瓣下腱索有融合,二尖瓣成形术远期效果不明确,故选择二尖瓣置换术,且患者为 53 岁,故建议采用人工机械瓣置换;三尖瓣自身质量尚可,考虑为功能性改变,故拟采用三尖瓣成形术;对于心房颤动的处理,术中联合双极射频消融手术及左心耳切除术。

指南解读

二尖瓣狭窄的治疗(2020 年 ACC/AHA 指南)

依据 2020 年 ACC/AHA 指南,二尖瓣置换术的指征如下:

1. 风湿性二尖瓣重度狭窄患者,二尖瓣瓣口面积 <1.5cm^2,出现症状,NYHA 分级Ⅲ~Ⅳ级,出现以下情况者均考虑二尖瓣置换术:①瓣环、瓣叶及交界严重钙化,或二尖瓣瓣叶因严重纤维化、僵硬而失去柔软性和活动性,瓣下腱索、乳头肌严重缩短、粘连、融合,不能实施成形术的患者。②血栓和栓塞,左心房发现有血栓,或由反复动脉栓塞病史。③球囊扩张、闭式扩张或直视切开术后再狭窄。④二尖瓣狭窄伴关闭不全,如关闭不全较明显,不能通过瓣环成形术矫正者;或瓣下结构病变严重,不能通过修复消除关闭不全的患者。

2. 二尖瓣重度狭窄无症状患者,二尖瓣瓣口面积 <1.5cm^2,如需行其他心脏手术,应同期行二尖瓣置换。

3. 二尖瓣中重度狭窄无症状患者,二尖瓣瓣口面积 <1.5cm^2,如出现阵发性或持续性心房颤动,可考虑二尖瓣置换术同期行心房颤动射频消融术。

4. 并发感染性心内膜炎的患者。

知识点

二尖瓣置换术中对瓣下结构的处理

心室结构的完整性对于维持心室几何形态、保持左心室协调收缩具有重要意义,在二尖瓣置换时,切除过多的瓣下腱索常易导致心室结构和形态的改变,是发生术后低心排血量综合征和影响远期心功能的主要因素。越来越多的临床研究发现,保留二尖瓣瓣下结构的重要性,目前保留二尖瓣下结构的二尖瓣置换方法主要有保留全瓣下结构和保留后瓣叶的瓣下结构。保留全瓣下理论上能更好地保护左心功能,但却改变了瓣下结构的正常解剖关系及左心室壁应力分布,可能对左心室几何结构产生不良影响,同时也有左心室流出道梗阻的报道;而保留后瓣叶的瓣下结构的方法几乎适用于绝大多数的患者,除少数腱索严重挛缩无法保留及感染性心内膜炎累及瓣叶须彻底切除者,其在距前瓣环 3~5mm 处完整切除前瓣叶及腱索,保留后瓣叶及腱索。此例患者因长期二尖瓣狭窄,左心容积偏小,术中通过对瓣下结构的保留以维持术后心功能的良好状况尤为关键。

治疗经过

患者在全身麻醉体外循环下行二尖瓣置换＋三尖瓣成形＋双极心房颤动射频消融＋左心耳切除术。手术过程顺利,术后给予强心、利尿、营养心肌、抗凝等处理,术后恢复良好。超声心动图检查提示二尖瓣机械瓣功能良好,左心室容积 76ml,左心房容积 170ml,左心室射血分数 62%,三尖瓣关闭不全良好。心肺查体无特殊,切口愈合良好,于术后 9 日出院。

知识点

对二尖瓣置换术后左心室破裂并发症的认识

左心室破裂是二尖瓣置换术后一种特有的致死性并发症。其发生率平均为 1.2%(0.5%~2.0%)。一旦发生此种并发症,75% 的患者死亡。发生在术后的延迟性破裂,由于来不及建立体外循环行急诊手术,几乎100%死亡。

　　根据左心室后壁破裂的部位将其分为三类:

　　Ⅰ型破裂:位于左心室后壁房室沟部位,占左心室后壁破裂的46.3%。常见原因为:①患者风湿病程长,钙化严重,后瓣环钙化灶侵入左心室心肌,剔除钙化灶过多而损伤左心室心肌;②缝线深入左心室心肌或因暴露不佳过分牵拉缝线而切割左心室后壁心肌;③二次手术是心脏暴露欠佳,采用钝性分离过度牵拉或抬高心尖,导致粘连的左心室后壁破裂;④置入的瓣膜型号过大,强行置入导致瓣环撕裂;⑤左心室按压或左心室排气抬高心尖时,人工瓣环导致左心室破裂。

　　Ⅱ型破裂:位于二尖瓣后乳头肌在左心室后壁的附着部。此型破裂的主要原因为切除二尖瓣结构时,因牵拉切除乳头肌的附着部或切穿左心室壁。

　　Ⅲ型破裂:位于左心室后壁房室沟与乳头肌附着部的中间处。其发生原因为手术操作的机械损伤,导致左心室后壁薄弱处心内膜和心肌的损伤,心脏复跳后左心室容量负荷和压力负荷增加,使心肌薄弱处破裂。根据文献报道和作者经验,发生左心室后壁破裂的原因,必须考虑三个因素的协同影响,即原发心肌病变的诱发因素、手术损伤引起原发性撕裂的因素,以及在原发性撕裂的基础上转化为全层破裂的血流动力学因素的作用。

 知识点

对二尖瓣置换术中并发症的认识

　　1. 左心室后壁破裂　二尖瓣置换术后左心室破裂是一种少见的致死性并发症。

　　2. 左冠状动脉回旋支损伤　常由于缝合后叶瓣环时进针过深,过于靠近心肌或穿过心肌造成,主要表现为心肌供血不足、心肌梗死、低心排血量及左心房室沟处出血。应做急症冠脉搭桥术治疗。

　　3. 主动脉瓣损伤　缝合二尖瓣前叶基部时,在瓣间组织进针过高,或遇主动脉瓣脱垂,均可误伤主动脉瓣,以左冠瓣多见。其主要表现是二尖瓣置换后,开放主动脉阻断钳时左心室扩张。这种少见的并发症必须立即处理,重新建立体外循环,拆除人造瓣膜缝线,切开升主动脉修补撕裂的主动脉瓣叶,严重者应行主动脉瓣置换手术。

　　4. 急性人造瓣膜功能障碍　术中发生人造瓣膜功能障碍常见于机械瓣术后瓣叶活动障碍,如残留的瓣叶、腱索、过长的线结等卡在瓣叶与瓣环之间,使瓣叶固定于关闭状态;或小左心室遗留乳头肌过长,或瓣环下钙化组织等,妨碍瓣叶完全开放或关闭;牛心包瓣支架被缝线圈套也可引起急性功能障碍。这些异常情况多在脱离体外循环时,发现左心房膨胀,左心房压力明显升高,人造瓣膜启闭音减弱或消失,脉搏波异常或消失,术中经食管超声心动图检查见瓣叶功能障碍,应果断重新换瓣。

(唐杨烽　韩　林)

推荐阅读文献

[1] COHEN DJ, KUNTZ RE, GORDON SPF, et al.Predictors of long-term outcome after percutaneous balloon mitral valvuloplasty.N Engl J Med,1992,327(9):1329-1335.

[2] BAKIR I, ONAN B, ONAN IS, et al.Is rheumatic mitral valve repair still a feasible alternative:indications,technique,and results. Tex Heart Inst J,2013,40(2):163-169.

［3］BORGES SANTOS M，ANDRADE MJ.Clinical decision-making in a patient with mitral stenosis.Eur Heart J，2013，34（17）：1305.

［4］SA MP，ESCOBAR RR，FERRAZ PE，et al.Complete versus partial preservation of mitral valve apparatus during mitral valve replacement：meta-analysis and meta-regresssion of 1 535 patients.Eur J Cardiothorac Surg，2013，44（5）：905-912.

［5］OTTO CM，NISHIMURA RA，BONOW RO，et al. 2020 ACC/AHA guideline for the management of patients with valvular heart disease：a report of the American College of Cardiology/American Heart Association Joint Committee on clinical practice guidelines. circulation，2021，143（5）：e1-e156.

第二节 二尖瓣关闭不全

本节要点

1. 引起二尖瓣关闭不全的病因，包括先天性瓣膜畸形、退行性病变、风湿性病变、感染性心内膜炎和左心室心肌病变（扩张型心肌病、缺血性心肌病、梗阻性肥厚型心肌病等）。

2. 二尖瓣装置不同部位的病损，如瓣叶、瓣环、腱索、乳头肌以及心室壁心肌的异常等均可单独或联合引起二尖瓣的关闭不全，往往一种病因会影响到多个部位，因此瓣膜的病损形态比较复杂。

3. 临床症状多样化，如因自发性腱索断裂、感染性心内膜炎和伴有乳头肌功能障碍的急性心肌梗死等导致的急性二尖瓣关闭不全，短时间内血液反流至左心房，而左心房顺应性差，左房压短期内上升3~4倍，以致迅速出现左心房衰竭性急性肺水肿；而慢性二尖瓣关闭不全因病因多，其临床表现和严重程度均不相同，症状主要与二尖瓣关闭不全的程度、左心室和左心房功能的状态有关。

4. 典型的二尖瓣关闭不全根据临床表现，心尖区大于3级全收缩期杂音并震颤，即可作出诊断，结合有关实验室检查，特别是超声心动图不仅可以定性诊断，而且可以对二尖瓣关闭不全的程度作出定量诊断。病因诊断应结合病史、既往史等作出，如心内膜炎有发热史、外伤性有胸部撞击伤史等。

5. 外科修复和置换是治疗二尖瓣关闭不全的根本方法，但对于急性二尖瓣关闭不全并发急性肺水肿应先采用内科治疗稳定病情为手术治疗做准备或创造条件。

一、定义

二尖瓣装置结构和/或功能上的异常，造成左心室收缩时左心室内血液部分反流到左心房即称为二尖瓣关闭不全。从病因上可以分为原发性二尖瓣关闭不全和继发性二尖瓣关闭不全。原发性二尖瓣关闭不全是由于瓣膜自身的病理改变所致，常见有风湿性心脏病、二尖瓣退行性病变、二尖瓣脱垂、感染性心内膜炎等。根据起病情况，可以分为急性二尖瓣关闭不全和慢性二尖瓣关闭不全，前者由于左心房在短期内接受从左心室反流的血液，左心房容量负荷明显增大，左房压急剧升高，使肺静脉压和肺毛细血管压明显升高，导致急性肺淤血和肺水肿，病情危急，常需要急诊手术，常见于急性心肌梗死合并乳头肌断裂和急性感染性心内膜炎；后者则最为常见，其反流量逐渐增加，左心房和肺循环均有适应性代偿，症状出现较晚，其手术时机取决于瓣膜损毁程度、左心室大小和功能及临床症状等，而二尖瓣成形术应是治疗的首选方法。继发性二尖瓣关闭不全是指继发于左心室的扩张、室壁运动不协调、乳头肌功能障碍等导致的二尖瓣功能性关闭不全，如扩张型心肌病、缺血性心肌病和主动脉瓣关闭不全导致的巨大左心室，其反流量与原发病及其病程有关，其手术时机及方法还有待于统一认识。

二、流行病学

多种疾病可引起二尖瓣关闭不全，包括先天性瓣膜畸形、退行性病变、风湿性病变、感染性心内膜炎和左心室心肌病变(扩张型心肌病、缺血性心肌病、梗阻性肥厚型心肌病等)。在美国及一些发达国家,黏液样退行性二尖瓣病变已成为引起二尖瓣关闭不全的最主要的原因,占 45%~65%,冠心病引起乳头肌缺血或坏死已成为引起二尖瓣关闭不全的第二位原因,占 10%~27%。慢性风湿性心脏病仍是许多发展中国家后天性二尖瓣关闭不全的最常见的原因,约占 80%。

三、病理生理学

上述不同的病因作用于二尖瓣装置的不同部位,造成瓣叶、瓣环、腱索、乳头肌以及心室壁心肌的异常,往往一种病因会影响到多个部位,因此瓣膜的病损比较复杂,了解二尖瓣病理损害情况对理解关闭不全发生机制以及如何手术矫正有重要的临床意义。

(一)二尖瓣瓣叶异常

风湿性炎症引起瓣叶的瘢痕和卷缩,导致瓣叶不能贴近,产生关闭不全,风湿病发展也可侵犯腱索,使其缩短和融合,影响瓣叶的关闭。

急性或亚急性心内膜炎可引起瓣叶穿孔、瓣膜破坏以及赘生物妨碍瓣叶对合,引起急性二尖瓣关闭不全。心内膜炎痊愈后,二尖瓣瓣叶的瘢痕和变形则造成二尖瓣关闭不全。

先天性心脏病如心内膜垫缺损合并二尖瓣前瓣叶裂,另外如 Barlow 病、类风湿、埃勒斯 - 当洛斯综合征(Ehlers-Danlos Syndrome)、心内膜弹力纤维增生症等也表现为瓣叶的异常。

(二)二尖瓣环异常

1. 瓣环扩大　正常人的二尖瓣环周长约 10cm,其特征为柔软,有弹性,收缩期其周围的左心室肌肉收缩使其缩小,这对二尖瓣的关闭十分重要。任何病因的心脏病引起左心室增大或伴左心衰竭都可造成二尖瓣环扩、二尖瓣关闭不全,更多见于缺血性心肌病。若心功能改善,心脏缩小,二尖瓣关闭不全可减轻,心脏杂音也可消失。瓣环扩大引起的继发性二尖瓣关闭不全与原发性二尖瓣关闭不全很难鉴别,但后者的关闭不全常比前者重,前者在心功能改善后关闭不全可减轻。

2. 二尖瓣环退行性变和钙化　多见老年女性。尸检发现 70 岁以上的女性,二尖瓣环钙化的发生率为 12%。严重二尖瓣环钙化者,50% 合并主动脉瓣环钙化。二尖瓣环退行性变常合并高血压和糖尿病,也可见于马方综合征。大约 50% 的二尖瓣环钙化者传动系统累及,引起不同程度的房室或室内传导阻滞。

(三)腱索异常

腱索异常最常见于退行性二尖瓣病变,包括腱索的延长和断裂,后瓣叶细的腱索较前瓣叶腱索断裂的机会更多,正常的腱索较病变增粗的腱索容易断裂。感染性心内膜炎因赘生物侵及瓣下腱索,引起断裂也较常见。而风湿性病变累及腱索,发生腱索的短缩或融合,也是导致瓣膜关闭不全的一种类型。严重的胸部撞击伤也可导致腱索断裂。

(四)乳头肌异常

乳头肌的血供来自冠状动脉终末分支,冠状动脉灌注不足可引起乳头肌功能失调。如短暂乳头肌缺血可引起短暂二尖瓣关闭不全。急性心肌梗死时如发生乳头肌坏死,则产生永久性二尖瓣关闭不全。乳头肌断裂是急性心肌梗死的严重并发症,发生率低于 1%,可导致严重、致命的急性二尖瓣关闭不全。前侧乳头肌由前降支的对角支和左回旋支供血,而后乳头肌只受右冠状动脉的后降支供血,故后乳头肌缺血或坏死的发生率高于前侧乳头肌,下壁心肌梗死合并乳头肌病变导致二尖瓣关闭不全较前壁梗死多见。其他少见的乳头肌疾病有先天性乳头肌畸形,如一侧乳头肌缺如,称降落伞二尖瓣综合征。罕见的有乳头肌脓肿、肉芽肿、肿物、淀粉样变和结节病等。

二尖瓣关闭不全引起的基本血流动力学障碍是收缩期血液从左心室向左心房反流,反流血量主要取决于:①二尖瓣反流口的大小。②收缩期左心室 - 左心房压力阶差,跨二尖瓣压力阶差的高低与主动脉压、左心室收缩压和左房压有关,左心室射血阻力越大,反流回低压的左心房的血量越多。故高血压或主动脉瓣狭窄时,二尖瓣反流量增多,而血管扩张剂可降低心室射血阻力,减少反流量;心肌收缩力增强,使左心室收缩压升高,增加反流量。③左心房顺应性是决定二尖瓣反流时左房压升高程度的关键因素,左心房顺应性低,二尖瓣反流血量使左房压迅速升高,缩小跨瓣左心室-左心房压力阶差,反流量减少,但导致肺循环压力升高。④收缩期时限。心率加快主要造成心动周期舒张期缩短,收缩期相对延长,故二尖瓣反流量有所增加。反流分数可以用来衡量二尖瓣关闭不全的严重程度,即反流血量与总心排血量比值。当反流分数小于20%为轻度反流,20%~40%为中度反流,40%~60%为中重度反流,大于60%为重度反流。由于左心房和左心室的代偿机制在二尖瓣关闭不全发生过程中起重要作用,因此急性和慢性二尖瓣关闭不全发生的病理生理和临床表现不相同。

急性二尖瓣关闭不全,左心房容量负荷突然增大,而左心房顺应性正常,不能发生适应性扩张,左房压急剧升高,使肺静脉压和肺毛细血管压明显升高,导致急性肺淤血和肺水肿;同样,射入主动脉的前向血流量因二尖瓣反流而明显降低,血压降低,组织灌注量不足。

慢性二尖瓣关闭不全,由于反流量是逐渐增加的,容量负荷逐步加重,使左心房和左心室发挥充分代偿调节作用,左心房明显扩大,左心房压力可接近正常或轻度升高;静息时肺动脉压仅轻度增加,然而由于左心房的扩大,易发生心房颤动。左心室因容量负荷增加,发生离心性心肌肥大,最终会导致左心室心肌功能障碍,左心室射血功能下降,左心室收缩末容积增加,左心室、左心房的排空能力下降,引起左心室充盈压升高,导致肺淤血。慢性二尖瓣关闭不全患者射血分数正常或接近正常,已表示左心室功能受损,当射血分数中度降低时,则表示左心室收缩功能已严重损伤,左心室收缩功能减退使心排血量减少,左心室收缩末期容量增大,舒张末期容量和压力均升高,引起左心房压力升高,进而肺静脉压和肺毛细血管压升高,出现肺淤血。

四、临床表现及检查方法

(一)症状

因自发性腱索断裂、感染性心内膜炎和伴有乳头肌功能障碍的急性心肌梗死等导致的急性二尖瓣关闭不全,短时间内血液反流至左心房,而左心房顺应性差,左房压短期内上升3~4倍,以致迅速出现左心房衰竭性急性肺水肿,患者可能出现呼吸困难,不能平卧,咯粉红色泡沫样痰,双肺底布满湿啰音等;之后还可发生右心衰竭,表现为颈静脉曲张、肝大和双下肢水肿等。严重者可导致左心室功能衰竭,肺水肿加重,心排血量减少,可出现低血压或心源性休克。部分患者经救治后,病情稳定,可演变为慢性二尖瓣关闭不全。

慢性二尖瓣关闭不全因病因多,其临床表现和严重程度均不相同,症状主要与二尖瓣关闭不全的程度、左心室和左心房功能的状态有关。慢性二尖瓣关闭不全可以很长时间没有症状,但在此过程中,左心房逐渐扩大容纳反流的容量,肺静脉淤血,逐渐出现相应的症状,一旦出现症状则预示不可逆性左心室功能障碍。其主要症状包括:

1. 劳累后呼吸困难 由于肺淤血和左心功能减低,呼吸困难的程度不一,逐渐加重,从事重体力劳动、剧烈活动时才出现,直到端坐呼吸等。

2. 疲劳、乏力 血液反流量增加时,前向性每搏血量降低,导致全身供血不足表现。

3. 心悸 是常见的症状,由于左心室舒张期容量负荷过重,左心室排出量增加,心脏搏动增强;此外由于左心房扩大,出现心房颤动等心律失常。

4. 胸痛 二尖瓣脱垂的患者可能主诉不规则胸痛、心悸。这些症状可能因自主神经系统的功能障碍引起。胸痛的原因不清,但可能与脱垂的二尖瓣牵拉乳头肌及其附着的心室壁有关。

(二)体征

通常情况下,患者没有特征性的体征,在心尖区可见到并扪及一有力的局限性抬举性心尖搏动及全收缩期震颤,其搏动点因左心室扩大而向左下方移位。

二尖瓣区的收缩期吹风样杂音是临床诊断二尖瓣关闭不全的主要体征,向腋下传导,在整个收缩期杂音强度一致,即使在心律不齐时也不随左心室容量而改变。二尖瓣腱索断裂时,心尖部收缩期杂音粗糙,可伴收缩期震颤,有时如海鸥音。二尖瓣后叶腱索突然断裂时,反流束常向前撞击在主动脉根部附近的左心房壁,使收缩期杂音在心底部最响。二尖瓣前瓣叶腱索断裂时,反流束常对着左心房后壁,杂音向脊柱传导。二尖瓣脱垂时,有时可闻及收缩中期喀喇音和收缩晚期杂音。杂音的响度与反流量和左心收缩功能有关,中度到重度二尖瓣关闭不全病例的杂音通常为 3~4 级;如果左心室保持强有力的收缩功能,那么血流速度和血流量均较高,杂音也就响亮。如果左心室发生功能不全,则喷血流速下降,即使反流程度并无改变,杂音仍将变为柔和,此种患者大多有明显的充血性心力衰竭。

单纯二尖瓣关闭不全者,第一心音(S1)正常或减弱,如合并有 MS 时,第一心音可增强。肺动脉瓣区第二音(P2)增强往往提示肺动脉高压。主动脉第二音(A2)提早出现提示左心室射血时间缩短,并导致第二心音分裂。中重度二尖瓣关闭不全患者,心尖部常有第三心音(S3),系左心室舒张早期血液快速充盈左心室和冲击瓣膜引起的高振幅中频率的震动,而并不表示有左心衰竭。

(三)辅助检查

1. 心电图检查　轻度或急性二尖瓣关闭不全患者的心电图通常正常或仅有左心房增大,中晚期可有左心房大和左心室肥大、劳损表现。

2. 胸部 X 线片　胸部 X 线片上心影通常普遍增大,但以左心房和左心室增大为主,左心房增大在右心室心影内出现双重阴影,吞钡时可见食管因左心房弥漫性扩张而向左移位。此外可见轻度肺淤血。急性二尖瓣关闭不全心脏房室增大不明显,而主要表现为重度肺淤血及肺水肿征象。

3. 超声心动图检查　M 型超声心动图能较准确地测定左心室收缩末、舒张末期内径以及内径缩短率,在左心室腔同一水平可精确测定左心室内径,作为二尖瓣关闭不全患者随访的主要参数,可以判断疾病的进展并确定手术时机。

二维超声心动图可用于检查二尖瓣结构的形态异常,从而能确定二尖瓣关闭不全的病因,如瓣膜有无增厚、回声增强、纤维化或钙化,瓣环有无扩张,瓣叶活动受限或过度活动,腱索是否延长或断裂的连枷,瓣叶有无脱垂和赘生物。

彩色多普勒血流显影是二尖瓣关闭不全的首选方法,能直接观测二尖瓣关闭不全的起源、走行和反流程度,检查可以证实二尖瓣关闭不全的临床诊断并对其严重程度进行半定量,如果收缩期测出左心室血经二尖瓣反流入左心房,二尖瓣关闭不全诊断即成立。利用脉冲多普勒可绘出左心房内的反流血流的图谱。彩色多普勒的应用可以实时显现反流的血流图。反流的血流图与心血管造影显示的二尖瓣关闭不全的程度一致,其具体的分级标准如表 4-2-1。

值得注意的是,多普勒检查提供的是血流速度的资料,而非血流量,血流速度取决于左心室 - 左心房间的压力阶差,左心室压受动脉收缩压变化的影响,体循环血流动力学的变化影响二尖瓣反流速度的图像(轻度),从而影响对二尖瓣关闭不全严重程度的评价。这可以解释心导管和多普勒评价二尖瓣关闭不全程度时存在的一些差异。

总之,多普勒超声心动图可用来明确瓣叶的形态、二尖瓣关闭不全的病因及严重程度、左心室内径和功能。它也被用来随访严重的慢性二尖瓣关闭不全患者以决定手术时机,帮助患者选择二尖瓣手术的方式(表 4-2-1~ 表 4-2-3)。

表 4-2-1　二尖瓣反流分级

分级	每搏反流容量 /ml	反流分数 /%	有效反流口面积 /mm²
1+	<30	<30	<20
2+	30~44	30~39	20~29
3+	45~59	40~49	30~39
4+	≥60	≥50	≥40

表 4-2-2 原发性二尖瓣关闭不全分期与分级(2020 年 ACC/AHA 指南)

分期	定义	瓣膜解剖结构	瓣膜血流动力学	血流动力学影响	症状
A	高危期	瓣叶轻度脱垂,瓣叶关闭正常 轻度瓣膜增厚,瓣叶活动受限	无二尖瓣反流或瓣口少量反流,超声示反流面积 <20% 左心房面积 射流紧缩口宽度 <0.3cm	无	无
B	进展期	瓣叶中重度脱垂,瓣叶关闭正常 风湿性瓣膜样改变,瓣叶活动受限,瓣口关闭不全 既往患感染性心内膜炎	中心射流面积为 20%~40% 左心房面积或收缩晚期出现反常血流信号 腔静脉收缩 <0.7cm 反流量 <60ml 反流分数 <50% 反流瓣口面积 <0.4cm^2 左心室造影分级 1$^+$ 或 2$^+$	轻度左心房扩大 无左心室扩大 肺动脉压正常	无
C	无症状期	瓣叶重度脱垂,瓣叶关闭受限或瓣叶融合 风湿性瓣膜样改变,瓣叶活动受限,瓣口关闭不全 既往患感染性心内膜炎 放射性心脏病导致瓣叶增厚	中心射流面积 >40% 左心房面积或全收缩期出现反常血流信号 腔静脉收缩 ≥0.7cm 反流量 ≥60ml 反流分数 ≥50% 反流瓣口面积 ≥0.4cm^2 左心室造影分级 3$^+$ 或 4$^+$	中重度左心房扩大 左心室扩大 静息或运动状态下可能出现肺动脉高压 C1:LVEF>60% 且 LVESD<40mm C2:LVEF ≤60% 且 / 或 LVESD>40mm	无
D	有症状期	瓣叶重度脱垂,瓣叶关闭受限或瓣叶融合 风湿性瓣膜样改变,瓣叶活动受限,瓣口关闭不全 既往患感染性心内膜炎 放射性心脏病导致瓣叶增厚	中心射流面积 >40% 左心房面积或全收缩期出现反常血流信号 腔静脉收缩 ≥0.7cm 反流量 ≥60ml 反流分数 ≥50% 反流瓣口面积 ≥0.4cm^2 左心室造影分级 3$^+$ 或 4$^+$	中重度左心房扩大 左心室扩大 肺动脉高压	运动耐量降低 劳力性呼吸困难

表 4-2-3 继发性二尖瓣关闭不全分期与分级(2020 年 ACC/AHA 指南)

分期	定义	瓣膜解剖结构	瓣膜血流动力学	心脏相关改变	症状
A	危险期	冠心病或心肌症患者的二尖瓣瓣叶、瓣环等结构正常	多普勒上无二尖瓣反流喷射或喷射面积 <20% 左心房 少量腔静脉收缩 <0.3cm	正常或轻度左心室扩张合并陈旧性心肌梗死或新发的缺血区运动异常 原发性心脏疾病导致左心室扩张和收缩功能障碍	药物治疗或血管重建后可能出现冠状动脉缺血或心力衰竭的症状
B	进展期	局部室壁运动异常导致瓣叶轻度紧张 瓣环扩张导致瓣叶闭合性降低	反流量 <30ml 反流分数 <50% 有效反流孔面积(ERO)<0.2cm^2	室壁局部运动异常导致左心室收缩功能下降 原发性心脏疾病导致左心室扩张和收缩功能障碍	药物治疗或血管重建后可能出现冠状动脉缺血或心力衰竭的症状
C	无症状期	局部室壁运动异常和/或左心室扩张,导致瓣叶高度紧张 瓣环扩张导致瓣叶闭合困难	有效反流孔面积(ERO)≥0.2cm^2 反流量 ≥30ml 反流分数 ≥50%	室壁局部运动异常导致左心室收缩功能下降 原发性心脏疾病导致左心室扩张和收缩功能障碍	药物治疗或血管重建后可能出现冠状动脉缺血或心力衰竭的症状
D	有症状期	局部室壁运动异常和/或左心室扩张,导致瓣叶极度紧张 瓣环扩张导致瓣叶无法闭合	有效反流孔面积(ERO)≥0.2cm^2 反流量 ≥30ml 反流分数 ≥50%	室壁局部运动异常导致左心室收缩功能下降 原发性心脏疾病导致左心室扩张和收缩功能障碍	即使行血管重建或全面的药物治疗后,仍因二尖瓣反流导致心力衰竭症状 运动耐量降低 劳力性呼吸困难

4. 心脏导管及心血管造影检查　心脏导管和心血管造影检查虽可以通过左心室造影计算二尖瓣的反流量、前向性每搏血量和心排血量,并计算出二尖瓣反流分数,估价二尖瓣关闭不全的程度,但不作为诊断二尖瓣关闭不全的检查。对可疑为缺血性心脏病引起的关闭不全或有心绞痛史者,可以选择心血管造影检查,作者对 50 岁以上的瓣膜患者手术前常规行冠脉造影检查以明确有无冠状动脉病变,近年的检查发现,其阳性率逐年升高。

5. 磁共振成像(MRI)检查　MRI 在观察瓣膜形态、瓣叶活动等方面不如超声心动图便捷直观,但随着磁共振软硬件技术的发展和快速序列的不断应用,MRI 亦可以像超声心动图一样实时地观察瓣膜活动。MRI 以其丰富的成像序列,从各方面对心脏瓣膜病进行准确的定性定量评价,而受累心腔及大血管相应的继发性改变更能够全面和客观地显示。对心脏瓣膜病,VEC-MRI 能够比多普勒超声更加精确地进行定量评估,准确测量感兴趣平面一个心动周期内通过的血流量、峰值流速、平均流速、前向流量、反向流量、一分钟净流量、时间面积曲线、时间速度曲线等各种血流动力学参数,在临床诊断和研究中具有潜在的应用价值。

五、治疗方法

(一) 内科治疗

1. 急性二尖瓣关闭不全　急性二尖瓣关闭不全治疗的目的是改善心功能,控制急性肺水肿或休克,稳定病情为手术治疗做准备或创造条件。如果患者出现急性肺水肿,应用洋地黄和利尿药、正性肌力药物,后者有多巴胺、多巴酚丁胺、米力农等;使用硝普钠等血管扩张剂,降低左心室后负荷,减轻左心室射血阻力,降低了左心室容积,减少了二尖瓣反流量。如果药物控制效果不明显,则需要应用主动脉内球囊反搏(IABP)机械辅助或左心辅助治疗,可以提高血压,降低后负荷。同时应注意加强病因治疗,如急性心肌梗死、感染性心内膜炎等治疗。由于急性二尖瓣关闭不全病情危急,内科保守治疗只是稳定病情,其根本的治疗方法是手术矫正,待病情稳定后需尽早实施瓣膜修复或置换术。

2. 慢性二尖瓣关闭不全　慢性二尖瓣关闭不全有心力衰竭症状患者,应按照慢性心力衰竭的治疗方法,应用洋地黄、利尿剂、β 受体阻滞剂、血管紧张素转换酶抑制剂(ACEI)或血管紧张素受体阻滞剂(ARB)。应用利尿剂降低左心房压力和缓解肺淤血症状。β 受体阻滞剂可改善心功能,提高手术效果。ACEI 或 ARB 能逆转扩大左心室;尽管扩张血管药物在治疗急性二尖瓣关闭不全中有一定的治疗作用,但对慢性二尖瓣关闭不全却起相反作用,能减少左心室容积,减弱二尖瓣关闭力量,从而加重了反流。

(二) 外科治疗

1. 手术适应证

(1) 急性二尖瓣关闭不全:突然起病,重度反流可出现急性肺水肿、低心排、低血压等症状,往往是由于腱索突然断裂所致,包括外伤、心内膜炎、急性心肌梗死,对于这类患者,在血管扩张药物、IABP 或左心室辅助装置支持下,只要无肝、肾、肺等重要脏器损害,都需要急诊行二尖瓣成形或置换手术。

(2) 慢性二尖瓣关闭不全:病程长,出现症状晚,在长期的病理过程中,患者出现症状前左心室功能大都伴有不同程度的损害,因此决定慢性二尖瓣关闭不全是否手术及手术时机,应根据瓣膜病损情况、左心室功能(LVEF 和 / 或 LVESD)、患者症状和外科医生瓣膜修复技术掌握程度等因素综合考虑。

1) 左心室功能正常的无症状患者:严重二尖瓣反流而伴正常左心室功能(LVEF≥0.60 和 / 或 LVESD<40mm)的患者,为了保护左心室容积和功能及预防慢性二尖瓣关闭不全的后遗症,下列情况可以接受手术治疗。

①后瓣脱垂,或有成形经验丰富的医生对瓣膜修复成功有足够把握。②并发心房颤动:心房颤动是与二尖瓣关闭不全有关的常见的、潜在性的病态的心律失常,一旦发生心房颤动,说明左心房扩大,如果心房颤动持续,易转为永久性心房颤动,是降低慢性二尖瓣关闭不全患者术后长期生存的独立的预测因素。如果出现心房颤动后能尽早手术,术后可恢复和保持窦性心律。③肺动脉压升高,肺动脉收缩压大于50mmHg。④伴行其他心脏手术时。

2）左心室功能不全的无症状的患者：慢性二尖瓣关闭不全最好的手术时机是左心收缩功能受损刚开始时，但很难掌握，因为症状与左心功能不一致，如果左心室功能中度受损，会影响手术预后，如果再延迟手术，那么手术后效果会更差。左心室射血分数和收缩末期内径是判断左心室功能受损的指标，由于左心室射血有部分经二尖瓣反流至左心房，与其他瓣膜病相比较，LVEF 的拐点高，因此如果超声心动图检查结果提示 LVEF≤0.60 和 / 或 LVESD≥40mm，需要接受手术治疗。

3）有症状伴左心室功能不全的患者：慢性二尖瓣关闭不全一旦出现症状，是立即手术指征；如果伴严重左心室功能不全的患者，则手术风险大，是否考虑手术决定是临床上棘手的问题，对于 LVEF>0.30 患者，二尖瓣修复可能性大的患者，应该考虑手术治疗。

2. 术前准备　慢性二尖瓣关闭不全如有心力衰竭，应用药物控制后手术；急性重症患者，需积极用强心、利尿、扩血管药物，防治肺水肿和左心衰竭，如药物治疗无效，应及时使用主动脉内球囊反搏，气管插管给氧并予以呼气末持续正压通气等。

3. 二尖瓣成形术　二尖瓣关闭不全外科治疗方法有瓣膜成形术和瓣膜置换术，随着手术技术的提高和术中经食管超声心动图的应用，瓣膜成形术的成功率大大提高。

（1）二尖瓣成形术

1）瓣环成形技术：恢复或固定二尖瓣瓣环结构是二尖瓣成形的基本要素之一，因此成形环不仅用于修复瓣环扩大引起的二尖瓣关闭不全，而且应用于其他病损修复后能固定瓣环减小瓣叶活动张力，提高远期疗效。

以往对于瓣环扩大引起的关闭不全或继发性二尖瓣关闭不全的修复，采用环缩法，如 Reed 法缩环术、交界区折叠缩环术及后叶瓣环半荷包缩环术等。随访发现，环缩后不仅引起瓣叶活动异常，术后瓣环仍发生扩大，因此现均被人造成形环所替代（图 4-2-1）。

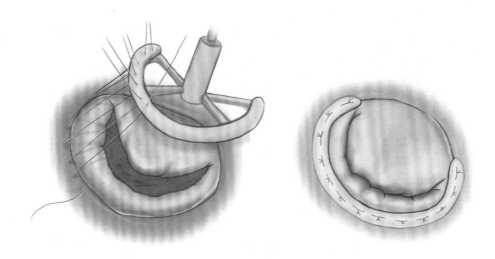

图 4-2-1　成形环缝置方法

2）后瓣成形技术：二尖瓣后瓣腱索延长或断裂导致的二尖瓣脱垂占原发性二尖瓣关闭不全的 70%，所幸采用后瓣脱垂部分瓣叶矩形切除技术，其修复成功率在 95% 以上，近远期临床效果良好。

二尖瓣后瓣叶脱垂瓣叶矩形切除是二尖瓣成形术一个关键的技术（图 4-2-2）。对于脱垂范围小的后瓣叶也可以采用三角形切除法，上提后瓣脱垂的瓣叶段，确定左右正常腱索附着点，用剪刀向瓣环方向斜向切除瓣叶，瓣环处瓣叶不切除，然后用 5-0 丙烯线间断缝合瓣叶。

3）前瓣叶修复技术：前瓣叶脱垂病理损伤较后瓣复杂，修复难度大，前瓣叶在瓣膜关闭中起了主要作用，简单的瓣叶切除或折叠缝合均不宜用于前瓣修复，其技术要求必须精确，因此其成功率在 80% 左右，目前用于前瓣修复的技术包括腱索缩短术、人工腱索、腱索转移等。

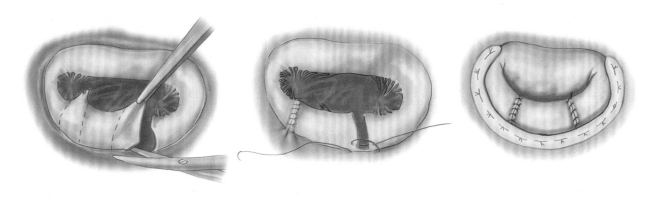

图 4-2-2 后瓣叶矩形切除

① 腱索缩短术:这是 Carpentier 最早应用于矫正前瓣腱索延长的技术,用两把神经拉钩对称地同时提起前叶和后叶边缘,确定瓣叶脱垂和腱索延长的部位。缩短腱索的方法:对称地劈开乳头肌,用钳子夹住要缩短的腱索,按准备缩短腱索的长度,将其折叠后嵌入劈开的乳头肌内,以此决定缝线在乳头肌上进针点与出针点,用 2-0 无创伤线从 A 点进针,套绕延长的腱索,从 B 点出针,收紧缝线适当缩短腱索,为减少缝线的张力,A 点与 B 点处各穿过一垫片,缝线环绕乳头肌后结扎(图 4-2-3)。但该技术手术后远期易发生腱索断裂,再次手术率高,此方法现已少使用。

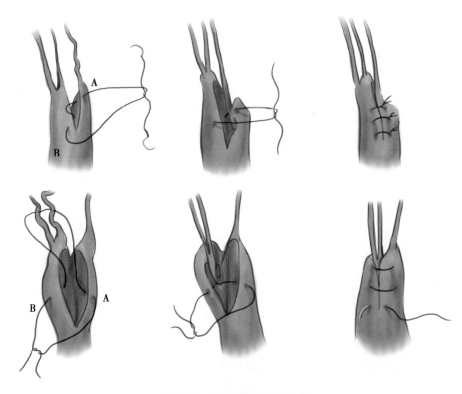

图 4-2-3 延长腱索修复技术

② 腱索转移:腱索转移技术是将正常腱索转移到由于腱索延长或断裂造成的脱垂节段,通常是将前瓣叶脱垂区域对应的后瓣区连同其附着腱索游离下来,缝合到脱垂的前叶节段,修复后瓣的步骤同矩形切除法。因该方法使用正常的自体腱索来支持前瓣叶,无须进行复杂的测量和计算以确定合适的腱索长度,但该技术需要对两个瓣叶进行手术(图 4-2-4)。

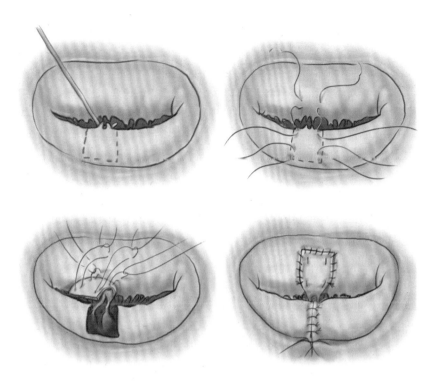

图 4-2-4 前瓣叶腱索断裂的修复技术

③ 人工腱索移植术：Nakano 等应用膨体聚四氟乙烯缝线作为人工腱索，修复断裂前瓣叶腱索，是目前修复前瓣脱垂最常用的方法。该方法是应用 4-0、5-0 聚四氟乙烯带垫片褥式缝合穿过乳头肌，不进行打结。然后缝线的两端缝合脱垂的瓣叶边缘，采用腱索长度测定器或以相对应后瓣叶区的腱索长度为参照确定人工腱索的长度，然后用钛夹轻轻固定，左心室注水，观察前瓣叶关闭情况，调节至合适长度，注水未见有反流，最后在瓣叶上打结（图 4-2-5）。Loop 技术是人工腱索新技术，是用两根 5-0 的聚丙烯牵引线或小神经拉钩将瓣膜拉入左心房，找到病变腱索，用特制的腱索测量卡尺测定病变腱索邻近相对应的正常腱索的长度，然后固定卡尺的两臂。取 5-0 Gore-Tex 缝线等长绕过卡尺的两臂，打结 3~4 个，再将两针穿过垫片，即制成单根腱索环，缝针穿过硬质垫片绕卡尺一圈再穿过垫片，和另一根线打结，做成第二根人工腱索环，以此方法，可以做成多根人工腱索环。完成整个人工腱索环的制作大约需要 5 分钟的时间。应用时，于乳头肌测量点下 3~4 个线结的位置穿过乳头肌，将预制人工腱索环移植于病变腱索的位置，于对侧再次穿垫片打结，重建二尖瓣瓣环和乳头肌之间的连接（图 4-2-6）。

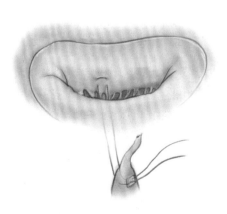

图 4-2-5 人工腱索移植术

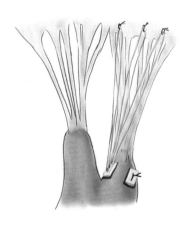

图 4-2-6 Loop 技术

4）交界区脱垂修复：交界区脱垂可以直接切除后缝合，也可以采用交界成形术，即将病变的瓣叶用丙烯线直接褥式缝合于相对应交界区瓣环上。

5）双孔技术：也称为缘对缘技术或 Alfieri 技术，是由意大利 Alfieri 设计应用于临床，将前瓣叶和后瓣叶瓣缘中点用涤纶线行褥式或"8"字缝合在一起，形成了双孔二尖瓣，缝合后应确定两孔直径在 2cm 以上，过小不宜采用（图 4-2-7）。该技术简单易行，据 10 年的临床随访显示，其临床效果良好，可应用于前瓣脱垂、双瓣叶脱垂以及瓣环扩大的缺血性二尖瓣关闭不全，可以用于矫正因成形术后产生的 SAM 征。目前的主要观点是双孔技术用于轻度的前叶脱垂或成形后测试有轻度反流，作为一种补充性技术，介入 MitraClip 二尖瓣成形技术也是应用了该原理。

6）风湿性瓣膜病变的成形术：风湿性病变二尖瓣的病理改变不仅累及瓣叶，包括纤维化、钙化和卷缩，而且伴有腱索增粗、缩短和融合，因此其成形要求技术高，近远期效果比较差。近年来在风湿性心脏病高发的国家，由于年轻患者比例高，成形术开展仍较为普遍，20 年再次手术率 50%~60%。其成形技术根据瓣叶和瓣下结构的具体病变而定，包括钙化斑的剔除、瓣叶削薄、心包片瓣叶加宽、交界区切开、融合腱索劈开、人工腱索加长、乳头肌切开等技术。

7）经皮导管二尖瓣成形术：2003 年 Block 首先在动物实验中成功应用经导管二尖瓣缘对缘瓣膜成形术。本手术是使用一个高分子材料包裹形成的二尖瓣夹合器（图 4-2-8），经股静脉经过穿刺房间隔进入左心房，在 X 线、超声引导下，使用夹合器夹住二尖瓣前叶和后叶的中部，然后释放，夹合后的二尖瓣前、后瓣叶的游离缘形成双孔。EVALVE 公司在动物实验的基础上已经进行了 I、II 期临床试验，随后的多中心临床试验结果显示良好，2008 年 3 月 MitraClip 通过欧洲 CE 认证，并在欧洲、土耳其、以色列和澳大利亚陆续上市应用于临床。

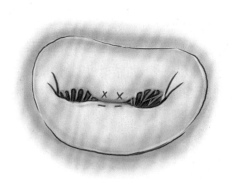

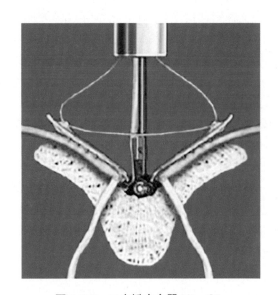

图 4-2-7　双孔技术（缘对缘技术或 Alfieri 技术）　　　图 4-2-8　二尖瓣夹合器 MitraClip

目前正在研制和临床试验的还有瓣环环缩法，经皮导管二尖瓣瓣环间接成形术是通过放置一环形装置在冠状窦内，通过该环缩装置挤压后叶以缩小后叶和前叶的差距，增大瓣叶的接合面，达到逐步减少二尖瓣的功能性反流的目的。主要的装置有 MONARC 系统、CARILLON 系统、PTMA 装置，其中 MONARC 系统是目前临床上试用最广泛的一种装置。还有经皮导管二尖瓣瓣环直接成形术，通过应用装置在心腔内使瓣环收缩，或可植入成形环使瓣环缩小，从而减少二尖瓣反流，目前在研究的有 Quantumcor 系统和 AccuCinch 系统。Quantumcor 系统利用射频能量加热瓣环结构，使胶原纤维收缩，缩小瓣环，减少反流。

介入技术手术创伤小，开始阶段对心功能差无法耐受体外循环的患者以及扩张型心肌病或缺血性心肌病导致的二尖瓣功能性关闭不全的病例具有重要的应用价值。但随着产品技术的成熟,其适应证也将更加广泛。

(2) 二尖瓣置换术

【病例解析】

病例摘要

主诉

患者,女,52岁,因"间断发作活动后胸闷、气短不适半年"入院。

现病史

患者半年前出现活动后胸闷、气短不适症状,易疲劳,休息后症状能有所缓解,无发热、胸痛、咳嗽等不适。超声心动图检查提示:二尖瓣关闭不全,左心室扩大。经保守治疗效果不佳,拟进一步行手术治疗。

既往史

无高血压、糖尿病等病史。

查体

体温正常,血压121/78mmHg,心尖搏动向左下移位,心浊音界向左下扩大;窦性心律,心律82次/min,二尖瓣听诊区可闻及响亮(3/6级)全收缩期吹风样杂音。

辅助检查

超声心动图检查提示二尖瓣后叶脱垂伴重度关闭不全(瞬时反流量20ml),舒张末期左心室内径5.9cm,左心房内径4.5cm,左心室射血分数56%,其余瓣膜未见明显异常。

 解析

患者主诉间断发作活动后胸闷气短不适,查体二尖瓣听诊区可闻及响亮(3/6级)全收缩期吹风样杂音,超声心动图检查提示二尖瓣后叶脱垂伴重度关闭不全(瞬时反流量20ml)。诊断为二尖瓣脱垂伴重度关闭不全。

所以根据二尖瓣关闭不全的治疗原则及手术适应证,建议患者行外科手术治疗。目前瓣膜成形术和瓣膜置换术是二尖瓣关闭不全治疗的主要手段,具体手术方式的选择则根据患者瓣膜病变的原因、具体性质及部位等综合判断。随着手术技术的提高和术中经食管超声心动图的应用,瓣膜成形术的成功率极大地提高,临床效果非常满意,因此瓣膜成形术已成为二尖瓣关闭不全治疗的最佳选择。

 指南解读

二尖瓣关闭不全的治疗(2020年ACC/AHA)

对于无症状的微量二尖瓣反流患者通常无须特殊处理,但伴有症状的二尖瓣关闭不全患者无论是急性或慢性,手术治疗依然是首选。但具体手术时机,应根据瓣膜病损情况、左心室功能(LVEF和/或LVESD)、患者症状和外科医生瓣膜修复技术掌握程度等因素进行综合考虑。

知识点

二尖瓣成形术的基本原则及要素

目前根据瓣膜不同部位不同病损情况有多种技术运用于成形手术,但瓣膜成形术的基本原则为:①保留或恢复瓣叶正常的启闭功能;②造成尽可能大的瓣叶接触面积;③重塑并固定瓣环。

确保瓣膜成形术成功的基本要素:①良好的显露;②认真仔细地对病损瓣膜进行探查和评估;③根据病损特点选择基本可靠的成形技术;④放置与前瓣叶高度相适应大小的成形环;⑤成形完毕后行注水试验和心脏恢复跳动后 TEE 检查。

治疗经过

患者在全身麻醉体外循环下行二尖瓣成形术,术中发现二尖瓣后瓣 P2 区腱索断裂,后瓣叶局部对合不佳,故采用后瓣叶脱垂瓣叶矩形切除联合成形环技术进行修复。手术过程顺利,术后给予强心、利尿、营养心肌、抗凝等处理,术后恢复良好。超声心动图检查提示二尖瓣关闭良好,心脏各房室腔大小基本正常,左心室射血分数 62%。心肺查体无特殊,切口愈合良好,于术后 7 日出院。

知识点

二尖瓣后瓣叶成形的技术要点

二尖瓣后瓣叶脱垂瓣叶矩形切除是二尖瓣成形术一个关键的技术。上提后瓣脱垂的瓣叶段,确定左右正常腱索附着点,用剪刀向瓣环方向垂直切开,然后沿瓣环切除瓣叶,如果切除瓣叶宽度小于 2cm,而且左右瓣高小于 2cm,可以用 5-0 丙烯线间断缝合瓣叶,瓣环处 8 字缝闭;如果左右瓣高不等,游离瓣高的一侧瓣叶与瓣环的附着,连续缝合瓣环与瓣叶,调整瓣高与对称相等,再间断缝合瓣叶;如果切除瓣叶宽度大于 2cm,或切除后的瓣叶高度大于 2cm,则应采用滑行技术,即分别切开两侧瓣叶与瓣环附着,长度约 2cm,然后用 5-0 丙烯线连续缝合两侧的瓣叶与瓣环,两侧距离相等,再间断缝合瓣叶,这种技术可以有效地避免因后瓣高度过高或瓣环缺损过多而缝合折叠过多导致的 SAM 征现象。手术时应注意:①两侧瓣叶游离缘要对齐;②间断缝合瓣叶时针距不宜过大,防止因存在缝隙而导致血流穿过引起血球破坏;③缝合时保证适当的边距,以免术后瓣膜开闭时撕裂。对于脱垂范围小的后瓣叶也可以采用三角形切除法,上提后瓣脱垂的瓣叶段,确定左右正常腱索附着点,用剪刀向瓣环方向斜向切除瓣叶,瓣环处瓣叶不切除,然后用 5-0 丙烯线间断缝合瓣叶。

知识点

瓣环成形的技术策略及要点解析

1. 人造瓣环的类型和选用　1968 年 Carpentier 首次设计了二尖瓣人造瓣环应用于二尖瓣成形术,目前临床上常用的有硬质环(Carpentier 环)和软质环(Duran 环、Cosgrove 环),前者为瓣环内有一带沟状的椭圆形金属环,缝环镶嵌在金属环沟槽内,在金属及缝环外包裹一层聚四氟乙烯编织布,组成人工瓣环,有经典环(classic ring)、生理环(physio ring)和缺血环(IMR ring)三种。经典环为开放的"C"形环,其最早为风湿性瓣膜病变纤维化的瓣环成形而设计,开放的几何形状与马鞍形的前后瓣环形状后瓣大小相符;生理环是专门为退行性二尖瓣关闭不全设计的,呈"O"形,前后径大,为半硬环,马鞍形外形与二尖瓣瓣环立体结构相似,可以保持瓣环自身形状,尤其是前瓣环在心脏收缩时能使主动脉二尖瓣结合处保持凸起形状;缺血环为缺血性心脏病继发性二尖瓣关闭不全而设计的,为硬性"O"环,前后径小,后瓣P2、P3区为非均匀结构。Carpentier环作为硬质环,其缺陷是破坏了二尖瓣瓣环生理性的立体形状,而且二尖瓣瓣环口径固定,植入后瓣口面积失去了周期性变化。弹性人造瓣环环为软质的弹性环,支架应用浸渍硫酸钡的硅胶弹性圈组成,外以涤纶编织物覆盖,理论上,该型软环更符合人体心脏的生理状态,具有更好的血流动力学效应。

2. 成形环大小测量　无论使用何种类型的成形环,其大小均根据前瓣叶面积确定,先在前后交界处的瓣环缝置两针标志线,两线距离为前瓣叶基底宽度;选取凹槽距离与之相匹配的测环器,然后用两把神经拉钩或弯钳向下牵拉前瓣边缘腱索,测环器的表面积和前叶的面积相一致,那么这个测环器的大小就是所要选择的人工瓣环的大小;如果瓣叶游离缘超过测环器2~4cm,选择大一号的成形环。成形环过小,前瓣叶在左心室收缩时向流出道方向凸起,从而导致成形术后SAM征。对于Barlow病患者,因瓣叶面积大,应该选择大号的成形环。

3. 成形环的缝置　先在两个三角之间的前瓣环间断安置缝线,每针跨度约4mm,缝线上行穿挂人工瓣环的针距宜为4mm,有助于前瓣环正常曲度的维持。然后在交界处和后瓣环安置缝线,跨度为约6mm。将这些缝线分别穿过人工瓣环,并且在人工瓣环上的跨度为4mm,这样可以起到缩小扩大后瓣环的作用,通常总共缝合11~13针,缝针必须缝在二尖瓣瓣环上,不能缝于瓣叶组织上,同时进针过深易损伤前瓣环上方仅2~3mm处的主动脉瓣叶以及后外侧的左冠状动脉回旋支。用手柄将人工瓣环向下推到二尖瓣瓣环上,同时向上提缝线,去除手柄后保留瓣环支撑架打结缝线,最后去除瓣环支撑架,完成人工瓣环植入。

(唐杨烽　韩林)

推荐阅读文献

[1] CARABELLO BA.Treatment for mitral regurgitation:which one are we talking about?J Am Coll Cardiol,2014,64(2):193-195.

[2] ACKER MA,PARIDES MK,PERRAULT LP,et al.Mitral valve repair versus replacement for severe ischemic mitral regurgitation.N Engl J Med,2014,370(1):23-32.

[3] IBRAHIM M,RAO C,SAVVOPOULOU M,et al.Outcomes of mitral valve repair using artificial chordae.Eur J Cardiothorac Surg,2014,45(4):593-601.

[4] YAFFEE DW,LOULMET DF,ZIAS EA,et al.Long-term results of mitral valve repair with semi-rigid posterior band annuloplasty.J Heart Valve Dis,2014,23(1):66-71.

[5] OTTO CM,NISHIMURA RA,BONOW RO,et al. 2020 ACC/AHA guideline for the management of patients with valvular heart disease:a report of the American College of Cardiology/American Heart Association Joint Committee on clinical practice guidelines. Circulation,2021,143(5):e1-e156.

第三节　主动脉瓣狭窄

本节要点

1. 主动脉瓣狭窄是当前西方发达国家最常见的瓣膜性心脏病;近年来,发展中国家主动脉瓣狭窄的发病率则呈明显上升趋势。

2. 主动脉瓣狭窄常见的病因有退行性钙化性病变(发达国家常见)、风湿性病变(发展中国家常见)和先天性二叶主动脉瓣畸形(年轻患者常见)。

3. 主动脉瓣狭窄是一个缓慢进展的疾病,无症状潜伏期一般较长,一旦出现症状则进展加速,应及早干预,否则预后较差。

4. 主动脉瓣狭窄最具特征性的临床体征是胸骨右缘第 2 肋间收缩期菱形杂音,并向颈部放射;其三大典型临床症状包括:心绞痛、晕厥和心力衰竭(气短、易疲劳、活动耐力下降等)。

5. 超声心动图是主动脉瓣狭窄最主要的诊断工具,而且可以同时评价主动脉瓣狭窄病因和程度、心脏收缩功能以及其他心脏结构性病变。

6. 主动脉瓣狭窄目前尚无有效的内科保守治疗方法,外科手术(传统开胸或经导管)是唯一效果确实可靠的治疗措施。

7. 传统开胸主动脉瓣置换术仍然是目前治疗主动脉瓣狭窄的金标准,经导管主动脉瓣置换术发展迅速,适应证逐步扩大,展现出良好前景。

一、定义

主动脉瓣狭窄(aortic stenosis,AS)指的是由各种原因所致的主动脉瓣瓣叶在心脏收缩期不能充分打开,从而导致血液从心脏中射出时受阻的一组临床病征。

二、流行病学

主动脉瓣狭窄是当前西方发达国家最常见的瓣膜性心脏疾病,最常见的病因是退行性钙化性病变。依据美国国立卫生研究院等多项人群研究显示:主动脉瓣狭窄的患病率呈现明显的年龄相关性,18~44 岁普通人群的患病率仅为 0.02%,45~54 岁为 0.1%,55~64 岁为 0.5%,65~74 岁为 1.2%,大于 75 岁为 2.8%。另有研究显示,80~89 岁人群主动脉瓣狭窄的发病率高达 9.8%。根据美国和欧洲的心脏瓣膜病诊疗指南,在大于 75 岁的主动脉瓣狭窄患者中,约 40% 不适合外科主动脉瓣置换手术,约 5% 属于极高危患者,这一部分患者是经导管主动脉瓣置换术(transcatheter aortic valve replacement,TAVR)的潜在人选。依此推算,北美和欧洲共有候选 TAVR 患者接近 30 万,每年新增病例将近 2 万。在亚洲、非洲和南美洲,目前尚无基于普通人群的流行病学调查研究,但在这些地区,风湿性心脏病仍然是十分严重的公共卫生问题。单纯风湿性主动脉瓣狭窄临床上并不多见,往往是合并二尖瓣病变的联合心脏瓣膜病。此外,无论发达国家还是发展中国家,先天性二叶主动脉瓣畸形都是主动脉瓣狭窄年轻患者最常见的病因。先天性二叶主动脉瓣畸形是最常见的先天性心脏发育异常,普通人群发病率为 1%~2%。大约 2/3 的二叶主动脉瓣畸形患者终生不出现任何临床症状,另外 1/3 则一般多在 30~50 岁期间出现明显的临床症状,其中以主动脉瓣狭窄最为常见。主动脉瓣狭窄常见病因及病理特点见图 4-3-1。

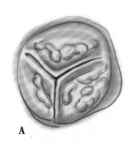
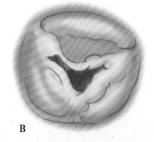
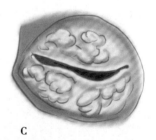

图 4-3-1　主动脉瓣狭窄常见病因及病理特点
A.退行性主动脉瓣钙化;B.风湿性主动脉瓣狭窄;C.二叶主动脉瓣畸形钙化。

三、病理生理学

正常主动脉瓣由三个瓣叶组成,瓣叶以"皇冠状"的弧形附着在主动脉瓣环上,同时其本身也构成了左心室流出道和主动脉根部的分界线。健康的主动脉瓣纤薄柔软,活动自如,在心脏收缩期能够充分打开,对心脏射出的血流几乎没有任何阻挡,换一句话说,生理情况下,跨主动脉瓣压差接近于0。正常主动脉瓣瓣口面积为3~5cm²。当因为各种原因导致主动脉瓣发生病变、瓣叶活动度减低,跨主动脉瓣压差逐步上升时,即为主动脉瓣狭窄。主动脉瓣狭窄是一个发展非常缓慢的疾病,往往有一个很长的无症状潜伏期,有的甚至可达几十年。任何原因的主动脉瓣狭窄,其病理解剖学的结果都是瓣口面积减小,从而造成左心室流出道的固定性梗阻。根据欧姆定理($V=IR$),随着瓣口面积减小,血流阻力(R)逐渐上升,为了能够维持正常的血流(I或者心排血量),驱动压力(V)必须做相应的增加。再根据拉普拉斯定理$\sigma=(Pr)/(2t)$,σ为左心室壁应力,P为跨壁压(可约等于左心室腔内压力),r为左心室内径,t则为左心室壁厚度。因此,当主动脉瓣狭窄,左心室流出道存在梗阻的情况下,必须提高左心室腔内压力才能维持足够的心排血量,而为了尽量保持左心室壁应力不变,就必须相应增加左心室壁厚度。心肌肥厚到一定程度,心肌细胞的氧供和氧需将会出现失配,心肌相对性缺血,临床上出现心绞痛的症状,其严重程度取决于心肌肥厚的程度。随着疾病的进展,主动脉瓣瓣叶几乎失去活动能力,此时的心排血量也几乎固定,根本无法根据身体需要做适应性调节。当患者活动量增加时,将会出现先兆晕厥或者晕厥等临床症状。心肌肥厚一开始是一个自身适应性反应,如果长期得不到改善或逆转将导致心肌细胞排列紊乱和功能失调,这些变化反过来造成左心室收缩功能减退。临床上将出现气短、易疲劳、活动耐力下降等心力衰竭症状,这也是严重主动脉瓣狭窄比较晚期的临床表现。

四、临床表现及检查方法

(一) 临床症状

主动脉瓣狭窄的病理解剖学进展非常缓慢,在血流动力学方面左心室具有极强的代偿能力,因此,这一类患者在临床上一般都有一个很长的无症状潜伏期,有的甚至可达几十年。即使体格检查心脏听诊存在典型的收缩期菱形杂音,心电图或超声心动图检查证实左心室心肌明显增厚,甚至收缩功能轻度减退,患者本人仍然可以没有任何症状。通常在主动脉瓣瓣口面积降到正常的1/4以下时,左心室功能出现失代偿,活动后往往出现典型的主动脉瓣狭窄三联征:心绞痛、先兆晕厥或晕厥、心力衰竭表现。主动脉瓣狭窄患者一旦出现症状,病程进展显著加速,且往往急剧恶化,甚至出现猝死。有统计资料表面,有症状的主动脉瓣狭窄患者,如果不接受外科手术治疗,1年、2年、3年的生存率分别为50%,30%和20%。大部分患者死于充血性心力衰竭,有些患者则因恶性心律失常而猝死(图4-3-2)。

约2/3的主动脉瓣狭窄的患者有典型的心绞痛发作,且往往为首发的临床症状,其临床特征与冠心病心绞痛类似,常为劳累或情绪波动所诱发,休息或平静后缓解。但冠状动脉评价往往正常,若同时合并冠心病,则更易出现心绞痛发作。约1/2的主动脉瓣狭窄的患者有先兆晕厥或晕厥发作,也有以此为首发症状的。先兆晕厥(presyncope)指一过性黑矇、头晕、肌张力丧失或减低,但不伴意识丧失。晕厥是指由于一时性广泛性脑供血不足所致的短暂意识丧失状态,发作时患者因肌张力消失不能

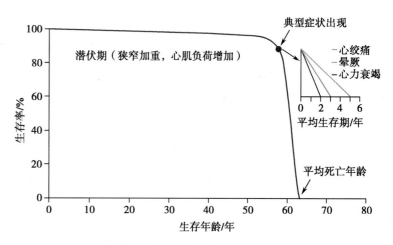

图 4-3-2　主动脉瓣狭窄患者的生存期

保持正常姿势而倒地。先兆晕厥或晕厥也多在活动后出现,若患者突发心房颤动等心律失常,也可以在静息状态下出现。若病情得不到控制,最终所有主动脉瓣狭窄的患者都会出现呼吸困难、容易疲劳或活动耐力下降等心力衰竭的临床表现。心力衰竭的出现预示着左心功能已经失代偿,是主动脉瓣狭窄的晚期临床表现,若不进行外科干预,平均寿命仅为2~3年,比大多数恶性肿瘤的预后还差。严重主动脉瓣狭窄患者,无论有无临床症状,均可出现猝死,其机制目前尚不明确,一般认为与心室颤动等恶性心律失常或肺动脉压力骤然升高有关。

（二）体格检查

轻中度或无症状的重度主动脉瓣狭窄患者往往在诊疗其他疾病或健康体检时发现心脏杂音而被意外诊断。主动脉瓣狭窄的心脏杂音极具特征性:收缩期菱形杂音(crescendo-decrescendo systolic murmur),即在收缩期早期迅速达到顶峰,收缩中晚期快速衰减,心音描记图上呈现典型的菱形样式。该杂音音调较高,音质粗糙,胸骨右缘第2肋间最易闻及,向颈部放射。主动脉瓣狭窄的其他特征性的体征还包括:迟细脉(pulsus tardus et parvus),脉搏上升缓慢且无力;心尖搏动强劲而不弥散,若出现弥散则提示左心收缩功能不全;心前区收缩期震颤;脉搏压收窄;第四心音(心肌肥厚,舒张功能减退所致);第三心音(疾病晚期,心脏扩大时可以闻及)。

（三）辅助检查

1. X线检查 当左心室发生向心性肥厚,X线透视时可见心尖圆钝,呈缓慢的收缩期搏动;升主动脉可发生狭窄后扩张。高龄患者可见主动脉瓣膜区域钙化,而且胸部X线检查更易发现。

2. 心电图检查 绝大部分患者有左心室肥厚和劳损的心电图表现,左胸导联中T波倒置,伴有ST段压低,如超过0.3mV,则提示重度左心室肥厚。此外,严重主动脉瓣狭窄的患者中,约2/3有左心房增大的表现,V_1导联中P波的负性部分明显延迟,如钙化侵犯传导系统,可引起不同程度的房室传导阻滞。

3. 超声心动图检查 在M型超声心动图上,主动脉瓣狭窄患者可见瓣叶增厚与钙化,瓣叶活动受限,收缩期瓣叶间距低于正常。二维超声心动图检查对主动脉瓣狭窄的诊断优于M型超声,可检查瓣膜增厚与钙化的程度,瓣膜的活动度,以及左心室射血分数与容量,评价左心室功能损害的程度。多普勒超声心动图检查对诊断主动脉瓣狭窄是一项很有价值的非侵入性检查方法,可以测定经主动脉瓣收缩期压力阶差(AVG)。计算方法为修正的Bernoulli公式:$AVG(mmHg)=4V^2$($V=$ 跨瓣血液流速:m/s)。但超声心动图对主动脉瓣狭窄的瓣口面积不能进行精确的定量测定(表4-3-1)。

表 4-3-1 主动脉瓣狭窄分期与分级(2020 年 ACC/AHA 指南)

分期	定义	瓣膜解剖结构	瓣膜血流动力学	血流动力学后果	症状
A	风险期	二叶主动脉瓣(或其他先天性瓣膜畸形)主动脉瓣硬化	跨瓣最大流速 <2m/s,瓣叶活动正常	无	无
B	进展期	二叶或三叶主动脉瓣轻至中度钙化/纤维化合并一定程度的收缩期瓣叶运动幅度减低风湿性瓣叶病变合并交界融合	轻度:跨瓣最大流速 2.0~2.9m/s 或平均跨瓣压差 <20mmHg 中度:跨瓣最大流速 3.0~3.9m/s 或平均跨瓣压差 20~39mmHg	早期左心室舒张功能不全可能左心室射血分数正常	无
C	重度无症状期				
C1	重度无症状期	瓣叶严重钙化/纤维化或先天性狭窄合并瓣叶开放严重受限	跨瓣最大流速≥4m/s 或平均跨瓣压差≥40mmHg 瓣口面积通常≤1.0cm²(或瓣口面积指数≤0.6cm²/m²)但并非确定重度主动脉瓣狭窄所必需 极重度狭窄是指跨瓣最大流速≥5m/s 或平均跨瓣压差≥60mmHg	左心室舒张功能不全轻度左心室肥厚左心室射血分数正常	无 运动试验是确定症状阶段的合理选择

续表

分期	定义	瓣膜解剖结构	瓣膜血流动力学	血流动力学后果	症状
C2	伴左心室收缩功能不全的重度无症状期	瓣叶严重钙化/纤维化或先天性狭窄合并瓣叶开放严重受限	跨瓣最大流速≥4m/s或平均跨瓣压差≥40mmHg 瓣口面积通常≤1.0cm²(或瓣口面积指数≤0.6cm²/m²)但并非确定重度主动脉瓣狭窄所必需	左心室射血分数<50%	无
D	重度有症状期				
D1	高跨瓣压差重度有症状期	瓣叶严重钙化/纤维化或先天性狭窄合并瓣叶开放严重受限	跨瓣最大流速≥4m/s或平均跨瓣压差≥40mmHg 瓣口面积通常≤1.0cm²(或瓣口面积指数≤0.6cm²/m²)但当狭窄合并关闭不全时,瓣口面积可能更大	左心室舒张功能不全 左心室肥厚 可能出现肺动脉高压	劳力性呼吸困难,运动耐量下降,或心力衰竭 劳力性心绞痛 劳力性晕厥或先兆晕厥
D2	低流量,低跨瓣压差伴左心室射血分数降低的重度有症状期	瓣叶严重钙化/纤维化伴瓣叶运动严重受损	平静状态下瓣口面积≤1.0cm² 跨瓣最大流速<4m/s或平均跨瓣压差<40mmHg 多巴酚丁胺负荷超声显示瓣口面积≤1.0cm²且任何瞬时流量下跨瓣最大流速≥4m/s	左心室舒张功能不全 左心室肥厚 左心室射血分数<50%	心力衰竭 心绞痛 晕厥或先兆晕厥
D3	低跨瓣压差伴左心室射血分数正常或反常低流量的重度有症状期	瓣叶严重钙化/纤维化伴瓣叶运动严重受损	瓣口面积≤1.0cm²(或瓣口面积指数≤0.6cm²/m²)合并跨瓣最大流速<4m/s或平均跨瓣压差<40mmHg 且 每搏心输出量指数<35ml/m² 患者血压正常时测量(收缩压<140mmHg)	左心室相对室壁厚度增加 小左心室腔伴低每搏心输出量 左心室舒张期充盈受限 左心室射血分数≥50%	心力衰竭 心绞痛 晕厥或先兆晕厥

4. 胸部 CT 检查　主动脉瓣狭窄患者虽然无须常规做胸部 CT 检查,但主动脉瓣狭窄患者常常合并有升主动脉瘤样扩张或升主动脉瘤,60 岁以上患者也常有主动脉钙化。术前行 CT 检查可以充分评估升主动脉扩张程度、升主动脉壁有无钙化。此外,也有助于排除肺部病变,以避免漏诊肺癌,特别是早期肺癌。因此,近年医院已将胸部 CT 检查列为 50 岁以上患者的术前常规检查。

5. 心导管检查　通过左心室导管检查可测定左心室和主动脉之间的压差,常用的方法是将导管经股动脉逆行插至主动脉根部,通过主动脉瓣进入左心室,测量左心室压力,然后回撤导管,记录左心室至主动脉连续压力曲线,计算两者之间的压差。该法的优点是简单,并发症少,缺点是不能同步记录左心室压力和主动脉压力,有时存在误差。另外一种方法是逆行插管至主动脉根部,同时通过房间隔穿刺将另外一根导管送至左心房,通过二尖瓣口进入左心室,同步记录左心室压和主动脉压力,直接测量压差,数据准确。但房间隔穿刺需要有经验者进行,否则易引起心房穿通,导致急性心脏压塞。通过左心导管,同时测定心排血量,可按 Gorlin 公式计算瓣口面积。对于严重主动脉瓣狭窄合并有左心衰竭的患者,行左心室造影有较大的风险,心脏超声检查完全可以取代左心室造影检查。

近年来,由于超声技术的发展,用心导管检查的方法测量压差及瓣口面积已很少用。通常认为,一般主动脉瓣狭窄患者,不必行心导管检查。但对 50 岁以上的患者,无论有无心绞痛,术前均应行选择性冠脉造影,以了解冠状动脉有无病变。

五、治疗方法

无症状轻至中度的主动脉瓣狭窄患者不需要进行药物治疗,因为这种患者发生猝死的概率很低。但对于无症状的重度主动脉瓣狭窄者应劝告避免剧烈活动或过度的精神紧张,以防止诱发严重的心律失常和猝死。主动脉瓣狭窄有并发心内膜炎的倾向,一般认为对主动脉瓣狭窄患者在进行拔牙、外科手术等器械操作时都应该使用抗生素预防。无症状的主动脉瓣狭窄者虽然预后良好,但也严密随访及早发现病情进展的体征,每隔 6~12 个月随访 1 次,超声心动图检查以了解瓣口面积、跨瓣压差及左心室功能的变化。

（一）内科保守治疗

主动脉瓣狭窄患者一旦出现临床症状,病程迅速进展,预后不佳,药物治疗效果非常有限,且无法延缓病情进展和延长患者寿命。

(1) 心绞痛治疗:主动脉瓣狭窄患者出现心绞痛的机制为心肌摄氧量增加,可以应用钙通道阻滞剂,并根据症状来调整剂量:硝酸甘油虽然可以缓解心绞痛,但应用时要小心,它可以使阻力小动脉和血管床扩张,而在主动脉狭窄时,左心每搏血量是固定的,当含服硝酸甘油后,患者可有低血压,冠状动脉血流减少,有时反而会加重心绞痛,甚至诱发心律失常。因此,对于首次服用硝酸甘油者一定要有医生在场,并且注意观察有无上述不良反应。β 受体阻滞剂因可以降低后负荷,所以对重度主动脉瓣狭窄的患者是禁忌,它会触发运动中晕厥的发生,同时使主动脉瓣狭窄者固定的左心每搏血量更为减少。

(2) 充血性心力衰竭治疗:主动脉瓣狭窄主要引起左心衰竭,很少有患者能活到右心衰竭阶段。治疗原则虽然与一般病因造成的心力衰竭相类似,但有一定的特点。主动脉瓣狭窄心力衰竭患者是否能长期应用洋地黄药物尚存争议,一方面洋地黄的正性肌力作用使心肌收缩力加强,导致左心室流出道梗阻加重,心排血量明显减少;另一方面使心肌的氧需平衡失调更明显,心内膜下缺血加重,导致心肌收缩力本质上的减退。当左心室功能失代偿后,左心室扩大、左心衰竭时可以应用洋地黄。对于利尿药和其他减轻前负荷的药物应用要慎重,因为上述这些药物虽然可以改善心力衰竭的临床症状和增加心排血量,但是对于重度主动脉瓣狭窄的患者,由于左心室重度肥厚,只有依靠升高的左心室充盈压来维持心排血量,如此时左心室舒张末期容积过度降低,会导致心排血量急剧下降。因此,对于重度主动脉瓣狭窄患者,心力衰竭的药物治疗效果是有限的,只有进行外科干预,方可改善临床症状和左心室功能。

（二）外科手术治疗

当前外科手术治疗主动脉瓣狭窄的方法主要有传统的外科主动脉瓣置换术（surgical aortic valve replacement,SAVR）和微创的经导管主动脉瓣置换术（transcatheter aortic valve replacement,TAVR）,SAVR 以往和现在都是外科治疗主动脉瓣狭窄的金标准,其安全性和有效性得到国内外众多临床真实病例的检验。TAVR 自 2002 年应用于临床以来,其安全性和有效性也被充分证实,应用范围也从最初的无法接受 SAVR 的患者,发展到高危 SAVR 患者,当前正逐步向中低危 SAVR 患者拓展。其发展趋势和应用前景被业内绝大多数专家学者所看好。

2020 年美国 ACC/AHA 指南推荐的主动脉瓣置换手术的绝对适应证包括:①高跨瓣压差重度主动脉瓣狭窄（D1 期）,临床病史中或运动试验时有劳力性呼吸困难,心力衰竭,心绞痛,晕厥或先兆晕厥等症状;②重度主动脉瓣狭窄无临床症状,但左心室射血分数 <50%（C2 期）;③重度主动脉瓣狭窄无临床症状（C1 期）患者因其他适应证需行心脏手术时。

当存在以下情况时,认为宜行主动脉瓣手术:①低流量,低跨瓣压差伴左心室射血分数降低,且有临床症状患者（D2 期）;②低流量,低跨瓣压差伴左心室射血分数正常（D3 期）。

当存在以下情况时,认为行主动脉瓣手术是合理的:①无症状重度主动脉瓣狭窄（C1 期）且外科手术风险低,当运动试验显示活动耐量下降或动脉收缩压下降大约 10mmHg 时;②无症状极重度主动脉瓣狭窄（跨瓣最大流速≥5m/s）且外科手术风险低;③无症状重度主动脉瓣狭窄（C1 期）且外科手术风险低,当血清 BNP 水平大于正常值 3 倍以上时;④无症状高跨瓣压差重度主动脉瓣狭窄（C1 期）且外科手术风险低,当系列检查显示每年跨瓣流速增加≥0.3m/s。

当存在以下情况时,可以考虑行主动脉瓣手术:①无症状高跨瓣压差重度主动脉瓣狭窄（C1 期）,且系列检查提示左心室射血分数进展性下降（至少 3 次检查 <60%）;②中度主动脉瓣狭窄（B 期）因其他适应证需行心脏手术时。

鉴于 TAVR 的快速进展和适应证扩展,2020 年美国 ACC/AHA 指南提出手术方式由医师和患者共同决策(shared decision-making)的流程(图 4-3-3)。

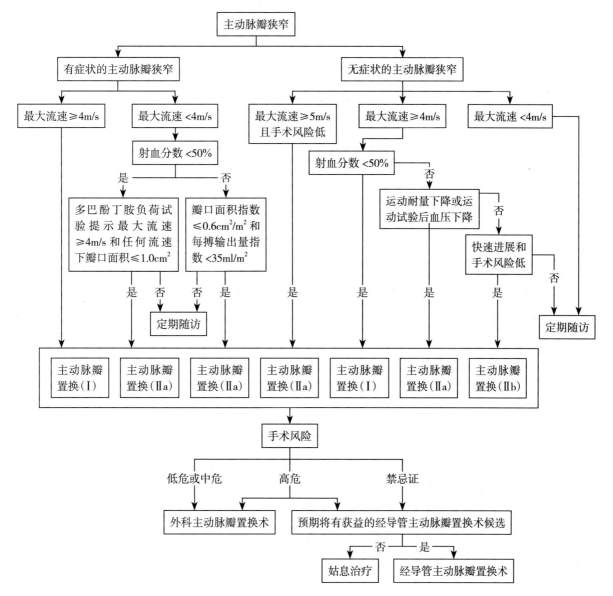

图 4-3-3 主动脉瓣狭窄外科处理流程

1. 常规 SAVR 手术步骤及技术要点

(1) 基本方法:施行主动脉瓣置换术的常规方法是行胸骨正中切口,升主动脉远心端插入动脉灌注管,对升主动脉狭窄后扩张明显者,或需行升主动脉置换术者,应常规股动脉插管。经右心耳插入右心房双极引流管建立体外循环,经右上肺静脉放置左心引流管。心肌保护的基本方法是经主动脉根部灌注 800~1 200ml 心肌停搏液,20~30 分钟后经左、右冠状动脉开口间断灌注冷血停搏液,也可以经冠状窦持续或间歇灌注冷血停搏液。心脏表面敷冰屑,以使心脏持续低温状态。对于合并有主动脉瓣关闭不全的患者,应该在切开升主动脉后做左、右冠状动脉直接灌注心肌停搏液。

(2) 主动脉切口:一般采用 3 种切口。①横形切口,距右冠状动脉开口上方约 2.0cm 处横行切开升主动脉前壁与右侧壁,对于升主动脉较粗的病例该切口显露较好;②曲棍形斜切口,从左前侧距升主动脉根部 4.0cm 处开始切开,向右下延长至无冠瓣中点上方 1.0~2.0cm 止。该种切口适用于主动脉根部较细的患者;③螺旋形切口,切口上端靠近主肺动脉,向右下延伸至无冠窦上方,该切口适应于主动脉瓣环较小的患者(图 4-3-4)。

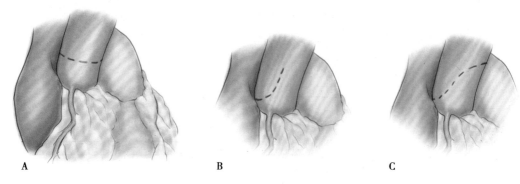

图 4-3-4 SAVR 主动脉切口选择
A. 横行切口；B. 曲棍形斜切口；C. 螺旋形切口。

（3）显露主动脉瓣（图 4-3-5）：主动脉瓣显露的方法主要有 3 种。①主动脉切口中点上、下切缘牵引线，上切缘线牵引线牵拉切口上缘，下切缘牵引线多缝于心尖部的心包，一般显露比较好，但对主动脉根部狭小者，显露较差。②主动脉瓣 3 个交界牵引线，3 个牵引线均缝在主动脉内壁交界上方 0.5cm 处，顺 3 个不同方向牵引，显露效果比较好。③主动脉拉钩显露一般可取得比较好的显露，但需要另一助手，并有可能损伤主动脉壁内膜，甚至撕裂主动脉壁。对于有严重主动脉瓣钙化的患者，尤其是老年患者，因钙化严重，主动脉壁也比较脆弱，宜扩大主动脉切口，采用主动脉切缘置牵引线或眼睑拉钩牵引的方法。

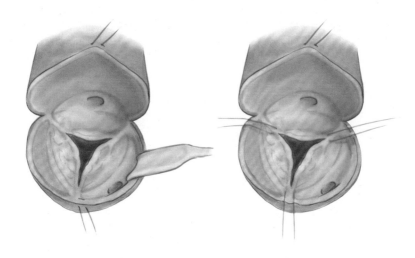

图 4-3-5 主动脉瓣显露方法

（4）切除病变瓣膜：显露主动脉瓣后，用有齿镊钳夹瓣叶，一般同时钳夹右、无冠瓣叶，从右、无冠瓣交界始依次剪除右、无冠瓣交界、右冠瓣、无冠瓣、左无冠瓣交界、左冠瓣及左、右冠瓣交界，保留瓣环及瓣叶残边 0.2mm。部分病变的瓣膜常有广泛的瓣叶钙化，钙化斑有时扩展到瓣环或邻近的心肌，左或无冠瓣的钙化可侵犯二尖瓣前瓣，右冠瓣及无冠瓣的钙化可侵犯室间隔膜部，切除上述病变时，可先从瓣口将纱布条送至左心室堵住流出道，避免钙屑或组织碎片落入左心室内。切除瓣膜时不必先从交界开始，而应从钙化轻的部位，把瓣叶剪开至瓣环基部，然后沿瓣环基部逐渐向两侧扩大，侵犯瓣环深部的钙化斑可先部分切除，遗留部分则用小咬骨钳逐块取出。主动脉壁及心肌内钙化灶有时清除非常困难，可以用咬骨钳逐块清除，但不必完全清除，否则有可能导致主动脉壁穿孔或室间隔穿孔或损伤传导束，原则上仅清除影响缝合瓣环、瓣膜碟片活动，或易脱落的钙化斑。如为清除瓣环钙化灶后遗留有较明显的缺损，可用自体心包片修补后，再行带垫褥式缝合瓣环（图 4-3-6）。

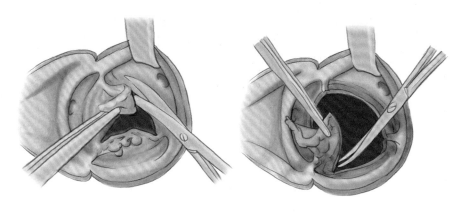

图 4-3-6 切除主动脉瓣

（5）置换主动脉瓣：病变的主动脉瓣清除之后，需要应用缝瓣线缝合瓣环，以固定人工瓣膜，这是瓣膜置换术最为关键的步骤。目前缝合瓣环主要有四种方法（图 4-3-7）。①单纯间断缝合：缝针主动脉面进针，穿过瓣环，从心室面出针，然后从下而上穿过人工瓣膜的缝环。这种缝合方法牢固性较差，临床应用较少。②水平褥式外翻缝合：带垫片的双头缝针，从主动脉面进针，穿过瓣环，从心室面出针，垫片置于主动脉面，然后从下而上穿过人工瓣膜的缝环。这种缝合方法牢固可靠，临床应用较多。③水平褥式缝合：带垫片的双头缝针，从心室面进针，穿过瓣环，从主动脉面出针，垫片置于心室面，然后从下而上穿过人工瓣膜的缝环。这种缝合方法牢固可靠，且对瓣环基本没有剪切力，临床应用亦较多。④连续缝合：缝针从主动脉面进针，穿过瓣环，从心室面出针，从下而上穿过人工瓣膜缝环，不打结，连续缝合一整圈后，最后打结。这种缝合方法牢固性也较差，临床应用不多。缝合主动脉瓣环完毕后，逐一按序穿过人造瓣膜的缝环，一般分为 3 组缝线，牵引缝线，推下人造瓣膜，确认人造瓣膜落座良好，其瓣下无缝线垫片扭转或过长，然后开始逐一打结缝线，一般取 3 个瓣环的中点缝线先打结固定，然后依次完成打结，切忌从 3 个交界开始打结，如此的结果是将人造瓣膜固定在较高的位置，不利于其他缝线的打结固定。最后剪除缝线，残留线结约 2.0mm，并确认人造瓣膜的瓣叶活动良好，其瓣下无残留组织或缝线。

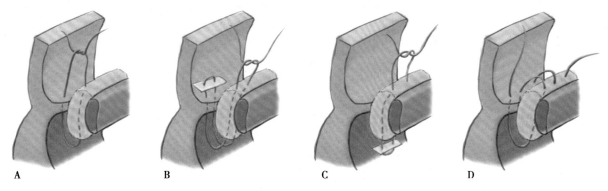

图 4-3-7 主动脉瓣环缝合方法
A. 单纯间断缝合；B. 水平褥式外翻缝合；C. 水平褥式缝合；D. 连续缝合。

（6）缝合主动脉切口：严重主动脉瓣狭窄的患者往往有不同程度的升主动脉狭窄后扩张，尤其是老年患者，其主动脉壁薄而脆弱，如若缝合不当易导致术毕切口出血或切口缘撕裂并发根部大出血。在此种情况下，一般采用切口缘两侧用毛毡条加固缝合或切口缘两侧用自体心包条加固缝合，可以有效地防止切口出血或渗血。

2. 主动脉瓣环窄小的 SAVR 主动脉瓣环窄小在主动脉瓣狭窄的患者中并不少见，尤其是先天性主动脉瓣狭窄患者，或者是二叶主动脉瓣畸形合并有严重钙化者。临床实践中，选择人造主动脉瓣大小的标准应该根据患者的体表面积决定,如一个直径为21mm的主动脉瓣对于一个体表面积2.0m²的人来说太小了,但对于体表面积1.5m²的个体来说却足够大了。为了避免人造瓣膜置入后与患者的不匹配(prosthesis patient mismatch,PPM)。应该根据患者的体表面积选择相应的有效开口面积的人造瓣膜。一般而言,人造瓣膜的有效开口面积与患者体表面积之比>0.85cm²/m²,就可以有效避免不匹配现象。主动脉瓣环狭小的患者通过选择应用特殊类型机械瓣或选用无支架瓣,可以一定程度扩大置入人造瓣膜的型号,但对于主动脉瓣环过小或者患者体表面积过大,尤其是年轻患者,则必须通过扩大主动脉根部或瓣环,置入适合型号的人造瓣膜,方能避免术后人造瓣膜与患者不匹配的结果。常用的方法主要有两种:Nicks法及Manouguian法。Konno法在成人患者中很少应用。

(1)Nicks法:该方法于1970年由Nicks首先提出。将主动脉切口向右下方延伸至无冠状窦中点,直至二尖瓣前瓣环,但不切开二尖瓣环。然后用戊二醛处理的梭形自体心包片或牛心包或人造血管片加宽,用4-0聚丙烯缝线先缝合补片下方与二尖瓣环处,再连续缝合补片与双侧主动脉切口缘直至补片的中部。在未切开加宽的主动脉瓣环位置应用常规方法缝合瓣环,而在补片加宽处,则用带垫片的双头针,从腔外进针、腔内出针,然后一并穿过人造瓣膜缝环,逐一打结固定人造瓣膜,最后将加宽的心包片或补片继续与双侧主动脉切口缝合,以适当加宽主动脉根部和窦管交界。Nicks法扩大主动脉根部的手术方法比较简单,但实际扩大主动脉瓣环非常有限,这是由于这种方法并没有剪开和扩大与主动脉无冠瓣环相连的二尖瓣前瓣环。这种方法主要适用于主动脉窦管交界小或有主动脉瓣上狭窄的患者,对于主动脉瓣窦较小者也有一定的作用(图4-3-8)。

(2)Manouguian法:该方法是由Manouguian在1979年首先报道,与Nicks法相比较,操作较为复杂,但可以有效扩大主动脉瓣环,置入人造瓣膜型号可扩大2号,也是目前临床最常用的方法。本方法是将升主动脉切口向右下方延伸进入主动脉根部,切开左、无冠交界、二尖瓣前瓣环中央的根部,根据所需扩大主动脉瓣环的程度,可将切口一直延伸至二尖瓣前瓣高度的2/3。补片材料可选用自体心包、牛心包、涤纶片或聚四氟乙烯毡片,经短时间(10分钟)低浓度(0.2%)戊二醛处理的自体心包片有利于缝合。补片修剪成泪滴状,但其宽度不应超过主动脉瓣环至二尖瓣切口长度的2倍,否则,易引起二尖瓣关闭不全。用4-0聚丙烯缝线连续缝合补片与二尖瓣瓣叶切口缘,也可用单丝线行间断缝合。泪滴状补片的中部应恰位于切开的主动脉瓣环间,其另一尖部位于主动脉切口的右侧方。然后用带垫片的缝瓣线间断褥式缝合方法,穿过相应的左心房顶部、主动脉瓣环补片,再穿过人造瓣膜的缝环。其他部位主动脉瓣环上的缝线采用常规缝合方法。Manouguian法多用于成年人主动脉瓣环扩大成形,应用此方法时应特别注意以下问题:切开二尖瓣前瓣的深度和补片大小的选择是保证置入较大号主动脉瓣的关键,扩大瓣环时宜大勿小;缝合补片与二尖瓣前瓣切缘要精确,防止瓣叶皱缩,引起瓣膜关闭不全;在缝合主动脉瓣环切缘两端时,应用垫片加固,以防撕裂;当补片缝合至主动脉切开的瓣环两端后,应再次用测瓣器测量主动脉口径,避免主动脉瓣置入困难;左心房顶部缝合要确切,尤其是缝合至主动脉根部时,必要时加用垫片,以防该处撕裂出血(图4-3-9)。

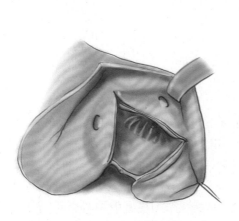

图4-3-8 Nicks法主动脉瓣环拓宽术

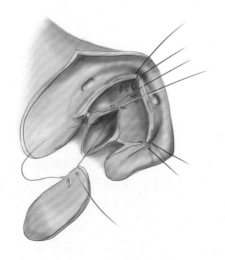

图4-3-9 Manouguian法主动脉瓣环拓宽术

【病例解析】

病例摘要 1

主诉

患者,男,66岁,主因"劳作后心前区疼痛1个月"入院。

现病史

患者1个月前在田间劳作时出现左胸前区疼痛,自觉头昏眼花,视物不清,晕厥。当地医院以"冠心病"收住院,行冠脉造影检查未见异常,遂出院。半个月前,劳作时再次出现左胸前区疼痛,症状与第一次相类似。后不敢再下田劳作,症状也未再出现。

查体

体温36.5℃,心率85次/min,呼吸16次/min,血压110/60mmHg。双肺呼吸音清,未闻及干湿啰音。胸骨右缘第2肋间锁骨可闻及4级收缩期菱形杂音,向颈部放射。

辅助检查

超声心动图提示心腔大小基本正常,室间隔和左心室后壁明显增厚(16mm),主动脉瓣严重钙化并狭窄,跨瓣血流速度4.4m/s,跨瓣峰压差77.44mmHg,左心室收缩功能正常(射血分数61%)(图4-3-10)。

心电图检查提示左心室高电压(图4-3-11)。

冠脉造影见图4-3-12。

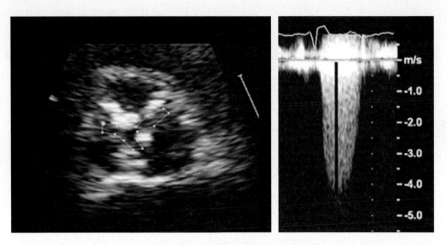

图 4-3-10 患者超声心动图

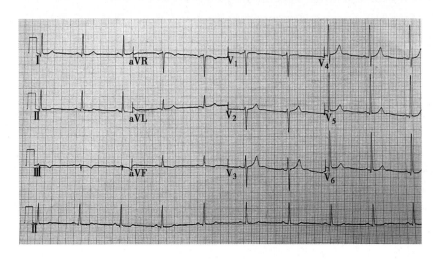

图 4-3-11 患者心电图

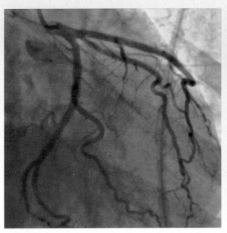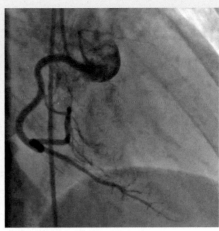

图 4-3-12　患者冠脉造影结果

解析

　　患者主诉劳作后左胸前区疼痛,休息后可缓解。查体提示胸骨右缘第 2 肋间可闻及 4 级收缩期菱形杂音,向颈部放射。超声心动图提示主动脉瓣严重钙化并狭窄,跨瓣血流速度 4.4m/s,跨瓣峰压差 77.44mmHg,左心室收缩功能正常(射血分数 61%),室间隔和左心室后壁明显增厚(16mm)。心电图提示左心室高电压。冠脉造影未见异常。该患者符合手术指征,建议行外科主动脉瓣置换手术。

指南解读

2020 美国 ACC/AHA 心脏瓣膜病诊疗指南

　　主动脉瓣狭窄的外科手术指征:

　　1)高跨瓣压差重度主动脉瓣狭窄(D1 期),临床病史中或运动试验时有劳力性呼吸困难,心力衰竭,心绞痛,晕厥或先兆晕厥等症状。

　　2)重度主动脉瓣狭窄无临床症状,但左心室射血分数 <50%(C2 期)。

　　3)重度主动脉瓣狭窄无临床症状(C1 期)因其他适应证需行心脏手术时。

　　4)低流量,低跨瓣压差伴左心室射血分数降低,且有临床症状患者(D2 期)。

　　5)低流量,低跨瓣压差伴左心室射血分数正常(D3 期)。

　　6)无症状重度主动脉瓣狭窄(C1 期)且外科手术风险低,当运动试验显示活动耐量下降或动脉收缩压下降大约 10mmHg 时。

　　7)无症状极重度主动脉瓣狭窄(跨瓣最大流速≥5m/s)且外科手术风险低。

　　8)无症状重度主动脉瓣狭窄(C1 期)且外科手术风险低,当血清 BNP 水平大于正常值 3 倍以上时。

　　9)无症状高跨瓣压差重度主动脉瓣狭窄(C1 期)且外科手术风险低,当系列检查显示每年跨瓣流速增加≥0.3m/s。

　　10)无症状高跨瓣压差重度主动脉瓣狭窄(C1 期),且系列检查提示左心室射血分数进展性下降(至少 3 次检查 <60%)。

　　11)中度主动脉瓣狭窄(B 期)因其他适应证需行心脏手术时。

治疗经过

患者于全身麻醉体外循环下行 SAVR,术中见主动脉瓣为三叶型,瓣叶及瓣环钙化严重,部分钙化斑侵及室间隔,彻底清除主动脉瓣钙化斑后,测量瓣环直径26mm,选用 25mm ATS 机械瓣,瓣环缝合方法采用带垫片间断水平褥式缝合方法,术程顺利,术后仅需要常规支持治疗,不需要予以强心、利尿等处理。术后4小时拔除气管插管,术后6小时进食,术后第1天清晨拔除心包纵隔引流管,转出监护病房,下床活动。术后第3日复查超声心动图提示主动脉瓣人工瓣膜功能正常,无瓣周漏,跨瓣血流速度 1.5m/s,跨瓣峰压差 9mmHg,左心室收缩功能正常(射血分数 65%),室间隔和左心室后壁仍然偏厚(13mm)。术后胸部 X 线检查未见异常,手术切口愈合良好,口服华法林抗凝,国际标准化比值(INR)2.15,术后第 7 天出院。

病例摘要 2

主诉

患者,女,31 岁,主因"活动后胸闷气促半年余"入院。

现病史

半年前,患者于孕晚期出现活动后胸闷气促,当时一直认为是妊娠所致。3 个月前生产后,症状并没有明显缓解,产科医生查体发现心脏杂音,建议专科就诊,今为求进一步诊治入院。

既往史

体健,3 个月前行剖宫产。无药物过敏史。无输血史。

查体

体温 36.4℃,心率 84 次/min,呼吸 16 次/min,身高 163cm,体重 71.0kg,体表面积 1.94m²。血压 122/55mmHg。双肺呼吸音清,未闻及干湿啰音。胸骨右缘第2肋间可闻及收缩期舒张期双期杂音,向颈部放射。

辅助检查

超声心动图提示心腔大小基本正常,室间隔和左心室后壁增厚(14mm),主动脉瓣呈二叶状,左右冠瓣融合,瓣叶严重纤维化并重度狭窄伴轻度关闭不全,跨瓣血流速度 5.5m/s,跨瓣峰压差 121mmHg,瓣环内径 17mm,左心室收缩功能正常(射血分数 60%)(图 4-3-13)。

心电图提示左心室高电压。

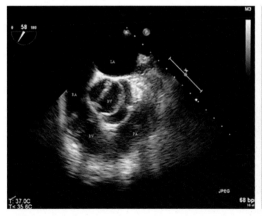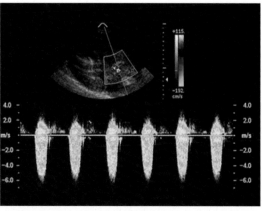

图 4-3-13　患者术前超声心动图

解析

　　年轻女性，体型偏胖，体表面积 1.94m²，孕晚期出现活动后胸闷气促，生产后没有缓解，查体发现胸骨右缘第 2 肋间收缩期响亮粗糙杂音，向颈部放射。超声心动图提示心腔大小基本正常，室间隔和左心室后壁增厚(14mm)，主动脉瓣呈二叶状，左右冠瓣融合，瓣叶严重纤维化并重度狭窄伴轻度关闭不全，跨瓣血流速度 5.5m/s，跨瓣峰压差 121mmHg，瓣环内径 17mm，左心室收缩功能正常(射血分数 60%)。心电图提示左心室高电压。该患者虽然升主动脉和主动脉根部都正常，但瓣膜出现严重狭窄和关闭不全，按照主动脉瓣狭窄的手术指征，需要行主动脉瓣置换手术。

指南解读

2020 美国 ACC/AHA 心脏瓣膜病诊疗指南

　　2020 年美国 ACC/AHA 心脏瓣膜病诊疗指南是把二叶主动脉瓣作为一个独立条目单列出来的，但其探讨的范围主要聚焦于二叶主动脉瓣合并主动脉根部或升主动脉扩张的情况。并给出五个处理主动脉根部或升主动脉的推荐：

　　1) 对于二叶主动脉瓣患者，如果主动脉根部或升主动脉直径大于 5.5cm，无论瓣膜功能如何，都建议手术置换主动脉根部或升主动脉。

　　2) 对于二叶主动脉瓣患者，如果主动脉根部或升主动脉直径在 5.0~5.5cm 之间，且同时存在发生主动脉夹层的风险因素(有家族史、年增长率超过 5mm 或合并主动脉缩窄)，无论瓣膜功能如何，如果手术在综合瓣膜中心进行，认为手术置换主动脉根部或升主动脉是合理的。

　　3) 对于二叶主动脉瓣患者，如果主动脉根部或升主动脉直径大于 4.5cm，且同时因为主动脉瓣狭窄或关闭不全需要行瓣膜手术时，如果手术在综合瓣膜中心进行，认为手术置换主动脉根部或升主动脉是合理的。

　　4) 对于达到置换主动脉根部标准的二叶主动脉瓣患者，如果手术在综合瓣膜中心进行，可以考虑保留瓣膜的根部置换手术。

　　5) 对于低手术风险无症状的二叶主动脉瓣患者，如果主动脉根部或升主动脉直径在 5.0~5.5cm 之间，且无发生主动脉夹层的风险因素，如果手术在综合瓣膜中心进行，可以考虑手术置换主动脉根部或升主动脉。

解析

　　本例患者为二叶主动脉瓣合并重度主动脉瓣狭窄和轻度关闭不全，适合行主动脉瓣置换手术，但该患者有一个问题是主动脉根部狭小，超声测量瓣环直径仅 17mm，且患者体型偏胖，体表面积 1.94m²，术前计划行 Manouguian 法主动脉瓣环拓宽术。

临床要点

Manouguian 法主动脉瓣环拓宽术要点

　　1. 出血　Manouguian 法主动脉瓣环拓宽术操作复杂，需要切开主动脉瓣环，左心房顶部和二尖瓣前叶,操作中易导致副损伤,并且拓宽处缝针需要从外依次缝过左心房顶部、拓宽补片和人工瓣膜缝环,且左心房顶部组织脆弱,易导致出血。良好的术野显露、确切牢靠的缝合技术是防止出血的重要手段。

2. 二尖瓣关闭不全　Manouguian 法主动脉瓣环拓宽术要切开主动脉瓣环、二尖瓣前叶直到前叶的中点,加宽的自体心包补片大小、形状,缝合的疏密、进针的角度,牵线的力度,都有可能造成术后二尖瓣关闭不全。所以,补片要剪成泪滴状,使二尖瓣前叶充分展开,缝合的针距要疏密一致,垂直进针垂直出针,牵线要松紧适中,缝合完毕,二尖瓣前叶无任何皱褶。

治疗经过

患者入院后完善相关检查,诊断为二叶主动脉瓣伴重度狭窄轻度关闭不全。按照 2020 年美国 ACC/AHA 指南,符合主动脉瓣置换的手术指征,考虑到患者主动脉瓣环细小,常规手术后会出现人工瓣膜与患者的不匹配现象,故计划同时行 Manouguian 法主动脉瓣环拓宽术。患者于全身麻醉体外循环下行 SAVR+Manouguian 法主动脉瓣环拓宽术。术中测量自体主动脉瓣环直径 18mm,Manouguian 法拓宽后,测量瓣环直径 23mm,植入 23mm 双叶机械瓣,术中经食管超声二尖瓣无反流。

术后 2 小时,心包腔引流液 500ml,遂重新进手术室开胸止血,发现左心房顶部,主动脉瓣缝线穿过处撕裂出血,4-0 丙烯线带毛毡片水平褥式缝合一针止血成功(图 4-3-14)。术后小剂量多巴胺强心加对症支持治疗,术后第 1 天清晨拔除气管插管,第 5 天清晨拔除心包纵隔引流管,转出监护病房,下床活动。术后第 4 天复查超声心动图提示主动脉瓣人工瓣膜功能正常,无瓣周漏,跨瓣血流速度 1.6m/s,跨瓣峰压差 10mmHg,二尖瓣无反流,左心室收缩功能正常(射血分数 66%)。术后胸部 X 线片未见异常,手术切口愈合良好,口服华法林抗凝,INR 2.30,于术后第 8 天出院。

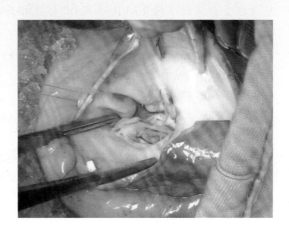

图 4-3-14　术中所见二叶主动脉瓣

病例摘要 3

主诉

患者,男,78 岁,主因“双下肢水肿半年,夜间不能平卧 1 个月”入院。

现病史

患者因 5 年前卒中,遗留右侧肢体活动障碍,故平素活动较少,半年前出现双下肢轻度水肿,自觉活动无力,当地乡村医生给予利尿剂治疗,症状有所缓解。1 个月前,患者出现夜间平卧困难,常常整夜端坐在床。门诊以“主动脉瓣狭窄合并心力衰竭”收入病房。

既往史:年轻时患过肺结核,已治愈。患者于 2012 年因“卒中”在当地医院住院行保守治疗 1 个月,恢复尚可,但右侧肢体肌力仍然偏弱。COPD 多年,每年冬季发病。否认高血压、冠心病、糖尿病史。

查体

体温 36.8℃,心率 90 次 /min,呼吸 16 次 /min,血压 120/60mmHg。表情略显僵硬,回答切题,言语缓慢,右侧上下肢肌力 3 级,感觉无障碍。双下肺可闻及明显湿啰音。心尖搏动弥散,心脏浊音界向左下方扩大,心房颤动,胸骨右缘第 2 肋间主动脉瓣听诊区可闻及 3/6 级收缩期杂音,向颈部放射,未闻及心包摩擦音。双下肢凹陷性水肿。

辅助检查

超声心动图:左心室舒张末期内径 67mm,收缩末期内径 54mm,主动脉瓣重度狭窄,跨瓣血流速度 4m/s,跨瓣峰压 64mmHg,左心室收缩功能降低(射血分数 45%)。

心电图:心房颤动,$V_1 \sim V_4$ 导联 T 波倒置伴 ST 段压低。

胸部 CT 平扫:少量胸膜腔积液,双侧下肺间质水肿,肺气肿。

解析

患者 78 岁老年男性,以心力衰竭症状入院,既往有 COPD 病史和卒中病史。查体:右侧上下肢肌力 3 级,双下肺可闻及明显湿啰音。心尖搏动弥散,心脏浊音界向左下方扩大,心房颤动心律,胸骨右缘第 2 肋间主动脉瓣听诊区可闻及 3/6 级收缩期杂音,向颈部放射,双下肢凹陷性水肿。超声心动图示:左心室扩大,主动脉瓣重度狭窄,左心室收缩功能降低(射血分数 45%)。胸部 CT 平扫提示:少量胸膜腔积液,双侧下肺间质水肿,肺气肿。经计算 STS 评分为 11 分。

鉴于常规开胸主动脉瓣置换手术风险太高,建议患者接受 TAVR 手术。经积极术前准备工作,患者在全身麻醉下行 TAVR 手术(具体见相关章节),手术顺利,术后恢复良好,于术后第 10 日顺利出院。

(韩庆奇)

推荐阅读文献

[1] 易定华,徐志云,王辉山.心脏外科学.北京:人民军医出版社,2016.

[2] OTTO CM,NISHIMURA RA,BONOW RO,et al. 2020 ACC/AHA guideline for the management of patients with valvular heart disease:a report of the American College of Cardiology/American Heart Association joint committee on clinical practice guidelines. Circulation,2021,143(5):e72-e227.

[3] DOMINIK J,PAVEL Z. Heart valve surgery. New York:Springer,2010.

第四节　主动脉瓣关闭不全

本节要点

1. 主动脉瓣关闭不全包括急性和慢性主动脉瓣关闭不全。主动脉瓣关闭不全发病率随人种不同而有区别,总体为 4.9%~10%,中、重度关闭不全占 0.5%~2.7%;发病率随年龄增长而明显增加。确诊 10 年后约有 50% 患者出现心力衰竭症状,而伴有明显症状、心功能分级为Ⅲ和Ⅳ级的患者,年死亡率达 25%。

2. 解剖上,主动脉瓣环、主动脉窦、主动脉瓣叶、瓣交界及主动脉窦管交界中的任一因素破坏,均可导致主动脉瓣叶对合不良。根据 2020ACC/AHA 指南,慢性主动脉瓣关闭不全分为风险期、进展期、无症状严重关闭不全期和有症状严重关闭不全期,病理生理改变可以分为左心室代偿期、左心室失代偿期和全心衰竭期三个阶段。急性主动脉瓣关闭不全的症状取决于短时间内主动脉瓣反流的程度。超声心动图是最为敏感和准确的检查技术,可明确关闭不全严重程度,鉴别病因,明确左心室大小及收缩功能等。主动脉 CT 可以明确有主动脉根部、升主动脉和主动脉弓部情况。

3. 左心室收缩功能和收缩末期尺寸或容积是主动脉瓣手术后存活和功能恢复的最重要预测因素。

4. 主动脉瓣手术的适应证包括:①症状;②左心室收缩功能障碍;③左心室过度扩张(包括收缩末期容积和舒张末期容积);和/或④主动脉根部或升主动脉严重扩张;和/或⑤合并其他需要手术的心脏病。在因升主动脉或主动脉根部扩大而出现主动脉瓣反流的患者中,疾病的自然史以及手术干预的时机和选择通常基于主动脉扩张的程度和速率,而不是左心室对瓣膜反流的反应。

5. 主动脉瓣关闭不全手术方式包括瓣膜置换、瓣膜成形以及根部置换术,具体术式需根据患者年龄、主动脉瓣病变情况、根部病变解剖结构、病因(如为主动脉炎性病变、结缔组织病导致,主张行主动脉根部置换术以避免瓣周漏)以及是否有抗凝禁忌证来综合判断。随着介入瓣技术的成熟,生物瓣的年龄趋于年轻化。

一、定义

主动脉瓣关闭不全是指主动脉瓣环、主动脉窦、主动脉瓣叶、瓣交界及主动脉窦管交界中的任一因素破坏,而导致心脏舒张期主动脉瓣叶对合不良,造成血液由主动脉瓣反流入左心室的疾病。主动脉瓣关闭不全可单独存在,亦合并主动脉瓣狭窄、窦部扩张、升主动脉扩张、继发性二尖瓣病变等。分为急性主动脉瓣关闭不全和慢性主动脉瓣关闭不全。

主动脉瓣关闭不全的病因很多,瓣叶病变、主动脉根部病变、升主动脉病变等均可导致瓣膜关闭不全。导致主动脉瓣叶病变的常见原因包括:先天性主动脉瓣畸形(最常见的为二叶畸形,也可发生在单叶瓣、三叶瓣和四叶瓣的患者)、风湿性心脏病(我国最常见的病因)、主动脉瓣心内膜炎、老年钙化性病变、主动脉瓣黏液退行性病变、创伤、介入检查或治疗导致医源性损伤。其他继发性导致主动脉瓣关闭不全的原因包括:动脉粥样硬化和高血压导致升主动脉扩张、特发性主动脉瓣环扩张症、急性主动脉夹层分离、全身性动脉炎(如白塞综合征、巨细胞大动脉炎、大动脉炎)、全身结缔组织病(马方综合征、埃勒斯-当洛斯综合征、Reiter综合征、强直性脊柱炎、类风湿关节炎等)、减食欲药物和多巴胺激动剂等。同时一些先天性因素也是常见的主动脉瓣关闭不全的病因,最主要的是先天性二叶主动脉瓣畸形,先天性心脏病如高位室间隔缺损,或膜部大室间隔缺损伴主动脉瓣窦脱垂并发主动脉瓣关闭不全,或室间隔缺损修补术后仍有主动脉瓣关闭不全,主动脉窦瘤破裂时常伴有相应瓣叶脱垂及关闭不全,主动脉瓣下狭窄等。

二、流行病学

主动脉瓣关闭不全发病率随人种不同而有区别,为4.9%~10%,中、重度关闭不全占0.5%~2.7%。发病率随年龄增长而明显增加,重度关闭不全男性发病率高于女性。主动脉瓣关闭不全确诊10年后约有50%患者出现心力衰竭症状,而伴有明显症状(在轻体力活动或休息时均出现呼吸困难、心绞痛)。纽约心脏协会心功能分级为Ⅲ、Ⅳ级的患者,年死亡率达25%。即使只有轻度症状和心功能Ⅱ级的患者,年死亡率也达6.5%。对于那些没有症状、心功能没有减退的患者,心血管病事件的发生率(心源性死亡、心力衰竭、新发心血管病症状)每年为5%~6%,高于普通人群。

三、病理生理学

急性和慢性主动脉瓣关闭不全的病理生理改变有所不同。

(一) 慢性主动脉瓣关闭不全

起病缓慢,逐渐出现轻、中重度关闭不全,病理生理改变可以分为左心室代偿期、左心室失代偿期和全心衰竭期三个阶段。

慢性主动脉瓣关闭不全时,左心室对容量负荷的改变有相应的补偿性调节,心室腔顺应性改变及心室肌离心性增生肥厚,不引发充盈压力的明显升高。随着病程进展,逐渐出现左心室心肌间质纤维化、心肌相对性缺血等损害,引起左心室功能减退、左心室功能失代偿。表现为左心室舒张末期压力升高、收缩末期容积指数增加、左心室射血分数和短轴缩短率(FS)降低。严重慢性主动脉瓣关闭不全左心室明显扩张时,常常合并功能性或相对性二尖瓣关闭不全,意味着左心室功能失代偿。左心室功能失代偿后,逐渐出现左心房和肺静脉压升高,最终导致肺动脉压升高,右心室功能也由代偿期走向失代偿期,出现右心衰竭的表现。

慢性主动脉瓣关闭不全引起的反流量大小,对病程进展和左心室负荷均有重要影响。反流量的多少主要取决于三个因素:①反流束面积越大,反流量愈大;②心脏舒张期越长,反流量越大;③体循环血管阻力高,主动脉内压力越高,反流量也会增加。

(二) 急性主动脉瓣关闭不全

急性主动脉瓣关闭不全可以无症状,也可表现为严重的血流动力学失代偿和左心衰竭症状,主要取决于短时间内反流的程度。

急性严重主动脉瓣关闭不全时,由于起病急骤、病程进展迅速,左心室来不及增大增厚进行代偿,左心室舒张末压增高,常引发左心房压力和肺静脉压迅速升高,可出现急性肺水肿和心源性休克的症状。轻度或轻中度急性关闭不全患者辅以药物治疗后,病情可以得到明显的缓解,逐渐演变为慢性主动脉瓣关闭不全。

急性主动脉瓣关闭不全发生在已有左心室后负荷增高的患者,例如原发性高血压并发急性主动脉夹层并伴有中度以上主动脉瓣反流者,此类患者左心室功能已经处于压力 - 容量曲线的陡峭部分,前负荷的储备能力已降低,主动脉瓣反流所致的左心室舒张期压力升高更加明显,很快出现急性左心衰竭和肺水肿。

四、临床表现及检查方法

(一) 症状

慢性主动脉瓣关闭不全在代偿期可无症状,但严重主动脉瓣关闭不全者,常诉心悸、胸部冲撞感及心尖部搏动感,这与每搏量增加有关。慢性主动脉瓣关闭不全在失代偿时,逐渐出现活动后乏力或疲倦、劳累性呼吸困难等。严重的左心室功能减退时,可有明显的活动后乏力、呼吸困难,甚至端坐呼吸和夜间阵发性呼吸困难等左心衰竭表现,或出现心绞痛症状。随着病情进展,逐渐出现右心衰竭的表现。

急性主动脉瓣关闭不全常见于感染性心内膜炎、急性主动脉夹层或创伤。自然病史和预后取决于主动脉瓣反流程度。主动脉瓣反流愈严重,症状愈重。轻度急性关闭不全,可无明显症状或药物治疗后好转。但明显的急性关闭不全,患者迅速出现急性左心衰竭症状,如不及时行内科治疗,可在短期死亡,而未及时行手术治疗者,90% 在一年内死亡。严重的急性主动脉瓣关闭不全,如未及时行手术治疗,95% 以上在一周内死于急性左心衰竭。而手术治疗的死亡率尽管可高达 15%,但远期效果明显优于慢性主动脉瓣关闭不全伴左心室功能障碍者。

(二) 体格检查

轻度关闭不全,心脏大小及心尖搏动位置均可位于正常范围。严重关闭不全,心尖搏动向左下移位,可触及明显的抬举性冲动,听诊在胸骨左缘第三、四肋骨有舒张期泼水样杂音,呈高调、递减型,向心尖部传导。严重关闭不全者,在心尖部可闻及舒张中晚期滚筒样杂音(Austin-Flint 杂音)。主动脉瓣叶有穿孔时,可闻及音乐样杂音或鸽叫声样杂音。主动脉瓣严重关闭不全常有典型的周围血管征:动脉收缩压增高、舒张压降低和脉压增宽;颈动脉搏动明显,口唇或指甲有毛细血管搏动征,股动脉枪击音等。病程晚期,可有颈静脉怒张、肝大、双下肢水肿等右心衰竭表现。急性主动脉瓣关闭不全的体征除舒张期泼水音外,其他体征有心率增快,第一心音降低,出现第三心音。肺水肿时,肺部可闻及湿啰音。但多无外周血管体征。

(三) 辅助检查

1. 超声心动图 最为敏感和准确的非侵入性技术。主要作用:明确有无主动脉瓣关闭不全及其严重程度(表 4-4-1);鉴别关闭不全的病因、瓣膜病变性质、有无赘生物等;明确左心室大小和收缩功能等参数;了解有无合并其他心脏病变。急性主动脉瓣关闭不全超声心动图可显示二尖瓣开启运动幅度减少,二尖瓣提早关闭和延迟开启。舒张期二尖瓣前叶的高频扑动是主动脉瓣关闭不全的特征性表现。

表 4-4-1 主动脉瓣反流严重程度分级

分类	反流束宽度 /mm	反流容量	反流分数 /%	瓣口处有效反流束面积 /mm²
轻度 AR	<3.0	<30ml/ 搏	<30	<10
中度 AR	3.0~5.9	30~59ml/ 搏	30~49	10~29
重度 AR	≥6.0	≥60ml/ 搏	≥50	≥30

注:AR. 主动脉瓣反流。

2. 胸部 X 线检查 急性主动脉瓣关闭不全,心影基本正常或稍扩大,通常有肺淤血或肺水肿表现。慢性主动脉瓣关闭不全胸部 X 线检查可呈现不同的表现。特征性表现是心影向左下扩大,呈"靴"形心,心胸比例扩大。侧位及斜位片表现为心后间隙消失。严重的主动脉根部瘤样扩张提示伴有主动脉根部病变。

3. 心电图 急性关闭不全时常呈窦性心动过速、ST 段和 T 波非特异性改变。慢性关闭不全主要表现为左心室肥厚伴劳损。病程后期,可有室内传导阻滞(左前或左后分支阻滞),或左束支传导阻滞。此外,可有室性期前收缩或短阵室性心动过速。

4. 心导管检查和造影 当疑有主动脉根部病变、冠状动脉病变,或其他可能合并的心脏畸形时,则有指征做此检查。

5. 放射核素心室造影 可以测量主动脉瓣反流量和左、右心室功能,是一种比较准确的非侵入性检查方法。主要应用于无症状的慢性主动脉瓣关闭不全,心脏超声检查不能明确左心室功能状态者。

6. 磁共振 可以比较准确地测量反流容量、左心室收缩末期和舒张期容量大小等。主要用于疑有主动脉根部病变的患者。

7. CTA 检查 主动脉 CTA 检查可以明确有无主动脉根部瘤、主动脉窦管交界扩大、升主动脉和主动脉弓部情况,也有助于主动脉瓣关闭不全的病因诊断。

五、治疗方法

(一) 治疗原则

1. 急性主动脉瓣关闭不全 轻度或中度关闭不全、循环稳定、无肺水肿和左心衰竭,可以应用药物治疗,一旦有明显的左心衰竭,应立即或尽快手术。如内科治疗后症状完全消退,则按慢性主动脉瓣关闭不全处理。主动脉夹层、外伤导致急性重度主动脉瓣关闭不全,多有急性左心衰竭和肺水肿,应尽快手术。感染性心内膜炎并发急性主动脉瓣关闭不全,如无明显左心衰竭或药物可以控制,则可在感染控制或基本控制后手术;如出现明显心力衰竭,或者在治疗过程中心功能继续恶化,即使此时仍有发热,感染未能有效地控制,也应该尽早或急诊手术治疗。

2. 慢性主动脉瓣关闭不全 根据临床症状、左心室扩大程度及收缩功能状况决定治疗方案。保守治疗可用于以下情况:①轻度或中度无症状的主动脉瓣关闭不全,左心室功能正常,左心室轻度或中度扩大者,无须药物治疗;②中度以上无症状的主动脉瓣关闭不全,左心室功能正常,但左心室舒张末期内径接近 70mm 者,可以应用扩血管治疗。

3. 当主动脉瓣关闭不全合并有其他需要手术治疗的心血管疾病,如冠心病、升主动脉瘤、二尖瓣病变等,应考虑同期手术治疗。

4. 自身免疫性疾病引起的主动脉瓣关闭不全 如白塞综合征、大动脉炎等引起的主动脉瓣关闭不全者,如术前处于活动期,常有红细胞沉降率和 C 反应蛋白等指标升高,应该先应用泼尼松和免疫抑制剂治疗,待上述指标恢复正常,而且逐渐减少用药量后无红细胞沉降率和 C 反应蛋白升高时,方可接受手术治疗,手术方案常选择主动脉根部置换术,术后仍继续激素和免疫抑制剂治疗,否则易并发术后瓣周漏或假性动脉瘤。

（二）药物治疗

目前主动脉瓣关闭不全的药物治疗主要应用于病情较轻、尚无须手术、术前调整、术后辅助治疗以及丧失手术机会的患者。

主动脉瓣关闭不全的药物治疗主要为强心、利尿和扩血管。强心类药物适用于有左心室功能降低者;利尿剂则多用于伴有右心功能不全者;而扩血管剂则适用于轻中度主动脉瓣关闭不全、左心室功能正常和左心室无明显扩大的主动脉瓣关闭不全者。一般情况,禁用减慢心率和抑制心肌收缩力的药物。

扩血管治疗是内科治疗慢性主动脉瓣关闭不全的重要手段。其主要作用是扩张外周血管,降低血管阻力,降低主动脉瓣反流量,同时提高左心室的前向心排血量。静脉应用硝普钠或口服硝苯地平可以增加左心室前向心排血量,提高射血分数,降低左心室收缩和舒张末期容积。但口服血管紧张素转换酶抑制剂的作用则要取决于动脉压的降低程度。因此,慢性主动脉瓣关闭不全的扩血管治疗首选硝苯地平等直接扩张动脉的药物,也可以选用新型的血管紧张素转换酶抑制剂。应用扩张静脉类药物可以取得一定的效果,但疗效不如动脉扩张剂显著。严重主动脉瓣关闭不全心绞痛的治疗,一般应用钙通道阻滞剂和硝酸盐类,严重者可静脉应用硝普钠。

（三）手术治疗

1. 手术指征(图 4-4-1)

（1）急性主动脉瓣关闭不全:一旦有明显的左心衰竭表现,应限时或急诊手术。但无左心衰竭表现或仅有轻度的左心衰竭,药物治疗可以得到满意的控制。急性感染性心内膜炎者一旦发生急性主动脉瓣关闭不全,心功能显著恶化或有左心衰竭,即使感染未能得到有效控制,也应限时或急诊手术。

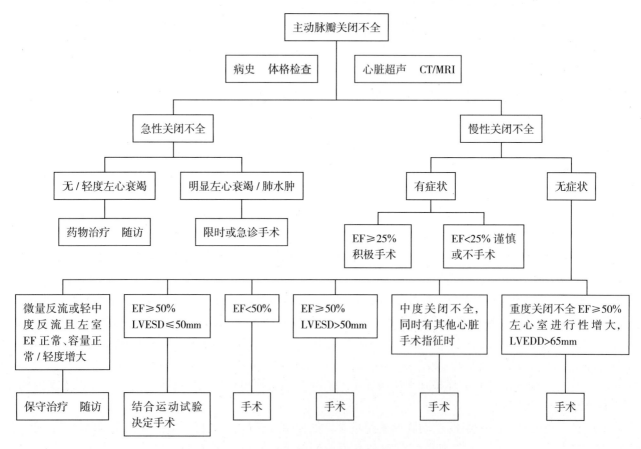

图 4-4-1　主动脉瓣关闭不全手术适应证选择
LVEDD. 左心室舒张末期内径;LVESD. 左心室收缩末期内径;EF. 射血分数。

（2）有症状的慢性主动脉瓣关闭不全：慢性主动脉瓣关闭不全者一旦出现症状就是手术的绝对指征。此时左心室功能减退往往处于可逆阶段，术后左心室功能和大小可以恢复正常。但部分有症状的患者就诊较晚，最佳手术时机已错过，左心室明显扩大，功能显著降低（射血分数 25%~39%），可能已经发生了左心室功能不可逆损害，手术死亡率明显增高。但手术治疗仍可以改善这些患者的症状和生活质量，延长患者寿命。有症状且伴有左心功能严重损害者（射血分数 <25%），由于手术死亡率很高，预后极差，一般不主张手术治疗。

（3）无症状的慢性主动脉瓣关闭不全：根据 2014 年美国 AHA/ACC 的指南，其手术指征包括 5 项①慢性严重关闭不全无症状，但左心室射血分数 <50%；②慢性严重关闭不全同时有其他心脏病需手术时；③慢性严重关闭不全无症状，左心室射血分数 ≥50%，但左心室收缩末期内径 >50mm；④中度关闭不全同时有其他心脏手术指征时；⑤慢性严重关闭不全无症状患者，其左心室射血分数 ≥50%，但左心室进行性扩大（舒张末期内径 >65mm），如手术风险低，也可以考虑手术。

为了便于临床医师对慢性主动脉瓣关闭不全患者的评估和手术指征的掌握，根据 2020 年美国 ACC/AHA 指南，慢性主动脉瓣关闭不全分成四期（表 4-4-2）。

表 4-4-2　慢性主动脉瓣关闭不全的分期

分期	主动脉瓣关闭不全	左心室情况	症状
A. 风险期	微量反流或无	正常	无
B. 进展期	轻度 AR 或中度 AR	LVEF 正常 左心室容积正常或轻度增大	无
C. 无症状严重关闭不全期	严重 AR	C1：LVEF≥55% 轻中度左心室扩张 LVESD<50mm C2：LVEF≤55% 明显的左心室扩张 LVESD>50mm LVESDI>50mm/m²	无 运动试验有助于判断有无症状发生
D. 有症状严重关闭不全期	严重 AR	LVEF 可以 >55% 或 LVEF 40%~55% 或 LVEF<40% 中至重度左心室扩张	劳力性呼吸困难 或心绞痛 或更明显心力衰竭症状

注：AR. 主动脉瓣反流；LVEF. 左心室功能；LVESD. 左心室收缩末期内径；LVESDI. 左心室收缩末期内径指数。

（4）慢性主动脉瓣关闭不全合并二尖瓣关闭不全：慢性主动脉瓣关闭不全常合并相对性二尖瓣关闭不全。往往认为手术纠正主动脉瓣病变后，随着左心缩小，二尖瓣关闭不全自然减轻或消退，但这种情况仅出现在合并轻度的二尖瓣关闭不全的患者，中度以上二尖瓣关闭不全在主动脉瓣置换术后并不能自然减轻或消退，必须同期二尖瓣成形术。术中应判断是否有前瓣叶腱索延长所致关闭不全的因素存在。因此，术前超声检查合并有中度二尖瓣关闭不全者，必须同期行二尖瓣手术。

（5）合并升主动脉和主动脉根部病变：对于这部分患者的手术适应证还需考虑到主动脉根部和升主动脉瘤的大小，如主动脉根部直径 >55mm，必须尽早手术；如马方综合征主动脉根部直径 >45mm 或二叶主动脉瓣畸形升主动脉直径 >50mm，也应该尽早手术。但如主动脉根部直径或升主动脉直径均未达到标准，而主动脉瓣关闭不全的手术指征基本达到时，也应积极尽早手术。

2. 麻醉和体外循环方法

（1）麻醉和体位：仰卧位，气管插管静脉复合麻醉。麻醉诱导期，应注意维持较高的动脉压，以防冠状动脉供血不足，导致严重室性心律失常或心搏骤停。

（2）建立体外循环：一般采用胸骨正中切口（包括胸骨上段切口），升主动脉远端插入供血管，经右心耳插入单根双极引流管，必要时行股动脉和上、下腔静脉插管。并行循环或阻断后经右上肺静脉插入左心引流管(并行循环条件下防止左心系统进气形成气栓),最好经右上肺静脉插入多孔的引流管经过二尖瓣口直至左心室,有利于充分引流和保持术中主动脉瓣区手术野清晰。

(3) 心肌保护:目前常用方法是在阻断主动脉后切开主动脉,直接经左、右冠状动脉开口灌注冷停搏液,然后间断(20~30分钟)冠状动脉开口直接灌注;也可以经冠状窦持续或间断灌注心脏停搏液。心脏停搏液的选用多采用含血心脏停搏液首剂灌注1 200~1 500ml,应注意到主动脉瓣关闭不全患者左心室有明显扩大和肥厚,灌注停搏液的量或流量应适当加大。

3. 手术方法　主动脉瓣关闭不全的主要外科治疗手段包括主动脉瓣置换(机械瓣或生物瓣或自体肺动脉瓣移植)和主动脉瓣成形术。具体手术方式选择应依据病因及病理解剖、主动脉窦的大小、患者的具体情况以及手术者的自身经验和技术水平,选择合理和合适的术式。

(1) 人造主动脉瓣置换术

1) 一般采用胸骨正中切口,升主动脉远端插入供血管,经右心耳插入单根双极引流管,必要时行上、下腔静脉插管。切开升主动脉,显示主动脉瓣及左右冠状动脉开口,冠状动脉开口直接灌注停搏液,心外膜敷冰泥降温。

2) 剪除病变主动脉瓣叶(保留2mm左右瓣叶根部,以便缝合),注意保护冠状动脉开口。

3) 切除主动脉瓣叶后,用测瓣器测量瓣环,选择相应大小的人造瓣膜。

4) 缝合主动脉瓣环,上瓣、落座、打结,检查瓣叶开口方向。

5) 缝合主动脉切口,停止左心吸引。头低位、排气后开放主动脉,复温,逐步脱离体外循环。

(2) 主动脉瓣成形术

1) 麻醉和体外循环方法同主动脉瓣置换,麻醉期间避免低血压、影响冠状动脉血流灌注;升主动脉远端插入供血管,经右心耳插入单根双极引流管,必要时行上、下腔静脉插管。经左右冠状动脉开口直接灌注停搏液或经冠状窦持续逆行灌注心肌停搏液,心外膜敷冰泥降温。心肌保护20~30分钟一次。

2) 悬吊或拉钩暴露主动脉瓣,探查主动脉瓣质量、关闭不全情况及窦部,根据瓣膜形态、关闭不全原因、窦部形态选择合适的瓣膜成形方法。

3) 成形后注水观察瓣膜对合情况。

4) 缝合主动脉切口,停止左心吸引。头低位、排气后开放主动脉,复温。

5) 待心跳有力,左心室充盈、血压满意,行术中食管超声,观察主动脉瓣成形效果及左心室功能,逐步脱离体外循环。

(3) 主动脉根部置换术:包括 Bentall 手术、Cabrol 手术及 David 手术。下面主要解析特殊情况下 Bentall 手术。

Bentall 手术:白塞综合征、大动脉炎等引起的主动脉瓣关闭不全、马方综合征及主动脉窦部明显扩张导致主动脉瓣关闭不全以及感染性心内膜炎导致瓣膜、瓣环及根部毁损等。

1) 股动脉、右心房或上下腔静脉插管,离断升主动脉,经左右冠状动脉开口直接灌注心脏停搏液,剪除病变主动脉瓣叶(保留2mm左右瓣叶根部,以便缝合)。游离左右冠状动脉纽扣。

2) 近端吻合:测量瓣环直径,采用合适人工带瓣管道或者自制带瓣管道,近心端3-0 prolene线连续缝合或2-0缝瓣线间断褥式缝合于主动脉瓣环上。

3) 冠状动脉开口移植:在左右冠状动脉纽扣对应的人工血管合适位置上打孔,以5-0 prolene线将左右冠状动脉开口吻合于人工血管上,避免冠状动脉扭曲。

4) 远端吻合:3-0 prolene线将人工血管远端与升主动脉远端吻合。

六、术后处理及主要并发症

(一) 术后处理

主动脉瓣关闭不全术后处理的重点是增强心肌收缩力、防治室性心律失常、控制高血压。慢性主动脉瓣关闭不全患者就诊往往较晚,手术时多数已有左心室显著扩大肥厚和左心室功能降低,尤其是术前左心

室收缩末期内径 >55mm,左心室射血分数 <40% 者,术后易出现左心室功能降低和室性心律失常。而左心室功能尚好的患者,因纠正了瓣膜反流,术后易出现高血压。

1. 左心室功能辅助 根据术前左心室功能、手术情况,结合 Swan-Ganz 导管所测得的血流动力学参数,对左心室收缩功能轻中度降低者,可以选择多巴胺或多巴酚丁胺[5~10μg/(kg·min)]。如仍有低心排血量者,应联合应用肾上腺素 0.05~0.2μg/(kg·min)。对于巨大左心室联合应用中等剂量正性肌力药后仍有循环不稳定者,应及时应用主动脉内球囊反搏(IABP)治疗。

2. 室性心律失常的防治 重点是保持术后血钾在 4~5mmol/L,血镁 1.8~2.2mmol/L。可以持续静脉滴注利多卡因 24 小时,也可以持续静脉应用胺碘酮。以后改为口服。对于顽固性室性心律失常者,可以应用主动脉内球囊反搏治疗,其效果显著。

3. 控制高血压 术后早期一般选用硝普钠或硝酸甘油,可以联合应用酚妥拉明立其丁,控制收缩压在 110~130mmHg。如前述药物降压效果不佳,可改用钙通道阻滞剂静脉滴注。术后 24 小时或 48 小时后,改用口服扩血管药,如钙通道阻滞剂或血管紧张素转换酶抑制剂等。出院时常规予以血管紧张素转换酶抑制剂,有利于左心室重塑的恢复。

(二) 术后并发症

1. 术后出血 主要原因是主动脉切口的出血或明显的渗血。表现为引流血量多、颜色鲜红、血凝块较多,且持续不减少。有时表现突然性引流量明显增多,甚至发生急性心脏压塞。一旦引流液 >200ml/h,连续 3 小时无明显减少,排除 ACT 增高等非外科性出血因素,或引流液突然明显增加、颜色偏红,或有心脏压塞,应再补充血容量、应用血管活性药等,维持收缩压在 90mmHg 左右,迅速送手术室再次止血。疑有主动脉切口较大出血,或者有急性心脏压塞,应该立即床旁开胸止血,清除血凝块,初步缝合止血后,再送手术仔细处理。

2. 室性心律失常 其原因除与电解质、pH 等有关外,还主要与左心室肥厚扩大、术中心肌保护不良有关。一旦发生室性心律失常,除立即应用利多卡因或者胺碘酮等抗心律失常药外,应注意纠正血清钾、镁、pH 等紊乱。对于严重的顽固性心律失常,如考虑为心肌本身收缩力下降问题所致,应立即应用主动脉内球囊反搏泵。

3. 左心室功能不全 主要原因是术前就诊较晚,左心室腔显著扩大(左心室舒张末期内径 >75mm,收缩末期内径 >55mm,左心室射血分数 <40%、FS<25%)。此类患者术后除应用正性肌力药外,如有需要,应及时应用主动脉内球囊反搏辅助,辅助 3~7 日。避免大剂量的正性肌力药,导致心内膜下心肌散在性变性、坏死以及药物副作用导致外周及腹腔脏器血管缺血引发一系列并发症。

4. 瓣周漏 主要见于感染性心内膜炎、主动脉窦瘤破裂伴主动脉瓣关闭不全、白塞综合征或大动脉炎所致的关闭不全、退行性主动脉瓣病变的患者。首先,因瓣环组织遭破坏或瓣环组织的退行性变,缝线容易撕裂瓣环组织而造成术后瓣周漏。其次,缝线打结不紧或缝合瓣环时过浅或打结时未完全抽紧缝线等技术因素造成瓣周漏。一旦发生瓣周漏,患者常有左心功能不全的表现或左心功能不全明显加重、贫血或溶血,诊断明确,应尽早手术治疗,再次换瓣或加固缝合,小部分合适位置的瓣周漏可以考虑介入封堵。

5. 肾功能不全或衰竭 主动脉瓣严重关闭不全患者术前动脉舒张压低,影响肾血流量,肾小球滤过率降低;如合并有左心室功能明显降低者,往往术前即有轻中度肾功能不全。如术中灌注压力低,出血多或输血多,术后有低心排血量综合征,往往出现急性肾衰竭,患者少尿或无尿。术后心肺功能良好者,行血液透析或结合腹膜透析的治疗效果较好,成功率可达 60%~70%。如术后患者心肺功能差,则死亡率高达 80%~100%。围术期处理的重点是维持心排血量、合适的有效循环容量、扩张肾血管、避免过高的静脉压和腹内压、尽早处理肾功能不全。术中要求维持较高的灌注压力,尽量减少出血和输血。术后一旦出现血肌酐 ≥300mmol/L,应及时行透析治疗,如术后心排血量低,及时用主动脉内球囊反搏治疗也可有效地提高肾血流量。

【病例解析】

病例摘要 1

主诉

患者,男,58 岁,因"活动后胸闷气促 5 年,加重 1 个月"入院。

现病史

患者 5 年前出现活动后胸闷气短表现,易于疲劳,活动后症状加重,无胸痛、发热、咳嗽、咳痰、端坐呼吸,无晕厥、黑矇,双下肢水肿等。超声心动图提示主动脉瓣二叶畸形,主动脉瓣关闭不全。给予强心、利尿等保守治疗,症状稍缓解。1 个月前胸闷症状明显加重,轻度体力劳动即感不适。

既往史

否认高血压、糖尿病、冠心病史。

查体

体温 36.5℃,心率 80 次/min,呼吸 20 次/min,血压 115/40mmHg。双肺呼吸音清,未闻及干湿啰音,心尖搏动位于第 6 肋间锁骨中线外侧 1cm,主动脉瓣听诊区可闻及明显的舒张期叹气样杂音,呈高调、递减型,周围血管征阳性。

辅助检查

超声心动图提示左心室舒张末期内径 6.5cm,收缩末期内径 4.4cm,左心房内径 30mm,室间隔厚度 0.9mm,左心房容积 63ml,左心室容积 210ml,左心射血分数 57%,主动脉根部内径 23mm;瓣膜回声增强、增厚,呈Ⅱ度纤维化伴Ⅱ度钙化,短轴切面显示呈二叶式,瓣叶交界粘连,彩色血流显示瓣下大量反流,瞬时反流量 20ml,窦部直径正常,二尖瓣质量可,彩色血流显示收缩期瓣上瞬时反流 4ml,三尖瓣对合好(图 4-4-2)。冠脉造影未见异常。

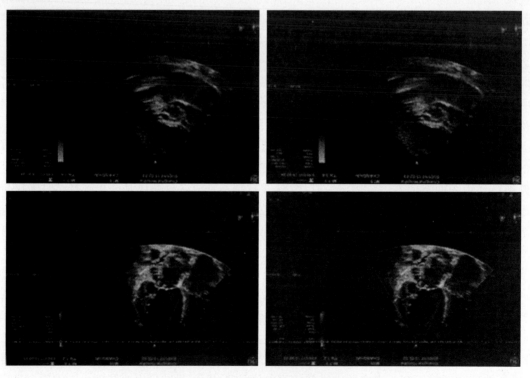

图 4-4-2　主动脉瓣大量反流,二尖瓣相对性轻中度关闭不全

解析

患者主诉活动后胸闷气促,症状反复加重。查体:主动脉瓣听诊区舒张期叹气样杂音,周围血管征阳性。超声结果示主动脉瓣为二叶,主动脉瓣重度关闭不全,瓣下见大量偏心性反流信号,二尖瓣轻中度关闭不全。冠脉造影排除冠心病,患者诊断明确:主动脉瓣二叶畸形,主动脉瓣关闭不全(重度),二尖瓣相对性关闭不全(轻中度);心功能Ⅲ级。

 指南解读

慢性主动脉瓣关闭不全的手术指征(2020 年 ACC/AHA 指南)

1. 慢性主动脉瓣关闭不全分为风险期、进展期、无症状严重关闭不全期和有症状严重关闭不全期。

2. 慢性主动脉瓣关闭不全者一旦出现症状就是手术的绝对指征(不管左心室收缩功能正常或下降)。

3. 无症状的慢性主动脉瓣关闭不全:①慢性严重主动脉瓣关闭不全无症状,但左心室射血分数 <55%;②慢性严重主动脉瓣关闭不全患者同时有其他心脏病需手术时;③慢性严重主动脉瓣关闭不全无症状,左心室射血分数 >55%,但左心室收缩末期内径 >50mm 或左心室收缩末期内径指数 >25mm/m²;④中度主动脉瓣关闭不全同时有其他心脏手术指征时;⑤慢性严重主动脉瓣关闭不全无症状患者,其左心室射血分数 >55%,但左心室进行性扩大(舒张末期内径 >65mm),如手术风险低,也可以考虑手术。

 解析

根据慢性主动脉瓣关闭不全的分期,患者属于 D 期(有症状严重期),对照指南第二条建议,患者具备主动脉瓣手术适应证,根据患者瓣膜质量及病因,建议患者行主动脉瓣置换术。具体的手术方式、瓣膜类型的选择应根据患者的年龄,主动脉瓣病情、根部病变解剖结构以及是否有抗凝禁忌证来综合判断。根据 2020ACC/AHA 指南,主动脉瓣关闭不全的患者行介入换瓣 TAVI 手术容易存在瓣膜移位、瓣周漏等风险,需要谨慎开展、严格筛选合适患者。

 知识点

主动脉瓣置换瓣膜的选择

1. 人造瓣膜的选择,需依据患者体表面积、年龄,以及所能得到的人造瓣膜等。原则上应该选择型号大、中央血流型的人造瓣膜,以增加主动脉瓣口面积,降低左心室射血阻力。65 岁以上的患者可以首选生物瓣。对于主动脉根部细小者,如患者体表面积 ≥1.5m²,选用 21mm 的机械瓣会出现主动脉瓣相对狭窄,不利于术后左心室重塑的恢复,可选用无支架生物瓣或同种主动脉瓣,或者行主动脉根部加宽术。感染性心内膜炎者,尤其是急性心内膜炎、感染未能控制急诊手术者,最好应用同种主动脉瓣。年轻患者,尤其是生育年龄的女性,以同种主动脉瓣优选。当然双叶机械瓣可用于所有患者。

2. 瓣膜分为人工机械瓣、生物瓣（有支架生物瓣、无支架生物瓣、同种异体主动脉瓣）、自体肺动脉瓣移植、组织工程瓣四大类。

3. 如果主动脉瓣环过小或者患者体表面积过大，尤其是年轻患者，则必须通过拓宽主动脉根部，植入适合型号的人造瓣膜，方能避免术后人造瓣膜与患者不匹配的结果。主动脉根部拓宽术有后路拓宽和前路拓宽两个术式，前者包括 Nicks 法（图 4-4-3）及 Manouguian 法（图 4-4-4），后者则为 Konno 法（图 4-4-5）。Konno 法多用于儿童先天性心脏病矫治中。

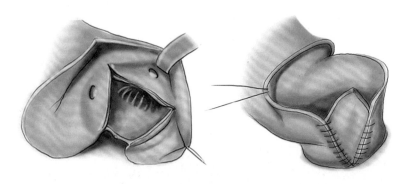

图 4-4-3　Nicks 法主动脉根部拓宽

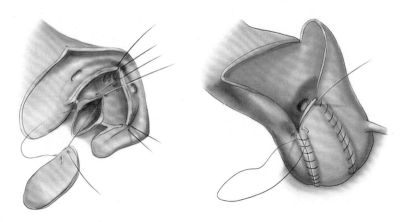

图 4-4-4　Manouguian 法主动脉根部拓宽

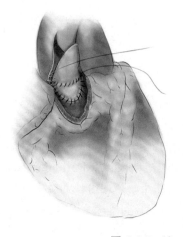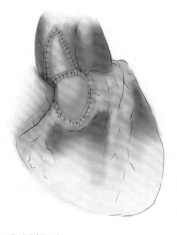

图 4-4-5　Konno 法主动脉瓣拓宽

治疗经过

患者于全身麻醉体外循环下行主动脉瓣置换术(23号ATS机械瓣),术程顺利,术后予以营养心肌、强心、抗感染、抗凝等治疗。恢复顺利,超声心动复查示左心室舒张末期内径55mm,左心室射血分数60%。查体:心肺(−),切口愈合好,于术后8日出院。

知识点

主动脉瓣置换的手术技巧

1. 主动脉切口和显露 常用的升主动脉切口有两种方法:①横切口,即在主动脉瓣交界上约2.0cm处,横行剪开主动脉左侧至左右交界上方,右侧至左无交界上方。②J形切口,即先在右冠状动脉开口上方约2.5cm处切开升主动脉,左侧向上延伸,右侧向左无交界上方延长。

2. 主动脉瓣的显露 常有三种方法:①主动脉切口中点上、下切缘牵引线;②主动脉瓣三个交界牵引线,三个牵引线均缝在主动脉内壁交界上方0.5cm处,顺三个不同方向牵引,显露效果好;③主动脉拉钩显露,注意避免损伤主动脉壁内膜。

3. 缝合主动脉瓣环和人造瓣膜缝环 主要有四种方法:间断带垫片褥式外翻缝合法、间断带垫片褥式缝合、间断缝合、连续缝合(图4-4-6)。

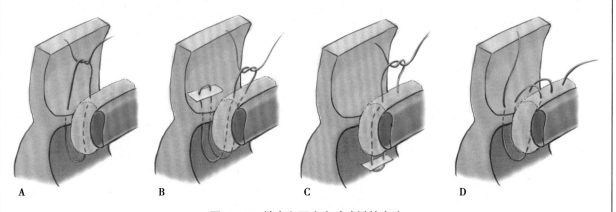

图4-4-6 缝合和固定主动脉瓣的方法
A.间断带垫片褥式外翻缝合;B.间断带垫片褥式缝合;C.间断缝合;D.连续缝合。

4. 缝线打结时,取三个瓣环中点的缝线先打结,这样可以安全固定人造瓣膜在瓣环间。如先取三个交界缝线打结,则因交界的位置较高,在进行瓣环中部缝线打结时,需用力拉紧缝线方能使瓣环和缝环贴紧,这样容易发生缝线撕裂瓣环。

5. 主动脉切口可采用双层连续外翻缝合或连续水平褥式缝合外加连续外翻缝合。

病例摘要2

主诉

患者,女,46岁,因"胸闷、气短1周,加重伴无法平卧3日"入院。

现病史

患者2个月前无明显诱因出现畏寒伴发热,体温最高39℃,当地医院诊断为"肺炎",白细胞高,予以二联抗生素(头孢他啶+万古霉素)治疗2周后好转,未行血培养检查。1周前患者出现胸闷、气短,伴有心慌,活动后加重,无发热、寒战,未引起重视,3日前症状加重,明显气促,无法平躺,120救护车送入心血管外科治疗。

既往史

否认高血压、糖尿病、冠心病史。

查体

体温 36.8℃,心率 110 次 /min,呼吸 28 次 /min,血压 105/35mmHg。末梢氧饱和度 92%(鼻导管吸氧,氧浓度 55%),双下肺闻及湿啰音,心尖搏动位于第 6 肋间锁骨中线处,主动脉瓣听诊区可闻及明显的舒张期叹气样杂音,周围血管征阳性,双下肢无明显水肿。

辅助检查

超声心动图:舒张末期左心室内径 5.3cm,收缩末期左心室内径 4.0cm,左心房 29mm,室间隔厚度 0.9mm,左心房容积 55ml,左心室容积 100ml,左心室射血分数 32%,主动脉根部内径 22mm;瓣膜可,右冠瓣回声稍增强,彩色血流显示瓣下大量反流,瞬时反流量 18ml,主动脉窦部直径正常,二尖瓣质量可,彩色血流显示收缩期瓣上瞬时反流 4ml,三尖瓣对合好(图 4-4-7)。

入院后立即予以监测生命体征,吸氧,积极给予强心、利尿等治疗,患者症状及氧合无明显改善,尿量少。

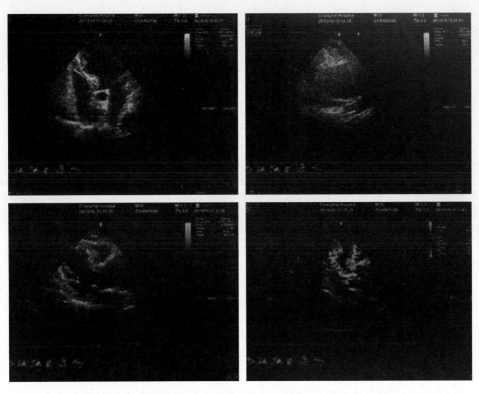

图 4-4-7 心脏超声提示:主动脉瓣大量反流,左心室收缩功能差

解析

患者主诉胸闷气短 1 周,加重伴无法平卧 3 日。查体:氧饱和度低,双下肺明显湿啰音,主动脉瓣听诊区舒张期叹气样杂音,周围血管征阳性。超声结果示主动脉瓣下见大量偏心性反流信号,左心室收缩功能差。根据患者病史、症状、查体及心脏超声,患者诊断明确为感染性心内膜炎可能,急性主动脉瓣关闭不全(重度),二尖瓣相对性关闭不全(轻度);心功能Ⅳ级;急性肺水肿。

急性主动脉瓣关闭不全的治疗原则

1. 急性主动脉瓣关闭不全病理生理异于慢性主动脉瓣关闭不全,轻度或中度的关闭不全,如患者血循环稳定,无肺水肿和左心衰竭,可以应用内科药物治疗;同时严密观察病情变化,一旦有明显的左心衰竭,应立即或尽快手术治疗。

2. 如病情稳定,经内科治疗后症状完全消退,则定期随访复查,按慢性主动脉瓣关闭不全处理。

3. 急性重度主动脉瓣关闭不全,多有急性左心衰竭和肺水肿,应尽快手术治疗。

4. 感染性心内膜炎并发急性主动脉瓣关闭不全,如无明显左心衰竭或药物可以控制,则可在感染控制或基本控制后手术,否则应尽快手术治疗。

解析

显然该患者为急性重度主动脉瓣关闭不全,且出现急性左心衰竭和肺水肿,药物保守治疗效果差,根据急性主动脉瓣关闭不全的治疗原则,患者应尽快实施外科手术,纠正血流动力学变化。具体的手术方式应根据患者的年龄、主动脉瓣病变情况和关闭不全原因等综合判断。

治疗经过

患者于全身麻醉体外循环下行主动脉瓣成形术,术中探查见主动脉窦及窦管交界直径正常,左右冠状动脉开口正常,无冠瓣及左冠瓣质量好,右冠瓣可见一0.8cm的穿孔,疑是心内膜炎穿孔导致,遂给予行右冠瓣心包片修补,注水观察主动脉瓣对合满意。心脏复跳后行食管超声提示主动脉瓣成形效果满意。术程顺利,术后予以强心、抗感染、利尿及营养支持等治疗。恢复顺利,超声心动复查示左心室舒末内径50mm,左心室射血分数50%,结果满意,术后12日出院,出院后继续抗生素治疗共4周。

知识点

主动脉瓣成形方法

1. 主动脉瓣叶修补术 主要适用于瓣叶穿孔、裂伤,常见于感染性心内膜炎、医源性瓣叶损伤等。包括直接缝合修补、自体心包片修补、自体心包片作单个瓣叶置换术等(图4-4-8)。

2. 脱垂瓣叶折叠悬吊术 适用于单个瓣叶的脱垂(图4-4-9)。

3. 脱垂瓣叶"V"字形切除缝合术 主要适用于一个瓣叶的脱垂,脱垂瓣叶的游离缘长,瓣叶也明显扩大(图4-4-10)。

4. 主动脉瓣环环缩术或升主动脉置换术 适用于主动脉环扩张症所致的主动脉瓣关闭不全。环缩术既要纠正扩大的瓣环,也要纠正扩大的管窦交界线(图4-4-11)。

5. 假性交界切除缝合或补片修建术 主要适用于有假性交界一侧的瓣叶脱垂,包括直接间断缝合处理和三角形心包片修补(图4-4-12)。

6. 游离缘缝线加固缝合或补片加高术 主要适用于二叶主动脉瓣畸形无假性交界侧主动脉瓣叶的脱垂(图4-4-13)。

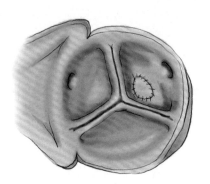
图 4-4-8　主动脉瓣瓣叶修补术

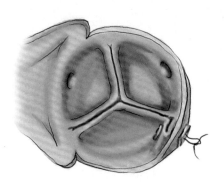
图 4-4-9　脱垂瓣叶折叠悬吊术

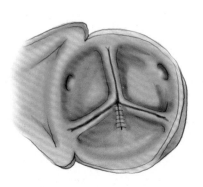
图 4-4-10　脱垂瓣叶"V"字形切除缝合术

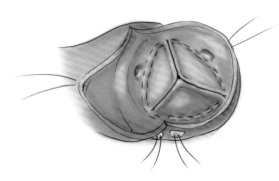
图 4-4-11　主动脉瓣环环缩术

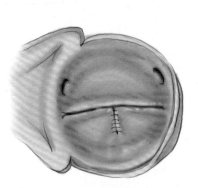
图 4-4-12　假性交界切除缝合术

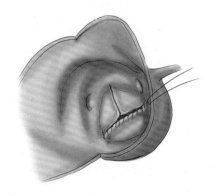
图 4-4-13　瓣叶游离缘缝线加固缝合术

　　7. 主动脉瓣成形术的其他方法　如自体心包片置换毁损的一叶主动脉瓣或两个主动脉瓣叶、David 手术等。

　知识点

主动脉瓣手术中特殊情况处理

　　1. 动脉插管　升主动脉壁菲薄可应用 4-0 丙烯线做双层荷包缝合,进针深度至动脉壁中层。一旦发生大出血,另加一圈荷包缝合,如无法控制出血,应立即拔除插管,局部手指压迫止血或控制出血,迅速做股动脉插管建立体外循环,在停循环下行裂口修补,也可以考虑直接行股动脉插管。对于升主动脉有明显或广泛硬化的患者,可以选择在无硬化的区域做主动脉插管。如股动脉无明显硬化或粥样斑改变,则做股动脉插管,否则应选择锁骨下动脉插管。

2. 在切除主动脉瓣叶,清除钙化灶或感染性心内膜炎所产生的瓣环周围脓肿时,如发生主动脉瓣环的缺损、主动脉壁穿孔或室间隔穿孔时,应取自体心包片或补片加固,也可行 Bentall 手术。严防术毕发生严重的主动脉根部出血。

3. 主动脉切口出血 主要因为缝合主动脉切口时针距不均匀或缝线松弛,或者缝线割裂主动脉壁。可用 4-0 丙烯线间断或褥式缝合,但在主动脉壁菲薄的患者中,必须用带垫片的 4-0 丙烯线褥式缝合,打结时控制血压、不应过紧。仅有渗血或针眼出血者,可以鱼精蛋白中和肝素后,局部压迫止血,完全可以奏效。

4. 冠状动脉栓塞或开口阻塞 常因钙化斑、组织碎片、赘生物等引起冠状动脉栓塞。临床主要表现为心脏复苏困难,检查可发现相应的冠状动脉分支充盈不足。简单的诊断方法是用细针针刺冠状动脉分支,可发现分支无血液充盈或血流缓慢。处理方法是重新停搏心脏,打开主动脉切口,检查左右冠状动脉开口。如除外开口阻塞,则立即取大隐静脉,在冠状动脉主要分支的远端行搭桥术。另外生物瓣角如果放置位置不合适亦可能阻挡左右冠状动脉开口,导致冠状动脉供血不足,避免方法为上瓣时选择合适的位置,下瓣后打结前检查冠状动脉开口,发现有阻挡或者高度怀疑,应及时拆掉缝线、重新缝合上瓣。

5. 冠状动脉气栓 主要见于右冠状动脉,临床表现为右冠状动脉分支内可见气泡来回移动,右心室心肌收缩无力和右心室膨胀。简单的处理方法是在右冠状动脉的锐缘支针刺排气。然后顺冠状动脉走行驱赶气泡经针刺的冠状动脉口排出。对于末梢细小分支内的气泡,则用右手顺冠状动脉分支反复、多次挤压,以将气泡驱赶入回流的静脉。同时可通过提高血压增加冠状动脉灌注、硝酸甘油扩冠来帮助冠状动脉排气。

病例摘要 3

主诉

患者,男,43 岁,因"活动后胸闷气喘 4 个月"入院。

现病史

患者 4 个月前出现活动后加重的胸闷气喘症状,间歇双下肢水肿,无发热、咳嗽、咳痰,无夜间平卧困难。当地医院胸部 X 线片提示双侧胸腔积液,实验室检查提示漏出液,心脏超声提示主动脉瓣重度关闭不全,给予激素、抗感染及间断利尿、胸腔积液引流等治疗,但症状时有加重。为求进一步诊治入住心血管外科。

既往史

患者于 4 年前反复发作口腔溃疡,3 年前开始反复出现外生殖器溃疡、虹膜炎、双小腿结节性红斑,诊断为"白塞综合征",给予醋酸泼尼松、秋水仙碱、沙利度胺口服治疗,并根据病情调整激素用量。否认高血压、冠心病、糖尿病史。

查体

体温 36.5℃,心率 90 次/min,呼吸 22 次/min,血压 105/38mmHg。双下肺呼吸音低,未闻及干湿啰音。心前区无隆起,心尖搏动位于第 6 肋间锁骨中线外侧 1cm,心脏浊音界向左下扩大,节律齐,主动脉瓣听诊区可闻及重度的舒张期叹气样杂音,周围血管征阳性。

辅助检查

心房钠尿肽 1 050ng/L(1ng/L=1pg/ml),红细胞沉降率 3mm/h,ANA、抗 dsDNA 抗体、抗 ENA 抗体、抗心磷脂抗体均(−)。

胸部 CT：两侧少量积液伴少许肺不张，心影增大。

超声心动图：左心房、左心室、右心房增大，主动脉根部内径 35mm，升主动脉内径 38mm，主动脉瓣病变伴重度反流，瞬时反流量 24ml，轻度二、三尖瓣关闭不全，少量心包积液（图 4-4-14）。

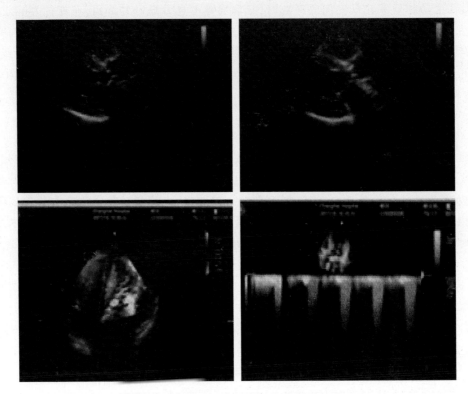

图 4-4-14　白塞综合征，主动脉瓣重度反流

 解析

患者主诉活动后胸闷气喘 4 个月，既往有"白塞综合征"史，长期口服激素等治疗。查体示：心尖搏动位于第 6 肋间锁骨中线外侧 1cm，心脏浊音界向左下扩大，主动脉瓣听诊区可闻及重度的舒张期叹气样杂音，周围血管征阳性。超声结果示左心房、左心室、右心房增大，主动脉根部内径 35mm，升主动脉内径 38mm，主动脉瓣病变伴重度反流，瞬时反流量 24ml，轻度二、三尖瓣关闭不全，少量心包积液。结合患者病史、查体及辅助检查，诊断为：白塞综合征，主动脉瓣关闭不全（重度）；心功能Ⅲ级。

 知识点

主动脉炎性病变（如白塞综合征或大动脉炎等）时主动脉瓣手术

1. 白塞综合征、大动脉炎等主动脉炎性病变，属于免疫性疾病，典型表现为炎症反应增强及促炎因子过度表达，常累及心脏瓣膜，还可累及瓣环或腱索，引起瓣膜结构和功能异常，造成瓣膜脱垂，其病理表现为纤维化、黏液样变性、溃疡和穿孔等。

2. 主动脉炎性病变心脏累及治疗包括内科治疗和外科治疗。如处于白塞综合征或炎性病变活动期,则内科及时的病因治疗非常重要,药物包括糖皮质激素、免疫抑制剂及抑制白细胞趋化药物和抗凝等。

3. 主动脉炎性病变时单纯置换术后并发症高,常出现瓣周漏、瓣膜脱落等严重并发症,再次手术的比例很高。目前主张一期行主动脉根部置换术,辅以术前及术后激素及免疫抑制剂治疗。

治疗经过

患者入院后继续给予激素、扩血管、利尿等治疗,症状稳定后于全身麻醉体外循环下行 Bentall 手术(图 4-4-15),术中见心脏扩大,以左心室明显,主动脉瓣重度关闭不全,瓣叶菲薄,左右冠状动脉未见异常,术程顺利,术后予以强心、抗炎、抗凝、激素等治疗。恢复顺利,病理提示"升主动脉血管壁及主动脉瓣叶变性伴纤维化",超声心动复查左心室缩小、收缩功能满意。术后继续服用醋酸泼尼松、沙利度胺、护胃等药物。

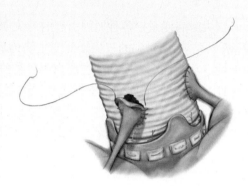

图 4-4-15　Bentall 手术

(张冠鑫)

推荐阅读文献

［1］易定华,徐志云,王辉山.心脏外科学.北京:人民军医出版社,2016.
［2］朱晓东,张宝仁.心脏外科学.北京:人民卫生出版社,2007.
［3］徐激斌,唐杨烽,徐志云等.主动脉瓣关闭不全合并左心室功能不全的外科治疗.中国胸心血管外科临床杂志,2011,6:565-567.
［4］张宝仁,徐志云.心脏瓣膜外科学.北京:人民卫生出版社,2007.
［5］DAVID DY,LUCA AV,WILLIAM AB. Manual of cardiothoracic surgery.New York:McGraw-Hill,2006.
［6］NICHOLAS TK,EUGENE HB,DONALD BD.Kirklin/Barratt-Boyes cardiac surgery.3rd ed. Salt Lake:Churchill Livingstone,2003.
［7］COHN LH. Cardiac surgery in the adult.4th ed. New York:McGraw-Hill,2011.

第五节　三尖瓣病变

本节要点

1. 三尖瓣病变可以单独存在,也可与其他心脏病变合并存在。总体来说,三尖瓣病变的发病率较二尖瓣、主动脉瓣的发病率低。如不进行有效治疗,最终可导致右心功能不全甚至衰竭。

2. 三尖瓣病变包括狭窄或关闭不全以及两者并存,其病理生理学主要为右心房容量负荷和／或压力负荷增加,致使静脉血回流发生障碍,最终导致体循环静脉淤血、组织灌注不足等一系列症状。

3. 临床表现与瓣膜病变的程度密切相关。早期临床上不易察觉,较严重者可有疲乏、胃纳不佳、肝区胀痛、腹部膨胀和下肢水肿等。体格检查颈静脉怒张是常见征象,心脏听诊仅约有 20% 患者在胸骨左缘下方听到收缩期或舒张期杂音。

4. 彩色多普勒心脏超声检查是目前评估和诊断三尖瓣病变的最有效的无创性检查。可以评估三尖瓣病变的程度,观察瓣膜结构的异常情况,估测肺动脉压力及右心室的功能状态。

5. 内科治疗主要包括限制液体和钠盐的摄入,如果水肿比较严重,适量应用利尿剂。外科治疗主要为三尖瓣成形术,对于难于修复的三尖瓣病变才行瓣膜置换术。

一、定义

三尖瓣病变系指各种原因引起的三尖瓣结构和/或功能异常。按病因主要分为先天性和后天性(获得性)两大类,临床遇到的三尖瓣病变主要为后天性三尖瓣病变。按病理特点,三尖瓣病变又分为器质性和功能性。功能性三尖瓣病变主要由于各种病因(风湿性心脏病、扩张型心肌病、肺动脉高压、冠状动脉粥样硬化性心脏病等)引起右心室扩大和三尖瓣环扩张,导致三尖瓣对合不良,出现三尖瓣关闭不全,而瓣膜本身并无器质性改变。器质性三尖瓣病变瓣叶发生纤维化增厚,甚至卷曲,瓣叶活动受限,瓣口面积减少,腱索增粗、挛缩,瓣膜出现关闭不全和/或狭窄,常见病因为风湿性心脏病、感染性心内膜炎和黏液瘤样变性等。三尖瓣环扩张比例见图4-5-1。

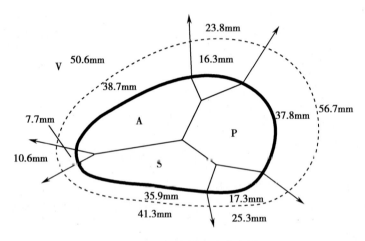

图4-5-1　三尖瓣环扩张比例
A. 前瓣;P. 后瓣;S. 隔瓣。

三尖瓣关闭不全又称三尖瓣反流,即在右心室收缩时,因各种原因导致三尖瓣瓣叶无法正常闭合,血液由右心室回流至右心房的现象,临床上以功能性三尖瓣关闭不全较为常见。三尖瓣狭窄是由于各种病因引起三尖瓣口狭窄、瓣叶开放受限及开放面积变小,使血流通过瓣口受阻的三尖瓣病变。

二、流行病学

三尖瓣关闭不全较三尖瓣狭窄常见。功能性三尖瓣关闭不全又较器质性三尖瓣关闭不全更为常见,常继发于二尖瓣病变、肺动脉高压、心房颤动或心肌病变及其他先天性心脏病,发生率各学者报道不一(占三尖瓣病例中的22%~71%)。后天性三尖瓣狭窄最常见病因为风湿性,占所有病例的90%以上。关于风湿性三尖瓣狭窄的发病率,各学者的报道差异很大,可占风湿性心脏病总数的14%~44%,但临床上比较少见,不到5%。风湿性三尖瓣狭窄往往伴有二尖瓣狭窄和/或主动脉瓣病变,而且兼有三尖瓣关闭不全,单纯性者甚为少见。

三、病理生理学

三尖瓣关闭不全时,收缩期血液的反流增加右心房压力,而引起右心房扩大、肥厚,使静脉回流发生障碍,从而全身静脉系统血流出现淤积。另外,三尖瓣关闭不全时,右心室舒张终末期容量增多、右心室的舒张期充盈压力升高,继而出现右心室扩张和肥大。由于右心室的高度顺应性,右心系统对容量改变的适应性较强,因此患者可经历很长的代偿阶段。功能性三尖瓣关闭不全发生机制见图 4-5-2。代偿期患者无明显症状或仅存在轻度下肢水肿,经少量利尿剂即可缓解。随着病情进展和右心室的进一步扩张,三尖瓣反流进一步加重,使右心室的容量负荷和压力负荷进一步增加,进而室间隔移向左心室腔,随后发生继发于右心室压力超载的左心室改变,左心室舒张末期压力和肺毛细血管楔压增加。随后,一系列级联反应发生,右心室舒张末期充盈压力升高,患者发生失代偿性的右心功能不全。此时患者出现药物无法缓解的双下肢水肿,颈静脉怒张,充血性肝大,组织灌注减少,最终导致心血管系统崩溃。

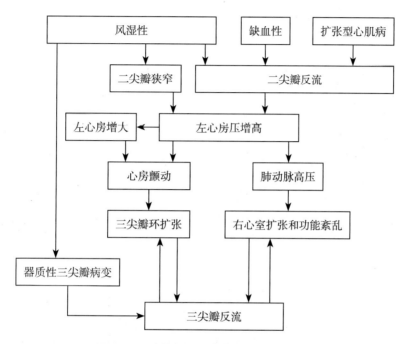

图 4-5-2 功能性三尖瓣关闭不全发生机制

三尖瓣狭窄主要的血流动力学改变为低心排。三尖瓣出现狭窄时,血液从右心房流入右心室受阻,右心房压力升高,右心房与右心室之间就会出现舒张期压力阶差(跨瓣压)。当三尖瓣舒张期压差 >5mmHg 时,临床上即出现右心功能不全的症状,患者即出现疲劳、呼吸短促等临床表现。三尖瓣狭窄时进入肺循环血流量减少,因而进入左心系统的血流也减少,左心前负荷降低,左心室每搏量减少,通过肾素 - 醛固酮、血管紧张素引起水钠潴留,出现前向性心力衰竭。同时,三尖瓣狭窄时进入右心室肺动脉的血流受阻,也可引起后向性心力衰竭,引起颈静脉怒张和搏动、肝大充血、腹水和周围性水肿。

四、临床表现及检查方法

(一)症状

临床上三尖瓣关闭不全和三尖瓣狭窄症状相似,很难区分。单纯三尖瓣关闭不全临床症状进展缓慢,轻中度三尖瓣关闭不全多无明显症状,而三尖瓣狭窄导致的左心排血量降低可出现疲乏。两者到了疾病后期都会出现活动后心悸、气急、腹胀、食欲缺乏、肝区胀痛、顽固性水肿等症状。二尖瓣狭窄合并三尖瓣病变患者,二尖瓣病变导致的肺淤血症状可因三尖瓣病变的发展而减轻。因此,如活动后气急、端坐呼吸或夜间阵发性气急等症状,往往较单纯二尖瓣狭窄为轻,但乏力和其他心排血量减少的症状更加重。

(二)体征

大部分患者查体可见颧部绛红、口唇发绀、慢性双下肢水肿,重症患者可有颈静脉怒张及搏动感增强,体循环淤血可见顽固性水肿、肝脏增大,甚至腹水征象。心脏检查:三尖瓣关闭不全患者心浊音界向右扩大且胸骨左缘可触及强有力的右心搏动,提示右心室显著肥大,三尖瓣听诊区可有全收缩期吹风样杂音,右心室显著扩大的患者,杂音转至心尖部最响,易与二尖瓣关闭不全的收缩期杂音混淆。伴肺动脉高压患者,肺动脉瓣区可听到第二心音亢进,甚至分裂。三尖瓣狭窄患者在胸骨左缘下方可扪及局限性舒张期震颤,深呼吸时增强,呼气时减弱。心前区搏动不增强。于胸骨左缘第4肋间可闻及舒张期滚动样杂音,此杂音较二尖瓣狭窄的舒张期杂音粗糙、表浅、短促,音调亦较低。由于三尖瓣狭窄多并存关闭不全,局限性震颤和舒张期杂音往往不明显,另外,也由于多合并二尖瓣疾病而被掩盖或忽略。

（三）辅助检查

1. **心电图检查**　高宽的"P"波表明右心房肥大,在标准导联的Ⅱ、Ⅲ和aVF导联中较为明显。三尖瓣反流导致右心室肥大时V_1导联呈QR型,但心电图如无右心室肥大的特点,可作为三尖瓣狭窄的诊断,并可与肺动脉高压鉴别。

2. **胸部X线检查**　可发现上腔静脉增宽,右心房增大。三尖瓣反流时右心室肥大,心脏右缘凸出、饱胀,下方与膈肌成直角或钝角。单纯性三尖瓣狭窄者肺野清晰,无肺动脉扩张或肺淤血表现。

3. **心脏超声检查**　是目前评估和诊断三尖瓣病变的最有效的无创性检查。通过超声检查可以评估三尖瓣反流或狭窄的程度,观察瓣膜结构的异常情况,估测肺动脉压力及右心室的功能状态。目前临床中主要通过心脏多普勒超声来评估三尖瓣反流程度,其分度的方法有多种,常用的是根据反流束的最大面积占右心房面积的多少来决定。小于心房面积的1/3为轻度关闭不全,1/3~2/3为中度关闭不全,超过2/3为重度关闭不全。二维超声心动图对诊断三尖瓣狭窄较有帮助,其特征为舒张瓣叶呈圆拱状,增厚、瓣叶活动受限。多普勒超声可见三尖瓣口右心室侧显示多彩镶嵌的血流束,三尖瓣狭窄最显著的特点是连续多普勒检测到的跨瓣流速增快。正常舒张期通过三尖瓣的流速很少超过0.7m/s。三尖瓣狭窄时跨瓣流速常>1.0m/s,正常情况下通过三尖瓣血流速度在吸气时增强,故而三尖瓣狭窄吸气时的跨瓣峰值流速有可能达到2.0m/s。

4. **右心导管检查**　可实时记录右心房、右心室压力曲线;可见三尖瓣反流波"S"峰随着反流程度加重而逐渐升高,并与正常充盈波"V"峰相连形成一类似右心室的压力曲线(称右心房压力曲线右心室化)。经导管测得右心室收缩压或肺动脉收缩压<40mmHg者,提示器质性三尖瓣关闭不全的可能性;而右心室或肺动脉收缩压>60mmHg时,表明右心室失代偿所致,即功能性三尖瓣关闭不全。右心导管检查测定右心房压力,对三尖瓣狭窄的诊断很有价值。在没有肺动脉高压的患者中,右心房压力曲线显示一个大的A波可帮助诊断三尖瓣狭窄。右心房压力显著上升至10~20mmHg,右心房和右心室有显著的收缩期前或舒张期压力阶差,一般为4~8mmHg,心房颤动时压力阶差不明显。

五、治疗方法

（一）内科保守治疗

单纯无症状的轻中度三尖瓣反流或轻度三尖瓣狭窄可不予手术干预,长期随访。出现症状的患者需限制钠盐摄入,使用利尿剂、洋地黄类药物和血管扩张药控制静脉系统淤血,伴心房颤动的患者需控制心室率。

（二）手术治疗

因单纯三尖瓣反流需行手术治疗的患者较为少见。一般情况下,三尖瓣手术主要在左心瓣膜手术同期施行三尖瓣成形术。因瓣叶病变或瓣叶异常导致的重度三尖瓣反流,估计成形效果较差的患者应施行三尖瓣置换术而非三尖瓣成形术。有症状的单纯三尖瓣反流患者可行三尖瓣成形或三尖瓣置换术。单纯三尖瓣狭窄可行球囊扩张术。单纯的重度三尖瓣狭窄的患者,若出现低心排或右心功能不全的症状时建议行三尖瓣置换术。若伴有左心瓣膜疾病,在行左心瓣膜手术同时可根据三尖瓣情况作三尖瓣交界切开术。

1. **手术指征**　根据2020年ACC/AHA心脏瓣膜病治疗指南和2017年ESC心脏瓣膜病治疗指南,对三尖瓣病变的手术指征进行了不同类型推荐(图4-5-3)。

（1）三尖瓣关闭不全的手术指征

1）Ⅰ类推荐:阶段C和D的重度三尖瓣关闭不全在进行左心瓣膜手术时。

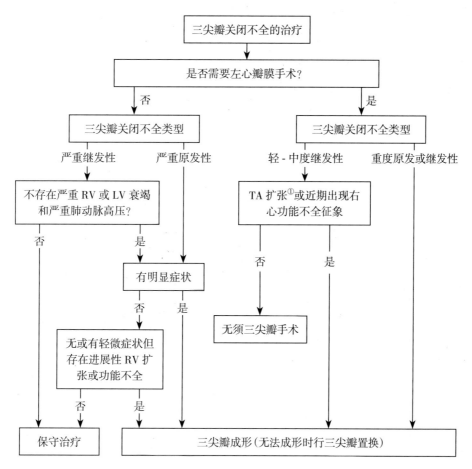

图 4-5-3 三尖瓣关闭不全的外科手术指征 (2017 年 ESC 指南)
RV. 右心室;LV. 左心室;TA. 三尖瓣环;①TA≥40mm 或 >21mm/m²。

2) Ⅱa 类推荐:①阶段 B 的轻度、中度或以上的进展性三尖瓣关闭不全在进行左心瓣膜手术时,如存在三尖瓣环扩张(三尖瓣环舒张末期内径 >40mm)或有右心功能不全的早期证据时;②有右心功能不全症状和进行性右心室扩大的阶段 D 重度原发性或继发性三尖瓣关闭不全患者。

3) Ⅱb 类推荐:①阶段 C 的无症状原发性重度三尖瓣关闭不全,存在进行性右心室扩大或收缩功能不全;②以前曾施行过左心瓣膜手术的阶段 D 重度三尖瓣关闭不全,不存在重度肺动脉高压或明显的右心室收缩功能不全可行再次三尖瓣手术。

阶段 B:进展性三尖瓣关闭不全;阶段 C:无症状的严重三尖瓣关闭不全;阶段 D:有症状的严重三尖瓣关闭不全。

(2) 三尖瓣狭窄的手术指征

1) Ⅰ类推荐:①重度三尖瓣狭窄患者在行左心瓣膜手术时;②单纯、有症状的重度三尖瓣狭窄患者。

2) ⅡB 类推荐:单纯、有症状的重度三尖瓣狭窄不合并三尖瓣反流的患者可考虑用经皮球囊三尖瓣扩张交界成形术进行治疗。

2. 麻醉与体外循环 三尖瓣手术麻醉方法通常为静吸复合全身麻醉。一般情况下,三尖瓣手术主要在左心瓣膜手术同期施行,因此手术切口和体外循环方法基本等同于左心瓣膜手术。如果是首次单纯三尖瓣手术,可采用胸骨正中切口,升主动脉和上下腔静脉插管,亦可采用左前外侧第 4 肋间切口股动脉或升主动脉插管,以及上下腔静脉插管并阻断,在体外循环辅助心脏不停跳下进行手术。如果患者再次行三尖瓣手术,可采用左前外侧第 4 肋间切口,股动静脉插管,于上腔静脉处心包上缝荷包线插上腔静脉管,不阻断上下腔静脉直接切开心包和与其粘连的右心房壁,在体外循环辅助心脏不停跳下进行手术,这样可避免胸骨正中切口入路时分离粘连的心包组织。

3. 手术方法　三尖瓣病变的手术方式主要有三尖瓣成形术和三尖瓣置换术两大类。

(1) 二瓣化成形术(后瓣环折叠术):通过折叠后瓣瓣环而使三尖瓣转变为二叶瓣,据报道临床效果良好。其优点是特别适用于缺乏后瓣瓣叶组织的三尖瓣病变的修复,缺点是没有处理右心室游离壁其余部分扩张的三尖瓣环。常用方法:①穿过后瓣环的两个"8"字缝合(Kay法)(图4-5-4);②两个带垫片褥式缝合(Reed法)(图4-5-5)。

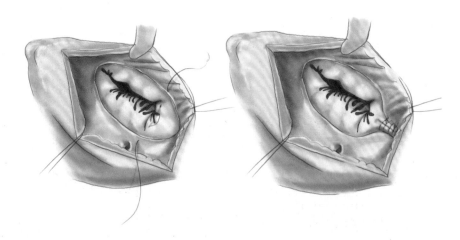

图 4-5-4　后瓣环"8"字缝合(Kay 法)

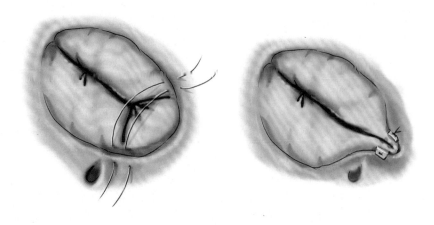

图 4-5-5　后瓣环带垫片褥式缝合(Reed 法)

(2) De Vega 瓣环成形或改良 De Vega 瓣环成形术:应用较普遍,历年来还有许多改良的方法。通常用 2-0 聚丙烯线带垫片双头针,第一道缝合从前隔交界开始,沿前瓣环和后瓣环顺时针方向,3~5mm 间距一针,直至刚超过后隔交界;第二道在第一道缝合线外侧 2~3mm 处,平行第一道,一般每道需缝 11~12 针,间距与深度均匀,双头针再穿过垫片,打结至瓣口能通过 27mm 测瓣器(图4-5-6)。该术式有三种改良技术:①第一道缝合与前相同,第二道缝线斜行,从心房面进针至三尖瓣环出针,连续缝至后隔交界瓣环加垫片结扎,这样结扎后不易松开,称为改良 De Vega 瓣环成形术(图4-5-7);②节段性 De Vega 瓣环成形术:仅在前隔交界和后隔交界将瓣环折叠,这样既可使瓣环缩小消除三尖瓣反流,又不至于使前瓣皱缩,尽可能地保留了三尖瓣前瓣叶的面积(图4-5-8);③因功能性三尖瓣关闭不全以后瓣环扩张最为明显,且后瓣

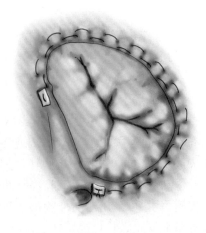

图 4-5-6　De Vega 瓣环成形术

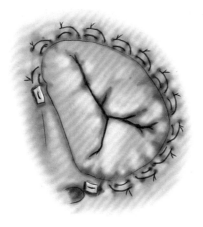 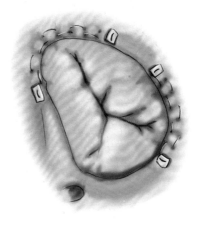

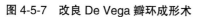

图 4-5-7 改良 De Vega 瓣环成形术　　　　图 4-5-8 节段性 De Vega 瓣环成形术

在三尖瓣功能作用较轻,因此缝合时从前后交界开始,直至后隔交界,仅环缩后瓣环,此技术既最大限度保留了后瓣的功能,又不影响前瓣的功能,特别适用于以后瓣环扩张为主的轻中度功能性三尖瓣关闭不全。

(3) 人工成形环三尖瓣成形术:主要适合于较严重的三尖瓣关闭不全,尤其是伴有肺动脉高压和肺血管阻力增高的患者。比较常用的是 Carpentier 三尖瓣成形环,其缝合方法:先以 2-0 ticron 带垫片双头针缝线于前隔交界自瓣叶根部心室面进针,心房面出针间断褥式缝合 1 针;再从前隔交界至后隔交界,以不带垫片的 2-0 缝线自三尖瓣环心房面进针并出针间断褥式缝合三尖瓣环;再以 2-0 ticron 带垫片双头针缝线自瓣叶根部心室面进针,心房面出针间断褥式缝合部分隔瓣环(一般从后隔交界向前隔交界缝合 3 针),上环打结固定(图 4-5-9)。

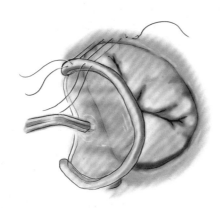 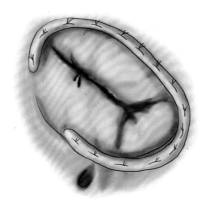

图 4-5-9 人工成形环三尖瓣成形术

(4) 三尖瓣置换术:三尖瓣置换术中尽量保留隔瓣叶,切除病损的前后瓣叶及部分腱索和乳头肌;以 2-0 带垫片双头针行间断褥式缝合,先从隔瓣叶缝起,从心房面进针,紧靠隔瓣根部浅缝,出针后再缝至瓣膜叶游离缘,使隔瓣叶折叠,可作为缝针的垫片加固缝线,防止缝线撕脱及避免损伤瓣环深部传导束,最后依次缝合前瓣环和后瓣环,并按序缝至人造瓣膜缝环上,送入人造瓣膜后顺序打结。缝合时组织环的每针缝合间距应稍大于人造瓣环的间距,这样可使三尖瓣环缩环,且人造瓣膜固定可靠。三尖瓣全瓣保留时,瓣膜置换缝线的缝合方法与二尖瓣保留全瓣置换的缝合方法相似,即从瓣环心房面进针,瓣叶游离缘心房面出针,带垫片间断褥式缝合,但在隔瓣区域缝合时注意缝针不可过深,从隔瓣根部进针,否则可能损伤到传导组织(图 4-5-10)。

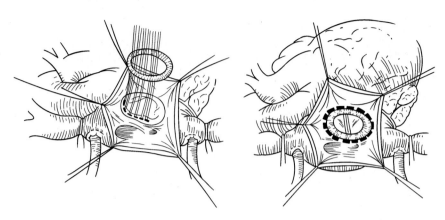

图 4-5-10 三尖瓣置换术

【病例解析】

病例摘要 1

主诉

患者,女,65 岁,因"阵发性活动后胸闷、气急 10 余年,加重伴双下肢水肿 1 年余"入院。

现病史

患者于 10 年前出现活动耐力下降,剧烈活动后出现胸闷、气急症状,未予重视,未就诊。5 年前上述症状进一步加重,并伴阵发性心悸,于当地医院行心电图检查提示心房颤动,心脏超声检查提示风湿性心脏病,二尖瓣重度狭窄,三尖瓣中度关闭不全,左心房增大。给予抗凝、强心、利尿等保守治疗 5 年,效果不明显,为行进一步诊治来我院。

既往史

患者年轻时曾患"风湿热",已治愈。否认高血压、糖尿病及冠心病史。

查体

体温 36.5℃,心率 85 次 /min 左右,呼吸 21 次 /min,血压 130/50mmHg。双肺呼吸音清,未闻及干湿啰音。心尖搏动位于第 5 肋间锁骨中线处,心率 85 次 /min 左右,强度和节律不规则,心尖部可闻及明显的隆隆样舒张期杂音,呈高调、递减型,剑突下可闻及全收缩期吹风样杂音。双下肢轻度水肿。

辅助检查

心电图:心房颤动。

胸部 X 线片:双下肺淤血改变,左右心房增大,肺动脉段突出(图 4-5-11)。

超声心动图:舒张期左心室 36mm,左心房 57mm,室间隔厚度 9mm,左心室射血分数 65%,二尖瓣回声增强、瓣叶增厚,交界粘连,瓣口面积 0.7cm²,三尖瓣回声正常,开放正常,瓣上瞬时反流量 31.8ml,三尖瓣跨瓣压差 57mmHg。

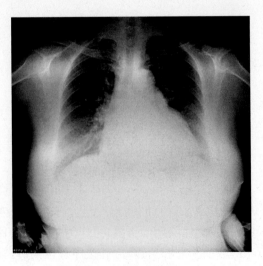

图 4-5-11 患者胸部 X 线片

解析

患者既往有"风湿热"病史,后出现乏力及阵发性活动后胸闷气急等症状,并呈进行性加重。心脏查体发现心尖部可闻及舒张期杂音,剑突下可闻及收缩期杂音,双下肢轻度水肿。心脏超声结果提示二尖瓣重度狭窄,三尖瓣瓣叶回声正常,三尖瓣重度反流,三尖瓣跨瓣压差 57mmHg。可明确诊断为风湿性心脏病,二尖瓣重度狭窄,重度功能性三尖瓣关闭不全,重度肺动脉高压,心功能(NYHA)Ⅳ级。

指南解读

继发性三尖瓣关闭不全的治疗(2020 年 ACC/AHA 及 2017 年 ESC)

1. 合并左心瓣膜病的继发性重度三尖瓣反流患者在未进行左心瓣膜手术前,可暂时应用强心、利尿及降低肺动脉压的药物缓解症状(分别为Ⅱa 类和Ⅱb 类)。

2. 在进行左心瓣膜手术时,需同期进行相应的三尖瓣外科手术(Ⅰ类)。

3. 对于轻度以上的继发性三尖瓣关闭不全,如果存在三尖瓣环扩张(瓣环直径 >40mm 或直径指数 >21mm)需在左心瓣膜手术时同期进行相应三尖瓣外科手术。

解析

根据患者病史、诊断和术前检查情况,建议行外科手术治疗。在进行左心瓣膜手术的同期进行相应三尖瓣的手术治疗,手术方式根据三尖瓣的病变情况决定,首选进行三尖瓣成形术。

知识点

常用三尖瓣成形方法及选择

临床上的三尖瓣病变多为继发于左心瓣膜病功能性三尖瓣关闭不全,而瓣膜本身很少存在病理改变,往往通过三尖瓣成形即可恢复瓣膜功能状态。常用三尖瓣成形方法包括:三尖瓣环缩环或人工三尖瓣瓣环成形、三尖瓣瓣叶成形或修复。对于瓣叶质量好,瓣环扩大的三尖瓣关闭不全可单纯应用瓣环成形方法,并根据三尖瓣环扩张程度可选择不同术式:当三尖瓣环直径(TAD)<45mm 时,可选用 Kay 二瓣化瓣环成形术;当 45mm≤TAD<50mm 时采用改良 De Vega 瓣环成形术;当 TAD>50mm 时一般应用人工瓣环三尖瓣瓣环成形术。如果存在合并狭窄的三尖瓣瓣叶器质性病变,可施行融合交界或腱索切开,狭窄解除后加做瓣环成形术。如因心内膜炎导致瓣叶毁损,可应用心包片进行瓣叶的修补,当上述成形术难以奏效时才考虑进行三尖瓣置换术。

治疗经过

患者于全身麻醉体外循环下行二尖瓣置换 + 人工瓣环三尖瓣瓣环成形术(图 4-5-12)。术程顺利,术后予以强心、抗感染、抗凝及对症支持治疗。恢复顺利,超声心动复查示左心室舒末内径 54mm,左心房 44mm,左心室射血分数 65%,二尖瓣人工瓣膜功能良好,三尖瓣无反流,跨瓣压差 26mmHg,结果满意。查体:心肺(−),刀口愈合好,于术后 7 日出院。

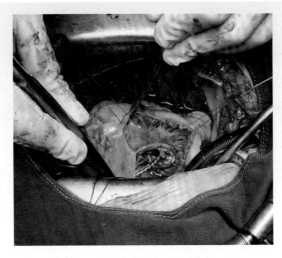

图 4-5-12　人工瓣环三尖瓣瓣环成形术

　知识点

三尖瓣手术时预防房室结和房室束损伤

房室结位于冠状窦与三尖瓣隔瓣之间。房室束经三尖瓣隔瓣环附着的膜部间隔下方移行于室间隔膜部的后下缘,因此,施行三尖瓣瓣环成形术时,切忌缝合隔瓣邻近前瓣交界的部位。应用三尖瓣成形环时,其开口应对向隔瓣。施行瓣膜置换时隔瓣区缝针应从瓣环根部的心室面进针,从心房面出针或采用浅缝隔瓣环的心房面,避免损伤传导束,引起完全性房室传导阻滞;也可在冠状窦开口上方绕过危险区的间断带垫片的褥式缝合方法。

病例摘要 2

主诉

患者,男,69 岁,因“人工起搏器植入术后 8 年,阵发性活动后胸闷、气急 3 年,加重伴双下肢水肿 6 个月”入院。

现病史

患者于 8 年前因行人工起搏器植入术。3 年前出现阵发性活动后胸闷、气急等症状,并呈进行性加重,在当地医院行心脏超声检查提示三尖瓣重度反流,给予口服利尿药治疗,效果不理想。6 个月前上述症状进一步加重,并出现双下肢水肿,为行进一步诊治来医院。

既往史

患者有“心房颤动”病史 20 年,8 年前因心室率缓慢行人工起搏器植入术。否认高血压、糖尿病及冠心病史。

查体

体温 36.5℃,心率 72 次/min,呼吸 21 次/min,血压 130/50mmHg。双肺呼吸音清,未闻及干湿啰音。心尖搏动位于第 5 肋间锁骨中线处,心率 72 次/min,强度和节律不规则,剑突下可闻及全收缩期吹风样杂音。双下肢轻度水肿。

辅助检查

心电图提示心房颤动;胸部后前位 X 线片提示左右心房及右心室增大(图 4-5-13);超声心动图:左心房 139ml,右

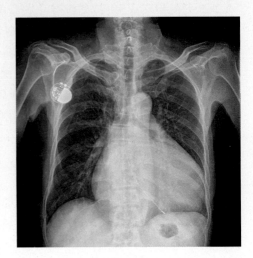

图 4-5-13　术前胸部 X 线片

心房 438ml,舒张期左心室 133ml,舒张期右心室 208ml,室间隔厚度 9mm,左心室射血分数 56%,二尖瓣回声正常,轻度反流(4ml),三尖瓣回声增强,开放正常,瞬时反流量 118ml,跨瓣压差 28mmHg。

指南解读

单纯三尖瓣关闭不全的治疗(2020 年 ACC/AHA 及 2017 年 ESC)

1. 有症状的严重三尖瓣关闭不全,如不存在严重的右心衰竭,应积极行手术治疗(Ⅰ类)。

2. 对于无症状或有轻微症状的严重三尖瓣关闭不全患者,如存在进行性右心室扩张或右心功能下降时应积极行手术治疗(Ⅱa 类)。

解析

根据患者病史、诊断和术前检查情况,建议患者进行外科手术治疗。患者为起搏器植入后远期的三尖瓣重度反流,且超声提示三尖瓣瓣叶回声增强,考虑为起搏电极致三尖瓣瓣叶毁损,预计需行三尖瓣置换术(图 4-5-14)。

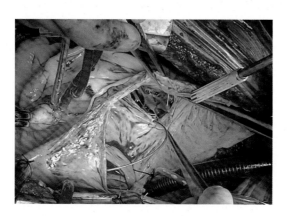

图 4-5-14 术中发现起搏电极损伤三尖瓣隔瓣叶

知识点

三尖瓣置换的手术适应证

1. 三尖瓣成形失败。

2. 三尖瓣畸形,特别是前瓣叶增厚、孪缩、变小。

3. 三尖瓣瓣下结构病变严重,如腱索乳头肌明显缩短、融合。

4. 感染性心内膜炎三尖瓣病损严重,无法修复。

5. 由风湿性心瓣膜炎或类癌肿瘤所致的瓣叶增厚、交界融合,腱索乳头肌明显缩短融合。

6. 外伤性三尖瓣关闭不全,多处腱索断裂及瓣膜损坏,无法修复等。

治疗经过

患者于全身麻醉体外循环下行三尖瓣人工生物瓣置换手术。术程顺利,术后予以对症支持治疗。恢复顺利,超声心动复查示左心房121ml,右心房205ml,左心室舒张末容积138ml,右心室舒张末容积69ml,左心室射血分数73%,二尖瓣无反流,三尖瓣生物瓣功能正常,跨瓣压差12mmHg,结果满意。查体:心肺(-),刀口愈合好,于术后10日出院。

 知识点

三尖瓣置换术人工瓣膜的选择及术后抗凝

三尖瓣人工瓣膜的选择应根据患者的具体情况而定,主要需考虑患者年龄、术后抗凝状态、术后生活状态(如妇女妊娠等)以及社会因素等。一般有心房颤动和同时左心瓣膜置换机械瓣的患者,三尖瓣置换也选用机械瓣,其中以双叶机械瓣应用最多,单纯三尖瓣置换可选择生物瓣,但青少年、儿童患者生物瓣易发生早期钙化和衰败,适合选用机械瓣。人工瓣膜的尺寸:生物瓣应≥29mm,瓣环小时选用机械瓣,但应≥27mm。

三尖瓣置换术后血栓发生率较高,主要见于右心血流速度较慢、心房颤动及包括三尖瓣在内的多瓣膜置换,因此,二尖瓣或主动脉瓣机械瓣置换的抗凝标准远不适用于三尖瓣机械瓣置换的患者,其抗凝要求较高。临床研究认为,机械瓣置换三尖瓣术后凝血酶原时间的国际标准化比值(INR)<3.0时,术后远期血栓发生率仍较高,而INR在3.0~4.0是机械瓣置换三尖瓣术后较合适的抗凝标准。即使应用生物瓣置换三尖瓣,术后远期部分病例生物瓣表面亦见血管翳形成,有研究认为可能是血栓形成的前期表现,因此有的学者认为生物瓣置换三尖瓣术后亦需应用阿司匹林等抗血小板聚集药物进行抗凝。

(宋智钢)

推荐阅读文献

[1] 易定华,徐志云,王辉山.心脏外科学.2版.北京,人民军医出版社,2016.

[2] NISHIMURA RA,OTTO CM,BONOW RO,et al. 2014 AHA/ACC guideline for the management of patients with valvular heart disease. J Am Coll Cardiol,2014,63(22):e57-185.

[3] BAUMGARTNER H,FALK V,BAX JJ,et al. 2017 ESC/EACTS guidelines for the management of valvular heart disease. Eur Heart J,2017,38(36):2739-2791.

[4] COHN LH. Cardiac surgery in adult. 4th ed. New York:McGraw-Hill,2011.

[5] KOUCHOUKOS NT,BLACKSTONE EH,et al. Kirklin/Barratt-Boyes cardiac surgery. 4th ed . New York:Library of Congress Cataloging-in-Publication,2013.

第六节　心脏联合瓣膜病

本节要点

1. 联合瓣膜病的诊断不仅要求定性明确瓣膜病变的性质,而且要求定量明确各个瓣膜病变的严重程度以及心功能的状态。

2. 心脏联合瓣膜病的治疗方法有药物治疗、介入治疗和手术治疗,其中外科手术是最主要的确定性治疗方法,而近年来迅速发展的瓣膜介入治疗技术则为少数手术风险过高的联合瓣膜病患者带来了新的选择。

一、定义

心脏联合瓣膜病(combined valvular disease),亦称心脏多瓣膜病(multiple valvular disease),是指同时有两个或两个以上心脏瓣膜发生病理损害的疾病。虽然四个心脏瓣膜均可能发生原发或继发病变,从而产生数目众多的病变组合形式,但在临床上主要以左心瓣膜(二尖瓣和主动脉瓣)双病变最为多见,同时可伴有三尖瓣的原发或继发病变,肺动脉瓣受累极少。

二、流行病学

心脏联合瓣膜病在临床上相当常见。早年国外大组尸检资料显示,联合瓣膜病变约占风湿性心脏病变的47%,其中二尖瓣和主动脉瓣同时受累占41%。根据美国STS数据库1993—2003年资料,多瓣膜同期手术约占心脏瓣膜手术的11%,其中二尖瓣合并主动脉瓣双瓣膜手术占58%。中国由于风湿性心脏病的发病比例较高,联合瓣膜病更为多见。

三、病因

联合瓣膜病的病因可大致分为风湿性和非风湿性两大类。包括我国在内的许多发展中国家,风湿性联合瓣膜病最常见,病变一般首先侵犯左心瓣膜,而三尖瓣病变多为继发性,但出现风湿性病变者也不罕见。在非风湿性病因中,以退行性瓣膜病变和感染性心内膜炎常见。在西方发达国家,随着风湿性心脏病发病率减少和人口老龄化,退行性瓣膜病变比例明显上升并成为联合瓣膜病的主要病因。原发性感染性心内膜炎近年来也呈上升趋势,以左心瓣膜受累多见,常常先侵及一个瓣膜(以主动脉瓣最常见),然后可再侵及另一瓣膜(如二尖瓣)。另外其他一些罕见的病因(如系统性红斑狼疮、类风湿关节炎、类癌综合征、继发性高甲状旁腺素症、放射性损伤、外伤、Werner综合征以及服用厌食性减肥药物等)也可引起联合瓣膜病变。偶尔也可见到由不同病因叠加引起的联合瓣膜病变,如退行性二尖瓣病变合并主动脉瓣感染性心内膜炎或退行性主动脉瓣病变合并缺血性二尖瓣病变。

四、基本病变组合类型

根据心脏瓣膜功能受到的影响,单一瓣膜病变可分为狭窄、关闭不全或二者混合病变三种类型;而联合瓣膜病变时不同瓣膜、不同病变类型的不同组合形式,给患者带来了复杂的病理生理学影响,不等同于单个瓣膜病变的简单累加。联合瓣膜病在临床上常具有以下特点:①上游病变掩盖下游病变;②较重病变掩盖较轻病变;③左心功能、右心功能相互影响;④原发病变、继发病变可能并存。因此,在对联合瓣膜病变进行分析时,应首先判断各受累瓣膜的病变类型是狭窄为主、关闭不全为主还是均衡病变,再根据病变严重程度分析不同瓣膜在整体病变中的主次地位,最后分析不同组合形式下各瓣膜之间的相互影响,才有助于理清不同联合形式病变的具体特点,对其病理生理学获得深入的理解。

本节将联合瓣膜病变大致区分为以下6种基本情况。

(一)二尖瓣狭窄合并主动脉瓣狭窄

这种联合类型较少见,病因几乎均为风湿性。在两个瓣膜均为严重狭窄的情况下,表现出以下特点:

1. 心排血量降低　非常显著主动脉瓣狭窄患者高度依赖左心室充盈压,以维持正常搏血量,而二尖瓣狭窄减少了左心室前负荷,导致低心排血量症状出现较早;尤其在出现心房颤动时,左心室充盈压进一步降低,对心排血量影响极大。

2. 两个瓣膜的跨瓣血流量和跨瓣压差均有所降低　和心排血量的下降直接相关。与单个瓣膜病变情况相比,此时二尖瓣狭窄的体征如开瓣音、舒张期隆隆样杂音都可减轻,而主要表现为主动脉瓣狭窄的收缩期杂音,但强度也有所缓和。而临床症状则以二尖瓣狭窄相关的劳力性呼吸困难、咯血、心房颤动等更为突出,心绞痛、昏厥等主动脉瓣狭窄症状少见。

3. 左心室结构和功能受到一定保护　压力负荷增大一定程度上抵消了前负荷降低的废用性效应,值得指出的是,有时患者的左心室射血分数和短轴缩短率有一定程度的下降,并不一定代表左心收缩功能显著下降,而可能仅与前负荷降低、充盈不足有关。

极少数情况下,老年退行性心脏瓣膜病患者也可出现主动脉瓣重度狭窄合并二尖瓣钙化性狭窄,但此类患者的二尖瓣狭窄程度一般在中度以下,其病理生理学变化与主动脉瓣狭窄患者相类似。

（二）二尖瓣狭窄合并主动脉瓣关闭不全

这种联合类型常见,其病因也主要为风湿性。大多数患者以二尖瓣狭窄的病理改变较重,主动脉瓣关闭不全相对较轻,二尖瓣狭窄和主动脉瓣关闭不全均重者仅占 10% 左右。在双瓣膜病变均较严重的情况下,表现以下特点:

1. 二尖瓣狭窄是主导病变　其相应的病理生理改变如左心房压升高、肺静脉高压和肺淤血产生劳力性气急等临床症状,左心房扩大和肥厚可产生心房颤动及左心房血栓形成,长时间肺淤血可导致肺动脉高压和右心衰竭。

2. 主动脉瓣关闭不全严重程度受到二尖瓣狭窄的掩盖　由于二尖瓣狭窄减少了左心室充盈,单纯主动脉瓣关闭不全的典型表现每搏射血量增加被减轻了,因此主动脉瓣反流量也相应减少,其典型临床表现如脉压增大、水冲脉都不明显,心绞痛等心肌缺血表现也较少见。

3. 左心室容量负荷异常状态得到缓解　二尖瓣狭窄和主动脉瓣反流造成的左心室容量负荷改变是相反的,互相有一定抵消作用。左心室萎缩一般不会出现,而左心室扩大程度也较单纯主动脉瓣关闭不全为轻,室壁轻度肥厚或不明显。在相当长的时间内左心室功能可维持在正常范围内,但一旦发生左心室失代偿,左心功能则可在较短的时间内迅速恶化,引起顽固性左心衰竭,并可进一步加重二尖瓣狭窄对肺循环和右心功能的影响,发生左右心衰竭。

（三）主动脉瓣狭窄合并二尖瓣关闭不全

在风湿性联合瓣膜病中,这种联合类型最为少见;而在老年退行性主动脉瓣病变中,这种组合较常见,且多以主动脉瓣钙化、狭窄为主,二尖瓣关闭不全相对较轻,其病变可为器质性,也可为功能性。其病理生理学特点如下:

1. 二尖瓣关闭不全对左心房和肺循环的影响因主动脉瓣狭窄而加重。二尖瓣反流量取决于反流时长、反流束大小和收缩期左心室、左心房压差,主动脉瓣狭窄使收缩期左心室内压显著上升,二尖瓣反流量增大,加剧左心房压力的升高和左心房的扩大。

2. 主动脉瓣狭窄对左心室压力负荷的增加因二尖瓣关闭不全而有所减轻。收缩期血流可经二尖瓣反流至低压的左心房,左心室壁张力增高得到部分缓解,这点与单纯主动脉瓣狭窄明显不同。

3. 重度二尖瓣关闭不全对左心室结构和功能影响更大。在主动脉瓣狭窄和二尖瓣关闭不全的双重影响下,压力负荷与容量负荷均加重,但一般以容量负荷过重的表现为主,多出现左心室离心性扩大和肥厚,除非二尖瓣关闭不全是轻到中度的继发性病变。

4. 隐匿性左心室功能损害出现较早。长时间容量负荷和压力负荷过重,导致左心室进行性扩大和肥厚,进一步损害二尖瓣功能,如此恶性循环,严重损害左心室功能。虽然在相当长的时间内左心室射血分数和短轴缩短率可保持在正常范围内,但左心室收缩功能往往已有明显受损。

（四）主动脉瓣关闭不全合并二尖瓣关闭不全

此种联合类型较常见,病因也较多样,可由风湿性、退行性变、感染性心内膜炎、自身免疫性疾病或结缔组织病(如马方综合征)等引起。重度主动脉瓣关闭不全一般均为器质性病变,而二尖瓣关闭不全既可为器质性病变,也常为左心室扩大后的继发病变。其病理生理学特点如下:

1. 左心室容量负荷叠加性增大　此联合类型的左心室容量负荷加重最为显著,左心室离心性扩大和肥厚较单纯主动脉瓣或二尖瓣关闭不全更加明显,心肌损害严重,是临床上引起巨大左心室的最常见原因之一。

2. 急慢性病变的差异明显　慢性主动脉瓣关闭不全合并二尖瓣关闭不全多见于退行性和风湿性病变,病情进展缓慢,心、肺均有适应和代偿过程,无症状期可很长,但左心室损害持续而隐匿进展,左心室显著扩大、肥厚。临床症状一旦出现,则病情可迅速加重。此时左心室心肌往往已存在严重的甚至不可逆的病理损害,即使纠正瓣膜病变,左心功能也恢复较慢或难恢复至正常。

急性主动脉瓣关闭不全合并二尖瓣关闭不全主要见于急性感染性心内膜炎。起病急,病程短,左心房、左心室容积未及代偿性扩大,顺应性较低,左心内压显著升高。单纯急性主动脉瓣关闭不全时,尚可出现舒张期二尖瓣提前关闭,从而对肺循环形成一定程度的保护机制,但在合并重度二尖瓣关闭不全时,该机制丧失,大量血液反流至左心房和肺静脉,而肺血管尚无代偿性内膜增厚,故极易迅速发生急性肺水肿和急性左心泵衰竭,严重者因继发性肺动脉压升高而同时出现右心泵衰竭。然而,心肌本身的急性病理损害多可逆,一旦瓣膜病变得到纠正,心功能仍可能恢复至正常水平。

(五) 二尖瓣和主动脉瓣混合病变

此种联合类型在临床上常见,也称为二尖瓣和主动脉瓣的狭窄和关闭不全平衡型病变,其病因几乎均为风湿性。二尖瓣和主动脉瓣均以狭窄和关闭不全混合病变为主,一般情况下,二尖瓣病变较主动脉瓣病变为重。因此,这一类型中左心房常明显扩大,肺静脉淤血重,劳力性呼吸困难等临床症状出现较早且明显。而左心室心肌病变损害主要取决于二尖瓣和主动脉瓣狭窄和关闭不全的均衡程度,若二尖瓣狭窄严重,左心室容积和室壁厚度变化则较不明显,心肌功能也可得到一定程度的保护;若主动脉瓣病变严重,由于容量和压力负荷均显著增加,可导致左心室明显扩大和肥厚,对术后远期心肌功能的恢复造成不利影响。

(六) 左心瓣膜病变合并三尖瓣病变

无论病因是风湿性还是非风湿性,左心瓣膜的单一或联合病变均可合并三尖瓣的原发或继发性病变。在左心瓣膜病变导致的左心功能不全表现基础上,三尖瓣受累引起或加重了右心功能不全,并对左心功能也产生不利的影响,进一步使循环紊乱加重。根据三尖瓣病变的性质分为以下 2 种基本类型:

1. 左心瓣膜病变合并三尖瓣关闭不全　此种类型最常见,占 95% 以上。三尖瓣多为功能性关闭不全,继发于左心瓣膜疾病导致的肺动脉高压和右心室扩大引起的三尖瓣环扩大。三尖瓣环扩大主要以前瓣和后瓣区瓣环为主,引起三尖瓣前后叶与隔瓣叶对合不良,从而产生功能性关闭不全,三尖瓣瓣叶本身的质地和活动均无明显异常。偶见三尖瓣器质性病变导致的关闭不全,多为风湿性病变所致,常合并一定程度的三尖瓣狭窄。

重度三尖瓣关闭不全造成收缩期部分血液由右心室反流入右心房,常合并存在的肺动脉高压加剧了这一情况,导致右心房压力增高,引起体循环系统静脉回流障碍和淤血等右心衰竭表现。同时,右心室容量负荷增加,使右心室和三尖瓣环进一步扩大,形成恶性循环。此外,扩大的右心室可通过对室间隔的向左推移作用,限制左心室舒张,进一步影响左心功能,后者则可进一步加重肺淤血和肺动脉高压,从而加重三尖瓣关闭不全,这一机制被称为"限制 - 扩张综合征"。

应当注意,左心瓣膜病变合并的三尖瓣反流具有可变性,即左心瓣膜和左心功能对三尖瓣及右心功能有明显影响。当左心功能不全加重时,三尖瓣关闭不全和右心功能不全可更加严重,而当左心功能不全得到纠正时,右心功能也会相应改善,三尖瓣反流量相应减小甚至消失。三尖瓣反流的可变性和二尖瓣、主动脉瓣反流的情况非常不同,因此值得重视,避免在心功能代偿期或失代偿期评价三尖瓣病变时对其严重程度产生误判。

2. 左心瓣膜病变合并三尖瓣狭窄　此种类型少见,三尖瓣狭窄几乎总是风湿性病变的结果,偶见于类癌综合征等。在正常情况下,三尖瓣瓣口面积为 6~8cm²,舒张期右心房与右心室间压差很小,并易受呼吸的影响。当三尖瓣狭窄至瓣口面积在 2cm² 以下,右心房与右心室间平均舒张压差 >4mmHg 时,即可引起体循环静脉淤血,不过这种严重程度的三尖瓣狭窄目前已极少见。

从病理生理学考虑,三尖瓣狭窄导致右心房血液淤积、压力增高、心腔扩大、体循环静脉血液回流受阻,发生静脉系统淤血,临床上出现颈静脉怒张、肝大、下肢水肿等右心功能不全征象。另外,右侧回心血量减少和三尖瓣狭窄造成的右心室充盈量减少,继而引起肺循环血量减少,左心排血量降低,但同时也在一定程度上可减轻左心瓣膜疾病造成的肺淤血程度。

五、诊断

联合瓣膜病的诊断不仅要求定性明确瓣膜病变的性质,而且要求定量明确各个瓣膜病变的严重程度以及心功能的状态。同单纯瓣膜病一样,联合瓣膜病的诊断主要依据患者的症状、体征和胸部 X 线片、心电图及心脏超声等影像学检查,其中心脏超声检查是最重要的诊断手段。

必须注意,不同瓣膜病变引起的血流动力学紊乱可能互相影响,从而对心脏杂音的时相和强度等临床体征以及多普勒超声检查的测值带来干扰,可能对诊断产生误导。比如,评估二尖瓣重度狭窄患者合并存在的主动脉瓣狭窄病变时,常规测定跨瓣流速,根据伯努利方程计算跨瓣压差,再据此判断狭窄严重程度的方法可靠性下降,因为二尖瓣狭窄导致左心室充盈不足和心排血量下降,降低了主动脉瓣口的血流速度,因而使跨瓣压差估测值下降,导致对主动脉瓣狭窄程度的低估。再如,合并明显的主动脉瓣病变时,由于左心室肥厚或扩大,导致左心室顺应性下降明显,此时采用连续多普勒频谱的压力半降时间法测定二尖瓣狭窄的瓣口面积不准确,往往会估计过高。一般说来,应尽量采取对心脏负荷状态依赖度小的测量方法,如直接测量瓣口面积、有效反流口大小、反流束宽度等方法,可以最大程度避免联合瓣膜病变对心脏超声检查的影响。但极少数情况下,仍需要进一步做三维超声心动图、磁共振等其他影像学检查,甚至术中直视探查才能最终明确病变程度。

二尖瓣和主动脉瓣双病变在联合瓣膜病中占大多数,且常以其中一个瓣膜的病变为主,有时一个瓣膜病变会掩盖或减轻另一瓣膜病变的表现或严重程度,在临床上可漏诊为单瓣膜病变,或难以鉴别较轻瓣膜病变的性质是功能性还是器质性。因此,在联合瓣膜病的诊断中,应特别注意表现较轻的瓣膜病变的性质及其严重程度的判断,这对联合瓣膜病的外科治疗,尤其是对选择合适的手术时机和手术方式具有重要的参考价值。另外,左心瓣膜病变合并的三尖瓣病变有时较轻或临床表现不典型,且其反流程度可随心功能代偿状态而变化,可能出现漏诊或对其病变的严重程度估计不足的情况,术中直视探查更为必要。

六、治疗方法

目前,心脏联合瓣膜病的治疗方法有药物治疗、介入治疗和手术治疗,其中外科手术是最主要的确定性治疗方法,而近年来迅速发展的瓣膜介入治疗技术则为少数手术风险过高的联合瓣膜病患者带来了新的选择。

(一) 手术指征的确定

尽管美国和欧洲心脏病协会都各自推出了瓣膜病治疗指南并屡次更新,对单瓣膜病变的手术或介入治疗指征和时机作出了系统的阐述,然而,对于联合瓣膜病手术或介入治疗的指征、时机和方式等治疗策略的制订,迄今仍缺乏基于循证医学证据的推荐方案。在确定联合瓣膜病的手术指征时,两个指南并没有直接给出推荐方案,其基本思路:首先按照单瓣膜病变的推荐方案确定某一个瓣膜的手术指征,再根据其他瓣膜病变情况决定是否同期手术处理。

作为同期处理的瓣膜病变,其手术指征明显有别于单瓣膜病变的情况,分述如下:

1. 主动脉瓣狭窄或主动脉瓣关闭不全　主要根据主动脉瓣狭窄或关闭不全的病变程度,决定是否同期置换。

(1) 对于重度狭窄,两个指南均认为应该同期置换(均为Ⅰ类推荐)。

(2) 对于重度关闭不全,两个指南均认为应该同期置换(均为Ⅰ类推荐)。

(3) 对于中度狭窄,两个指南均认为同期置换是合理的(均为Ⅱa类推荐)。

(4) 对于中度关闭不全,欧洲指南未提及,美国指南认为同期置换是合理的(Ⅱa类推荐)。

2. 二尖瓣狭窄或二尖瓣关闭不全

(1) 二尖瓣狭窄:一般均为风湿性心脏病病变,主要治疗手段有球囊扩张、直视成形和换瓣三种。

美国指南明确提出:重度二尖瓣狭窄即是同期手术的指征(Ⅰ类推荐),而对于中度二尖瓣狭窄(瓣口面积 $1.6\sim2.0cm^2$),同期手术也是可以考虑的(Ⅱb类推荐)。

欧洲指南则指出,主动脉瓣严重病变是二尖瓣球囊扩张的禁忌证,所以一旦主动脉瓣病变达到手术指征,合并的二尖瓣狭窄即应考虑同期手术处理。而对于主动脉瓣中度病变的年轻患者,处理二尖瓣狭窄时应更积极地考虑球囊扩张的可能性,这样可以推迟手术的时间,待到主动脉瓣病变进展到严重程度时再行双瓣置换术。

(2) 关于二尖瓣关闭不全:欧洲指南未做明确表述。美国指南提出:

原发性二尖瓣关闭不全,重度者应同期手术修复或置换(Ⅰ类推荐),中度者(B期)行同期手术修复是合理的(Ⅱa类推荐)。

继发性二尖瓣关闭不全,重度者(C和D期)行同期手术是合理的(Ⅱa类推荐),中度者(B期)行同期手术修复是可以考虑的(Ⅱb类推荐)。

3. 三尖瓣病变　左心瓣膜手术同期手术处理三尖瓣病变,目前一般均持积极态度。

(1) 重度三尖瓣关闭不全,两个指南均认为应该同期手术(均为Ⅰ类推荐)。

(2) 对于轻到中度三尖瓣关闭不全,两个指南均认为在有三尖瓣环扩大(直径 >40mm 或 $21mm/m^2$,按欧洲指南)或右心功能不全病史(按美国指南)情况下,同期手术是合理的(均为Ⅱa类推荐)。美国指南还提出,合并肺动脉高压的中度三尖瓣关闭不全也应考虑同期行三尖瓣修复(Ⅱb类推荐)。

(3) 对于重度三尖瓣狭窄,两个指南均认为应该同期手术(均为Ⅰ类推荐)。欧洲指南尚指出,二尖瓣病变可能通过球囊扩张处理的,也可以尝试在三尖瓣做球囊扩张术。

(二) 治疗策略的选择

根据联合瓣膜病变程度的不同,大致可分为三种临床情形:

1. 两个以上瓣膜均为重度病变　结合上述指南推荐意见,处理此种情况的基本原则是同期手术矫治所有瓣膜病变,即实行主动脉瓣置换 + 二尖瓣成形(或置换)+ 三尖瓣成形(或置换)术,甚至也有个案报告过心内膜炎患者四瓣膜同期置换的罕见病例。

然而,对于具有多种风险因素的高危患者,必须慎重评估多瓣膜手术的累加风险性,重点考虑瓣膜病变导致的心肌结构、功能损害程度以及患者年龄、体质和全身各系统功能状况,并与术后血流动力学改善带来的预期心肌获益大小相权衡。若心肌功能严重低下,预计术后心功能不能明显改善,或患者高龄、体弱,合并其他重要脏器功能不全及严重合并症(如卒中后遗症、重度肺动脉高压等),均可视为常规双瓣手术的禁忌证。

 知识点

瓣膜介入治疗

近年来,瓣膜介入治疗领域进展迅速,为极少数患者提供了一个新的治疗选项。对于主动脉瓣狭窄合并二尖瓣关闭不全的高危患者,已有进行介入治疗成功的少数病例报告。Kische 等在谨慎选择的病例中,采取了分期介入的治疗策略:先行经导管主动脉瓣植入(TAVI)解除主动脉瓣狭窄,如果术后仍存在中到重度的二尖瓣关闭不全且导致相应症状,再以 MitraClip 行二尖瓣介入成形术,获得良好的手术成功率,术后 6 个月的生存和功能结果也是可以接受的。另外,少数接受 TAVI 的患者可合并二尖瓣钙化症,其导致的二尖瓣狭窄一般不严重,不需要也不适合做球囊扩张,但极个别情况下,二尖瓣环钙化严重且瓣口重度狭窄,也有成功经皮植入两个人造瓣膜的个案报道。

2. 一个瓣膜重度病变，其他瓣膜轻中度病变　此种类型的患者多见。在确定主要瓣膜病变达到手术指征后，现行指南对于其他瓣膜中度病变的同期处理都给予了Ⅱa/Ⅱb类推荐，对有瓣环扩大、右心衰病史或肺动脉高压的合并三尖瓣轻度关闭不全（B期）也推荐同期手术处理（Ⅱa/Ⅱb类），而对于合并左心瓣膜轻度病变的情况均无明确述及。

三尖瓣轻中度病变是否同期手术的判断相对容易。左心瓣膜术后，虽然一小部分患者合并的轻度三尖瓣功能性关闭不全会减轻甚至消失，因而不需处理，但更多的患者（特别是风心病或合并肺动脉高压、三尖瓣环扩大、心房颤动者）三尖瓣关闭不全术后继续存在，并逐渐发展为中重度关闭不全，成为影响患者术后远期心功能和生活质量的主要因素。目前，在联合瓣膜病手术中多主张对轻度三尖瓣关闭不全也应采取积极态度行外科治疗。由于三尖瓣手术相对简单，常在主动脉开放后完成，额外手术风险较小，采取更积极的态度做三尖瓣瓣环成形术，有助于改善远期疗效。

然而，左心瓣膜轻中度病变是否同期手术的判断较难，需要综合分析同期手术对早期结果和远期预后的影响，权衡利弊，作出个体化决策。多瓣膜同期手术可增加术后早期死亡率和并发症率，增加植入人造瓣膜也使人造瓣膜相关的远期风险升高；而不同期手术，遗留瓣膜病变的血流动力学影响可能损害早、晚期心功能恢复，其病变进展则增加再次手术的风险。

因而，应结合患者年龄、体质、预期寿命、心肺功能、合并疾病、主观意愿及同期手术难度和术者经验等加以综合考虑。对于瓣膜病变本身特别注意以下问题：

（1）较轻瓣膜病变的病因：例如，重度主动脉瓣病变合并轻度二尖瓣病变患者，如果二尖瓣为风湿性病变，应根据患者年龄，是否仍有风湿活动以及瓣膜结构等判断二尖瓣病变远期进展的速度和程度，术中积极直视探查二尖瓣，必要时行交界切开等瓣膜修复术；如病变非风湿性，则应根据其是否为主动脉瓣病变的继发病变、瓣叶活动状态和具体病理损害，决定是否手术处理。

（2）较轻瓣膜病变是功能性病变还是器质病变：合并重度主动脉瓣狭窄和中度缺血性二尖瓣关闭不全的冠心病患者，在冠状动脉旁路移植和主动脉瓣置换术后，心脏功能改善，二尖瓣反流往往明显减少；重度主动脉瓣关闭不全造成左心室巨大的患者，在主动脉瓣置换术后，随着左心室容积减小和二尖瓣结构正常化，继发性二尖瓣反流也常常相应减轻。因此，功能性二尖瓣反流的同期手术指征应该更严格掌握；相反，对于二尖瓣器质性病变造成的反流则应持更积极态度。

（3）较轻瓣膜病变的具体类型：决定手术方案时，瓣膜病变类型（狭窄、关闭不全或混合病变）也是必须考虑的因素之一。

（4）单瓣膜术后较轻瓣膜病变的血流动力学变化：例如，重度主动脉瓣狭窄解除后，二尖瓣反流量可能因左心室内压下降而减少；重度主动脉瓣关闭不全纠正后，左心室容积可能减少，继发性的二尖瓣反流可能因之而减少甚至消失。再如，二尖瓣狭窄解除后，主动脉瓣狭窄的跨瓣压差可能因心排血量增加而升高；而二尖瓣关闭不全纠正后，左心室后负荷在短期内升高，左心室射血分数可能降低，未处理的主动脉瓣狭窄就可能使之加重。

这些变化的发生及程度受到多种因素影响，尚无准确预测的方法，主要依靠经验判断。例如，重度主动脉瓣狭窄解除后，如果二尖瓣是功能性病变、有效反流口较小（有效反流口面积 $<20mm^2$）、无肺动脉高压（肺动脉收缩压 $<50mmHg$）、无左心房显著扩大（左前降支 $<50mm$）、无心房颤动、无主动脉瓣患者-人造瓣膜匹配不当（PPM），则二尖瓣反流量减少可能性就比较大。

3. 多个瓣膜均为轻中度病变　此种临床情形并非少见，但现行指南无助于其手术指征的判断。在临床实践中，对部分患者及时手术是适当的，因为即使多个瓣膜都是中度病变，相互影响之下也有可能造成较严重的血流动力学后果，导致明显的活动耐力下降、左心室结构和功能损害及肺动脉压升高。因此，有的患者宜采取比单一瓣膜病变更为积极的态度及早手术，术后近远期预后均较好。

这类情况最难进行临床决策，应根据病变组合类型分析其病理生理学影响，结合患者的症状、并发症、左心室及肺循环受累程度、病情进展得快慢、瓣膜修复成功的把握，以及患者的年龄、生活方式和功能需求，加以综合判断，并与患者充分沟通，才能作出最佳的治疗选择。对于这类患者，最大运动耐量、峰值氧耗量测定、血浆钠尿肽水平、静息和运动肺动脉压测定以及更完善的心室功能指标评估等辅助检查都有助于选择合理的治疗策略。

（三）手术方法的选择

1. 主动脉瓣病变　绝大多数需行瓣膜置换术。行主动脉瓣成形术的病例少、该技术难度高、远期效果难以确定，故应用较少。

2. 二尖瓣病变　根据 STS 数据库的大量临床数据，主动脉瓣置换同期二尖瓣置换术的手术死亡率显著高于同期二尖瓣成形术，因此只要有条件修复，二尖瓣成形术是优先于二尖瓣置换术的首选术式。但是也有报道，两种术式患者出院后生存曲线并无差异，且二尖瓣成形术后患者的远期二尖瓣病变复发率高于二尖瓣置换患者，在缺血性二尖瓣病变的患者中这种情况更为突出。所以，当主动脉瓣已经置换（特别是机械瓣置换）后，不必强求二尖瓣修复，要结合病因判断。

风湿性二尖瓣病变，往往病变比主动脉瓣更重，一般均需置换。对于少数二尖瓣病变较轻（以交界区粘连为主，瓣环正常或轻度扩大，前瓣叶柔软度和活动度良好，瓣下结构病变轻微）、无风湿活动、主动脉瓣可保留的患者，可考虑行二尖瓣成形术。

瓣膜退行性变同时累及主动脉瓣和二尖瓣，如果主动脉瓣已做置换处理，而二尖瓣病理损害较显著、修复较困难时，宜积极施行瓣膜置换术，不必强求修复。而继发于左心室扩大的二尖瓣功能性关闭不全，或病理形态较易于修复的二尖瓣退行性病变，可行瓣膜成形术。

细菌性心内膜炎行主动脉瓣置换者，二尖瓣受累时多施行置换术。仅在瓣叶病变轻微时，如仅为散在的较小赘生物形成，瓣叶活动正常者，或者仅形成较局限的瓣叶穿孔而导致反流者，也可根据感染控制情况考虑保留瓣膜，进行二尖瓣修复。

先天性主动脉瓣二叶畸形或主动脉瓣退行性变引起的主动脉瓣病变，若同时合并冠心病引起的重度缺血性二尖瓣关闭不全，也可积极施行双瓣膜置换术。

3. 三尖瓣病变　绝大多数为功能性关闭不全，仅有瓣环的扩大，而瓣膜本身很少病理改变，因此采用瓣环成形术即可。少数三尖瓣器质性病变者，可施行融合交界切开、瓣下结构松解、瓣叶拓宽和瓣环固定等综合成形术，也可能获得良好的疗效。只有极少数病变严重，成形无效且反流量很大者，才施行三尖瓣置换术。

（四）多瓣膜手术的技术要点

二尖瓣和主动脉瓣双瓣手术的基本方法和操作要点与相应单瓣手术相似，但还具有自身特点和注意事项。

1. 切口　最常用且安全的切口是胸骨正中劈开切口。在少数患者中，小切口双瓣手术也是可行的，如止于第 3 或第 4 肋间的胸骨上段倒 L 形切口或者止于第 2 肋间的胸骨下段倒 L 形切口，一方面可以较好地显露各瓣膜和保持胸廓整体稳定性，另一方面也可在紧急情况下迅速劈开全长胸骨，具有较高的安全性。但鉴于双瓣手术的复杂性，小切口在临床上仍极少采用。

2. 手术程序　原则上先行二尖瓣手术，再行主动脉瓣手术，这主要是因为主动脉瓣位置的人造瓣膜落座后，二尖瓣前瓣环被牵拉向外上方，向主动脉瓣下翻出，且张力大以至于难以放置缝线。在实际操作时，只要满足先缝好二尖瓣缝线、再落座主动脉瓣这一条件，可根据瓣膜病变具体情况有所灵活变化。如对于主动脉瓣反流明显者，可先行切开升主动脉，直接经冠状动脉开口灌注心肌停搏液，接着探查主动脉瓣，切除病变瓣膜，测量瓣环大小，选择相应的瓣膜型号，放置瓣环缝线并穿过人造瓣膜缝合环，不落座，再行二尖瓣手术，最后将主动脉瓣落座打结。

特别值得注意的是，当人造二尖瓣落座后，主动脉瓣环的后分（左冠瓣 - 无冠瓣与二尖瓣前瓣环的纤维连续部分）伸展性明显下降，常使主动脉瓣环内径较先前的测量值减小，若选用的人造瓣膜型号不相应减小，可能出现主动脉瓣落座困难。因此，在双瓣手术中测量瓣环、选择主动脉瓣时，测瓣器应能轻松通过主动脉瓣口，必要时在人造二尖瓣落座后再次测量，避免因选瓣过大而落座困难。在主动脉瓣环较小的患者中，为了避免选瓣过小造成术后患者 - 人造瓣膜不匹配，可以采用二尖瓣缝好不落座，先落座主动脉瓣，再把二尖瓣落座打结的手术顺序，可在不降号选瓣的前提下有效避免主动脉瓣无法置入的困难局面。

二尖瓣置换时应尽量保留瓣下结构。二尖瓣前瓣环的缝针不宜过深,以免置换主动脉瓣时,使主动脉-室间隔膜部张力过大,引起无冠瓣与左冠瓣内 1/2 部分的瓣环缝线撕裂,或两个人造瓣膜的瓣环接触处于同一水平,引起该处组织的压迫坏死。

关于三尖瓣手术,强调对三尖瓣病变的术中探查。由于三尖瓣病变起病隐匿,虽然查体、心脏超声等辅助检查有助于术前诊断,但对三尖瓣病变的性质和严重程度也往往难以准确判断,故在联合瓣膜手术中应常规探查三尖瓣,以避免遗漏三尖瓣病变,影响术后早期心功能的恢复和远期手术疗效。

三尖瓣手术一般在左侧瓣膜手术完成后进行,有两种基本方法可供选择:①继续在阻断主动脉、心脏停搏下,完成三尖瓣手术;②开放主动脉并常规复温,待心脏复搏在心脏搏动情况下继续施行三尖瓣手术。这两种方法各有优缺点,前者术野安静清楚,手术操作方便可靠,但主动脉阻断时间稍长;后者则有利于缩短主动脉阻断时间,另外在缝合房室结附近危险区可时时观察有无损害传导束的危险,但其缺点是术野有血,影响显露,而且心脏跳动下瓣环缝线打结时张力大,而三尖瓣环组织较脆弱,易发生缝线撕裂,影响成形效果。因此,当三尖瓣成形术采用瓣叶加宽、乳头肌移位等较复杂技术时,以停跳下完成为宜;而一般的人工瓣环植入或缝合成形技术,均可在开放后完成。值得指出,在三尖瓣前隔交界处缝针时,应注意防止损伤膜部房室间隔,尤其是主动脉瓣置换后,该处可能张力较大,打结固定瓣环时尤其需要注意轻柔。

3. 排气　双瓣手术的排气较单瓣手术应更加仔细,有条件可采用经食管超声指导排气。应注意从右上肺静脉和主动脉根部两个部位进行被动和主动的排气。使用向心包腔内持续注入二氧化碳的方法,有利于消除心腔内气体残留。此外,在缝合左心房切口前,用细导尿管通过二尖瓣口置入左心室,使碟片处于开放状态,有利于左心室气体逆向排出,特别是对于主动脉瓣置换机械瓣的患者,由于瓣膜存在固有的泄漏率,主动脉开放后心脏复跳前左心室可能逐渐胀满,二尖瓣碟片保持开放状态并持续左心房吸引,不仅有利于排气,还能够有效减压左心室,为心脏复跳创造有利条件。

4. 人造瓣膜的选择　当主动脉瓣和二尖瓣双瓣置换时,推荐在这两个位置选用相同类型的人造瓣膜(生物瓣或者机械瓣),而不应一个选用机械瓣,另一个选用生物瓣,这样不但不能体现两种人造瓣膜的各自优点,反而突出各自的缺点。

至于选择生物瓣还是机械瓣,一般除老年人(≥65 岁)或有抗凝禁忌患者外,均以选择机械瓣为好。目前,第三代生物瓣的使用日益增加,有限资料显示其耐久性有较大提高,因此有观点认为可推广应用于较年轻的患者。但是,由于双瓣置换术后患者的心房颤动发生率较高,为预防血栓栓塞并发症仍需要进行华法林抗凝,故在较年轻患者双瓣置换术中过于积极使用新型生物瓣,未必是良好的选择。此外,还有一个值得考虑的因素,生物瓣在二尖瓣位置的衰败早于主动脉瓣位置,因此在较年轻的患者双瓣置换时选用生物瓣更宜慎重。最近的研究报告,在 70 岁以下的二尖瓣置换患者和 55 岁以下的主动脉瓣置换患者中,机械瓣比生物瓣具有更大的长期生存优势。

关于三尖瓣置换的人造瓣膜选择,目前尚存在争议。因为机械瓣在三尖瓣区血栓形成的发生率比左心瓣膜区为高,三尖瓣又处于右心低压系统,而三尖瓣位置的生物瓣衰败比二尖瓣位置要缓慢,因此一般以选用生物瓣膜为宜。但近年来对于性能优良的中心血流型双叶机械瓣的临床资料总结显示,三尖瓣生物瓣置换术后患者与其相比并无生存优势,故近来在较年轻患者中选择机械瓣置换也不少见。

5. 人造瓣膜尺寸及匹配　二尖瓣和主动脉瓣双病变行双瓣置换术,选择瓣膜的型号及其相互间的匹配,对瓣膜手术后血流动力学和心功能改善起着重要作用。选择人造瓣膜的一般原则是主动脉瓣争取置换较大型号的瓣膜,使其有效开口面积指数(EOAI)≥0.85。如果该指数 <0.80,则认为存在重度的患者-人造瓣膜不匹配,会产生类似主动脉瓣狭窄的血流动力学改变,影响术后早期和长期的心功能恢复。而二尖瓣则应根据左心室的大小,患者的身高和体重,以及主动脉瓣区置入人造瓣膜的型号综合考虑再定。应当指出,置入过大的人造瓣膜并不会再继续明显改善血流动力学状况,在临床上主动脉瓣区很少采用 27mm(外径)以上的人造瓣膜。由于正常二尖瓣较主动脉瓣口大,二尖瓣的型号通常较主动脉瓣大 1~2 个型号,一般要求外径≥25mm,最常用的是外径 27mm 和 29mm 的人造瓣膜。对于二尖瓣重度狭窄导致小左心室的患者,二尖瓣区不宜植入过大的瓣膜,但不能小于外径 25mm。

6. 细小主动脉瓣根部的处理 对于主动脉瓣环窄小、难以置入合适人造瓣膜的情况,切忌强力塞瓣,以免发生瓣环撕裂或主动脉根部撕裂。此时,常选用有效开口面积较大的人造瓣膜如 Regent 瓣,做环上型的缝合置入,即可在瓣环较小的条件下获得足够大的有效瓣口面积。另外,有时也可采用人造瓣膜斜置法,在无冠瓣区的瓣环上方将缝针通过主动脉壁向外穿出,然后加垫片打结,常可植入大一型号的瓣膜。此外,在双瓣置换术中,在二尖瓣缝线上瓣后暂不送瓣座环打结,接着施行主动脉瓣置换,在人造主动脉瓣入座打结后再将二尖瓣入座打结,以免人造二尖瓣入座后影响人造主动脉瓣的入座打结,也是避免主动脉瓣落座困难的有效方法。对于瓣环确实过小的情况,需采用 Konno 法、Nick 法、Nunez 法或 Manouguian 法等扩大瓣环的技术,可植入大一个或两个型号的瓣膜,但操作较复杂,技术要求较高。

【病例解析】

病例摘要 1

主诉

患者,女,45 岁,因"活动后气急、心悸 2 年,加重 3 个月"入院。

现病史

患者自 2 年前起出现活动后气急、心悸,体力减退,活动耐力下降,近 3 个月来症状加重,步行登 1 层楼即感气短,偶有下肢水肿。

既往史

20 年前有反复关节肿痛史,近 10 年来无发作。

查体

体温 36.3℃,脉搏 70 次 /min,呼吸 15 次 /min,血压 115/75mmHg。双肺呼吸音清,未闻及干湿啰音。心律绝对不齐,心音强弱不等,心律 106 次 /min,心尖部可闻及 3/6 级舒张期隆隆样样杂音,余听诊区未闻及杂音。未见下肢水肿。

辅助检查

心电图:心房颤动。

超声心动图:二尖瓣重度狭窄,瓣叶纤维化、钙化,瓣口面积 $0.8cm^2$;主动脉瓣三叶,右、无交界粘连,瓣叶轻度纤维化伴点状钙化,瓣口轻度狭窄伴轻度关闭不全,最大跨瓣压差 30mmHg;三尖瓣瓣叶回声正常,瓣环直径 45mm,瓣口中度反流。舒张期左心室 44mm,左心房 50mm,室间隔厚度 10mm,左心室射血分数 60%。

 解析

此患者明确诊断为风湿性联合瓣膜病,其中二尖瓣重度狭窄为主要病变,主动脉瓣虽有受累,但狭窄和关闭不全均较轻,其血流动力学影响很小;三尖瓣为继发性病变,瓣叶和瓣下结构无器质性病变,但瓣环扩大中度关闭不全。左心室大小和收缩功能正常,左心房明显扩大,并发有心房颤动。

二尖瓣狭窄的手术指征明确,应予以二尖瓣置换。三尖瓣中度反流在左心瓣膜术后可能减小或消失,但瓣环已明显扩大。对于有瓣环扩大的轻中度三尖瓣关闭不全,欧洲和美国的指南均推荐同期手术(Ⅱa 类)。

主要问题是主动脉瓣的处理决策。对于中度或重度的主动脉瓣病变,两个指南均推荐同期手术(Ⅰ类或Ⅱa 类),而对于轻度主动脉瓣病变,指南并无明确推荐方案。此时主动脉瓣的具体病变类型可提供判断的依据。Choudhary 报道 284 例风湿性二尖瓣重度病变合并主动脉瓣轻度病变患者,二尖瓣置换术后(4.9±3.8)年,由主动脉瓣轻度狭窄发展为中重度狭窄的占 35%;而单纯主动脉瓣轻度关闭不全的患者,二尖瓣置换术后(12.1±2.8)年,仅有5%发展为中重度反流。因此,决定此类患者是否同期行主动脉瓣置换时,对于主动脉瓣狭窄者宜积极换瓣,而对于单纯主动脉瓣关闭不全则可以采取较保守态度,因其进展缓慢。

本例中,患者主动脉瓣并非单纯关闭不全,合并狭窄病变明确,且交界融合,瓣叶质量不佳,故病变进展为重度狭窄的可能性大。患者年轻,为避免早期再次手术的风险,宜积极同期手术。

治疗经过

患者在全身麻醉体外循环下接受了二尖瓣置换(27mm St Jude 双叶机械瓣)、主动脉瓣置换(21mm Regent 双叶机械瓣)、三尖瓣成形(32mm MC3 环)及心房颤动射频消融术。手术顺利,恢复良好,术后 11 日出院。术后 6 个月复查,患者生活、工作正常,心律为窦性,二尖瓣和主动脉瓣位置的人造瓣膜功能良好,三尖瓣未见反流。

病例摘要2

主诉

患者,男,54 岁,因"活动后胸闷、气促 3 个月"入院。

现病史

患者 3 个月前逐渐出现胸闷症状,易疲劳,活动后气促。

既往史

患者高血压史 10 年,最高 160/90mmHg,药物控制良好;否认冠心病、糖尿病史。

查体

体温 36.5℃,心率 72 次/min,呼吸 15 次/min,血压 130/80mmHg。双肺呼吸音清,未闻及干湿啰音。心律齐,心尖搏动位于第 5 肋间锁骨中线处,胸骨左缘第 3、4 肋间可闻及 4/6 级全收缩期喷射样杂音,向颈部传导,心尖部可闻及 2/6 级收缩早期吹风样杂音,余听诊区未闻及杂音。

辅助检查

超声心动图:主动脉瓣二叶,瓣叶明显纤维化、钙化,瓣口狭窄,最大跨瓣压差 96mmHg;二尖瓣瓣叶回声及活动正常,瓣口中度反流;舒张期左心室 57mm,左心房 50mm,室间隔厚度 13mm,左心室射血分数 53%。

冠状动脉 CTA 检查无异常。

解析

此患者诊断明确为联合瓣膜病,其中主动脉瓣为先天性二叶畸形并重度狭窄,二尖瓣为继发性病变并中度关闭不全,左心室、左心房扩大,左心室心肌肥厚,收缩功能略有下降。主动脉瓣狭窄的手术指征明确,应予以主动脉瓣置换。关键问题是二尖瓣是否需要同期手术。根据美国指南,继发性中度二尖瓣关闭不全者(B 期)行同期手术修复是可以考虑的(Ⅱb 类推荐方案)。

理论上讲,主动脉瓣狭窄解除后,继发性二尖瓣反流量可能因左心室内压下降而减少甚至消失,若此可能性较大,可以行单纯的主动脉瓣置换术。但另一方面,此患者左心室扩大程度并不严重,难以预期术后出现左心室几何构型的明显改善,且左心房扩大提示二尖瓣反流较大,故单纯主动脉瓣置换术后二尖瓣关闭不全自行改善的可能性并不确定。更重要的是,该患者年龄较轻,预期寿命较长,体质及心肺功能均较好,对同期手术的耐受能力较强,故应对二尖瓣手术采取积极态度。

治疗经过

患者在全身麻醉体外循环下接受了双瓣膜手术。主动脉瓣置换 23mm ATS 双叶机械瓣，二尖瓣以 30mm 生理环(physio 环)做瓣环成形。术程顺利，恢复良好，术后 8 日出院。出院前心脏超声复查见人工主动脉瓣启闭正常，最大跨瓣压差 30mmHg，二尖瓣无反流，左心室舒张末径 55mm，左心房内径 35mm，射血分数 55%。

（唐　昊）

推荐阅读文献

［1］易定华，徐志云，王辉山 . 心脏外科学 .2 版 . 北京，人民军医出版社，2016.

［2］NICHOLAS TK，EUGENE HB，FRANK LH，et al. Kirklin/Barratt-Boyes cardiac surgery .4th ed. Philadelphia：Saunders Elsevier，2013.

［3］FALK V，BAUMGARTNER H，BAX JJ，et al. 2017 ESC/EACTS guidelines for the management of valvular heart disease. Eur J Cardiothorac Surg，2017，52（4）：616-664.

［4］NISHIMURA RA，OTTO CM，BONOW RO，et al. 2017 AHA/ACC focused update of the 2014 AHA/ACC guideline for the management of patients with valvular heart disease：a report of the American College of Cardiology/American Heart Association task force on clinical practice guidelines. J Am Coll Cardiol，2017，70（2）：252-289.

［5］NISHIMURA RA，OTTO CM，BONOW RO，et al. American College of Cardiology/American Heart Association task force on practice guidelines. 2014 AHA/ACC guideline for the management of patients with valvular heart disease：a report of the American College of Cardiology/American Heart Association Task Force on Practice Guidelines. J Am Coll Cardiol，2017，63（22）：e57-185.

［6］CHOUDHARY SK，TALWAR S，JUNEJA R，et al. Fate of mild aortic valve disease after mitral valve intervention. J Thorac Cardiovasc Surg，2001，122（3）：583-586.

［7］UNGER P，CLAVEL MA，LINDMAN BR，et al. Pathophysiology and management of multivalvular disease. Nat Rev Cardiol，2016，13（7）：429-440.

［8］KISCHE S，DANCONA G，PARANSKAYA L，et al. Staged total percutaneous treatment of aortic valve pathology and mitral regurgitation：institutional experience. Catheter Cardiovasc Interv，2013，82（4）：e552-563.

［9］GOLDSTONE AB，CHIU P，BAIOCCHI M，et al. Mechanical or biologic prostheses for aortic valve and mitral valve replacement. N Engl J Med，2017，377（19）：1847-1857.

第七节　感染性心内膜炎

本节要点

1. 定义　感染性心内膜炎是由病原微生物感染人体后经血液系统进入心脏，并定植于心内膜后引发的机体感染性病变。

2. 分类　临床分类包括原发性心内膜炎和人工瓣膜心内膜炎；临床分期包括急性期、亚急性期及慢性期；分型包括感染活动型、感染静止型和感染隐匿型。

3. 临床表现　发热及新出现的心脏杂音，以及由于瓣膜结构破坏导致的心功能下降；外周体征及赘生物脱落导致的栓塞症状可提示本病的存在。

4. 诊断　包括病理学诊断标准、临床诊断标准等。

5. 治疗　包括清创术、瓣膜成形术、瓣膜置换术及主动脉根部置换术等；根据患者的心内病理改变情况综合判断，选择治疗方法。

一、感染性心内膜炎的定义及分型

感染性心内膜炎是由病原微生物感染人体后经血液系统进入心脏,并定植于心内膜后引发的机体感染性病变。临床上常将感染性心内膜炎分为急性(临床症状出现于诊断前6周内)、亚急性(临床症状出现于诊断前6周~3个月)和慢性(临床症状反复出现3个月以上)三种,临床工作中常以感染情况分为感染活动型、感染静止型和感染隐匿型三种类型。感染活动型是指临床出现感染表现,血培养阳性者;感染静止型指曾经有感染的临床表现,经有效抗生素治疗后感染已控制,血培养已经阴性者;感染隐匿型是指患者自始至终无发热等任何感染症状,而表现为瓣膜损害导致的心功能不全,或以周围动脉栓塞为首发临床表现。感染性心内膜炎发生在自身瓣膜者,称之为原发性感染性心内膜炎,而发生在人工瓣膜置换术后者称之为人工瓣膜心内膜炎。

二、原发性感染性心内膜炎

(一) 病因学

1. **感染原**　感染原可以覆盖现今发现的任何一种致病微生物,革兰氏阳性菌中链球菌属及葡萄球菌属的检出率最高,链球菌属中甲型溶血性链球菌占绝大多数,可达70%以上;革兰氏阴性菌占7%左右,真菌及立克次体、衣原体等致病微生物的感染比例较少。近年来由于广谱抗生素的普遍应用,耐药微生物致病的发生率显著增多,金黄色葡萄球菌、肠球菌、表皮葡萄球菌及革兰氏阴性菌的发生率有明显上升趋势。

2. **感染途径**　经口腔途径导致菌血症最为常见,牙科操作是常见的感染途径之一,致病菌绝大多数为链球菌类。

外科手术后气管插管无法早期拔除的患者,口腔常驻细菌会大量繁殖,并通过牙齿破损部位入血,导致菌血症的发生。

内镜检查中一过性菌血症发生率约为10%,包括上消化道内镜、结肠镜、膀胱镜等,致病菌主要是甲型溶血性链球菌。

3. **易感因素**

(1) 全身因素:长期服用免疫抑制剂或激素类药物者、静脉使用毒品者、长期静脉置管、血液透析等患者极易因身体抵抗力的下降导致感染性心内膜炎的发生。

(2) 心脏因素:大多数感染性心内膜炎的患者均有不同程度的心内结构或瓣膜功能异常的基础,这部分患者是感染性心内膜炎的高发人群。

(3) 其他因素:医源性因素,如使用污染的人造瓣膜、心内修补材料等;手术后长期深静脉置管者,置管部位切口感染导致菌血症。

(二) 病理生理学

包括心内感染部位的组织结构破坏、赘生物脱落引起的组织器官的栓塞病变及心血管以外的组织器官的感染性病变。

致病菌种植于心内膜及瓣膜后进一步侵蚀局部心内组织,可造成瓣膜坏死、穿孔,瓣下结构的破坏,造成不同程度心功能不全,甚至发生急性左心衰竭。累及瓣膜周围组织后可于局部形成心内脓肿和瓣环脓肿,可导致心肌穿孔,累及传导系统,可导致传导功能障碍,引发心律失常的发生。

(三) 临床表现

1. **发热**　绝大多数感染性心内膜炎患者都有致病菌感染引发的发热症状,尤其是没有经过抗感染治疗及服用退热药物的患者,亚急性患者(临床症状出现于诊断前6周到3个月)常为低度弛张热,腋温很少超过39℃,对于急性心内膜炎患者(症状出现于诊断前6周以内),其体温往往超过39℃,常常伴有寒战。但一部分患者可无发热症状,如患有尿毒症、充血性心力衰竭、消耗性疾病患者,由于患者机体免疫力低下,常常不出现发热症状或仅为轻度发热。

2. **心脏杂音**　新出现的心脏杂音是感染性心内膜炎的典型体征,其病理基础是心脏瓣膜由于致病菌的侵蚀导致瓣膜反流。

3. 外周体征 瘀斑是最常见的外周体征,以黏膜及肢端常见,如球结膜、口腔黏膜等;指/趾端常出现Osler结节,持续时间较短,往往不易发现;小型红斑状的Janeway损害是由于菌斑脱落栓塞导致化脓性病变而出现的临床表现,其持续时间亦较短,多位于手掌及足背部,可伴有疼痛和肢体末端的功能障碍。

4. 栓塞症状 栓塞症状是由赘生物脱落所致,且可反复发生,大的赘生物脱落可导致严重并发症的发生,如急性脑梗死、脾梗死、肾梗死、肠系膜血管梗死、肺梗死等。

5. 心力衰竭 感染性心内膜炎患者并发急性充血性心力衰竭的发生率极高,尤其是当感染累及二尖瓣和主动脉瓣双瓣膜时更容易发生急性左心衰竭。

（四）辅助检查

1. 血培养 血液微生物培养阳性是诊断感染性心内膜炎的最直接证据,抽血时间、次数及是否已经应用抗生素治疗是影响血培养结果的重要因素,并应抽取动脉血进行血培养。急性感染性心内膜炎患者应在抗生素应用前1~2小时内抽取2~3个血标本送检,亚急性者应在抗生素应用前24小时采集3~4个血标本送检,取血时间以发热或出现寒战时为最佳,血培养应常规做需氧和厌氧菌培养,同时应行抗生素药敏实验。

2. 一般实验室检查 发病初期血液学参数可在正常范围或仅有轻度贫血,白细胞计数在急性期可增高并伴有中性粒细胞比例上升和左移,亚急性和慢性者可在正常范围,红细胞沉降率在几乎所有患者中均升高。尿液检查可见蛋白尿或肉眼、镜下血尿,肾功能检查可有轻度血尿素氮及肌酐增高。

3. 血清免疫学检查 绝大多数患者循环免疫复合物(CIC)检查均呈阳性,且都在100μg/ml(mg/L)以上,提示免疫刺激和炎症反应,并不能直接判断心内膜炎的存在。

4. 心电图检查 无特异性,在并发栓塞性心肌梗死时有特异性改变,在伴发室间隔脓肿或瓣周脓肿时可出现不同类型的房室传导阻滞或室性期前收缩。

5. 超声心动图 可发现心内结构的改变,尤其是瓣膜结构的改变和是否有赘生物的存在,并可检测到病变部位、程度和赘生物大小、数量及形态。经食管二维超声可发现细小赘生物的存在,可大大提高诊断率。

（五）感染性心内膜炎的诊断标准

确定性诊断:

（1）病理学诊断标准

1）致病微生物:在赘生物、栓子或心内脓肿培养阳性;或

2）病理性损害:组织学检查发现活动性心内膜炎,确认心内脓肿或主生物存在。

（2）临床诊断标准 *

1）符合2个主要标准;或

2）符合1个主要标准和3个次要标准;或

3）符合5个次要标准。

（3）可能性诊断

1）符合1个主要标准和1个次要标准;或

2）符合3个次要标准。

（4）否定性诊断

1）已明确其他诊断;或

2）心内膜炎的表现在应用抗生素治疗4日内完全缓解;或

3）在应用抗生素治疗4日内进行手术或尸检未发现病理学证据;或

4）所有可能性诊断标准均未达到。

* 临床诊断标准

1. 主要标准

（1）血培养阳性:①2次血培养均为典型的感染性心内膜炎的致病微生物,如甲型溶血性链球菌、牛链球菌、HACEK组(链球菌属、血放线菌属、线球菌菌属、社区获得性肠球菌属),或持续血培养阳性的如下情况;

②至少2次间隔时间>12小时血培养阳性;③所有3次血培养或4次及4次以上的血培养中的大部分均发现心内膜炎的致病微生物,第一次和最后一次的抽血至少相隔1小时;④单次血培养伯纳特立克次体属阳性或血清IgG抗体滴度>1:800。

(2) 心内膜受累证据:①超声心动图检查阳性(发现心内摆动团块,解剖学无法合理解释,或发现心内脓肿,或新发现的人工瓣膜部分裂开);②新出现的瓣膜反流(先前没有过的心脏杂音或已有杂音出现变化的)。

2. 次要标准

(1) 基础心脏疾病,或滥用静脉注射药品。

(2) 体温≥38℃。

(3) 血管性征象:大动脉栓塞、化脓性肺梗死、真菌性血管瘤、颅内出血、结膜出血、Janeway损害。

(4) 免疫学征象:肾小球肾炎、Osler结节、Roth斑点、类风湿因子。

(5) 微生物学证据:血培养阳性但未达到主要标准,或相关的致病微生物活动性感染的血清学证据。

(六) 治疗

1. 抗感染治疗

(1) 未确定病原微生物时:首选β内酰胺类抗生素(青霉素、头孢类)和氨基糖苷类抗生素(链霉素、庆大霉素、卡那霉素)联合用药。

(2) 葡萄球菌感染性心内膜炎的抗生素治疗:对苯唑西林、甲氧西林、头孢菌素以及β-内酰胺类和β-内酰胺酶抑制药的复方制剂敏感。

(3) 链球菌类感染性心内膜炎的抗生素治疗:可选用青霉素类和头孢菌素类抗生素,庆大霉素类抗生素与青霉素类有协同作用,可联合使用,对上述药物过敏者,可选用糖肽类抗生素,如万古霉素、替考拉宁等。对于青霉素类耐药的链球菌感染性心内膜炎,可选用糖肽类抗生素,如万古霉素、替考拉宁等。

(4) 肠球菌类感染性心内膜炎的抗生素治疗:需要联合用药才能达到杀伤协同作用。糖肽类抗生素,如万古霉素、替考拉宁等是临床治疗肠球菌感染的常用方法。

(5) 真菌类感染性心内膜炎的抗生素治疗:真菌感染性心内膜炎病死率极高,如果早期未能发现感染微生物来自真菌并且未能采取抗真菌治疗,其病死率可达80%~100%,必须在抗真菌治疗的同时,采取手术治疗的方法,经外科手段清除心内感染灶,术后继续长时间抗真菌治疗才有治愈可能。药物选择仍以两性霉素B首选。

2. 手术治疗

(1) 手术适应证:外科治疗是清除感染病灶、修复心内结构破坏、纠正心力衰竭、防止并发症发生的重要手段。外科手术指征主要包括以下几个方面:

1) I类手术指征(需尽早外科治疗):①心内膜炎引发急性充血性心力衰竭;②重症菌血症,敏感抗生素治疗无效(金黄色球菌、霉菌等);③心脏传导阻滞或心肌脓肿;④感染持续存在;⑤原发性心脏瓣膜心内膜炎复发;⑥起搏器或导线感染。

2) II类手术指征(可择期外科治疗):①耐青霉素酶的金黄色葡萄球菌感染;②赘生物体积较大(>10mm),有随时脱落危险(IIb类);③再次发生栓塞症状或明确赘生物存在,经抗感染治疗后发热症状反复出现(尽早外科治疗,IIa类);④起搏器放置术后无导线及起搏器感染的持续存在的菌血症。

(2) 手术时机

1) 感染难以控制时,在持续应用有效抗生素控制菌血症后4周或以上行手术治疗,其术后生存率可达90%以上。

2) 出现充血性心力衰竭时,早期往往可以通过内科抗心力衰竭得到一定程度的纠正,随着炎症对心内结构的进一步破坏,心力衰竭症状可突然加重,外科及时干预才是最有效的方法。

3) 出现进行性肾衰竭时,无论是肾源性还是心源性肾衰竭,都应尽早进行手术,清除心内感染病灶,消除菌血症根源,避免肾脏等重要脏器的进一步损害。

4) 出现瓣周脓肿时,需当机立断进行手术,清除感染原,避免心内结构的进一步破坏。

5）合并有脑栓塞时，单纯的脑栓塞，如果赘生物体积较小，没有再次脱落危险者，在感染控制前不能视为瓣膜手术的指征，如果感染已经控制，并且没有出现充血性心力衰竭时，应等待2~3周，待中枢神经系统并发症稳定后再考虑手术治疗，如果是出血性脑梗死者，外科治疗应尽可能拖延，等待抗菌治疗完全结束和患者脑部并发症改善后再考虑外科治疗。

（3）手术方法

1）主动脉瓣心内膜炎：需急诊手术，治疗以彻底清创为重，遗留缺损以自体心包片修补，并置换主动脉瓣。

2）二尖瓣心内膜炎：可行赘生物切除加二尖瓣成形术，对于瓣膜组织破坏严重，无法修复者，应尽快行瓣膜置换术。

3）三尖瓣心内膜炎：绝大多数可经抗感染治疗痊愈，只有当菌血症迁延不愈，赘生物体积较大，或有瓣膜结构破坏，造成大量反流时，手术治疗成为首选，手术应尽可能保留瓣膜正常组织，避免行瓣膜置换术，如需行瓣膜置换术，应选用生物瓣。

4）肺动脉瓣心内膜炎：心内膜炎极少累及肺动脉瓣，其治疗方式及手术时机与三尖瓣相似。

5）二尖瓣主动脉瓣双瓣膜心内膜炎：首选手术治疗，手术方式选择双瓣膜置换术。

三、人造瓣膜心内膜炎

（一）定义

人造瓣膜心内膜炎是指在瓣膜置换术后，致病菌种植于人造瓣膜周围造成的一系列病理反应。

（二）分期

人造瓣膜心内膜炎分为早期和晚期两种，术后一年内发生人造瓣膜心内膜炎者称为早期心内膜炎，一年以后发病者称为晚期心内膜炎。

（三）感染途径

1. 早期人造瓣膜心内膜炎　可以来自围术期每一个环节，包括患者本身身体状况、手术人员自身身体状况、手术器械与敷料、体外循环管道、监护病房内的周边患者的感染情况、患者内置的各种导管、临时起搏器导线、呼吸机管道的管理等均可受到污染而导致病菌侵入人体，造成早期人工瓣膜心内膜炎。

2. 晚期人造瓣膜心内膜炎　感染原大多来自心脏以外的手术操作或慢性疾病导致的身体抵抗力下降，其中牙齿疾病导致菌血症后出现人造瓣膜心内膜炎最为常见，另外，泌尿系统的一些检查和治疗也可导致菌血症的发生。另外，静脉滥用药物引起的心内膜炎近年来有逐渐增多的趋势，值得重视。

（四）病理生理

瓣下脓肿、瓣周脓肿及瓣周漏是人造瓣膜心内膜炎的常见病理改变，瓣下或瓣周脓肿常见于主动脉瓣心内膜炎。

瓣周漏在二尖瓣、主动脉瓣人造瓣膜心内膜炎均常见，常常引发急性充血性心力衰竭，同时赘生物或坏死组织极易脱落形成急性栓塞，常见于中枢神经系统栓塞。生物瓣膜心内膜炎很少形成瓣周漏及瓣周脓肿，最常见的病理损害是瓣叶穿孔或瓣叶毁损，造成瓣膜急性关闭不全。

（五）临床表现

发热是早期和晚期人造瓣膜心内膜炎的共同临床表现，血常规检查均可表现出白细胞显著增高及中性粒细胞百分比上升。

菌栓或坏死组织脱落造成组织器官栓塞的发生率很高，一旦发热合并栓塞症状，提示感染性心内膜炎的存在。

（六）辅助检查

1. 血液培养　血液培养的时机、次数及药物敏感试验等均与自身瓣膜心内膜炎一致。

2. 一般实验室检查　贫血及溶血现象的发生率远高于自身瓣膜心内膜炎患者，尤其是当赘生物附着于人造瓣膜时，由于瓣叶活动受限及开放幅度下降，血流通过人造瓣膜时的流速过快，导致溶血及贫血病症的发生。

3. 心脏超声　心脏超声检查是诊断人造瓣膜心内膜炎的主要手段,机械瓣心内膜炎患者,常规经胸二维超声检查往往由于金属瓣叶的多变反射而无法准确判断人造瓣膜位置的赘生物,因此,经食管超声检查列为常规检查手段。

(七) 诊断

人造瓣膜心内膜炎的诊断标准仍然依据上述原发心内膜炎的标准。

(八) 治疗

人造瓣膜心内膜炎应重在预防,一旦出现感染性心内膜炎,无论是早期或晚期,其治疗方法包括抗感染治疗和外科再次手术治疗两种。

1. 抗感染治疗　一旦怀疑有感染性心内膜炎,应连续行血培养检查和药物敏感实验,并根据药物敏感实验选择敏感药物治疗。大剂量抗生素治疗后菌血症症状仍然持续存在,应考虑有真菌性感染的可能,应加用抗真菌药物,如果抗菌治疗无效、出现新的心脏杂音或充血性心力衰竭,应再次行手术治疗。

2. 外科治疗原则及适应证　外科手术是首选治疗方案,出现下列病情变化时,应是绝对的手术适应证:

(1) 瓣周漏、瓣周脓肿、瓣周赘生物形成、充血性心力衰竭。

(2) 真菌性感染性人造瓣膜心内膜炎、抗生素治疗无效的金黄色葡萄球菌心内膜炎。

(3) 反复出现外周血管栓塞症状者。

3. 不同瓣膜部位人造瓣膜心内膜炎的外科处理方法

(1) 主动脉瓣人造瓣膜心内膜炎:采用切除原人造瓣膜,彻底清创后置换新的人造瓣膜,清创后缺损组织较大者,应行主动脉根部置换术。

(2) 二尖瓣人造瓣膜心内膜炎:切除原人造瓣膜后应仔细检查并清创,瓣环组织遭到破坏后绝大多数可以将心包补片缝合于缺损部位,重建二尖瓣环。

(九) 术后处理

1. 抗感染治疗　术后需持续大剂量应用敏感抗生素4~6周,术中感染标本微生物培养阴性患者也要持续全程抗感染治疗。

2. 全身支持治疗　此类患者术后需给予全身支持治疗,同时监测肝肾功能状态,并适时补充血浆、白蛋白及氨基酸等。

(十) 疗效评价

人工瓣膜心内膜炎发病急,病理改变多样,虽然经过针对性的抗菌治疗及手术治疗后,其早期死亡率仍然可以达到20%~26%,二次手术后往往会导致心功能进一步下降,其晚期死亡率仍然较高,存活率远低于自身瓣膜心内膜炎患者,避免人工瓣膜心内膜炎的发生应重在预防。

晚期人工瓣膜心内膜炎,其致病微生物的毒力较弱,经清除心脏以外的感染病灶及敏感抗生素治疗后,80% 以上患者的感染症状可以得到控制而免于再次手术,仅有部分出现瓣周脓肿、瓣周漏、瓣叶功能障碍的患者需再次手术治疗。

【病例解析】

病例摘要1

主诉

患者,男,38岁,因"间断发热伴胸闷、乏力2个月"入院。

现病史

患者2个月前不明原因出现间断性发热,最高体温达到39℃,曾到当地医院检查,血培养提示金黄色葡萄球菌菌血症,行抗生素(青霉素)治疗后体温恢复正常,但停用抗生素后仍有间断发热。近1个月来逐渐出现胸闷、疲劳症状。行超声心动提示二尖瓣关闭不全,二尖瓣前瓣叶发现赘生物。为求进一步诊治入住心内科。

既往史

3 个月前曾因龋齿行牙齿修补治疗。

查体

体温 36.5℃,心率 85 次 /min,呼吸 16 次 /min,血压 110/50mmHg。双肺呼吸音清,未闻及干湿啰音。心尖搏动位于第 6 肋间锁骨中线处,二尖瓣听诊区可闻及明显的收缩期杂音。

辅助检查

超声心动图提示舒张期左心室内径 43mm,左心房内径 51mm,室间隔厚度 11mm,左心室射血分数 55%,二尖瓣大量反流,瓣叶对合不良,前瓣叶可见明显赘生物形成,随心动周期于二尖瓣口摆动。

 解析

患者主诉间断性高热 3 个月,有龋齿治疗病史,当地医院血培养阳性,经青霉素治疗后体温可恢复正常,但仍有间断发热症状,近 1 个月来出现心功能下降症状:胸闷气短、乏力,查体示心尖部闻及收缩期杂音;心脏超声检查提示二尖瓣前瓣叶赘生物形成,瓣叶对合不良,二尖瓣大量反流,左心房已明显扩大。诊断为原发性感染性心内膜炎、二尖瓣关闭不全、心功能Ⅲ级。

根据原发性感染性心内膜炎治疗原则及手术适应证,建议患者行外科手术治疗。手术方式应根据术中二尖瓣病变情况具体分析,首选二尖瓣清创术＋二尖瓣修补术,如二尖瓣病变范围较大,已累及瓣下结构,清创后无法修复二尖瓣时,可行二尖瓣人工瓣膜置换术。

病例摘要 2

主诉

患者,男,56 岁,因"间断发热伴活动耐力下降半年"入院。

现病史

患者半年前不明原因出现间断性发热,最高体温达到 38.5℃,自行口服抗生素治疗未见好转,于当地医院检查,行静脉抗生素治疗后体温恢复正常,但胸闷乏力症状逐渐加重,停用抗生素后仍有间断发热,超声心动图提示二尖瓣人造瓣膜功能正常,可见前交界区瓣周漏,瓣周漏边缘左心房面可见赘生物形成,为求进一步诊治入住心血管外科。

既往史

3 年前曾因风湿性心脏病行二尖瓣人造瓣膜置换术治疗。

查体

前胸可见手术瘢痕,体温 37℃,心率 99 次 /min,呼吸 20 次 /min,血压 130/70mmHg。双肺呼吸音清,未闻及干湿啰音。心尖搏动位于第 6 肋间锁骨中线处,二尖瓣听诊区可闻及明显的收缩期杂音,人造瓣膜开闭音良好。

辅助检查

超声心动图:舒张期左心室内径 53mm,左心房内径 55mm,室间隔厚度 11mm,左心室射血分数 50%,二尖瓣人造瓣膜瓣叶启闭良好,前交界区可见瓣周漏,漏口长径约 1.5cm,左心房面可见赘生物形成。

解析

患者主诉间断性发热半年,3 年前曾因风湿性心脏病行二尖瓣人造心脏瓣膜置换术,自服抗生素治疗无效,当地医院经静脉应用抗生素治疗后体温可恢复正常,仍有间断发热症状,但胸闷气短、乏力现象逐渐加重,一般体力活动已无法胜任,查体:心尖部闻及收缩期杂音;心脏超声检查:二尖瓣人造瓣膜功能良好,前交界区可见瓣周漏,漏口长径达 1.5cm,左心房面可见散在赘生物,左心房、左心室已明显扩大。诊断:心脏人造瓣膜感染性心内膜炎,二尖瓣人造瓣膜瓣周漏,心功能Ⅳ级。

根据人造瓣膜心内膜炎治疗原则及手术适应证,建议患者行外科手术治疗。手术应彻底清除心内感染病灶,拆除原有已经感染的人造心脏瓣膜,重新置换新的二尖瓣人造心脏瓣膜。

(郎希龙)

推荐阅读文献

[1] 朱晓东,张宝仁. 心脏外科学. 北京:人民卫生出版社,2007.

[2] 易定华,徐志云,王辉山. 心脏外科学.2 版 北京:人民军医出版社,2016.

[3] 张宝仁,徐志云. 心脏瓣膜外科学. 北京:人民卫生出版社,2007.

[4] 刘美贞,王京生. 心脏瓣膜疾病诊断治疗学.2 版 北京:中国协和医科大学出版社,2001.

[5] 马建旸,石应康,张尔永,等. 原发性心内膜炎的临床分型和外科处理. 华西医学,2006,21(2):235-238.

[6] NISHIMURA RA,CARABELLO BA,FAXON DP,et al. ACC/AHA 2008 guideline update on valvular heart disease:focused update on infective endocarditis:a report of the American College of Cardiology/American Heart Association task force on Practice Guidelines Endorsed by the Society of Cardiovascular Anesthesiologists,Society for Cardiovascular Angiography and Interventions,and Society of Thoracic Surgeons. Catheterization and Cardiovascular Interventions,2008,52(8):676-685.

[7] COHN L. Cardiac surgery in the adult,3rd ed. New York:McGraw-Hill,2007.

[8] NICHOLAS K,EUGENE B,FRANK H,et al. Kirklin/Barratt-Boyes cardiac surgery.4th ed. Piladelphia:Elsevier Medicine,2012.

[9] DUVAL X,IUNG B,BROCHET E,et al. Effect of early cerebral resonance imaging on clinical decisions in infective endocarditis:a prospective study. Ann Intern Med,2010,152(8):497-504.

[10] GILBERT H,BRUNO H,PILAR T,et al. Guidelines on the prevention,diagnosis,and treatment of infective endocarditis(new version 2009).Euro Heart J,2009,30(19):2369-2413.

[11] ALEC V,OTTAVIO A,FELICITA A,et al.Guidelines on the management of valvular heart disease(version 2012). Euro Heart J,2012,33(19):2451-2496.

[12] NISHIMURA RA,OTTO CM,BONOW RO,et al. American College of Cardiology/American Heart Association task force on practice guidelines. 2014 AHA/ACC guideline for the management of patients with valvular heart disease:a report of the American College of Cardiology/American Heart Association Task Force on Practice Guidelines. J Am Coll Cardiol,2017,63(22):e57-185.

[13] STECKELBERG JM,MELTON L J,ILSTRUP DM. et al. Influence of referral biss on the apparent clinical spectrum of infective endocarditis. Am J Med,1990,88:582-595.

[14] MEER VD,THOMPSON J,VALKENBURG HA,et al.Epidemiology of bacterial endocarditis in the Netherlands:I. Patient Characteristics. Arch Intern Med,1992,152(9):1863-1872.

[15] WATANAKUNAKORN C,BURKERT T. Infective endocarditis at a large community teaching hospital,1980-1990:a review of 210 episodes. Medicine,1993,72(2):90-102.

[16] KAZANJIAN PH . Infective endocarditis:review of 60 cases treated in community hospitals. Infec Dis Clin Pract,1993,2(1):41-46.

[17] DINUBILE MJ,CALDERWOOD SB,STEINHAUS DM,et al,Cardiac conduction abnormalities complicating native valve active infective endocarditis. Am J Cardiol,1986,58(13):1213-1217.

[18] CALDERWOOD SB,SWINSKI LA,KARCHMER AW,et al:Prosthetic valve endocarditis:analysis of factors affecting outcome of therapy. J Thorac Cardiov Surg,1986,92(4):776-771.

[19] LARBALESTIER RI,KINCHLA NM,ARANKI SF,et al. Acute bacterial endocarditis:optimizing surgical results. Circulation,1992,86(5 Suppl):II68-74.

[20] JAULT F,GANDJBAKHEH I,CHASTRE JC,et al. Prosthetic valve endocarditis with ring abscesses:surgical management and long-term results. J Thorac Cardiov Surg,1993,105(6):1106-1112.

[21] AGOSTINO RS,MILLER C,STINSON EB,et al. Value replacement in patients with native valve endocarditis:what really determines operative outcome? Ann Thorac Surg,1985,40(5):429-438.

[22] MULLANY CJ,CHUA YL,SCHAFF HV,et al:Early and late survival after surgical treatment of culture-positive active endocarditis. Mayo Clin Proc,1995,70:517-523.

[23] LYTLE BW. Surgical treatment of prosthetic valve endocarditis. Semin Thorac Cardiovasc Surg,1995,7(1):13-19.

第八节　经导管心脏瓣膜治疗技术

本节要点

1. 外科瓣膜置换和修复是心脏瓣膜病最有效的方法之一,随着心脏外科及生物医学工程等其他学科迅猛发展,半个世纪以来,外科瓣膜置换和修复技术迅速提高,瓣膜病治疗取得了举世瞩目的成就。

2. 因需要借助体外循环辅助,传统外科手术进行瓣膜置换或修复,仍存在一定的风险,以至于严重心功能不全的患者、合并严重脏器功能衰竭的患者、合并其他疾病(恶性肿瘤、糖尿病、肾功能不全等)的患者几乎无法耐受体外循环,常规外科技术无法为这些患者带来福音。随着社会经济发展,人们生活质量的提高,患者对手术效果及预后有了更高的要求,心脏瓣膜病介入治疗的兴起和发展为患者带来了希望。

一、定义

经导管心脏瓣膜治疗技术,是指在数字减影血管造影(DSA)或超声透视引导下,利用心腔或血管腔内介入技术,通过各种心腔和/或血管腔内导管对心脏瓣膜进行治疗的统称。

二、历史及现状

(一) 历史

早在20世纪60年代,已有人尝试经导管介入行心脏瓣膜置换的动物实验,作出了具有里程碑式的开创性工作。1992年,Andersen等人首先在动物实验中证实经皮进行瓣膜置换的可行性;随后的2000年,Bonhoeffer成功地将人工肺动脉瓣支架经皮植入一位12岁男孩的肺动脉位置;2002年,Cribier成功将球囊扩张人工主动脉瓣支架经皮植入一位57岁心源性休克合并主动脉狭窄患者的主动脉瓣位置。2004年,一种自膨胀镍丝支架牛心包瓣成功应用于临床。

(二) 现状

目前,全球已经完成介入下主动脉瓣置换手术超过10万例。由于该类装置本身特性,以及接受手术的多数是无法耐受传统手术的危重患者,因此,死亡率高于普通人群。但PARTNER实验研究证实,与传统外科手术相比,该类患者接受TAVR手术死亡率有明显下降,心功能分级有明显改善。2007年,有两款介入人工心脏生物瓣膜获准在欧洲上市,2015年获准在美国上市分别是Edward Sapin和Coer Valve。近年,陆续有其他公司开发了不同的产品。

1. Edward Sapin 支架瓣膜　使用球囊扩张技术,将生物瓣膜固定于可塑性变形铬钴支架上,通过微创介入输送到主动脉瓣后给球囊加压使支架扩张固定。这种技术的缺点和问题是在支架压缩和球囊扩张过程中,生物瓣膜瓣叶组织受到极大破坏,严重影响了心脏瓣膜植入后的使用寿命;且使用的输送装置较大;心脏瓣膜的支架由球囊直径决定,尺寸过小可能导致松动或移位,尺寸过大可能撕裂主动脉瓣瓣口,引起其他并发症的发生。目前,Edward 公司已研发出改进的 Edward Sapien 3 型支架瓣,能有效降低瓣周漏等并发症。

2. Core Valve　该产品具有自扩张特性,在镍钛自扩张的支架上固定生物瓣膜,将支架放入输送器的导管口,在微创介入到达主动脉瓣后将支架释放,通过支架自身的结构使之与主动脉瓣口固定。这种自扩张型的生物瓣存在的问题是支架长度过长,开口设计不理想,容易影响冠状动脉开口的血流动力学,导致心功能失常。经过改进,该公司已开发出最新的 Core Valve Evolut R 支架瓣膜产品,具有一定的位置调控功能,临床应用效果好于老旧产品。

3. Lotus Valve　该产品用单根镍丝制作支架,三个牛心包瓣叶缝合于该支架上半部分,下半部分有高分子材料包裹,支架中部附有三个钛合金标记,便于在 X 线下显示支架位置。已经在欧洲上市,并在美国进行初步临床试验,REPRISE Ⅱ临床试验纳入 120 例高危主动脉瓣狭窄患者中,30 日死亡率及卒中发生率等与其他产品无差别,但仅有 1 例出现瓣周漏,显示其在防瓣周漏方面的优势。

4. Direct Flow Medical Valve　系三叶牛心包瓣,缝合于编织物支架,具有完全的位置调整功能,操作时先进入左心室,瓣膜部分开放,调整位置到达自体主动脉瓣瓣环后,用造影剂及生理盐水混合物加压编织物瓣环,数小时后编织物硬化固定于自体主动脉瓣瓣环。该产品已获准在欧洲上市。

5. St.Jude Portico Valve　该产品其扩张功能肺动脉瓣病变主要出现在先天性心脏病右心室重建手术后(如法洛四联症根治术及先天性肺动脉瓣狭窄矫治术后),人工或生物带瓣膜管道易出现钙化、变形,导致管道及瓣膜狭窄和 / 或关闭不全,最终可导致严重的右心室功能不全。目前人工肺动脉瓣膜及其支架系统与主动脉瓣类似,植入后不能回收,只能通过外科手术置换,生物瓣膜的使用寿命有限,部分年轻患者多次接受人工瓣膜置换手术,增加了手术的并发症和死亡率。

6. Venus-A Valve　该产品属于自扩张瓣,在镍钛自扩张的支架上固定猪心包材质制成的生物瓣膜,通过支架自身的结构使之与主动脉瓣口固定。该瓣膜于 2017 年 7 月批准在中国市场上市。

7. J-Valve　第一代 J-Valve 属于经心尖置入的自扩展瓣。该瓣膜分体式夹持设计,通过夹持原瓣叶固定介入瓣,成为少数能够治疗单纯主动脉瓣关闭不全的介入瓣产品。该瓣膜于 2017 年 7 月批准在中国市场上市。

三、手术路径

目前微创介入换瓣主要有两种途径:经皮通过外周血管(如经股动 / 静脉)路径及开胸经心尖部路径,但该两种方法应用均受到一定限制。①老年患者股动脉硬化等病变发生率高,经皮介入容易带来严重的血管并发症;②经外周血管要求将瓣膜及支架装置尽可能压缩,减小输送装置,瓣膜在压缩及释放中受到很大损伤;③对于主动脉瓣钙化、狭窄较严重的病例,经股动脉逆行通过主动脉瓣有一定困难;④经外周路径操作安全性相对较差,术中出现严重并发症不能及时转为体外循环进行抢救,风险较大;⑤经心尖部对心脏有一定损伤,可能引起大出血、严重心律失常、心肌损伤等严重并发症。部分患者需行正中开胸经升主动脉路径进行主动脉瓣介入置换手术,或者经右胸前外侧小切口经右心房路径进行肺动脉瓣及三尖瓣植入式置换手术,为支架瓣膜输送系统提供足够大的空间,利于手术操作,减少瓣膜支架压缩及释放过程的损伤,可以在部分直视、手控及超声引导下,定位更准确,具有更大的灵活性与安全性,操作中出现意外,更易控制,便于实施体外循环下抢救手术,不失为一种选择,更加适用于年龄较大的患者。

目前国内外对于瓣膜病的介入治疗研究、瓣膜及装置系统的研发仍处于起步阶段。介入治疗将广泛应用于瓣膜病患者,在心脏外科领域占据越来越重要的地位。介入手术具有切口小、手术时间短、输血少、并发症率低、恢复快速等特点,对于高龄、高风险的患者尤其具有优势。但介入技术在心脏瓣膜外科的发展还不能令人满意,仍需要投入大量的工作对其进行改进和完善。

四、主要导管心脏瓣膜治疗技术

(一)经导管主动脉瓣植入术(transcatheter aortic valve implantation,TAVI)

指在数字减影血管造影(DSA)或超声透视引导下,经心腔和/或血管腔内导管输送装置将人造瓣膜在主动脉瓣位置原位植入的手术。

1. 适应证　适应证一直是 TAVI 技术最具争议的焦点。目前,新的循证医学临床证据使 TAVI 的适应证有不断拓宽的趋势。

(1)手术高危或无法耐受手术的主动脉瓣狭窄:手术风险评估基于两大体系——胸外科医师协会死亡率风险预测和欧洲心脏手术风险评价系统。目前,由心内科和心脏外科医师共同对手术风险进行评估依然是十分必要的。

(2)重度主动脉瓣狭窄的中低危患者人群:欧洲部分中心已尝试对中低危患者进行 TAVI 治疗的研究,有报道显示在更年轻、风险更低的患者中 TAVI 有降低死亡率和心血管事件的趋势。

(3)二叶式主动脉瓣:二叶式主动脉瓣畸形是最常见的先天性瓣膜病变,中国人群发病率非常高,约占目前 TAVI 人群的 50%。几项国内外的研究显示二叶瓣与三叶瓣 TAVI 成功率和术后并发症发生率方面无明显差异,反映了其在二叶式主动脉瓣患者中应用的安全性、有效性和可行性。

(4)主动脉瓣关闭不全:目前研究发现对有手术禁忌的重度单纯主动脉瓣反流患者可在 TAVI 后获益。但操作难度较主动脉瓣狭窄大,植入第二个瓣膜的概率较高。

2. 禁忌证

(1)存在无法控制的心律失常。

(2)肌酐清除率 <20ml/min。

(3)凝血功能异常。

(4)败血症。

(5)对镍金属或造影剂及抗栓药物存在应用禁忌。

(6)预期寿命 <1 年。

3. 手术方式

(1)经股静脉顺行途径(图 4-8-1):经股静脉顺行途径最先由 Cribier 等报道,术前应用超声心动图和 X 线片评估瓣膜情况,置入前行心导管检查和冠脉造影,评价心功能、跨瓣压差、冠状动脉血供等。给予心室快速起搏每分钟超过 200 次,可暂时减少左心室输出。股动脉穿刺,经导管逆行途径对狭窄的主动脉瓣球囊预扩张。再行股静脉穿刺,经导管房间隔穿刺,使漂浮导管经房间隔过二尖瓣,继而穿过主动脉瓣,交换加硬导丝以通过主动脉瓣,用圈套器捕获加硬导丝后拉出股动脉建立轨道。沿轨道经股静脉送入瓣膜输送鞘依次通过房间隔、二尖瓣、主动脉瓣,经球囊扩张后置入主动脉瓣。整个路径的通过性较好,可置入直径较大的瓣膜系统。但这种途径技术上操作复杂,在穿刺房间隔后,有损伤二尖瓣前叶的风险,甚至撕裂,而产生急剧血流动力学改变,还可影响传导系统。随着介入操作系统不断改进,顺行途径只适用于无法逆行置入或置入失败的患者。

(2)经股动脉逆行途径:经股动脉逆行途径最先由 Hanzel 等报道,股动脉穿刺后导丝和导管经股动脉逆行通过主动脉瓣,球囊扩张后,交换以加硬导丝建立轨道,Edwards 介入瓣输送鞘逆行通过主动脉瓣,在快速起搏下球囊扩张置入主动脉瓣。当外周血管扭曲或明显钙化时,逆行途径输送鞘通过困难,对输送系统的直径和柔顺性有一定要求。此外输送系统有时逆行通过狭窄的主动脉瓣也很困难。随着输送系统尖端设计的进一步完善,输送系统的操控性得到改进,并且新一代介入瓣膜输送鞘直径明显减小,外周血管路径通过性问题得到一定程度的改善。目前,该方法已是经股动脉置入 Edwards 介入瓣膜的常用方法。Core Valve 介入瓣膜,附着于自膨胀镍钛记忆合金支架,需要鞘管固定,仅适用于经导管逆行途径植入(图 4-8-2、图 4-8-3)。

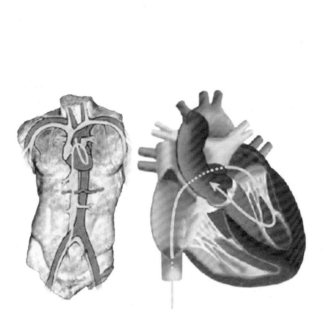

图 4-8-1 经股静脉顺行途径 TAVI

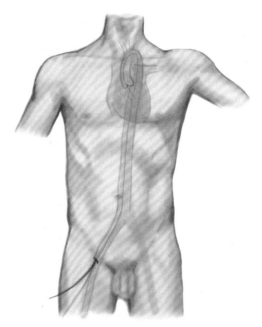

图 4-8-2 经股动脉逆行途径 TAVI

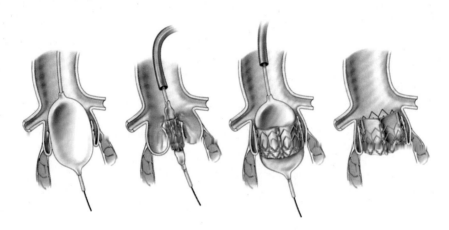

图 4-8-3 Edwards 介入瓣膜经股动脉逆行途径植入

（3）经心尖途径：Edwards 介入瓣膜可经心尖顺行置入，需在杂交手术室中进行。胸部前外侧小切口暴露左心室心尖后，置入临时起搏电极，在左心室心尖部做荷包缝合。穿刺左心室心尖，在 X 线监视下导引导丝顺行通过主动脉瓣，送入鞘管，交换加硬导丝送至主动脉建立轨道。快速起搏下球囊预扩张主动脉瓣，经心尖沿轨道输送系统通过主动脉瓣，球囊扩张置入瓣膜。优点在于输送途径短，不受外周血管情况限制，并可使用大尺寸输送鞘，一旦需要还可紧急建立体外循环，应用前景较好（图 4-8-4）。

4. 并发症

（1）瓣周漏：瓣周漏是最常见的并发症，一般为轻度可耐受，严重的瓣周漏会引发血流动力学异常。

（2）血管损伤：最早被认为是逆行途径的严重并发症。术前应当仔细检查患者的血管直径、钙化程度、曲折性、股动脉病变以及腹主动脉、胸主动脉的情况，在股动脉条件不允许的情况下可考虑经心尖途径。

（3）介入瓣膜移位：目前上述两种广泛临床应用的介入瓣膜均可发生瓣膜移位，常常导致严重的反流。如介入瓣膜的大小合适，置入位置正确，此并发症的发

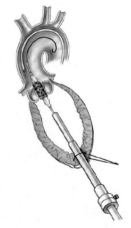

图 4-8-4 Edwards 介入瓣膜经心尖植入途径

生率很低。

(4) 冠状动脉口损伤:因介入瓣膜置入位置过高或钙化物栓塞引起。术前对主动脉瓣和主动脉根部解剖条件应仔细评估,可减少并发症发生。

(5) 二尖瓣前叶损伤:介入瓣膜置入位置过低影响左心室流出道时易发生。

(6) 传导异常:目前的经验表明,TAVI 后也会出现传导异常,原因可能是介入瓣膜自扩张时损伤心室连接主动脉瓣的传导组织。

(7) 输送路径损伤:包括假性动脉瘤、股动脉闭塞或离断。

(8) 脑血管意外:包括卒中和短暂脑缺血发作,系由于导管经过钙化的主动脉、球囊预扩张及介入瓣自膨胀过程中所致动脉粥样物质栓塞脑血管等引起。

(9) 心脏穿孔或填塞:可因操作不当坚硬导丝引起心脏穿孔并引发填塞,但极少见,已发生者需紧急手术处理。

(二)经导管二尖瓣成形术

指在数字减影血管造影(DSA)或超声透视引导下,经心腔和 / 或血管腔内导管输送装置将人造瓣膜在主动脉瓣位置原位置入的手术。目前已应用于临床的两种设备均由欧盟 CE 认证,北美及国内尚无同类产品批准应用于临床。

1. 参考适应证

(1) 功能性或器质性中重度二尖瓣反流。

(2) 患者具有临床症状,或有心房颤动、心脏扩大或肺动脉高压等并发症。

(3) 左心室收缩末期内径≤55mm、左心室射血分数 >25%,可以平卧耐受心导管手术。

(4) 二尖瓣开放面积 >4.0cm^2。

(5) 无二尖瓣初级腱索断裂。

(6) 二尖瓣前 A2、P2 处无钙化,二尖瓣反流主要来源于 A2、P2 之间。

(7) 无严重瓣中裂。

(8) 瓣膜解剖结构合适:对于二尖瓣脱垂呈连枷样改变者,连枷间隙小于 10mm,宽度小于 15mm;功能性二尖瓣反流患者,瓣尖接合长度大于 2mm,深度小于 11mm。

2. 参考禁忌证

(1) 12 周内发生急性心肌梗死。

(2) 需要行其他心脏手术。

(3) 左心室射血分数 <25%。

(4) 左心室收缩末期内径 >55mm。

(5) 二尖瓣开放面积 <4.0cm^2。

(6) 二尖瓣初级腱索断裂。

(7) 二尖瓣前 A2、P2 处有严重钙化,二尖瓣反流主要不来源于 A2、P2 之间或存在严重瓣中裂。

(8) 瓣膜解剖结构不合适。

3. 手术方式　不同的经导管二尖瓣修复技术具有不同的操作流程,下面简要介绍临床上相对较为广泛开展的 MitraClip 经导管二尖瓣成形术操作技术。

患者麻醉后取仰卧位,穿刺股静脉,送入 6F 鞘管;应用房间隔穿刺针穿刺卵圆窝处的房间隔,成功后送入加硬导丝至左上肺静脉,体外对 MitraClip 系统继续排气及调试,应用 18F 扩张鞘管扩张股静脉,然后在 DSA 引导下沿加硬导丝送入 24F 的 MitraClip 系统至右心房,旋动调弯装置使 MitraClip 系统自然打弯并通过房间隔;应用食管超声在不同切面观察 MitraClip 系统在左心房内的形态,继续调整 MitraClip 系统弯度,进入左心室,此时注意有无进入左心耳而引起损伤,同时切忌暴力损伤心房壁,通过移动固定装置来调节 MitraClip 系统位于瓣口中央;食管超声确认系统进入左心室并位于瓣口中央后,打开夹合器至 180°,操作夹子操控杆,以便捕获瓣膜;缓慢回撤输送系统,在恰好低于二尖瓣瓣叶顶端的位置,当二尖瓣瓣尖中央贴于夹合器两个臂时,迅速关闭夹子,同时捕获二尖瓣前后瓣叶的瓣尖。再次确定夹钳双臂与瓣叶游离缘长轴的垂直方向,然后回撤夹钳直到二尖瓣瓣叶被夹钳双臂获取。如果两个瓣叶都被成功抓取,就会从瓣叶"边对边"折叠中获取一个双孔瓣叶。若捕获瓣叶效果不佳,可重新打开夹合器重复以上步骤。食管超声观察夹合器是否固定良好,充分捕获及二尖瓣反流是否减轻,效果满意后,将夹合器关闭至 10°,再次食管超声评估,若效果满意,则考虑释放夹合器的测试解锁装置,最后释放操纵杆的细线,退出 MitraClip 系统,完成手术(图 4-8-5)。

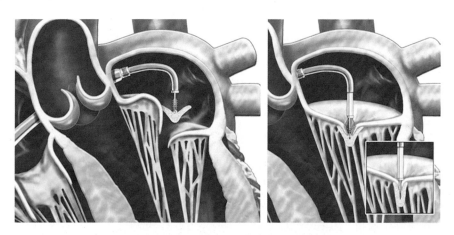

图 4-8-5　MitraClip 心血管瓣膜修复系统

4. 主要并发症

(1) 心脏穿孔、心脏压塞:多由于房间隔穿刺引起,此外,不当操作系统及暴力也可造成损伤,处理原则同一般心导管术的并发症处理,主要包括中和肝素、补液、心包引流或中转外科手术。

(2) 局部血管并发症:由于 MitraClip 系统直径为 24F,有一定的局部血管并发症发生概率,输送 MitraClip 系统时应注意避免粗暴进行,以免损伤血管,同时可应用血管缝合器,必要时考虑中转外科手术。

(3) 夹合器脱落引起栓塞:由于 MitraClip 系统有多重保险装置可避免夹合器的脱落,很少有这方面的报道,主要是夹合器部分的脱位,应于术中仔细通过食管超声确认后方可释放夹合器。

(4) 血栓栓塞:由于夹合器是异物,存在血栓栓塞的可能,术后常规使用阿司匹林及氯吡格雷双联抗血小板聚集治疗 3 个月。

(5) 腱索及乳头肌损伤:MitraClip 系统在左心室内操作时可能会引起腱索及乳头肌损伤,主要以预防为主。

(6) 其他并发症:如心内膜炎、气体栓塞、出血等,处理同常规心导管术。

(三) 经导管肺动脉瓣置换术

指在数字减影血管造影(DSA)或超声透视引导下,经心腔和 / 或血管腔内导管输送装置将人造瓣膜在肺动脉瓣位置原位置入的手术。主要用于右心室流出道及肺动脉瓣术后肺动脉瓣反流患者的介入腔内治疗。经导管肺动脉瓣置换术(TPVI)是最早应用于临床的经皮瓣膜置入 / 置换术。

1. 参考适应证

(1) 患者存在中重度的肺动脉反流,MRI 测量反流指数 >25%,伴或不伴有肺动脉瓣狭窄或带瓣管道狭窄。

(2) 中重度的肺动脉反流,患者有活动耐量下降、右侧心力衰竭症状及相关的心律失常导致的症状,如心悸、黑矇、晕厥等。

(3) 无症状者有以下一种以上情况者:三尖瓣中度以上反流;右心室舒张末期容积指数 >150ml/m²;右心室收缩末期容积指数 >70ml/m²;右心室射血分数 <45%;与右心扩大有关的心律失常(室上性心动过速、频发室性期前收缩、心房扑动或心房颤动)。

(4) 右心室流出道肺动脉影像学检查提示,其解剖形态适于置入相应型号瓣膜支架。

2. 禁忌证

(1) 活动性心内膜炎。

（2）其他主要非心源性疾病。

（3）中心静脉梗阻。

（4）凝血功能异常。

（5）败血症。

（6）超声证实心内血栓形成、占位、赘生物等。

（7）静脉注射毒品者。

（8）不能耐受阿司匹林或肝素治疗者。

（9）妊娠。

（10）预期寿命 <1 年。

3. 手术技术　静脉途径，现也有选择颈内静脉入路进行手术。穿刺成功后，首先置入右心导管和有创动脉压力监测装置进行血流动力学监测，选择适当的瓣膜支架型号和相应的输送系统。必要时可应用测量球囊测量右心室流出道及肺动脉直径。完成血流动力学监测及造影和相关测量后，即可建立输送轨道。使用导丝引导 Judkins 右冠状动脉导管或多功能导管穿过三尖瓣到达右心室，并前行直至嵌入肺动脉分支的远端，交换加硬导丝。将导丝远端嵌入左肺动脉有助于引导输送系统的进入和后撤，并注意导丝不可进入肺动脉分支过深，以免刺破肺血管造成气管内出血。建立轨道并确定瓣膜支架型号后，可开始植入瓣膜支架。瓣膜支架植入前应以生理盐水冲洗 3 次以上，每次 5 分钟，以去除瓣膜支架上的戊二醛，同时输送系统也应进行冲洗排气备用。以造影结果为参考，在 X 线引导下将输送系统置于目标位置，回撤外鞘准备释放。依次BIB 球囊内侧和外侧球囊顺序充入造影剂将瓣膜支架固定于目标位置，注意内球囊充入造影剂后，仍可对瓣膜支架调整位置。瓣膜支架释放后，小心回撤输送系统，保持瓣膜支架位置不变。最后再次进行血流动力学监测明确术后肺动脉瓣跨瓣压差，并行肺动脉瓣上造影以评价有无肺动脉瓣反流及瓣周漏（图 4-8-6）。

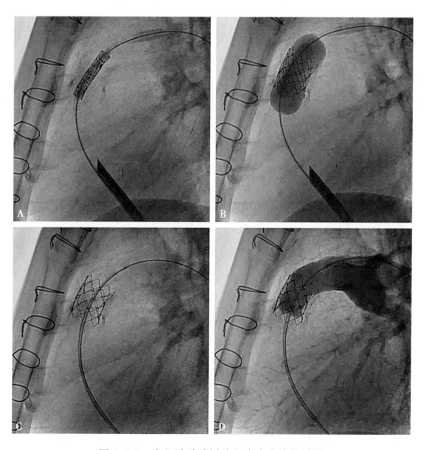

图 4-8-6　介入肺动脉瓣植入术术中操作过程
A. 内球囊扩张；B. 外球囊扩张；C. 瓣膜支架释放完毕；D. 释放后肺动脉瓣上造影。

4. 并发症

(1) 支架断裂:根据目前有限的报道,支架断裂是 TPVI 术后较常见的并发症。在未预置流出道塑形支架的患者中有 20%~43% 在随访中发现有支架断裂。

(2) 支架移位:由于对患者右心室流出道形态判断不准确,支架型号的选择不够恰当,以及手术技术的不完善,在某些患者瓣膜支架释放后的即刻或短期内均可发生瓣膜支架的移位。

(3) 冠状动脉狭窄:冠状动脉狭窄是 TPVI 术中最严重的并发症。迄今为止文献报道的 2 例 TPVI 术中死亡均为瓣膜支架释放后压迫冠状动脉,造成冠状动脉狭窄缺血所致。为避免此类并发症的发生,术中应使用测量球囊扩张肺动脉,同时进行非选择性或选择性冠脉造影,观察冠状动脉与肺动脉位置毗邻关系,判断瓣膜支架释放后冠状动脉是否会受压狭窄,如手术操作可能影响冠状动脉应即放弃继续植入瓣膜支架。

(四) 经导管三尖瓣介入治疗术

指在数字减影血管造影(DSA)或超声透视引导下,经心腔和 / 或血管腔内导管输送装置将人造瓣膜在三尖瓣位置原位或右心其他位置植入的手术。主要用于原发性或继发性三尖瓣关闭不全伴有右心衰竭患者的介入腔内治疗。

三尖瓣关闭不全,尤其是左心手术后的继发性三尖瓣关闭不全,是严重影响患者生活治疗和远期寿命的疾病。这类患者药物治疗效果差,再次手术治疗风险高,是心脏瓣膜病治疗方面的棘手问题。近年来,众多专家将目光转向介入治疗上来,设计了多种三尖瓣或右心系统的介入瓣膜。但由于三尖瓣位置特殊的结构形状,以及瓣膜固定方面的困难,所有三尖瓣介入治疗都尚处于动物实验阶段,尚未进入临床试验(图 4-8-7)。

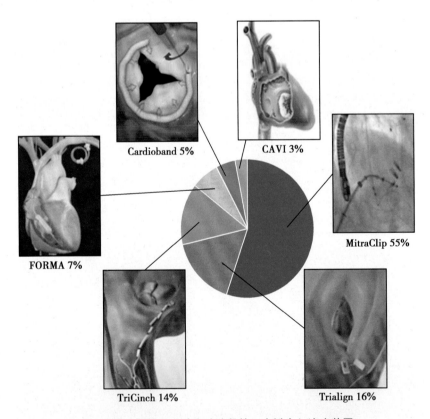

Cardioband 5%

CAVI 3%

FORMA 7%

MitraClip 55%

TriCinch 14%

Trialign 16%

图 4-8-7   目前处于动实验阶段的三尖瓣介入治疗装置

【病例解析】

病例摘要

主诉

患者,男,84 岁,主因"活动后胸闷气急近 10 年,加重伴晕厥 4 个月"入院。

现病史

患者 10 年前逐渐出现胸闷气短症状,易于疲劳,活动后上述症状加重,4 个月前症状加重,并出现劳累后晕厥症状。超声心动图提示主动脉瓣重度狭窄伴重度关闭不全,主动脉瓣二叶畸形,二尖瓣中度关闭不全,三尖瓣轻度关闭不全,左心室肥厚,左心室收缩功能降低。经保守治疗,症状缓解不明显,为求进一步诊治入住心血管外科。

既往史

患者高血压史 20 余年,最高 160/90mmHg,药物控制可。COPD 病史 15 年,否认冠心病、糖尿病史。

查体

体温 36.5℃,心率 85 次/min,呼吸 16 次/min,血压 145/70mmHg。双肺呼吸音清,未闻及干湿啰音。心尖搏动位于第 6 肋间锁骨中线处,主动脉瓣听诊区可闻及明显的收缩期粗糙喷射样杂音及舒张期叹气样杂音。

辅助检查

超声心动图:舒张期左心室内径 59mm,左心房内径 49mm,室间隔厚度 14mm,左心室射血分数 (EF)38%,主动脉瓣缘增厚,短轴切面显示为二叶,瓣上流速最大为 532cm/s,跨瓣压差 113mmHg,瞬时反流量 10ml。

血肌酐:137μmol/L;BNP:1 935.63ng/L(1ng/L=1pg/ml)。

解析

患者主诉间断胸闷气短、乏力、伴晕厥。查体示:主动脉瓣听诊区收缩期粗糙喷射样杂音及舒张期叹气样杂音。超声结果示主动脉瓣重度狭窄伴重度关闭不全,主动脉瓣二叶畸形。可以明确诊断为:主动脉根部瘤;主动脉瓣二叶畸形,主动脉瓣重度狭窄伴重度关闭不全;左心室收缩功能减弱;原发性高血压 2 级(极高危)。治疗方式上首选外科主动脉瓣置换术(SAVR)。但患者辅助检查结果显示,血肌酐 137μmol/L,根据 Cockcroft 公式计算,肌酐清除率为 24.5ml/min,严重低于正常,加之患者 84 岁高龄,手术风险显著增高。术前评估 EuroScore Ⅱ:16.77%;STS PROM:10.318%,基本属于 SAVR 极高危或无法手术患者。根据 2017 年 ESC 心脏瓣膜病治疗指南,属于 TAVI 适用患者。加行主动脉 CTA,评估 TAVI 可行性(图 4-8-8)。

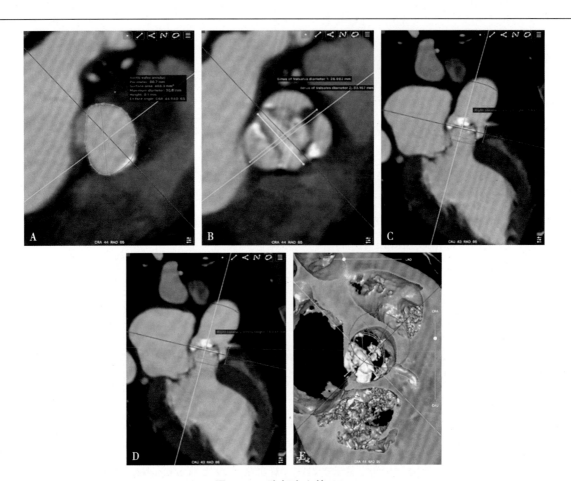

图 4-8-8　胸部大血管 CTA

A. 主动脉瓣虚拟瓣环;B. 主动脉窦;C. 左冠状动脉开口高度;D. 右冠状动脉开口高度;E. 主动脉瓣三维显示。

　指南解读

主动脉瓣狭窄的治疗(2017 年 ESC)

　　2017 年 ESC 指南主要在主动脉瓣疾病的治疗指征和治疗策略方面进行了更新。首先,对于主动脉瓣狭窄(AS)的严重程度评估,新指南指出重度 AS 评估仍存在挑战,存在 AS 患者误分类和过度治疗的问题。新指南建议对于有症状的 AS 患者,存在低流量、低压力阶差和低射血分数(无血流储备)情况时应及时进行干预,尤其是对于 CT 钙化评分确定的重度 AS 患者;对于无症状的 AS 患者,B 型脑钠肽升高(年龄和性别校正后)大于正常值 3 倍,且重复测量确定为有明确的手术指征,其他标准均予剔除;此外,对于静息下心导管检查示肺动脉收缩压大于 60mmHg,需进行手术干预。

　　其次,在外科主动脉瓣置换术(SAVR)与经导管主动脉瓣植入术(TAVI)的选择方面,鉴于最新 RCT 和 Meta 研究证据,新指南推荐 STS 或 EuroScore Ⅱ<4 分、年龄 <75 岁、冠状动脉开口过低、瓣环大小 / 形态或瓣叶形态不适合 TAVI、主动脉或心室血栓、需要同时行 CABG 等因素倾向于 SAVR;而 STS 或 EuroScore Ⅱ≥4 分、年龄≥75 岁、既往心脏外科手术史、胸部有放疗史、瓷化主动脉、冠状动脉旁路移植术后、胸廓畸形、预期患者 - 移植物不匹配等因素倾向于 TAVI。

　　新指南突出了多学科心脏瓣膜团队(包括心瓣膜病、心脏影像、心脏外科和麻醉等专业)对制订、优化主动脉瓣疾病治疗策略的主导作用,尤其体现在高危和中危人群风险识别、SAVR 或 TAVI 选择等方面。

解析

根据患者一般情况及主动脉瓣病变情况,建议患者行 TAVI 治疗。具体的手术方式应根据患者的年龄,主动脉瓣病情、根部病变解剖结构以及是否有抗凝禁忌证来综合判断。

治疗经过

患者于全身麻醉体外循环下经股动脉入路行 TAVI 手术,手术选用国内某公司自制扩展介入主动脉瓣膜(图 4-8-9)。术程顺利,术后 55 分钟拔除气管插管。术后予以抗生素、抗凝及对症支持治疗。恢复顺利,超声心动复查示主动脉瓣跨瓣压差 21mmHg,二尖瓣反流 4ml,三尖瓣反流 2ml,左心室舒末内径 52mm,左心房 42mm,左心室射血分数 51%,结果满意。查体:心肺(−),刀口愈合好,于术后 7 日出院。

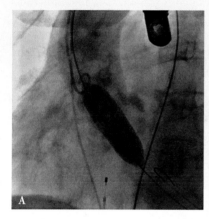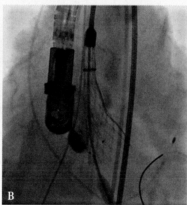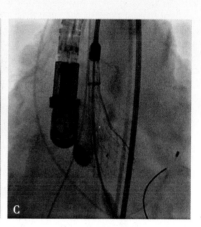

图 4-8-9 TAVI 图
A. 球囊预扩;B. 介入瓣释放 1/3;C. 介入瓣完全释放。

(乔 帆 陆方林)

推荐阅读文献

[1] DAVIES H,LESSOF MH,ROBERTS CI,et al. Catheter-mounted valve for temporary relief of aortic insufficiency. Lancet,1965,285(7379):250.

[2] MOULOPOULOS SD,ANTHOPOULOS L ,STAMATELOPOULOS S,et al. Catheter-mounted aortic valves. Ann Thorac Surg,1971,11(5):423-430.

[3] PHILLIPS SJ,CIBORSKI M,FREED PS,et al. A temporary cathetertipaortic valve:hemodynamic effects on experimental acute aortic insufficiency. Ann Thorac Surg,1976,21(2):134-7.

[4] BOUZAS B,KILNER PJ,GATZOULIS MA. Pulmonary regurgitation:not a benign lesion. J Eur Heart J,2005,26(5):433-439.

[5] ANDERSEN HR,KNUDSEN LL,HASENKAM JM. Transluminal implantation of artificial heart valves. Description of a new expandable aortic valve and initial results with implantation by catheter technique in closed chest pigs. Eur Heart J,13(5):704-708.

[6] BONNET D,et al. Percutaneous replacement of pulmonary valve in a right-ventricle to pulmonary-artery prosthetic conduit with valve dysfunction. Lancet,2000,356(9239):1403-1405.

[7] CRIBIER A,ELTCHANINOFF H,BASH A,et al. Percutaneous transcatheter implantation of an aortic valve prosthesis for calcific aortic stenosis:first human case description. Circulation,2002,106(24):3006-3008.

[8] ZICKMANN B,GERCKENS U,FELDERHOFF T,et al. First report on a human percutaneous transluminal implantation of a self-expanding valve prosthesis for interventional treatment of aortic valve stenosis. Catheter Cardiovasc Interv,2005,66(4):465-469.

[9] TARAMASSO M,HAHN RT,ALESSANDRINI H,et al. The International Multicenter TriValve Registry:which patients are undergoing transcatheter tricuspid repair? JACC Cardiovasc Interv. 2017,10(19):1982-1990.

第五章

主动脉疾病

第一节　主动脉根部病变

本节要点

1. 流行病学　主动脉根部病变包括主动脉根部瘤及主动脉夹层。胸主动脉瘤扩张速率为每年1.2~4.2mm,患者死亡80%是因主动脉瘤的破裂。主动脉瘤直径大于6cm的患者,1年内发生夹层或破裂者占6.9%,1年内死亡率为11.8%。

2. 病理生理学　主动脉根部瘤最常见的病因是主动脉壁中层囊性变,使主动脉壁结构脆弱,主动脉根部和升主动脉重构导致动脉瘤的形成。无论由于遗传学因素或外源性感染等因素引起的主动脉瓣瓣环、瓣交界和窦管交界扩张都可导致主动脉瓣关闭不全。

3. 临床症状　患者年龄范围广,发病年龄与疾病原因相关。绝大多数的患者早期均无明显症状,除了合并有心内膜炎(感染)或继发于急性A型主动脉夹层的主动脉根部病变(严重的胸痛)。瘤体增大到一定程度会出现疼痛和压迫症状。特定患者(如马方综合征)会有特征性体征表现。

4. 诊断　对于疑诊主动脉根部病变患者需要行超声心动图检查。主动脉CTA或MRA检查可为根部病变诊断提供准确的影像学依据。

5. 治疗　主动脉根部置换术的选择包括Bentall手术、Cabrol手术、Wheat手术、David手术等。手术方法的选择要根据患者的年龄、自身主动脉瓣情况、根部病变解剖结构及是否有抗凝禁忌证来综合判断。

一、定义

主动脉根部病变包括两大类:主动脉根部动脉瘤和主动脉夹层。

主动脉根部动脉瘤(aortic root aneurysm)的定义为各种原因导致的主动脉壁结构病变,引起主动脉全层扩张,主动脉直径超过5cm或超过正常直径的50%。

主动脉夹层(aortic dissection,AD)定义为主动脉壁内膜和中层撕裂形成内膜撕裂口,使中层直接暴露于管腔,主动脉腔内血液在脉压的驱动下,经内膜撕裂口直接穿透病变中层,将中层分离形成夹层。

二、流行病学

准确的胸主动脉瘤发生率尚不得而知。目前研究结果显示,胸主动脉瘤的发生率约为5.9/10万。在因胸主动脉瘤死亡的患者中,约80%是因为主动脉瘤破裂。胸主动脉瘤扩张速率为每年1.2~4.2mm,而且主动脉瘤直径越大扩张速度越快。扩张速度加快的风险因素包括扩张部位出现夹层、同时合并有主动脉弓部瘤或腹主动脉瘤、吸烟、没用 β 受体阻滞剂治疗、肾衰竭、舒张压高。当主动脉瘤的直径大于 5cm 时破裂的风险会增加,而且主动脉瘤越大破裂风险越高。当主动脉瘤直径大于 6cm 时,1 年内破裂或夹层发生率为 6.9%,死亡率为 11.8%。

三、病理生理学

主动脉根部和升主动脉是作为一根共同的动脉干开始发育的,在胚胎发育到 5~6 周时,大动脉干逐渐分开为主动脉根部、升主动脉和肺动脉。主动脉根部又逐渐发育为三个部分,成为冠状动脉窦。

主动脉的无冠窦是三个窦中最大的,因此无冠瓣也是三个瓣叶中最大的。每个主动脉瓣的结合处正好位于或在窦管交界的稍下方,这个位置也正好是主动脉根部和升主动脉起始部的分界的解剖缘。通常来说,窦管交界的直径比主动脉窦的直径小 10%~15%。主动脉和二尖瓣之间有一个连续的结构,是一个纤维性的结构,连接主动脉和二尖瓣,构成了主动脉根部圆周的 55%。主动脉根部左侧到肺动脉的连接是左心室肌,构成了主动脉根部圆周的 45%。主动脉瓣瓣环、瓣交界和窦管交界均影响主动脉瓣的关闭状况。任何一个或多个解剖学的异常都可以导致主动脉瓣关闭不全,进而引起一系列的病理生理学改变。

导致主动脉根部病变的常见病因包括:基因相关疾病,如马方综合征(Marfan syndrome)、埃勒斯 - 当洛斯综合征(Ehlers-Danlos syndrome)、勒斯 - 迪茨综合征(Loyes-Dietz syndrome)等。也可继发于其他疾病,如动脉粥样硬化、主动脉瓣二瓣化畸形、动脉炎症及感染和外伤等。在马方综合征等基因病变患者中常出现的病理学表现为主动脉窦和主动脉瓣环扩张,术语为"主动脉环扩张"。"主动脉环扩张"可能是家族性的或先天性的。在这些综合征中,患者主动脉窦壁变得更薄并且扩张,窦管交界的直径也增加。在这种情况下,因为主动脉瓣瓣叶对合障碍,出现中心性反流(虽然主动脉退行性病变会产生升主动脉和主动脉窦的扩张,但主动脉环不会扩张或扩张很小)。在急性或慢性主动脉夹层患者和一些其他的先天性综合征(如二瓣化畸形)患者中主动脉根部亦会发生病变。另外一个引起主动脉根部破坏的重要原因是由侵袭性微生物引起的急性心内膜炎的感染,如金黄色葡萄球菌。

主动脉根部瘤最常见病因是主动脉壁中层囊性变。主动脉壁有三层结构。在许多主动脉瘤的病例中,一般都能见到主动脉壁中层的破坏,并且产生了一些小的非细胞空间。这种中层退行性变使主动脉壁变得薄弱,继而不能承受在心脏收缩期的主动脉剪切力,引起慢性的主动脉根部和升主动脉壁重构,最终导致主动脉瘤的形成。

四、临床表现及检查方法

(一)症状和体征

患者年龄范围广,发病年龄与疾病原因相关。马方综合征患者多在 30~40 岁发病,动脉粥样硬化患者多在 50 岁以后发病。感染性及外伤性主动脉根部瘤多发生在青壮年,先天性动脉瘤多于 20~30 岁被确诊。绝大多数患者早期无明显症状,常在体检 X 线检查时被发现。除合并有心内膜炎(感染、充血性心力衰竭)或继发于急性 A 型主动脉夹层的主动脉根部病变(严重的胸痛、双侧脉搏不对称、充血性心力衰竭)。当瘤体增大到一定程度时,会出现疼痛和压迫症状,或血栓脱落造成的动脉栓塞的表现。其疼痛多为持续性钝痛,很少剧烈疼痛,多位于胸前区。主动脉根部瘤增大可压迫上腔静脉导致上腔静脉回流受阻。

(二)体格检查

患者早期多无异常体征。马方综合征患者具有特征性的体征:高、瘦、关节松弛、有漏斗胸、晶状体脱位、高度近视及典型的面部特征。巨大主动脉根部瘤可出现胸部叩诊浊音区增大,合并主动脉瓣关闭不全,可出现主动脉瓣听诊区舒张期杂音、左心增大、动脉搏动增强、水冲脉等周围血管征阳性。上腔静脉受压可出现颈静脉怒张或水肿。

(三)辅助检查

1. X 线片 可见纵隔增宽,升主动脉部分呈梭形扩张。若并发主动脉瓣关闭不全,则可显示左心室增大。有时可见瘤壁钙化。

2. 血管造影及 DSA　主动脉造影可显示主动脉腔呈囊状扩张。判断有无主动脉瓣关闭不全。年龄大于 50 岁患者可同时行冠脉造影,明确冠状动脉情况。

3. 超声心动图　临床常用的诊断方法。可明确病变主动脉直径、累及范围,鉴别真性动脉瘤及主动脉夹层(观察有无夹层内膜片摆动),描绘主动脉形态及其运动幅度。明确主动脉瓣及其他瓣膜功能及形态,测量主动脉瓣瓣环径,评价心脏功能及测量各房室内径。判断是否合并其他心脏结构病变。术中食管超声可用于评价手术效果,如瓣膜成形效果及血管通畅情况,判断有无吻合口瘘或瓣周漏。

4. 主动脉 CTA 或 MRA　可准确描述心脏及主动脉形态变化,精确显示主动脉瘤及主动脉夹层累及范围、大小、形态,显示冠状动脉开口情况、心脏形态及有无心包积液。3D 立体成像技术可为瘤体显示直观立体的成像效果,判断瘤体与分支血管关系。可显示主动脉瓣反流情况。为手术方案制订、手术时机选择、预后提供准确的依据。但主动脉 CTA 对比剂可能对肾功能有不良作用,并容易诱发过敏反应,对既往肾功能不全和对比剂过敏史的患者需慎重应用。MRA 检查较 CTA 检查成像效果分辨率略低,检查时间长,噪声大,无法进行体内有金属异物或起搏器患者检查,但创伤相对小。

五、治疗方法

(一) 药物治疗

目前,对于主动脉根部扩张并没有明确的病因学治疗方法。

术前临床多采用控制患者心率、血压、对症治疗。对伴有主动脉瓣关闭不全患者,可加用地高辛、利尿(呋塞米、托拉塞米等)、补钾药物,减轻心脏负荷,改善心脏功能。对于术前严重心功能不全患者,可行中心静脉穿刺,应用多巴胺 $3\sim5\mu g/(kg\cdot min)$ 进行心脏功能调整,并进行体重控制及营养支持。

术后,需根据患者心功能、神经系统、肾功能及瓣膜置换情况进行综合治疗。监护病房治疗侧重患者心脏功能维护,中心静脉根据心脏功能泵入强心药物;观察术后出血情况,检测激活全血凝固时间及血栓弹力图,补充鱼精蛋白或缺失的凝血因子;监测肾功能变化及神经系统恢复,必要时应用连续性肾脏替代治疗(continuous renal replacement therapy,CRRT)或甘露醇脱水。长期治疗包括血管紧张素转换酶抑制剂(ACEI)类或血管紧张素 II 受体阻滞剂(ARB)类药物应用,有文献报道,此类药物可延缓肿瘤坏死因子 -β 受体通道紊乱导致动脉瘤形成患者的动脉扩张速度。心脏功能不良患者可延长使用强心、利尿药物的时间,维持良好心脏功能。术前心脏扩大明显患者,主动脉瓣置换术后,其心脏可能明显缩小,需定期复查超声心动图,预防迟发性心脏压塞。主动脉瓣机械瓣置换患者,需口服华法林抗凝。

随访,术后 3 个月、半年及每间隔 1 年需行超声心动图、主动脉 CTA 检查,评估手术效果及监测主动脉其他部位变化。

(二) 手术治疗

1. 手术指征选择　总体来说,只要主动脉根部直径超过 5~5.5cm,或达到正常主动脉根部直径的 2 倍,就有主动脉根部瘤切除术的手术指征。另外,半年内瘤体直径增长超过 0.5cm 者也应考虑手术。对于一些有结缔组织病的患者,指征应该适当放宽(4.5cm),因为此类患者的主动脉相对更加脆弱,并且更容易出现快速扩张。临床表现往往也出现在一些并不符合切除尺寸标准的患者,但是其具有与主动脉瘤相关的主动脉瓣病变(如主动脉瓣二瓣化畸形,其指征为升主动脉或主动脉根部直径 >5cm,升主动脉直径与体表面积比值大于 $2.5cm/m^2$,主动脉横截面积(cm^2)与身高(m)之比 >10,主动脉扩张进度 >0.5cm/ 年,主动脉瓣狭窄或关闭不全需行瓣膜置换,升主动脉直径 >4.5cm)。在这种情况下,他们同样具有手术指征,因为在升主动脉已经扩张的条件下进行单纯主动脉瓣置换,不仅会增加主动脉瓣处理后的主动脉缝合难度,还会增加主动脉夹层的风险(图 5-1-1)。

2. 麻醉和体外循环方法　主动脉根部手术麻醉方法通常为静吸复合全身麻醉。术前充分镇静。应用药物维持较好的心脏收缩力和心率。需低温停循环患者,注意脑部降温保护,如应用冰帽降温。手术操作完成,充分复温,保证容量,应用强心药物维持循环稳定。

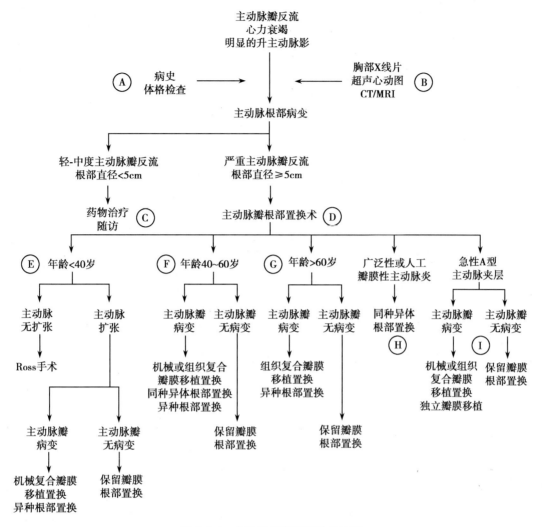

图 5-1-1　主动脉根部病变诊疗流程

A. 大多数主动脉根部瘤患者没有明显的临床表现。当动脉瘤伴有主动脉瓣关闭不全时,充血性心力衰竭的表现则成为其临床表现。主动脉夹层表现出剧烈的胸痛、脉律不齐和心力衰竭表现。急性心内膜炎的患者有明显的脓毒症和心力衰竭表现,体格检查除了主动脉瓣关闭不全或主动脉瓣狭窄时听诊出现吹风样杂音,其余没有特征性表现。体格检查对于主动脉瓣病变的评估有很重要的作用;B. 胸部 X 线片往往可以看见清晰的右纵隔轮廓影。心电图无特殊表现。超声心动图可以评估主动脉瓣狭窄或主动脉瓣关闭不全。多排螺旋 CT 或 MRI 能提供关于主动脉根部的重要解剖学信息,这些信息对手术治疗的计划有很大帮助;C. 对于主动脉根部直径 <5cm 及只有轻 - 中度主动脉瓣关闭不全或主动脉瓣狭窄的患者,建议每 6~12 个月进行定期影像学随访;D. 严重主动脉血管病变合并主动脉根部病变的患者具有主动脉根部置换术的指征;E. 小于 40 岁的患者,如果主动脉瓣不是二叶主动脉瓣且主动脉根部没有扩张,Ross 手术比较合适。如果主动脉扩张且主动脉瓣出现病变,手术选择包括生物瓣置换、机械瓣置换(但需要患者口服抗凝血药物治疗)。如果瓣膜形态学正常,则考虑保留瓣膜的根部置换术(David 手术);F. 40~60 岁的患者可根据病情选择机械瓣、生物瓣、人工血管或同种异体移植物;G. 大于 60 岁的患者更多考虑生物瓣置换。高龄、体质条件差的患者应尽量简化手术方式,如单纯的瓣膜置换;H. 严重的主动脉瓣心内膜炎合并脓肿或人工瓣膜心内膜炎时,最好对感染组织进行清创处理,并且使用同种异体瓣膜置换避免重复感染。I. 急性 A 型主动脉夹层属于外科急症。如果主动脉根部相对完好,可单独行升主动脉置换。主动脉根部的广泛破坏则需行主动脉根部置换术(Bentall 手术)。年轻的、主动脉瓣形态学完好的患者,可以考虑保留自体主动脉瓣的主动脉根部置换术(David 手术)。

体外循环的建立主要根据远端手术方法决定插管方法。单纯主动脉根部置换可采用股动脉插管,静脉采用右心房腔房管引流。动脉瘤累及主动脉弓部,需涉及弓部操作,可选择右腋动脉插管或无名动脉插管,进行选择性脑灌注,为神经系统提供保护。如合并需切开右心房操作的手术,可选择上下腔静脉分别插管。单纯根部操作,体外循环温度(中心温度)为 25~30℃ 的中浅低温,中等灌注流量 1.6~2.0L/(m²·min),中度血液稀释,血红蛋白在 80g/L。

3. 手术方法

（1）Bentall 手术

1）游离主动脉根部：剪除病变主动脉瓣升主动脉距右冠状动脉开口 1cm 上方沿主动脉纵轴切开升主动脉，显示主动脉瓣及左右冠状动脉开口，冠状动脉开口直接灌注停跳，心脏表面覆盖冰屑降温，剪除病变主动脉瓣叶（保留 2mm 左右瓣叶根部，以便缝合）。如为主动脉夹层患者，切开真腔前注意清除假腔内血栓，修剪内膜片至动脉壁完整处。注意保护冠状动脉开口，如夹层累及冠状动脉开口，可行冠状动脉开口成形或制备自体血管，行冠状动脉搭桥术。

2）近端吻合：采用人工带瓣管道，近心端 3-0 prolene 线连续缝合或换瓣线间断褥式缝合于主动脉瓣环上。

3）冠状动脉开口移植：分为直接吻合和纽扣吻合法。直接吻合法在与冠状动脉对应位置的人工血管侧壁运用电凝笔打孔（直径 1cm），先左冠状动脉开口，后右冠状动脉开口，5-0 prolene 线连续缝合完成冠状动脉原位移植。纽扣吻合法是将左右冠状动脉开口从主动脉壁分离，修剪成纽扣状，再与人工血管对应位置吻合。

4）升主动脉远端吻合：充分游离远端主动脉，最后将人工血管远端与自体血管，应用 3-0 或 4-0 prolene 线连续缝合做端 - 端吻合。手术完毕（图 5-1-2）。

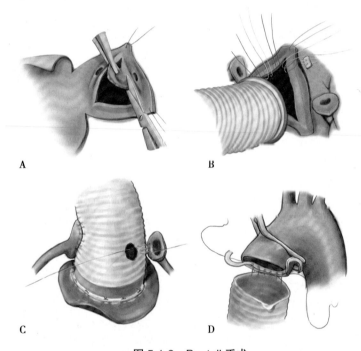

图 5-1-2　Bentall 手术
A. 游离主动脉根部并剪除病变主动脉瓣；B. 近端吻合；C. 冠状动脉开
口移植；D. 升主动脉远端吻合。

（2）保留自体主动脉瓣的主动脉根部置换术（David 手术）：保留主动脉瓣的主动脉根部置换术（David 手术）的术式分为两大类：再植法（reimplantation）和成形法（remodeling）。1992 年 David 等报道了再植法，即将人工血管直接与主动脉瓣环吻合，瓣交界悬吊并固定于人工血管内，称为 David Ⅰ型手术。1995 年，David 尝试采用成形法治疗主动脉根部病变，故成形法也称为 David Ⅱ型手术。两种方法各有优缺点。相同点是均切除了病变的主动脉窦壁，保留了主动脉瓣叶。区别是成形法保留了主动脉窦的形态，可减轻主动脉瓣与人工血管的撞击，但是有主动脉瓣环扩张的可能。再植法的主动脉环被人工血管固定，不会因主动脉瓣环扩张引起主动脉瓣关闭不全，而瓣叶与管壁碰撞可能加速其损坏。此后，David 手术又有了进一步发展，包括 David Ⅲ型手术（David Ⅱ型手术的基础上，应用聚四氟乙烯条加强固定主动脉瓣瓣环）、David

Ⅳ型和 David Ⅴ型手术。同时目前亦有带动脉窦的人工血管,应用此人工血管进行再植法 David Ⅰ型手术,可更好地保护主动脉瓣膜。具体手术方法如下:

1)主动脉瓣瓣叶功能及质量是 David 手术成功的关键,故术前需严格评估主动脉瓣形态及功能,术中需备经食管超声心动图,进一步评估瓣膜基础及术后成形效果。

2)游离主动脉根部:切开升主动脉,检查主动脉瓣叶形态及结构,根据拟行手术方式,剪除病变主动脉壁,保留主动脉瓣和瓣交界。平行于主动脉瓣环上方 3~5mm,波浪形剪除扩张的主动脉窦壁,游离左右冠状动脉开口呈纽扣状。

3)再植法手术(David Ⅰ型手术):主动脉根部游离完毕,选择合适尺寸人工血管,沿主动脉瓣环下方自左心室侧进针,主动脉侧出针,间断褥式缝合一周,与人工血管近端吻合,将人工血管近端固定于主动脉瓣环。其后三个主动脉瓣交界悬吊并固定在人工血管内,悬吊高度为主动脉窦的最低点到交界的距离。用 4-0 prolene 线将主动脉瓣环上方的瘤壁残端连续缝合在人工血管壁上。缝合时避免损伤瓣叶。吻合完毕,人工血管内注水观察主动脉瓣对合情况。随后,继续完成冠状动脉移植及人工血管远端与自体主动脉端 - 端吻合(图 5-1-3)。

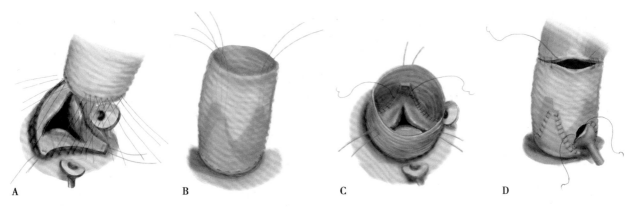

A   B   C   D

图 5-1-3　David Ⅰ型手术

A. 游离主动脉根部,波浪形剪除扩张的主动脉窦壁,游离左右冠状动脉开口呈纽扣状;B. 将人工血管近端固定于主动脉瓣环,并将三个主动脉瓣交界悬吊并固定在人工血管内;C. 将主动脉瓣环上方的瘤壁残端缝合在人工血管壁上;D. 将人工血管与冠状动脉开口及自体主动脉端 - 端吻合。

4)成形法手术(David Ⅱ型手术):主动脉根部游离完毕,选择合适尺寸人工血管,将人工血管一端修剪为波浪形,弧度与主动脉瓣环的形态和瓣交界的高度一致,用 4-0 prolene 线将主动脉瓣环上方的瘤壁残端与人工血管连续缝合,完成冠状动脉开口移植和远端血管的端 - 端吻合(图 5-1-4)。

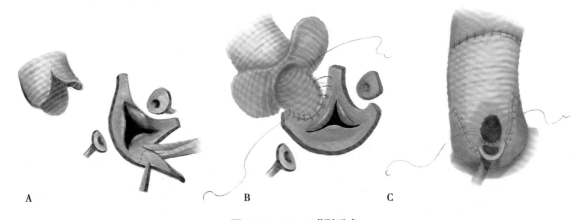

A   B   C

图 5-1-4　David Ⅱ型手术

A. 波浪形剪除主动脉窦壁,将人工血管一端修剪为波浪形,使其弧度与主动脉瓣环的形态和瓣交界的高度一致;B. 将主动脉瓣环上方的瘤壁残端与人工血管缝合;C. 将人工血管与冠状动脉开口及自体主动脉端 - 端吻合。

（3）Carbrol 手术：手术方法大体同 Bentall 手术，不同点在于冠状动脉开口移植方法，Carbrol 手术是用 8mm 或 10mm 人工血管两端分别与冠状动脉左右开口做端 - 端吻合，再与带瓣管道行侧侧吻合。其优点是各吻合口出血容易被发现和处理，且冠状动脉开口无张力，可避免假性动脉瘤形成。缺点是小口径人工血管容易扭曲变形并导致血栓形成。故多应用于二次根部手术、主动脉严重粥样硬化或钙化、冠状动脉开口移位小，导致冠状动脉开口直接吻合困难或张力过大（图 5-1-5）。

（4）Wheat 手术：适合于升主动脉瘤合并主动脉瓣病变，主动脉窦部无明显扩张，冠状动脉移位不明显患者。其手术方法主要为纵行切开主动脉壁，剪除病变主动脉瓣膜，换瓣线间断缝合置换人工瓣膜于主动脉瓣瓣环。其后选择合适型号的人工血管，近端于冠状动脉开口上方窦管交界水平与自体血管行端 - 端吻合，远端与管径恢复正常的自体血管远端行端 - 端吻合。其缺点是主动脉后壁容易发生出血，导致止血困难，同时残余窦壁有继续扩张可能（图 5-1-6）。

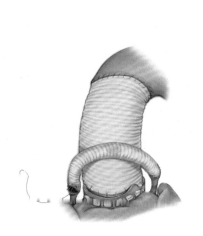

图 5-1-5　Carbrol 手术

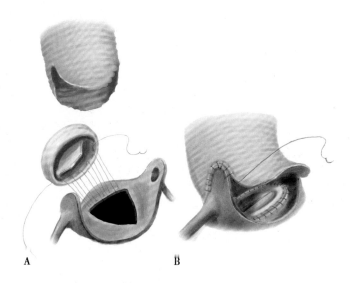

图 5-1-6　Wheat 手术

A. 剪除病变主动脉瓣膜及扩张的主动脉壁，保留冠状动脉开口，置换人工瓣膜；B. 近端于冠状动脉开口上方与自体血管行端 - 端吻合，远端与自体血管远端行端 - 端吻合。

（5）自体带瓣肺动脉主动脉根部置换术（Ross 手术）

1）体外循环插管前先将主动脉、肺动脉及其分支充分游离，在主肺动脉分叉前预置一标志线，然后开始体外循环。

2）于标志线部位横断主肺动脉，确保切口在肺动脉瓣交界上方，检查肺动脉瓣无异常，自主动脉根部锐性分离出主肺动脉瓣基部，然后将肺动脉干向前牵引，继续往后下分离开周围组织，将主肺动脉后壁与左冠状动脉完全游离，直至能见到右心室肌。

3）于肺动脉瓣环最低点下 6~8mm 做切口，切开全层右心室前壁，切口延至主动脉时注意勿损伤右冠状动脉圆锥支。

4）右心室流出道后方注意不要损伤左冠状动脉主干，前降支和第一间隔支。将右心室流出道前方和后壁切口离断，摘下肺动脉瓣后方的肌肉缘。注意检查，并置入生理盐水稀释的肝素溶液中浸泡、备用。

5）参照应用带瓣主动脉置换主动脉方法（Bentall 手术），将摘下自体肺动脉瓣移植于主动脉根部，并将切下左右冠状动脉分别吻合于移植的肺动脉相应部位。

6）应用同种带瓣主动脉重建右心室 - 肺动脉通道，注意保护切口下冠状动脉及其分支（图 5-1-7）。

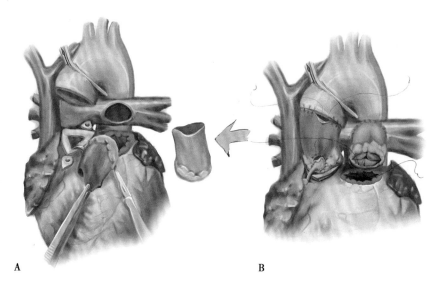

图 5-1-7　Ross 手术

A. 在主肺动脉分叉前游离并横断主肺动脉,解剖肺动脉瓣环并游离主肺动脉全长,摘下带肺动脉瓣的主肺动脉备用;B. 以带瓣主动脉置换主动脉方法将自体肺动脉瓣移植于主动脉根部,并将冠状动脉吻合于移植的肺动脉相应部位,应用同种带瓣主动脉重建右心室 - 肺动脉通道。

六、术后处理及主要并发症

1. 出血　根部手术操作复杂,围术期失血是其主要并发症,可导致灾难性后果。出血原因主要是吻合口出血和人工血管渗漏。避免出血的主要方法是吻合技术准确,操作轻巧,缝线均匀,避免拉线摆线张力过高,导致缝线对主动脉壁切割导致出血。如无明显吻合口出血,血管渗漏导致出血,可采用自体血管包裹人工血管外壁,并向右心房分流的方法减少出血。

2. 冠状动脉供血障碍　冠状动脉缺血是导致患者围术期死亡的另一主要原因。其预防方法主要为:人工血管壁开口位置选择合理,避免冠状动脉开口牵拉变形导致供血不足;游离冠状动脉开口或人工血管注意吻合后管道角度,避免打折变形;吻合冠状动脉开口时注意勿进针过深,缝线伤及对侧,导致冠状动脉开口闭塞;如果为主动脉夹层患者,冠状动脉开口因夹层受累,导致开口撕脱,积极行冠状动脉搭桥,并应用桥血管进行停搏液灌注。

3. 神经系统并发症　主动脉根部置换术后,卒中发生率为 1%~4%。主要原因是术中血栓脱落或动脉粥样硬化斑块脱落导致。如术中需行主动脉弓部操作,需注意选择性脑灌注充分。术中应用二氧化碳,防止气栓发生。

4. 主动脉瓣相关并发症　行人工瓣膜置换需注意人工瓣膜与主动脉瓣环缝合紧密结合,防范瓣周漏发生;保留自体主动脉瓣患者,近期出现主动脉瓣反流可能与手术操作直接相关,而远期出现主动脉瓣反流与手术方式选择和主动脉瓣病变进一步发展有关。

5. 机械瓣置换的患者第二天就需要口服华法林,目标国际标准化比值(international normalized ratio,INR)应控制在 1.5~2.0,从而减少出血或血栓的风险。生物瓣的患者可以只服用阿司匹林。

6. 对于术前伴有心脏功能不全的患者,术后需应用正性肌力药物维持心脏功能,保证体循环血容量及组织灌注。对于术前心脏扩大明显的患者,术中保证左心引流通畅,防止左心室过度膨胀,严重影响心脏功能;术后主动脉瓣膜功能改善后,往往左心室很快缩小,适当延缓拔除引流管时间,减少迟发性心脏压塞的风险。

【病例解析】

病例摘要 1

主诉

患者,男,33 岁,主因"间断胸闷气短、乏力 3 个月"入院。

现病史

患者 3 个月前逐渐出现胸闷气短症状,易于疲劳,活动后上述症状加重。超声心动图示:主动脉瓣关闭不全,主动脉瓣二叶畸形,左心室肥厚,主动脉窦部增宽。经保守治疗 3 个月,症状缓解不明显,今为求进一步诊治入住心血管外科。

既往史

高血压 10 年,最高曾达 160/90mmHg,药物控制可。否认冠心病、糖尿病史。

查体

一般检查:体温 36.5℃,心率 85 次 /min,呼吸 16 次 /min,血压 130/70mmHg。

专科检查:胸廓无畸形,双肺呼吸音清,未闻及干湿啰音。心尖搏动正常,未闻及震颤,主动脉瓣听诊区可闻及明显的舒张期叹气样杂音,呈高调、递减型。

辅助检查

超声心动图:左心室舒张末期内径 73mm,左心房舒张末期内径 49mm,室间隔厚度 11mm,左心室射血分数(LVEF)55%,主动脉瓣缘增厚,为三窦、二叶,主动脉瓣重度关闭不全,主动脉窦部直径 46mm。主动脉 CTA 示主动脉根部增粗约 46mm。

解析

患者主诉间断胸闷气短、乏力,应该首先想到心血管疾病的可能,虽然只有 33 岁,但是近几年冠心病的发病年龄趋于年轻化,不能排除冠心病的可能。对患者进行仔细查体,并行心电图、超声心动图检查,结果示主动脉瓣为三窦、二叶,主动脉瓣重度关闭不全,主动脉瓣下见大量偏心性反流信号,反流束面积 10.6cm²,主动脉窦部直径 46mm。主动脉 CTA 能够准确描述心脏及主动脉形态变化,为手术方案的制订、手术时机选择、预后提供准确的依据,对患者行胸部大血管 CTA、腹部 CTA 示主动脉根部及无冠窦、右冠窦扩张,窦部宽约 46mm。诊断为:主动脉瓣二叶畸形,主动脉瓣关闭不全(重度);主动脉根部瘤;左心室增大;高血压 2 级(极高危)。

指南解读

主动脉瓣二叶畸形的治疗——2014 年 ESC

尽管没有任何证据表明,药物治疗主动脉瓣二叶畸形导致的升主动脉或主动脉根部扩张有效,但是临床上普遍建议当主动脉扩张时服用 β 受体阻滞剂。外科治疗主动脉瓣二叶畸形导致的主动脉扩张的手术指征与其他原因导致的主动脉扩张一样,但是马方综合征除外。当考虑为主动脉瓣二叶畸形患者(主动脉瓣狭窄或反流)进行手术时,主动脉根部直径大于 45mm 时应考虑主动脉根部置换,因为在手术之后,主动脉扩张需要干预(或夹层或破裂)的风险增高。

解析

根据主动脉瓣二叶畸形的治疗原则及手术适应证,建议患者行外科手术治疗。具体的手术方式应根据患者的年龄、自身主动脉瓣情况、根部病变解剖结构及是否有抗凝禁忌证进行综合判断。

本例患者为主动脉瓣二叶畸形引起的主动脉瓣关闭不全,反流束面积为 $10.6cm^2$,按照美国超声学会对主动脉瓣反流严重程度分级标准,患者属于重度主动脉瓣反流,且主动脉根部直径为 46mm,大于 45mm。另外,患者主动脉瓣叶不正常,在行主动脉根部置换手术的同时不能保留主动脉瓣的正常结构,因此患者适合行 Bentall 手术。

知识点

Bentall 手术指征

1. 主动脉根部动脉瘤　非马方综合征和无动脉瘤家族史病例,马方综合征或有动脉瘤家族史病例,主动脉根部直径分别大于 5.5cm 和 5cm。

2. A 型主动脉夹层　夹层严重损害主动脉瓣叶、瓣交界或瓣环;主动脉根部动脉瘤基础上出现的主动脉夹层。

3. 主动脉炎性病变　大动脉炎或白塞病因主动脉关闭不全需行主动脉瓣置换术的病例。

学科新进展

主动脉瓣二叶化畸形致主动脉根部瘤的手术

二叶化畸形致主动脉根部动脉瘤有特殊的病理生理特点。首先,主动脉扩张以窦管交界以上的升主动脉为主,主动脉窦和瓣环多无明显扩张;其次,冠状动脉开口移位不明显;最后,三个主动脉窦大小差异明显。故此病行主动脉根部置换难度较大,特别是冠状动脉吻合。Russo 等将二叶化畸形分为三型。A 型:左、右冠状动脉瓣融合;B 型:右、无冠状动脉瓣融合;C 型:左、无冠状动脉瓣融合。

治疗经过

患者入院后完善相关检查,拟诊为"主动脉瓣二叶畸形,主动脉瓣关闭不全(重度);主动脉根部瘤"。按照 2014 年 ESC 关于主动脉瓣二叶畸形治疗原则的规定,需要行外科手术治疗,并且符合 Bentall 手术的指征,于全身麻醉体外循环下行 Bentall 手术,术中切除病变的主动脉瓣,用23 号美敦力带瓣管道置换根部,移植左右冠状动脉,手术过程顺利,术后予以强心,扩冠,抗炎、抗凝及对症支持治疗。恢复顺利,超声心动图复查示左心室舒张末期内径54mm,左心房舒张末期内径34mm,主动脉窦部36mm,LVEF 65%,结果满意。查体:心肺(-),手术切口愈合好,出院。

知识点

Bentall 手术术中出血的处理

出血是主动脉手术的灾难性并发症。主动脉手术死亡的主要原因为出血和冠状动脉缺血。出血原因包括人工血管渗血和各吻合口出血。术中防止出血的关键是：手术视野显露清晰，体外循环方法正确，吻合技术准确和操作精巧。主动脉远端吻合口出血处理相对简单，可将吻合口远端的主动脉适当游离，充分显露和缝合出血点。近端和冠状动脉吻合口出血处理比较困难，选择匹配的人工瓣环型号是预防出血的关键。冠状动脉吻合防止出血的原则是：缝线均匀，不可过密，主动脉壁全程缝合，拉线力度适当，避免损伤内膜。主动脉根部 - 右心房分流是非常有效的方法。随着技术的进步，人工血管渗血逐渐减少，排气时的针眼出血有时需要处理。可用 5-0 prolene 线浅缝或瘤壁包裹分流。

病例摘要 2

主诉

患者，男，51 岁，主因"胸闷伴头痛 6 年，加重 5 个月"入院。

现病史

患者 6 年前无明显诱因出现间断胸闷，发作及持续时间无规律，休息后可缓解，伴头部胀痛。超声心动图示：升主动脉增宽，最宽处 43mm。未予治疗。年初于当地医院体检时行血管 CTA 示：升主动脉瘤，升主动脉内径最宽处达 56mm。近 5 个月来胸闷及头痛时间增长，频率增加，休息后不易缓解，并伴胸痛，偶尔伴头晕、黑矇，就诊于其他医院再次行血管 CTA 示：升主动脉瘤，升主动脉内径最宽处 57mm。超声心动图示：主动脉瓣二叶畸形。为求进一步诊治入院。患者自发病以来，神志清楚，饮食可，睡眠正常，二便无异常，体力及体重无明显改变。

既往史

高血压病史近 6 年，血压最高曾达 145/100mmHg，药物控制可。否认冠心病、糖尿病史。无肝炎、结核及其他传染病史。10 余年前左肩胛骨骨折，并于当地医院行保守治疗，恢复良好。无手术史，无药物过敏史，无输血史。

查体

一般检查：体温 36.4℃，心率 84 次 /min，呼吸 16 次 /min，血压 124/85mmHg。

专科检查：胸廓无畸形，双肺呼吸音清，未闻及干湿啰音。心尖搏动正常，未闻及震颤，各瓣膜听诊区未闻及杂音，各瓣膜听诊区未闻及心包摩擦音。

辅助检查

胸部大血管 CTA：主动脉窦扩张，内径 41.3mm；升主动脉瘤样扩张，内径为 53.9mm。超声心动图：主动脉瓣呈三窦二叶，主动脉窦部 46mm，升主动脉内径 55mm，左心室舒张末期内径 54mm，左心房舒张末期内径 41mm，室间隔厚度 11mm，LVEF 64%。

解析

根据患者的主诉及辅助检查结果，主动脉瓣为三窦、二叶，升主动脉内径 55mm，诊断为：升主动脉瘤；主动脉瓣二叶畸形；高血压 2 级(极高危)。

根据主动脉瓣二叶畸形合并升主动脉瘤的治疗原则及手术适应证，建议患者行外科手术治疗。

具体的手术方式应根据患者的年龄、自身主动脉瓣情况、根部病变解剖结构及是否有抗凝禁忌证综合判断。

　　本例患者为主动脉瓣二叶畸形引起的升主动脉瘤，且主动脉根部直径为 46mm（>45mm），另外主动脉瓣叶虽然为三窦、二叶，但是并没有主动脉瓣狭窄或主动脉瓣关闭不全的情况，在行主动脉根部置换手术的同时可以保留主动脉瓣的正常结构，因此患者适合行 David 手术。

指南解读

升主动脉瘤的治疗（2014 年 ESC）

　　手术指征主要基于主动脉的直径，择期手术并发症的风险。

　　1. 马方综合征患者，升主动脉最大直径≥50mm，应手术治疗。

　　2. 当马方综合征患者合并有其他风险因素，如主动脉夹层家族史，升主动脉直径增长率 >3mm/ 年（同一种检查手段重复测量并且有另外测量方法证实），严重的主动脉瓣反流，或者想要妊娠时，升主动脉直径 >45mm 应手术治疗。

　　3. 不是完全的马方综合征患者，但是因结缔组织病而具有马方综合征表现的患者，应该等同于马方综合征患者对待。

　　4. 勒斯 - 迪茨综合征（Loyes-Dietz syndrome）患者在升主动脉直径 >42mm 就应该尽早手术治疗。

　　5. 埃勒斯 - 当洛斯综合征（Ehlers-Danlos syndrome）患者更易出现主动脉的并发症，但是目前并没有确切的手术干预指征。

　　6. 主动脉瓣二叶畸形合并有升主动脉瘤时，当主动脉直径≥55mm 时，应进行手术治疗，其出现并发症的风险低于马方综合征患者。当患者合并有其他风险因素，如家族史、系统性高血压、主动脉缩窄，或升主动脉直径增长率 >3mm/ 年，以及综合考虑年龄、体型、并发症和手术类型时，升主动脉直径 >50mm 应手术治疗。

　　7. 升主动脉瘤直径≥55mm，不论什么病因，均应手术治疗。

知识点

David 手术术后并发症及处理

　　1. 出血　David 手术操作复杂，需要完全游离主动脉根部和冠状动脉，操作中易导致副损伤，并且吻合口多且缝合距离长，冠状动脉为纽扣法吻合，无法行分流术等多种因素致出血。良好的术野显露、确切的缝合技术是防止出血的重要手段。

　　2. 冠状动脉供血不足　David 手术术后冠状动脉张力过大、吻合口扭曲和血肿压迫等均可导致冠状动脉供血不足。心脏复跳困难，循环不易维持和复跳后出现心电图变化提示有冠状动脉供血障碍的可能。冠状动脉吻合时充分显露、良好的吻合技术十分重要。早发现、早处理是治疗冠状动脉供血不足的关键。

　　3. 主动脉瓣关闭不全　David 手术后出现主动脉瓣关闭不全有两种情况：一为术后短期即出现；二为术后随访中出现瓣膜关闭不全。前者多与外科技术有关；对主动脉根部结构和功能的深刻理解，精湛的外科缝合技术及术中影像学支持是预防的关键。后者与术式选择、主动脉瓣叶的病变发展有关。

治疗经过

患者拟诊"升主动脉增宽"收治入院。入院后主治医师立即向患者家属进行了病情告知,并完善相关检查,具体如下。①超声心动图:升主动脉瘤;主动脉瓣二叶畸形;②主动脉 CTA:升主动脉瘤;③冠状动脉 CTA:未见明显异常;④血常规、凝血系列、肝肾功能、备血相关检查:正常;⑤心电图检查:未见明显异常。与家属沟通后,于 2015 年 6 月 9 日全身麻醉体外循环下行 David 手术,术后予强心、扩张冠状动脉、抗炎及对症支持治疗,术后恢复顺利,大血管 CTA 及超声心动图复查无异常,出院。

病例摘要 3

主诉

患者,女,75 岁,主因"体检发现升主动脉增宽 5 个月"入院。

现病史

患者 5 个月前体检行超声心动图检查示"升主动脉增宽",去中医研究院诊治,行超声心动图示"升主动脉增宽,最宽处 52mm",未予处理。今年 3 月于医院门诊行主动脉 CTA 检查,结果示:"升主动脉瘤,最宽处达 72mm"。门诊以"升主动脉瘤"收入病房。患者自诉无胸闷胸痛,无咳嗽咳痰,无咯血。患者自发病以来,神志清楚,饮食可,睡眠正常,二便无异常,体力及体重无明显改变。

既往史

患者于 2008 年因"卒中"住院行保守治疗 1 个月,目前恢复尚可。长期间断出现心房颤动,未有特殊不适,未予药物治疗。否认高血压、冠心病、糖尿病史。无肝炎、结核及其他传染病史。无外伤史,无手术史,无药物过敏史,无输血史。

查体

一般检查:体温 36.8℃,心率 90 次 /min,呼吸 16 次 /min,血压 125/80mmHg。

专科检查:胸廓无畸形,双肺呼吸音清,未触及干湿啰音。心尖搏动正常,未触及震颤,心律失常,主动脉瓣听诊区可闻及明显的舒张期叹息样杂音,各瓣膜听诊区未闻及心包摩擦音。

辅助检查

在医院行超声心动图示:主动脉窦部 36mm,升主动脉内径 70mm,左心室舒张末期内径 52mm,左心房舒张末期内径 59mm,右心房收缩末期内径 58mm,LVEF 53%,收缩期三尖瓣房侧见大量反流信号,反流束面积 10.4cm²,收缩期二尖瓣房侧见少量反流信号,舒张期主动脉瓣下见中 - 大量反流信号。门诊行主动脉 CTA 示:升主动脉瘤。

 解析

根据患者的主诉及辅助检查结果,诊断为:升主动脉瘤;主动脉关闭不全(中度 +);三尖瓣关闭不全(重度);二尖瓣关闭不全(轻度)。

根据升主动脉瘤的治疗原则,建议患者行外科手术治疗。该患者主动脉窦部 36mm,属正常范围内,而升主动脉内径 70mm,远远大于 55mm,且主动脉瓣下见中 - 大量反流信号,三尖瓣亦大量反流,因此选择 Wheat+TVP 术。

临床要点

Wheat 手术

1. **手术方法**　切除主动脉瓣叶,保留围绕左右冠状动脉开口处的三角形窦壁,切除其余窦壁,以机械瓣置换主动脉瓣,将一段人工血管近心端剪成两个与保留的三角形窦壁相适应的缺口,将人工血管与窦壁残端吻合。

2. **优缺点**　Wheat 手术避免了冠状动脉开口重建,技术上简便,但残留部分窦壁,远期有继续扩张的可能,且主动脉近端局部两个吻合口相距很近,增加出血机会,且主动脉后壁容易发生出血,导致止血困难,目前在主动脉根部瘤的治疗中应用已趋于减少,主要适用于主动脉瓣置换同时合并单纯升主动脉扩张的患者。

治疗经过

患者拟诊"升主动脉增宽"收治入院。入院后主治医师立即向患者家属进行了病情告知,并完善相关检查。①超声心动图:升主动脉瘤;主动脉瓣反流(中度+);三尖瓣反流(重度);二尖瓣反流(轻度);双心房增大;②主动脉CTA:升主动脉瘤;③冠状动脉CTA:未见明显异常;④血常规、凝血系列、肝肾功能、备血相关检查:正常;⑤心电图检查:心房颤动。

与家属沟通后,全身麻醉体外循环下行 Wheat+TVP 术,患者年龄偏大,有脑梗死病史,因此术中应注意脑保护,尽快手术,缩短转机时间,并严密止血,过程顺利;术后予强心、利尿、扩管、抗凝、抗炎及对症支持治疗,术后恢复顺利,出院。

(贡　鸣)

推荐阅读文献

[1] 孙立忠.主动脉外科学.北京:人民卫生出版社,2012.
[2] 朱晓东,张宝仁.心脏外科学.北京:人民卫生出版社,2007.
[3] DAVID D Y, LUCA A V, WILLIAM A B. Manual of cardiothoracic surgery.New York: McGraw-Hill Companies. Inc, 2006.
[4] NICHOLAS T K, EUGENE H B, DONALD B D.Kirklin/Barratt-Boyes cardiac surgery.3rd ed. Salt Lake:Churchill Livingstone, 2003.

第二节　主动脉动脉瘤

本节要点

1. **定义**　动脉瘤是指由于各种原因造成的正常主动脉局部或多处向外不可逆性地扩张或膨出形成的"瘤样"包块称之为动脉瘤。量化的定义是动脉管径扩张或膨突超过正常管径的1.5倍以上即称为动脉瘤。

2. **病理生理学**　动脉瘤按照病理形态学分类可分为真性动脉瘤、假性动脉瘤和夹层动脉瘤。胸主动脉瘤发病最高的为升主动脉瘤,占45%~50%。腹主动脉瘤中动脉粥样硬化是最主要的病因。

3. **临床症状**　主动脉瘤临床上多无症状,多于体检时发现。疼痛、局部压迫是动脉瘤常见症状。

4. 诊断 主动脉 CTA 是目前无创性影像学方法诊断主动脉瘤和主动脉疾病最可靠和精确的方法,对手术方式的选择具有重要指导意义。可提供精确的心脏和大血管解剖及形态学信息,可显示左心室和主动脉瓣膜功能及主动脉瘤大小、形态和范围以及头臂血管的情况。

5. 治疗 胸主动脉手术指征为:无症状的胸主动脉瘤直径大于 5cm;有症状的胸主动脉瘤;主动脉瓣病变合并升主动脉扩张直径大于 4.5cm。腹主动脉手术指征为:腹主动脉瘤直径超过 5.5cm;对于女性或腹主动脉瘤破裂高危患者(如局部瘤体壁菲薄有破裂的趋向),择期手术的临界直径为 4.5~5.5cm。

6. 主动脉瘤病变累及范围不同,手术方式选择不同,主要有主动脉根部置换术(Bentall 手术、Cabrol 手术、Wheat 手术、David 手术等)、升主动脉置换术、主动脉弓置换术、胸降主动脉、腹主动脉置换术及胸腹主动脉置换。决定采取以上的哪种方法是要根据患者的年龄、病变解剖结构等来综合判断(图 5-2-1)。

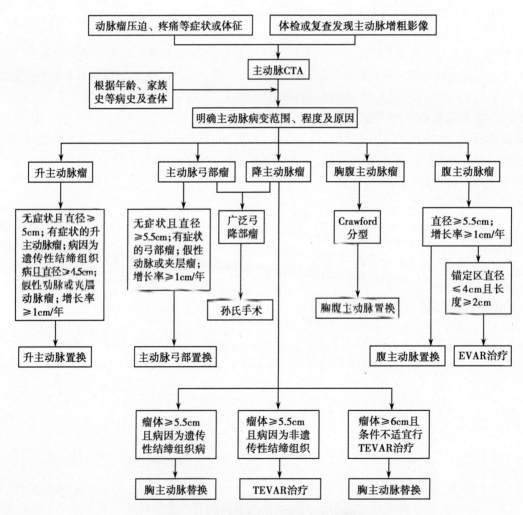

图 5-2-1 主动脉动脉瘤手术方式的选择
TEVAR. 胸主动脉腔内修复术;EVAR. 主动脉腔内修复术。

7. 孙氏手术(全主动脉弓置换 + 支架象鼻手术)为广泛的胸主动脉或胸腹主动脉病变患者提供较为理想的治疗方案,在简化一期手术的同时极大地方便了二期手术,显著降低了死亡率及并发症发生率。

一、胸主动脉瘤

（一）定义

胸部主动脉瘤包括主动脉根部、升主动脉、主动脉弓及降主动脉，临床常将累及腹主动脉的胸腹主动脉瘤也划分至胸主动脉瘤的范畴。动脉瘤是指由于各种原因造成的正常主动脉局部或多处向外不可逆性地扩张或膨出形成的"瘤样"包块称为动脉瘤。量化的定义是动脉管径扩张或膨突超过其正常管径的1.5倍以上即称为动脉瘤。主动脉直径的大小是诊断和治疗胸主动脉瘤的重要参数，正常成人的主动脉根部直径小于40mm，升主动脉直径小于30mm，主动脉弓直径小于28mm，降主动脉直径小于26mm。主动脉直径超过正常直径的1.5倍即诊断为主动脉瘤。临床上升主动脉直径大于50mm，降主动脉直径大于40mm即可诊断为动脉瘤。

（二）流行病学

胸主动脉瘤的发生率目前还无准确的统计。美国Bickerstaff报道的人群发生率为每年5.9/10万人，平均年龄为59~69岁，男女比例为(2~4)∶1。欧洲近10年的研究报告发现其发病率随着年龄的增长而增加，40~70岁年龄段比较多见，1998年报道的发生率为每年10.4/10万人。因此，胸主动脉瘤并非少见。国内目前尚缺乏这方面的统计。

（三）病因

1. 动脉壁中层囊性坏死或退行性变　是胸主动脉瘤最常见的病因之一，其发生机制尚不清楚，可能与多种因素相关，如遗传性、感染、吸烟、滥用毒品、高血压和年龄的增长都可能导致动脉壁中层退行性变和坏死。典型患者多见于青、中年男性，其好发部位为升主动脉，并可向远侧扩展至主动脉弓及降主动脉。由于常合并主动脉瓣环的扩大患者可产生严重的主动脉瓣关闭不全。

2. 遗传性疾病　以马方综合征为代表。马方综合征是常染色体显性遗传性结缔组织病，75%~85%的马方综合征患者伴升主动脉扩张或主动脉根部瘤。埃勒斯-当洛斯综合征（Ehlers-Danlos syndrome）Ⅳ型常伴有自发性主动脉破裂、家族性主动脉瘤病，以升主动脉瘤和主动脉夹层多见，病因不明。

3. 动脉粥样硬化　动脉粥样硬化是胸主动脉瘤最常见病因之一。常见于50~80岁患者，男性多于女性。常并发冠心病和周围血管阻塞性疾病，主动脉弓及降主动脉瘤较升主动脉瘤多见，也可出现广泛的胸主动脉瘤或瘤样扩张。

4. 主动脉夹层　由于主动脉壁和血流动力学的异常变化，主动脉夹层可导致假腔扩张和动脉瘤形成或破裂出血。

5. 创伤　大多形成假性动脉瘤和主动脉夹层。

6. 细菌或真菌感染　细菌可从主动脉邻近组织直接侵犯主动脉壁，但多数是随血运进入的细菌。此种细菌多开始从主动脉壁有损伤的部位侵入。在败血症时，细菌也可通过动脉营养血管进入主动脉壁导致动脉瘤形成。真菌性主动脉瘤多为继发性，偶尔也可见原发性真菌性动脉瘤。临床上梅毒性主动脉瘤已少见，它是梅毒性主动脉炎的后期并发症，一般是在感染梅毒后的10~20年出现。梅毒性主动脉瘤发生在升主动脉占50%，主动脉弓占30%~40%，降主动脉占15%，腹主动脉占5%。近年，梅毒感染患者有增加趋势，临床上应警惕。

7. 先天性　先天性胸主动脉瘤较少见，包括主动脉窦瘤及胸主动脉峡部动脉瘤。先天性胸主动脉瘤的患者常并发先天性主动脉瓣狭窄、动脉导管未闭及主动脉缩窄。

（四）预后

多数胸主动脉瘤自然病程不良，其预后受诸多因素影响，如瘤体的大小、部位及扩张的速度及瘤体相关并发症（主动脉瓣反流、瘤体破裂、血栓及主动脉夹层）。文献报道已确诊胸主动脉瘤未经治疗的患者，平均破裂时间仅2年，生存时间少于3年。死亡的主要原因是胸主动脉瘤破裂或主动脉夹层形成。根据Laplace定律，管壁承受的压力与血压和管腔的半径成正比。动脉瘤的大小与破裂和血压密切相关，1999年Coady研究发现动脉瘤直径6.0~6.9cm的患者，其破裂发生率比直径4.0~4.9cm的患者增加4.3倍。按部位考虑,主动脉弓增长最快(5.6mm/年),升主动脉和降主动脉次之(4.2mm/年),腹主动脉较慢(2.8mm/年)。胸主动脉瘤直径小于40mm、40~49mm、50~59mm和>60mm,增长率分别为2mm/年、2.3mm/年、3.6mm/年和5.6mm/年,可见>50mm的动脉瘤增长明显加快。升主动脉瘤破裂或形成主动脉夹层的平均直径约5.9cm,未经治疗胸主动脉瘤破裂率为42%~70%,升主动脉瘤增长>10mm/年,其存在破裂或形成主动脉夹层的危险。胸主动脉并发症发生率与其瘤体大小关系如表5-2-1所示。

表5-2-1　并发症率与胸主动脉瘤直径关系　　　　　　　　　　　　单位:%

并发症	>3.5cm	>4cm	>5cm	>6cm
破裂	0	0.3	1.7	3.6
夹层	2.2	1.5	2.5	3.7
死亡	5.9	4.6	4.8	10.8
合计	7.2	5.3	6.5	14.1

另外,病因不同自然病程也有差异。马方综合征可加速动脉瘤的生长并在较小直径(<5cm)时就形成主动脉夹层或破裂,特别是有家族史的患者,未治疗的马方综合征平均死亡年龄仅32岁,家族性动脉瘤患者的动脉增长率是正常人的2倍以上,主动脉夹层动脉瘤的增长率比正常人快6倍。梅毒性动脉瘤出现症状后,平均生存仅6~8个月。创伤性动脉瘤由于病因与病理的差异,如不积极治疗,更易破裂死亡。但如果及时手术治疗,则其自然寿命可达正常人的水平。未经手术治疗的胸主动脉瘤患者1年、5年生存率分别为60%~70%和13%~39%。

（五）病理生理

胸主动脉瘤的主要病理改变是主动脉壁中层弹力纤维变性、断裂或坏死和丧失弹性,导致局部脆弱,并在主动脉腔内高压血流的冲击下,动脉局部薄弱处向外膨出扩大,形成动脉瘤。病变大多数为单发,少数为多发。高血压可加速动脉瘤增长或主动脉夹层形成。动脉瘤一旦形成,有不可逆性发展和增大的趋势,根据Laplace定律,$T=P \cdot r/2$(T:张力,P:血压,r:瘤体的半径),瘤壁承受压力与血压和瘤体的半径成正比,即血压越高,瘤体越大,瘤壁承受的张力越大,破裂的可能性越大,当主动脉瘤直径大于5cm后扩张速度增快。主动脉根部瘤因主动脉窦和瓣环扩大可引起冠状动脉开口上移和主动脉瓣关闭不全,后者引起左心容量负荷增加及左心室扩大和心肌肥厚,最终可导致左心室功能不全。动脉瘤体发展过程中,刺激周围组织导致粘连、增厚和钙化,同时可压迫周围的组织或器官,会产生疼痛、器官功能失常。动脉瘤局部血流产生涡流,可形成瘤壁附着血栓,如血栓脱落可导致远端动脉栓塞。如瘤体进一步扩大,可破入心包、气管、纵隔和胸腹腔,引起突发的心脏压塞、失血性休克和大咯血等猝死。

（六）临床分类

1. 根据解剖部位分类

(1) 根部动脉瘤:病变累及主动脉瓣环、主动脉窦、窦管交界和近端升主动脉。常合并冠状动脉开口上移、主动脉瓣关闭不全及左心室扩大和心肌肥厚。

(2) 升主动脉瘤:单纯升主动脉瘤比较少见,多数为主动脉瓣狭窄后扩张所致。

(3) 主动脉弓部瘤:以远端弓部瘤多见。

(4) 胸降主动脉瘤:峡部瘤为先天性,病变局限,常合并主动脉缩窄。动脉粥样硬化性动脉瘤累及范围较广。

(5) 胸腹降主动脉瘤:动脉瘤累及胸主动脉,甚至腹主动脉。Crawford将胸腹降主动脉瘤分为5型(图5-2-2),即Crawford分型,以指导手术方式的选择。Ⅰ型动脉瘤累及整个胸降主动脉和肾动脉上腹主动脉;Ⅱ型动脉瘤累及整个胸降主动脉和腹主动脉;Ⅲ型动脉瘤累及胸主动脉远段和整个腹主动脉;Ⅳ型动脉瘤累及整个腹主动脉,但胸降主动脉正常;Ⅴ型动脉瘤累及胸降主动脉远段和肾动脉上腹主动脉。

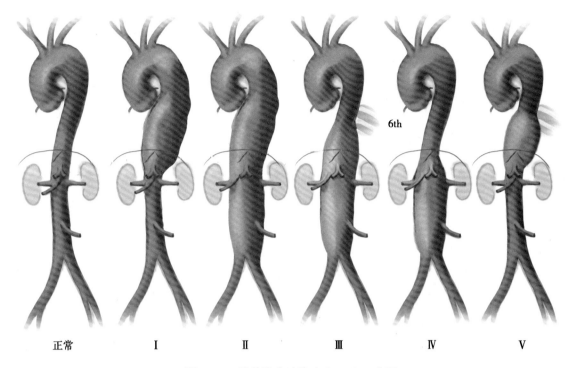

图 5-2-2　胸腹降主动脉瘤 Crawford 分型

2. 根据病理形态分类

（1）真性动脉瘤：临床最多见，瘤壁具有全层动脉结构，虽然组织学上有破坏，但可辨认出三层组织结构。形态上可表现为梭状动脉瘤和囊状动脉瘤。

（2）假性动脉瘤：是指动脉壁全层结构破坏，血液溢出血管腔外被周围组织如胸膜、肺和食管等包裹，其瘤壁无动脉壁结构，危险性极高。

（3）主动脉夹层动脉瘤：主动脉夹层形成后，主动脉正常管壁结构遭到破坏，变得不完整，抗压能力减弱，在血压的长期作用下逐步扩张。当主动脉直径扩张达到主动脉瘤诊断标准时，称为主动脉夹层动脉瘤。

3. 根据病因分类

（1）动脉粥样硬化性动脉瘤：多见于老年人，常合并冠心病、高血压和糖尿病等老年病，病变范围广，治疗难度大。

（2）先天性动脉瘤：主要位于主动脉窦部和主动脉峡部。多见于青壮年，手术较容易，治疗效果好。

（3）遗传性动脉瘤：如马方综合征，最常累及主动脉根部。

（4）感染性动脉瘤：如梅毒性主动脉瘤，最常累及升主动脉和主动脉弓部。

（5）外伤性动脉瘤：多发生于男性青壮年，主要位于升主动脉、主动脉瓣环上方和降主动脉峡部。

（七）临床表现

1. 症状

（1）疼痛：疼痛性质多为钝痛，也有刺痛，有的疼痛呈持续性，也有的可随呼吸或运动而加剧。升主动脉瘤所引起的疼痛多在前胸部，背部疼痛多为降主动脉瘤的表现。疼痛的原因可能是因为动脉壁内神经因动脉壁的扩张牵拉引起，或因为周围组织，特别是交感神经节受动脉瘤压迫所致。胸部突发剧烈撕裂样的疼痛是急性主动脉夹层的典型表现，疼痛持续或加重是动脉瘤病变加重和破裂的先兆。

（2）压迫症状：上腔静脉受压，表现头面部肿胀和上肢静脉怒张。左无名静脉受压则左上肢肿胀和左颈静脉怒张。压迫气管或食管，出现呼吸困难、喘鸣、咳嗽、咯血、吞咽困难及胸痛等；压迫膈神经和喉返神经可出现膈肌麻痹和声音嘶哑。

（3）心功能不全与心绞痛：主要出现在主动脉根部瘤的患者，此类患者常伴有严重的主动脉瓣关闭不全，临床上可出现心悸、气短等心功能不全的症状，严重者可出现心力衰竭。心绞痛的原因一方面是严重主动脉瓣关闭不全造成舒张压过低、脉压过大而产生冠状动脉供血不足;另一方面是冠状动脉阻塞。

(4) 局部组织缺血:由主动脉瘤附壁血栓、主动脉夹层内膜阻挡、血栓脱落、动脉本身狭窄或闭塞所致。脑缺血可有昏厥、耳鸣、眼花、昏迷甚至瘫痪,冠状动脉缺血可引起心绞痛、心肌梗死。

(5) 出血:主动脉瘤破裂出血往往导致休克和死亡。胸主动脉瘤破入气管可引起大量咯血窒息;破入食管可出现大量呕血;破入心包腔出现心脏压塞;破入胸腔引起血胸等。

2. 体征

(1) 搏动性肿块:是动脉瘤的典型体征,为可靠的诊断依据。肿块表面光滑,搏动与心率一致,胸主动脉瘤少见,在弓部主动脉瘤时可在胸骨上或颈部扪及明显的动脉搏动。

(2) 杂音:降主动脉瘤可在背部闻及杂音,合并主动脉瓣病变的患者主动脉瓣区可闻及心脏杂音,主动脉夹层累及主动脉瓣和头臂血管在心前区和颈部区域也可闻及杂音。

(3) 压迫体征:上腔静脉或无名静脉受压出现颈静脉怒张、颜面水肿,喉返神经受压出现声带麻痹。

(4) 其他:马方综合征可见到的胸廓畸形(如扁平胸)、漏斗胸或鸡胸、蜘蛛指/趾、晶状体脱位或高度近视、脊柱侧弯等。主动脉夹层患者肢体动脉搏动强弱不等、心脏压塞后奇脉等。主动脉瓣关闭不全患者脉压增大,可有水冲脉、枪击音和毛细血管搏动征。

(八) 影像学检查

1. 心电图 无特异性,动脉粥样硬化患者可同时显示有冠心病和心肌缺血或损伤的证据。

2. 胸部 X 线片 许多无症状的患者是在胸部 X 线检查时发现纵隔影增宽、主动脉根部与升主动脉影增大和/或主动脉弓迂曲延长等异常所见。如果合并主动脉瓣关闭不全,心影常有不同程度的增大。

3. 超声心动图 二维或三维超声心动图可显示升主动脉的形态、动脉瘤的大小、主动脉瓣和二尖瓣的结构、瓣叶活动状态及左心室的大小和收缩舒张功能情况。结合经食管超声心动图对升主动脉瘤和主动脉根部瘤的诊断有很大帮助,并能更精确地显示瓣膜、瘤体和心脏功能及是否合并主动脉夹层。

4. CT 和 MRI 检查 多排螺旋 CT 与 MRI 临床应用逐渐普及,并已成为辅助诊断主动脉瘤的主要手段。两种影像学方法均可提供精确的心脏和大血管解剖及形态学信息,可显示左心室和主动脉瓣膜功能及主动脉瘤大小、形态和范围及头臂血管的情况,是目前无创性影像学诊断主动脉瘤和主动脉疾病最可靠和精确的方法,对手术方式的选择具有重要指导意义。特别是近年 64 排以上的螺旋 CT 和先进心血管 MRI 技术的发展和临床应用,这些无创性影像学方法基本上替代了有创性的血管造影检查。

5. 主动脉造影检查 属有创检查,具有潜在危险性,基本被 CTA 及 MRI 检查替代。

(九) 治疗方法

1. 药物治疗 胸主动脉瘤在瘤体较小未达手术指征时,可暂予药物保守治疗,每年定期复查心脏超声或主动脉 CTA,观察瘤体变化情况。目前没有明确的病因学治疗方法。多采用控制患者心率、血压、血脂及戒烟等对症治疗。胸主动脉疾病患者合并高血压应行抗高血压治疗,无合并糖尿病者应将血压控制在 140/90mmHg 以下,合并糖尿病或慢性肾病者应将血压控制在 130/80mmHg 以下,以减少卒中、心肌梗死、心力衰竭的发病风险和心血管因素导致的死亡。2010 年美国心脏病学会/美国心脏协会(ACC/AHA)胸主动脉疾病诊疗指南推荐使用 β 受体阻滞剂、血管紧张素转换酶抑制剂或血管紧张素受体阻滞剂控制血压,在控制血压的同时,能有效减缓包括马方综合征患者在内的主动脉扩张的速率。主动戒烟及将低密度脂蛋白水平控制于 70mg/dl 以下也是重要延缓动脉扩张的有效措施。如患者伴有主动脉瓣关闭不全,可加用地高辛、利尿、补钾等药物,减轻心脏负荷,改善心脏功能。对于术前严重心功能不全患者,可行中心静脉穿刺,应用多巴胺 3~5μg/(kg·min)进行心脏功能调整,并进行体重控制及营养支持。

2. 手术治疗

(1) 手术适应证:①无症状的胸主动脉瘤直径大于 5cm;②有症状的胸主动脉瘤;③年直径增加 1cm 以上的胸主动脉瘤;④主动脉瓣病变需手术干预合并升主动脉扩张直径大于 4.5cm;⑤结缔组织病患者,如马方综合征,胸主动脉直径大于 4.5cm;⑥累及升主动脉的主动脉夹层或主动脉夹层动脉瘤;⑦胸主动脉假性动脉瘤;⑧胸主动脉瘤破裂。

（2）手术禁忌证：①严重的心、肺、肝、肾功能不全，不能耐受全身麻醉和体外循环者；②合并全身性疾病如败血症、恶性肿瘤的患者；③严重脑部并发症患者。

（3）手术方法选择

1）主动脉根部手术：适用于主动脉根部受累的患者。包括 Bentall、David、Wheat 及 Carbrol 手术（见本章第一节）。

2）升主动脉置换术（图 5-2-3）：适用于单纯升主动脉瘤，无主动脉瓣病变的患者。

手术方法：全身麻醉，胸部正中切口（可采用胸骨上段小切口），中度低温（鼻咽温度 28~30℃），经股动脉或腋动脉、右心房插管建立体外循环，右上肺静脉放置左心引流，靠近无名动脉阻断升主动脉，灌心脏停搏液，心脏停搏，纵行切开动脉瘤，在冠状动脉开口上方约 1cm 处横断升主动脉，切除瘤壁，选择相应口径的人工血管用 3-0 或 4-0 prolene 线连续缝合，行端 - 端吻合，先吻合近心端，后吻合远心端，吻合远心端时，开始复温，吻合接近完成时停左心引流，远心端吻合口打结前排气，也可经人工血管上扎粗针头排气，开放主动脉阻断钳，心脏多可自动复跳。此时，吻合口若有明显活动性出血，可用 4-0 prolene 线带毡片褥式缝合止血。如有针眼渗血，可在停体外循环、鱼精蛋白中和肝素后，纱布加压止血，多数止血满意。温度复至 36℃后，逐步停机，并撤离体外循环，彻底止血后，完成手术。

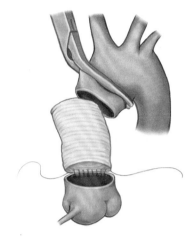

图 5-2-3　升主动脉置换术

手术要点：升主动脉瘤插管一般选用股动脉或腋动脉插管，如术中需扩大手术范围（如探查发现主动脉弓近端扩张需同期处理），如半主动脉弓置换等。吻合时如发现动脉壁薄弱或有夹层，可在主动脉吻合口外垫一周毡片加固，有效预防动脉壁质量欠佳时缝线对主动脉壁切割发生的撕裂。近端及远端吻合口要求吻合在垂直主动脉长轴的一个层面上，尤其是近端吻合口，一旦缝合层面偏离严重，容易造成主动脉瓣装置受牵拉，致瓣膜关闭不全；此外，缝线分布尽量均匀。手术中，要预防粥样斑块或其他栓子进入左右冠状动脉。主动脉根部出血，尤其是后壁出血，处理起来很困难；可视术中情况及术者经验，行缝合止血、压迫止血或主动脉残余瘤腔至右心房分流术等方式处理。

3）主动脉弓置换术（图 5-2-4）：弓部手术因病变累及变异性大（如头臂血管是否受累、头臂血管受累的数量及是否同时合并升主动脉或降主动脉受累），手术方式选择具有多样化、灵活化的特征。这里主要介绍主动脉弓及头臂血管均受累用四分叉人工血管行全主动脉弓置换术。

手术适应证：有症状的弓部瘤；弓部瘤体直径大于 5.5cm 以上者；主动脉弓部瘤增长率大于 1cm/ 年；弓部假性动脉瘤及夹层动脉瘤；合并升主动脉瘤、主动脉瓣疾病或降主动脉瘤，需要手术治疗者，即使弓部瘤无症状或小于 6cm，也应同期手术治疗。

手术方法：经胸骨正中切口向左颈部延长，游离右腋动脉，开胸、游离无名静脉及头臂血管并充分显露心脏，经右腋动脉及右心房插管建立体外循环，经右上肺静脉放置左心引流管，并行循环降温，降温至鼻咽温度 32℃左右或心室颤动时阻断升主动脉，经主动脉灌注插管灌注心脏停搏液，心脏停搏，当鼻咽温度降至 20℃，患者取头低位 20°~30°，灌注流量从 2.2~2.4L/（m²·min）降至 5~10ml/（kg·min），阻断无名动脉、左颈总动脉及左锁骨下动脉。此时灌注血流经右腋动脉、右锁骨下动脉、无名动脉进入右颈总动脉供应脑组织。切开主动脉弓，将升主动脉远端及头臂血管近端横断，修剪降主动脉近端，与四分叉人工血管主血管的远端进行端 - 端吻合，阻断人工血管近端及人工血管上三个将与头臂血管吻合的分支，经人工血管上的第四个分支插管灌注，恢复胸降主动脉以下脏器灌注，将其中一个分支与左颈总动脉吻合，排气后，开放，恢复大脑双侧灌注。偿还氧债后缓慢复温，将人工血管近端与升主动脉远端行端 - 端吻合，排气后，开放，恢复心脏灌注。将两分支人工血管分别与左锁骨下动脉、无名动脉吻合，排气后，开放，恢复全身灌注。心脏恢复灌注后，在逐渐复温过程中，出现心室颤动时，予以心内电除颤恢复心律。在漫长的复温过程中，检查吻合口是否有活动性出血。如果有，用 3-0 或 4-0 prolene 双头针带毡垫片褥式缝合行止血。当温度复至

36.5℃左右时,逐渐降低体外循环流量,视循环稳定情况,酌情停机。检查无活动性出血后,用鱼精蛋白中和肝素。观察凝血及血流动力学情况,若无明显活动性出血且血流动力学平稳,撤离体外循环。将第四支人工血管剪去后靠根部结扎,并用prolene线缝扎。彻底止血后,放置心包及纵隔引流管,视情况放置胸腔引流管。常规关胸,完成手术。主动脉弓部置换术技术相对复杂,术中关键要有很好的脑保护措施。

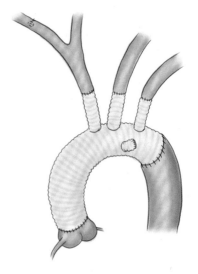

图5-2-4 主动脉弓置换术

手术要点:动脉瘤体巨大时,多与周围组织有粘连,致游离困难,同时动脉瘤壁菲薄,游离过程中较小的损伤即可致其破裂,为安全起见,建议先行动脉插管后(不转机)再游离瘤体及头臂血管;若仍无法游离,待转机瘤壁压力降低后游离;游离过程中,注意防止损伤折返主动脉弓处的迷走神经,胸导管离断后应确切结扎。一般情况下主动脉弓部手术,无须离断无名静脉,但若术野小,受无名静脉影响大,术中可视情况将其离断;术后患者会有左上肢水肿,对其功能影响很小,待侧支建立后,水肿会逐渐消失。主动脉弓部手术体外循环常规行单泵双动脉插管(单泵双管)。选择右腋动脉插管做全主动脉弓置换时,切开主动脉弓后,可通过开放左颈总动脉阻断钳,观察回流血量情况,如回血不多,说明基底动脉环侧支循环差,需再插一个20~22F动脉插管进入左颈总动脉,行双侧顺行脑灌注做脑保护,总灌注流量仍为10ml/(kg·min)。体重较大者或夹层动脉瘤真腔受压明显者可考虑股、腋动脉双插管,保证全身组织的灌注。如头臂血管正常,未受累及,可将头臂血管游离成岛状,再与人工血管做端-侧吻合(结缔组织疾病如马方综合征、埃勒斯-当洛斯综合征等患者除外)。若患者有单发左侧椎动脉,需重建该动脉,可将其与左颈总动脉行端-侧吻合。残余瘤壁较多同时出血较多时,可将残余瘤壁缝合包绕人工血管,将残余瘤腔与离断的无名静脉近端吻合,起到分流、止血的作用。

4)胸降主动脉置换术(图5-2-5):适用于局部或整段降主动脉病变的患者。

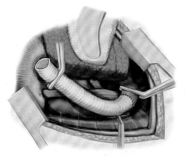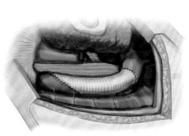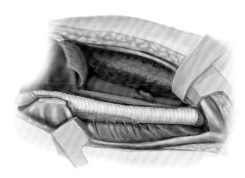

图5-2-5 胸降主动脉置换术

手术方法:该手术可在常温、非体外循环下完成。患者右侧卧位,左后外侧第4肋间切口进胸,如果显露较差,或拟行全降主动脉置换术,可在第7肋间另作切口。先游离降主动脉瘤远端,套上阻断带,再游离左锁骨下动脉和近端主动脉弓并套上阻断带,上下阻断后,纵行切开瘤体,清除附壁血栓,缝闭上段肋间动脉,切断瘤颈,取相应大小的人工血管进行端-端吻合。

手术要点:可视病变情况及术者经验情况,决定是否行股动脉-股静脉插管转机;若在全身麻醉非体外循环下完成,近端主动脉阻断时,应在麻醉控制性降压情况完成阻断;左心转流下完成手术是较为理想的办法,能较好控制容量、血压的同时也能保证主动脉阻断远端有血流灌注。手术中近端阻断钳应钳夹确切,一旦滑脱,如不能及时重新阻断,多将产生严重神经系统等手术并发症。若病变为主动脉缩窄,拟行胸降主动脉置换术,近远端阻断后,先不用着急切开动脉瘤,可用粗头针扎入动脉瘤,若动脉瘤压力较高,说明有很粗大侧支与动脉瘤相通。应先将所有粗大侧支结扎后再切开动脉瘤。完成胸降主动脉置换后,应先将远端阻断钳松开,在远端通畅的情况下,松开近端阻断钳,且要缓慢,防止容量变化致血压较大幅度的波动。胸8以下的肋间动脉应进行重建,避免截瘫的发生。

5) 全主动脉弓置换 + 支架象鼻手术(图 5-2-6):对广泛的胸主动脉或胸腹主动脉病变患者,该类病变累及升主动脉、主动脉弓和胸腹主动脉,在行升主动脉和主动脉弓置换后常需行二期胸主动脉或胸腹主动脉置换。1983 年,Borst 首次提出,先进行升主动脉和主动脉弓置换,并在降主动脉内植入一段游离的人工血管,在二期胸降主动脉手术时,即可在左锁骨下动脉以远操作完成,不再需要深低温停循环,他将这一技术称为象鼻手术。然而 Borst 提出的象鼻手术,因手术视野有限,操作困难,容易导致术后致命性的主动脉破裂,同时由于术中停循环时间长,明显增加术后脑并发症的发生。2003 年起,孙立忠等应用全主动脉弓置换 + 支架象鼻手术治疗广泛胸主动脉瘤,在简化一期手术的同时也极大地方便了二期手术,在减少术后出血、提高远端假腔闭合率等方面也有很好的效果。至 2017 年已临床应用 10 000 多例,手术死亡率为 2%,主动脉夹层近端假腔闭合率超过 90%,临床结果良好,被国内外同行公认为是治疗累及主动脉弓和降主动脉扩张性病变的标准术式,称为孙氏手术(Sun procedure)。

适应证:累及主动脉弓降部的胸主动脉瘤;原发破口位于主动脉弓和降主动脉的 A 型主动脉夹层;头臂血管严重受损的 A 型主动脉夹层;马方综合征合并 A 型主动脉夹层。

手术方法:游离腋动脉,正中开胸,游离头臂血管套线备用,肝素化,动脉泵管常规选用单泵双管,其中一根经腋动脉插管建立体外循环,而另一根用作股动脉插管或人工血管灌注管插管。右心房插二阶梯引流管,如需行右心房切开,则插入上下腔管,左心引流的途径可经右上肺静脉或主肺动脉。降温至心脏停搏,无名动脉近端阻断主动脉,剖开近端主动脉,清除假腔内的血栓,经左、右冠状动脉开口直接灌注停搏液,主动脉近端的处理主要依赖于其病理改变,可行 Bentall、Wheat、David 等手术。术前即有右冠状动脉缺血证据、术中探查右冠状动脉开口明显受累者,可缝闭右冠状动脉开口,而行右冠状动脉搭桥术。在处理主动脉近端的过程中,当鼻温降至 20℃时,暂停近端的操作,而转向对主动脉弓和降主动脉的处理。头低位,手术野中吹入 CO_2,以排除其内的空气,分别阻断三支头臂血管,同时经右腋动脉行选择性脑灌注,剖开主动脉弓,横断三支头臂血管,左锁骨下动脉近端 4-0 prolene 线缝闭,选择适当型号的支架象鼻经主动脉弓远端口植入降主动脉真腔,修剪多余的主动脉弓组织使其边缘与支架象鼻近端的人工血管平齐。选择直径与支架象鼻相当的四分叉人工血管,其主血管远端与带支架象鼻的降主动脉吻合,3-0 prolene 线全周连续缝合,动脉泵管的另一端插入人工血管灌注分支灌注恢复下半身循环,将对应的头臂血管分支先与左颈总动脉吻合,5-0 prolene 线连续缝合,排气开放后开始复温,随后将人工血管主血管近端与主动脉近端吻合,4-0 prolene 线连续缝合,恢复心脏循环,最后吻合无名动脉和左侧锁骨下动脉分支。完成全部的血管吻合后,经充分排气开放主动脉阻断钳,心脏电击复跳,鼻温至 37℃,肛温至 36℃即可缓慢撤离体外循环,复温过程中检查各吻合是否有活动性出血并缝闭,停机后准备血液回收。撤离体外循环机明确无活动性出血后即按肝素和鱼精蛋白 1∶1.5 的比例快速中和肝素,同时快速应用 1~2 个治疗单位的血小板,必要时应用新鲜血浆,迅速恢复患者的凝血功能。对吻合口针眼出血应用纱布压迫和补片包裹的方法往往能达到止血的目的,对近远端吻合口的出血经上述方法无效时应在包裹吻合口后于右心房行分流术。

手术要点:常规按搭桥消毒,股动脉消毒、铺单备用。右侧颈内静脉穿刺监测中心静脉压,左桡动脉、左足背动脉穿刺分别监测上下肢压力。两侧肢体压力差较大时,选择压力较高的一侧监测有创动脉压。体外循环时,应维持平均动脉压在 50mmHg 以上,以保证脏器充分灌注。停循环前及复温后,给予甲泼尼龙 15mg/kg,复温后给予甘露醇 0.5~1g/kg,以减轻全身炎症反应及减少神经系统并发症。腋动脉插管一般为 3~4cm,过深可致泵压过高,过浅有脱出危险。情况紧急时(如急性心脏压塞致循环迅速恶化),优先选择股动脉插管,股动脉具有动脉粗,易显露易插管等优点。弓上动脉游离困难时,可充分切除胸腺,甚至可以横断无名静脉。左锁骨下动脉较深,游离困难时,可先充分游离左颈动脉,套线并拉向一侧,在其深面往往

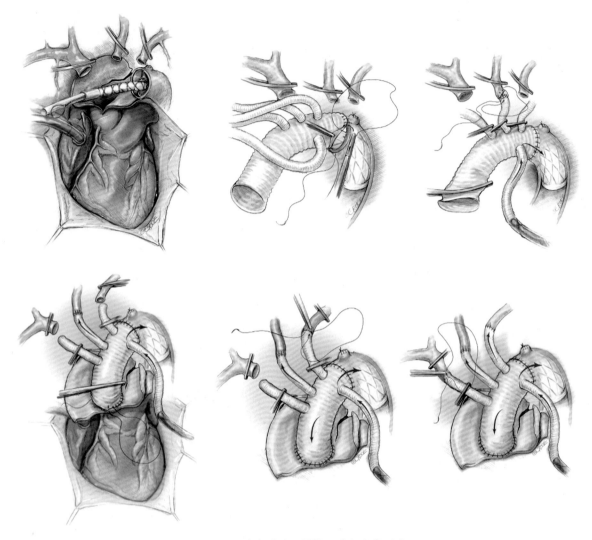

图 5-2-6 全主动脉弓置换 + 支架象鼻手术

可以游离出该动脉。为避免损伤主动脉弓的周围的气管、食管、神经等重要组织，原则上游离时应紧贴主动脉壁，游离锁骨下动脉时易伤及胸导管，发现乳糜外露应将断端彻底结扎，在游离弓远端和左锁骨下动脉时应尽量保持左侧胸膜完整，这样更有利于术后检查出血，减少血液丢失。

急性主动脉夹层支架植入较容易，慢性主动脉夹层真腔小，内膜增厚时可导致植入困难。支架植入方向偏差也可导致植入困难，此时术者可先用示指感觉降主动脉真腔的方向，沿该方向先放入一强度高的片拉钩，支架象鼻则顺片拉钩的方向植入。有时支架象鼻需要弯成一定的弧形更容易植入降主动脉。注意有时在降主动脉起始部有很大的主动脉内膜破口，直接支架植入易进入假腔，可先将片拉钩置入降主动脉并超过破口的远端，然后再顺片拉钩送入支架，可避免植入假腔的可能。

因夹层累及，右侧腋动脉无法使用时，可在停循环前经左颈总动脉直接插管实现选择性脑灌注。如果无名动脉、左颈总动脉均因血栓、夹层、动脉斑块等原因不能直接插管灌注，可以经动脉泵管一分叉行上腔静脉逆灌注，流量 5~10ml/(kg·min)，压力 25mmHg。

吻合口前移至左侧颈总动脉水平后，因受心脏充盈和呼吸的影响很小，远端吻合口缝合及出血的控制较既往的改良象鼻手术更加容易，效果更加确切。有部分患者，特别是夹层累及左锁骨下动脉患者，近端直视缝闭后出血，该处组织极脆，再缝合止血，常增加出血的机会，此时可进一步充分游离降主动脉，横断动脉韧带，用人工血管包裹整个弓降部，达到控制出血的目的。

孙氏手术相关手术并发症及防治措施如下：

出血:合口吻合时没有缝到真正的夹层外膜,游离时外膜损伤等,过长的体外循环时间或术前凝血功能差,都会造成术后活动性出血或广泛渗血。全层均匀缝合,解剖清楚,操作轻柔等可消除外科因素导致的出血并发症。另外良好的术后处理也可减少出血。目前,常规快速注入 1:1.5 鱼精蛋白,随即应用血小板和血浆,使凝血功能快速恢复至正常水平。术后常规应用自体血回收也可减少血液成分的丢失。对于一些难以控制的出血,也可以选择瘤壁包裹后与右心房分流的方法。

神经系统并发症:术前及术中做好各种神经系统保护措施,如低温、选择性脑灌注等。术后处理包括:常规一次甲泼尼龙静脉注射 10mg/kg;甘露醇 125ml/ 次,每 6 小时给药一次,直至患者清醒;应用脑神经营养药;对症支持疗法等。

截瘫:目前术中可用脊髓诱发电位监测,术后患者无特殊应让其尽早苏醒,观察双下肢的运动情况,对于术后胸液少,每 6 小时总量不超过 500ml,患者用肝素 0.5mg/kg,每 6 小时给药一次,以延缓假腔内血栓的形成。如术后出现截瘫,应提高组织灌注压,将中心静脉压维持正常低限,并尽早行脑脊液引流,将脑脊液压控制在 10cmH$_2$O 左右。

支架象鼻梗阻或置于假腔:表现为上下肢压差,支架象鼻远端组织脏器灌注不良。目前常规术中同时测量上下肢血压,如出现上下肢压差大于 40mmHg 或无尿、下肢缺血等,无论术中或术后应尽早行上身至下半身的人工血管转流术。对于支架植入假腔经转流效果不好或假腔快速扩大者应紧急手术治疗。

6)胸腹主动脉置换术(图 5-2-7)

手术适应证:动脉瘤直径超过 5~6cm;动脉瘤直径每年超过 1cm;结缔组织疾病患者应放宽手术指征;有症状的胸腹主动脉瘤;有脏器缺血症状的慢性主动脉夹层。

手术方法:以Ⅱ型胸腹主动脉瘤为例,以下介绍经典的胸腹主动脉置换术。

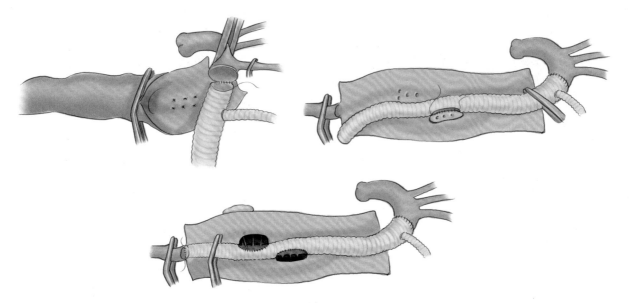

图 5-2-7 胸腹主动脉置换术

游离:由于病变累及左锁骨下动脉远端的弓降部,经第 4 肋间进胸后,首先游离弓降部及降主动脉。游离过程中可先切断动脉导管韧带,使弓降部有更充分的活动度。然后在动脉瘤近端套阻断带。在游离过程中注意保护迷走神经、喉返神经及食管。

左心转流:全身肝素化后,经左下肺静脉和左侧股动脉插管建立体外循环。根据病变解剖特点也可以选用左心房和瘤体远端降主动脉插管。左心转流后于左锁骨下动脉以远弓降部置近端阻断钳。若瘤体位置较高,也可分别在左颈总动脉和左锁骨下动脉之间主动脉弓及左锁骨下动脉分别阻断,以利于吻合。于胸降主动脉中段肺门水平置远端阻断钳。

近端吻合：于瘤颈处距近端阻断钳2~3cm，横断降主动脉，纵行剖开瘤体，清除腔内血栓或游离内膜片。缝扎开放的肋间动脉。选择适当直径的人工血管，通常直径为20~24mm，以3-0 prolene线连续缝合，行降主动脉近端与人工血管端-端吻合。吻合完毕将近端阻断钳移至人工血管，从而检查近端吻合口有无出血。若吻合口有出血，可用prolene线，双头针带垫片间断褥式缝合修补。

肋间动脉重建：停止左心转流，开放远端阻断钳，经第7肋间及腹部切口，于左肾动脉后方纵行切开远端余下瘤体。清除血栓或血管内膜片。确认腹腔脏器分支，应用左心转流选择性持续氧合血灌注腹腔干和肠系膜上动脉。应用冷晶体液间断行肾脏灌注。与此同时，以4-0 prolene线连续缝合，将下位肋间动脉与人工血管侧壁行岛状吻合，重建肋间动脉。将近端阻断钳移至肋间动脉吻合口以远，恢复肋间动脉血供。

腹腔脏器动脉重建及远端吻合：同样方法，重建腹腔干动脉、肠系膜上动脉和右肾动脉。将阻断钳移至右肾动脉以远，恢复上述脏器供血。以4-0 prolene线连续缝合，将左肾动脉单独与人工血管行端-侧吻合。于左肾动脉以下水平阻断人工血管，恢复腹腔脏器供血。以3-0或4-0 prolene线连续缝合完成人工血管远端与降主动脉远端的端-端吻合。开放阻断钳，恢复下肢供血。完成置换。

手术要点：停循环期间，通常需要维持ACT在400秒以上，有效防止血栓形成，保护微循环，避免DIC发生。常规行脑脊液引流，术中将脑脊液压力控制在8~10mmHg，术后早期，将脑脊液压力维持在10~12mmHg。胸8以下的肋间动脉应进行重建，避免截瘫的发生。脊髓和腹腔脏器的缺血是胸腹主动脉置换术中导致术后并发症和死亡的主要原因。左心转流可为远端主动脉提供持续的血流灌注、行选择性的脏器灌注而分段阻断能尽早恢复脏器的灌注。这两种技术为外科医生提供更多的时间进行操作，已经成为胸腹主动脉置换术中标准的脏器保护方法。

相关手术并发症及防治：截瘫等神经系统并发症的处理同孙氏手术并发症处理。出血：胸腹主动脉置换术手术时间长，创面大，对凝血机制影响大，麻醉及体外循环医生要维护好凝血功能，外科医生止血要细致。二次开胸手术时间长，对患者脏器功能影响大，要尽量避免二次开胸探查的发生。肠麻痹：患者开腹后48~72小时，通常出现肠麻痹。因此术后常规胃肠减压，禁食水，绑腹带，必要时留置肛管排气，温盐水或甘油灌肠。患者生命体征允许，应尽早下地活动。肾衰竭也是常见的并发症之一。一旦患者术后出现尿少、无尿或肌酐迅速升高，应尽可能早地采取积极措施。同时应保持较高的灌注压。选择药物时，尽量避免使用损害肾功能的药物，减少医源性肾损害。

【病例解析】

病例摘要1

主诉

患者，男，56岁，主因"体检发现升主动脉扩张2周"入院。

现病史

患者2周前体检胸部X线片发现纵隔影增宽，进一步检查超声心动图发现升主动脉瘤，为求进一步诊治来门诊就诊。患者无胸痛腹痛，无胸闷、憋气及心慌、气短，无声音嘶哑、饮水呛咳等症状，大小便正常，体重无减轻。

既往史

高血压病史、糖尿病病史，15年前曾行结肠癌根治术。

辅助检查

主动脉CTA：图5-2-8。

心脏超声：升主动脉瘤；主动脉瓣二叶畸形，三尖瓣轻度反流；主动脉根部32mm，升主动脉直径为55mm；LVEF 63%，左心室舒张末期内径53mm。

冠状动脉CTA：未见明显异常。

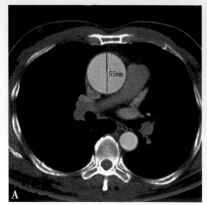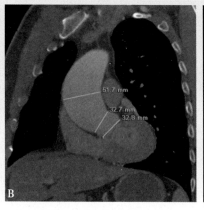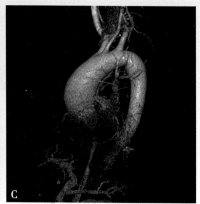

图 5-2-8　患者主动脉 CTA
A.轴位；B.矢状位；C.三维成像。

解析

　　患者主动脉根部正常,为升主动脉瘤,最粗直径已达 55mm,合并二叶畸形,术前超声心动图未提示主动脉瓣病变,冠状动脉 CTA 未提示冠状动脉病变。拟行升主动脉置换术。术中发现主动脉瓣叶二叶畸形,对合良好。遂按计划行升主动脉置换。术后恢复顺利,出院。

指南解读

2010 年 ACC/AHA 胸主动脉疾病诊疗指南推荐

　　1. 无症状的主动脉疾病包括因退行性病变发展的胸主动脉瘤、慢性主动脉夹层、壁内血肿、穿透性粥样硬化性溃疡、细菌性动脉瘤及假性动脉瘤,当升主动脉或主动脉窦直径大于 5.5cm 时,应考虑行手术修复(Ⅰ类,证据等级:C)。

　　2. 马方综合征或其他基因水平疾病者(血管性埃勒斯 - 当洛斯综合征、性腺发育不全、主动脉瓣二叶畸形、家族性胸主动脉瘤或主动脉夹层)即使主动脉直径尚偏小(4~5cm),也应行择期手术以防止急性夹层形成或破裂(Ⅰ类,证据等级:C)。

　　3. 主动脉直径小于 5.5cm,但以大于 0.5cm/ 年的速度增长者,应考虑手术(Ⅰ类,证据等级:C)。

　　4. 拟行主动脉瓣修补或置换术,若发现主动脉根部大于 4.5cm,应考虑同时行主动脉根部修复术或升主动脉置换术(Ⅰ类,证据等级:C)。

　　5. 一旦胸主动脉瘤出现症状,应考虑立即手术干预,除非患者的预期寿命因伴随疾病原因已很有限,或生活质量会因此严重受影响(Ⅰ类,证据等级:C)。

指南解读

2014 年 ESC 主动脉疾病诊疗指南关于升主动脉瘤治疗的推荐

　　1. 升主动脉直径≥5cm 的马方综合征患者(Ⅰ类,证据等级:C)。

　　2. 无结缔组织疾病且升主动脉直径≥5.5cm 患者(Ⅱa 类,证据等级:C)。

3. 有危险因素(高血压、主动脉缩窄及家族史)的主动脉二瓣化畸形且升主动脉直径≥5cm 患者(Ⅱa 类,证据等级:C)。

4. 有危险因素(夹层家族史、严重的主动脉瓣反流及有妊娠诉求)的马方综合征且升主动脉直径≥4.5cm 患者(Ⅱa 类,证据等级:C)。

病例摘要 2

主诉

患者,女,27 岁,主因"胸闷憋气半年加重 1 个月"入院。

现病史

患者半年来偶感胸闷憋气及胸部压迫感,程度轻微,休息后可缓解,未予特殊治疗及重视。1 个月前胸闷憋气症状加重,伴咳嗽,干咳少痰,且自感吞咽食物梗阻感。无胸痛腹痛,无呼吸困难,无声音嘶哑饮水困难。为求进一步诊治遂来门诊就诊,查 CTA 示 Bentall 手术后,主动脉弓部动脉瘤,收入院进一步治疗。患者自发病以来神志清楚,饮食可,睡眠正常,二便无异常,体力及体重无明显改变。

既往史

6 年前曾因主动脉根部瘤行 Bentall 手术。患者因月经量大有慢性贫血病史。

辅助检查

主动脉 CTA 见图 5-2-9。

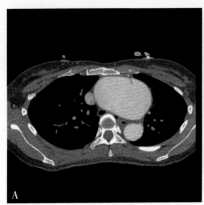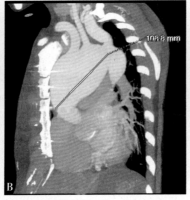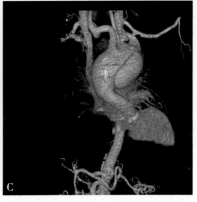

图 5-2-9　患者主动脉 CTA
A.轴位;B.矢状位;C.三维成像。

心脏超声:Bentall 手术后,主动脉弓部瘤,三尖瓣轻度反流,超声测得主动脉弓部直径最粗为 64mm,LVEF 65%,左心室舒张末期内径 51mm。股动脉超声提示右侧股髂动脉移行处动脉瘤样扩张。

血液实验室检查:INR 2.07,D-二聚体 456μg/L,血红蛋白 50g/L。

 解析

患者口服华法林,入院后停用华法林,予以低分子量肝素抗凝替代治疗。术前有严重缺铁性贫血,予以对症及输血治疗,纠正贫血后,择期手术。患者为马方综合征,有明确的家族病史。虽无声音嘶哑等明显症状,弓部为夹层动脉瘤且瘤体粗大,手术指征明确。术中发现破口位于无名动脉开口附近,降主动脉不粗且未受夹层累及。因考虑患者年轻,且患有马方综合征,远期发生胸腹主动脉瘤或夹层可能性较大,很有可能行二期手术,为以后简化二期手术,术中于降主动脉植入支架象鼻手术,对患者股动脉瘤,遂行股动脉瘤切除+人工血管置换术。即对该患者行全主动脉弓置换+支架象鼻手术+股动脉人工血管置换术。

治疗及结局:手术顺利,痊愈出院。

指南解读

2010 年 ACC/AHA 胸主动脉疾病诊疗指南推荐

1. 孤立的主动脉弓部退行性或粥样硬化性动脉瘤,若主动脉弓部直径超过 5.5cm,患者无症状并且手术风险低,应行手术治疗(Ⅱa 类,证据等级:C)。

2. 孤立的主动脉弓部直径小于 4cm 的动脉瘤,应每间隔 12 个月行 CT 或 MRI 复查,明确动脉瘤是否增大(Ⅱa 类,证据等级:C)。

3. 孤立的主动脉弓部直径大于或等于 4cm 的动脉瘤,应每间隔 6 个月行 CT 或 MRI 复查一次,明确动脉瘤是否增大(Ⅱa 类,证据等级:C)。

指南解读

2014 年 ESC 主动脉疾病诊疗指南关于主动脉弓部瘤手术的推荐

孤立的主动脉弓部瘤且最大瘤体直径≥5.5cm(Ⅱa 类,证据等级:C)。

病例摘要 3

主诉

患者,男,50 岁,主因"突发胸部疼痛 7 小时"入院。

现病史

患者 7 小时前在准备餐食过程中突发胸部剧烈疼痛,疼痛位于胸部正中部,无明显缓解体位,遂就诊于医院急诊。行主动脉 CTA 检查,提示主动脉弓降部假性动脉瘤破裂征象,前纵隔大面积不均匀密度影,考虑主动脉弓降部假性动脉瘤破入前纵隔形成血栓所致。急诊收入院,拟行手术治疗。

既往史

高血压病史 5 年。近 1 年未服药控制。

辅助检查

主动脉 CTA:主动脉弓降部假性动脉瘤形成,直径最粗约为 68mm,前纵隔大面积不均密度影,胸降主动脉中远段正常(图 5-2-10)。

心脏超声:升主动脉内未见明显剥脱内膜回声,舒张功能减低。升主动脉直径为 36mm,LVEF 60%,左心室舒张末期内径 42mm。

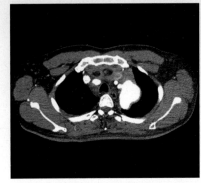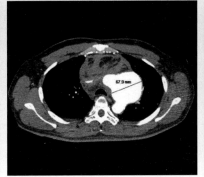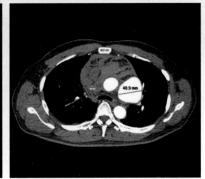

图 5-2-10 患者主动脉 CTA

 解析

　　不论 2010 年 ACC/AHA 胸主动脉疾病治疗指南还是 2014 年 ESC 指南,除非为结缔组织病患者,胸主动脉瘤或假性胸动脉瘤只要条件适宜(即有足够的锚定区及锚定区粗细合适的主动脉),优先考虑行胸主动脉腔内修复术(thoracic endovascular aortic repair,TEVAR)治疗。所以在临床,很难碰到开放行胸降主动脉置换术。只有当降主动脉瘤锚定区不够或胸降主动脉瘤累及到了主动脉弓降部或左锁骨下动脉时,才考虑行开放手术。该患者主动脉弓降部假性胸动脉瘤破裂,病情十分凶险,如不及时行急诊手术,随时会死亡。术中发现前纵隔血肿,胸腺内可见大量新鲜血栓,压迫无名静脉及上腔静脉,主动脉弓左颈总动脉以远管壁严重动脉粥样硬化、扩张,动脉瘤形成,动脉瘤累及胸降主动脉近端,于左肺动脉水平胸主动脉内径恢复正常,动脉瘤小弯侧靠近主肺动脉处破裂,局部血栓形成。术中经股动脉与右心房插管建立体外循环,鼻咽温度降至 23℃时,无名动脉插管行选择性脑灌注,用单分支人工血管置换主动脉弓降部及近端胸降主动脉,将人工血管分支与左锁骨下动脉行端-端吻合。

　　治疗及结局:手术顺利,痊愈出院。

 指南解读

2010 年 ACC/AHA 胸主动脉疾病治疗指南推荐

　　1. 慢性夹层,尤其考虑与结缔组织病相关,但无明显伴随疾病的患者,其胸降主动脉直径超过 5.5cm,建议行开放修补术(Ⅰ类,证据等级:B)。

　　2. 胸降主动脉组织退行性变或创伤原因的囊状动脉瘤,瘤体直径大于 5.5cm,或因手术造成的假性动脉瘤,只要条件许可,应首先考虑行 TEVAR 手术(Ⅰ类,证据等级:B)。

　　3. 无法行 TEVAR 手术而手术并发症又较高的胸降主动脉瘤患者,如瘤体直径大于 6.0cm,建议行择期手术;若同时为马方综合征(Marfan syndrome)或勒斯-迪茨综合征(Loyes-Dietz syndrome)等结缔组织异常者,即使瘤体直径未达到 6.0cm,也应建议行择期手术。

指南解读

2014 年 ESC 主动脉疾病诊疗指南关于胸降主动脉瘤治疗的推荐

1. 当解剖条件合适时,TEVAR 手术应作为胸降主动脉瘤的首选治疗(Ⅱa 类,证据等级:C)。

2. 胸降主动脉瘤直径≥6.0cm 且无法行 TEVAR 手术时,应行开放手术(Ⅱa 类,证据等级:C)。

3. 当马方综合征患者的胸降主动脉瘤有手术干预指征时,应行开放手术而不是 TEVAR 手术(Ⅱa 类,证据等级:C)。

病例摘要 4

主诉

患者,男,36 岁,因"活动后胸闷气短 3 周"入院。

现病史

患者 3 周来一般活动后即感胸闷、憋气,匀速爬 2 层楼后出现胸闷、气短,休息后可缓解。近 1 周夜间平卧后也感胸闷伴咳嗽,抬高床头后可缓解,无发热,无头晕、头痛,无胸痛、腹痛,无呼吸困难,无双下肢水肿。社区医院就诊给予口服噻嗪类利尿剂后症状缓解不明显,遂来于门诊就诊。超声心动图示主动脉瓣大量反流,收入院进一步治疗。

既往史

胸主动脉瘤病史 6 年。高血压病史 3 年,最高血压 180/50mmHg,平素未服用降压药物。

辅助检查

主动脉 CTA 见图 5-2-11。

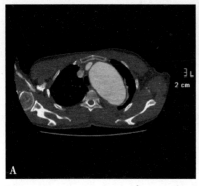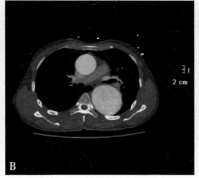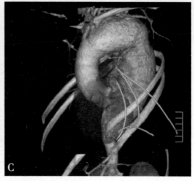

图 5-2-11 患者主动脉 CTA
A.轴位(主动脉弓水平);B.轴位(降主动脉水平);C.三维成像。

心脏超声:胸主动脉全程扩张,主动脉瓣重度关闭不全(反流束面积为 11cm²),升主动脉内径 44mm,窦管交界内径 48mm,主动脉弓部内径 55mm,降主动脉内径 54mm,LVEF 68%,左心室舒张末期内径 54mm。

解析

患者主动脉根部、升主动脉、主动脉弓及降主动脉全程扩张,腹主动脉正常,超声提示主动脉瓣重度反流,且有胸闷症状,手术指征明确。虽然升主动脉未达手术指征,根据 2010 年 ACC/AHA 胸主动脉疾病诊疗指南推荐,拟行主动脉瓣修补或置换术,若发现主动脉根部大于 4.5cm,应考虑同时行主动脉根部修复术或升主动脉置换术。主动脉瓣反流多由于根部扩张严重致瓣叶对合不良,多需行瓣膜置换。对于手术策略的选择,如果一期行全胸主动脉置换术(主动脉根部、升主动脉、主动脉弓及降主动脉置换),手术创伤大,手术时间长,并发症及死亡率极高。因此拟分二期手术,第一期行 Bentall+ 全主动脉弓置换 + 支架象鼻手术(Bentall+ 孙氏手术),第二期行胸降主动脉置换术。简化手术,降低并发症及死亡率,极大提高了手术疗效。

治疗及结局:手术顺利,痊愈出院。术后 3 个月,行胸降主动脉置换术,手术顺利,痊愈出院。

指南解读

2010 年 ACC/AHA 胸主动脉疾病治疗指南推荐

全主动脉弓置换术适用于以下情况:动脉瘤累及整个主动脉弓,慢性夹层伴主动脉弓扩大,主动脉弓远端的动脉瘤累及近端降主动脉,此时一般采用象鼻手术(Ⅱa 类,证据等级:B)。

指南解读

2014 年 ESC 主动脉疾病诊疗指南推荐

急性 A 型主动脉夹层应采取远端开放吻合(避免因为主动脉壁钳夹进一步造成主动脉外膜的损伤)方式行半主动脉弓或全主动脉弓置换术(Ⅰ类,证据等级:C)。

病例摘要 5

主诉

患者,女,28 岁,主因"体检发现胸腹主动脉瘤 6 个月"入院。

现病史

患者半年前心血管术后常规复查发现腹主动脉瘤,半年来患者无特殊不适,无胸痛、胸闷,无腹痛、腹胀,无腹泻、便秘,应用降血压、心率治疗,口服华法林抗凝。今于门诊再次复诊发现腹主动脉瘤最大直径较前增加 5mm,遂收住院行手术治疗。患者自发病以来神志清楚,饮食可,睡眠正常,大小便无异常,体力及体重无明显改变。

既往史

1 年前曾因急性 A 型主动脉夹层行 Bentall+ 孙氏手术。

辅助检查

主动脉 CTA 见图 5-2-12。

心脏超声:Bentall+ 孙氏手术后,胸腹主动脉夹层动脉瘤。腹主动脉直径 53mm,LVEF 62%,左心室舒张末期内径 45mm。肺功能检查正常。

入院凝血:INR 为 2.24,D- 二聚体 689μg/L,余实验室检查正常。

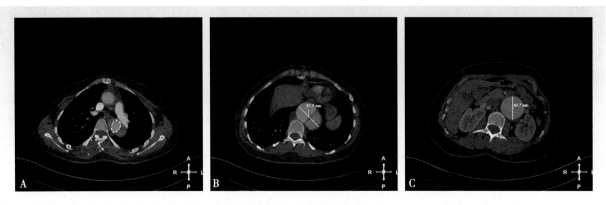

图 5-2-12 患者主动脉 CTA
A.轴位(降主动脉左肺动脉水平);B.轴位(膈水平);C.轴位(肾脏水平)。

 解析

　　患者口服华法林,入院后停用华法林,予以低分子量肝素抗凝替代治疗。患者为马方综合征,有明确的家族病史,诊断为慢性夹层孙氏细化分型,手术指征明确。拟行胸腹主动脉置换术,患者降主动脉有支架象鼻人工血管,可接着该血管行胸腹主动脉置换术,支架象鼻人工血管极大简化了该手术。

　　治疗及结局:手术顺利,痊愈出院。

 指南解读

2014 年 ESC 主动脉疾病诊疗指南

　　1. 胸腹主动脉置换术中常规行脑脊液引流术(Ⅰ类,证据等级:B)。

　　2. 左心转流下完成胸腹主动脉置换或胸降主动脉置换术(Ⅱa 类,证据等级:C)。

二、腹主动脉瘤

(一)定义

　　正常成人腹主动脉最大管径≤2cm。腹主动脉瘤是指腹主动脉局限性扩张,管径≥3cm 或超过正常管径 50%。临床上腹主动脉瘤较胸主动脉瘤更常见。动脉粥样硬化是腹主动脉瘤最常见病因,少数病例为创伤、感染、动脉壁中层坏死或先天性因素所致。

(二)流行病学

　　人口老龄化是腹主动脉瘤发生率增加的主要危险因素之一,文献报道 55 岁以上的男性和 70 岁以上的女性发病率急剧上升。经超声检测的流行病学调查发现年龄≥65 岁男性腹主动脉瘤平均发病率 5%。

(三)病因及预后

　　1. 病因　尽管目前的研究证据表明腹主动脉瘤是多因素相互作用的结果,其中动脉粥样硬化是最主要的病因。其次是年龄、吸烟、高血压和高脂血症。遗传性动脉疾病如马方综合征也可以引起腹主动脉瘤,但常合并其他部位的动脉瘤,很少单发腹主动脉瘤。极少数腹主动脉瘤起因于炎症、创伤和感染。

　　性别和遗传因素也影响腹主动脉瘤的形成。大于 4cm 的腹主动脉瘤患者中男性约是女性的 10 倍以上。有家族性腹主动脉瘤病史的患者比普通人危险因素增加 30%,不仅发病年龄趋于年轻化,而且发生破裂的风险更高。家系发病率研究提示腹主动脉瘤的形成有遗传倾向,28%的腹主动脉瘤患者一级亲属中有同样病史。一项313个家系研究证实腹主动脉瘤病因中家族性遗传是重要的因素之一,进一步支持腹主动脉瘤可能是一种显性遗传疾病的结论;但目前尚无明确的遗传标志可以明确主动脉瘤形成与遗传的相关性,参与的遗传因子似乎是不同源的。

2. 预后 腹主动脉瘤患者的主要风险是发生急性破裂出血,其死亡率极高。一项研究显示在腹主动脉瘤发生破裂患者中,25%患者在到达医院前死亡,51%在到达医院后准备外科手术前死亡,有机会接受手术治疗的患者死亡率也高达50%,术后30日的生存率仅为11%。然而,腹主动脉瘤破裂之前行择期外科手术治疗患者死亡率大大降低,仅为4%~6%。

腹主动脉瘤破裂的风险随动脉瘤直径的增加而增加,腹主动脉瘤平均增长率为0.4cm/年。英国的一项研究发现直径<4cm、4~4.9cm和5~5.9cm的腹主动脉瘤破裂风险分别为0.3%、1.5%和6.5%。直径>6cm的腹主动脉瘤患者破裂的风险将显著增加。尽管腹主动脉瘤好发于男性,但女性患者更易发生破裂,破裂风险是男性的3倍,破裂平均直径更小(女性5cm相当于男性6cm)。此外,吸烟和合并高血压的患者更易发生破裂。80%的腹主动脉瘤破裂后血液进入左后腹膜,后腹膜组织和血肿能够包裹破裂口,延缓患者失血性休克或死亡。但少数破裂出血直接进入腹腔,引起难以控制的大出血,患者表现为急剧的循环衰竭或很快死亡。腹主动脉瘤破裂进入下腔静脉、髂静脉或肾静脉的情况罕见。

(四)临床分类

腹主动脉瘤的分类有多种方法。根据有无腹痛、周围脏器压迫症状可分为有症状性腹主动脉瘤和无症状性腹主动脉瘤;根据发病部位与肾动脉关系可分为肾上型腹主动脉瘤、肾旁型腹主动脉瘤和肾下型腹主动脉瘤(图5-2-13);根据瘤壁结构可分为真性动脉瘤、假性动脉瘤、夹层动脉瘤;根据腹主动脉瘤的发病原因可分为炎性动脉瘤、粥样硬化性动脉瘤。动脉粥样硬化是腹主动脉瘤最常见病因,常累及肾动脉下段腹主动脉,该段是腹主动脉瘤最好发部位,临床上90%以上腹主动脉瘤为肾下型,仅少数腹主动脉瘤是肾上型,包括胸主动脉瘤的扩展(胸腹主动脉瘤)。

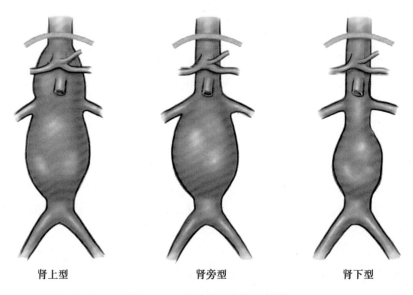

肾上型 肾旁型 肾下型

图 5-2-13 腹主动脉瘤临床分类

(五)临床表现

多数腹主动脉瘤患者在临床上无任何症状和体征,通常是在健康体检或以其他病就诊时无意中发现腹部搏动性肿块。典型患者主要临床表现如下:

1. 疼痛 大多数患者仅有腹部不适和胀痛。当瘤体侵蚀椎体或压迫脊神经根时,出现腰背部疼痛。突然出现剧烈的腹痛或腰背痛,是动脉瘤向腹腔内或腹膜后破裂的征象。

2. 压迫症状　压迫十二指肠及近端空肠,引起消化道症状。输尿管受压后,出现尿路梗阻的临床表现。少数情况下因胆总管受压而出现阻塞性黄疸。

3. 腹部搏动性肿块　大多数位于脐旁左侧腹部,同时有髂动脉瘤时,则向同侧髂窝延伸。搏动具有多向性膨胀感的特点,可伴有震颤及血管杂音。

4. 急性动脉栓塞　瘤腔内血栓或斑块脱落,可造成腹主动脉分支的急性栓塞,如肠系膜动脉、肾动脉或下肢动脉栓塞,并引起相应的急性动脉缺血的临床表现。

5. 动脉瘤破裂　动脉瘤破裂必将引起大量出血,后果严重。按照动脉瘤破裂的方式,可以表现为腹腔内快速大量出血,患者往往在短时间内死于失血性休克;腹膜后巨大血肿,出现腹部或腰背部突然剧烈疼痛及失血性休克症状;主动脉 - 肠瘘,引起消化道反复大量出血,导致失血性贫血及休克;主动脉 - 下腔静脉瘘,引起严重的充血性心力衰竭。

（六）影像学检查

1. 彩色多普勒超声　是腹主动脉瘤筛查和诊断首选影像学检查方法,它不仅可明确腹主动脉瘤的诊断,同时能提供瘤体大小、瘤壁结构、有无粥样斑块及附壁血栓,并可了解分支血管通畅情况等。

2. MRA　是近年发展最快的无创血管成像的影像学方法之一,在临床上已广泛应用于血管疾病的诊断,包括主动脉疾病。不仅可显示腹主动脉瘤的大小、形态和范围,也可同时显示其与分支血管的关系,特别是肾动脉和髂动脉。MRI 可提供轴位、冠状位和矢状位多平面图像,不仅可在多平面上显示腹主动脉瘤,同时可显示动脉瘤的瘤壁、瘤腔、瘤腔内有无附壁血栓形成和瘤周情况,是一种很有价值的术前诊断和评估方法。

3. 腹主动脉 CTA　类似于 MRI,可同时提供腹主动脉瘤的轴位和三维图像,可清楚显示腹主动脉瘤的大小、形态、位置、长度及瘤体与分支血管及周围脏器的关系,是目前最常用的术前影像学诊断和评估方法,基本可以替代有创腹主动脉血管造影。

4. 腹主动脉血管造影　可以明确腹主动脉瘤的大小、范围和主要分支血管是否累及,为确定诊断和决定手术方案提供依据。

（七）治疗方法

1. 药物治疗　直径较小的动脉瘤行内科保守治疗。由于腹主动脉瘤患者全身动脉粥样硬化严重,多合并冠心病,且后者亦是患者死亡的重要原因,所以药物主要以预防急性心肌梗死,以及控制心率、血压、血脂等治疗为中心,同时戒烟也极其重要。药物治疗的患者需定期复查监测腹主动脉瘤的变化。复查的时间间隔随瘤体直径大小不一而不同。腹主动脉瘤直径为 3~4cm 者,可每隔 12 个月复查,直径在 4cm 以上者,时间间隔可缩短到 6 个月。

2. 手术治疗(主要介绍肾下型腹主动脉瘤)　手术切除腹主动脉瘤是治疗腹主动脉瘤的主要方法之一。腹主动脉瘤切除、人工血管置换手术已成为经典术式,其远期疗效确切、持久。对腹主动脉瘤手术指征的掌握涉及瘤体破裂风险、手术风险和生存期望三方面。当瘤体破裂的风险大于手术风险,且无手术禁忌证时才考虑手术治疗。手术适应证:腹主动脉瘤直径超过 5.5cm;对于女性或腹主动脉瘤破裂高危患者(如局部瘤体壁菲薄有破裂的倾向),择期手术的临界直径为 4.5~5.5cm;动脉瘤伴有疼痛和压痛;动脉瘤有引起远端血管栓塞者。总之,对于不能行介入治疗的复杂动脉瘤、腹主动脉瘤的年轻患者应进行传统开放手术。

（1）手术方法

1）经腹途径:剖腹后迅速触摸并显现腹主动脉,以证实腹主动脉瘤的诊断。将大网膜和横结肠推向上方,小肠移向右上侧,乙状结肠推向左下方。游离十二指肠第三、四段和十二指肠空肠曲,将之推向右上方。显露动脉瘤近端的瘤颈,游离动脉瘤远端两侧髂总动脉,以备置阻断钳。游离肠系膜下动脉,根据其直径及血供情况缝扎或重建。肠系膜下动脉缝扎后应注意至少保留一侧髂内动脉血供,必要时可考虑行肠系膜下动脉重建,即要把此血管再植至人工血管上,否则极易出现术后肠缺血坏死。瘤体内注射肝素 20~40mg,预防下肢动脉内血栓形成,一般并不需全身肝素化,以免手术野广泛渗血。纵行切开动脉瘤体前壁,祛除附壁血栓和动脉粥样硬化斑块,从瘤腔内缝扎出血的腰动脉和骶正中动脉开口。取合适的直型或分叉型人工血管进行移植,动脉瘤未累及髂总动脉时选用直型人工血管,已累及髂总动脉时应用分叉型人工血管。近端吻合完毕后,将阻断钳移至人工血管两髂支上,了解近端吻合口有无出血。若有出血则应重新阻断主动脉,用单针褥式缝合止血。移植分叉型人工血管时,应保持主干与两髂支之间的自然分叉角度,分叉型人工血管主干不宜过长,应控制在 3cm 以内。如主干过长,移植后两髂分支易扭曲成角,影响下肢供血。同样方法做人工血管左右髂支与左右侧髂总动脉吻合,排气后,开放阻断钳。如髂总、髂外动脉因病变无法进行吻合时,可将人工血管的两臂经腹膜后途径与股动脉做端-侧吻合。若动脉瘤有足够的囊壁,可将其连续缝合包裹人工血管。将小肠按原位回纳,清除血凝块,清点纱布。关腹前要特别注意乙状结肠的血供是否良好。触摸股动脉或由麻醉医师触摸足背动脉,了解下肢血流灌注是否通畅,如有阻塞发生,应重新探查一侧或两侧,用 Fogarty 导管祛除发现的血栓。腹壁安放减张缝线,逐层关腹。

2) 经腹膜后途径:取左肩抬高 45°~60°,而臀部相对水平的体位,多采用自脐与耻骨联合中点沿腹直肌外侧缘向上延伸至第 11 或 12 肋间的切口。由于脾脏较肝脏易于游离,一般采用左侧切口显露。如需显露右髂动脉,切口下端可延伸至右下腹,或另行右下腹切口显露。肾动脉下腹主动脉瘤可经肾前间隙显露腹主动脉,而邻近肾动脉或肾动脉上的腹主动脉瘤可采用肾后间隙途径。右髂动脉可在打开瘤体后插入球囊导管阻断。人工血管移植同经腹膜途径。吻合后如无法确定肠道血供状况,可打开腹膜观察。

(2) 手术要点

1) 游离及切断瘤体近端时,不必环绕游离及切断腹主动脉整个周径,以免损伤腰动脉、下腔静脉。若动脉瘤近端显露困难时,无法游离出足够空间(2cm)的瘤颈以安放阻断钳,可暂时切断左肾静脉,结束后再行重建。

2) 游离显露左右髂总动脉时,不必全周分离,以免损伤髂静脉而造成出血。

3) 在游离髂总动脉的过程中,要识别和保护两侧输尿管。

病例摘要 6

主诉

患者,男,69 岁,主因"体检发现腹主动脉瘤 1 个月"入院。

现病史

患者 1 个月前体检发现腹主动脉瘤。1 个月来无特殊不适主诉,无腹痛、腹胀,无腹泻、便秘,无呕血、黑粪。口服苯磺酸氨氯地平片(络活喜)及酒石酸美托洛尔片(倍他乐克)降血压、降心率治疗。今于门诊就诊。患者自发病以来,神志清楚,饮食可,睡眠正常,大小便无异常,体力及体重无明显改变。

既往史

前列腺肥大;高血压、高血脂病史。

辅助检查

主动脉 CTA:图 5-2-14。

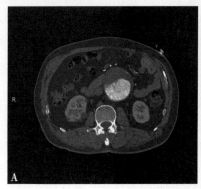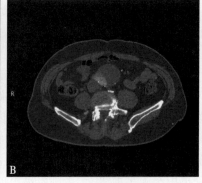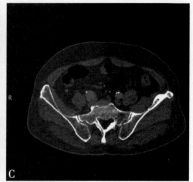

图 5-2-14　患者主动脉 CTA
A. 轴位(腹主动脉肾下水平);B. 轴位(腹主动脉远段);C. 轴位(髂内外分叉水平)。

心脏超声:升主动脉增宽,主动脉瓣轻度反流,升主动脉直径为 37mm,LVEF 77%,左心室舒张末期内径 43mm。冠脉造影提示回旋支远段局限性狭窄 50% 左右。甘油三酯 2.03mmol/L,总胆固醇 8.75mmol/L,余正常。

解析

患者为肾旁型腹主动脉瘤,无足够的支架锚定区,不宜行腹主动脉腔内修复术,遂行开放手术。用 Y 型人工血管行腹主动脉置换术(经腹膜后途径)。

治疗及结局:手术顺利,痊愈出院。

指南解读

2014 年 ESC 主动脉疾病诊疗指南关于腹主动脉瘤治疗的推荐

1. 腹主动脉直径为 2.5~2.9cm 者,应至少每 4 年行腹部超声复查;直径为 3.0~3.9cm 者,每 3 年复查;直径为 4~4.4cm 者,每 2 年复查;直径≥4.5cm 者,每年复查(Ⅱa 类,证据等级:B)。

2. 戒烟能延缓腹主动脉瘤的增长(Ⅰ类,证据等级:B)。

3. 腹主动脉瘤直径≥5.5cm 或每年增长超过 1cm 者,应予以介入或手术治疗(Ⅰ类,证据等级:B)。

4. 当解剖条件合适时,如果患者风险较低,血管腔内治疗或开放外科手术治疗均可(Ⅰ类,证据等级:A)。如解剖条件不合适,应行开放手术(Ⅰ类,证据等级:C)。

(朱俊明)

推荐阅读文献

[1] 程力剑,孙立忠,朱俊明,等 .63 例全胸腹主动脉置换术患者中期结果分析 . 中国胸心血管外科临床杂志,2009,16(5): 339-343.

[2] 孙立忠,刘宁宁,常谦,等 . 经胸骨小切口主动脉根部置换术 . 中华胸心血管外科杂志,2004,20(2):78-80.

[3] KIEFFER E, FUKUI S, CHIRAS J, et al. Spinal cord arteriography:a safe adjunct before descending and thoracoabdominal aortic aneurysm ecctomy. J Vasc Surg,2002,35(2):262-268.

[4] DEBAKEY M E, HENLY W S, COOLEY D A, et al. Surgical management of dissecting aneurysms of the aorta. J Thorac Cardiovasc Surg, 1965,49: 130-149.

[5] DAILY P O, TUREBLOOD H W, STINSON E B, et al. Management of acute aortic dissection. Ann Thorac Surg,1970,10(3): 237-247.

[6] LIU Z G, SUN L Z, CHANG Q, et al. Shoud the "elephant trunk" be skeletonize? Total arch replacement combined with stented elephant trunk implantation for type A aotic dissetion. J Thorac Cardiovasc Surg,2006,131(1):107-113.

[7] EDMUNDS J R. Cardiac surgery in the adult. New York:McGran-Hill Companies. Inc,2003.

[8] STRAUCH J T, SPIELVOGEL D, LAUTEN A, et al. Technical advances in total aortic arch replacement. Ann Thorac Surg, 2004,77(2):581-589.

[9] TABAYASHI K, TSURU Y, AKIMOTO H, et al. True aneurysm of the ascending aorta and /or aortic arch; determinants of late surgical outcome. Kyobu Geka,2002,55(4):299-304.

[10] HIRATZKA L F, BAKRIS G L, BECKMAN J A, et al. 2010 ACCF/AHA/AATS/ ACR/ASA/SCA/SCAI/ SIR/STS/SVM guidelines for the diagnosis and management of patients with thoracic aortic disease. J Am Coll Cardiol,2010,55(14): e27-e129.

［11］ ERBEL R，ABOYANS V，BOILEAU C，et al. 2014 ESC guidelines on the diagnosis and treatment of aortic diseases：document covering acute and chronic aortic diseases of the thoracic and abdominal aorta of the adult. Eur Heart J，2014，35（41）：2873-2926.

第三节　急性主动脉综合征

本节要点

1. 定义　急性主动脉综合征是以急性胸痛为主要表现特征的一系列主动脉疾病，包括最为凶险的主动脉夹层。

2. 病理生理学　构成急性主动脉综合征的主动脉夹层、主动脉壁内血肿和主动脉穿透性溃疡都会导致主动脉壁中层的损害，但这几种病变在病理上仍会有各自的特点。

3. 临床分型　目前运用最为广泛的是 Stanford 分型。

4. 临床症状　急骤起病的胸痛，疼痛可在一开始发病就表现得最为强烈。疼痛可随剥离径路发生相应转移是此病的一个典型症状。但也会因患者个体差异而有变异；并需要与其他高危急性胸痛相鉴别。

5. 诊断　主动脉 CTA 是明确诊断急性主动脉综合征的重要手段。危重、紧急患者可依赖超声诊断。

6. 治疗　急性主动脉综合征的最佳治疗策略仍存在许多争议和矛盾。随着经导管介入治疗技术的不断进步，治疗手段已从过去的单纯药物与开放手术发展得更为多样化。

一、定义

急性主动脉综合征（acute aortic syndrome，AAS）是指一组以急性胸痛为主要表现，有可能引发主动脉破裂恶性后果，需密切观察病情，及时治疗的主动脉疾病。AAS 包括主动脉夹层（aortic dissection，AD）、主动脉壁内血肿（aortic intra mural haematoma，IMH）、穿透性主动脉溃疡（penetrating aortic ulcers，PAU），以及有症状的主动脉真性和假性动脉瘤（有破裂倾向）、外伤性主动脉损伤（如交通事故造成主动脉离断伤、刀刺伤等）。

"急性主动脉综合征"这一症候群的名称，是 1998 年由西班牙 Vilacosta 医师借鉴"急性冠脉综合征"的命名方式而首次提出。当时主要用于指代以急性胸痛为共同特征的主动脉夹层、主动脉壁内血肿和穿透性主动脉溃疡，而这些仍是目前"急性主动脉综合征"研究中主要涉及的病种。因此，本节主要介绍这三种疾病。

二、流行病学及疾病预后

AAS 人群发病率尚缺乏全面而科学的数据。有限的研究资料显示，AAS 在人群中的整体发病率为每年 3.5~6.0/10 万人，且发病率随年龄增长而增加，在 64~74 岁人群中可达到每年 27/10 万人，75 岁以上人群可升至每年 35/10 万人。AAS 中绝大多数是 AD，IMH 占 10%~25%，而 PAU 仅占 2%~7%。

中国人 AAS 的流行病学资料更为缺乏。有研究者根据全国医保数据推算中国大陆 AAS 发生率约为每年 2.8/10 万人，这一数值明显低于据台湾省健保数据推算的每年 5.6/10 万人的主动脉夹层发生率。中国大陆主动脉夹层的资料还显示：大陆罹患主动脉夹层患者平均年龄较西方人群组年轻 10~15 岁，且男性发生率更高（男女比例为 3.5：1）。

主动脉夹层起病急骤，死亡率高。其中，升主动脉受累及的急性夹层患者死亡率是夹层仅累及降主动脉者的 2 倍。升主动脉受累及的夹层患者如果只单纯接受药物治疗，发病第 1 日死亡率就达到 20%，第 2

日升至 30%,第 7 日时为 40%,发病 1 个月后死亡率是 50%;升主动脉受累夹层未接受治疗者,1 年存活率小于 10%。导致死亡的最主要原因是心脏压塞、主动脉破裂和内脏缺血。

IMH 可以完全吸收;也可以出现恶性进展,如发展为典型主动脉夹层,形成主动脉瘤或主动脉破裂。文献显示 10% 左右的 IMH 会自主吸收,但也有 8%~16% 会转变成主动脉夹层。欧洲和美国的数个研究认为急性 IMH 的致死率和危险性等同于主动脉夹层。但亚洲日本和韩国的数据却显示 IMH 有较好的自然转归;而且亚洲 AAS 人群中 IMH 的占比也高于西方。这些结果提示 IMH 的自然病程或许存在人种间的差异。

PAU 可以长期稳定而不发生变化;也可以出现主动脉管径和溃疡逐渐增大;甚至形成假性动脉瘤或主动脉破裂;少数病例可发展成典型的主动脉夹层(有文献报道认为占 5% 左右的主动脉夹层源于穿透性溃疡)。穿透性溃疡的致死率远低于主动脉夹层,但合并有胸痛症状的位于升主动脉的穿透性溃疡引发主动脉破裂的风险可达 33%~40%。无症状的升主动脉和主动脉弓部穿透性溃疡,危险性亦高于降主动脉或胸腹主动脉段的溃疡。

三、病理生理学

构成 AAS 的 AD、IMH 和 PAU 都会导致主动脉壁中层的损害,因而有学者认为是一种疾病的系列表现。但这几种病变在病理上仍会有各自的特点。

AD 是指主动脉壁内膜和部分中层发生撕裂,并向远处剥离,形成撕裂腔(假腔)与原有主动脉腔(真腔)并存的一种危险状态。真假腔之间由内膜和部分中层隔离,并会存在一个或多个交通口。

典型的夹层为顺向分离,即从近端内膜撕裂口处向主动脉远端扩展。但夹层也可以逆向(向主动脉近端)进展,这在内膜撕裂口位于主动脉弓部时更常见。极罕见的升主动脉夹层病例可以形成内膜套叠(intimal intussusception),即升主动脉内膜呈环形撕裂或断裂,断裂的内膜在血流推动下向主动脉弓和远端移动形成内膜套叠。

假腔持续扩张和真腔受压变窄或塌陷是主动脉夹层最重要和最基本的病理生理改变。真腔受压变窄引起的分支血管缺血,被称为动力性缺血。如果受累分支血管完全被血栓闭塞,或完全由假腔供血或真假腔同时供血,则称为静力性缺血。这两种情况都可能导致分支血管灌注不良,引发重要脏器缺血或梗死,甚至导致患者死亡。特别是冠状动脉、头臂动脉、脊髓动脉和腹腔脏器动脉(如腹腔干、肠系膜上动脉、左右肾动脉)及双侧髂总动脉受到累及时,均会表现出相应的症状。

夹层撕裂至主动脉根部后可引起主动脉瓣交界处的撕脱、主动脉瓣叶对合不良而出现主动脉瓣反流,诱发急性左心衰竭;这也是导致夹层患者死亡的一个重要原因。另外,AD 引发主动脉破裂也会导致患者死亡。假腔的血液通常破入心包、胸腔(一般是左侧胸腔),偶尔也可破入腹腔。即使未发生破裂出血,也可以由于液体压力的变化导致假腔内血液通过薄弱的主动脉壁中层和外膜外渗,形成纵隔和心包血肿。

通常随着时间的推移,假腔逐渐扩张,受累的主动脉管径明显增大,形成主动脉夹层动脉瘤。主动脉和假腔一般呈弥漫性扩张,但也可能形成局限性动脉瘤,甚至远期再次破裂出血。偶尔假腔也可部分或完全性血栓化而消失,这种夹层也被称为血栓闭塞性 AD。

IMH 被定义为不合并内膜损伤的主动脉壁中层内血肿。而 1920 年最早描述该疾病的 Krukenberg 则称其为“没有内膜撕裂的主动脉夹层”。经典的理论认为 IMH 的发病机制是主动脉壁的滋养血管破裂,导致中层内的出血。但这一理论仍未被科学地证实。有部分学者认为 IMH 只是假腔血栓化的夹层,内膜破口始终存在,只是不能被发现而已,因此认为 IMH 并不能作为一种单独的诊断。

但从病理学上看,IMH 和 AD 在中层撕裂层面的位置上存在差异。IMH 的外围中层(从假腔外侧边缘到主动脉壁外膜)的厚度要明显比主动脉夹层薄。这种差异可以解释 IMH 有更高的破裂风险的原因。IMH 更常见累及降主动脉;而夹层则更多累及升主动脉,累及升主动脉的夹层大约是仅累及降主动脉夹层的 2~3 倍。

PAU 是指局部主动脉粥样硬化斑块侵蚀、穿透内膜弹性纤维层而累及至主动脉壁中层,该疾病最早由 Shennan 在 1934 年报道。

PAU 多见于老年患者,常合并高血压、高血脂、冠心病、慢性阻塞性肺疾病、吸烟史和肾动脉开口以下段腹主动脉瘤。溃疡可单发或多发(有报道多发比例可占到1/3);绝大多数位于降主动脉(占85%~90%),少部分位于主动脉弓或腹主动脉段,位于升主动脉的PAU极为少见。

需要指出的是PAU可以并发主动脉壁中层血肿,这是提示穿透性溃疡不稳定的一个征象。但这种伴发于PAU的中层血肿不能属于前述的IMH,因为这种血肿存在有明确的内膜损伤。

四、急性主动脉综合征的分型

自1761年Morgagni诊断大不列颠国王乔治二世是死于主动脉夹层后,人们对主动脉夹层关注增加,针对主动脉夹层也提出了多种分型。目前运用最为广泛,对自然预后指导意义最强的是在1970年提出来的Stanford分型。除Stanford分型外,1965年提出的DeBakey分型也具有广泛的影响。

1. Stanford分型仅根据主动脉夹层假腔累及的范围分类。

(1) Stanford A型:夹层累及升主动脉,无论远端范围如何。

(2) Stanford B型:夹层累及左锁骨下动脉开口以远的主动脉段。

IMH也可参照此法分型:将累及升主动脉和主动脉弓者归为A型;而只累及降主动脉者归为B型。A型占30%~40%,B型可占60%~70%。

PAU习惯以发生部位来分类。如降主动脉溃疡、主动脉弓部单发或多发溃疡等。但也有研究者(包括2014年ESC指南)将位于降主动脉的溃疡归类为B型,而将位于升主动脉者归为A型。绝大多数的PAU是位于降主动脉中远段的B型溃疡。

另外,国际主动脉夹层注册登记研究(International Registry of Acute Aortic Dissection,IRAD)认为原来简单根据起病时间14日以内或以外来区分急性与慢性主动脉夹层的方法不够准确。因为发生主动脉夹层后,患者生存曲线呈现4个时间段的改变:其中发病后2~7日死亡率急剧增加;而死亡率相对稳定期约在发病30日以后。因此建议将主动脉夹层分为4个时期:起病0~24小时内的超急性期,起病2~7日的急性期,起病8~30日的亚急性期和发病30日以后的慢性期。

2. DeBakey分型是依据主动脉原发内膜破口位置和夹层累及范围两个因素对主动脉夹层进行分类(图5-3-1)。

(1) Ⅰ型:原发破口位于升主动脉,夹层累及升主动脉、主动脉弓、范围广泛者可同时累及胸降主动脉、

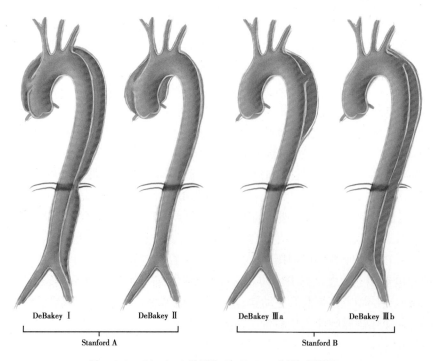

图 5-3-1 Stanford 分型与 DeBakey 分型对照图

腹主动脉,其至达髂动脉。

(2) Ⅱ型:原发破口位于升主动脉,夹层累及升主动脉。

(3) Ⅲ型:原发破口位于左锁骨下动脉开口以远,根据累及范围又分为Ⅲa、Ⅲb型。Ⅲa型夹层局限于胸降主动脉,Ⅲb型累及胸主动脉、腹主动脉,甚至达髂动脉。

无论 Stanford 分型还是 DeBakey 分型,在描述主动脉弓受累时都不够详尽和准确。譬如:当假腔累及到主动脉弓部但又未延伸至升主动脉时,两个分型均不能进行准确分类。另外,随着主动脉夹层治疗手段的不断丰富和发展,过于简略的 Stanford 分型难以准确指导治疗策略的选择。

3. 根据临床实践,另有一个对治疗策略更具指导意义,且涵盖夹层各类病变形式的改良分型(图 5-3-2)。依据主动脉夹层假腔累及范围,分成 A、B、C、D 四型。

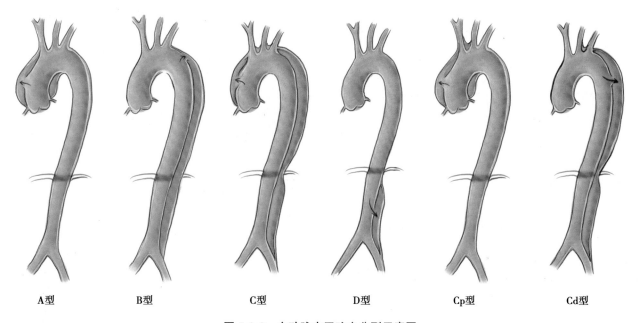

A型   B型   C型   D型   Cp型   Cd型

图 5-3-2 主动脉夹层改良分型示意图

(1) A 型:夹层假腔只累及升主动脉。

(2) B 型:夹层假腔累及左锁骨下动脉以远胸降主动脉和,同时也可腹主动脉。

(3) C 型:主动脉弓部受夹层假腔累及。该型包含两个特殊类型:Cp 型和 Cd 型。

1) Cp 型:夹层累及主动脉弓近心侧,累及无名动脉,或还包括左颈总动脉。

2) Cd 型:夹层累及主动脉弓远心侧,累及左锁骨下动脉,或还包括左颈总动脉。

(4) D 型:夹层假腔只累及膈肌以下腹主动脉。

五、临床表现及检查方法

(一) 症状和体征

1. 急性主动脉综合征　最主要的临床症状就是强烈的急性胸痛,疼痛可在一开始发病时表现得最为强烈,常被描述为一种急剧的撕裂样或烧灼样的胸部疼痛,有时可感觉疼痛有游走性。但也有些患者感受到的并非撕裂感,而是一种尖锐性的刺痛。前胸、颈部、喉咙或下颚处出现疼痛常提示升主动脉受累。而后背及腹部的疼痛往往提示降主动脉病变。尽管少见,但即使是急性 AD,也有患者不表现出临床症状,这种情况在马方综合征及使用类固醇药物治疗的患者更常出现。

2. 急性主动脉夹层　胸背部剧烈疼痛是急性 AD 最常见的临床症状,占 74%~90%。无心电图 ST-T 段改变的胸部和 / 或背部等处剧烈不缓解的疼痛是急性 AD 最常见的首发症状(部分患者疼痛不明显,考虑与起病缓慢有关),疼痛一般位于胸部的正前后方,呈刺痛、撕裂痛、刀割样痛。常突然发作,很少放射到肩臂,这一点可与冠心病鉴别。疼痛的另一特点为放射性,通常与夹层扩展方向一致,当疼痛向腹部甚至大腿放射时,则提示夹层向远端撕裂。

急性 AD 患者常表现为:①突发剧烈疼痛,呈撕裂样、刀割样,疼痛可随剥离径路相应转移;②呈现皮肤苍白、出汗、周围性发绀等休克征象;③夹层剥离累及主动脉瓣时,可出现主动脉瓣区的舒张期或收缩期杂音,急性主动脉瓣关闭不全可导致急性左心衰竭,出现心率快、呼吸困难等症状;④夹层累及主动脉弓部头臂动脉,可引起脑供血不足,甚至昏迷、偏瘫等;降主动脉的夹层累及肋间动脉可影响脊髓供血引起截瘫;⑤累及锁骨下动脉、颈总动脉和髂股动脉者可出现局部血管杂音,同侧脉搏和血压减弱或消失;⑥累及腹腔脏器分支则可引起肝供血不足,肝功受损,类似急腹症表现或消化道出血、肾功损害等。

3. 主动脉壁内血肿和穿透性溃疡　患者的临床表现与 AD 类似,疼痛症状在 IMH 患者中更常见,但组织低灌注和瓣膜反流的情况则不常见。75% 的穿透性溃疡患者会表现出症状,通常是后背疼痛,约 30% 的 IMH 患者会出现胸膜腔渗液。

急性胸痛是临床中常见的症状,病因复杂,危险性也存在很大差别。除 AAS,常见的急性高危性胸痛还包括:急性冠脉综合征、急性肺栓塞、自发性气胸及自发性食管破裂等。对急性高危性胸痛患者予以快速诊断和鉴别诊断,制订及时有效的治疗方案,对拯救患者生命至关重要。

 知识点

急性胸痛的诊断流程

急性胸痛患者占急性内科患者的 5%~20%,在三级医院占 20%~30%。按照对生命的威胁程度分为高危性胸痛、低危性胸痛。急性高危性胸痛占急性胸痛的 30% 以上,对于急性高危性胸痛患者要给予快速诊断(图 5-3-3)。

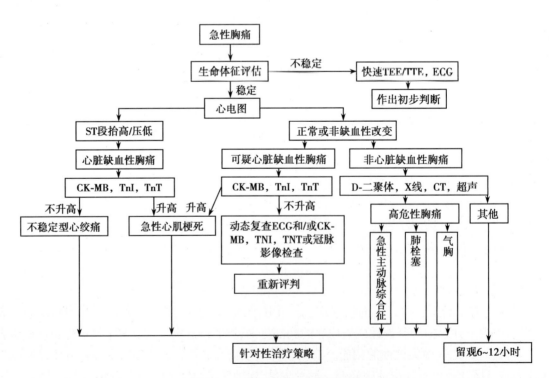

图 5-3-3　急性胸痛的诊断流程图
TEE. 经食管超声心动图;TTE. 经胸超声心动图;ECG. 心电图;CK-MB. 肌酸激酶同工酶;TnI. 肌钙蛋白 I;TnT. 肌钙蛋白 T。

（二）体格检查

AAS 患者由于起病急，难以进行全面、系统的体格检查，因此更要有针对性地安排体格检查，注意特征性临床体征。重点的体格检查包括生命体征、心前区听诊、四肢血压等。

剧烈胸痛伴脉搏不对称及血管杂音强烈提示 AD。19% 的急性 Stanford A 型夹层患者会出现脉搏消失；而在 B 型夹层患者中仅为 9%。多数夹层患者伴有一侧肢体血压降低的同时合并全身湿冷，相应肢体皮温低；部分患者心前区可闻及心脏瓣膜或血管杂音；或出现胸骨上窝的异常搏动。严重的 AD 累及相应分支可出现相应的体征，如神经系统体征包括昏迷、偏瘫、截瘫、腹腔脏器缺血、下肢血管缺血体征等。约 13% 的急性 Stanford A 型夹层患者会出现昏厥表现。另外，急性 B 型夹层患者更多合并高血压；低血压与休克则更常见于急性 Stanford A 型夹层患者。

（三）辅助检查

1. 心电图　虽然 31% 的 AAS 患者心电图无异常，其余多数患者也只呈现非特异性的不正常改变，但 2014 年 ESC 主动脉疾病诊疗指南仍推荐对怀疑 AAS 患者实施心电图检查（Ⅰ类推荐）。主要用于与急性心肌梗死的鉴别。

2. 胸部 X 线片　62% 的 AAS 患者胸部 X 线片上可呈现出纵隔影增宽征象，还有 52% 的患者可有主动脉影外形轮廓异常。但这种影像学改变在 Stanford A 型与 B 型间并无统计学差异。还有 11% 的 AD 患者胸部 X 线片无异常，因此正常的胸部 X 线片并不能排除 AD 的诊断。2014 年 ESC 主动脉疾病诊疗指南推荐对低度或中度怀疑急性 AD 患者实施胸部 X 线检查（Ⅰ类推荐）。

3. 经胸超声心动图和经食管超声心动图　经胸超声心动图（transthoracic echocardiography，TTE）和经食管超声心动图（transesophageal echocardiography，TEE）都可以很好地诊断 AD 和 IMH。尤其对于病情危重无法转运进行 CTA 检查的患者，TTE 和 TEE 有利于作出早期诊断。超声检查还能很好地提供关于主动脉瓣反流、心包积液或心脏压塞、心室壁节段性运动异常等信息。但无论是 TTE 还是 TEE 检查的主动脉节段长度都受限，无法反映出主动脉的全貌。

4. CT 检查　多排螺旋 CT 扫描的 CTA 技术是胸主动脉疾病最重要的诊断方法。国外文献中，61% 的 AAS 患者首选 CTA 检查。

通常包括平扫和增强 CT 扫描，扫描范围从头臂动脉近端到髂股动脉的全主动脉。可明确诊断 AD、IMH 和 PAU 等。CTA 的资料可以显示血管腔、血管壁及血管周围结构；主动脉夹层内膜破口位置、夹层累及的范围、真假腔的解剖结构、分支血管受累情况；有无心包积液、胸腔积液等。还可以显示主动脉壁有无异常，如主动脉硬化、溃疡、钙化、附壁血栓等，对临床分型和手术治疗提供指导。另外，由于 CT 不受金属伪影的影响，更适合对主动脉腔内修复术后的复查。但主动脉 CTA 对比剂对肾功能有不良作用，并容易诱发过敏反应，对既往肾功能不全及对比剂过敏史患者需慎重应用。

单纯的胸主动脉检查可以不采用心电门控采集技术。但通过运用心电门控扫描方案，可以实现"急性胸痛综合征"或"胸痛三联征"的 CTA 一站式检查，同时显示冠状动脉、主动脉和肺动脉，对于快速鉴别急性冠脉综合征、急性主动脉综合征和肺栓塞具有很高的价值。

"双腔主动脉"是 AD 最直接的影像学征象。撕脱的内膜片在 CTA 轴位图像上呈现为垂直于主动脉腔的线性结构，将主动脉分割成真假两腔。通常内膜片沿主动脉长轴纵向延伸，轴位图像上观察得更清楚。同时，可以在断层图像上发现内膜片连续性中断，这是与 IMH 的一个重要区别。原发内膜破口多数位于升主动脉窦上和降主动脉近端（左锁骨下动脉以远），但也可以位于主动脉其他节段。

在 CTA 影像上，内膜片一般会凸向假腔侧而环绕真腔。假腔通常管径更大。假腔内因血流速度相对慢并可能合并血栓而使得对比剂对比相对减弱。Stanford A 型夹层中，假腔往往在升主动脉段位于前外侧（升主动脉右侧），随着内膜片螺线型剥离，到了降主动脉段假腔则位于后外侧（降主动脉左侧）。多数病例中，对比剂增强效果向足侧延伸得越远的腔应该是真腔。

IMH 在 CTA 检查时表现为环形或新月形增厚的主动脉壁无强化区（增厚的厚度要≥5mm），与主动脉腔相比呈明显低密度；同时无内膜撕脱征象，也无法发现内膜破口。与主动脉夹层不同，壁内血肿的主动脉管腔很少有受压变形征象。

穿透性溃疡在 CTA 影像学上则呈现为局灶性对比剂填充的凸起,边缘不规则,并突破影像中的主动脉壁边界。穿透性溃疡周围可伴有不同程度的 IMH,其范围可局限或弥漫(图 5-3-4~图 5-3-7)。

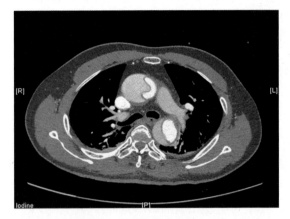

图 5-3-4 主动脉夹层 CT 轴位

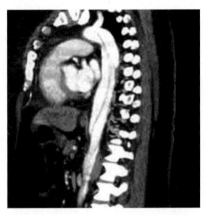

图 5-3-5 主动脉夹层 CT 矢状位

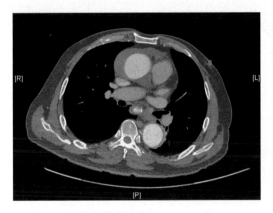

图 5-3-6 主动脉壁内血肿

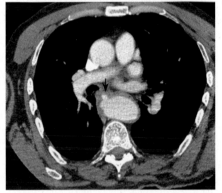

图 5-3-7 主动脉穿透性溃疡伴血肿

5. MRI 检查 三维增强 MRA 对诊断 AAS 安全、可靠。传统的 MRI 检查由于成像效果分辨率略低、检查时间长、噪声大等缺点而无法有效运用于重症和急症患者中。近年来发展的快速 MRA 检查技术正在弥补这一缺陷;而且 MRA 不使用碘对比剂,而是使用更安全的螯合剂进行血管成像,因而具备独特的优势。另外,CTA 在明确区分 IMH 与粥样硬化导致的主动脉壁增厚或血栓闭塞性 AD 时会存在困难;而 MRI 通过动态电影梯度回波序列分析则有助于鉴别。但目前相较 CTA 检查,MRI 检查仍未作为 AAS 患者的首选影像学检查手段。

6. 血管造影检查 作为诊断手段已相对少用,主要作为主动脉腔内修复术中的评估手段。2010 年 ACCF/AHA 指南首次提出主动脉造影已不再用于诊断夹层,除非正在进行冠脉造影或介入治疗时。

冠脉造影检查不建议常规用于主动脉夹层患者,但的确有一部分患者因怀疑急性冠脉综合征做冠脉造影时发现存在主动脉夹层。

7. 其他实验室检查 目前尚无能帮助准确诊断 AAS 的生物标志物。有研究显示发生严重急性 AD 时,D-二聚体升高超过 500μg/L,有助于诊断;但这种升高亦不能排除肺栓塞的可能。

指南解读

D-二聚体在主动脉夹层诊断中的意义(2014 年 ESC)

2014 年 ESC 指南首次对 D-二聚体在主动脉夹层诊断中的意义作出描述:D-二聚体增高提

示患 AD 风险增加,而且迅速增高到顶点,其他疾病则是逐渐增加。在第 1 小时诊断价值最高,如果阴性,仍有可能是 IMH 和 PAU。该检查另一重要的意义还在于鉴别诊断。建议如下:

1. 在临床低度可疑的 AD 患者,D- 二聚体阴性可以认为排除夹层(Ⅱa 类,证据等级:B)。
2. 在临床中度可疑的 AD 患者,D- 二聚体阳性则应该考虑行进一步检查(Ⅱa 类,证据等级:B)。
3. 在临床高度可疑的 AD 患者,D- 二聚体检查无额外意义,不建议常规检查(Ⅲ 类,证据等级:C)。

六、急性主动脉综合征的治疗

(一)主动脉夹层的治疗

1. 主动脉夹层的治疗方法

(1) 药物治疗:一旦确诊为急性 AD,甚至高度怀疑 AD 而伴有高血压时,即应给予适当的药物治疗。药物治疗的主要目的是通过控制患者血压及心肌收缩,减轻患者主动脉病变处的层流剪切力损伤,以防止主动脉破裂和夹层继续进展。适宜的药物治疗也是 AD 术前、术后处理的重要手段。

控制血压和心率是药物治疗的重点。急性 AD 一般可以静脉持续输入硝普钠,同时配合使用 β 受体阻滞剂或钙通道阻滞剂来控制血压。2014 年 ESC 指南和 2010 年 ACCF/AHA 指南均建议:"如果没有禁忌证,应给予静脉内 β 受体阻滞剂治疗",收缩压控制目标为 100~120mmHg;并逐步调整到 ≤60 次 /min 的目标心率(Ⅰ类,证据等级:C)。如果患者有使用 β 受体阻滞剂的明确禁忌证,可使用非二氢吡啶类钙通道阻滞剂控制心率。发病前血压较高者要注意神志、尿量等,以防血压下降后造成重要脏器供血不足。

在控制血压、心率外,还要使用药物有效缓解患者疼痛,镇静、镇咳、控制左心衰竭等。一般性支持治疗还包括卧床、保持大便通畅、纠正水电解质失衡和营养调整。在药物治疗过程中应对患者及时进行持续监护,包括监测神志、四肢动脉压和脉搏、中心静脉压、尿量、心电图和胸腹部体征等。

适于药物治疗的 AD 患者,可在 1 周内逐渐由静脉给药改为口服用药。慢性 AD 采用口服降压药及其他药物者,有指征严格控制血压 <130/80mmHg(Ⅰ类,证据等级:C)。相当一部分急性 AD 患者伴有糖尿病、冠心病、高脂血症等疾病,因此,治疗过程中应对症治疗相应伴发疾病。

(2) 非药物治疗:AD 的非药物治疗包括:传统的开放手术、主动脉腔内修复术及结合两者特点的杂交手术。

1) 传统开放手术治疗:原则主要是处理近端 AD 病变,使胸降主动脉或腹主动脉残余假腔闭塞和逐渐血栓化,并最终实现假腔的完全血栓化或消失。主要目的是防止和避免急性心脏压塞、主动脉破裂出血和严重脏器缺血导致患者死亡。对于已经破裂或即将破裂的 AD 进行假腔切除术、内膜撕裂口修补术或人工血管置换术,最大限度地恢复主动脉及其主要分支血管的血流。

2) 主动脉腔内修复术(endovascular aortic repair,EVAR):是通过导管介入技术,植入覆膜支架,从血管腔内将近端的主动脉内膜破口隔绝,使血流重入真腔,增加主动脉远端和分支血管的灌注。扩张的真腔可有效地降低假腔的压力,促进假腔血栓化,从而有利于防止主动脉破裂、夹层进展及假腔慢性持续扩张形成夹层动脉瘤。主动脉腔内修复术的详细介绍可见本章第四节。

杂交手术将传统的外科开放手术与导管介入技术结合,利用开放手术操作来拓展主动脉腔内修复术的治疗范围,同时利用腔内修复技术减少开放手术的创伤,达到充分治疗的目的。杂交手术目前已被广泛运用于主动脉疾病治疗领域,尤其在处理累及主动脉弓部的病变时,具备独特的优势。

知识点

杂交手术治疗主动脉疾病

杂交手术是集合外科开放手术和导管介入技术的各自优势而进行的治疗,一般被译为杂交手术或复合手术。包括有"分期杂交手术"和"一站式杂交手术"。本节重点介绍一站式杂交手术。

一站式杂交手术指在一个结合多种影像学设备的手术室,由外科医师和介入医师在一次手术过程中,使用常规或改良的导管介入和外科操作进行治疗。患者无须在影像导管室和手术室间多次转移,而在同一手术室即可完成全部操作,以求达到更低的治疗风险、更小的手术创伤和更短的住院时间。

在主动脉疾病的治疗领域,一站式杂交手术目前常用于以下几方面:

1. 主动脉疾病同时合并心脏疾病的Ⅰ期处理　最常见的是主动脉缩窄合并主动脉瓣病变或室间隔缺损的Ⅰ期治疗。在杂交手术间里同期完成主动脉缩窄的球囊扩支架植入及心脏疾病的矫治。

2. 扩展 TEVAR 治疗的近端锚定区　为成功地完成 TEVAR 治疗,必须有相对良好且长度足够(≥1.5cm)的覆膜支架近端主动脉锚定区。有时要依赖覆盖左锁骨下动脉开口区域的主动脉弓部获得。虽然在部分患者中左锁骨下动脉可以直接覆盖,但对左椎动脉为优势动脉、Willis 环不完整、CABG 术后冠状动脉依靠左侧胸廓内动脉供血、伴有同侧颈内动脉闭塞依靠后循环代偿的患者则存在危险。

因此,先从颈部切口运用开放手术建立左锁骨下动脉的旁路转流,就为同期进行 TEVAR 治疗安全地拓展了近端锚定区。

还有少数研究者运用颈部切口开放手术,分别建立左颈总动脉和左锁骨下动脉的旁路转流,而将 TEVAR 治疗的近端锚定区拓展到左颈总动脉开口区域的主动脉弓部。

3. 杂交主动脉弓部置换术　利用"主动脉弓部去分支术(de-branch technique)",将主动脉弓部的三个头臂动脉分支前移至升主动脉,再运用导管技术释放覆膜支架血管隔绝部分升主动脉远端、整个主动脉弓部和降主动脉近端,完成对主动脉弓部病变的处理。

如果患者自体升主动脉相对完好,通过胸骨正中切口,常温心脏不停跳下使用侧壁钳部分阻断升主动脉前外侧壁,完成带分支人工血管与升主动脉壁吻合;再将人工血管的分支逐个与无名动脉、左颈总动脉及左锁骨下动脉端-端吻合重建血运;然后再完成腔内覆膜支架血管的植入,支架血管近端锚定于自体升主动脉的远端部分;简称"常温杂交全主动脉弓术"。

如果升主动脉合并病变,如动脉瘤、夹层等,则在体外循环辅助下用四分支人工血管先行完成升主动脉置换和/或主动脉瓣置换(合并冠心病则同期完成冠状动脉旁路移植术);然后逐次实施三个分支与无名动脉、左颈总动脉及左锁骨下动脉端-端吻合重建血运;再植入覆膜支架血管,支架血管近端锚定在新置换的人工血管主体上,远端锚定于降主动脉;简称为"体外循环下的杂交全主动脉弓术"。

根据病变特点,有时还可以运用类似的方法只对三个头臂动脉分支中的某两支进行"去分支"处理。

(3)治疗方法的选择:对于急性 Stanford A 型 AD,单纯药物治疗的院内死亡率在发病后的最初 24 小时和 48 小时可达到 25% 和 30%,明显高于急性 Stanford A 型 AD 接受急诊外科开放手术的死亡率(10%~20%)。因此外科开放手术治疗成为救治急性 Stanford A 型 AD 的标准方案。由于在接受外科手术前,急性 Stanford A 型 AD 患者死亡风险以每小时 1%~2% 速率递增,因此应尽早安排急诊手术。

急性 Stanford B 型 AD 单纯药物治疗的效果明显优于 A 型,药物治疗的院内死亡率为 10.7%,低于外科开放手术的死亡率。近年来,运用 TEVAR 来处理急性 Stanford B 型 AD,取得了比药物治疗更佳的效果,并更有利于消灭假腔和促进主动脉重塑。

因此对于经过充分药物治疗胸痛症状仍持续存在或反复发作、病变主动脉有扩张、有分支血管灌注不良表现或主动脉破裂征兆(血胸、主动脉旁或纵隔血肿增加)的复杂急性 Stanford B 型 AD(complicated ATBAD)患者,建议积极实施 TEVAR 治疗。而对于循环状态平稳、无分支血管缺血或夹层进展征象的简单 Stanford B 型 AD(uncomplicated ATBAD)患者,是维持单纯的药物治疗方案,还是积极实施 TEVAR 治疗,则尚存在争议。近年临床试验研究显示,对这部分患者实施 TEVAR 治疗与单纯药物治疗相比,5 年随访时能降低主动脉事件引发的死亡,并有利于主动脉重塑修复。

指南解读

主动脉夹层治疗建议(2014 年 ESC)

针对主动脉夹层治疗推荐要点如下:

1. 对于所有 AD 患者,推荐使用缓解疼痛、控制血压的药物治疗(Ⅰ类,证据等级:C)。

2. 对于 Stanford A 型 AD 患者,推荐急诊手术治疗(Ⅰ类,证据等级:B)。

3. 若患者罹患 Stanford A 型 AD 且出现器官低灌注,推荐采用杂交手术方案治疗(Ⅱa 类,证据等级:B)。

4. 对于简单 Stanford B 型 AD,推荐优先考虑药物治疗(Ⅰ类,证据等级:C)。

5. 对于简单 Stanford B 型 AD,可考虑 TEVAR(Ⅱa 类,证据等级:B)。

6. 对于复杂 Stanford B 型 AD,可考虑手术治疗(Ⅱb 类,证据等级:C)。

7. 对于复杂 Stanford B 型 AD,应考虑手术治疗(Ⅰ类,证据等级:C)。

2. 主动脉夹层具体治疗策略的选择和各种技术手段的运用 由于主动脉各节段在受 AD 累及时情况变化多样,因此针对 AD 的治疗策略选择与技术手段的运用也多种多样。具体处理 AD 时,必须具体分析主动脉根部、弓部及夹层假腔远端累及情况来设计治疗方案。

(1)针对 AD 患者的主动脉根部,应了解 AD 近心端内膜破口位置、冠状动脉开口、主动脉瓣及主动脉窦受累情况。

夹层近心端有下述 3 种情况,需要不同的方法处理:

1)夹层未累及冠状动脉开口及主动脉窦,主动脉瓣无关闭不全。于主动脉窦管交界水平横断升主动脉,取相应口径的人工血管与自身血管断端行端-端吻合。

2)夹层累及主动脉窦,未累及冠状动脉开口及主动脉瓣。仍在主动脉窦管交界处横断升主动脉,用毡片或人工血管片剪成合适形状,分别于主动脉窦腔内外夹住病变主动脉壁,间断缝合数针固定(三明治法),或用生物胶闭合假腔后,再与口径相当的人工血管端-端吻合。还可以直接修剪受累的窦壁至正常组织,加固缝合后,与修剪成匹配形状的人工血管吻合。

3)夹层累及冠状动脉开口、主动脉窦和主动脉瓣环,造成主动脉瓣交界撕脱,引起主动脉瓣关闭不全。

如仅有无冠窦扩张,可用两种方法处理:一是运用双头针带垫片间断褥式缝合,行无冠窦成形,将其折叠至正常状态,然后与人工血管做吻合;二是在距主动脉瓣环约 5mm 处,沿主动脉瓣环的弧度将无冠窦剪除。然后将人工血管按其周径分为三份,按无冠窦剪除深度减掉其中两份,剩余较长的一份修剪成无冠窦的大小和形状,将此舌状人工血管部分与无冠窦剪除缘吻合,其余部分与左右窦吻合。

合并主动脉瓣右无交界撕脱时:按前述方法处理夹层;再用双头针带垫片沿撕脱主动脉瓣环间断褥式缝合,每侧两针,共四针,将撕脱的交界缝合回原位;升主动脉断端与人工血管吻合。

如果主动脉窦扩张明显或是主动脉根部瘤继发夹层,用带瓣人工血管行主动脉根部置换术(Bentall 手术,详细介绍可见本章第一节"主动脉根部病变")。

年轻患者、主动脉瓣形态学尚保存完好的患者,可以考虑保留瓣膜的主动脉根部置换术(David 手术,详细介绍可见本章第一节"主动脉根部病变")。

(2) 根据主动脉根部情况设计相应的根部处理方案后,再依据主动脉夹层的改良分型方法来确定夹层的技术处理策略:

1) A 型(占 4%~5%)和 Cp 型(占 3%~4%):夹层假腔仅局限于升主动脉或主动脉弓近心端,应力求根治,通过外科开放手术全面消灭假腔,提高患者远期预后。需要指出的是,这部分患者由于往往合并有原发的主动脉扩张或动脉瘤、马方综合征等情况,因此并非只实施升主动脉、部分主动脉弓置换就足够;有时需扩大到全主动脉弓置换或者全主动脉弓置换加术中支架象鼻手术来进行较为彻底的治疗。

2) C 型(不计 Cp 和 Cd 型,占 51%~53%):主动脉弓部受累及,往往升降部主动脉亦受累。实施升主动脉加全主动脉弓置换加支架象鼻手术(全主动脉弓支架象鼻手术),手术需要在深低温停循环、选择性脑灌注下完成。对于高龄、合并深低温停循环高风险的患者,可采用体外循环辅助下的杂交全主动脉弓置换术,以避免深低温停循环对患者的打击。

3) Cd 型患者(Stanford 分型无法归类的那部分,占 11%~13%):夹层假腔累及主动脉弓部远端。

如果夹层假腔同时累及左颈总动脉和左锁骨下动脉,可以运用常温杂交主动脉弓手术治疗,或者只对这两根血管进行去分支处理后进行腔内修复治疗。对于年轻患者,为追求更确切的远期疗效,则可以实施主动脉弓人工血管置换加支架象鼻手术治疗。

如果只有左锁骨下动脉受累及,1/3 的患者可以采用颈部切口建立左颈总动脉 - 左锁骨下旁路的杂交治疗技术完成 TEVAR 治疗。另外的患者可以直接封闭左锁骨下动脉开口,运用常规 TEVAR 技术完成治疗。少数年轻患者可以在深低温停循环下实施直视支架象鼻手术。

4) B 型(占 25%~28%):夹层假腔累及左锁骨下以远的降主动脉,85% 的患者可以通过常规的 TEAVR 手术完成治疗,5% 左右需要使用颈部切口的杂交手术,还有复杂病变患者需要实施胸 - 降主动脉人工置换术来进行治疗。有少数病例因升主动脉、主动脉弓扩张明显,先需要 I 期实施全主动脉弓支架象鼻手术治疗。

5) D 型(Stanford 分型未明确提及的那部分患者,占 1%~4%)(图 5-3-8)。

过去未予以足够重视的单纯腹主动脉受累的夹层患者。可以通过 EVAR 技术治疗,少数复杂病例需要开放手术实施腹主动脉人工血管置换。

3. 手术操作技术　主动脉夹层患者在实施升主动脉、部分主动脉弓、次全主动脉弓或全主动脉弓人工血管置换术时的操作类似于本章第二节"主动脉动脉瘤"中的相应技术细节介绍。但处理主动脉夹层患者时较为特殊的几点在于:

(1) 即使是实施升主动脉置换或部分弓置换术,远端吻合口也建议在短暂的停循环状态下开放吻合(由于使用了选择性脑灌注,而远端操作吻合时间较短,因此可以在中度低温下停循环)。开放吻合可以减少主动脉壁阻断钳夹带来的副损伤或导致术中的夹层扩展。

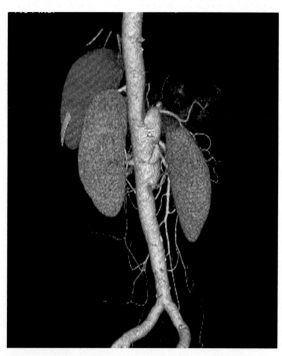

图 5-3-8　局限于腹主动脉的夹层(D 型)

(2) 右腋动脉插动脉管更适用于主动脉夹层患者,这样方便在停循环时实施选择性脑灌注。预计要涉及弓部手术操作时,采用单泵双管的右腋动脉与股动脉同时插管技术是有利的选择。

(3) 夹层手术中需仔细探查夹层近端主动脉根部的情况,清除撕脱的内膜片和假腔内血栓。根据主动脉根部具体受累情况采取相应的处理策略。

（4）夹层手术中需仔细探查主动脉弓头臂动脉分支血管受夹层累及的情况。最好能彻底消除破口,将人工血管分支吻合至正常血管组织处。但有时夹层累及部位过远,需要采取双腔道供血技术防止脑供血受损。

（5）夹层手术时,可考虑使用主动脉夹层瘤壁加自体心包包裹人工血管,并与右心房建立分流吻合的止血策略。

 知识点

主动脉夹层患者的主动脉旁路手术治疗

对主动脉夹层患者实施主动脉旁路手术进行姑息处理,最早由法国医师 Carpentier 报道。

方法:全身麻醉插管,正中胸腹联合切口。在升主动脉及腹主动脉下段未受夹层累及的部位,放置侧壁钳,用直径 20mm,长 30~40cm 的人工血管,分别行端-侧吻合。建立升主动脉-腹主动脉旁路。并用特制夹具经左侧胸腔在左锁骨下动脉以远 1~2cm 处阻断胸主动脉。术后下肢、腹腔脏器、肋间动脉供血由旁路逆行灌注,头臂血管供血经升主动脉正灌。阻断段近端成为盲腔,部分真腔和假腔形成血栓,降低了主动脉破裂的发生率。

目前单独采用该方法进行治疗已很少。更多的学者针对Ⅱ期手术需要进行胸腹主动脉处理可能性大的夹层患者,在Ⅰ期手术处理升主动脉或弓部的同时,预先建立升主动脉至髂动脉解剖外旁路。一方面通过该旁路血管可减轻胸降主动脉段血管张力,有利于减少主动脉破裂和夹层进展;另一方面在Ⅱ期手术处理胸降主动脉时,利用解剖外旁路血管的逆行供血简化操作,降低风险。

一般在完成升主动脉加全主动脉弓支架象鼻手术后,将四分支血管中的灌注支保留,并与一根相应口径的人工血管吻合延长。游离显露一侧髂动脉,利用隧道器将延长后的人工血管远心端经腹部的皮下隧道或者是经腹膜腔送至髂动脉待吻合区。临时阻断髂动脉近远端,实施人工血管与髂动脉的端-侧吻合,建立解剖外旁路。根据情况,还可以建立双侧髂动脉的解剖外旁路。

4. 主动脉夹层术后处理及主要并发症

（1）出血:大出血是主动脉外科常见而且最危险的并发症,在早年也是手术死亡最主要的原因。手术操作技术不当,导致吻合口不够平顺,对位不准确,造成夹层血管壁撕裂、扭曲而引发出血。另外,过长的体外循环时间、患者术前凝血功能差,也会增加术后出血的机会。因此选择适宜的体外循环方法及脑保护方法,保证有良好的手术野及充足的手术时间,手术操作轻柔准确是防止出血的重要环节。不应过分依赖人造止血材料的填塞止血,因为动脉出血填塞效果不佳,且易形成感染或在局部形成假性动脉瘤。良好的术后处理也可以减少出血,鱼精蛋白充分中和术中使用肝素后,恰当使用纤维蛋白原、凝血酶原混合物和血小板,能使凝血功能快速恢复至正常水平。对于一些难以控制的近端吻合口出血,可采用残余瘤壁包裹人工血管,并向右心房分流的方法来处理。

（2）神经系统并发症:包括昏迷、苏醒延迟、定向力障碍、抽搐、偏瘫、截瘫等。文献报道夹层术后脑并发症的发生率约为 5%,截瘫的发生率 0~3%,一过性神经并发症约 13%。导致神经系统并发症的原因包括:术前夹层累及头臂动脉、患者高龄或伴有颈动脉及脑血管病变;术中气栓、血栓或动脉粥样硬化斑块脱落、术中灌注压过低或过高;术后血压过低或过高、头臂血管吻合口狭窄或血栓形成、术后夹层继续剥离累及头臂血管加重病变。在诸多因素中,神经系统保护措施不当和气栓造成神经系统并发症最为常见。高龄和血压不稳定是重要的危险因素。因此术中尽量采用选择性脑灌注、注意排气和清除血栓。围术期注意控制血压,避免大范围波动。胸主动脉人工血管置换时注意重建肋间后动脉供血。为防止截瘫的发生,术中可用脊髓诱发电位进行监测。术后出现截瘫,应提高组织灌注压,尽早实施脑脊液引流。神经系统并发症目前尚无特效治疗,主要手段是降低颅内压、增强神经营养、对条件允许的患者实施高压氧疗等。

（3）急性肾衰竭:夹层患者围术期血压过低;术中肾脏缺血时间过长、体外循环时间过长;夹层累及肾动脉导致供血障碍等因素可以导致急性肾衰竭。因此在夹层手术中应注意保持下半身的灌注,胸降主动脉置换时可采用血泵法全血回收动脉输入技术或股动静脉转流以减少肾脏缺血的时间。围术期应防止血压过低影响肾脏灌注。尽量缩短术中体外循环的时间,术后应用利尿剂、碱化尿液、促进游离血红蛋白尽快排出。出现急性肾衰竭后,应积极维持良好的血流动力学状态,纠正血电解质失衡,防止高钾血症。采用血液滤过或血液透析技术积极实施肾脏替代治疗。

(4) 急性呼吸衰竭:多为Ⅱ型急性呼吸衰竭,深低温停循环和体外循环时间过长是引起肺损伤最常见原因。此外大量输注库存血引发肺毛细血管微栓、左心机械引流不畅造成肺循环压力增高导致肺水肿、左侧开胸手术、肝素化后术中翻动挤压肺组织造成的机械损伤等都是诱发急性呼吸衰竭的原因。积极避免诱发因素,术后合适的呼吸支持治疗是减少患者损害的关键。

(5) 支架血管梗阻或植入假腔:患者会出现上下肢压差,支架血管远端组织灌注不良。如果出现上下肢压差大于40mmHg或无尿、下肢缺血等,无论术中或术后应尽早行上身至下半身的人工血管转流术。对于支架植入假腔经转流效果不好或假腔快速扩大者应紧急手术治疗。

(6) 覆膜支架血管植入导致的外周血管损伤:包括下肢缺血、感染、出血与血肿、局部夹层形成、外周动脉穿孔等。术前应准确判断、选取口径合适的材料、轻柔操作以尽量避免并发症的发生。一旦出现,应积极处理。

(7) 远期并发症:包括有吻合口假性动脉瘤形成、吻合口狭窄等。吻合口假性动脉瘤形成多由于感染与局部血肿有关。临床表现不明显,偶有压迫症状,多在复查CT或MRI时发现。术中注意无菌操作及术后合理使用抗生素,可以减少感染的发生。吻合口出血时尽量避免过多的人造材料压迫止血,以减少局部血肿形成。假性动脉瘤应采取手术行破口修补或人工血管置换;也可以用覆膜支架血管实施腔内修复。吻合口狭窄多发生于头臂血管吻合口,可源于吻合技术不当、血栓形成及头臂血管夹层内血栓压迫。如症状明显,应手术治疗。

5. 主动脉夹层的Ⅱ期处理 对于累及范围广泛的AD(如改良分型B型、C型),Ⅰ期手术通常不能完全处理病变段主动脉。因此Ⅰ期术后治疗部位以远的残余主动脉病变进展情况需要持续关注。如果Ⅰ期手术后,仍受夹层累及的主动脉直径不断增大,则应考虑Ⅱ期手术。有研究显示,急性Stanford A型夹层若Ⅰ期手术仅进行了升主动脉处理的,约有70%需要再次干预;而Ⅰ期就完成了升主动脉及弓部处理的,再次干预的比例能降低到30%。

近年来,许多学者发现在影响夹层术后患者远期死亡与残余主动脉病变进展的诸多因素中,有四点尤为重要:①仍存在未消除的内膜破口;②Ⅰ期术后夹层假腔仍通畅或仅有部分血栓化;③降主动脉持续性扩张(扩张直径>46mm);④夹层假腔直径过大(>22mm)明显大于真腔且压迫真腔。于是,有研究者将持续存在上述2~3个危险因素者称为"不稳定"患者,建议对这些"不稳定"患者更为积极地开展Ⅱ期TAVER或其他手术处理。而如果假腔完全血栓化,真腔明显占优势且主动脉直径小于46mm,则被认为是AD"治愈"患者。

Ⅱ期手术风险较Ⅰ期大,即使在一些主动脉疾病治疗量较大的中心,这种再次开放手术干预的死亡率都有可能达10%~12%。因此对于一些预计Ⅱ期手术可能性大的患者,可以在Ⅰ期手术时预先建立解剖外旁路,如升主动脉至髂动脉旁路,以简化Ⅱ期手术操作,降低手术风险;或在Ⅰ期手术时构建好分期杂交处理的条件,方便后期的经导管介入来完成Ⅱ期处理。

(二) 主动脉壁内血肿的治疗

由于对IMH的自然病程和预后还不十分清楚,因此对IMH的治疗仍存在许多争议。治疗的目的是防止主动脉破裂或进展为AD。欧洲和美国的研究认为IMH的预后类似于AD,因此主张对A型IMH应该尽早外科手术治疗;对于B型IMH且病变稳定者,主张内科保守治疗。但亚洲的学者认为无论是A型或B型IMH,并发症发生率都很较低,有较好的长期预后,应先采用内科保守治疗,而不是有创的干预治疗;同时采取密切影像学随诊,在发现病情变化时再进行积极的治疗(wait and watch strategy)。保守治疗方法与B型AD类似,严格控制血压、缓解疼痛和密切临床随访。

目前认为能预测急性IMH进展与危险的因素有:经积极药物治疗仍持续存在或反复发作的胸痛;难以有效控制的高血压;受累主动脉最大管径≥50mm;IMH厚度≥11mm;主动脉管径持续增大;IMH出现溃疡样病变;心包或胸腔出现渗液等。

合并有上述这些危险因素、病情不稳定的 B 型 IMH,被归类为复杂 B 型 IMH。如果复杂 B 型 IMH 患者的血管解剖条件合适,可以考虑积极实施 TEVAR,治疗效果良好。对合并危险因素的 A 型 IMH 和解剖条件不适于 TEVAR 治疗的复杂 B 型血肿患者,则需考虑外科手术治疗。

指南解读

主动脉壁内血肿治疗建议(2014 年 ESC)

2014 年 ESC 指南更偏向于欧美学者的观点,给出 IMH 治疗推荐要点如下:

1. 对于所有出现 IMH 的患者,推荐使用缓解疼痛、控制血压的药物治疗(Ⅰ类,证据等级:C)。
2. 对于 A 型 IMH,推荐使用手术治疗(Ⅰ类,证据等级:C)。
3. 对于 B 型 IMH,推荐在密切监测的基础上使用药物治疗(Ⅰ类,证据等级:C)。
4. 对于简单 B 型 IMH,可进行再次影像学检查(Ⅰ类,证据等级:C)。
5. 对于复杂 B 型 IMH,应考虑 TEVAR(Ⅱa 类,证据等级:C)。
6. 对于复杂 B 型 IMH,应考虑手术治疗(Ⅱb 类,证据等级:C)。

(三) 穿透性主动脉溃疡的治疗

多数学者对于无症状和无并发症的 PAU 均建议首先采取药物保守治疗,并密切结合临床和影像学随访,检查病情变化。PAU 药物保守治疗方法与 B 型 AD 类似,严格控制血压、缓解疼痛和密切临床随访。

外科治疗只限于处理存在持续性疼痛和溃疡不断扩大、主动脉扩张的患者,以预防主动脉破裂。预测 PAU 持续进展的危险因素有:持续和反复发作的疼痛、胸膜腔渗液持续增加,溃疡的直径和侵蚀深度较大(建议积极处理的标准是:溃疡直径达到 20mm 而侵蚀深度达到 10mm)。

针对主动脉直径基本正常的孤立和局灶性 PAU,TEVAR 治疗效果满意。需要注意的是,PAU 高发于老年患者,因此患者通常合并有慢性阻塞性肺疾病、冠心病、肾功能不全,这些会增加治疗风险。另外孤立的慢性阻塞性肺疾病往往位于弥漫性粥样硬化的血管壁区域,增加 TEVAR 后Ⅰ型内漏的风险(有研究组的报道高达 18%)。主动脉管腔的不规则又会使得腔内修复的范围经常超过预期。与粥样硬化性动脉瘤患者不同,此类患者中肋间动脉往往自发性闭塞。而 PAU 患者的肋间动脉大多是开放的,因此腔内覆盖范围的扩大会增加截瘫发生的风险。

指南解读

穿透性主动脉溃疡的治疗建议(2014 年 ESC)

针对 PAU 治疗推荐要点如下:

1. 对于所有出现 PAU 的患者,推荐使用缓解疼痛、控制血压的药物治疗(Ⅰ类,证据等级:C)。
2. 对于 A 型 PAU,推荐使用手术治疗(Ⅱa 类,证据等级:C)。
3. 对于 B 型 PAU,推荐在密切监测的基础上使用药物治疗(Ⅰ类,证据等级:C)。
4. 对于简单 B 型 PAU,可进行再次影像学检查(Ⅰ类,证据等级:C)。
5. 对于复杂 B 型 PAU,应考虑 TEVAR(Ⅱa 类,证据等级:C)。
6. 对于复杂 B 型 PAU,应考虑手术治疗(Ⅱb 类,证据等级:C)。

七、急性主动脉综合征患者的长期随访

AAS 患者很多病变会有进展,或需要再次主动脉干预,因此要进行严格的长期随访。患者应维持正规的药物治疗,如 β 受体阻滞剂、钙通道阻滞剂,以控制血压波动,减低血管壁张力。定期实施 CTA 或 MRI 的影

像学监测,以及时发现病变的进展。从确定诊断后,在1个月、3个月、6个月和12个月均应进行检测。如果影像学指标稳定,则可改为每年检测一次。影像检测的手段、标准尽可能保持一致,方便前后比较。患者的资料应该由心脏主动脉外科医生、心内科医生、介入治疗医生和血管外科医生组成的会诊小组综合评判。根据患者的年龄、预期生存寿命、合并症情况、人种特点等多方面因素,确定药物、介入、开放手术治疗的个体化策略。

将合并有急性胸痛症状的患者归类为一个综合征进行诊断,有利于早期确定高风险患者,从而更有针对性地采取主动脉干预措施。然而,AAS 的最佳治疗策略仍存在许多争议与矛盾之处。随着经导管介入治疗技术的不断进步,治疗手段已从过去的单纯药物与开放手术发展得更为多样化。而目前的临床困惑在于如何准确抉择哪类患者更适合于哪一类型的治疗。因此还需要更多的临床研究来提供更有力的循证依据,以真正达到以患者为中心的个体化治疗的目标。

【病例解析】

病例摘要 1

主诉

患者,男,46 岁,主因"心前区疼痛,3 日"入院。

现病史

3 日前出现前胸痛,但并不剧烈。至当地社区医院就诊,曾怀疑"急性冠脉综合征",但行经胸超声心动图诊断时发现升主动脉内膜片,而转至医院急诊。胸部 X 线片示纵隔影增宽。

既往史

否认高血压、冠心病、糖尿病病史。无肝炎、结核及其他传染病史。无外伤史。无手术史。无药物过敏史。无输血史。

查体

瘦高体型,漏斗胸,主动脉瓣听诊区舒张期叹气样杂音,呈高调、递减型。手指顽长,视力近视。

辅助检查

超声心动图:主动脉瓣为三窦、二叶,主动脉瓣重度关闭不全,主动脉瓣下见大量偏心性反流信号,主动脉窦部直径 53mm。升主动脉内可见内膜片。

主动脉 CTA:主动脉根部及无冠窦、右冠窦扩张,窦部宽约 56mm;升主动脉存在内膜破口,主动脉夹层假腔累及至无名动脉开口;远端主动脉弓降主动脉正常(图 5-3-9)。

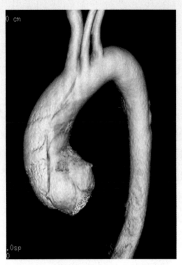

图 5-3-9　患者主动脉 CTA 重建示累及近端主动脉弓的夹层(Cp 型)

 解析

　　患者诊断急性 AD。根据患者体格检查和主动脉根部瘤样扩张改变,应考虑患者为马方综合征,既往主动脉根部瘤的基础上新发了夹层。为明确马方综合征诊断,可行基因检测。而且马方综合征患者在发生 AAS 时易出现胸痛症状不典型。患者合并主动脉瓣重度反流、根部瘤。需要考虑实施主动脉根部置换术(Bentall 手术)。患者夹层累及范围较局限,可归于改良分型的 Cp 型,应尽力全面消除假腔,达到治愈目的。从目前 CT 检查结果看,主动脉弓部和降主动脉尚正常,左颈总动脉未受累及,可考虑实施升主动脉及部分主动脉弓人工血管置换术。

　　因为患者考虑为马方综合征,术中应仔细探查弓部情况。有些患者虽然弓部远端未受夹层累及但也已出现扩张,此时应适当扩大手术范围,防止短期内患者再次出现主动脉病变进展。

治疗经过

①备血,完善检查,通知手术室;②向直系家属交代病情,告知治疗方案,并签署手术知情同意书;③拟实施主动脉根部置换加升主动脉及部分主动脉弓人工血管置换术治疗。

 知识点

主动脉夹层手术中的体外循环技术(一)

主动脉夹层开放手术时,建立体外循环的插管方式较一般心脏手术有一些变化。根据不同情况采用低温体外循环、中度低温全身体外循环和深低温停循环技术。

(1)动脉插管的途径

右腋动脉插管:这是主动脉夹层手术时较为常用的动脉插管方式。游离该血管的术野位于胸部,便于管理,不易污染,同时又在主动脉操作术野之外,不妨碍正常手术操作;灌注方向为顺行灌注,接近于生理状态;实施主动脉弓部操作时,只需临时阻断三支头臂血管近端就可以很方便进行单侧选择性脑灌注。缺点是位置较深,上方有锁骨,显露较为困难;分支多,可游离段较短,口径较细且管壁薄;切口位于术者的左手侧,增加了插管操作的难度。实施腋动脉插管时可以采用如下技巧:可分别结扎、切断腋动脉的小分支,以便将其充分游离;可在腋动脉切口的近端血管外膜上缝1~2针牵引线,使切口张开,便于插管;动脉插管时管端的斜面向下,先用尖端挑起动脉切口前壁,然后轻柔插入。插管遇到阻力时不可强行插入,此时往往是尖端顶住动脉管壁,可稍退插管调整方向,感觉阻力消失后再插入。体外循环开始后要注意动脉泵压,及时调整动脉插管的位置以免泵压过高影响流量或出现意外。

股动脉插管:这是实施主动脉外科手术较为常用的插管方式,也同样运用于主动脉夹层手术,尤其是有利于保证手术过程中下半身的供血。采用股动脉插管时应在股深动脉的近端,以保证动脉管径足够大。配合胸骨正中切口实施手术时,建议选用右侧股动脉,保留左侧股动脉,以防止Ⅱ期行胸主动脉置换时左股动脉周围瘢痕粘连难以游离。但由于经该路径血流是逆行灌注,有可能会加重已剥离的血管内膜片进一步逆向撕裂。

(2)静脉插管的途径

右心房插管:运用最多,经右心耳插入二阶梯静脉引流管。选择插管部位时要考虑到可能实施的主动脉近端吻合口瘤壁包裹至右心房分流。

上下腔静脉插管:需要同时处理二尖瓣病变或实施其他心内手术时采用。

髂静脉-右心房插管:经股静脉插入髂静脉-右心房插管,经下腔静脉达右心房。

(3)左心引流管的途径:通常在右上肺静脉插左心引流管,如果瘤体较大,显露右上肺静脉困难时,可经主肺动脉插左心引流管。

 知识点

主动脉弓部开放手术时的脑保护策略

当夹层累及到主动脉弓需要开放手术处理时,必须在脑保护的情况下完成手术。脑保护的主要手段是:①深度低温降低组织代谢水平,减少脑组织需氧量,延长脑组织耐受缺血的时间;②选择性脑灌注,保证一定的脑组织血流灌注,带走代谢产物,降低脑组织缺氧损害。

1. 深低温停循环 深低温停循环的温度通常是鼻咽温度18℃,安全时限通常认为在30分钟左右。因为临床应用显示:鼻咽温度18~20℃时,停循环时间超过40分钟,脑并发症开始增加,超过60分钟则显著增加。当然,如果鼻咽温度降到15℃,脑组织耐受缺氧的时间有可能延长至60分钟左右,但需要明显延长降温时间,同样也需要更长的复温时间。体外循环时间的延长,可造成凝血功能障碍和肺损伤,低温还会诱发细胞膜泵功能异常。深低温停循环是公认的脑保护重要措施,但也是公认的导致增加主动脉手术死亡率和并发症发生率的独立危险因素。

2. 选择性脑灌注 目前主要运用的是顺行单侧脑灌注和双侧脑灌注。

(1) 双侧脑灌注:体外循环转机并行降温,待鼻咽温度适宜后停循环,切开主动脉弓,自右无名动脉开口及左颈总动脉开口插管行双侧脑灌注。灌注流量为10~30ml/(kg·min)。还有学者建议同时在左锁骨下动脉开口插管,实施三支灌注,这样还被认为更有利于脊髓保护。双侧脑灌注供血均匀,但在术野范围内需要建立多个管道,对手术操作有一定影响。另外,经头臂血管开口直接插管有可能造成气栓,血栓残渣脱落,以及夹层内膜撕裂、翻转等而引发脑并发症。

(2) 单侧脑灌注:由于双侧大脑供血存在脑基底动脉环(Willis环)的沟通,因此可以在深低温体循环阶段只用一根插管在右无名动脉或左颈总动脉内进行单侧脑灌注,简化操作。

而运用右腋动脉插管建立体外循环实施手术则可以进一步简化术中选择性单侧脑灌注的操作。当鼻咽温度降到适宜时,患者取头低位15°,分别阻断无名动脉、左颈动脉和左锁骨下动脉后,减低灌注流量至5~10ml/(kg·min),血流即可经由右锁骨下动脉流经无名动脉至右颈总动脉单侧灌注脑部。此时就可在身体其他部位停循环的状态下获得良好的主动脉弓部手术野显露;完成弓部操作后,开放头臂血管阻断钳,经吻合口充分排气、打结。然后恢复体外循环流量,至静脉血氧饱和度70%时复温,完成手术。

应指出的是单侧脑灌注依赖脑基底动脉环的完整,在高龄患者或脑血管发育异常者中需要加以注意。

在实施脑保护时,应进行脑部监测。可应用脑血氧饱和度、脑电图、颞动脉测压、经颅多普勒超声等监测,以确保脑保护的安全性。

病例摘要2

主诉

患者,男,56岁,主因"突发剧烈胸痛1日"入院。

现病史

1日前,于朋友聚会后突发胸背部剧烈疼痛,刀割样,伴大汗,被送至急诊。

既往史

高血压病史8年,血压控制不满意。

查体

体温36.8℃,脉搏90次/min,呼吸22次/min,左上肢血压180/100mmHg,左股动脉及左足背动脉搏动弱,神志清楚,应答切题,四肢活动可;痛苦面容。胸骨左缘第3、4肋间舒张期泼水样杂音。

解析

　　"急性胸痛"为心血管急诊最常见的主诉,多种疾病可有此症状,须重点掌握以下三种危重疾病。①急性心肌梗死:疼痛部位与心绞痛相同,但程度较重,持续时间往往长于30分钟,可达数小时,含服硝酸甘油难以缓解,可伴有心律失常、心源性休克等。心电图显示相应导联ST段抬高,Q波出现,心肌损伤标志物升高。②急性肺栓塞:表现为胸痛、呼吸困难、咯血等,体格检查可见发绀及颈静脉充盈、肝大等右心负荷急剧增加的表现,常继发于外周静脉血栓栓塞性疾病,下肢深静脉血栓病史最为多见,肺动脉CT可明确诊断。③AAS:包括最为凶险的AD,表现为突发剧烈胸痛,常为撕裂样,发病时疼痛程度即达顶峰,可放射至腰腹及四肢,可因累及不同部位的主动脉分支血管而产生不同症状,如心肌梗死、意识模糊、截瘫、内脏和肢体急性缺血坏死等。超声、CT、MRI及主动脉造影均可确诊。

　　治疗经过

　　①立即控制血压和心率,可静脉泵入硝普钠,给予β受体阻滞剂和钙通道阻滞剂;②镇静止疼,缓解患者紧张情绪,可给予吗啡肌内注射;③紧急实施心电图、超声心动图、胸部X线片和主动脉CTA检查以明确诊断。

　　辅助检查

　　超声心动图:主动脉瓣中量反流;主动脉窦扩张,直径4.2~4.4cm;升主动脉内有内膜片影。

　　主动脉CTA:AD,升主动脉及弓部受累,向下直至髂总动脉分叉处,主动脉内膜破口位于降主动脉起始部位,左锁骨下动脉下方2cm处。真腔受压变小,左肾动脉一半起自假腔,左侧髂总动脉受累及,假腔供血,余重要分支血管均发自真腔;头臂动脉正常(图5-3-10)。

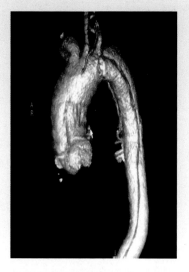

图 5-3-10　患者主动脉 CTA 示主动脉弓部受累的夹层(C 型)

解析

　　该患者为急性AD,升主动脉受累及,应考虑急诊手术治疗。

　　患者合并主动脉瓣中度反流,窦部有扩张。因此可以根据术中情况考虑实施常规的主动脉根部置换术(Bentall手术)。

　　夹层假腔累及全主动脉弓,主动脉升部、降主动脉亦受累及,属于改良分型C型,患者较年轻,平素体健,故考虑需实施全主动脉弓支架象鼻手术治疗。

　　治疗经过

　　①紧急备血,完善检查,通知手术室;②向直系家属交代病情,告知治疗方案,并签署手术知情同意书;③在深低温停循环,选择性脑灌注下,经胸骨正中切口实施急诊手术。

知识点

象鼻手术（elephant trunk procedure）简介

传统"象鼻手术"是 1983 年美国学者 Borst 等首次报道,用于累及主动脉弓升部、弓部、降部动脉瘤治疗。在开放手术置换主动脉弓部的同时,向远端降主动脉腔内插入一段人工血管,以方便后期手术处理。该段血管延伸在降主动脉近端瘤腔内,并可随血流摆动,如同"象鼻"。

随后,此方法被运用于 AD 的治疗。但随访发现,对于一些真腔狭小的夹层患者,这种没有支撑的"软象鼻"血管非但不能扩大真腔,反而有可能引发血流阻塞而加重脏器缺血。

为解决这一问题,1996 年日本学者 Kato 等在植入的象鼻血管远端部分加用短的支架进行支撑,命名为支架象鼻手术(stented elephant trunk procedure)。Sueda 和 Mizunoa 等将这种技术与升主动脉加全主动脉弓置换术相结合而用于治疗急性 Stanford A 型 AD。

21 世纪初,在相近的时间段内,德国汉诺威团队和中国阜外医院团队,各自运用自行研制的全长均使用支架支撑的人工血管来进一步改良"象鼻手术"。Borst 将汉诺威团队改良后的术式定名为"冰冻象鼻手术(frozen elephant trunk)",以显示与传统"象鼻"手术的区别。中国学者则依照习惯仍称为"支架象鼻手术"。但两团队在设计植入的支架血管长度上存在较大差异。汉诺威团队的支架血管长度 200~220mm,而中国的支架血管长度为 100~120mm。这种区别导致了文献总结中"冰冻象鼻手术"术后截瘫发生率要明显高于中国"支架象鼻手术"治疗组,也高于传统"象鼻手术"组。

与传统"象鼻手术"相比,带支架的人工血管具有自膨特性,这不仅能封闭降主动脉近端的内膜破口,使受压迫的真腔最大限度地扩张,同时还挤压、消灭了假腔,从而使撕裂的主动脉壁再次贴合黏附在一起,达到主动脉重塑的目的。尤其有利于治疗原发破口位于左锁骨下动脉以远、夹层逆行剥离至主动脉升部、弓部的急性患者。对假腔已明显扩张(特别是胸降主动脉直径已超过 50mm)的慢性患者,膨胀后的支架依然无法充分挤压假腔,效果不如急性患者;但可以作为Ⅱ期手术的预备而减低后续操作难度。

知识点

Bentall+ 全主动脉弓支架象鼻手术方法

1. 麻醉　于全身麻醉下气管插管,采用静脉 - 吸入复合麻醉。在麻醉过程中要保持血流动力学平稳,麻醉诱导和开放主动脉阻断钳后切忌出现高血压,以防止夹层破裂和吻合口缝线撕裂出血。术中除常规检测血流动力学、血生化、血气、离子浓度、凝血时间等指标外,在行深低温停循环、选择性脑灌注时,还可应用脑血氧饱和度、脑电图、颞动脉测压、经颅多普勒超声等监测,以确保脑保护的安全性。

2. 体外循环　右腋动脉及右心房插管建立体外循环,转机降温至 28℃,阻断升主动脉,灌注心肌停搏液。继续降温的同时,完成主动脉近心端的操作。当鼻咽温度降至 18~23℃时,患者头低位15°~30°,动脉灌注流量减至 5~10ml/(kg·min),将无名动脉、左颈总动脉和左锁骨下动脉近端阻断,同时开放升主动脉阻断钳,完成主动脉弓弓部和降部操作。此时,仅有右锁骨下动脉型选择性脑灌注,其他部位为深低温停循环。

3. 手术操作　右锁骨下皮纹切口,游离右腋动脉。

胸骨正中切口,并适当超越胸骨切迹向左颈部延长,纵劈胸骨。分离胸骨后脂肪,显露无名静脉并穿绳带;充分游离显露主动脉弓上分支动脉。

建立体外循环后，降温过程中，于升主动脉远端阻断。切开升主动脉，仔细清除假腔内血栓，根部直视灌注心肌停搏液，心脏表面冰屑降温，心肌保护。切除病变主动脉内膜，用带机械瓣人工血管实施主动脉根部置换术（Bentall 手术）。

于左锁骨下动脉开口近端（也可在其远端 1~2cm 处）横断主动脉，将直径 26~30mm 带支架人工血管（stented graft，长度 100~120mm）插入降主动脉近端的真腔内。将植入支架血管的近心缝合端与自体主动脉壁（必须带上外膜）一起，端-端吻合至带四分支人工血管的远心端；然后通过四分支中灌注分支恢复胸段主动脉的供血。再运用剩余的三个分支依次吻合左颈总动脉、左锁骨下动脉和无名动脉的远心断端，重建血运（图 5-3-11）。

待静脉氧饱和度大于 70% 后复温。将四分支血管的主体血管近心端修剪至合适长度后，与主动脉根部置换后的人工血管远心断端吻合。充分排气后开放升主动脉阻断钳，心脏复跳。用主动脉夹层瘤壁加自体心包包裹人工血管，并与右心房建立分流吻合。温度恢复至 36℃ 左右，逐渐减流量至停机。鱼精蛋白中和肝素，置引流管，关胸。

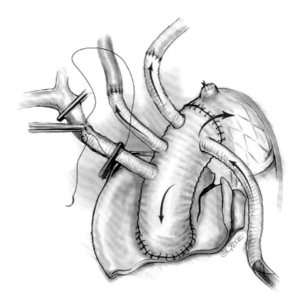

图 5-3-11　升主动脉加全弓支架象鼻手术示意图

治疗经过

患者顺利完成 Bentall+ 全弓支架象鼻手术，使用了机械瓣带瓣管道及四分支人工血管。术后予以强心、利尿、抗凝及对症支持治疗。恢复顺利，超声心动图复查示左心室舒末期内径 54mm，左心房前后径 34mm，主动脉窦部内径 32mm，LVEF 65%，结果满意。查体：心肺（-），伤口愈合好，于术后 12 日出院。

病例摘要 3

主诉

患者，女，73 岁，主因"突发胸部剧烈锐痛 3 日"入院。

现病史

3 日前突发胸部剧烈锐痛，外院诊断急性主动脉夹层，转送至医院急诊。

既往史

高血压、糖尿病病史。脑梗死病史，但未残留功能性后遗症。

辅助检查

主动脉 CTA：升主动脉至双侧髂动脉夹层。患者神志清楚，无肢体及内脏缺血征象。

超声心动图：升主动脉内可见内膜片，升主动脉直径 38mm；主动脉窦无明显扩张，主动脉瓣启闭可，微少量反流，LVEF 56%，少量心包积液。

解析

　　该患者急性 AD 诊断明确,升主动脉受累应考虑手术治疗。患者主动脉瓣未受累及,可以根据术中情况自窦管交界处理夹层近端。夹层假腔累及全主动脉弓,升、降主动脉亦受累及,属于改良分型 C 型,老年女性患者,既往有过脑梗死病史,属于深低温体外循环手术高风险人群,故考虑需实施体外循环下的杂交主动脉弓置换手术以规避风险。

 知识点

体外循环下的杂交全主动脉弓置换手术方法

　　1. 麻醉　于全身麻醉下气管插管,采用静脉 - 吸入复合麻醉。

　　2. 体外循环　右腋动脉及右股动脉插动脉灌注管(单泵双管)、右心房插静脉引流管建立体外循环。

　　3. 手术操作

　　右锁骨下皮纹切口,游离右腋动脉。

　　右侧腹股沟皮纹切口,游离右股动脉。

　　胸骨正中切口,纵劈胸骨,充分游离显露主动脉弓上分支动脉。

　　转机降温至 28℃,于升主动脉远端阻断;切开升主动脉,灌注心肌停搏液在窦管交界横断升主动脉,修剪夹层内膜片,清理血栓。运用四分支人工血管行升主动脉置换,人工血管主体远心端吻合于阻断钳前方的升主动脉断端。开放阻断钳,恢复自主心跳。

　　逐次阻断左锁骨下动脉、左颈总动脉和无名动脉。切断后,将远心断端分别与四分支血管的三个分支依次吻合,建立旁路血流。头臂动脉分支的近心断端直接缝闭。复温、辅助满意后,停止体外循环辅助。在最远心侧的分支血管处临时固定一血管钳,作为介入治疗的定位标志。

　　拔除股动脉灌注管,改置入鞘管,送入造影导管,在升主动脉造影,确认夹层原发破口,并评判人工血管各吻合口通畅。经股动脉送入覆膜支架输送器,透视下将覆膜支架覆盖于主动脉弓,近端锚定于升主动脉人工血管,保证锚定区长度 2cm 以上,且不遮挡分支血管的开口。

　　再次造影,确认支架位置、破口被覆盖,有无内漏、夹层远端真腔血流改善情况。

　　鱼精蛋白中和肝素,止血,置引流管,关胸(图 5-3-12)。

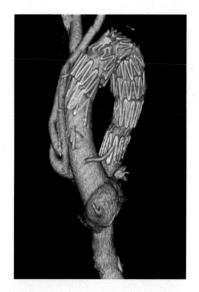

图 5-3-12　体外循环下杂交全主动脉弓置换手术后 CT 三维重建图

病例摘要 4

主诉

患者,女,67 岁,主因"突发胸背部疼痛 5 日"入院。

现病史

5 日前突发胸背部疼痛,有撕裂感。入院药物治疗后疼痛感虽有所减轻,但仍持续有背部烧灼感。

既往史

高血压病史 7 年。

查体

右上肢血压 150/85mmHg,左上肢血压 100/70mmHg,神志清楚,应答切题,四肢活动可;痛苦面容。心脏听诊未闻及明显杂音。

辅助检查

心电图:左心室高电压,少量心包积液。

主动脉 CTA:主动脉弓及降主动脉至肾动脉分叉下方腹主动脉段夹层,假腔累及左颈总动脉及左锁骨下开口区域主动脉弓,并紧邻无名动脉开口部位,无名动脉及升主动脉未受夹层累及,升主动脉直径 34mm。左侧胸膜腔有积液。

超声心动图:主动脉瓣反流,无主动脉窦扩张,心包腔无积液。

解析

该患者急性 AD 诊断明确,患者发病后持续胸部疼痛症状,并有胸膜腔渗出,应积极考虑手术治疗。患者主动脉根部及升主动脉尚正常,无主动脉瓣反流或主动脉窦扩张。夹层假腔累及主动弓远端。累及左颈总动脉和左锁骨下动脉,属于改良分型 Cd 型。老年女性患者,可利用杂交手术来降低治疗风险。虽然无名动脉未受累及,但假腔已靠近其开口部位。因此应考虑实施经胸骨正中切口的常温杂交全主动脉弓置换手术。

知识点

常温杂交全主动脉弓置换手术

1. 麻醉　于全身麻醉下气管插管,采用静脉 - 吸入复合麻醉。

2. 体外循环　备血液回收机。

3. 手术操作(图 5-3-13)

胸骨正中切口,纵劈胸骨,充分游离显露主动脉弓上分支动脉。

修剪带二分支人工血管的主体血管的长度和吻合端,并在主体血管的适当位置打孔,吻合一段剪取下来的分支血管作为第三分支备用。

在升主动脉前外侧壁上侧壁钳,部分阻断升主动脉,并切除阻断处的部分动脉壁,将人工血管近心端(主体部分)吻合于主动脉壁的切口处。临时阻断三个分支血管,开放侧壁钳。

逐次阻断左锁骨下动脉、左颈总动脉和无名动脉。切断后,将远心断端分别与三个分支血管依次吻合,建立旁路血流。将头臂动脉分支的近心断端直接缝闭。

在主体人工血管与升主动脉吻合口的远心侧临时固定一血管钳,作为介入治疗的定位标志。

经股动脉送入覆膜支架输送器,透视下将覆膜支架覆盖于主动脉弓,近端锚定于自体升主动脉远端部分,保证锚定区长度在 2cm 以上,且不遮挡主体人工血管的吻合口。

再次造影,确认支架位置、破口被覆盖,有无内漏、夹层远端真腔血流改善情况。使用鱼精蛋白中和肝素,止血,置引流管,关胸。

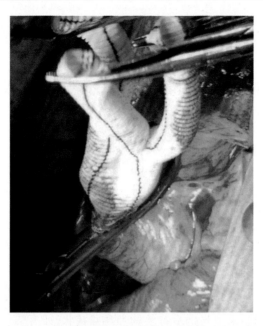

图 5-3-13　常温杂交全主动脉弓置换手术中图像

病例摘要 5

主诉

患者,男,57 岁,主因"升主动脉加全主动脉弓置换加支架象鼻手术后,间断后背部钝痛 3 个月"入院。

现病史

1 年前因急性 AD(改良分型 C 型)接受了升主动脉加全主动脉弓置换加支架象鼻手术治疗。近 3 月间断出现后背钝痛,不剧烈。

既往史

高血压病史 8 年,自前次手术治疗后坚持服药控制血压。

辅助检查

术后 12 个月主动脉 CTA:发现胸降主动脉段主动脉直径扩张,最粗处管径 60mm,降主动脉至两侧髂总动脉仍残留夹层,假腔自 T_5 胸椎水平以下未完全血栓化,真腔狭小,假腔明显扩张,尤其在降主动脉下段明显,局限性膨出。

　解析

该患者为急性 AD 术后,远端仍受夹层累及的主动脉段管径扩张,假腔大,压迫真腔,且在降主动脉远端明显膨出,需Ⅱ期手术治疗。中壮年男性患者,残余夹层病变一直累及至两侧髂总动脉,考虑利用外科开放手术彻底置换病变血管。可以利用前期手术植入的支架象鼻血管实施近端吻合。但由于患者降主动脉扩张明显,难以游离显露,故需要在深低温停循环下完成近端吻合。为降低术中脊髓缺血损伤导致的截瘫并发症发生,可预防性采取脑脊液引流策略。

知识点

深低温、分段停循环技术及四分支人工血管行胸腹主动脉置换术

1. **麻醉**　于全身麻醉下双腔气管插管,采用静脉 - 吸入复合麻醉。

2. **脑脊液引流技术**　全身麻醉前,于 L_2~L_3 或 L_3~L_4 椎间隙穿刺,应用 Arrow 导管行蛛网膜下腔置管,导管连接换能器监测脑脊液压力。注意记录患者的脑脊液压力基础水平。如果术中脑脊液压力明显升高,则通过 Arrow 导管引流脑脊液。引流速度不超过 10ml/h,最终达到脑脊液压力为术前基础水平或稍低,并记录脑脊液引流液总量。术后 Arrow 导管留置 48 小时,继续监测脑脊液压力,其间去枕平卧,监测体温。并接受引流管的无菌护理。

多数文献报道,术中将脑脊液压力控制在一个固定的数值,一般为 10~12mmHg。但患者术前个体的脑脊液压力并不一致,固定的压力目标并不适合于每个患者。因此将压力控制在术前基础水平或略低的状态较为可行。术中脑脊液压力升高超过基础水平 30% 的患者即行脑脊液引流,并控制引流速度在 10ml/h 以内。这种个体化治疗方案,既可以有效降低脑脊液压力、改善脊髓供血,又可预防低颅内压的并发症发生。

3. **体外循环辅助**　深低温、分段停循环技术,备单泵双灌注管。

4. **手术方法**

右侧卧位 90°,腰部充分左旋,使腹部呈 45°~60°。

左胸后外切口并左腹直肌旁至耻骨联合的胸腹联合皮肤切口。第 4 肋间切口进胸腔,显露胸段降主动脉。另自第 7 肋间左前切口和腹直肌联合切口进胸、进腹,距膈肌止点 1cm 切开膈肌,经腹膜外游离达腹膜后,显露降主动脉下段、腹主动脉、双侧髂动脉及其分支。

进胸后细心辨认前次手术远端吻合口位置,以免误损伤。辨认并游离左锁骨下动脉和 / 或左颈总动脉;辨认和保护迷走神经、膈神经和喉返神经,可将其游离并穿绳带牵开,避免损伤。游离主动脉弓下壁和胸主动脉后壁时,要避免损伤肺动脉和食管,游离时尽量靠近主动脉壁。

肝素化后,经左侧髂总静脉和髂外动脉分别插入二阶梯静脉和动脉插管建立体外循环。如患者左下肢血压低,则需经右股动脉插动脉灌注管。降温,经心尖或肺动脉安放左心引流。

选用 26mm 或 28mm 的四分支人工血管。将主血管的长度剪至患者左锁骨下动脉与腹腔干之间的胸、腹主动脉的长度。将裁剪好的人工血管上下反转,待鼻咽温度降至 20~18℃,肛温降至 26~24℃时,停止降温,开始人工血管置换。

减少体外循环流量至全流量的一半,在肺门水平阻断降主动脉。上半身停循环,冰帽头部降温。自左锁骨下动脉开口远端横断胸主动脉,游离出支架象鼻血管,将其远端部分的人工血管与备好的四分支血管之主血管近心端吻合。吻合时要停止左心引流,防止头臂血管进气引起脑栓塞。

近端吻合完成后,将另一根动脉灌注管(单泵双管)插入四分支血管的 10mm 分支内(灌注分支)。阻断主血管的另一端和剩余的 3 个分支血管,开放该灌注管恢复上半身的灌注,仔细排气并再次开始左心引流。全身灌注流量恢复至 100%。

于腹腔干开口近端阻断腹主动脉,在阻断钳近端横断腹主动脉,纵行切开胸主动脉,清除假腔内血栓,切除撕脱的内膜片,将带有肋间后动脉开口的降主动脉及上段腹主动脉的血管壁重新缝合成一管道(重塑)。再与四分支血管中的一根 8mm 分支吻合,排气,恢复脊髓供血。

再减少流量至 1/2,钳闭髂外动脉插管,下半身停循环。自腹主动脉前侧壁纵行剖开腹主动脉,清除血栓、内膜片,确认腹腔干、肠系膜上动脉、左、右肾动脉及肠系膜下动脉开口。如果左右肾动脉开口相距比较近,则将含该四个自体血管分支开口的动脉壁游离成一岛状血管片,再与四分支血管的主血管的远心端吻合。如果左右肾动脉开口相距较远,则将腹腔干、肠系膜上动脉及右肾动脉开

口游离成为一岛状血管片与主血管远心端吻合;而单独将左肾动脉与另一8mm人工血管分支吻合。排气,恢复腹腔脏器供血。灌注流量恢复至全流量的2/3,开始复温。

将四分支人工血管剩余的一个分支与左髂总动脉端-端吻合,开放左髂动脉的动脉插管。阻断灌注人工血管的动脉插管,并拔出;将该10mm的人工血管(灌注分支)与右髂总动脉端-端吻合。如果动脉瘤累及髂总动脉,可将人工血管分支直接与髂外动脉吻合,而缝闭髂内动脉。

将肠系膜下动脉与剩余的8mm分支血管吻合(若还能有剩余人工血管分支的话);或与连接右下肢的10mm血管端-侧吻合。恢复全流量,复温,鱼精蛋白中和,放置胸腹腔引流管,完成手术。

需要说明的是:因为每例AD患者病变的解剖改变并不一致,前面介绍的深低温、分段停循环技术及四分支人工血管行胸腹主动脉置换术是应对复杂病理解剖改变病例时的技术策略。但经深低温停循环的打击,凝血功能往往会受到影响;再加上手术创口巨大,明显延长术后止血时间。

如果支架象鼻手术后,患者胸降主动近端解剖游离、显露较为方便,则可以采用技术操作更为简单的常温阻断配合血泵法全血回收及动脉输入技术完成手术。减小患者的手术损伤。

 知识点

主动脉夹层手术中的体外循环技术(二)

当AD患者接受胸腹主动脉置换术时,由于夹层累及的范围和采用术式的不同,所使用的体外循环辅助技术也呈多样化。

(1)常温单纯阻断:术中单纯阻断主动脉夹层两端,安全时限为30分钟。不需要体外循环机支持,但需要使用血液回收技术减少失血。

(2)常温阻断配合血泵法全血回收及动脉输入技术:常规备体外循环机,左股动脉插管,不做静脉插管。游离出主动脉夹层两端后,全量肝素化,手术过程中的出血均经吸引器回收至体外循环机储血槽,至1 500~2 000ml后经股动脉迅速回输(压力大于40mmHg)。

这项技术有如下优点:省血,手术过程中的出血全部回收再输入;安全,储血较多时可经动脉快速回输,保证血流动力学指标稳定;可延长阻断时间,在术中分次、定压、于阻断端远侧输血,从而改善腹腔脏器和脊髓缺血状况,降低肾衰竭和截瘫的发生率。

(3)左心转流术:经左心房-股静脉插管,将左心房引流的血液经转流泵进入股动脉。

(4)股动-静脉转流术:采用体外循环机辅助,股动脉插管,再经股静脉插入髂静脉-右心房插管,左心耳插左心引流管。术中注意控制体温和血压,防止心脏停搏。这种方法主要用于估计阻断时间会超过60分钟的患者。

(5)深低温停循环术:对于无法游离阻断的主动脉夹层、需要同期行主动脉弓远端置换者,可采用深低温停循环技术。插管方法同股动-静脉转流术。

 知识点

常温阻断配合血泵法全血回收及动脉输入技术下行胸腹主动脉置换术

1. **麻醉** 于全身麻醉下双腔气管插管,静脉-吸入复合麻醉。
2. **体外循环辅助** 常温,血泵法全血回收及动脉输入,备单泵双灌注管。
3. **手术方法** 体位、体表切口及进入胸腔、腹腔的入路同前。

完成降主动脉近心端的游离显露，并过线绳以便于牵拉、阻断，辨认支架象鼻血管的位置。

游离显露未被累及的左侧髂外动脉，全量肝素化(肝素 4mg/kg)后，插入一根动脉灌注管，临时阻断髂外动脉远心端。利用该灌注管实施血泵法血液回输(也可以另做切口显露左股动脉置入动脉灌注管)。

直接在支架象鼻血管中间部位近端阻断钳，再于第 5、6 肋间后动脉水平阻断远端主动脉，纵行切开主动脉壁探查真假腔情况，游离支架血管，清除附壁血栓，剪开分割真假腔的隔膜，从腔内缝闭第 1~5 对肋后动脉开口。将支架血管远端部分的人工血管与四分支人工血管的主血管近心端吻合、排气，然后将阻断钳移至人工血管上，检查吻合口是否出血。

近端吻合完成后，将另一根动脉灌注管(单泵双管)插入四分支血管的 10mm 分支内(灌注分支)，亦用于自体血液回输。同时阻断主血管的另一端和剩余的 3 个分支血管。

此后采用前面介绍的类似步骤，逐段阻断主动脉，切除病变血管，重建肋间动脉供血，重建腹腔重要分支动脉供血，并置换掉病变血管。

各吻合口缝线打结前应注意拉紧，以免松弛，主动脉外壁衬毡片时尤应如此。

全胸主动脉人工血管置换的手术时间较长，采用血泵法全血回收动脉输入技术可以保障脊髓和腹腔脏器供血。术毕排气、开放主动脉阻断钳时，动作要缓慢，注意血压变化，如果近端血压下降明显，需控制开放程度，同时经动脉灌注管快速输血，待血压回升、稳定后，再完全开放。鱼精蛋白中和肝素后，逐一检查各吻合口和创面，有活动出血时应及时补针。放置较粗的胸腔引流管，使胸腔积液充分引流。

因病变累及的节段不同，胸降主动脉的置换也可以只涉及某个节段。

(罗新锦　于存涛)

推荐阅读文献

[1] 胡盛寿，王俊.外科学:胸心外科学分册.北京:人民卫生出版社，2015.

[2] 孙立忠.主动脉外科学.北京:人民卫生出版社，2012.

[3] 朱晓东，张宝仁.心脏外科学.北京:人民卫生出版社，2007.

[4] DAVID D Y, LUCA A V, WILLIAM A B. Manual of cardiothoracic surgery. New York: McGraw-Hill Companies. Inc, 2006.

[5] ERBEL R, ABOYANS V, BOILEAU C, et al. 2014 ESC Guidelines on the diagnosis and treatment of aortic diseases: document covering acute and chronic aortic diseases of the thoracic and abdominal aorta of the adult. The Task Force for the Diagnosis and Treatment of Aortic Diseases of the European Society of Cardiology (ESC). Eur Heart J, 2014, 35 (41): 2873-2926.

第四节　主动脉介入治疗

本节要点

1. 掌握主动脉介入治疗的常用动脉入路。
2. 了解主动脉介入治疗的常用器械。
3. 了解腹主动脉瘤腔内治疗的基本操作流程。
4. 了解胸主动脉瘤及夹层的腔内治疗基本操作流程。

一、主动脉介入:动脉入路

血管腔内治疗的一个重要步骤是选择一个最佳的动脉入路。

(一) 股总动脉入路

股总动脉(common femoral artery,CFA)是外周动脉诊断性造影及介入治疗最常用的入路位置。CFA位置固定,并且由此可达到除闭塞及弯曲的外周动脉外的所有动脉系统。CFA入路的优势在于CFA在低缺血风险下能适应12~14F大小的导管鞘。目前,大多数设备已经发展成适合股动脉入路,并且,股动脉入路能使操作者离X线源更远,相比上肢入路有更大的操作空间。但是股动脉入路会增加出血风险并会延缓患者下床活动时间。

在外周动脉造影时,CFA入路有逆行(朝向髂动脉)和顺行(朝向足)两种形式,其有不同的技术要点。在逆行穿刺股动脉时需应用前壁技术和路途造影技术以便尽可能穿刺接近血管分叉处。99%的患者需评估股动脉分叉处是否接近股骨头的中间,对于外周动脉疾病的患者,已经逐渐应用微穿刺入路。其中包括用21G的穿刺针(长7cm)穿刺动脉,随之引入0.018英寸(1英寸=2.54cm)导丝(这种导丝主体硬,导丝头很软),拔除穿刺针后,顺导丝交换成导管(这种导管由一个内部扩张器、外鞘及中间的无缝连接组成)。撤出0.018英寸导丝和扩张器,置入0.035英寸导丝,以便随后鞘管的置入。在这一操作中,常用到的0.035英寸导丝包括Wholey、Versacore、Magic Torque和Supra Core。如果需要额外支撑输送鞘管,可以用Supra Core导丝,而不主张使用J-tippe或直导丝,因为接受外周血管治疗的患者可能存在未发现的髂动脉疾病,很容易造成动脉夹层。

为了在CFA分叉之前穿刺CFA,皮肤穿刺部位常比缺乏经验的操作者所预期的部位要高。用微穿刺入路系统(长7cm,21G的穿刺针)在直接造影引导下进行穿刺,然后用0.018英寸导丝通过穿刺针进入股浅动脉。在进导管鞘之前要确保0.018英寸的导丝在股浅动脉内。如果股浅动脉有明显钙化,则容易判断。在股浅动脉无钙化的患者,通过拇指有助于我们判断导丝在股浅动脉中的行径。即从最初的中间再到外侧从亨特管中跨过股骨,然后插入同轴导管鞘,再将0.018英寸导丝换为0.035英寸导丝,后者可以送入动脉导鞘。

体型会明显影响顺行穿刺的难度,在消瘦的个体,穿刺入路常变得简单。但在肥胖个体,皮肤穿刺部位远高于平常人,穿刺针进入股浅动脉的角度会更陡。在某些特别肥胖的患者,7cm长的穿刺针可能不够长,可能需要12cm长的穿刺针,针在前后平面上以更陡的角度进入股浅动脉,常使之后同轴导管和/或血管导鞘的输送非常困难。考虑到这一点,顺行穿刺过程中要使穿刺针与血管在水平面上对齐就显得非常重要。因为在前后和水平面上成角过大会导致难以进鞘。在股浅动脉严重钙化的患者顺行穿刺时通常需要硬的微穿刺同轴鞘引导进入动脉。有时微穿刺同轴鞘不能导入0.018英寸导丝,常因为血管严重钙化合并穿刺针的角度问题,在这些情况下,使用常规18G的Cook针直接顺行穿刺,再导入超硬Amplatz导丝(有1cm软头),常能使穿刺成功。

在顺行穿刺中常遇到的困难还有0.018英寸导丝进入股深动脉而无法进入股浅动脉,在这种情况下,特定的扩张器(如Cope-Saddekin扩张器)可以帮助导丝进入股浅动脉。另一个选择是进行微穿刺导入同轴导管进入股深动脉,回撤动脉鞘到动脉分叉处,0.035英寸的可控导丝(如成角Glidewire)可以从成角导管中进入股浅动脉,再导入动脉鞘。

(二) 上肢动脉入路:肱动脉和桡动脉

上肢动脉入路具有患者可以早期下床活动和出血风险小的优点。缺点是对动脉鞘的型号有限制(桡动脉:5~6F;肱动脉:6~7F),尤其是年轻女性患者,其缺血风险增加。更严重的风险是,在主动脉弓、椎动脉起始处或在右颈总动脉的各种操作可能导致脑动脉梗死。

肱动脉穿刺时上臂与前臂伸开略外展。穿刺部位在动脉搏动最强处,但注意不要在肘前沟穿刺,以免增加出血风险。对大部分患者而言,4cm长、21G的微穿刺针是最佳选择。因为肱动脉穿刺部位距容易压迫的骨骼结构较远,所以在拔除肱动脉鞘后要特别注意止血。大的血肿会使患者感觉非常不适,同时肱动脉穿刺可能导致假性动脉瘤的形成,在拔除鞘后加压 20~30 分钟可以最大限度地防止其发生。

桡动脉穿刺时腕部伸开,前臂和手旋后。穿刺部位在距腕部皮肤皱褶 1~2cm 处的近端。使用 2.5cm 和 4cm 长、21G 的微穿刺针进行桡动脉穿刺。其他医师用 IV 外周穿刺系统(如 Angiocath™)穿刺桡动脉(以回血为标准),穿透桡动脉后壁,再回撤穿刺针,缓慢回撤,直到看到搏动血流,再依次置入导丝和动脉鞘。

各种器械都容易使桡动脉和肱动脉痉挛和血栓形成。动脉鞘置入后须应用大量的血管扩张药(如硝酸甘油和维拉帕米)与肝素(至少 3 000IU),以最大限度地减少这些风险。在肱动脉穿刺过程中要注意潜在的桡动脉或尺动脉起源变异是从腋动脉或高位上肢动脉发出。另外,在使用桡动脉穿刺时要注意导丝和导管可能进入分支,可能导致对桡动脉分支的损伤和血肿形成。

(三)腘动脉入路

在少数下肢介入治疗的特定情况下,可能需要进行腘动脉穿刺,但通常是逆行穿刺,患者须俯卧于检查床。考虑到腘静脉与腘动脉很近,彩色多普勒超声引导在腘动脉穿刺中很有价值。条件允许的情况下,彩色多普勒超声引导是进行腘动脉穿刺的常规方法。此外,腘动脉穿刺可以只通过透视引导(如腘动脉壁有钙化)或在其他穿刺部位注入对比剂使用路径图来引导(如同侧股总动脉顺行入路或对侧股总动脉入路)。

(四)足 / 胫动脉入路

足胫动脉逆行入路在治疗复杂的因腔动脉闭塞而严重肢体缺血的患者时会使用,总原则如下:

1. 施以足够的镇静药以确保患者在穿刺过程中尽可能静止。

2. 用小剂量的局部麻醉药麻醉穿刺部位皮肤。大剂量的局部麻醉药可能会压迫由于近端血管疾病所致处于低灌注的胫 / 足动脉。

3. 血管壁的钙化、近端注入对比剂的路径图、超声、切开暴露均可以引导穿刺。

4. 在穿刺过程中,足的位置很重要。对胫后动脉进行逆行穿刺,足应背曲、外翻。对足背动脉进行逆行穿刺时,足应跖伸。

5. 一般用 4cm 长、21G 的微穿刺针和 4F 同轴穿刺鞘来穿刺胫后动脉或足背动脉,术者专心于可视的引导图像(如透视、路径图、超声),助手注意针座有无回血,因为此时术者仅凭手感并不一定很确切。当未看到回血时,缓慢后退穿刺针可能会出现回血,其原因可能是血管低灌注压导致血管壁彼此紧贴。

6. 输送 0.018 英寸导丝要谨慎,如果导丝进入针头后无法前进,应缓慢后撤穿刺针,同时给导丝一个柔化的前进压力。

7. 因为相邻的深静脉非常接近胫后动脉和足背动脉,往往会在动脉穿刺时误穿入深静脉。在动脉处于低灌注压时,可能无法被很快识别,但是导丝在静脉中前行毫无阻力(在有闭塞的动脉中是不可能的),而且静脉在大腿段会偏离动脉路径。

8. 大多术者尝试使用 4F 的扩张鞘和 0.014 英寸 OTW 球囊支撑的 0.014 英寸导丝穿过胫动脉的闭塞段;如果该方法失败,就用 4F 的鞘(用于 0.035 英寸导丝和 4F 导管)。

(五)入路部位的选择

1. 医师对患者血管解剖位置的了解。这些可以从既往造影及其他非侵入性影像学资料中收集(如超声、CTA、MRA)。重点需了解包括闭塞和明显狭窄的部位,入路与离扭曲部位的距离等(如锁骨下动脉和髂动脉),主动脉分叉处的成角(锐角增加了翻山技术的难度),主动脉弓和大血管疾病的存在(增加了在上肢动脉入路所致脑栓塞的风险)。此外,在操作前,还必须认真记录入路部位是否可触及,多普勒超声测得的动脉搏动情况及该部位远端的血管情况。

2. 需要清楚了解既往有关患者行外科血管重构的时间和性质。例如,只知道患者行股 - 股旁路是不够的,关键要了解旁路里的血流方向,如为左股 - 右股动脉旁路,则选择左股总动脉入路(常在吻合口上方)。既往手术的时间也是个重要因素,因为如果行经皮穿刺支架植入术则应避免在上次手术后的 6~12 个月内进行。

3. 需要知道患者既往相关的慢性病史和非侵袭性检查资料的结果。例如,在下肢的诊断性造影中,应该选择对侧股总动脉作为入路（或上肢动脉）到症状最明显的肢体，因为如果在需要进行介入治疗时可以允许翻山技术的实施。

4. 需要意识到因为介入设备的长度有限，大腿下段、膝和膝下介入治疗一般不能选择肱动脉入路。另外，左肱动脉入路比右肱动脉入路可以多提供 5~10cm 的长度。

5. 闭塞段的解剖在确定入路上非常重要，要考虑到以下几点：

（1）在穿刺点到闭塞段之间是否有足够的空间置入鞘和为导丝穿过病变段及运输设备提供足够的支持。

（2）评估从哪一侧接近闭塞段很重要，一般来说，从没有侧支的锥形血管段入路成功可能性更大。

6. 考虑行介入治疗时，要时刻清楚在介入操作中可以输送所需要设备的鞘的型号。例如，如果需要 8F 的鞘，一般就要选择从股动脉入路。

二、常用导丝、导管及鞘管

（一）导丝（0.035 英寸，0.018 英寸，0.014 英寸）

在外周血管主要应用的 5 种 0.035 英寸导丝是 Wholey、Versacore、Magic Torque、Supra Core 和硬成角 Glidewires 导丝。Wholey 和 Versacore 导丝相同，与 Magic Torque 导丝有许多相似的特点：柔软的无创卷曲头端和中等支持力的体部。这些导丝都不是真正可控的。Wholey/Versacore 导丝和 Magic Torque 导丝主要的不同在于 Wholey/Versacore 导丝在表面有白色聚合物涂层，在操作过程中有膨胀的可能。这使得经过导丝的器械交换有困难。另外，笔者的经验是，这些导丝与标记猪尾管之间的相互作用不良。在有些情况下，Wholey/Versacore 导丝不能通过标记猪尾管的末端，有时导丝会卡在导管中。Supra Core 导丝有一个柔软的头端和非常有支撑力的体部（比 Wholey 或 Magic Torque 强），且因其头端与体部之间过渡部分的设计，使其可以很好地通过扭曲段。硬成角滑导丝有很好的可控性和可追踪性，能提供很好的支撑力。因为 Supra Core 的亲水性，要格外注意它的头端，因其较其他导丝更易刺破血管或在血管上钻孔。如果需要可控性和追踪性好而不需考虑支撑力的导丝，软滑导丝比硬滑导丝要安全。

0.035 英寸导丝常用于锁骨下动脉、无名动脉、髂动脉、股浅动脉和腘动脉的介入。0.014 英寸导丝适用于颈、椎、肾和膝下的介入。已经有一系列的 0.014 英寸导丝用于经皮冠脉介入，它们可以安全地用于外周血管介入。

外周介入主要用中高度支撑力的导丝。另外，某些应用于特殊部位的导丝，如用于脑内操作的 synchro 导丝。0.018 英寸导丝不常用于肾、锁骨下和腘动脉的介入（表 5-4-1）。

表 5-4-1　常用介入导丝

导丝	操控性	追踪性	支撑力	长度/cm
0.035 英寸导丝				
硬成角滑导丝	非常好	非常好	好	260
Supra Core	差	好	非常好	300
Amplatz ExtraStiff w/J-tip	差	一般	很好	260
Amplatz SuperStiff	差	差	非常好	260
Magic Torque	一般	好	好	300
Wholey/Versacore	差	好	好	260
Lunderquist	差	差	非常好	260
0.018 英寸导丝				
Flex-T	好	好	好	295
Glidewire Gold with GT Leggiero Hydrophilic Microcatheter	好	非常好	差	180

续表

导丝	操控性	追踪性	支撑力	长度 /cm
0.014 英寸导丝				
Asahi Soft	非常好	好	一般	190，300
Asahi Prowater	非常好	好	一般	190，300
GrandSlam	好	一般	非常好	190，300
Whisper（hydrophilic）	好	非常好	一般	190，300
Shinobi（hydrophilic）	非常好	好	非常好	190，300
Sychro Wire（hydrophilic）	非常好	非常好	一般	300

（二）导管和鞘管

1. 侧孔诊断导管　此类导管在大动脉里可以通过强力注射,安全注入大量对比剂。可使用猪尾管行升主动脉和主动脉弓造影、腹部血管造影、盆腔血管造影及双下肢血管造影(导管置入腹主动脉下端)。用直流导管从对侧股总动脉入路,行选择性下肢血管造影。

2. 末端孔诊断导管　人工从末段孔导管推注对比剂进行选择性血管造影。当使用 DSA 时,通常 4F 或 5F 的导管就能得到好的图像。最常用 4F 的 Bemstein 导管进行颈椎和锁骨下动脉造影,而用 SoS 或 Cobra 导管进行肠系膜和肾动脉造影。用直的和成角滑导管足以完成大部分的上、下肢血管造影(图 5-4-1、表 5-4-2)。

表 5-4-2　末端孔诊断导管

血管部位	导管名称	导管长度 /cm	评价
脑、颈、椎、锁骨下、无名动脉	Glidecath-angled	100，120	在扭曲血管中有好的追踪性和无创的柔软末端
	Berenstein	100	常用的导管
	JR4	100，125	
	Newton	100	与 Vitek 导管形状相似
	Simmons	100	用于大多数复杂的主动脉弓解剖形态,导管操纵性比 Vitek 好
肾 / 肠系膜动脉	JR4	100，125	
	Vitek	125	用于复杂的主动脉弓及左颈总动脉
	SoS	80	用于选择性肾动脉造影
	Cobra	65	
上肢动脉	Glidecath-angled	100，200	
下肢动脉	IM（对侧下肢入路）	100	用于由同侧髂动脉穿刺到对侧髂动脉
	Multipurpose	125	用于经对侧髂动脉或股动脉入路的单侧下肢动脉造影

3. 指引导管与鞘管的对比　外周介入可能用鞘管或引导系统进行。直鞘(如 Shuttle、Raabe)或特定形状的鞘管(Ansel、Balkan)最常用。鞘管比指引导管具有的优点之一是在同样内径下,指引导管要大两个 F (如 6F 的鞘管与 8F 的指引导管有同样的内径)。但是在操作中一般不能控制鞘管头端的方向,在介入操作中其头端的灵活性下降。另外,鞘管不能提供如指引导管一样的支撑力(图 5-4-2、图 5-4-3、表 5-4-3)。

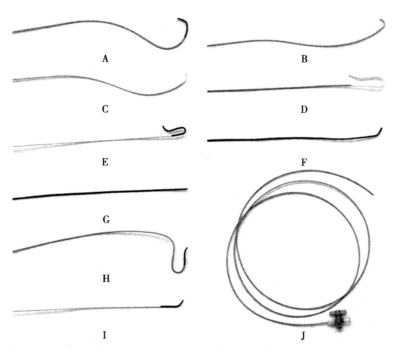

图 5-4-1 末端孔诊断导管

A. Cobra；B. Multipurpose；C. Judkins Right；D. Simmons；E. SoS；F. Angled glide；G. Straight glide；H. Vitek；I. Berenstein；J. Red ruhber。

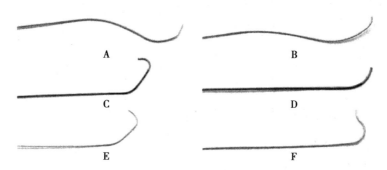

图 5-4-2 指引导管与鞘管的对比

A. Headhunter(H1)；B. Judkins Right(JR4)；C. Renal Standard(RES)；D. Renal Multipurpose；E. Renal Double Curve(RDC)；F. Amplaz Right(AR1)。

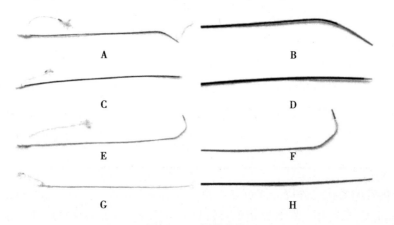

图 5-4-3 鞘管实物图

分别为低倍(A)和高倍(B)放大视野下的 Ansel 鞘管,低倍(C)和高倍(D)放大视野下的 Raabe 鞘管,低倍(E)和高倍(F)放大视野下的肾双弯导管引导鞘管,低倍(G)和高倍(H)放大视野下的 Shuttle 鞘管。

表 5-4-3 指引导管和鞘管

血管部位	导管名称	型号(F)	长度/cm	评价
介入指引导管				
颈、椎、锁骨下、无名动脉	Headhunter	8,9	90	用于较大血管
	JR4	8,9	110	
	AL1	8,9	110	用于更复杂的大血管和颈动脉
肾/肠系膜动脉	Renal Standard Curve	7,8	55	短末端 RES 引导会有用
	Renal Double Curve	7,8	55	用于经股动脉入路的肾动脉介入
	Renal Multipurpose	7,8	55	由于经上肢入路的肾/肠系膜动脉造影
	JR4	7,8	110	用于肾动脉介入时提供较弱的支撑
	Hocky Stick	7,8	55	几乎不用于肾/肠系膜动脉介入
髂动脉	Multipurpose	7,8	110	用于经上肢入路的髂动脉介入
髂、腘、膝下动脉	Multipurpose	6,7,8	110	
介入鞘管				
脑、锁骨下动脉	Ansel(AN1,2,3)	6,7	45	弯头,用于经肱或桡动脉的锁骨下或无名动脉介入
	Ranble	6,7,8,9	55,70,80,90	在扩张器与鞘的末端有一段短直头鞘
	Shuttle Sheath	6,7,8,9	80,90	带有扩张器与球囊之间过渡的追踪性好的鞘管,用于颈动脉介入
肾/肠系膜动脉	Renal Standard Curve	7,8	55	
	Renal Double Curve	7,8	55	
	Renal Multipurpose	7,8	55	用于经肱动脉或桡动脉的肾/肠系膜动脉介入
下肢动脉	Balkan	6,7,8	40	可以为 Pinnacle Destination 提供较好的支撑,但对于通过扭曲段血管的输送不很容易
	Brite Tip	6,7,8	35,55,90	用于同侧髂动脉介入
	Pinnacle Destination	5,8	45	主要用于经对侧股动脉入路

4. 鞘管——隔膜与旋转止血阀　鞘管在其末端设计有简单的隔膜或旋转止血阀,可为介入器械提供入路。止血阀(如 Tuohy Borst 阀)打开时可使血流出来,减少了空气栓塞和动脉粥样硬化碎屑栓塞发生的风险。在进行主动脉弓、肾动脉与肠系膜动脉操作时,更需要使用这种带止血阀的血管鞘。指引导管必须在其末端接止血阀进行器械输送。血管鞘的使用,可以避免腔内治疗装置不规则的边缘对动脉造成切割损伤,同时置入血管鞘后导丝或导管的交换更加简单和安全。在操控选择性导管尝试进入分支血管的操作时,血管鞘可减少导管对动脉入口处摩擦。

5. 套管　将指引导管和鞘管送到特定动脉的难度一般较大,而使用套管技术则会使操作简单一些。其技术原理是:用不同的导丝和导管逐渐建立支撑层,使得鞘管或指引导管的输送变得容易。这一技术最常用于输送颈动脉鞘管或指引导管或对侧入路鞘管翻过主髂动脉分叉。例如,当输送一个鞘管到颈总动脉用于放置颈内动脉支架,将会用到以下套管技术:将一个诊断导管套入鞘管,该导管用于进到目标颈总动脉,以送支撑导丝到颈总动脉远端,导管沿导丝送入,鞘管再沿导丝和导管复合体送入。使用该技术很重要的一点是使鞘管或导管与套管之间有平坦的过渡,特别是进入扭曲和病变血管,以使血管损伤和栓塞的发生最小化。

6. 其他要点

（1）在血管介入时，特别是高风险手术，要做好开放手术的准备。

（2）术者应充分熟悉要进行造影或介入的血管的解剖结构，要知道如果血管闭塞或远端血管栓塞时可能出现的情况。例如，为已行左胸廓内动脉移植到左冠状动脉前降支（血管尚开放）的患者植入锁骨下动脉支架，会削弱左椎动脉和左胸廓内动脉的血流，而血液会流向左手。

（3）最大限度地升高检查床，尽可能缩短成像增加器与患者的距离，使视野最大化。

（4）进行强力推注对比剂时，务必使用侧孔导管，使血管穿孔或夹层形成的可能性最小。

（5）如果探测有推注压力，不要用末孔导管注射对比剂。

（6）诊断性血管造影时，对可能病变段要有多角度图像，找出垂直最小的图像角度。

（7）务必沿导丝进导管和鞘。

（8）在介入操作开始前，要知道待处理血管的直径和计划用的球囊和支架，以及其外径，因为这些参数决定了血管鞘（输送球囊及支架）以及导管型号的选择。对病变段与穿刺点距离的评估将决定所选器械的长度。这种前瞻性计划有助于用合适的入路和正确的器械成功完成操作。

（9）介入操作时尽量使指引导管／鞘靠近病变（如股浅动脉中段病变则到股浅动脉近端；颈内动脉病变则到颈总动脉远端），以提供更好的图像和支撑力。

（10）当推进指引导管和鞘时，尽量有一个锥形引导头，以避免损伤血管（夹层和栓塞），置入鞘时用扩张器，置入指引导管可以考虑用 5F 的诊断导管套管。

（11）避免将支架放于血管外科医生用作血管吻合口的部位，包括股总动脉和腘动脉。

（12）导丝穿过外周血管闭塞段后，沿导丝的球囊或导管的回血并不一定表明其在血管腔内。远端导丝在分支血管内活动是其位于腔内更好的标志。

三、腹主动脉瘤血管腔内治疗

在美国，腹主动脉瘤是导致死亡的第 13 位原因，这与动脉瘤破裂所致的高病死率（达 80%）有很大关系。尽管如此，治疗未破裂腹主动脉瘤的成功率超过 95%，表明在腹主动脉瘤破裂前早期诊断、早治疗的重要性。直至今日，对腹主动脉瘤唯一可行的治疗模式是开放手术修补，需要全身麻醉及开放剖腹手术。第 1 例成功的腹主动脉瘤外科修补术是由 Dubost 等在 1952 年完成的。随后，腹主动脉瘤外科修补有了重大进展。近来研究报道显示，采用开放选择性修补术的外科病死率仅为 2.1%~5.8%。尽管如此，值得注意的是进行大范围开腹手术除病死率外仍有其他许多风险。这些风险包括更长的住院时间、康复及性功能障碍。此外，尚有许多患者因为同时患有其他疾病而无法进行手术。因此腹主动脉瘤患者需要损伤更为轻微的治疗方式。1990 年，Juan Parodi 完成并报道了第 1 例腹主动脉瘤腔内修复。腔内修复相关的技术及设备得到了显著的发展。腔内修复技术使得腹主动脉瘤患者不再需要大范围开腹手术及全身麻醉。目前 FDA 已批准通过了 5 种支架用于腔内修复。

（一）腹主动脉瘤治疗的一般适应证

目前，腹主动脉瘤开放修补与腔内修复的直径标准（如最大瘤体直径）应一致，因为目前尚无数据可供修正腔内修复的瘤体直径标准。1966 年第一次报道了开放修补治疗腹主动脉瘤的瘤体直径标准，即瘤体直径 >6.0cm 时应进行开放修补。此后，学者们开展了更多研究以制定治疗的标准。

基于评估所得的破裂风险与瘤体直径的关系，存在一个共识，即腹主动脉瘤瘤体直径 ≥5.5cm 需行开放修补术。正是因为这样的共识，目前还无涉及瘤体直径 <5.5cm 的患者队列的随机对照临床研究。

评估腹主动脉瘤破裂风险的重要因子中除瘤体直径，还有其他重要的因子。以下因素均被认为是腹主动脉瘤破裂的独立危险因子：①慢性阻塞性肺疾病；②高血压；③女性；④吸烟；⑤腹痛或背痛。

其他非独立危险因子包括：①腹主动脉瘤患者的 1 级亲属（根据患腹主动脉瘤 1 级亲属的数量，破裂风险升高 15%~35%）；②腹主动脉瘤瘤体直径与本地平均数值的比值；③腹主动脉瘤的形状：囊状腹主动脉瘤相比梭状腹主动脉瘤具有更高的破裂风险，这可能与血管壁应力的升高有关，偏心形动脉瘤更容易扩张及破裂;④瘤体扩张程度。1 年内瘤体扩张超过 0.5cm 的动脉瘤破裂风险更高,需要更早地修补。吸烟、高血压及附壁血栓均与瘤体快速扩张有关。

为了明确瘤体直径 <5.5cm 患者的最佳治疗,开展了以下两个前瞻性随机多中心研究:UKSAT 及 ADAM。在每项研究中,瘤体直径为 4.0~5.5cm 的无症状腹主动脉瘤患者被随机分为两组,一组进行早期选择性开放手术(早期手术组,n=563、569),一组采用超声或 CT 每 3~6 个月进行监测(监测组,n=527、567)。所有组别的平均随访时间分别为 4.6 年(UKSAT)及 4.9 年(ADAM)。如果瘤体直径 >5.5cm,腹主动脉瘤 1 年内扩张超过 1.0cm,或患者出现症状,则按原则进行外科修补。死亡是研究的主要终点,并按意向处理分析。

所有试验分组具有相同的心血管危险因素基线。研究结束时,早期手术组中 90% 的患者进行了外科修补,监测组中仅 60%。两组在 2 年、4 年、6 年的病死率并无统计学差异。尽管如此,UKSAT 研究中,早期手术组 30 日手术病死率为 5.8%。ADAM 研究中,术后病死率仅 2.7%,但早期手术组中动脉瘤相关病死率与监测组并无统计学差异(3.0% vs.2.6%)。年龄、性别或初始动脉瘤大小不改变总体风险率。两项研究的结论是,对于小型腹主动脉瘤(瘤体直径 4.0~5.5cm),以影像学监测并在后期开展手术更为安全,早期手术对长期生存率并无益处。

(二)腔内治疗对比开放修复

1. 短期结果　直观地看,腔内治疗由于创伤更小,相比开放修复更为安全。尽管如此,两项随机研究 DREAM 和 EVAR-1 对比较腔内治疗及传统开放手术修复起到了重要的评估作用。两项研究将腹主动脉瘤患者随机分为腔内治疗及开放修复两组。两者均给出了一致的结果,即腔内治疗组相比开放手术组,30 日病死率下降了 1/4~1/3(EVAR-1:1.7% vs. 4.8%,DREAM:1.2% vs. 4.6%,两项研究均具有统计学差异)。在随访期间,有许多患者死于心脏、肺部疾病或癌症。因此,两组的总生存率相近。尽管如此,治疗后 4 年,开放手术患者相比腔内治疗患者,腹主动脉瘤相关死亡提高了 3%,这与上述背景干扰无关(如非腹主动脉瘤相关死亡)。

除了手术死亡,进行开放修复手术的患者需要数周的时间恢复。20%~30% 的患者合并有并发症,主要包括肺炎、心肌梗死、肠梗阻、出血、肾梗死及外周血管栓塞。Williamson 等分析了 139 例进行开放修复的患者,发现其中 36% 术后生活不能完全自理,而 11% 患者术后需要转移至护理病房护理 4 个月或更久。此外,80% 患者术后还出现了性功能障碍。

基于以上结果及相关观察性研究,腔内治疗在解剖允许的情况下已成为当前治疗腹主动脉瘤的"默认"标准治疗。在美国估计每年 60 000 例腹主动脉瘤患者中超过一半进行了腔内治疗。

2. 中长期结果　开放修复由于其作为长期存在的治疗手段,已被广泛研究。尽管其长期效果可以接受,但值得注意的是,开放修复相比腔内治疗监测水平更为低下,因此开放修复的远期并发症发生率很有可能被低估。例如,Conrad 等的研究中 269 例开放手术患者仅 57% 进行了影像学随访(如 CT 或 MRI)。基于此,在 5~10 年的随访中,开放修复后的再次干预率为 3%~15%。为确保结果准确、可靠,并减少失访率,Hallett 等研究的参与者均居住在医院附近,平均随访期为 5.8 年,其中有 9.4% 的患者发生了与开放修复或主动脉人工血管移植相关的并发症。开放修复后的晚期并发症包括人工血管感染、解剖旁路动脉瘤、主动脉肠瘘、人工血管栓塞、肠梗阻及切口疝。尽管上述并发症的发生率并不高,但一旦发生,手术治疗通常很困难,且二次手术的病死率有报道为 15%。

腔内治疗的主要限制为耐久性。近期研究显示,目前的植入物优于早期的设备。EVAR-1 及 DREAM 研究均显示,使用第二代植入物后,患者预后有所改善。同样来自美国 FDA 批准通过的临床试验也证实了这点,在 5 年的随访期内,开放修复组(n=99)及腔内治疗组(n=235)均无动脉瘤破裂。考虑到主要不良反应的发生率,腔内治疗 5 年随访的情况优于开放修复。此外,并无支架移位、支架破裂和肢体栓塞的报道。

腔内治疗失败率低的一个独特原因是,二次干预仍可通过介入技术,因此安全且创伤小。当出现以下任一情况时,开放修复的手术病死率将会显著提高。

(1)提示缺血的心电图改变。

(2) 充血性心力衰竭。

(3) 慢性阻塞性肺疾病,1 分钟内最大呼气量低于 70%。

(4) 血清肌酐升高超过 1.8mg/dl。

(5) 年龄大于 75 岁。

基于上述因素的影响,30 日内手术病死率为 2%~50%。可依据上述因素决定合适的治疗方案。

腔内治疗的病死率很低。其并发症的发生率相对减少 30%~70%。这有助于缩短麻醉时间,减少失血及心脏并发症。腔内治疗由于较小的创伤(如避免了剖腹手术及腹膜后腔隙的暴露)及小切口(局限在腹股沟区),其胃肠并发症少,术后疼痛不严重,且患者可更早地清醒及恢复饮食。而麻醉时间的所点,切口疼痛的减少,早期清醒,均可有效地减少术后肺部并发症的发生。最终使住院时间缩短。腔内治疗与开放修复最显著的差异是恢复时间。开放修复患者中有高达 30% 在术后 34 个月仍未完全恢复,18% 的患者表示倘若知道术后恢复的过程不会再进行开放修复手术。开放修复后性功能障碍发生率为 60%~80%。腔内治疗由于未离断盆腔神经,性功能障碍并不常见。即使封堵髂内动脉,性功能障碍的发生率也低于 1%。早期腔内治疗向开放手术的转换率已从 10% 降至 2%,且介入相关设备已更为高级,外科医生或介入医生的技术也更为熟练。目前报道的远期转换率为每年 1%~2%,常见的原因是动脉瘤扩大,植入物移位,植入物结构失效及远期动脉瘤破裂。腔内转为外科的再次干预与较高的患病率及病死率相关。以上因素导致年轻患者进行开放修复更为理想,因为他们的手术风险并不高。Bush 等研究了具备高危开放手术风险的患者,发现在介入治疗后患者的结局很好且操作安全。此外,患者自身的选择仍是选择治疗方式的重要因素。

(三)腹主动脉瘤腔内治疗的指征

血管腔内治疗(EVAR)自 1991 年以来,已为人们所接受和运用。然而,并非所有患者的解剖条件适宜进行腔内治疗。决定患者应可以进行腔内治疗的关键解剖因素包括以下内容:

(1) 肠系膜上动脉(superior mesenteric artery,SMA)或腹腔干保持通畅。

(2) 腹主动脉瘤的颈段直径即肾动脉以下与瘤体之间的动脉直径应小于 32mm。因为目前的移植体最大直径通常不超过 36mm。而术中为获得移植体与动脉壁最好的贴壁性,移植体直径通常相当于腹主动脉瘤瘤颈段动脉直径与 10%~20% 腹主动脉瘤颈段动脉直径之和(图 5-4-4)。

(3) 瘤颈近端长度应为 10~15mm,同时应考虑到支架对动脉壁的对抗应在合理有效的范围内。

(4) 瘤颈成角应为 45°~60°,以降低 I 型内漏的发生率。

(5) 瘤颈内的钙化和附壁血栓的环包范围大于 90° 的瘤体周径时,不宜实施腔内治疗。

(6) 瘤颈粗细不等的变形情况超过 10% 时,I 型内漏发生率显著增高。

(7) 髂外动脉的最小直径应为 6~7mm,以保证相关装置入路的通畅。

(8) 正常动脉远近端的固定要求血管长度应为 10~15mm。

(9) 髂总动脉(common iliac artery,CIA)的长度可以小于 20mm。如果 CIA 直径大于 20mm,则使用"套箍"(Cuff 短支架)植入髂外动脉腔内,同时用螺卷栓塞髂内动脉。

以上总结了选择 EVAR 的患者所必需的一些自身血管的解剖条件。长短期随访提示,不具备以上条件的患者不宜选择 EVAR。诸如短瘤颈、成角瘤颈及宽大的瘤颈等腹主动脉瘤瘤颈,不应选择 EVAR 方式治疗腹主动脉瘤。

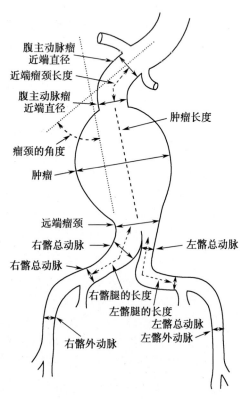

图 5-4-4　腹主动脉瘤的测量

（四）术前影像学评价

1. 计算机体层成像（CT）　增强 CT 可提供 EVER 治疗前标准的动态影像。高质量的扫描还可以重建三维图像（图 5-4-5）。

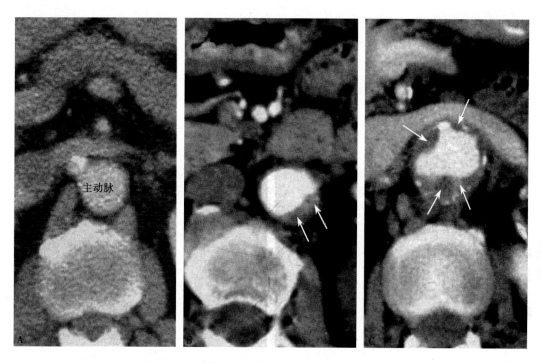

图 5-4-5　近端瘤颈的评估
A. 理想的近端瘤颈无斑块和附壁血栓；B. 对于 EVAR 可接受的瘤颈，血栓占管壁的 1/40；C. 近端严重附壁血栓，不考虑 EVAR。

（1）CT 的优势：①可评估血管壁钙化和附壁血栓的状态；②与通常惯用的血管造影相比，具有无创的特点，且仅从外周静脉内给予对比剂；③ CT 不能精确测算腹主动脉瘤的直径、长度、瘤颈成角的角度及髂血管的情况，而三维 CT 重建可准确测算腹主动脉瘤的相关数据。CT 工作站可将 CT 图像重建为三维图像，并能在矢状位、冠状位、轴位旋转图像，可以获得与移植物相匹配的各种数据，也可以提供腹主动脉瘤的体积数据并进行准确定位，以及显示邻近分支血管开口处的病变（此处主要指腹腔干、肠系膜上下动脉、肾动脉及髂内动脉）。

（2）CT 的缺点：①因注射对比剂，出现 1%~2% 的过敏反应；②由对比剂引发的肾病；③CTA 的不足。使用成像所造成的一个严重缺陷是没有注意到情况这种情形，因血管病理性扩大和延长致血管扭曲和偏移所致的主动脉颈段偏移，如采用 CT 轴位图像评估，将导致过大估计瘤颈直径（如当主动脉腔为卵圆形而非圆形时），而过低估计瘤颈长度，可以通过成像时曲线重排，在管腔正中绘制正交线来减少其误差。如果无法重排则需要评估额外长度的角度因素。为了防止过大估计瘤颈直径，应选用瘤颈较小的直径。CT 工作站可对感兴趣的动脉节段进行模拟三维成像，即进行多层面重建、最大密度投影、最小密度投影、透明成像、增厚的多层面重建、三维预览及曲线平面重建，曲线二维重建主要用于测量近端瘤颈长度、低位肾动脉至髂内动脉的长度及远端瘤颈的长度（图 5-4-6）。

2. 血管造影　对大部分患者来说，高容量 CT 扫描成像足以评估腹主动脉瘤解剖及选择适宜植入物。少数情况下，术前血管造影更为适宜。尽管如此，在腔内治疗时也可进行血管造影。术前血管成像对初级介入者更为适合。普通血管造影的优点包括可更好地评估主动脉阻塞性疾病及大分支（包括主副肾动脉及肠系膜动脉）狭窄。尽管如此，血管造影在评估血管钙化方面不如 CTA，且不能精确地评估瘤颈直径，因为其不能探测瘤颈内的血栓。

3. MRA　MRA 是另外一种诊断方法，且具有无辐射的优点。

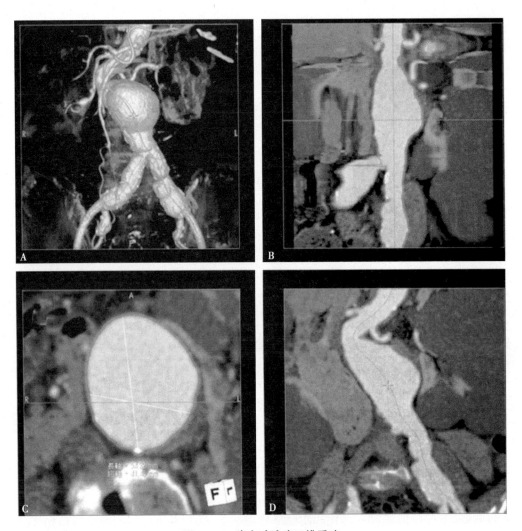

图 5-4-6 腹主动脉瘤三维重建

A. 三维重建图像;B. 曲面二维重建将腹主动脉瘤显示在一条线上可以精确计算近远端瘤颈;C. 轴位图像;D. 多平面重建图像。

其缺点包括:①对脊柱的成像,MRA 较 CT 差;②10%~15% 的患者,由于金属植入物或有幽闭恐怖症不能进行 MRA;③MRA 相比 CTA 价格更加昂贵;④MRA 不能显示血管壁钙化。

4. 超声 因超声易行且经济,其主要用于监测。但超声不能提供足够精确的信息,因此不能测量血管长度、直径及角度。而且其有很大的操作者依赖性。

(五)术前临床评估

尽管腔内治疗可在局部麻醉或全身麻醉下开展,操作者也无法保证成功。一旦介入术中遇到难题,术者需要决定继续进行手术还是转为开放手术。如果并不知道患者开放修补的风险,术者将不会转向开放修补,因此术前心肺功能的评估十分重要。体格检查扪及搏动或非搏动的动脉瘤在术前评估中十分重要。出于同样的原因,术者应在腔内治疗术前进行下肢动脉搏动的触诊。

(六)植入物的考量

腔内治疗的经验与植入物的设计及性能相关,需考量以下内容:

1. 直径小于 20 英寸、小的、锥形的、可示踪的传输系统常难以翻过股动脉。

2. 跨壁毛刷对近端锚定最为安全。

3. 组合植入物相比一体式植入物更为普适。

4. 全支架支持植入物分支相比非支架支持不容易形成栓塞。

5. 长躯干短分支系统相比短躯干长分支系统更为稳定。

6. 低孔度或通透性材料可减少非内漏导致的动脉瘤扩张。

7. 未抛光镍钛合金植入物更容易破裂。

（七）腔内治疗所需设备

目前大部分腔内治疗使用便携式 C 臂数字荧光检查器或具有减影功能的固定荧光检查器的手术室或杂交手术室进行。在操作室或手术室进行腔内操作的基本要求如下：

1. 当情况需要时，可即刻转为开放大手术。

2. 严格的无菌环境。目前腔内操作需要外科暴露股动脉，同时也需将植入物感染的风险降至最低。

3. 具有同时进行外科相关操作的条件，如外科暴露后直视下建立血管通路，或股 - 股旁路移植联合腔内植入。

尽管如此，随着经验的不断增长，紧急的外科手术变得没有太大必要，因此腔内治疗大都在具有一般无菌环境的心导管室或血管造影室进行。

4. 操作或手术室的基本配置　由于设备改进及经验积累，紧急转为开放手术变得越来越少。尽管如此，建议从患者的乳头水平消毒至大腿上部，术者可根据需要快速地转为开放手术。术者及第一助手通常站在患者右侧，同时显示荧光造影图像的显示器在对侧，操作者可直接面对显示器。手术台应射线可透同时也应能被术者控制。拓展的手术台可接于手术台的尾部，为长导丝及导管提供平台支持。拓展的手术台可有轮子，这样能随着手术台一起移动。或也可以选择站在手术台的尾部进行操作。

（八）介入技术

1. 建立血管通道的技术　因为介入系统的规格较大，故目前的装置一般均需要外科暴露血管并进行动脉造口。于接近腹股沟韧带的部位进行斜行切口分离出髂外动脉或股动脉，并部分分离腹股沟韧带。该技术有助于拉直扭曲的髂外动脉，这在复杂性腹主动脉瘤较常见。暴露动脉后，将血管环置于穿刺口的近端及远端并靠近邻近的动脉分支。通常使用 18G 穿刺针进行动脉穿刺，然后将 0.035 英寸的导丝通过穿刺针引入。然后抽出穿刺针并沿导丝置入引导管（7~9 英寸，长 10~25cm）。采用同样的步骤建立对侧股动脉通路。或术者也可经皮穿刺进行介入操作。尽管没有同腔内治疗输送系统一样大的用于闭合穿刺口的闭合器，通过在植入植入物之前放置缝合介导的闭合装置有助于提高操作成功率。以上可通过使用 Prostar XL 设备实现，也被称为"预闭合"技术。并不是所有的患者均适合以上经皮穿刺进行介入手术的方式。有股动脉小病变、存在股动脉斑块和钙化，以及有股动脉瘤的患者应进行外科暴露血管后，直视下操作。经皮通路的优势在于可在小量抗凝或无抗凝的状态下进行腔内治疗，此外还可避免外科切口。

2. 主动脉造影　一个带标记的猪尾管置入腹主动脉的肾动脉以上水平。如果导管放置在肠系膜上动脉近端，肠系膜上动脉将会阻塞右肾动脉开口及近端瘤颈。应从主要植入物放置侧的对侧置入猪尾管。采用高压注射器以 15ml/s 的速度注入造影剂。如果术前未进行血管造影，应在术中确定近端及远端瘤颈直径及植入物的长度。因为髂内动脉自髂总动脉向内向后延伸，采用侧斜投影位最适于观察髂内动脉的开口。

3. 髂内动脉线圈栓塞　如果髂总动脉已被动脉瘤累及而缺乏合适的锚定区，术者可将植入物的分支延伸至髂外动脉。一般认为，双侧髂内动脉阻塞会增加结肠或盆腔缺血的风险。尽管如此，如果无法避免上述情况可进行髂内动脉线圈栓塞，其相关并发症发生率低，其中 30%~40% 的患者会发生臀部疼痛。线圈栓塞可在腔内治疗时或治疗前进行。为了尽可能地保留侧支血管，线圈应靠近髂内动脉开口放置（图 5-4-7）。如果髂外动脉扭曲，选择通过同侧通路进行髂内动脉插管将变得十分困难。此时，选择对侧通路进行插管更为有效。不要求即刻完全阻断髂内动脉的前向血流，因为植入髂动脉支架后，前向血流通常都会被阻断。

4. 决定引入植入物的股动脉通路位点　一旦决定进行腔内治疗，超刚性导丝（如 Amplatz 及 Lunderquist）将从放置植入物的部位引入。这有助于拉直通路上任何扭曲的血管并增加植入物进入的通畅度。导丝的尖端应在荧光透视下小心放置，通过主动脉弓置入升主动脉。当导丝到达此位置时，导丝的尾端应标记于手术台，作为后续的参考。选择植入植入物主体的股动脉通路位点时，应考虑髂动脉的直径、

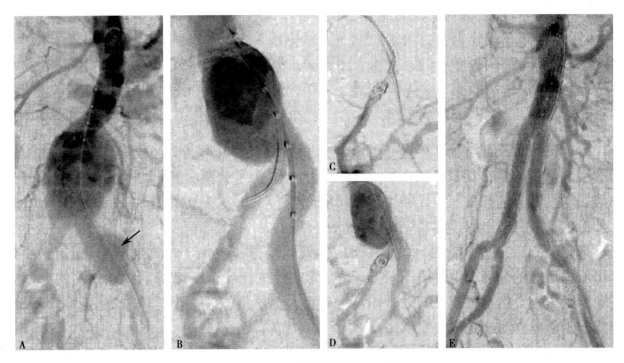

图 5-4-7　弹簧圈封堵左髂内动脉

A. 初始造影显示腹主动脉瘤和左髂内动脉瘤（箭头）；B. 应用 KMP 导管对侧入路行选择性左髂总动脉置管；C、D. 弹簧圈置于血管开口处以保留侧支循环，避免臀部缺血；E. 完成造影。

扭曲度及钙化程度。应选择管径大、扭曲度低及钙化程度低的髂动脉。如果两侧髂动脉情况相似则从右侧髂动脉入路更为方便。

5. 腔内植入物的植入（图 5-4-8）　植入植入物前应全身注入肝素（通常剂量为 100IU/kg）。目标活化凝血时间为 250~300 秒。用于植入植入物的股动脉将被夹闭鞘管插入部位的近端及远端，同时拔出短鞘管。然后通过手术刀建立水平的动脉开口以用于植入包含植入物主体的大型鞘管。植入鞘管时，可能会因为多种原因而变得十分困难。首先，髂动脉可能存在病变或太小。这种情况下可对病变部位使用球囊扩张。应避免使用支架，因为植入植入物时可能会破坏支架。此外，支架也可能会损坏传输系统。如果是由血管扭曲导致的困难，术者应使用推拉技术，即在植入植入物的同时将超刚性导丝拉出。该项技术需要足够长的导丝，且导丝尖端已置于升主动脉段；或术者可通过外部施加压力，纠正血管的扭曲（图 5-4-9）。

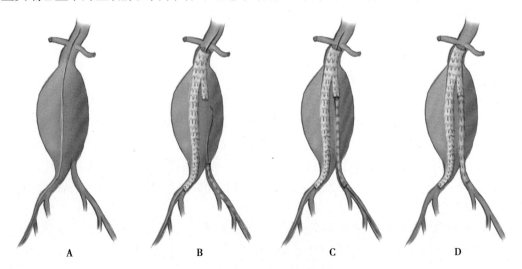

图 5-4-8　支架放置过程

A. 从股动脉植入输送鞘；B. 释放支架；C. 植入对侧髂动脉分支；D. 释放分支支架。

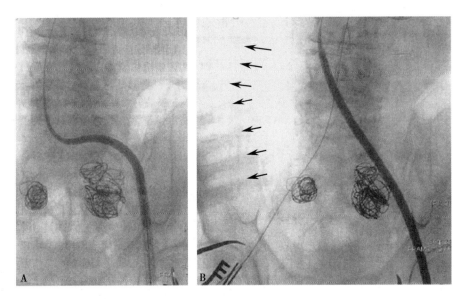

图 5-4-9 动脉扭曲的处理
A.左髂动脉扭曲,输送困难;B.通过手在腹部推压,协助支架通过扭曲段。

如果上述技术均无效,pull-through 法可能有效。在右股动脉植入 4 英寸短鞘管后,Radifocus 导丝植入升主动脉。然后由股动脉置入圈套器以捕捉 Radifocus 导丝。将 Radifocus 导丝由股动脉拔出。通过拖拽导丝的两端,植入植入物的传输性将大大提高(图 5-4-10)。

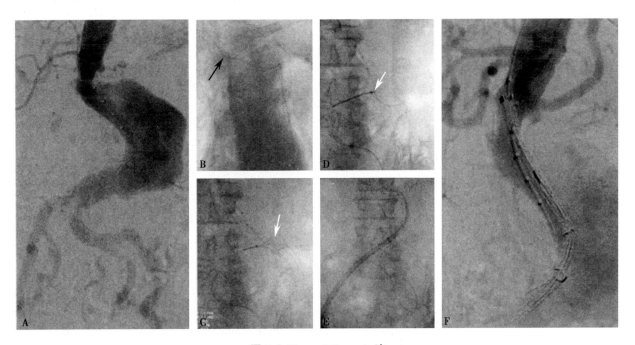

图 5-4-10 pull-through 法
A.动脉瘤过度扭曲;B~D.导丝从右肱动脉进入,再从同侧股动脉用抓捕器抓住;E、F.通过两端牵拉导丝,支架延展性增加,使支架安全释放。

最后,通过腹膜后暴露髂总动脉,为病变的髂外动脉建立旁路。可通过吻合血管移植物于髂总动脉建立临时通路,或通过在髂动脉造口,将植入物直接植入。如果仍存在困难,且患者又适合开放手术,术者应考虑进行标准的开放修补术。

6. 植入物的放置 一旦引导鞘管到达了腹主动脉瘤的近端瘤颈,应通过对侧插入的猪尾管进行血管造影,以明确最低位的肾动脉位置。放大图像及将肾动脉置于图片中心有助于减少视差。同时,如果血管与近端瘤颈存在前后成角,应将成像增强器放置在合适的位置(如垂直于瘤颈)(图5-4-11)。此外,术者应将成像增强器放置在合适的斜行角度以看清楚肾动脉的开口(左前斜位或右前斜位)。通过血管造影图,含有支架植入物的鞘管位置将被修正。每种植入物都有其独特的植入方法,术者应根据说明书进行放置。

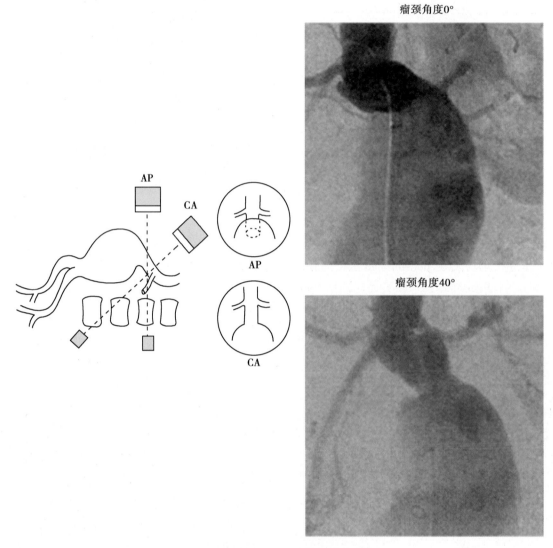

图 5-4-11   植入物的放置
AP.前后位投照;CA.垂直血流方向投照。

7. 对侧分支的放置   对于组合植入物对侧髂分支的植入也十分重要。应向动脉瘤囊腔植入7F的鞘管。这有助于拉直髂动脉,以使得朝向主体的插管变得更为可控。一般来说,使用如RIM、Vertebral或Bernstein等单一的弯曲导管已足够。成角导管联合方向导管以促进插管。为了增加对侧插管的成功率,方向导管常置于髂动脉开口附近并远离主体的短侧肢。通过改变导管的方向及位置,同时通过扭曲导管,对侧通路的插管可用于多种情况。其他方法包括对侧 up-and-over 技术及股动脉通路。对于对侧通路,一个弯曲的导管(如SH或RIM导管),被置于植入物的血流分流器上,同时一个滑导丝被植入囊内,在此处导丝可被圈套而从对侧股动脉通路拉出。如果可以引导此导丝到对侧髂动脉,在髂动脉圈套导丝更为容易。在某些情况下,还可将导丝引入对侧鞘管(图5-4-12)。如果术者决定将导丝引入囊内,Microvena鹅颈圈套器或Ensnate有助于导丝的圈套。一旦完成插管,应注意确保导丝在植入物内而不是在植入物外(如在近端支架与主动脉壁之间)。同时,术者需要确认导丝没有穿过支架及植入物材料。通过导丝引入猪尾管,然后在近端支架内进行"旋转试验"。如果导管可自由地无阻力旋转,说明导管在植入物内。下一步为注入对侧分支。需要通过血管造影最后确定长度及直径。标记的猪尾管可用于测量主体短肢到髂内动脉起始部的距离。应注意行对侧斜位造影以明确髂内动脉的开口。同时,由于插入传输系统后血管造影图难以获得,术者应通过短残端及髂内动脉在同一位置进行造影。通过这样造影及在荧光屏上标记两个目标位点或使用路标功能,术者可传输并放置对侧侧支于预期位置,而不需要移动手术台或成像增强器。在某些情况下,可能无法对短肢插管并放置对侧侧支。这可能发生在短肢开口阻塞、对侧髂动脉阻塞或远端主动脉过小而不适合两个侧支的情况。在这种情况下,可使用 AUI 转换器,建立股 - 股旁路并阻塞对侧髂总动脉(图 5-4-13)。

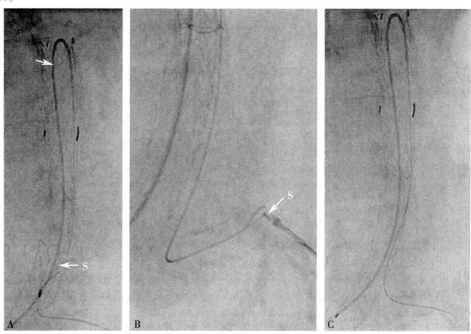

图 5-4-12 导丝引入对侧鞘管的方法
A. 导丝从同侧进入对侧髂动脉;B、C. 抓捕器引导导丝进入对侧动脉入路。S,表示抓捕器。

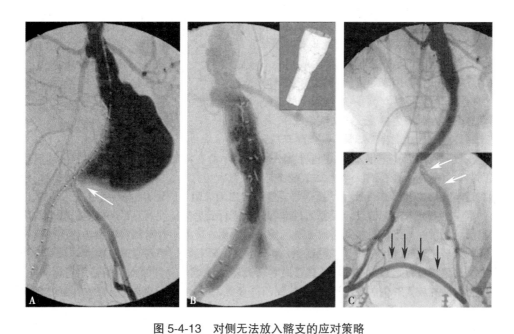

图 5-4-13 对侧无法放入髂支的应对策略
A. 造影显示动脉瘤髂动脉分叉处重度狭窄;B. 对侧无法放入髂支;C. 应用单分支支架,再做双侧髂动脉旁路术。

8. 植入物的球囊扩张　尽管所有的支架均是自膨式,仍需要球囊扩张以加固稳定。该技术需要在近端及远端附着施行。同时组合部件的接合点也需要扩张。应使用柔性度大的球囊,以避免过高压力扩张导致植入物及血管损伤。此外,应通过超刚性导丝引入球囊,并在球囊扩张时保持球囊导管稳定,目的是防止球囊在扩张时向下移位,因为这可能使已放置好的植入物向远端移位。

9. 操作完成后血管造影应通过高压注射器进行。应注意观察晚期及早期成像,以发现潜在的内漏如小型的Ⅰ型或Ⅲ型内漏,或Ⅱ型及Ⅳ型内漏。

（九）腔内介入治疗相关问题的处理

1. 内漏的诊治　内漏分为 5 种类型(图 5-4-14)。

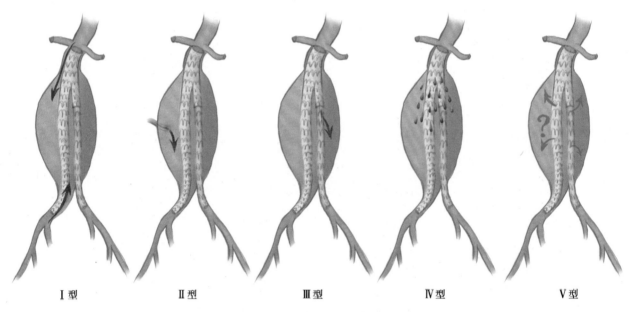

| Ⅰ型 | Ⅱ型 | Ⅲ型 | Ⅳ型 | Ⅴ型 |

图 5-4-14　腔内介入治疗内漏分型

（1）Ⅰ型内漏:Ⅰ型内漏出现在近端或远端附着点。其原因包括:①所用支架尺寸过小;②贴壁性较差;③瘤颈扩张;④支架折断或分离;⑤患者情况(如动脉瘤瘤颈过短、成角或形状不规则)。如果出现Ⅰ型内漏,一般认为需要紧急处理。但如果内漏渠道直径及长度均较小,其在栓塞后压力会明显减少,因此如果难以处理的话,可不对此进行处理。如果Ⅰ型内漏出现在植入物很低的位置,可尝试植入一个额外的近端短支架。

如果Ⅰ型内漏是由于动脉瘤瘤颈成角或不规则导致支架无法很好地对位而产生,可尝试使用球囊扩张。如果不成功通常需要放置球囊扩张式支架。操作时应注意避免使用大球囊的肩部对髂动脉侧支进行扩张(图 5-4-15、图 5-4-16)。由于在大管径主动脉内植入超大支架较为困难,建议在插入支架时患者体外进行试验,并确认支架扩张的模式。

远端Ⅰ型内漏可按照近端Ⅰ型内漏的方法进行处理。

（2）Ⅱ型内漏:Ⅱ型内漏是腰动脉或髂内动脉逆向充盈至动脉瘤囊内的结果,它与Ⅰ型或Ⅲ型内漏相比,预后较好。因此,其治疗指征存在争议。尽管如此,多数人认为导致动脉瘤囊扩大的Ⅱ型内漏应进行处理。治疗选择包括经动脉栓塞、经腰栓塞及腹腔镜下或开放手术进行相关血管结扎。

（3）Ⅲ型内漏:Ⅲ型内漏是由于分支分离或面料破损导致。根据内漏的部位,放置额外的短支架效果较好。

（4）Ⅳ型内漏:此型内漏是由于面料的孔度造成的,常见于使用薄壁涤纶面料后。目前对Ⅳ型内漏的治疗仍存在争议。多数人认为动脉瘤囊会自然地栓塞而不会继发任何临床后遗症。治疗Ⅳ型内漏的选择包括在植入物内使用套箍(即 Cuff)。

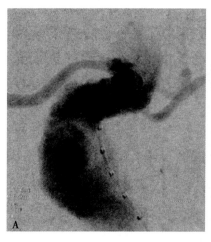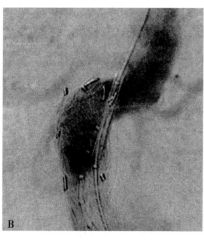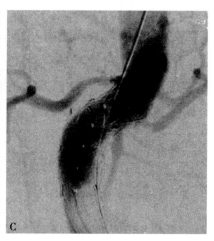

图 5-4-15　避免 I 型内漏的策略
A. 瘤颈近端严重扭曲；B. 支架近端通过困难，无法避免 I 型内漏发生；C. 近端再植入大的 Cuff 短支架，无内漏发生。

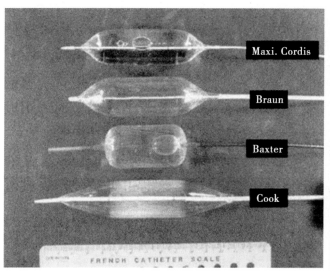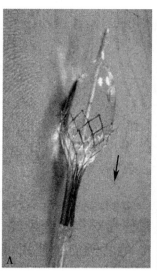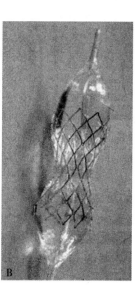

图 5-4-16　球囊的正确选择及使用
A. 球囊扩张位置不恰当，使支架下移；B. 球囊置放正确位置。

（5）V 型内漏（内张力）：内张力（如 V 型内漏）是指无明显内漏情况下的内囊（如介于主动脉植入物与血管之间的空隙）压力升高可在延迟对比 CT 扫描中观察到。关于内张力的确切病因及自然演变过程尚不清楚，因此尚无有效的处理方法。内张力的可能原因包括漏诊的内漏、已栓塞的内漏、水囊瘤、感染、高渗透压导致的液体积聚及进入植入物和血流。

2. 髂动脉损伤　由于更为小型、具有弹性的设备的发展，通道血管出现夹层及穿孔的发生率逐渐减少。一旦损伤的诊断确立，治疗将十分简单，但术者很容易忽略此并发症。当介入手术完成后，动脉造影后股血管通常被夹闭，因此髂外动脉变得难以观察。这种情况下建议在夹闭前移出导丝并向髂外动脉内置入 5~7 英寸导管以进行逆行造影。一旦发现夹层，只要导丝仍在通路内应立即植入合适的自膨式支架有助于改善预后。对于髂动脉穿孔建议植入覆膜支架。当术者在准备覆膜支架时应注意使用合适的球囊暂时封堵破口。因为其易用性、高弹性及型号规格多样，Viabalan 或 Wallgraft 均是不错的选择（图 5-4-17）。

3. 栓塞　栓塞可在介入操作的任何步骤发生。最常发生于下股血管但也可见于脏器、肾脏及髂内动脉。由于栓塞的治疗十分困难，其预防显得尤为重要。建议轻柔地进行介入操作，同时注意避开近端瘤颈或远端胸主动脉段的附壁血栓。比较术前及术后的下肢动脉搏动，对发现下肢动脉栓塞十分重要。如果怀疑下肢动脉存在栓塞，应进行下肢血管造影明确，并在患者离开手术室前进行相应的处理。

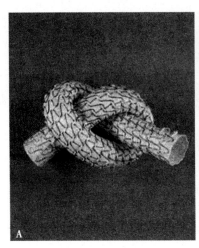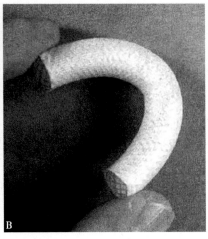

图 5-4-17　髂动脉覆膜支架

A. Viabalan；B. Wallgraft。

4. 腔内植入物分支扭曲　腔内植入物分支扭曲可因为之前存在的髂动脉扭曲或狭窄引起,同时也可由主动脉远端过小引起。这种情况下建议植入自膨式或球囊扩张式支架。如果扭曲是由主动脉远端过小引起,应在植入物内进行 K 型血管成形术。对于某些病例,由于血管造影只提供单层面图像,植入物扭曲的诊断十分困难,这时使用血管内超声将有助于诊断。

5. 晚期失败　腔内治疗可有多种失败形式,急性期治疗后的成功并不能让成功长期维持。出于此原因,对低危且适合进行开放手术治疗的患者是否应进行腔内治疗尚存在争议。由于腔内治疗后的患者常需要再次进行手术且持续存在破裂风险,故应对其终生随访。除定期的体格检查外,常使用多种影像学组合进行监测,包括 CT 联合静脉对比剂增强,MRA 或 MRI,静脉肾盂造影及多普勒超声造影。如果发现腔内治疗失败,应进行血管造影。尽管远期植入物植入失败及内漏被认为是腔内治疗的主要并发症,值得注意的是,大部分腔内治疗后失败可通过腔内治疗处理,而不应视为临床失败。例如,Arko 等显示开放手术的总体动脉瘤相关死亡为腔内治疗的 7 倍。这与腔内治疗较低的围术期死亡率相关,同时腔内治疗后再次进行手术的预后也较好。

四、胸主动脉瘤 / 夹层血管腔内治疗

与传统的开放手术相比,使用腔内支架技术极大地改善了降主动脉瘤患者的治疗效果。其严重的并发症(如截瘫等)在腔内支架治疗时的发病率较传统的开放性手术明显下降(3% *vs.* 15%),病死率也显著下降。然而,应用腔内支架治疗而产生的一系列新并发症,也在一定程度上阻止了该治疗方法的进一步推广。尽管如此,这些新并发症可以通过严格的患者选择、详细的操作前计划及细心的手术操作而避免。

(一)动脉入路

在覆膜支架治疗降主动脉瘤时,必须选择管径足够大的血管以放入大直径的支架,因此,如何选择动脉入路是主要的技术难关。最常见的并发症是在动脉置入导管鞘放置覆膜支架时发生髂动脉损伤或血栓形成,其发生率在美国一项有关胸主动脉支架的多中心 I 期研究中为 14%,而Ⅲ期研究中的发生率为 6%。这些并发症常见于使用 24F 导管鞘时,患者股动脉直径不够大、髂动脉管径过小、钙化及血管迂曲等都会增加动脉夹层或破裂的发生率(图 5-4-18)。因此在设定手术方案前必须进行包含股动脉的 CT 扫描,增

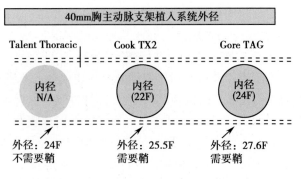

图 5-4-18　各型胸主动脉支架需要的导管鞘

强与非增强的 CT 扫描有助于对股总动脉及髂动脉的最小直径及钙化程度进行测量与估计,而使用 CT 三维重建或传统的血管造影,将会更好地评估血管迂曲,使用传统血管造影结合 CT 结果进行血管评估更为有效。

在进行操作时,必须在透视下连续观察导管鞘进入主动脉,而使用导丝指引导管鞘(如 Lunderquist 或 Meier)的进入会使操作更为顺利。如果在置入导管鞘时遇到阻力而强行进入,很容易导致髂动脉撕裂。另一方面,对髂动脉的严重损伤通常发生在拔出导管鞘的时候。当取出导管鞘时遇到阻力,可以暴露髂动脉以观察套管位置,或从有足够管径的髂动脉侧支从股动脉取出(12 英寸),同时准备主动脉阻塞球囊(如 Reliant 或 Coda)以在必要时控制主动脉出血。在发生髂动脉损伤而未能及时进行修复时可先不取出导丝,利用导丝重新置入导管鞘和扩张器,可充当暂时的填塞压迫作用。在导管鞘取出时,术者可能会发现管端上带有部分血管内膜瓣,在这种情况下关闭股动脉切口后,应利用对侧股动脉或肢动脉进行完整的盆腔动脉造影,以早期发现髂动脉假性动脉瘤,从而避免术后迟发型髂动脉破裂。在必须使用两个或两个以上的覆膜支架的病例中,应该应用更长的套管以避免植入支架对髂股动脉的反复损伤。

（二）导管的使用

在临床实际中,医生通常会使用导管处理不理想的动脉通路。在 TAG 临床记录中,15% 的患者都曾应用人工血管吻合主动脉以改善动脉通路。术中,先选择左髂总动脉左胁腹处切开,缝合一直径 10mm 的人工血管以端 - 对侧缝合,并从下腹部导出(图 5-4-19),通过导管可以轻易地使输送系统进入髂总动脉。夹闭导管的远端亦可以有效地控制出血。术者可以在导管上作出与导管鞘直径一致的切口,而导管与脐静脉建立回流可以减少置入导管鞘后的失血。完成手术后,通常将导管转为股动脉分流,以备将来延期介入手术时的需要。

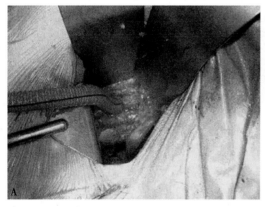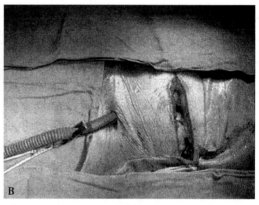

图 5-4-19　使用人工血管建立动脉通路
A. 左髂动脉吻合 10mm 人工血管;B. 从下腹穿刺引出人工血管。

（三）输送系统及锚定

尽管降主动脉瘤的位置有所不同,临床上常规使用超硬导丝前端靠紧主动脉瓣,以便于输送系统的置入。一旦导丝的位置在透视下被确定,则需要固定手术台,并将导丝尾端在手术台上位置标记。由于胸主动脉覆膜支架可有 20cm 长,而限制于各手术室影像系统规格差异,单个影像透视可能不能完全捕捉到操作的全过程。如一长 20cm 的覆膜支架必须马上植入腹腔干近端,而该覆膜支架的近端可能并不能在操作中进行透视观察;此时,固定导丝的近端位置可以防止由于无法观察而导致不可逆转的导丝远端移位。一方面,支架近端脱离导丝可能导致支架在血管瘤内反折及随后导丝无法穿出支架进行修整;另一方面保持透视观察整个操作过程也是保证操作成功的关键。任何时候均不建议在无提前观察下对支架进行移动。

（四）输送系统的置入

某些情况下降主动脉的急性痉挛可妨碍置入输送系统到达所需要的位置。临床上有多种方法可以帮助解决,如可以使用超硬导丝(如 Lunderquist),将其放置在尽可能近的近端位置(如主动脉根部)以帮助置入输送系统；也可以使用另一条超硬导丝从对侧的股动脉进入，帮助纠正胸主动脉的形态；如果上述方法均不成功，使用"股股动脉"导丝可以解决降主动脉对导丝的阻力作用（"body-floss"技术）。选择通过经皮穿刺作左侧动脉置入导管鞘。尽管右侧上肢动脉入口可能因为在术者的同一侧而使操作更为方便，但由于导丝必须穿过无名动脉而导致大脑前半球缺血的发生率上升。在主动脉弓异常、病情更为复杂的患者可以选择 SoS 或 Cobra 2 导管引导导丝从锁骨下动脉至降主动脉。当导丝被捕获并穿出髂股动脉入口时，使用 6 英寸 Pinnacle 的导管鞘从左肱动脉植入并置于锁骨下 - 主动脉交界处。而外在的导丝则通过从髂股动脉入口的股股交换导管而换为 Lunderquist 导丝。使用 6 英寸 Pinnacle 导管鞘置于锁骨下 - 主动脉交界处是为了防止在操作过程中，对锁骨下 - 主动脉交界处的切割和撕裂。上述技术可将输送系统置于一严重迂曲的胸降主动脉而导丝不发生反折。如果手术计划必须将左锁骨下动脉覆盖，则应选择右肱动脉入路。某些情况下，从髂股动脉入路对左锁骨下动脉进行选择性插管，并把超硬导丝置入左股动脉有助于将输送系统置于严重迂曲的降主动脉。

（五）内支架的固定

一旦选好了内支架的直径及长度，对内支架植入的预定封堵区域远近端都必须进行详细的影像学检查，以防止术后内支架的移位。内支架过小或过大都可能成角，导致支架破裂、内漏、内折及压陷。因此，建议严格遵守操作指南的规定。

在以下的情况中，可能需要应用多个支架。

1. 预定封堵区域长度（动脉瘤总长度）超过单个支架的长度。

2. 近端与远端的直径不一致，且不能被同一个支架的直径范围所覆盖。

3. 在内漏可见并需要治疗的情况下，如果所需治疗的长度小于 10cm，近端和远端的直径必须能被同一个支架的直径范围所覆盖，因为使用的支架最小长度为 10cm。另一方面，尽量不要把相似直径的内支架重叠放置，该操作与后期的支架移位及 I 型内漏的发生有密切的关系。当使用多个支架时（图 5-4-20），应先植入小直径的支架，并把较大直径的支架内重叠于小支架中。一般选择两支架相差 1~2 个直径单位且两支架的重合长度最少为 5cm。如果选用 3 个支架，先植入近端与远端的两个支架并以球囊扩张，最后在两支架之间的间隙植入一较大直径的支架（图 5-4-21）。

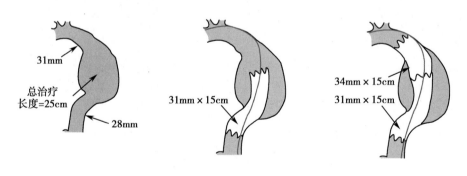

图 5-4-20 多个支架释放方法（一）

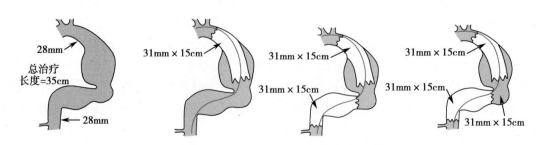

图 5-4-21 多个支架释放方法（二）

值得注意的是,预定封堵区域的远端和近端必须留有至少 2cm 作为锚定以防止支架的移位。在近端固定区中,由于主动脉弓的弯曲,预留长度最好以小弯侧为标准。如果选用大弯侧进行测量则可能导致近端锚定的位置不足。植入支架时,应先将支架向预定封堵区域近端推进,超出预定封堵区域后再往回牵拉支架,从而释放输送支架的前推力以防止移位。在固定支架前,应再进行一次血管造影以帮助确定位置。此时的平均血压应控制在 70mmHg 以下,以防止支架固定过程中的移位。使用不同的材料可能需要在固定技术中进行轻微改动,而严格遵循每一种材料的使用指南有助于防止支架相关性并发症的发生。

一般情况下,锁骨下动脉是可以被封堵的,而在以下几种情况下则应避免封堵锁骨下动脉。

(1) 曾应用左胸廓内动脉进行冠状动脉搭桥。

(2) 明显的单一左椎动脉供血。

(3) 左椎动脉支架从主动脉弓分支(图 5-4-22)。

(4) 对侧锁骨下动脉或潜在的动脉闭塞及硬化。

(5) 已知的左肱动脉闭塞。

(6) 左椎动脉在大脑后动脉处开口。

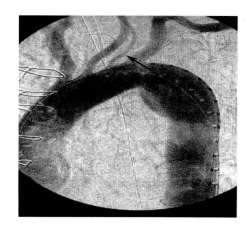

图 5-4-22 左椎动脉起源于主动脉弓

在准备进行锁骨下动脉封堵的患者中,为了防止椎基底动脉卒中,必须了解左椎动脉情况而需进行头颈 CT 或血管造影。对于需进行紧急手术的病例,可以在术中对左锁骨下动脉及左椎动脉进行 CTA 或 MRA。对于确实不能进行锁骨下动脉封堵的病例,可以结扎锁骨下动脉近端并建立颈 - 锁骨下动脉搭桥或锁骨下动脉移位重建术。一些患者的腹腔干紧邻封堵区域的远端,故必须对腹腔干动脉开口进行详细的影像学检查,而这最好在侧位下进行。同样,支架应先稍超过预订封堵区域,再回牵至预定区域。若远端明显成角,则可能导致植入过程中近端支架的移位,并需要植入第二个支架。

(六) 球囊成形

对于植入胸主动脉覆膜支架的患者,特别是主动脉夹层患者,并不建议进行常规球囊扩张成形,特别是在近端锚定区域,因为这可能增加脑血管意外的风险或主动脉夹层破裂或逆撕升主动脉夹层。只有在进行血管造影后,对有内漏及支架扩张不全的病例中使用球囊扩张成形。若使用标准球囊,其平均血压必须控制在 70mmHg 以下,以防止支架向远端移位。由于 TAG 支架系统使用三叶球囊,该球囊扩张时血流可以从叶间流过,从而防止了支架的移位(图 5-4-23)。使用该系统时,应先扩张远端颈以固定支架,并将三叶球囊扭转 60° 后再次扩张,以保证全管腔的接触。在支架的近端进行同样的操作。在使用多个支架时,应注重对重叠区域的扩张成形。保持球囊持续的推进压力可以防止支架的远端移位。在某些区域,如紧邻左颈总动脉的近端锚定区,尤其在有主动脉弓病变的患者中不应使用球囊扩张,因为这可能将近端的栓子碎片释放而发生栓塞性卒中。但当患者出现较大的 I 型内漏时,则不受上述限制。在进行裸支架近端植入及有主动脉夹层的患者中,应避免球囊扩张。

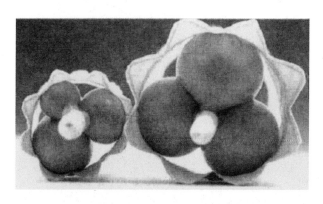

图 5-4-23 三叶球囊,在扩张支架的同时,血流通过支架腔内

【病例解析】

病例摘要 1

主诉

患者,男,43 岁,主因"突发胸痛 10 余日"入院。

现病史

患者 10 日前突发胸痛,前胸、后背部疼痛,伴上腹部疼痛,疼痛剧烈,伴全身大汗,无恶心、呕吐发作,无晕厥发作。胸痛持续不缓解,当地医院超声示:主动脉夹层。经治疗症状缓解来医院急诊,CT 提示主动脉夹层。为进一步诊治转入心血管外科。

既往史

患者高血压史 10 年,最高 180/100mmHg,药物控制欠佳。否认冠心病、糖尿病史。

查体

体温 36.3℃,心率 72 次 /min,呼吸 18 次 /min,血压 120/70mmHg。双肺呼吸音清,未闻及干湿啰音。心尖搏动位于第 5 肋间锁骨中线内 0.5cm,未闻及心脏杂音。

辅助检查

超声心动图:舒张期左心室内径 49mm,左心房内径 35mm,室间隔厚度 13mm,LVEF 65%。心内各部结构未见明显异常。

主动脉 CTA(图 5-4-24):主动脉壁内血肿Ⅲ型,血肿累及左锁骨下动脉以远,血肿最厚处约 17mm。无名动脉、右锁骨下动脉夹层,左肾动脉几近乎闭塞,降主动脉、腹主动脉远段多发溃疡形成,管壁增厚伴钙化。

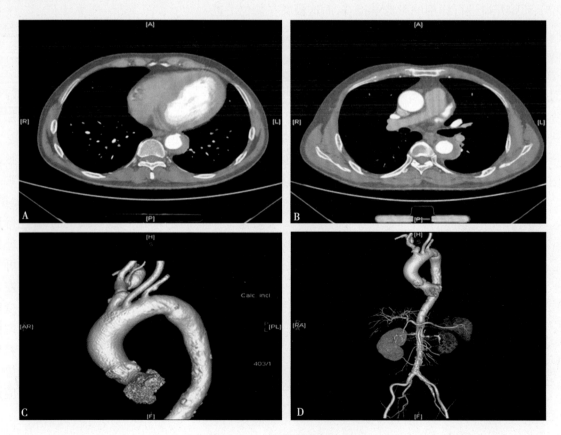

图 5-4-24　患者主动脉 CTA

A、B.断层提示降主动脉穿通性溃疡,壁内血肿形成;C、D.三维重建提示降主动脉多发溃疡。

解析

　　患者主诉突发胸痛 10 余日,查体无明显阳性体征,主动脉 CTA 提示:主动脉壁内血肿Ⅲ型,无名动脉、右锁骨下动脉夹层。根据患者病史、症状、体征和相关辅助检查,目前诊断为:主动脉壁内血肿Ⅲ型;无名动脉夹层;右锁骨下动脉夹层;左肾动脉狭窄,高血压 3 级(极高危);心功能Ⅱ级。

 指南解读

主动脉壁内血肿的治疗(2010 ACCF/AHA/AATS)

　　对壁内血肿的治疗应与相应部位主动脉夹层的治疗原则一致(Ⅱa 类,证据等级:C)。

　　对不合并原发主动脉病损的壁内血肿,首先推荐药物治疗,以降低心率和控制血压为主,并要密切随访,如果血肿有加重或合并脏器灌注损伤时,要积极地外科或腔内治疗。

　　对合并主动脉原发病损的壁内血肿,如果没有症状,可以内科治疗直至血肿吸收或再重塑;合并症状者,可以考虑外科或腔内治疗。

　　对腔内治疗合并原发病损的壁内血肿,首先要考虑原发病损的病因和大小,通常是主动脉粥样病变造成的破溃,腔内治疗要完全覆盖病损;然后要考虑主动脉血肿剥离的范围,近端修复必须要超越病损区。

 解析

　　本例患者为合并主动脉原发病损的主动脉 B 型壁内血肿,厚度 >10mm,原发病损在胸降主动脉起始部,合并上中段多发病损。此患者首选腔内修复,近端完全覆盖病损至主动脉正常区域,远端超越主动脉中段(主动脉窦底水平),完全修复主动脉壁内血肿。

 知识点

主动脉壁内血肿手术指征

　　主动脉壁内血肿手术指征:①对于合并心包积液、主动脉周围血肿,或大动脉瘤的 A 型壁内血肿需要紧急手术;②如患者高龄,术前合并症多,主动脉直径小于 50mm,壁内血肿小于 10mm 的高危患者,应密切控制血压、心率,必要时手术治疗;③对于无反复疼痛,无壁内血肿的扩张,无主动脉周围血肿,无内膜破裂稳定的 B 型血肿,可以选择药物治疗,密切随访观察,但是对于合并穿通性溃疡,随访应更加密切,治疗应更加积极;④对于合并反复疼痛,壁内血肿,主动脉周围血肿,内膜破裂的 B型动脉夹层,首选胸主动脉覆膜支架植入术。

治疗经过

　　患者于全身麻醉下行胸主动脉覆膜支架植入术＋去分支手术,术程顺利,术后予以抗感染,控制血压、心率等对症支持治疗。恢复顺利,超声心动图复查示左心室舒张末期内径49mm,左心房内径33mm,LVEF 50%,人工血管通畅,结果满意。术后主动脉 CTA(图 5-4-25)示:主动脉弓升部和弓部人工血管分支显影好,吻合口以远右锁骨下动脉可见夹层征象,支架以远动脉壁内血肿略减轻。查体:心肺(−),手术切口愈合好,于术后7日出院。

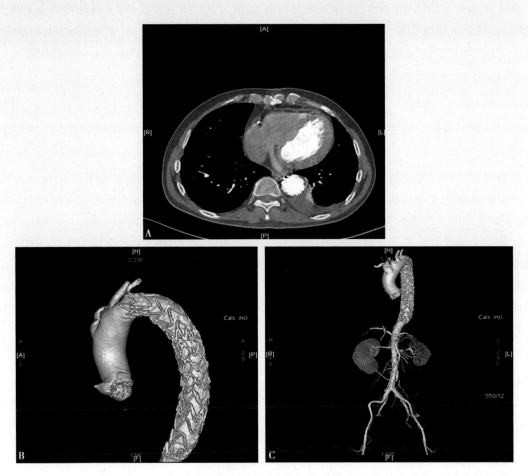

图 5-4-25 术后主动脉 CTA
A.断层提示支架内血管通畅,无内漏,壁内血肿减轻;B、C.三维重建提示支架覆盖区域血管通畅。

病例摘要 2

主诉

患者,男,62岁,主因"发现胸主动脉扩张3个月"入院。

现病史

患者3个月前因"胃疼"于当地医院CT检查,提示"胸主动脉扩张"。无胸闷、胸痛、心悸,无头晕、头痛,无恶心、呕吐,无背痛,未予特殊治疗。患者平素无明显不适,体力活动不受限,无下肢水肿。为进一步诊治来医院,主动脉CT示"主动脉扩张",拟行手术治疗收住院。

既往史

冠心病病史,冠状动脉支架植入术后,患者高血压史10年,最高170/90mmHg,药物控制可。高血脂,血脂控制尚可。吸烟史30年,10支/d。否认冠心病、糖尿病史。

查体

体温36.5℃,心率84次/min,呼吸22次/min,血压125/73mmHg。双肺呼吸音清,未闻及干湿啰音。各瓣膜听诊区无杂音。

辅助检查

超声心动图：升主动脉直径27mm，主动脉窦32mm，舒张末期左心室内径40mm，左心房内径30mm，LVEF 58%，主动脉瓣微少量反流，静息状态下心内结构及功能未见明显异常。主动脉CTA（图5-4-26）：升主动脉显影好，未见明显斑块及管壁增厚，主动脉弓部管腔增宽，直径36mm，近端管腔管径正常，约29mm，降主动脉管腔约33mm，最宽处约41mm，降主动脉穿通性溃疡，主动脉弓及降主动脉管壁环形增厚。主动脉及分支弥漫动脉粥样硬化病变，主动脉弓及降部扩张。

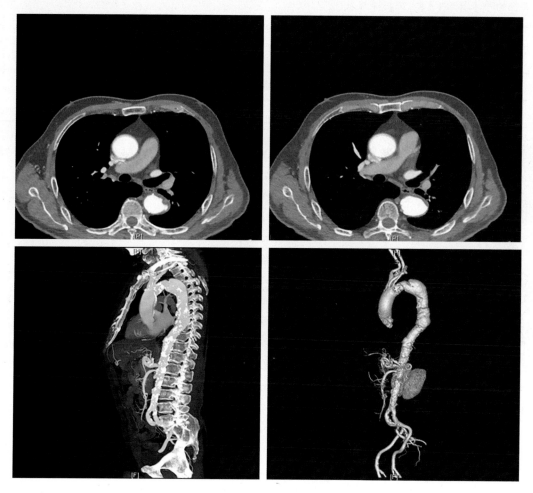

图5-4-26　患者主动脉CTA

解析

患者体检发现胸主动脉扩张，查体无特殊。主动脉CT提示胸主动脉局限性增宽，主动脉穿通性溃疡形成。根据患者病史、症状、体征和相关辅助检查，初步诊断为：胸主动脉瘤；冠心病，冠状动脉支架植入术后；高血压3级（极高危）；高脂血症；心功能Ⅱ级。

指南解读

主动脉真性动脉瘤的治疗(2010 ACCF/AHA/AATS)

如果患者是退行性变或创伤性胸降主动脉真性动脉瘤,直径大于5.5cm,或是囊状动脉瘤,术后假性动脉瘤,腔内治疗是首选的方案(Ⅰ类,证据等级:B)。

如果患者是广泛胸降主动脉瘤,直径大于6.0cm,且腔内治疗受限,可选择外科手术治疗;如果患者是主动脉病变,病因是结缔组织病(如马方综合征、勒斯-迪茨综合征(Loyes-Dietz syndrome)等),可放宽主动脉直径的手术标准(Ⅰ类,证据等级:C)。

如果患者是广泛胸降主动脉瘤合并脏器血管缺血或内脏动脉粥样病变造成的严重狭窄,建议同期处理合并脏器血管病变(Ⅰ类,证据等级:B)。

解析

本例患者为主动脉弓降部真性动脉瘤合并降主动脉多发粥样病变和钙化。主动脉弓降部瘤近端支架锚定区直径和长度均适合腔内修复,本例患者首选腔内修复。因病变血管长度长,腔内支架修复长度长,几乎跨越了整个胸降主动脉。长距离的腔内修复,应警惕和预防术后截瘫的发生,术中要积极保留左锁骨下动脉,术后高血压和适度短期抗凝治疗。

知识点

主动脉真性动脉瘤的手术指征

1. 升主动脉瘤直径大于55mm的患者,应考虑手术治疗。
2. 直径大于55mm胸降主动脉瘤,解剖结构适合TEVAR的患者,首选TEVAR。
3. 对于不适合TEVAR,主动脉直径大于60mm的患者,采取手术治疗。
4. 对于合并马方综合征、弹性组织缺乏病动脉直径大于55mm的患者,应首选手术治疗。
5. 对于降主动脉大于正常直径1.5倍需要手术治疗,首选TEVAR,若解剖结构不合适或合并结缔组织病患者应外科手术治疗。

治疗经过

患者于全身麻醉下行胸主动脉覆膜支架植入术,术程顺利,术后予控制血压、降血脂、扩冠、抗血小板聚集等对症支持治疗。恢复顺利,超声心动复查结果满意。主动脉CTA示主动脉弓降部支架通畅,少许对比剂外溢,支架以远腹主动脉粥样硬化改变(图5-4-27)。查体:心肺(-),手术切口愈合好,于术后7日出院。

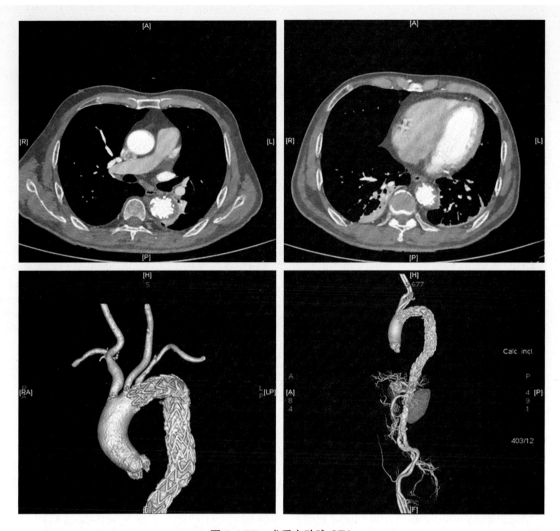

图 5-4-27　术后主动脉 CTA

病例摘要3

主诉

患者,男,52岁,主因"重体力劳动后胸痛1个月"入院。

现病史

患者1个月前重体力劳动后突发胸痛,以胸骨后及上腹部疼痛剧烈,伴全身大汗,无恶心、呕吐,无晕厥发作。胸痛持续不缓解,当地医院就诊。CT检查提示主动脉夹层,对症治疗后症状缓解,急诊就诊。主动脉CT检查提示B型主动脉夹层,为进一步诊治收住院。

既往史

否认高血压、冠心病、糖尿病史。

查体

体温36.2℃,心率80次/min,呼吸14次/min,血压121/83mmHg。双肺呼吸音清,未闻及干湿啰音。心脏听诊,心率80次/min,律齐,各瓣膜听诊区未闻及杂音。

辅助检查

超声心动图:升主动脉直径36mm,主动脉窦直径41mm,舒张末期左心室内径51mm,左心房30mm,LVEF 65%。

主动脉CTA(图5-4-28)示主动脉夹层Ⅲ型,自左锁骨下动脉开口以远至两侧肾动脉水平主动脉腔内可见内膜片影,呈双腔结构,假腔大,充盈良好。升主动脉管壁规则,管径39mm,同水平降主动脉增宽,管径40mm,主动脉弓降部瘤样扩张。腹腔干-脾动脉受累,肠系膜上动脉受累,左右髂总动脉近段均受累。少量心包积液。

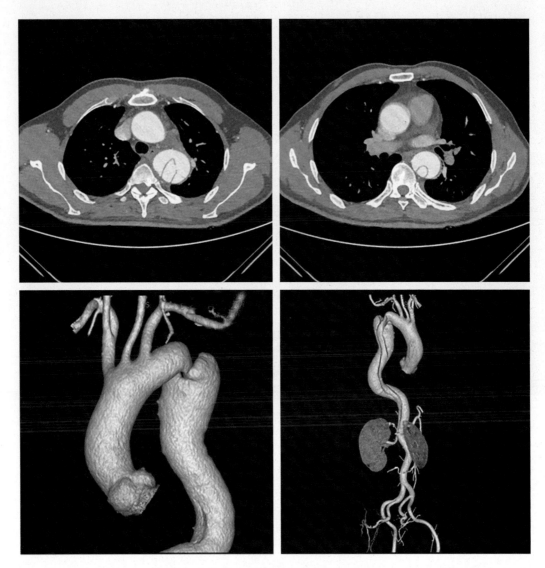

图5-4-28 患者主动脉CTA
断层可见降主动脉夹层及内膜破口,三维重建可见夹层累及范围,弓降部瘤样扩张。

 解析

　　患者重体力劳动后突发胸痛,主动脉CT提示左锁骨下动脉至肾动脉水平内膜片影,B型主动脉夹层。根据患者病史、症状体征、辅助检查,诊断为:B型主动脉夹层,心功能Ⅱ级。

指南解读

主动脉夹层的治疗(2010 ACCF/AHA/AATS)

1. 急性B型主动脉夹层累及胸降主动脉,应积极内科治疗,除非同时合并威胁生命的并发症(如组织脏器低灌注损伤,夹层进展,主动脉瘤体扩张,药物不能控制的高血压或胸痛等症状)。

2. 对于急性简单B型主动脉夹层,INSTEAD-XL试验显示,主动脉腔内修复治疗与单纯药物治疗比较,5年主动脉相关死亡率为6.9% *vs.* 19.3%,夹层进展率为27.0% *vs.* 46.1%。

3. 对于急性复杂型B型主动脉夹层(指持续或反复胸背疼痛、药物不能控制的高血压、组织脏器低灌注、有破裂征象(主动脉周围或纵隔周围血肿增加,以及夹层逆撕累及主动脉弓部)要积极外科或腔内修复治疗。

4. 对于慢性的简单B型主动脉夹层,建议药物治疗并积极随访主动脉影像学检查。对于与单纯药物治疗比较,IRAD研究显示,腔内修复治疗与单纯药物治疗相比,5年全因死亡率为11.1% *vs.* 19.3%,夹层进展率为27% *vs.* 46.1%,主动脉重塑率为91.3% *vs.* 19.4%。

5. 对于慢性复杂B型主动脉夹层,扩张直径大于10mm/年、主动脉瘤直径大于60mm、脏器灌注损伤、反复胸背疼痛,应积极外科或腔内治疗。腔内治疗效果是否优于外科,目前仍不明确。

解析

本例患者为亚急性期简单B型主动脉夹层,不合并脏器灌注障碍或破裂征象,原发破口在左锁骨下动脉开口以远,支架锚定区充分,首选腔内修复。本例患者真腔小,假腔大,累及整个胸降主动脉,为降低远期主动脉夹层进展和充分主动脉重塑,选择长段支架覆盖直至膈肌上方。

知识点

B型主动脉夹层的手术指征

1. 对于B型主动脉夹层,首选胸主动脉覆膜支架植入术,可以提高远端假腔闭合率和减少再次手术干预率。

2. 对于胸主动脉覆膜支架植入禁忌的B型主动脉夹层患者,如下肢动脉疾病,髂动脉严重迂曲,主动脉弓的角度过小,缺乏支架近端锚定区复杂急性B型主动脉夹层应考虑外科手术治疗["复杂"是指持续或反复疼痛、药物控制不佳的高血压、早期主动脉持续扩张、血流灌注不全、破裂的迹象(血胸,出现主动脉旁纵隔血肿)、逆撕主动脉弓部夹层等]。

治疗经过

患者于全身麻醉下行胸主动脉覆膜支架植入腔内隔绝术,术程顺利,术后予控制血压、心率、降脂等对症支持治疗。恢复顺利,超声心动复查结果满意,复查主动脉CTA弓降部支架形态可,支架远端管腔少许对比剂充盈,左锁骨下动脉开口部充盈缺损、管腔狭窄(图5-4-29)。查体:心肺(−),手术切口愈合好,于术后6日出院。

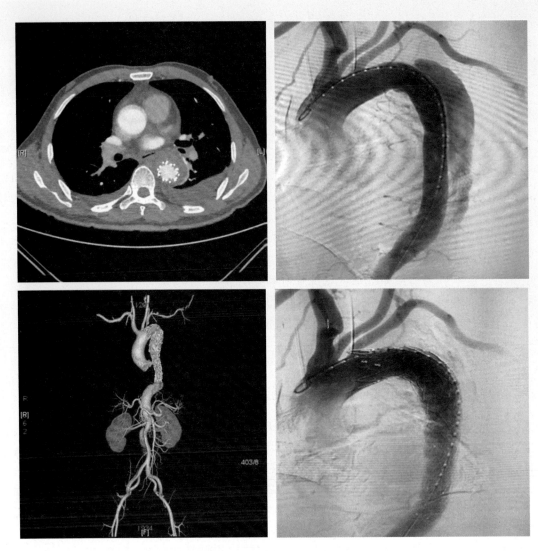

图 5-4-29 主动脉 CTA 复查结果

主动脉 CTA 提示支架覆盖区域血管通畅,支架形态正常。

病例摘要 4

主诉

患者,男,67 岁,主因"突发胸背部疼痛 1 日"入院。

现病史

患者 1 日前突发剧烈胸痛、背痛,为撕裂样疼痛,向腹部延展,伴胸闷及大汗淋漓。当地医院就诊,予以降压、镇痛治疗,无心悸、气短,无阵发性呼吸困难,无昏迷,无恶心、呕吐,无反流、胃灼热,无四肢活动受限,皮温降低。为进一步诊治来医院急诊,胸部 CT 提示"A 型主动脉夹层",拟行手术治疗收住院。

既往史

腹腔镜胆囊切除术病史。患者高血压史 10 年,最高 180/110mmHg,药物控制可,高血脂 10 余年,血脂控制不详。否认冠心病、糖尿病史。

查体

体温 36.8℃,心率 90 次 /min,呼吸 20 次 /min,血压 140/90mmHg。双肺呼吸音清,未闻及干湿啰音。心脏听诊,心率 80 次 /min,律齐,各瓣膜听诊区未闻及杂音。

辅助检查

超声心动图:升主动脉直径55mm,主动脉窦直径43mm,舒张期左心室内径52mm,左心房内径39mm,LVEF 60%,主动脉全程增宽,升主动脉、弓降部可探及飘动的内膜片回声。三尖瓣少量反流,主动脉瓣微少量反流。

主动脉CTA(图5-4-30):自升主动脉根部至左侧髂外动脉近段腔可见内膜片影,呈双腔结构,假腔大,真腔小,假腔强化较真腔差,原发破口显示不清;升主动脉直径55mm,降主动脉直径35mm,冠状动脉、头臂动脉、腹腔干动脉、肠系膜上动脉、双肾动脉均起自真腔;A型主动脉夹层。

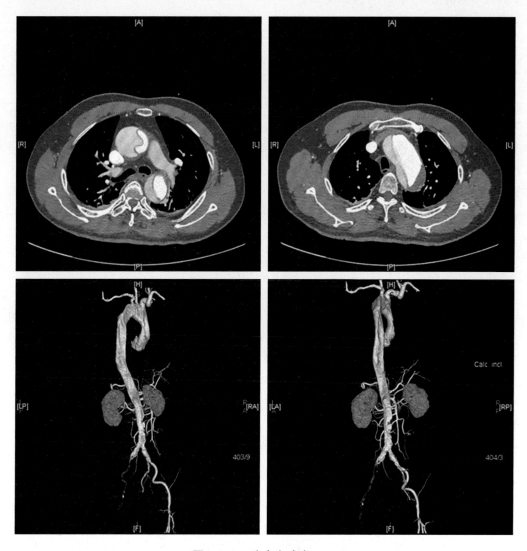

图5-4-30　患者主动脉CTA

解析

患者主诉突发胸背部疼痛1日,为撕裂样疼痛,向腹部放射,主动脉CT提示A型主动脉夹层,自主动脉根部至髂外动脉均可见内膜片影。根据患者症状、体征、初步主动脉检查结果,加行主动脉CTA。诊断为:A型主动脉夹层;主动脉窦及升主动脉增宽,高脂血症,高血压3级(极高危)。

指南解读

A 型主动脉夹层的治疗(2010 ACCF/AHA/AATS)

1. 急性 A 型主动脉夹层,应及时外科手术治疗。手术应消除所有近端主动脉病变及原发破口,主动脉根部可以根据情况进行修复或根部置换手术(Ⅰ类,证据等级:C)。

2. 单纯血管腔内修复,不建议在病变的升主动脉和主动脉弓部进行,腔内治疗仅是有条件地用于降主动脉夹层的治疗(Ⅰ类,证据等级:C)。

 解析

本例患者为急性 A 型主动脉夹层,年龄 67 岁,夹层累及整个胸主动脉直至右侧髂外动脉受压。综合考虑患者高龄,远端真腔受压严重,治疗需要降低手术副损伤,尽量更多地扩张远端受压的真腔。手术选择杂交全主动脉弓置换,不需要深低温停循环,保护患者脏器功能和凝血功能,尽量缩短手术时间。同时应用腔内治疗近端锚定在人工血管上,避免近端内漏,长段重塑胸降主动脉,有利于远端受压真腔重新开放。

 知识点

杂交全主动脉弓手术指征

杂交全主动脉弓手术指征:对于累及主动脉弓的夹层、血肿、真性动脉瘤、假性动脉瘤及主动脉溃疡或粥样病变的高龄患者,均可行杂交全主动脉弓手术治疗。对于全主动脉弓置换手术高风险或深低温停循环不耐受的患者,也可行杂交治疗。杂交全主动脉弓手术治疗主动脉夹层,降低了早期术后并发症、失血量及术中术后用血量,提高了夹层远端假腔闭合率和中远期患者生存率。对于外周动脉入路困难、主动脉严重扭曲、对比剂过敏者、明确结缔组织病患者不适合杂交全主动脉弓手术治疗。

治疗经过

患者于全身麻醉体外循环下行升主动脉置换 + 杂交全主动脉弓置换手术 + 胸主动脉覆膜支架腔内隔绝术,术程顺利。术后予以控制血压、心率及调脂等对症支持治疗。恢复顺利,超声心动图复查示左心室舒张期内径 45mm,左心房内径 38mm,主动脉窦部 38mm,升主动脉 30mm,LVEF 66%,结果满意。主动脉 CTA(图 5-4-31):升主动脉人工血管显影好,未见对比剂外溢,主动脉弓降部远段长段支架显影好,假腔未见对比剂充盈。查体:心肺(-),手术切口愈合好,于术后 11 日出院。

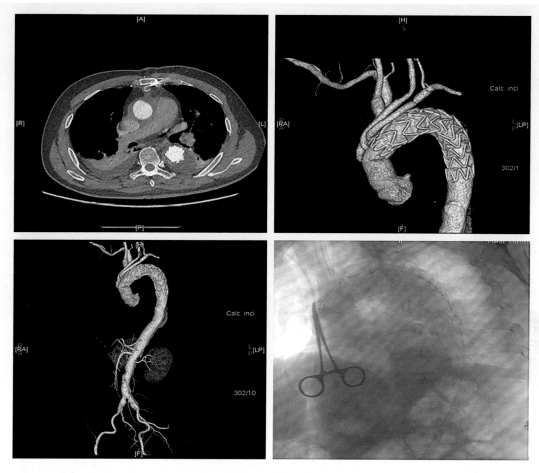

图 5-4-31　患者主动脉 CTA

病例摘要 5

主诉

患者,男,73 岁,主因"发现腹部搏动性肿物 1 周"入院。

现病史

患者 1 周前自觉腹部不适,自行触及脐周肿物,呈搏动性,无发热,无腹胀,无恶心、呕吐。于当地医院就诊,临床诊断为"腹主动脉瘤",建议其手术治疗。今为求进一步诊治来医院就诊,门诊拟"腹主动脉瘤"收住院。

既往史

患者高脂血症,药物控制可。否认高血压、冠心病、糖尿病史。

查体

体温 36.5℃,心率 78 次 /min,呼吸 18 次 /min,血压 118/76mmHg。双肺呼吸音清,未闻及干湿啰音。心脏听诊,心率 80 次 /min,律齐,各瓣膜听诊区未闻及杂音。

辅助检查

超声心动图:舒张期左心室内径 50mm,左心房内径 35mm,室间隔厚度 8mm,LVEF 68%,升主动脉 37mm,主动脉窦 39mm,静息状态下心内结构及血流未见明显异常。

主动脉 CTA(图 5-4-32):升主动脉、弓部、降主动脉显影好,未见内膜片及真假腔。肾动脉开口以下腹主动脉管腔明显扩张,最大横径约 65mm,两侧髂动脉扩张,管腔横径分别为右侧 16mm,左侧

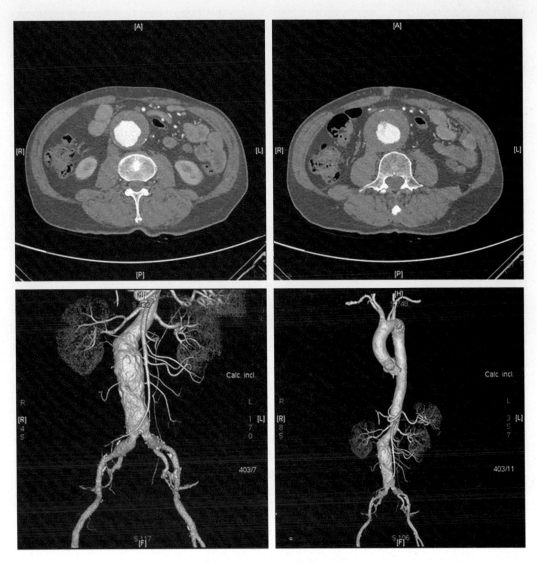

图 5-4-32   患者主动脉 CTA

17mm。腹主动脉瘤,主动脉多发溃疡。

  解析

　　患者主诉发现腹部搏动性肿块 1 周,符合典型腹主动脉瘤体征,主动脉 CTA 提示肾动脉以下腹主动脉扩张明显,主动脉溃疡形成。根据患者病史、症状、体征和辅助检查,目前诊断为:腹主动脉瘤,高脂血症,心功能Ⅱ级。

指南解读

腹主动脉瘤的治疗(2014 年 ESC)

腹主动脉瘤通常定义为直径≥30mm,主要病因是退行性改变,虽然常与动脉粥样硬化有关。腹主动脉瘤发生破裂之前大多数是无症状的隐匿存在,当破裂时死亡率 >60%,而经手术治疗后生存率可 >95%,因此根据已有的 4 个临床试验,对危险人群无症状腹主动脉瘤的筛查首次给出了重要的建议:

1. 对 >65 岁的所有男性推荐进行超声人群筛查(Ⅰ类,证据等级:A),对 >65 岁、有既往和当前吸烟史的女性可以考虑进行超声人群筛查(Ⅱb 类,证据等级:C)。对以上人群也可以在行常规超声心动图检查时一并筛查(Ⅱa 及Ⅱb 类)。

2. 对无症状者干预建议　腹主动脉瘤直径 >55mm 或增长速度 >10mm/ 年,有指征进行修复(Ⅰ类,证据等级:B)。如果大的动脉瘤解剖适合腔内修复术,外科风险可以接受,可行开胸外科手术或行腔内修复术(Ⅰ类,证据等级:A)。

3. 对有症状者干预指征放宽　有症状但非破裂的腹主动脉瘤,有指征紧急修复(Ⅰ类,证据等级:C),对破裂的就更有指征了(Ⅰ类,证据等级:C)。如果解剖适合腔内修复术,推荐可行开胸外科手术或行腔内修复术(Ⅰ类,证据等级:A)。

解析

本例患者为主动脉弓降部真性动脉瘤合并降主动脉多发粥样病变和钙化。主动脉弓降部瘤近端支架锚定区直径和长度均适合腔内修复,本例患者首选腔内修复。因病变血管长度长,腔内支架修复长度长,几乎跨越了整个胸降主部分。长距离的腔内修复,警惕和预防术后截瘫的发生,术中要积极保留左锁骨下动脉,术后高血压和适度短期抗凝治疗。

本例患者为典型腹主动脉动脉瘤,病因为主动脉退行性改变,肾动脉下方腹主动脉瘤梭形扩张。腹主动脉近端瘤颈大于 15mm,锚定区充分,成标准管状,瘤颈成角小,双侧髂总动脉轻度扩张,双侧髂内动脉均可保留。本例患者腔内修复要点为近远端锚定区要精准,避免移位和内漏。

知识点

腹主动脉瘤的治疗指征

1. 腹主动脉直径大于 50mm,增长速度 10mm/ 年,有症状的应手术治疗。

2. 腹主动脉瘤直径 30~50mm,增长速度小于 10mm/ 年,应随访观察。

3. 腹主动脉瘤直径 30~39mm,每 3 年一次 CT 检查;直径 40~44mm,每 2 年一次 CT 检查;直径大于 45mm,每年一次 CT 检查。

4. 如果评估手术风险后可以耐受外科手术,手术和 EVAR 都可以选择。

5. 如果手术风险大,可以 EVAR,应选择 EVAR。

6. 如果由于锚定区不足等解剖因素不能 EVAR,同时由于术前合并症多,不能耐受手术,应选择药物治疗。

治疗经过

　　患者于全身麻醉下行腹主动脉覆膜支架腔内隔绝术,术程顺利,术后予以控制血压、心率、降脂等对症支持治疗。恢复顺利,主动脉CTA(图5-4-33)提示肠系膜上动脉开口以远腹主动脉-双侧髂动总动脉支架通畅,未见内漏。查体:心肺(-),手术切口愈合好,于术后3日出院。

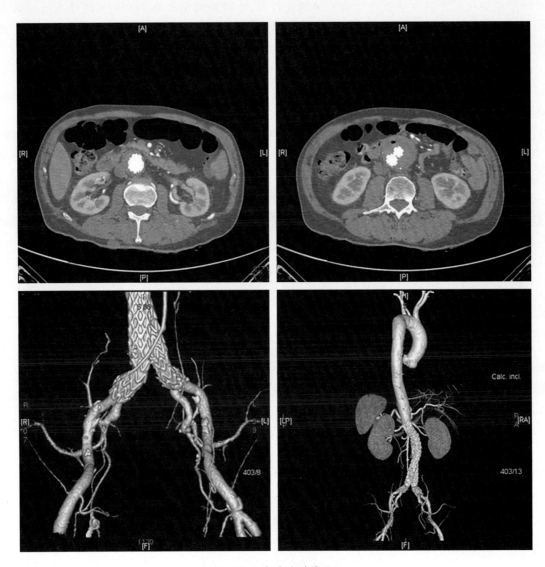

图5-4-33　复查主动脉CTA

（张　良　于存涛）

推荐阅读文献

[1] HIRATZKA L F, BAKRIS G L, BECKMAN J A, et al. 2010 ACCF/AHA/AATS/ACR /ASA/SCA/SCAI/ SIR/STS/SVM guidelines for the diagnosis and management of patients with thoracicaortic disease. J Am Coll Cardiol,2010,55 (14): e27-e129.

[2] ERBEL R, ABOYANS V, BOILEAU C, et al. 2014 ESC guidelines on the diagnosis and treatment of aortic diseases: document covering acute and chronic aortic diseases of the thoracic and abdominal aorta of the adult. The Task Force for the Diagnosis and

Treatment of Aortic Diseases of the European Society of Cardiology (ESC). Eur Heart J,2014,35 (41):2873-2926.

[3] NIENABER C A, KISCHE S, ROUSSEAU H , et al. Endovascular repair of type B aortic dissection: long-term results of the randomized investigation of stent grafts in aortic dissection trial. Circ Cardiovasc Interv,2013,6 (4): 407-416.

[4] FATTORI R, MONTGOMERY D, LOVATO L,et al. Survival after endovascular therapy in patients with type B aortic dissection: a report from the International Registry of Acute Aortic Dissection (IRAD). JACC Cardiovasc Interv,2013,6 (8):876-882.

[5] WEISS G, WOLNER I, FOLKMANN S, et al. The location of the primary entry tear in acute type B aortic dissection affects early outcome. Eur J Cardiothorac Surg,2012,42 (3):571-576.

第六章

其他心脏疾病

第一节 心 包 疾 病

本节要点

1. 心包，又称"心膜"，是一个圆锥形双层纤维浆膜囊，包裹心脏和出入心脏大血管根部。

2. 常见的心包疾病包括心包炎、心包囊肿、心包肿瘤等疾病。其中心包炎最为常见，可占成人心脏病的 1.0%~5.9%，绝大多数心包炎经保守治疗可痊愈，急性化脓性心包炎有时需要外科引流，当转变为慢性缩窄性心包炎时则需要手术干预。心包囊肿、心包肿瘤则多需要手术治疗。

一、急性心包炎

（一）病因

急性心包炎的主要病因：急性特发性（78%~86%）、肿瘤性（6%~7%）、结核性（4%）、其他感染（3%）、结缔组织病性（0.5%~3%）、其他原因（0.5%~5%）。

（二）病理生理

急性纤维蛋白性心包炎不影响血流动力学，而心包积液是急性心包炎引起一系列病理生理改变的主要原因。如果渗液进展缓慢，由于心包过度伸展，心包腔内虽容纳 1~2L 液体而不增加心包内压力，这种不伴有心脏压塞或心脏压塞的心包积液患者可没有临床症状。如果渗液急速或大量蓄积，使心包腔内压力上升，当达到一定程度就限制心脏扩张，心室舒张期充盈减少，每搏输出量降低。如心包渗液继续增加，心包腔内压力进一步提高达到右心房、右心室舒张压水平，其压差等于零时，心脏压塞即可发生，一旦心包腔内压和右心室压力升至左心室舒张压水平时，上述代偿机制衰竭而出现明显心脏压塞表现，即升高的静脉压不能增加心室的充盈，射血分数因而下降；过速的心率使心室舒张期缩短和充盈减少，而致心排血量下降；小动脉收缩达到极限，动脉压下降至循环衰竭，而产生心源性休克。

（三）临床表现与诊断

1. 症状

（1）胸痛：是急性心包炎最主要的主诉，多见于急性非特异性心包炎及感染性心包炎炎症变化的纤维蛋白渗出阶段。疼痛多在卧位、咳嗽、深吸气时加重，前倾坐位时减轻。

（2）呼吸困难：呼吸困难是心包炎心包渗液时最突出的症状，主要是为避免心包和胸膜疼痛而产生呼吸变浅变速。

（3）全身症状：可伴有潜在的全身疾病，如结核、肿瘤、尿毒症所致的咳嗽、咳痰、贫血、体重下降等症状。

2. 体征

(1) 心包摩擦音:为急性纤维蛋白性心包炎特异性体征,是由于炎症而变得粗糙的壁层与脏层心包在心脏活动时相互摩擦产生的声音,似皮革摩擦呈搔刮样、粗糙的高频声音,往往盖过心音且有较心音更贴近耳的感觉。

(2) 心包积液:症状的出现与积液的量和速度有关,而与积液性质无关。当心包积液达 200ml 以上或积液迅速积聚时出现下列体征。①心脏体征:心脏搏动减弱或消失,心浊音界向两侧扩大,相对浊音界消失。心音轻而远,心率快。少数人在胸骨左缘 3~4 肋间可听到舒张早期额外音(心包叩击音),此音在第二心音后 0.1~0.13 秒,高调呈拍击样,是由于心室舒张时受心包积液的限制,血液突然终止形成旋涡和冲击心室壁产生震动所致。②左肺受压迫征象:大量心包积液时,心脏向左后移位,压迫左肺,引起左肺下叶不张,在左肩胛下角区出现肺实变表现,称之为 Ewart 征。③心脏压塞征象:大量心包积液或积液迅速积聚,即使积液仅 150~200ml,引起心包内压力超过 20mmHg 时即可产生急性心脏压塞征象,表现为心动过速、心排血量下降、发绀、呼吸困难、收缩压下降甚至休克。

3. 实验室检查

(1) 急性心包炎经常伴随非特异性炎症表现,包括白细胞增多、红细胞沉降率增快。虽然心肌酶通常是正常的,但 CK-MB 升高也可发生在急性心包炎患者,即不能以 CK-MB 鉴别心包炎与心肌梗死,特别是非 Q 波心肌梗死。

(2) 心电图检查:急性心包炎时,心内膜下的表层心肌受累是心电图变化的解剖基础,系列的心电图检查对急性心包炎的诊断有重要意义。急性心包炎约有 90% 的患者出现心电图异常改变,但典型系列心电图变化仅见于 50% 的患者,可在胸痛发生后几小时至数天。典型演变可分为 4 期:①除 aVR 和 V_1 外,所有导联 ST 段呈弓背向下抬高,T 波高耸直立,一般持续数天,很少超过 2 周便迅速消失;②发病几天后,ST 段回到等位线,T 波开始变平坦;③除 aVR 和 V_1 导联外,所有导联 T 波呈对称性倒置并达到最大深度,但不伴 R 波电压降低及病理性 Q 波,可持续数周、数月或更久;④T 波恢复直立,一般发生在数周或数月内,而某些结核性、尿毒症性及肿瘤性慢性心包炎 T 波倒置可以是持续的。

(3) 超声心动图检查:M 型超声心动图检查时,可见一个无回声区(液性暗区)将心肌回声与心包回声隔开,这个区域即为心包积液。二维超声心动图取左心长轴观及心尖四腔观很容易见有液性暗区较均匀地分布在心脏外围,较 M 型更能估计心包渗液量的演变。一般认为暗区直径 >8mm,液量约 500ml;直径 >25mm 时,液量 >1 000ml。超声心动图可提示有无心包粘连;可确定穿刺部位,指导心包穿刺,并可在床边进行检查。

(四) 治疗方法

急性心包炎的治疗原则:控制原发病,排出心包积液,尽快解除心脏压塞,避免因治疗不及时或不彻底而形成慢性缩窄性心包炎。主要治疗方法包括支持对症治疗、病因治疗和外科治疗(图 6-1-1)。外科治疗包括:

1. 心包穿刺术 大量渗液或有心脏压塞症状者,可施行心包穿刺术抽液减压。穿刺前先作超声检查,了解进针途径及刺入心包处的积液层厚度,穿刺部位有:①左第 5 肋间心浊音界内侧 1~2cm 处(或在心尖搏动以外 1~2cm 处)进针,穿刺针应向内、向后推进,指向脊柱,患者取坐位;②或于胸骨剑突与左肋缘形成的角处刺入,针尖向上、略向后,紧贴胸骨后推进,患者取半坐位;③对疑有右侧或后侧包裹性积液者,可考虑选用右第 4 肋间胸骨缘处垂直刺入或于右背部第 7 或 8 肋间肩胛中线处穿刺。为了预防损伤心脏,可将心电图胸前导联夹在穿刺针根部,连续记录心电图。当针尖与心脏表面接触时,QRS 波变为倒置,而穿刺针退出时 QRS 波恢复正常。操作应注意无菌技术,针头推进应缓慢,如觉有心脏搏动,应将针头稍向后退,抽液不宜过快。

2. 心包切开引流术 患者取斜坡卧位,沿左第 5 肋软骨作 5cm 横切口,切除肋软骨约 4cm,自肋床进入心前区。若有胸膜覆盖,应将其向左推开。将心包前的疏松结缔组织推开,显露出水肿增厚的心包,在心包前壁做两个牵引线。在两牵引线间穿刺,如获脓液,即证明确系心包前壁。在牵引线间切开心包,立

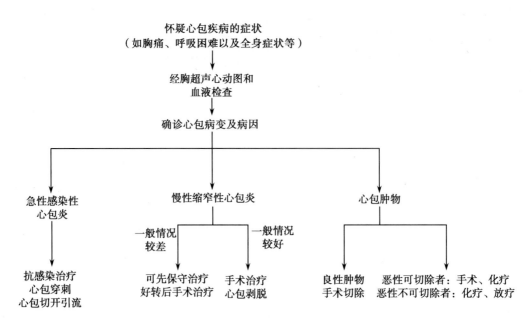

图 6-1-1   心包疾病治疗方式选择

即将吸引器伸入心包腔内吸引脓液,以免溢出。吸尽积液后用手指伸入心包内,向四周探查,分开所有纤维素隔,剥离附着于心包或心表的纤维素块,并将其掏出。在不扩大胸壁切口的条件下,尽可能将前壁的心包切除(用电刀切可同时止血,如不用电刀,则应将心包血管缝扎),下缘应将前壁心包完全切掉达膈肌处,使心包腔与前纵隔自由交通,没有阻隔。于前纵隔置一软胶皮引流管,管内径不小于 0.8cm,剪 1~2 个侧孔,于剑突与左肋弓间切一小口后拉出。注意引流管不是放在心包腔内,而是放在与心包自由交通的前纵隔内,以免刺激心脏。缝合引流口后用结扎线固定引流管。将切口分两层缝合,即肌肉为一层,皮下组织与皮肤为另一层。缝合肌肉后要彻底冲洗伤口,最后再缝合皮肤。

二、慢性缩窄性心包炎

(一)病因

慢性缩窄性心包炎在 20 世纪中期多数由结核性心包炎所致,现多为特发性,其次为急性心包炎迁延不愈所致,由心脏直视手术、病毒、寄生虫、放疗、尿毒症、类风湿或创伤所致的占少数,另有部分病例原因不明。

(二)病理生理

心包的脏层和壁层增厚,从 2~3mm 到 1~2cm 不等,以心室表面为著,心房及大动脉近端次之。房室交界处缩窄较重,甚至瓣环变形导致瓣膜关闭不全。在腔静脉开口处可形成狭窄环。僵硬和粘连的心包限制心脏的舒张收缩,使心排血量减少,动脉压下降,脏器供血不足;静脉压升高,脏器淤血。

(三)临床表现及诊断

1. 症状   早期可无症状或仅有疲乏,随着病情加重可出现心悸、气短、腹胀和食欲缺乏,严重时肝大、腹水、下肢或全身水肿,呼吸困难,尤以活动后症状加剧,甚至可发生晕厥和端坐呼吸。

2. 体征   患者多呈慢性病容,浅静脉充盈,以颈静脉为著。肝大,腹部膨隆,腹水征阳性,脾脏有时也肿大。下肢可能出现水肿,甚至身体水肿。

3. 心电图检查   所有患者均有心电图异常,但无特异性心电图改变。大多数患者有心室复合波低电压。约 70% 的患者出现 P 波异常,P 波增宽或 P 波有切迹,或二者兼有之。T 波低平或倒置。1/3~2/3 的患者有房性心律失常,其中 75% 为心房颤动。

4. 超声心动图   可见心包膜明显增厚或粘连,回声增强;左心室游离壁舒张中晚期运动呈平直外形;二尖瓣早期快速关闭;肺动脉瓣提前开放;室间隔运动异常及心室舒张末径缩小。

5. 实验室检查 部分患者可表现为严重的低蛋白血症，并有贫血改变。个别病例可有肝功能异常及黄疸。

（四）治疗方法

1. 一般治疗 缩窄性心包炎诊断明确。在感染控制后，即应手术治疗。如患者情况较差，如进食少、腹水严重、肝肾功能差、血浆蛋白低、心率120次/min以上、红细胞沉降率快等，应先保守治疗：①卧床休息，低盐饮食；②适量使用利尿剂减轻淤血症状，常用呋塞米20mg，每日3次，静脉注射；③窦性心动过速无须治疗，合并心房颤动时首选洋地黄类药物；④纠正贫血、低蛋白血症，补充营养能量等。

2. 手术治疗

（1）心包剥脱术的适应证：①缩窄性心包炎诊断明确，即应手术治疗；②患者情况较差，如进食少、腹水严重、肝肾功能差、血浆蛋白低下、心率在120次/min以上、红细胞沉降率快等，应保守治疗，病情稳定及情况好转，择期行心包剥脱术；③病情严重，保守治疗无明显改善者，主张早行心包开窗术，以改善全身功能状况，然后进行心包切除术。

（2）心包剥脱术的禁忌证：①老年患者伴严重心肺疾病，不能耐受手术者；②症状轻微，病情无进展者。

（3）手术方法：正中丌胸是最常用的切口，能够充分显示心脏前面及右侧面，易行剥离腔静脉及右心缘部位的增厚心包，术后对呼吸功能影响小。经胸骨正中切口心包剥脱术采用气管内插管全身麻醉，患者取仰卧位，背部肩胛骨区垫高使胸部挺出，胸骨正中劈开，如有胸骨后粘连，应边分离粘连，边用开胸器撑开两侧胸骨，先自心尖部位开始剥离心包。此外心包粘连轻，心包增厚不明显，易于剥离，用刀片逐次划开增厚的心包，增厚的心包与外膜之间常常有一层疏松结缔组织，为正确剥离心包的分界面。切开增厚心包后，可见跳动的心脏向外突出，分离一部分心包后，助手轻轻用钳子提起心包片，术者以左手轻压在心脏表面，可充分显露增厚心包与心肌粘连的程度，如粘连较疏松时，可用花生米钳予以钝性分离。分离时的用力部位应在心包面上，遇到条索或条带状粘连时，需用剪刀或手术刀片锐性分离，如粘连愈着十分紧密，应放弃原来的分离部位，而在其他位重新切开，分离心包，即先易后难。

根据术中患者心功能状态及心包粘连程度决定剥离范围，一般剥离的基本范围：心尖部位需完全剥脱；左侧面接近左侧膈神经处；房室沟及下腔静脉入口处的纤维性缩窄环必须松解，剥的顺序应该是"左心室→右心室流出道→房室沟缩窄环→下腔静脉环形束带"。心包机化良好且非常易于剥离者，心包完全剥离最佳。如术中出现心律失常，循环不稳定或心肌颜色发白，心脏扩大，心肌收缩无力，剥离操作需适可而止，主要部位（左、右心室面及下腔静脉缩窄环）剥脱即可，同时应用地高辛及利尿剂，尽早完成手术，以提高手术安全性。术后必要时给多巴胺等正性肌力药物。

（4）手术后处理

1）一般处理：常规吸氧，密切观察血压、呼吸、脉搏、心率及尿量变化，注意保持引流管通畅。如渗血较多者，可适量输血。

2）预防性应用抗生素：除常规应用抗生素外，对于结核性心包炎，术后半年至1年内正规抗结核药物治疗。

3）强心利尿：术后继续给予利尿剂，减轻水钠潴留，在充分补钾的条件下，给予洋地黄制剂，严格控制液体输入量。

三、其他心包疾病

（一）先天性心包缺损

先天性心包缺损是一种少见的心脏病。男女均可发病，男性多于女性（3:1），发病年龄为11~79岁。大多数心包缺损患者无症状，少数可出现某些非特异性症状。最常见的症状为胸部不适，偶可出现呼吸困难、头晕和晕厥。多数认为本病的发生和左侧居维叶管有关。在正常胚胎发育过程中，左侧居维叶管逐渐萎缩，构成左上肋间静脉的一部分，若其过早萎缩将使胸膜心包皱襞血液供应不良，使心包发育不全，产生大小不一的缺损。心包小缺损或完全性缺损，一般不需要外科手术治疗。部分心包缺损者，伴左房耳通过缺损处可能出现绞窄症状时,有猝死的可能性,需施行外科手术治疗。手术方式有左心耳切除、粘连松解、心包整形或扩大缺损。

(二) 心包囊肿

心包囊肿是在胚胎时期原始腔隙未能和其他腔隙合成心包,而单独形成一个空腔,以后就可发展成为心包囊肿。囊肿壁多菲薄透明,外壁为疏松结缔组织,内壁为单层的间皮细胞,其上有血管分布,类似心包组织,囊内含有澄清或淡黄色液体,偶见血性液体。心包囊肿是良性病变,生长缓慢,多在成年人发现。心包囊肿尚未见自然消失,有人主张心包穿刺抽液。但是,随着囊肿增大可出现压迫症状,影响心脏功能,继发感染,而且不能建立准确的组织学诊断,有可能延误潜在的可治愈性肿瘤的治疗。且手术较安全、效果好,所以一旦确诊,应尽早手术,目前多主张手术治疗。心包囊肿的位置较固定而局限,粘连较轻,分离容易,手术操作相对简单,一般采用前外侧小切口。

(三) 心包肿瘤

心包肿瘤多为良性,几乎近一半为横纹肌瘤,其次是纤维瘤、黏液瘤、心包畸胎瘤,也有报告为海绵状血管瘤和畸胎瘤等。恶性心包肿瘤较为罕见,主要为恶性间皮瘤和肉瘤。肿瘤挤压心脏,继发心包积液或肿瘤浸润心脏,可能影响心功能或诱发心律失常。临床上患者多无症状,肿瘤挤压心脏或继发心包积液时可有乏力、胸闷、胸痛等症状,不易发现。心包肿瘤应积极手术治疗,手术摘除后,症状可消失;非手术治疗心包转移性及恶性肿瘤不能切除者局部注入抗癌药物。手术治疗根据肿瘤的具体部位采用左胸或胸部正中切口径路。

【病例解析】

病例摘要

主诉

患者,男,56岁,主因"活动后胸闷气短10年,加重2周"入院。

现病史

患者10年前出现活动后胸闷气短,症状轻微,休息后可好转。感冒后加重及季节更替易诱发,3年前胸闷气短症状加重后就诊于当地医院治疗后好转(具体治疗不详),此后症状反复发作并逐渐加重。2周前胸闷气短症状明显加重,伴咳嗽咳痰,痰量多白色泡沫样,遂到当地医院住院治疗,给予消炎止咳等治疗,无明显缓解。查胸部CT示:心包增厚缩窄,胸膜增厚。为求进一步治疗来诊。患者无明显发热、盗汗,无胸痛、腹痛,无咯血、黑粪。患者自发病以来,神志清楚,饮食可,睡眠正常,二便正常,体力及体重无明显改变。

既往史:结核性胸膜炎病史30年。高血压病史14年,平素控制良好、糖尿病5年,血糖控制良好、否认冠心病。

传染病史:结核性胸膜炎病史30年。否认肝炎及其他传染病史。

查体

体温36.4℃,脉搏104次/min,呼吸19次/min,血压130/90mmHg。双肺叩诊呈清音,双肺呼吸音粗,可闻及干啰音。双肺语颤对称,未触及胸膜摩擦感。心脏不大,心率104次/min,心音低钝,心律齐,第1、2心音减弱,未闻及第3、4心音,A2=P2,均减弱。各瓣膜听诊区未闻及杂音,未闻及心包摩擦音。其余查体无明显异常。

辅助检查

超声心动图:缩窄性心包炎,心包增厚,最厚达7mm,射血分数(EF)61%。

CT:心包增厚钙化,胸膜增厚。

胸部X线片:心包增厚钙化,呈"盔甲心"。

解析

患者主诉活动后胸闷气短10年,加重2周。超声心动图:缩窄性心包炎,心包增厚,最厚达7mm,射血分数61%。CT示心包增厚钙化,胸膜增厚。胸部X线片提示心包增厚钙化,呈"盔甲心"。

术前诊断:①缩窄性心包炎;②心功能Ⅳ级。

 指南解读

缩窄性心包炎的治疗(2015年ESC)

心包切除术是有持续和突出症状(如NYHA Ⅲ或Ⅳ级)的慢性缩窄性心包炎患者所接受治疗的金标准。然而,对轻度或重度疾病晚期的患者和放射性缩窄性心包炎、心肌功能障碍或肾功能严重不全的患者,应慎重考虑手术。外科手术切除心包的手术死亡率为6%~12%。心包切除术应该由有该手术经验的外科医生施行。

 解析

根据病史、症状、体征及辅助检查,患者诊断明确,建议行外科手术治疗。术前讨论:患者病史长、心脏受压时间长,心脏后壁心包钙化不能切除,剥脱后效果可能不明显及复发。心包剥脱术后可能出现心脏不能耐受增加的回心血量出现急性心功能不全,心包与心脏粘连紧密可能出现不易剥脱及心脏损伤破裂情况。

治疗经过

患者全身麻醉下行心包剥脱术,麻醉过程顺利。术前测CVP 16mmHg。手术过程:全身麻醉成功后,消毒铺巾,正中开胸,心外探查发现心包脏壁层粘连严重,心脏受压迫,舒张期左心室受压明显,右心室差,下腔静脉入房处心包钙化严重。以电刀及剪刀锐性分离心包,游离顺序为先左心室流出道及主动脉(图6-1-2),然后右心室流出道,再左心室心尖及侧壁、右心室表面、右心房、上下腔静

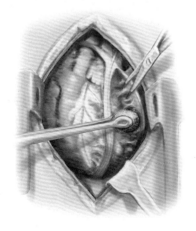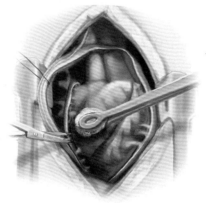

图6-1-2 缩窄性心包炎心包剥脱术

脉、右心房室沟,切除以上两侧膈神经上心包,解除缩窄环,钙化处以咬骨钳去除。心脏释放满意,术中过程顺利。术后测 CVP 8mmHg,安返 ICU。术后给予抗炎、利尿、强心等对症支持治疗。恢复顺利,术后病理结果:送检纤维性结缔组织(心包),部分纤维组织增生,局灶可见新鲜出血。术后超声心动图复查:心包剥脱术后,左心房增大,左心室舒张功能减低,LVEF 56%。准予出院。

(刘愚勇)

推荐阅读文献

[1] 柏树令. 系统解剖学. 北京:人民卫生出版社, 2001.
[2] 朱晓东,张宝仁. 心脏外科学. 北京:人民卫生出版社,2007.
[3] 吴清玉. 心脏外科学. 济南:山东科学技术出版社,2003.
[4] TRAUTNER BW, DAROUICHE RO. Tuberculous pericarditis: optimal diagnosis and management. Clin Infect Dis, 2001, 33(7): 954-961.
[5] DAVID DY, LUCA AV, WILLIAM AB. Manual of cardiothoracic surgery. New York: McGraw-Hill, 2006.
[6] ADLER Y, CHARRON P, IMAZIO M, et al. 2015 ESC guidelines for the diagnosis and management of pericardial disease. Rev Esp Cardiol (Engl Ed), 2015, 68(12):1126.

第二节 心脏肿瘤

本节要点

1. 心脏肿瘤分为良性与恶性,均为比较罕见的临床病例,其中原发性肿瘤更为少见。心脏肿瘤的症状繁多,极易与其他心脏器质性疾病相混淆。国外资料报道,良性肿瘤占心脏肿瘤的3/4,其中良性肿瘤接近一半为黏液瘤,其他良性肿瘤为脂肪瘤、乳头状弹力纤维瘤和横纹肌瘤等;恶性肿瘤中最多的为未分化肉瘤,其次为血管肉瘤、横纹肌肉瘤、淋巴瘤等。心脏及心包转移瘤大多来源于肺部肿瘤。随着常规体检次数的增加和超声影像学的发展,心脏肿瘤的检出率逐年增加。

2. 常见的心脏肿瘤包括良性肿瘤(黏液瘤、横纹肌瘤、纤维瘤和脂肪瘤等)和恶性肿瘤。主要的治疗方式均为手术治疗。

一、心脏黏液瘤

心脏黏液瘤(cardiac myxoma)是临床上最常见的心脏原发性肿瘤,多属良性,少见恶性,特征为良性肿瘤、恶性表现。肿瘤易复发和转移。黏液瘤可发生于所有心脏的心内膜面,95% 发生于心房,约75%位于左心房,20% 位于右心房,左、右心室各占 2.5%。左心房黏液肿瘤常发生于卵圆窝附近,临床上常因瘤体堵塞二尖瓣口,导致二尖瓣口狭窄或关闭不全,黏液瘤可发生于任何年龄,但最常见于中年,以女性多见。

(一)病因
心脏黏液瘤绝大多数为单发肿瘤,但也可为多发,常有家族遗传倾向。

(二)病理
肿瘤大小不一,多有蒂与心房或心室壁相连,外形多样,外观富有光泽,呈半透明胶冻状。切面呈实质性,间有斑片状出血区及充满凝血块的小囊腔。

（三）临床表现及检查方法

1. 症状

（1）梗阻症状：早期常有心悸、气短、运动耐力减低。左心房黏液瘤如梗阻肺静脉或二尖瓣口，可产生酷似二尖瓣病变的肺淤血症状，如阵发性夜间呼吸困难、咯血丝痰，重者可有颈静脉怒张，肝大及下肢水肿。右心房黏液瘤如梗阻腔静脉、三尖瓣口可出现与心包积液相似的症状，如颈静脉怒张、肝大及水肿。本病的梗阻症状有随体位变动而发作的特点，如有与体位相关的发作性眩晕及呼吸困难，肿瘤突然堵塞房室瓣口引起每搏输出量显著降低，可发生突然昏厥或心搏骤停。

（2）栓塞：黏液瘤碎片或瘤体表面血栓脱落可发生体肺循环栓塞。左心房黏液瘤约有 40% 发生栓塞，右心房黏液瘤者栓塞少见。

（3）全身症状：主要有发热、红细胞沉降率增快、贫血、体重减轻，以及血清 α_2、β 球蛋白异常增高，可能与肿瘤内有出血坏死及炎症细胞浸润有关。

2. 体征

（1）心音改变：左心房黏液瘤时可出现以下症状。①心尖部第一心音亢进；②肺动脉瓣第二心音亢进且分裂；③胸骨左缘下段可听到舒张早期心音（扑落音），可传导至心尖部和心底部，为瘤体被推向左心室后突然停止，心室壁或瘤蒂振动所产生。此外，心前区可听到第四心音。

（2）心脏杂音：瘤体梗阻二尖瓣、三尖瓣口可形成二尖瓣、三尖瓣狭窄，当瘤体进入心室腔可出现房室瓣关闭不全。关闭不全可能是肿瘤干扰瓣膜关闭的结果，也可能由于肿瘤反复与瓣膜接触，在瓣膜上形成瘢痕以致类似慢性风湿性瓣膜炎，或甚至引起腱索断裂。因而在左心房黏液瘤，心尖部可听到舒张期隆隆样杂音，左侧卧位时增强，右侧卧位时减弱，有时可听到随体位改变的收缩期杂音（二尖瓣反流）。右心房黏液瘤时，可在胸骨左缘 3~4 肋间听到收缩 - 舒张摩擦样来回性杂音。左心室黏液瘤可在心底部闻及 3 级喷射性收缩期杂音向颈部传导，而右心室黏液瘤则在胸骨左缘第 2~3 肋间有 2~3 级收缩期杂音。

3. 辅助检查

（1）实验室检查：贫血、红细胞沉降率快、血清蛋白电泳 α_2 及 β 球蛋白增高。

（2）心电图：可有心房、心室增大，一 ~ 二度房室传导阻滞，不完全右束支传导阻滞的心电图改变。也可有心房颤动发生。病情较重者可有 ST-T 的改变。

（3）X 线：左心房黏液瘤者有肺淤血、肺动脉段突出，左心房、右心室扩大，右心房黏液瘤者显示上腔静脉阴影增宽，右心房、右心室扩大。

（4）超声心动图：左心房黏液瘤在左心腔内见到异常的点片状反射光团，活动于左心房、左心室之间，收缩期回到左心房腔，舒张期达二尖瓣口进入左心室，二尖瓣前叶 EF 斜率减低，左心房增大。右心房黏液瘤异常反射光团在右心腔内，收缩期在右心房，舒张期随三尖瓣向右心室方向移动或通过三尖瓣口进入右心室腔。右心房、右心室增大。

（5）心血管造影：选择性肺动脉造影或连续摄片，可显现左心房内占位性充盈缺损阴影，间接证实心房内肿瘤，右心房黏液瘤一般做腔静脉或右心房造影，也可显现右心房内占位性充盈缺损阴影。

（四）治疗方法

一经诊断，应卧床休息，防治黏液瘤脱落造成猝死，并尽快安排手术治疗。

1. 手术适应证

（1）黏液瘤确诊后，为改善症状和避免发生严重的并发症，应及时进行肿瘤切除术。如患者发热、红细胞沉降率增快、全身虚弱，经检查排除亚急性细菌性心内膜炎与风湿性心脏病也应手术，不必等待，以免病情进一步恶化。据报道，约 8% 的心脏黏液瘤患者在等待手术期间死亡。

（2）肿瘤部分阻塞二尖瓣口，引起急性心力衰竭与急性肺水肿，经短时治疗病情不好转者，应立即进行气管插管辅助呼吸，施行急症手术。

（3）黏液瘤碎片脱落，引起脑血管或周围血管栓塞，发生偏瘫或肢体栓塞时，经积极治疗，待患者意识清醒、病情稳定后,也应及早手术。

2. 手术禁忌证

(1) 黏液瘤患者伴发严重瓣膜阻塞,突发性心搏骤停与暴发性肺水肿,经积极抢救心脏不能复苏,患者处于深度昏迷者。

(2) 黏液瘤发生多发性脑血管栓塞及周围重要脏器血管栓塞,患者处于极度衰竭状态,并有肝肾功能障碍,或胃肠道出血时已丧失手术治疗的时机。

3. 手术步骤(以左心房黏液瘤为例) 采用胸部正中切口,纵行切开心包,观察心脏搏动与左心房扩大程度,并进行心脏表面探查,一般在左心房可以触及实质性的肿块,但应避免搬动或挤压心脏,避免引起黏液瘤破碎发生栓塞。常规做升主动脉插管,一般仍做上下腔静脉插管。巨大左心房黏液瘤推压房间隔右移时,腔静脉的插管应尽量靠近腔静脉的开口。一方面可避免提拉或碰撞房间隔;另一方面便于做右心房切口。左心房黏液瘤做左心房插管减压时,应注意避免损伤瘤体引起碎片脱落,发生栓塞。对于左心房黏液瘤可采用右心房 - 房间隔径路、单纯左心房径路、双房径路(包括改良双房径路)等。上述切口都各有其优缺点,故目前关于最佳的手术径路尚无统一认识,多数医生都根据自己的经验和习惯选择一定的径路。

以右心房 - 房间隔径路为例(图 6-2-1):沿右心房侧壁的腔静脉之间做纵切口,便于显露卵圆窝,切除瘤蒂附着的房间隔。房间隔的切口位于卵圆窝中部。从右心房面在卵圆窝中点先做 1~2cm 纵切口,检查瘤蒂的附着部位,然后沿瘤蒂周围做直径 1.0~1.5cm 的圆形切除,慢慢整块取出黏液瘤。在操作过程中,决不能操之过急、用力过大、过度挤压,以免引起瘤体破碎。取出后应详细检查瘤体是否完整,有无碎裂面。如附着于房室瓣上,也应适当地切除部分附着处周围的正常瓣膜组织。然后仔细探查左右心房与心室有无多发性肿瘤或破碎的瘤组织遗留,并检查房室瓣是否有损害,测试瓣膜的关闭功能。最后用生理盐水彻底冲洗心腔。左心房黏液瘤必须切除瘤蒂周围的房间隔组织,遗留的房间隔缺损一般不做直接缝合,须用补片修补,避免房间隔缺损因张力过大引起缝线撕裂,做连续或间断褥式缝合左右心房切口。并按常规做左右心排气,然后缓慢开放主动脉阻断钳,恢复冠状动脉血流。待心脏自动或电击复跳后,停止体外循环。

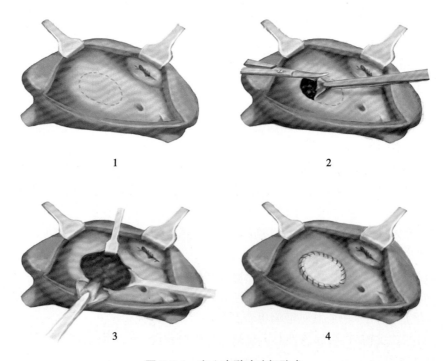

1 2

3 4

图 6-2-1 左心房黏液瘤切除术

4. 术中注意要点　心房黏液瘤切除术中应特别重视以下几点:

(1) 开胸后进行心外探查和建立体外循环,以及主动脉阻断之前应避免触碰和挤压心脏,摘除肿瘤时注意避免盲目分离和使用暴力牵拉,其目的在于预防肿瘤碎裂脱落,力争完整摘除肿瘤。

(2) 应用大量生理盐水反复冲洗心腔,避免残留肿瘤碎片。

(3) 仔细探查心脏的 4 个腔室,避免残留并存的其他黏液瘤。

(4) 确定房室瓣功能是否正常,如瓣膜受累,切除后,应通过成形重建其功能。

(5) 所有同期手术,例如冠状动脉搭桥术、瓣膜置换术均应在摘除肿瘤后进行。

(6) 心内回吸的血液应通过滤过装置以防发生肿瘤微栓。

二、其他心脏良性肿瘤

(一) 横纹肌瘤

心脏横纹肌瘤多见于 15 岁以下儿童,约 50% 病例伴有结节性硬化。临床上,肿瘤小者可无症状,大者可向心腔突起,引起阻塞症状,多发性肿瘤常引起严重的充血性心力衰竭。肉眼观,肿瘤多位于左心室和右心室的心肌内,常为多发性,直径数毫米至数厘米。目前认为心脏横纹肌瘤是一种源自胚胎心肌母细胞的婴儿错构瘤。对于没有结节性硬化的肿瘤,最好在 1 岁前行手术切除,此时肿瘤较易切除。多发广泛的肿瘤特别是合并结节性硬化者,手术效果不佳。

(二) 纤维瘤

心脏纤维瘤多见于婴儿和儿童。临床上,可引起左右心室流出道阻塞症状及充血性心力衰竭。肉眼观,肿瘤多位于左心室或室间隔内。多为单发,大小不一,直径有时可达 10cm。镜下,与其他部位的纤维瘤相似。肿瘤能否完全切除取决于瘤体的大小和部位,多数患者肿瘤不能彻底切除。当纤维瘤局限且不累及重要结构时,可手术切除。

(三) 脂肪瘤

肿瘤组织为成熟的脂肪组织构成,通常起源于心外膜或心包的脂肪,外包以纤维及少许心肌组织,并含有周围结缔组织成分,瘤体大小不一,对心脏的影响亦存在差异。瘤体较小,患者很少出现症状。瘤体较大压迫心脏,产生相应的症状。但心肌内的脂肪瘤通常较小且有完整的包膜,偶尔也有生长于二尖瓣或三尖瓣上。

治疗:有症状的患者应积极采取手术治疗,一旦确诊,外科切除为首选的治疗方法。腔外型脂肪瘤可直接切除。腔内型脂肪瘤,如起源于房间隔,应在体外循环下切开心房直视下切除,心房间隔缺损,以涤纶补片修复。由于心包脂肪瘤是良性肿瘤,手术切除后,一般无复发,预后良好。

三、心脏恶性肿瘤

心脏恶性肿瘤包括原发恶性肿瘤和转移恶性肿瘤。原发恶性肿瘤有很多种类,一般都来源于间叶细胞,以肉瘤为主,包括血管肉瘤、横纹肌肉瘤、纤维肉瘤、神经源性肉瘤、平滑肌肉瘤、脂肪肉瘤等,常发生于右心系统。其他部位恶性肿瘤转移至心脏者少见,以恶性黑色素瘤较多。心脏转移恶性肿瘤可从邻近器官的恶性肿瘤蔓延而来,如支气管癌、胃癌、食管癌和纵隔肿瘤等,但大多是经血道转移而来。早期恶性肿瘤局限于心脏,有切除可能性,应手术治疗。心脏肿瘤治疗方式的选择见图 6-2-2。心脏原发恶性肿瘤患者的平均生存时间仅半年,预后较差,死因包括肿瘤广泛转移、顽固性心律失常和难治性心力衰竭。早期发现、早期诊断、早期治疗可以改善这类患者的预后。

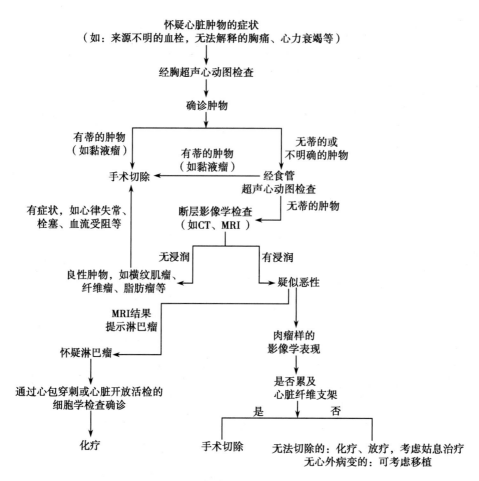

图 6-2-2　心脏肿瘤治疗方式的选择

【病例解析】

病例摘要

主诉

患者,女,81 岁,主因"间断前胸后背痛 3 月余"入院。

现病史

患者 3 个月前无明显诱因出现前胸后背痛,呈间断性锐痛,可自行缓解,无明显放射痛。后就诊于当地医院行相关检查发现心脏肿物,未明确诊断,随后来笔者所在医院门诊行超声心动图检查发现左心房黏液瘤,为求进一步治疗收入院。患者自发病以来神志清楚,饮食可,睡眠正常,二便正常,体力及体重无明显改变。

既往史:否认高血压、糖尿病、冠心病。青霉素过敏史。

查体

体温 36.4℃,脉搏 94 次 /min,呼吸 19 次 /min,血压 140/90mmHg。心、肺、腹查体无明显异常。

辅助检查

心脏超声心动图:左心房增大,余心腔内径正常范围,左心房内可探及一巨大团块状回声,大小约 56mm×31mm,可见有蒂附着在房间隔中下部,蒂宽约 21mm,团块状回声形态不规则,边缘尚清,随心搏舒张期进入二尖瓣口,并轻度阻塞二尖瓣口,收缩期返回左心房,与二尖瓣前叶无明显粘连。

超声诊断:①左心房黏液瘤;②二尖瓣狭窄(轻度,继发)并反流(轻度);③左心房增大;④三尖瓣反流(轻度)。

解析

患者主诉"间断前胸后背痛3月余",根据心脏超声心动图,诊断:①左心房黏液瘤;②二尖瓣狭窄(轻度,继发)并反流(轻度);③左心房增大;④三尖瓣反流(轻度)。根据患者年龄、黏液瘤大小、边界、附着部位、瘤蒂,以及左心房黏液瘤随心脏收缩的运动情况等情况,建议患者行外科手术治疗。

治疗经过

患者全身麻醉体外循环下行左心房黏液瘤切除术,麻醉过程顺利。手术过程:全身麻醉成功后,消毒铺巾,正中开胸,心外探查发现左心房、右心室增大明显。常规建立体外循环,升主动脉及上下腔静脉插管,主动脉根部灌注停搏液停跳心脏。经右心房-房间隔切口入路探查见:瘤体占据整个左心房,瘤蒂广泛附着房间隔左心房侧卵圆窝左心房外侧壁。小心切断瘤蒂,完整取出瘤体。分叶、胶冻样,易碎,标本送检;二尖瓣注水试验提示轻度反流,应用7×17缝线行前后交界后瓣环环缩,注水试验尚满意;自体心包修复左心房创面;涤纶布修剪成适当大小,连续缝合修补房间隔。缝合心脏切口,充分排气,开放升主动脉,心脏自动复跳。顺利停机。术后复查超声:左心房黏液瘤切除术后,左心房增大,三尖瓣反流(轻度),左心室舒张功能减低,LVEF 63%。准予出院。

 知识点

黏液瘤的手术指征

1. 黏液瘤确诊后,为改善症状和避免发生严重的并发症,应及时进行肿瘤切除术。如患者发热、红细胞沉降率增快、全身虚弱,经检查排除亚急性细菌性心内膜炎与风湿性心脏病,也应手术,不必等待,以免病情进一步恶化。

2. 肿瘤部分阻塞二尖瓣口,引起急性心力衰竭与急性肺水肿,经短时治疗病情不好转者,应立即进行气管插管辅助呼吸,施行急症手术。

3. 黏液瘤碎片脱落,引起脑血管或周围血管栓塞,发生偏瘫或肢体栓塞时,经积极治疗待患者意识清醒,病情稳定后,也应及早手术。

(王晓龙)

推荐阅读文献

[1] 朱晓东,张宝仁.心脏外科学.北京:人民卫生出版社,2007.
[2] 吴清玉.心脏外科学.济南:山东科学技术出版社,2003.
[3] DAVID DY, LUCA AV, WILLIAM AB. Manual of cardiothoracic surgery. New York:McGraw-Hill,2006.

第三节 心 房 颤 动

本节要点

1. 流行病学 心房颤动(简称"房颤")是临床上最为常见的心律失常之一。单纯性心房颤动患者仅占心房颤动患者总体的1/3,其他大部分的患者多合并其他器质性心脏病,如瓣膜病、冠心病等。心房颤动不仅引起心悸、气短的症状,其并发症主要包括充血性心力衰竭及缺血性卒中。心房颤动造成的缺血性卒中有较高的致死及致残率,给患者及社会带来沉重的经济负担。

2. 病理生理学　心房颤动的发病机制尚未完全明确,近年来人们认识到心房肌电重构和心房的结构重构是心房颤动发生和维持的重要基础。

3. 临床症状　心房颤动患者的主要早期症状为因为心室率的增快及节律不齐而产生的心悸、憋气、头晕、乏力等典型症状,个别严重者可出现晕厥、心绞痛、急性心力衰竭甚至急性肺水肿。但随着发病时间的延长,后期一些患者逐渐适应心律的改变而症状消失。

4. 诊断　心房颤动的诊断比较简单,主要利用体表心电图或者 24 小时动态心电图进行诊断。超声心动图对明确病因、了解预后有一定的帮助。

5. 治疗　目前单纯性心房颤动的外科治疗主要为微创胸腔镜辅助下心房颤动射频消融手术;对合并器质性心脏病的心房颤动患者,可以在开胸手术中同期接受心房颤动射频消融手术;对于外科手术风险较高的患者,可以仅接受微创左心耳夹闭手术,来大大减低心房颤动患者卒中的发生比例,并减少抗凝血药的使用。

一、定义

心房颤动是一种常见的室上性心律失常,特点是心室率快而不规则,多在 120~180 次 /min,P 波消失,心室节律绝对不齐,心音强弱不等,脉搏短绌(脉率少于心率)。根据 2017 年美国胸外科医师协会(STS)心房颤动外科治疗指南,将临床心房颤动分为 3 类:阵发性房颤指心房颤动发作 7 日之内可自行或在干预下转复;持续性房颤指心房颤动持续 7 日以上;长期持续性房颤指心房颤动持续超过 12 个月。持续性房颤和长期持续性房颤可以合并到一起,称为非阵发性房颤。

二、流行病学

近年来大规模的心房颤动流行病学研究多来源于欧美国家。美国著名的 Framingham 心脏病队列研究发布研究结果表明,心房颤动的发病率及患病率均显著升高。多数研究提示男性患病率高于女性。2010 年全球罹患心房颤动的总人数约为 3 350 万,我国调查研究显示中国人群的患病率为 0.77%,2015 年调查结果显示 20 岁以上的人群中心房颤动发生率为 0.2%。随着国内人口老化的问题逐渐突出,心房颤动患者的比例还会进一步增加,另外心房颤动危险因素(如高血压、糖尿病、冠心病、肥胖暴露)明显增多,心房颤动的患病率趋于年轻化。

三、病理生理学

心房颤动发生具体机制尚未明确,有研究发现心房颤动发生和维持与心房电重构和结构重构有一定关系。心房肌纤维化、心房肌细胞凋亡和炎症反应是导致心房电重构与结构重构的主要因素。其中心房肌纤维化与心房电重构、结构重构之间的关系研究最为深入。

心肌纤维化是指心肌组织中胶原纤维过量沉积,胶原浓度和胶原溶剂分数显著升高,各型胶原比例失调及排列紊乱。细胞学主要特征为成纤维细胞数目增多和心肌细胞外间质胶原过度沉积。心房肌较心室肌更容易发生纤维化,心房肌纤维化导致心肌传导的连续性破坏,容易发生局部传导异质性,形成折返快慢通道,促进心房颤动的发生与维持。二尖瓣疾病合并心房颤动时,心房肌纤维化较窦性心律患者严重,各种心肌病、心力衰竭合并心房颤动的患者心房肌也出现不同程度的心肌纤维化。另外,过度激活的成纤维细胞通过与心肌细胞接触,可以导致心肌细胞的兴奋性与传导性异常,促使心房颤动发生。Melellan 通过心脏磁共振成像发现接受导管射频消融后复发的患者有更多的心房肌弥漫纤维化。尽管纤维化与心房颤动的关系密切,但是其形成机制尚未明确,越来越多的研究表明心房肌纤维化是多种神经体液介质相互作用引起的,其中包括转化因子 β_1(TGF-β_1)、肾素 - 血管紧张素 - 醛固酮(RAAS)、炎症和氧化应激等,不同因素产生的具体机制不尽相同。

四、临床表现及检查方法

(一) 症状和体征

大部分心房颤动患者合并器质性心脏病,临床主要合并器质性心脏病相关症状,如合并瓣膜病,患者可以主要表现为憋气、心悸和心力衰竭症状,合并冠心病的心房颤动患者除了心悸症状外,可以合并心前区疼痛等典型心肌缺血症状。单纯性心房颤动患者多主诉阵发性或持续性心悸、憋气、头晕等症状就诊,少部分无症状患者可在体检中发现。

(二) 体格检查

患者除了有相关器质性心脏病的相关阳性体征外,还表现为听诊心音强弱不等,脉搏短绌(脉率少于心率),心室节律绝对不齐。

(三) 辅助检查

1. 心电图　具有确诊价值,主要特征为 P 波消失,代之以"f"波,"f"波在 V_1 和 Ⅱ 导联较易识别,"f"波频率在 350~600 次/min,RR 间期绝对不等,若合并完全性房室阻滞时可出现 RR 间期相等。对于怀疑为阵发性房颤的患者,可接受连续的动态心电监测,以明确诊断。

2. 超声心动图　可以了解心房颤动的原发病因以及治疗预后情况,大部分心房颤动患者可出现"A"峰消失。

3. 经食管超声心动　主要用于单纯性心房颤动患者术前评价,用于判断术前是否存在左心耳及左心房血栓。

4. 左心房及肺静脉 CTA　作用与经食管超声心动一样,主要用于对单纯性心房颤动患者的术前评估;但假阳性率较经食管超声心动高,仅对于无法接受经食管超声的患者,以及无法配合及耐受经食管超声检查的患者。

5. X 线片　绝大部分心房颤动的患者可见左心房增大影,对于单纯性心房颤动病史较短的患者,X 线片检查可无改变。

五、治疗方法

心房颤动的治疗原则主要包括:抗凝治疗,预防血栓栓塞事件;缓解症状;控制心室率;恢复并维持窦性心律;治疗基础心脏病和诱因。治疗方法主要包括药物治疗、内科导管治疗和外科手术治疗。

(一) 药物治疗

目前,心房颤动的药物治疗为心房颤动的一线治疗方式,主要包括抗心律失常及抗凝治疗。

在抗心律失常药物中,胺碘酮为最常用的治疗药物,胺碘酮是以Ⅲ类药作用为主的心脏离子多通道阻滞剂,兼具Ⅰ、Ⅱ、Ⅳ类抗心律失常药物的电生理作用。主要表现为抑制窦房结和房室交界区的自律性,减慢心房、窦房结和房室旁路传导,延长心房肌的动作电位和有效不应期,延长旁路前传和逆传有效不应期。胺碘酮可以作为药物复律的药物,2014 年 AHA/ACC/HRS 心房颤动治疗建议中,虽然也强调了首先考虑安全性,但是在药物建议级别上与 2012 年 ESC 心房颤动指南仍然存在一些差别。胺碘酮在 AHA/ACC/HRS 指南中是Ⅱa 类推荐,而 ESC 指南认为,胺碘酮虽然对心房颤动转复率不优于其他抗心律失常药物,但是静脉应用胺碘酮急性期转复心房颤动安全性好,故作Ⅰ类推荐。2015 年中华医学会心房颤动共识在关于心房颤动复律部分将胺碘酮列为Ⅱa 类推荐,在维持窦性心律方面为Ⅰ类推荐。如果心房颤动难以复律,可以选择心房颤动心室率控制药物,目前主要推荐的有 β 受体阻滞剂、非二氢吡啶类钙通道阻滞剂、胺碘酮及洋地黄类。其中 β 受体阻滞剂在急性心房颤动伴快速心室率的控制和长期心室率管理的患者应用最广泛。一些新型抗心律失常药物也逐渐在临床使用,如决奈达隆、维纳卡兰、伊布利特等,但临床上目前对其安全性存在争议,均为非一线使用药物。在中医药治疗方面,稳心颗粒、参松养心胶囊对慢性心律失常的患者能明显改善症状,且无心脏相关的副作用,也在临床上广泛使用。

在药物抗凝方面,对于瓣膜性心房颤动的患者,由于存在器质性瓣膜病,目前华法林仍为一线抗凝血药。对于非瓣膜病的心房颤动患者,根据 2016 年 ESC 心房颤动处理指南,男性 $CHA_2DS_2\text{-}VAS_C$ 评分≥1 分或者女性 $CHA_2DS_2\text{-}VAS_C$ 评分≥2 分,建议口服抗凝血药(Ⅱa 类推荐,B 级证据);男性 $CHA_2DS_2\text{-}VAS_C$ 评分≥2 分或者女性 $CHA_2DS_2\text{-}VAS_C$ 评分≥3 分,建议口服抗凝血药(Ⅰ类推荐,A 级证据)。$CHA_2DS_2\text{-}VAS_C$ 评分见表 6-3-1。对于口服抗凝血药,指南更强调优先使用新型抗凝血药(阿哌沙班、达比加群、依度沙班、利伐沙班)。

表 6-3-1 　$CHA_2DS_2\text{-}VAS_C$ 评分

危险因素	分值 / 分	危险因素	分值 / 分
充血性心力衰竭 / 左心功能不全	1	血管病变	1
高血压	1	年龄 65~74 岁	1
年龄≥75 岁	2	性别(女性)	1
糖尿病	1	总分值	9
卒中 /TIA/ 血栓史	2		

(二)内科导管治疗

内科导管治疗对于非瓣膜性心房颤动的治疗越来越普遍,对于一些阵发性、小左心房、病史短的患者有较好的疗效,对于持续性、病史较长的心房颤动患者治疗效果有限,在指南中仍不作为心房颤动的一线治疗方式。

(三)迷宫Ⅳ手术

迷宫Ⅳ手术是从 1987 年 Cox 教授的迷宫手术演变而来,用新型射频消融能量代替了"切与缝",作为对合并器质性心脏病心房颤动的首选治疗,指南推荐级别为Ⅰ类推荐,A 级证据,可作为瓣膜手术、冠状动脉旁路移植术等相关手术的伴随手术,而不增加额外的手术并发症率及死亡率。主要手术消融路线包括左右心房消融路线及左心耳闭合(图 6-3-1)。

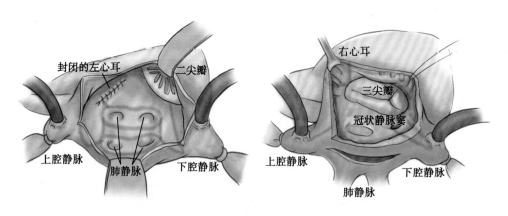

图 6-3-1 　左心房与右心房手术消融路线

(四)微创胸腔镜辅助下心房颤动射频消融手术

微创胸腔镜辅助下心房颤动射频消融手术最早由 Wolf 教授提出,作为药物治疗或者导管治疗无效的孤立性心房颤动患者的治疗方式。手术特点包括创伤小、术后恢复快、住院时间短等。相对于导管消融,其优势在于手术为腔镜下直视进行,消融路线更加精准、透壁。对于阵发性房颤的 5 年以上治愈率高达80% 以上,非阵发性房颤达 65% 以上。微创胸腔镜辅助下心房颤动射频消融手术同期可以从心外膜切除或夹闭左心耳,明显地降低了远期心房颤动患者栓塞事件的发生率。

(五)单纯左心耳闭合手术

随着对左心耳与心房颤动患者卒中关系的逐渐认识,对于术前患者年龄较大,存在抗凝治疗禁忌,全身并发症较多、预计内科导管及外科消融效果不好的患者(非阵发性、病史长、大左心房),可以考虑手术单纯处理左心耳,来降低远期血栓栓塞事件的发生率。2017 年北京安贞医院孟旭教授团队成功完成了全球第一例局部麻醉胸腔镜辅助左心耳夹闭术。

【病例解析】

病例摘要 1

主诉

患者,男,42 岁,主因"活动后心悸、胸闷 5 个月"入院。

现病史

患者 5 个月前出现劳累后心悸、胸闷症状。行心脏超声检查示二尖瓣重度狭窄、三尖瓣重度关闭不全;心电图示心房颤动,心室率 110~130 次/min。

既往史:患者高血压史 3 年,最高 170/90mmHg,药物控制可。否认冠心病、糖尿病史。

查体

体温 36.5℃,心率 110 次/min,呼吸 20 次/min,血压 130/70mmHg。双肺呼吸音清,未闻及干湿啰音,心律不齐,心尖部听诊区可闻及明显的舒张期吹风样杂音。

辅助检查

超声心动:舒张期左心室内径 42mm,左心房内径 60mm,室间隔厚度 11mm,左心室射血分数(EF)59%。二尖瓣瓣口面积 1.1cm²,三尖瓣可见大量中心性反流信号。胸部正位 X 线片显示双房影。

解析

患者主诉活动后心悸、胸闷,查体示心尖部听诊区闻及舒张期吹风样杂音;超声心动示二尖瓣重度狭窄、三尖瓣重度关闭不全、左心房增大;心电图示心房颤动。诊断为二尖瓣狭窄、三尖瓣关闭不全、左心房增大、心房颤动、高血压 2 级(极高危)。

指南解读

2017 美国胸外科医师协会心房颤动外科处理指南(2017 年 STS)

外科心房颤动手术可以不增加手术死亡率和并发症发生率,推荐二尖瓣手术同期心房颤动手术以恢复患者窦性心律(Ⅰ类,证据等级:A)。

指南解读

心房颤动处理指南(2016 年 ESC)

迷宫手术可以考虑在有心房颤动相关症状的患者合并其他心脏手术时同期完成(Ⅱa 类,证据等级:A)。

解析

根据患者的主诉,对患者进行仔细地体格检查;根据超声检查,建议患者行二尖瓣机械瓣置换、三尖瓣修复手术及同期迷宫Ⅳ手术。

知识点

手术要点

手术方法:常规消毒铺巾,逐层开胸,肝素化后顺序插管建立体外循环(CPB),上下腔静脉置阻断带。转机,行左侧肺静脉隔离术,电刀切断 Marshall 韧带。阻断上下腔静脉,阻断升主动脉,降温。主动脉根部灌注停搏液。右心房斜切口,行右心房射频消融术。暴露三尖瓣。用 2-0 双头针沿前外侧瓣环褥式缝合 9 针,缝合三尖瓣成形环于瓣环上,直视下注水试验示瓣叶关闭良好,4-0 prolene 线往返连续缝合右心房壁。沿房间沟入左心房,用双极射频钳行双侧肺静脉电隔离(PVI)及左心房射频消融术。3-0 prolene 线连续缝合封闭左心耳。切除病变二尖瓣瓣膜,用 2-0 换瓣线间断缝合人工机械瓣于二尖瓣瓣环上,试瓣启闭良好。3-0 prolene 线往返连续缝合左心房壁。复温排气后开放升主动脉,心脏复跳,辅助循环后撤除 CPB。鱼精蛋白中和肝素。严密止血。清点纱布器械无误后逐层关胸。

治疗经过

患者入院后完善相关检查,诊断为"二尖瓣狭窄、三尖瓣关闭不全、左心房增大、心房颤动、高血压 2 级(极高危)"。按照 2017 年 STS 关于心房颤动的治疗原则,考虑到患者术后的生活质量,综合评估患者病情,于全身麻醉体外循环下行二尖瓣置换 + 三尖瓣修复 + 迷宫Ⅳ手术。术后予强心、扩冠、抗炎及对症支持治疗,术后恢复顺利,超声心动图复查无异常,于术后 7 日出院。由于患者使用机械瓣,出院后需要终身服用华法林。

病例摘要 2

主诉

患者,男,40 岁,主因"心悸、头晕 6 天"入院。

现病史

患者 6 日前出现心悸,头晕、胸闷症状,自诉服用胺碘酮症状不能好转。心电图示心房颤动,心室率 120~140 次 /min。

既往史

1 年前因阵发性房颤接受内科导管消融治疗,患者高血压 2 年,最高 180/100mmHg,药物控制可。否认冠心病、糖尿病史。

查体

体温 36.5℃,心率 110 次 /min,呼吸 18 次 /min,血压 130/70mmHg。双肺呼吸音清,未闻及干湿啰音。听诊心音强弱不等,节律不齐。

辅助检查

经食管超声心动:舒张期左心室 45mm,左心房 55mm,室间隔厚度 14mm,左心室射血分数(EF)65%。三尖瓣可见微量中心性反流信号,左心房及左心耳未见血栓。

解析

患者主诉心悸、头晕,1 年前接受内科导管消融手术;查体示听诊心音强弱不等,节律不齐;经食管超声心动未发现左心房与左心耳血栓;心电图示心房颤动。诊断为心房颤动、左心房增大、高血压 3 级(极高危)。根据患者的主诉及病史,建议患者行微创胸腔镜辅助下心房颤动射频消融手术,同期闭合左心耳。

指南解读

心房颤动处理指南(2016 年 ESC)

导管消融失败后且有心房颤动相关症状的患者可以考虑接受微创外科消融手术(Ⅱa 类,证据等级:A)。

知识点

手术要点

　　手术方法:麻醉诱导后使用双腔气管插管、全身麻醉成功后,先取左侧卧位,消毒铺巾。单肺通气后,在第 6 肋间腋后线上做 1 个 1cm 的工作切口,由此导入胸腔镜。由胸壁内侧定位第 4 肋间隙,于相应体表部位作小切口(5cm),经第 4 肋间隙进入右侧胸腔,于膈神经前方约 1cm,平行于膈神经纵行打开心包至上下腔静脉。心包置牵引线固定于胸壁皮肤。于右下肺静脉下方左心房外侧钝性分离入斜窦,由第 6 肋间工作切口引入软组织分离器,分离器顶端连接橡胶引导条,入斜窦。往左侧牵拉上腔静脉,使分离器顶端于右上肺静脉上方,上腔静脉外侧出斜窦。卸下并留置引导条,撤出分离器,将引导条尾端与消融钳下支连接,由操作切口牵拉引导条导入消融钳,使消融钳下支入斜窦,置肺静脉于消融钳两支之间。于肺静脉入口近端左心房前庭处合拢消融钳作射频消融,稍移动消融钳位置,共做消融 6 次。直视下检查消融线,确认消融线完整。撤出消融钳,用线性消融笔做左心房顶及后壁消融线。恢复双肺通气。缝合切口。转患者为右侧卧位,重新消毒铺巾。相应部位作切口,使用相同方法行射频消融线。用线性消融左侧左心房后壁、左心房顶及 Marshall韧带。由工作切口导入组织切缝器,切除左心耳。缝合心包,缝合切口,术毕。手术经过顺利,出血约 50ml。

治疗经过

　　患者入院后完善相关检查,诊断为"心房颤动、左心房增大、高血压 3 级(极高危)"。按照 2016年 ESC 心房颤动处理指南,考虑为患者施行微创胸腔镜辅助下心房颤动射频消融手术,术后恢复顺利,超声心动图复查无异常,于术后 5 日出院。出院后需继续服用华法林或新型抗凝血药 3 个月。

(张海波)

推荐阅读文献

[1] BADHWAR V, RANKIN J S ,DAMIANO R J ,et al. The Society of Thoracic Surgeons 2017 clinical practice guidelines for the surgical treatment of atrial fibrillation. Annals of Thoracic Surgery,2017,103(1):329-341.

[2] KIRCHHOF P,BENUSSI S,KOTECHA D,et al. 2016 ESC guidelines for the management of atrial fibrillation developed in collaboration with EACTS. Eur Heart J,2016,37(38):2893-2962.

[3] CAMM AJ,LIP GYH,DE CATERINA R,et al. 2012 focused update of the ESC guidelines for the management of atrial fibrillation:an update of the 2010 ESC guidelines for the management of atrial fibrillation .developed with the special contribution of the European Heart Rhythm Association. Eur Heart J,2012,33(21):2719-2747.

[4] BEDEIR K ,HOLMES D R ,COX J L ,et al. Left atrial appendage exclusion:an alternative to anticoagulation in nonvalvular atrial fibrillation. J Thorac Cardiovasc Surg,2017,153(5):1097-1105.

第四节　肥厚型心肌病

本节要点

1. **定义**　肥厚型心肌病是一种常染色体显性遗传病,以心室肌肉的不对称性肥厚为主要特征,一般不伴心室扩张,病变主要累及室间隔。

2. **流行病学**　肥厚型心肌病的全球发病率约为 0.2%,我国王至民教授等对九个城市的 8 080 名正常人的超声心动筛查中发现,该病在我国的发病率约为 0.08%,按照该比例,我国有大约 100 万肥厚型心肌病患者。

3. **病理生理学**　典型的形态学变化为心肌细胞肥大、疏松结缔组织增生、心肌细胞排列紊乱。临床表现为左心室射血受阻、心室舒张功能减低,最终导致心力衰竭。

4. **临床症状**　临床症状和主动脉瓣狭窄相似,主要表现为胸闷、气短、晕厥。

5. **诊断**　成人的肥厚型心肌病诊断标准是超声心动图或心脏磁共振显示左心室壁任何一处厚度≥15mm,且这种心室壁增厚不能用异常的心脏负荷(高血压等)情况来解释;儿童的诊断标准为左心室壁厚度超过平均预测值的 2 个标准差。

6. **治疗**　治疗分为药物治疗、室间隔酒精消融、起搏器植入、外科室间隔部分切除、心脏移植。

一、定义

肥厚型心肌病(hypertrophic cardiomyopathy,HCM)是一种常染色体显性遗传病,以心室肌肉的不对称性肥厚为主要特征,一般不伴心室的扩张,病变主要累及室间隔,临床表现为左心室射血受阻、心室舒张功能减低,最终导致心力衰竭。

二、流行病学

肥厚型心肌病的全球发病率约为 0.2%,我国王至民教授等对九个城市的 8 080 位正常人的超声心动筛查中发现,该病在我国的发病率约为 0.08%,按照这个比例,我国有大约 100 万肥厚型心肌病患者,给家庭和社会带来了沉重负担。肥厚型心肌病是年轻人心源性猝死和心力衰竭的首要原因。

1958 年,Tear 首次准确描述了经尸检证实的心肌病,死者青壮年为主,心室间隔肥厚和心肌细胞排列紊乱,当时称之为心脏非对称性肥厚。1960 年,Clelan 首先进行了心肌切开术以缓解左心室流出道梗阻。1961 年,Kirklin 报道了经心室切口行心肌切除术。1964 年,Stockholm 首先报道了收缩期二尖瓣前叶前向运动导致左心室流出道梗阻,随后被心脏造影予以证实。1964 年,Morrow 首次报道了经升主动脉切口行部分室间隔切除术。目前部分室间隔切除术仍然是治疗梗阻性肥厚型心肌病的最有效措施。

三、病理生理

肥厚型心肌病典型的形态学变化为心肌细胞肥大、疏松结缔组织增生、心肌细胞排列紊乱。由于心肌肥厚,心室的顺应性就会降低,心室舒张功能减低,最终导致心力衰竭。左心室流出道梗阻,左心室射血受阻,临床分型分为三种:①非梗阻型,静息或激发运动后左心室流出道压力阶差小于 30mmHg;②室间隔基底部梗阻型,静息状态下左心室流出道压力阶差大于 30mmHg;③隐匿梗阻型,静息时左心室流出道压力阶差小于 30mmHg,但是激发试验后左心室流出道压力阶差大于 30mmHg。激发试验常用的方法为硝酸甘油、瓦尔萨尔瓦动作(Valsalva 动作)、异丙肾上腺素。约三分之二的患者伴有左心室流出道梗阻。左心室流出道压力阶差仍然是导致心力衰竭和心源性猝死的主要因素。肥厚型心肌病发病进展一般分为 4 个阶段:

阶段 1:患者携带突变基因但未出现临床症状以及表现;阶段 2(经典肥厚型心肌病):射血分数 >65%,

心肌细胞纤维化 <5%;阶段 3(心肌不良重塑):射血分数 50%~65%,心肌细胞纤维化 10%~15%;阶段 4(功能障碍):射血分数 <50%,心肌细胞纤维化 >25%,扩张或限制型心肌病,左心室流出道梗阻或消失。

肥厚型心肌病主要表现为心肌的非对称性肥厚,常累及室间隔。左心室游离壁、心尖、前外侧壁也可以出现心肌肥厚。如果左心室的厚度超过 30mm 可称为过度肥厚,此类患者往往预后较差。肥厚型心肌病患者中 70% 有流出道梗阻,此类患者常伴随不良心血管事件的发生。

起初 Brock 认为流出道梗阻是因为流出道附近括约肌过度生长导致。随着造影技术的发展,收缩期前向活动(systolic anterior movement,SAM)征被认为是造成左心室流出道梗阻的原因。左心室流出道的高速血流和主动脉瓣下压力下降导致二尖瓣前叶通过文丘里效应(Venturi 效应)被推向左心室流出道,Venturi 效应加重了左心室流出道梗阻。造成左心室流出道梗阻有三个必要条件:①非对称性肥厚导致的左心室流出道机械性梗阻;② SAM 征;③二尖瓣 - 室间隔连接。

四、主要临床症状

患者的临床症状和左心室流出道梗阻的程度有关。①呼吸困难:大约 90% 的患者首先表现为呼吸困难,为最常见的症状。原因为:左心室肥厚引起的左心室顺应性差,继而引起肺淤血。②晕厥:心肌肥厚导致心肌摄氧量增加,冠状动脉相对供血不足导致晕厥,也有可能患者本身合并冠心病。③心绞痛:主要因为左心室流出道梗阻导致大脑缺血引起。

五、诊断

成人的诊断标准:超声心动图或心脏磁共振显示左心室壁任何一处厚度≥15mm,且这种心室壁增厚不能用异常的心脏负荷(高血压等)情况来解释;儿童的诊断标准:左心室壁厚度超过平均预测值的 2 个标准差;已被确诊肥厚型心肌病的患者,其一级亲属的诊断标准:用任何影像学手段检测到左心室壁任何一处厚度≥13mm。因高血压心脏病、瓣膜疾病、主动脉瓣上狭窄以及不能用其他疾病解释的心室壁肥厚应予排除。

心电图、胸部 X 线片、超声心动图及基因检测可以对肥厚型心肌病作出初步的诊断和病情评估。

(一) 心电图

心电图对于肥厚型心肌病诊断不具有特异性,但其表现要早于超声,可为年轻人肥厚型心肌病的诊断提供初始线索。患者主要表现有左心室肥厚导致的左心室高电压、ST 段及 T 波异常,以及病理性 Q 波出现。有约 10% 患者心电图可以表现为正常。另外,25% 左右患者可出现非持续性的室性心律失常;约 38% 的患者会发生阵发性室上性心律失常,其中超过 20% 的患者会出现心房颤动。上述异常在评估患者出现心源性猝死和卒中风险时是一个重要的参考指标。心电图检查方便易行,故被推荐为首要的筛查手段,尤其在筛查竞技性运动员时。

(二) 超声心动图

超声心动图是一种重要的非侵入性检查方法,可以评估心室各壁的厚度、二尖瓣反流情况、二尖瓣装置以及瓣下乳头肌情况,可估测左心室流出道压力阶差。超声心动图可靠、操作经济、简单易行,目前是诊断和评估肥厚型心肌病最常用的方法。一般是在舒张末期的心短轴平面测左心室壁厚度。诊断肥厚型心肌病,最重要的参数是用超声心动图在任意平面测量的最大左心室壁厚度,至少须测量二尖瓣水平、心室中部和心尖水平三个平面。约 1/3 的患者在静息状态下有 SAM 征,这是由于左心室流出道狭窄,血流快速流出时产生的 Venturi 效应。SAM 征能产生左心室流出道梗阻,并可导致二尖瓣关闭不全及二尖瓣反流现象。超声可看到二尖瓣的冗长或者增厚,或者出现乳头肌直接嵌入二尖瓣前叶的情况。

左心室流出道梗阻(left ventricular outflow tract obstruction,LVOTO)为多普勒超声测得的流出道压力阶差≥30mmHg。流出道压力阶差≥50mmHg 时有血流动力学意义。在评估流出道梗阻时需注意排除 SAM 征之外的原因,如二尖瓣异常、心腔中部梗阻等。对于静息状态未出现明显梗阻的患者,须在运动激发试验后再行超声心动检查。任意一处心肌壁的厚度超过 30mm 是心源性猝死的一个重要危险因素。

（三）心脏磁共振

心脏磁共振诊断肥厚型心肌病的敏感性要高于超声心动图,可以呈现超声心动图不易看清楚的结构,尤其适用于心尖部或非典型部位肥厚的患者。高分辨率断层 MRI 在肥厚型心肌病患者的病情评估中起非常重要的作用,在突显表型的特性方面也优于超声。例如,左心室前外侧壁、心尖部或者后室间隔肥厚的存在和肥厚程度;识别出高危的心尖部瘤和主动脉瓣下狭窄的因素,即二尖瓣延长或者增大,肥厚的副乳头肌或者错位乳头肌(包括异常嵌入二尖瓣的乳头肌)。近年来,心脏磁共振运用于检测心肌纤维化、猝死风险因素的分层和评估肥厚型心肌病患者预后等方面,显得越来越重要。

（四）基因检测

基因检测有助于早期诊断,特异性为 99.9%,敏感性 50%~70%,是目前肥厚型心肌病诊断的金标准。由于该病的临床表型和基因型的异质性改变,基因检测对本病临床意义有较大差异。检测出突变基因并不意味着有临床表现,30%~50% 的患者仍然找不到致病基因。应用基因检测在诊断肥厚型心肌病、筛查猝死的风险因子方面的意义,迄今仍有争议。然而,通过基因检测,发现了一批基因阳性 - 表型阴性的患者,不仅扩宽了肥厚型心肌病的疾病范围,而且对于该病的发生发展机制研究以及将来可能的基因治疗,提供了很好的分子遗传学基础。目前基因检测用于诊断肥厚型心肌病在美国已经商业化,只需要 7ml 血液,6 周后即可得出结果,花费约 5 650 美元,但由于 30%~50% 的患者仍然找不到致病基因,所以该项检测的假阴性率为 30%~50%。

六、治疗方法

（一）药物治疗

应避免使用洋地黄类药物,除非有收缩功能不全或是发生快速心房颤动时。硝酸酯类对减轻心绞痛无效,亦不应使用。β 受体激动剂虽可改善舒张期充盈,但可引起心肌缺血并加剧流出道压力阶差,应酌情使用。感染性心内膜炎是梗阻性肥厚型心肌病的常见并发症,在拔牙或其他小手术有感染危险时,应预防性使用抗生素。

1. β 受体阻滞剂　用以消除和减轻儿茶酚胺对心脏的刺激,通过减慢心率,改善左心室舒张期充盈,使心肌摄氧量下降、心肌缺血减轻。β 受体阻滞剂通过直接的负性肌力作用减轻左心室流出道梗阻,从而使大约 50% 患者的心绞痛、呼吸困难、近似昏厥等症状缓解。此外,β 受体阻滞剂还可能有抗心律失常作用,可降低患者年病死率。有学者认为,在肥厚型心肌病的无症状期或有轻微症状时就应使用 β 受体阻滞剂,以延缓病情的进程及预防猝死,尤其是有流出道梗阻时。无内源性拟交感作用的非选择性 β 受体阻滞剂较选择性更适用,普萘洛尔为首选,有心脏选择性的药物如阿替洛尔、美托洛尔和纳多洛尔均可选用。普萘洛尔起始剂量为 10mg,每日 3 次,以后渐加量直至获满意疗效或出现不良反应为止。

2. 钙通道阻滞剂　可作为 β 受体阻滞剂的一种替代性选择。应用 β 受体阻滞剂无效的患者,换用维拉帕米能通过抑制心肌收缩而降低左心室流出道压力阶差,减轻左心室流出道梗阻,可能通过改善心肌弛张性而改善舒张期充盈,增加左心室容量,患者的运动耐力改善尤为明显。在单用 β 受体阻滞剂不能有效降低流出道压力阶差并使症状缓解时,也可加用钙通道阻滞剂。常用维拉帕米 40~80mg/ 次,3 次 /d,渐增至 320~480mg/d。其他钙通道阻滞剂还有地尔硫䓬、氨氯地平。应用钙通道阻滞剂应注意不良反应,如低血压、窦房和房室传导阻滞;重度流出道梗阻患者,可因该药物的扩血管作用而引起严重血流动力学并发症,甚至可能出现严重低血压、猝死。硝苯地平有明显的扩张外周动脉血管作用,有可能反常地加重流出道梗阻而导致晕厥,如肺静脉压明显升高的患者,有发生肺水肿的危险,一般不宜使用。通常,多数患者需采用 β 受体阻滞剂和钙通道阻滞剂联合治疗,但禁与胺碘酮联用。

3. 抗心律失常治疗　肥厚型心肌病患者常发生心源性猝死,可能由于室性心律失常所致。至少 30% 患者在长时间记录的心电图上有室性心动过速和其他更严重的室性心律失常。比较有效的抗室性心律失常药是Ⅲ类的胺碘酮和索他洛尔,可在经过选择的患者(如心室颤动幸存者或有持续性室性心动过速的患者)中使用。患者如有心房颤动,发生血栓、心力衰竭及死亡的危险增加,应予药物或电复律,复律成功后口服胺碘酮以维持窦性心律,胺碘酮平均维持量在300mg/d,对预后的作用尚未肯定。β受体阻滞剂及维拉帕米对控制慢性心房颤动患者的心室率也通常有效。

4. 奥曲肽(octreotide)　为生长激素拮抗剂,是近年来用于治疗肥厚型心肌病的一种药物。其作用机制是减少生长激素在心肌增生中的作用,已取得了一定疗效。

5. 利尿剂　对于使用β受体阻滞剂或维拉帕米治疗后仍有心力衰竭症状的患者,加用利尿剂有助于减轻肺淤血,改善症状。但由于患者多存在舒张功能不全,需要相对高的充盈压才能达到心室充盈,因而使用利尿剂要谨慎。

6. 抗凝治疗　若心房颤动反复发生或为持久性心房颤动,因有发生血栓栓塞并发症的危险,应给予华法林抗凝治疗(INR在2~3)。有禁忌证者可选用氯吡格雷(75mg/d)和阿司匹林(100mg/d)。

7. 严重心力衰竭患者的治疗　治疗的方法取决于有无流出道梗阻。若无流出道梗阻而伴有严重心力衰竭,说明患者多处于终末期,可应用利尿剂、洋地黄和血管紧张素转换酶抑制剂等,药物治疗仍无效或病情进一步恶化者,应考虑心脏移植、心室辅助装置、心肌成形术、左心室减容术等。对于有流出道梗阻的患者,应考虑手术治疗。

(二) 起搏器植入术

1975年,Hassentein首先应用右心室起搏治疗肥厚型心肌病,机制在于:起搏电极位于右心室心尖部,右心室心尖起搏,起搏顺序由原来的"窦房结—心房—房间隔—左心室—右心室"的去极和收缩顺序变为"窦房结—心房—右心室—室间隔—左心室"去极和收缩顺序,在一定程度上降低了左心室流出道的压力差,改善了临床症状。

(三) ICD植入

心源性猝死是肥厚型心肌病患者的首位死因,也是肥厚型心肌病最为严重的并发症,最为常见的死因为室性心动过速或心室颤动。其导致室性心动过速等恶性心律失常的最主要原因为心肌细胞的改变,心肌细胞异常肥大、细胞排列紊乱、细胞间缝隙结构失常,以及心肌细胞间质纤维化。由肥厚型心肌病导致的心源性猝死具有突发性、不可预料性等特点,一旦发生在院外,死亡率极高。20世纪90年代植入式心律转复除颤器(ICD)开始应用于临床,ICD可以在发生恶性心律失常后很短的时间内终止该心律失常,目前为治疗心律失常所致心源性猝死的常见方法。ICD可以迅速识别肥厚型心肌病患者的室性心动过速、心室颤动等心律失常,目前有以下5个临床指标建议使用ICD:①家族中有成员猝死;②无法解释的晕厥史;③动态心电图检测提示有非持续性室性心动过速;④运动时血压不升高反而下降;⑤心室壁的厚度大于30mm。在没有上述症状的肥厚型心肌病患者中,因心律失常导致的猝死非常少见,植入ICD可能有害,不推荐植入ICD。

(四) 经皮室间隔酒精消融术

随着冠脉介入的推广应用以及对肥厚型心肌病认识的增加,1980年人们开始尝试用酒精阻塞室间隔分支获取梗阻部位心肌的局灶性坏死,借此达到解除左心室流出道梗阻的目的。1989年,Berghoefer首先描述了阻断第一间隔支可以降低左心室流出道压力阶差。

1995年,澳大利亚的Sigwart在 The Lancet 上首次报道了往间隔支动脉注入96%酒精后成功地降低了左心室流出道压力差。该方法是目前国际公认的治疗梗阻性肥厚型心肌病的有效方法之一,是通过阻断为梗阻部位供血的罪犯血管,造成局灶性的心肌坏死,继而坏死部位心肌的收缩功能丧失,借此缓解左心室流出道的压力。具体操作方法:首先行冠脉造影,测左心室流出道压力阶差,植入临时起搏器,沿导丝将球囊送入第一间隔支血管内,通常为第一间隔支,通过中心腔注射造影剂,观察有无造影剂进入前降支血管或其他冠状动脉血管,同时观察该罪犯血管支配心肌的大小。球囊封堵拟消融的间隔支10~30分钟后,若患者的心脏杂音减弱或左心室流出道压力差减小,肯定该间隔支血管为罪犯血管,然后通过球囊中心腔缓慢注入96%~99%的酒精1~3ml。完成后再次测量左心室流出道压力阶差,如果压差不满意,还可以选择第二间隔支血管进行消融。酒精消融术的优点是创伤小,文献证明酒精消融能有效降低左心室流出道的压力差,改善患者的临床症状,住院期间死亡率0~4%。但该方法应用于临床的时间较短,治疗尚存在争议。酒精消融术可能导致房室传导阻滞,右束支传导阻滞发生率为60%;消融后室间隔的瘢痕是否会增加远期心律失常的发生尚不明确。酒精消融术不能同时处理冠状动脉、二尖瓣、乳头肌等病变,因此多数专家建议酒精消融术仅适用于以下情况:①年龄大于65岁,内科药物治疗无效而且手术风险大;②患者不愿意接受外科手术。

(五)室间隔心肌部分切除术

对于静息或激发试验后左心室流出道压力阶差大于50mmHg(1mmHg=0.133kPa)的肥厚型心肌病患者,在药物治疗后仍不能缓解的患者,需要行室间隔心肌部分切除术以缓解左心室流出道压力阶差。在有经验的医疗机构,手术危险性小于1%,医源性室间隔缺损并发症小于1%,需要永久起搏者小于2%。外科手术切除肥厚的心肌是肥厚型心肌病治疗的金标准。室间隔心肌部分切除术是Morrow于1964年首先应用,开创了经主动脉瓣行室间隔切除的先河,经历了半个多世纪的发展以及对肥厚型心肌病的认识,近几年提出了改良扩大的Morrow手术,与传统的Morrow手术比,切除的范围更广,梗阻解除得更彻底,手术疗效有了明显的提高。有效减低了左心室流出道压力阶差,消除了SAM征及其导致的二尖瓣反流,胸闷,运动耐量明显改善,手术死亡率小于2%,远期死亡率和正常健康人群无明显差异。

1. 手术方法 主动脉瓣环以下5mm处切除室间隔基底部导致流出道梗阻的心肌组织,切除距离膜部间隔左侧3~5mm到二尖瓣前外交界的肥厚心肌,切除部位达到二尖瓣乳头肌根部水平,对于粘连的乳头肌和异常腱索,要给予松解或切除。通常切除的厚度为室间隔厚度的40%~50%,在保护室间隔基本形态和心脏传导系统的基础上尽可能地切除,以降低左心室流出道压力阶差,消除因流出道梗阻导致的SAM征。如果本身二尖瓣装置存在病变,则需要同期行二尖瓣成形术或二尖瓣置换术。

2. 手术并发症 包括房室传导阻滞、室间隔穿孔、主动脉瓣损伤。室间隔切除缓解左心室流出道梗阻,改善心脏功能,可以使90%患者的症状和心脏功能得以改善。

欧洲三个中心开展的一项研究纳入1 047例肥厚型心肌病患者,690例压差大于30mmHg,124例药物治疗,316例行酒精消融,250例行室间隔切除,结果行室间隔切除组在死亡率以及猝死概率方面低于药物治疗组和酒精消融组。室间隔切除后,不仅左心室流出道压力阶差得到了改善,左心室收缩功能、左心室舒张末期压力也会改善,继而改善心肌缺血。压差的降低还可以缓解左心房的增大,减低心房颤动的发生。室间隔切除患者几乎可以达到和正常人一样的寿命。

(六)心脏移植术

对于严重心力衰竭患者、心脏功能处于失代偿期患者,单纯行室间隔部分切除已经不能从根本上恢复患者的正常心脏功能,往往需要行心脏移植术。心尖部肥厚型心肌病患者,心尖部广泛肥厚导致左心室舒张功能障碍,容积减小,但左心室流出道没有明显的梗阻,这类患者出现明显不可耐受的临床症状后也需要行心脏移植术。

肥厚型心肌病诊治流程见图6-4-1。

七、未来发展方向

1. 寻找致病基因 到目前为止只有70%~80%患者可以找到相关的致病基因,还有20%~30%的患者找不到致病基因。

2. 基因治疗 即寻找患者有关本病易感基因突变位点,通过修饰及干预,改变DNA分子结构,从而控制肥厚型心肌病的发生、发展,基因治疗未来或许会成为该病的重要治疗手段。

3. 探求肥厚型心肌病发病机制 目前对肥厚型心肌病的机制不十分了解,已有的几种假说为肥厚型心肌病的发生提供了一定的研究方向。

4. 大规模多中心注册登记临床研究 目前国内缺乏系统的多中心临床研究,对于肥厚型心肌病的随访工作尚不充分,开展此类疾病手术治疗的医疗机构也较局限。大规模多中心临床研究有利于系统地评价室间隔切除、酒精消融、药物治疗的效果,有利于指导个体化、精准化治疗。

5. 基因检测 基因检测对诊断肥厚型心肌病意义重大,主要包括两方面:第一是肥厚型心肌病的早期诊断;第二是评估猝死风险。

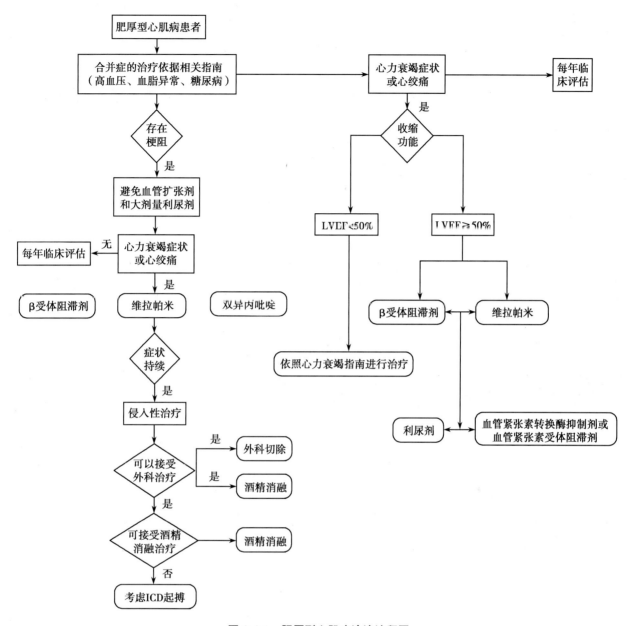

图 6-4-1　肥厚型心肌病诊治流程图

LVEF. 左心室射血分数；ICD. 植入式心律转复除颤器。

【病例解析】

主诉

患者，男，33 岁，主因"间断胸闷气短 1 年"入院。

现病史

患者 1 年前间断出现胸闷气短，活动后症状加重，近半年来发作频繁。经超声心动提示梗阻性肥厚型心肌病，药物保守治疗半年后症状无缓解，为求进一步治疗收入心血管外科。

既往史：患者 1 年来晕厥过 2 次，否认冠心病、高血压、糖尿病史。

查体

体温 36.5℃，心率 85 次 /min，呼吸 16 次 /min，血压 130/55mmHg。双肺呼吸音清，未闻及干湿啰音。胸骨左缘第 3~4 肋间可闻及明显的收缩期杂音，呈喷射状。

辅助检查

超声心动:左心房增大,左心室流出道狭窄,左心室呈非对称性肥厚;室间隔显著增厚,以基底部为著,最厚处为 24mm;室间隔运动幅度明显减低,左心室后壁轻度增厚,心尖形态存在,厚度正常。二尖瓣形态正常,前后叶呈异向运动,收缩期前叶向左心室流出道移动,致左心室流出道狭窄,SAM 征(+),二尖瓣房侧见少量偏心性反流信号,反流束面积 2.1cm^2,沿后叶走行;左心室流出道为五彩镶嵌湍流信号,左心室流出道最大瞬时流速和压差明显增大,V_{max} 418cm/s,PG 83mmHg。超声心动提示:左心室肥厚(以室间隔为著),静息状态下左心室流出道梗阻,二尖瓣关闭不全(轻度)。

解析

患者主诉间断胸闷气短 1 年,活动后症状加重,超声诊断为肥厚型心肌病;查体提示胸骨左缘 3~4 肋间可闻及明显的收缩期喷射状杂音。规律药物治疗后症状无缓解,室间隔基底部增厚达 24mm。

治疗经过

患者于全身麻醉下行改良扩大 Morrow 手术,手术过程顺利,术后给予减慢心率、抗炎等对症治疗。恢复顺利,术后复查超声心动提示:室间隔基底部最厚处 18mm,二尖瓣形态正常无反流,SAM 征(-),左心室流出道流速 V_{max}143cm/s,PG 8mmHg。查体:心肺(-),伤口愈合良好,于术后 5 日出院。

手术要点

经典 Morrow 手术

1. 术者要戴头灯,保证手术视野光线良好。

2. 严格的心肌保护,因为本身心肌肥厚,所以灌注停搏液时要充分。

3. 右上肺静脉放置左心引流管,术中左心室无血保证了术野清晰。

4. 主动脉切口高度要合适,过高会导致术中暴露困难,过低有可能损伤右冠状动脉开口。

5. 室间隔的右侧切口应位于主动脉右冠瓣中点的下方,右无交界是膜部间隔的位置,切口偏右侧容易导致心脏传导阻滞。

6. 左侧切口位于左右冠瓣交界的下方,方向保持和右侧纵切口基本平行。上方切口位于主动脉瓣环下 5~10mm,往心尖部方向切除 3cm 左右。室间隔基底部切除的厚度为其厚度的一半(图 6-4-2)。

7. 整块心肌切除后,要用生理盐水冲洗创面以及左心室,最大可能减少栓塞可能。

8. 术中操作过程要避免损伤二尖瓣瓣叶、腱索、乳头肌等二尖瓣装置,暴露时要注意保护主动脉瓣,拉钩用力过度会损伤主动脉瓣。

实际上,经典 Morrow 手术切除部位即收缩期二尖瓣和室间隔相碰撞的部位。

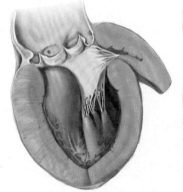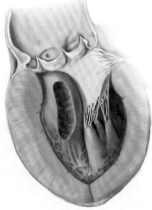

图 6-4-2　经典 Morrow 手术

手术要点

改良扩大 Morrow 手术

1. 纵行切除室间隔的范围更长，更趋近于心尖，长度由经典的 30mm 延长到了 45mm 左右（图 6-4-3）。
2. 如果二尖瓣前叶或乳头肌与左心室游离壁之间存在异常连接的腱索或肌束，要一同切除。

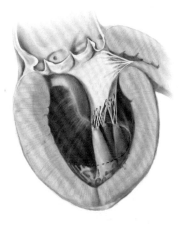

图 6-4-3 改良扩大 Morrow 手术

病例摘要 2

主诉

患者，男，23 岁，主因"体检发现心脏杂音半年余"入院。

现病史

患者半年前体检时发现心脏杂音，偶有活动后胸闷气短，为求进一步治疗收入心血管外科。

既往史：患者近 2 年来晕厥过两次，否认冠心病、高血压、糖尿病史。

查体

体温 36.5℃，心率 85 次/min，呼吸 16 次/min，血压 110/80mmHg，双肺呼吸音清，未闻及干湿啰音。心前区可闻及 2~3 级喷射样杂音。

辅助检查

超声心动：室间隔增厚，左心室流出道压力阶差 35mmHg，运动激发试验后超声心动提示：左心房 50mm，左心室 35mm，左心室呈非对称性肥厚，室间隔显著增厚，以基底部为著，最厚处为 25mm。二尖瓣形态正常，前后叶呈异向运动，收缩期前叶向左心室流出道移动，致左心室流出道狭窄，SAM 征（+），二尖瓣房侧见少量偏心性反流信号，反流束面积 1.9cm²，沿后叶走行，左心室流出道为五彩镶嵌湍流信号，左心室流出道最大瞬时流速和压差明显增大，V_{max} 490cm/s，PG 98mmHg。

 解析

此例为典型的隐匿性梗阻性肥厚型心肌病患者，患者平时没有明显的症状，静息状态下左心室流出道压力阶差仅为 35mmHg，外科手术标准是压差大于 50mmHg，若仅仅依据静息状态下的超声结果往往易造成漏诊，这类患者也切实存在心源性猝死的风险。通过运动激发试验可以对隐匿型患者进行筛选，运动激发试验可以进一步测量左心室流出道压力阶差，明确有无潜在的左心室流出道梗阻。对于静息状态下超声提示心室肥厚而压差正常的，运动激发试验无疑为一种明确左心室流出道有无梗阻的重要手段。

治疗经过

患者于全身麻醉下正中开胸行改良扩大Morrow手术,术中探查二尖瓣结构形态良好,注水实验见二尖瓣微量反流,未予处理;停机后经食管超声左心室流出道压力阶差6mmHg,二尖瓣无明显反流,手术过程顺利。术后给予减慢心率、抗炎等对症治疗。恢复顺利,术后复查超声心动提示:室间隔基底部最厚处19mm,二尖瓣形态正常微量反流,SAM征(−),左心室流出道流速V_{max}138cm/s,PG 9mmHg。查体:心肺(−),伤口愈合良好,于术后7日出院。

病例摘要3

主诉

患者,男,56岁,主因"活动后胸闷2年"入院。

现病史

患者2年前间断出现胸闷气短,活动后症状加重,近1年来发作频繁。经超声心动提示梗阻性肥厚型心肌病,二尖瓣重度关闭不全,为求进一步治疗收入心血管外科。

既往史:患者有晕厥史,否认冠心病、高血压、糖尿病史。

查体

体温36.7℃,心率90次/min,呼吸18次/min,血压110/55mmHg,双肺呼吸音清,未闻及干湿啰音。胸骨左缘第3~4肋间可闻及明显的收缩期杂音。

辅助检查

超声心动示:左心房增大,左心室流出道狭窄,左心室呈非对称性肥厚;室间隔显著增厚,以基底部为著,最厚处为26mm,室间隔运动幅度明显减低;二尖瓣形态,瓣叶增厚伴钙化,前后叶呈异向运动,收缩期前叶向左心室流出道移动,致左心室流出道狭窄,SAM征(+);二尖瓣房侧见大量偏心性反流信号,可达左心房顶部,反流束面积12.5cm²;左心室流出道为五彩镶嵌湍流信号,左心室流出道最大瞬时流速和压差明显增大,V_{max}307cm/s,PG 67mmHg。

 解析

此例患者为心肌病合并二尖瓣重度关闭不全,由于二尖瓣瓣叶增厚瓣钙化,手术修复难度较大,术中给予左心室流出道疏通的同时行二尖瓣瓣膜置换。

治疗经过

患者于全身麻醉下行改良扩大Morrow手术,同时行二尖瓣瓣膜置换术,手术过程顺利,术后给予减慢心率、抗炎等对症治疗。恢复顺利,术后复查超声心动提示:室间隔基底部最厚处15mm,人工二尖瓣位置及功能良好,左心室流出道V_{max}178cm/s,PG 12mmHg。查体:心肺(−),伤口愈合良好,于术后5日出院。

(来永强)

推荐阅读文献

[1] 王志民,邹玉宝,宋雷等.超声心动图检查调查8 080例成人肥厚型心肌病患病率.中华心血管病杂志,2004,32(12):1090-1094.

[2] 朱晓东. 心脏外科学. 北京：人民卫生出版社，2007.

[3] 童晓明，金景澍. 肥厚性心肌病的研究新进展. 心肺血管病杂志，2000，19（1）：74-77.

[4] MARON B J. Hypertrophic cardiomyopathy：an important global disease. Am J Med，2004，116（1）：63-65.

[5] MARON B J，GARDIN J M，FLACK J M，et al. Prevalence of hypertrophic cardiomyopathy in a general population of young adults. Echocardiographic analysis of 4 111 subjects in the CARDIA study. Coronary artery risk development in（young）adults. Circulation，1995，92（4）：785-789.

[6] TEARE D. Asymmetrical hypertrophy of the heart in young adults. Br Heart J，1958，20（1）：1-8.

[7] MORROW A G，BROCKENBROUGH E C. Surgical treatment of idiopathic hypertrophic subaortic stenosis：technic and hemodynamic results of subaortic ventriculomyotomy. Ann Surg，1961，154（2）：181-189.

[8] ANDERSEN P S，HAVNDRUP O，HOUGS L，et al. Diagnostic yield，interpretation，and clinical utility of mutation screening of sarcomere encoding genes in Danish hypertrophic cardiomyopathy patients and relatives. Hum Mutat，2009，30（3）：363-370.

[9] LAKKIS NM，NAGUEH SF，DUNN JK，et al. Nonsurgical septal reduction therapy for hypertrophic obstructive cardiomyopathy：one-year follow-up. J Am Coll Cardiol，2000，36（3）：852-855.

[10] VRIESENDORP P A，LIEBREGTS M，STEGGERDA RC，et al. Long-term outcomes after medical and invasive treatment in patients with hypertrophic cardiomyopathy. JACC Heart Fail，2014，2（6）：630-636.

第五节 肺 栓 塞

本节要点

1. 流行病学　肺栓塞缺乏特定的临床特征，其真实的发病率难以估计。大面积肺栓塞30日后病死率接近30%，有休克表现患者的病死率增加3~7倍，且大部分死亡于发病后1小时内。

2. 病理生理学　肺栓塞的病理生理改变不仅与肺动脉血流阻塞引起肺血管抵抗逐渐上升有关，还与血小板激活释放能引起血管和支气管收缩的因子（如5-羟色胺）有关。通气-灌注比例受干扰，致死原因是肺血管抵抗急剧上升所导致的血流动力学的改变。急性肺栓塞主要分为大面积肺栓塞、次大面积肺栓塞、低危肺栓塞。

3. 临床症状　肺栓塞的典型症状有呼吸困难、气短，可伴发绀、胸膜炎、胸痛等，胸痛占88%，咯血占30%，晕厥占13%，休克占10%，还可有心悸、咳嗽、轻微头痛、肢体肿胀、肢体皮温升高和疼痛。查体时可发现气促、心动过速、颈静脉怒张、肺动脉第二音增强。

4. 诊断　可疑高危肺栓塞和非高危肺栓塞必须区分清楚。高危肺栓塞是直接威胁生命的危险状况，可根据患者出现的临床症状进行判断，有时合并循环不稳定及休克表现。结合血浆D-二聚体、血气分析等，行心电图、心脏超声、CT检查可明确诊断。非高危肺栓塞患者测定血浆D-二聚体并进行临床可能性评估，行CT肺动脉造影检查并结合临床症状可判断。

5. 治疗　给予药物治疗，使用低分子量肝素抗凝治疗及阿替普酶等药物溶栓治疗；导管介入手术，低危肺栓塞患者不推荐行介入治疗；手术取栓；对于大面积或次大面积的肺栓塞合并右心功能不全，在有溶栓禁忌证的情况下，急性手术取栓加体外循环也是一种紧急有效的治疗方法。

一、定义

肺栓塞（pulmonary embolism，PE），又称"肺动脉栓塞"，是指身体其他部位的栓子，通过血流进入肺动脉主干或者其分支，而栓子通常是来自下肢的血栓，所以统称为静脉血栓栓塞症，其他一小部分是由于空气、脂肪和羊水栓塞。肺循环血流的阻塞，继发右心室压力的升高导致肺栓塞的症状和体征，在某些情况下，如患癌症长期卧床等，发生肺栓塞的危险会增加。根据肺栓塞患者自身发病特点、危险因素、危险分层、并发症及病死率等进行亚组分型，主要分为大面积肺栓塞、次大面积肺栓塞、低危肺栓塞3组。

二、流行病学

根据美国1979—1999年间收集的数据显示，住院患者中肺栓塞的发生率为0.4%。虽然在美国每年每100 000人中只有40~53人诊断为肺栓塞，但是年发病数估计为600 000例。1987年在人口总数为230 000的瑞典城市马尔默进行的2 356例尸检(占当年所有已故居民的79%)显示，静脉血栓栓塞595例(占25%)，其中肺栓塞431例(占18.3%)；308例(占13.1%)尸检结果显示，肺栓塞是死亡的首要或决定性原因。在法国布里坦尼进行的一项基于社区人群的研究中，共纳入342 000名居民，静脉血栓栓塞和肺栓塞的发病率分别是18.3/(10 000·年)、6.0/(10 000·年)。由于肺栓塞缺乏特定的临床特征，其真实的发病率难以估计。大面积肺栓塞30日后病死率接近30%，有休克表现患者的病死率增加3~7倍，且大部分死亡于发病后1小时内。在我国，尸检肺栓塞检出率为4%~11%。肺栓塞临床表现和常见的检查缺乏特异性，误诊率和漏诊率高达80%，每年仅有(40~53)/10万人被确诊，合理及时地治疗，可以使病死率降至2%~8%。

三、病理生理学

肺栓塞的病理生理改变不仅与肺动脉血流阻塞引起肺血管抵抗的逐渐上升有关，还与血小板激活释放能引起血管和支气管收缩的因子(如5-羟色胺)有关，通气/灌注受干扰，致死原因是肺血管抵抗急剧上升所导致的血流动力学的改变。急性肺栓塞主要分为大面积肺栓塞、次大面积肺栓塞、低危肺栓塞。大面积肺栓塞定义为急性肺栓塞伴有持续性低血压(收缩压<90mmHg伴/不伴变力性支持至少15分钟，排除非肺栓塞所致的心律失常、血容量不足、败血症或左心室功能障碍)、无脉或症状性心动过缓。次大面积肺栓塞定义为急性肺栓塞不伴全身性低血压(收缩压≥90mmHg)，但有右心室功能障碍或心肌缺血证据。低危肺栓塞指存在急性肺栓塞但缺乏大面积或次大面积肺栓塞不良预后的临床指标。

当肺血管床被血栓堵塞超过30%时，急性肺栓塞的影响就表现出来，主要是血流动力学方面的改变。非血栓性肺栓塞较为少见，且其病理生理学结果及临床特征都与血栓性肺栓塞不同。血栓性肺栓塞发作的主要结果为血流动力学方面的改变。大块和/或多发的栓子可以突然增加肺血管阻力，超过了右心室(RV)所能承受的后负荷水平。猝死通常是以心电机械分离的形式突然发生。患者或可表现为晕厥或全身性低血压，然后进一步发展为休克和源于右心衰竭的死亡。室间隔向右侧膨降将进一步影响心搏出量，从而导致收缩性左心室(LV)功能不全。

肺栓塞中呼吸功能不全主要是由血流动力学紊乱引起的。在肺栓塞发作时，以下几个因素可能导致低氧的产生：①心搏出量下降导致进入肺循环的混合静脉血的氧饱和程度下降；②在毛细血管床上，低灌注区域和由非梗阻血管支配的高灌注区域引起通气/灌注失调，进一步产生低氧血症；③大约1/3的患者，通过未闭合的卵圆孔产生右向左的分流，从而导致右心房和左心房之间反向的压力梯度，这将进一步产生严重的低氧血症，并将增加反常栓塞和卒中的危险。

小块或远端的栓子，即使没有引起血流动力学障碍，也会产生肺泡局部的肺出血，继而表现为咯血、胸膜炎和少量的胸腔积液。这种临床表现即肺梗死，它对气体交换的影响通常较小，除非该患者此前还存在其他的心血管疾病。

四、临床表现及辅助检查

(一)临床症状

90%的病例中通过临床症状对肺栓塞进行判断，如呼吸困难、胸痛(占88%)和晕厥(占13%)，以上症状可单独或同时存在。可伴发绀、胸膜炎、咯血(占30%)、休克(占10%)、心悸、咳嗽、轻微的头痛、肢体肿胀、肢体皮温升高和疼痛。研究发现，超过90%的肺栓塞患者同时存在呼吸困难、呼吸急促及胸痛。晕厥是肺栓塞患者极为罕见但非常重要的临床表现，疼痛通常是由于末梢栓子导致的肺梗死引起胸膜激惹造成；肺梗死表现为肺泡出血，有时伴随咯血。单独快速出现的呼吸困难通常由中心部肺栓塞引起明显的血流动力学改变引起，而不是肺梗死症状；可能与反映右心室缺血性胸骨后绞痛样疼痛有关。

（二）体格检查

体格检查时可发现：气促、心动过速、颈静脉怒张、肺动脉第二音增强、血流动力学不稳定、右心奔马律。但这些症状及体征均非特异性，在其他疾病中亦可出现类似的症状及体征，易被误诊为肺炎、支气管炎、慢性阻塞性肺疾病恶化和心肺功能衰竭。血流动力学不稳定是广泛性肺栓塞的标志。由于症状及体征的非特异性，实验室和影像学检查在评估和诊断心脏和血流动力学改变的严重度和范围上发挥了重要的辅助功能。

肺栓塞临床量表评估见表 6-5-1、表 6-5-2。

表 6-5-1　Wells 肺栓塞评分表

项目	评分 / 分
深静脉血栓的临床症状和体征（下肢肿胀和深静脉触痛）	3
肺栓塞的可能性大于其他疾病	3
心率 >100 次 /min	1.5
最近 4 周内有手术史和制动史	1.5
既往有深静脉血栓史或肺栓塞史	1.5
咯血	1
恶性肿瘤史（正在治疗或近 6 个月内治疗过，或姑息治疗）	1
总分	12.5

注：1. Wells 肺栓塞评分法　<2 分，低度临床可能；2~6 分，中度临床可能；>6 分，高度临床可能。
　　2. 两分类 Wells 肺栓塞评分法　≤4 分，不大可能；>4 分，很可能。

表 6-5-2　Geneva 肺栓塞评分表

项目	评分 / 分
年龄 >65 岁	1
既往 DVT 或 PE 史	3
1 个月内手术史（全身麻醉下）或下肢骨折史	2
活动性恶性肿瘤（实体或血液恶性肿瘤活动性或接受治疗时间在 1 年以内）	2
单侧下肢疼痛	3
咯血	2
心率 75~94 次 /min	3
心率 ≥95 次 /min	5
单侧下肢深静脉触痛伴下肢水肿	4
总分	25

注：临床可能性评定：0~3 分，低度；4~10 分，中度；≥11 分，高度。DVT，深静脉血栓形成；PE，肺栓塞。

（三）辅助检查

1. 实验室检查

（1）血浆 D- 二聚体：一种交叉连接纤维蛋白的降解产物，近年来已经得到广泛的研究。当血浆中出现急性血凝块时，由于凝固作用及纤维蛋白溶解同时激活，血浆 D- 二聚体水平增高。D- 二聚体阴性预测值（negative predictive value，NPV）较高，阳性预测值（positive predictive value，PPV）表现低水平。因此，D- 二聚体并不能有效地证实肺栓塞。在急诊科，酶联免疫吸附法测定 D- 二聚体含量阴性试验能够排除无须进一步验证的 30% 左右的肺栓塞患者。D- 二聚体测定的阴性结果、未给予相应治疗的患者，3 个月内产生血栓栓子的危险性低于 1%。

（2）动脉血气分析：①吸入空气时，约 85% 患者显示 PaO_2 低于 10.7kPa（80mmHg），伴 $PaCO_2$ 下降。部分患者可无明显低氧血症。②肺泡 - 动脉血氧分压差（$P_{A-a}O_2$）增大，一般可增高 20%。$P_{A-a}O_2$ 梯度和 PaO_2 正常可作为除外肺栓塞的依据。

2. 胸部 X 线   有助于除外其他原因引起的呼吸困难及胸痛。肺栓塞通常与低氧血症有关。

3. 心电图   显示右心室劳损改变，如 V_1~V_4 导联 T 波倒置、V_1 导联 QR 型、典型的 $S_1Q_3T_3$ 型和不完全及完全性右束支传导阻滞，这些心电图表现均有助于诊断，特别是在新出现以上表现时。

4. 超声心动图   至少 25% 的肺栓塞患者出现右心室扩张。通常，超声心动图检查根据三尖瓣反流速度和右心室大小判定肺栓塞。超声心动图诊断肺栓塞的敏感性仅为 60%~70%，且阴性结果并不能排除肺栓塞。

5. CT   CT 检查在急性肺栓塞中能直接而迅速地描述肺动脉内的血块情况。有研究表明，在门诊的 440 例患者多层螺旋 CT 发现肺栓塞的发生率为 2.23%，60 岁以上的患者占 2.9%。

6. MRI   与多层螺旋 CT 相比，MRI 动态增强模式在评估肺栓塞患者的严重程度及预测预后方面更有效。

7. 肺通气 / 灌注同位素扫描显像   是无创、简便、安全的很有价值的诊断方法。目前常用 $^{99}Tc^m$ 标志的人体蛋白聚合颗粒静脉注射。肺栓塞患者进行肺通气 / 灌注的 SPECT 诊断敏感性可达 97%，特异性 88%；如与低剂量薄层 CT 扫描联合应用，敏感性无明显变化，但特异性可提高到 100%。

8. 肺动脉造影   在 CT 和 MRI 不能得出结论性意见，或检查结果阴性而临床高度怀疑肺栓塞时，可考虑使用肺动脉造影，其识别肺动脉末梢栓子的能力优于 CT 或 MRA。目前采用 CT 肺动脉造影（CTPA），对于肺栓塞的诊断敏感性可以达到 75%~100%，特异性可达 80%~100%，对于肺叶、肺段的显示准确性更高，有助于明确肺动脉内栓子的位置、范围、程度、性质和肺血流动力学状态等（图 6-5-1、图 6-5-2）。

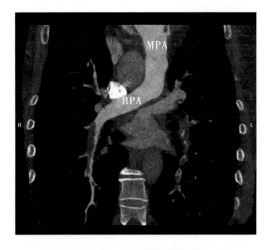

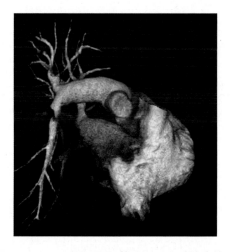

图 6-5-1   CT 肺动脉造影
MPA. 主肺动脉；RPA. 右肺动脉。

图 6-5-2   CT 容积再现，箭头所示为肺栓塞栓子

五、诊断标准

可疑高危肺栓塞和非高危肺栓塞是两种必须区分清楚、截然不同的状况，二者的诊断策略不同。

高危肺栓塞：直接威胁生命，根据患者出现的临床症状如呼吸困难、胸痛、晕厥，有时可合并循环不稳及休克表现，结合血浆 D- 二聚体、血气分析等，行心电图、心脏超声、CT、CTPA 检查可明确诊断（图 6-5-3）。

非高危肺栓塞：肺通气 / 灌注扫描仍是一个有效的检查方法，但因为它出现不确定结果的比例过高，很少被采用；对急诊患者首先测定血浆 D- 二聚体并进行临床可能性评估是合理的首选诊断方法，可排除 30% 的可疑肺栓塞患者；CTPA 检查并结合临床症状可明确诊断（图 6-5-4）。

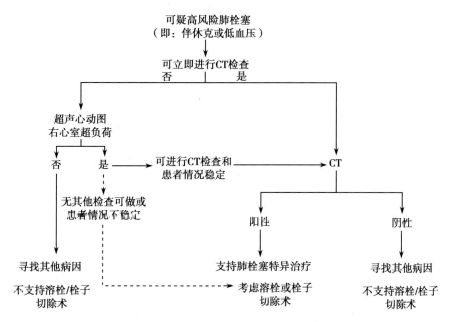

图 6-5-3　高危肺栓塞诊断流程

如果患者病危只能做床旁检查,可考虑不立即进行 CT 检查。经食管超声心动可在大部分有右心室超负荷和肺栓塞的患者中检出肺动脉血栓,并最终在螺旋 CT 中证实;DVT 证实和床旁 CUS 也有助于诊断。

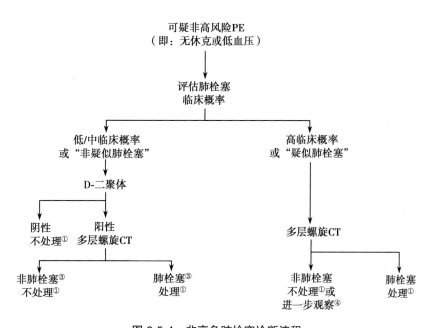

图 6-5-4　非高危肺栓塞诊断流程

①对肺栓塞患者实施抗凝治疗。②如果最近端的血栓至少是位于肺段内的,CT就有诊断价值。③如果单层 CT 呈阴性,需做下肢近端静脉超声来排除肺栓塞。④如果有高临床概率患者的多层螺旋 CT 结果为阴性,可考虑在终止肺栓塞的治疗前进行进一步观察。

六、治疗方法

(一) 药物治疗

1. 初始抗凝治疗　没有肝素诱导的血小板减少等禁忌证的肺栓塞患者,应使用低分子量肝素、依诺肝素、普通肝素或磺达肝癸钠抗凝治疗;对于有中高危肺栓塞发病概率且没有抗凝禁忌的患者应给予抗凝治疗。

2. 药物溶栓治疗 阿替普酶为第一个被美国食品药品监督管理局(FDA)许可的肺栓塞溶栓药。急性肺栓塞患者采用溶栓治疗是否受益,需考虑能否控制可能发展的循环或呼吸功能不全、右心室功能不全,以及是否能降低病死率;还应注意其他问题,如慢性血栓栓塞性肺动脉高压以及患者生活质量等。

(二)导管介入治疗

肺栓塞导管介入治疗的目的包括:①迅速降低肺动脉压力、右心室张力和肺血管阻力;②增加全身灌注;③促进右心室恢复。一般采取的方法包括抽吸血栓、碎栓、流变溶栓三种。进行导管介入治疗必须有严格训练及有相关设备使用经验的医务人员来操作。对于大面积肺栓塞有溶栓禁忌证的患者及溶栓后仍不稳定的患者可接受介入治疗;对次大面积肺栓塞患者,应评估其预后情况,判断是否需行导管介入治疗。低危肺栓塞患者不推荐行导管介入治疗。

(三)手术取栓

对于大面积或次大面积肺栓塞合并右心功能不全患者,在有溶栓禁忌证的情况下,急性手术取栓加体外循环是一种紧急有效的治疗方法。一般情况下,机械血栓切除术局限于主要的肺叶肺动脉分支,对于大面积栓塞的患者,肺血流量的改善及血流动力学的稳定是停止切除及溶栓的指征。据 Aklog 等报道,至2000 年,全世界有 853 例急性肺栓塞清除术,成功率在 70% 左右。手术死亡率与术前循环状态有关。术前未发生心脏停搏的患者手术死亡率在 10%~30%,术前发生心脏停搏者则手术死亡率可高达 60%~70%;术前未发生休克的患者手术死亡率为 17%,发生休克的患者手术死亡率为 42%;死亡原因主要是脑损伤、心力衰竭、败血症。术后较少发生再栓塞的存活患者中,80% 保持正常的肺动脉压和活动耐量。随着时间的推移,该手术的成功率不断提高,在 Aklog 报告的 29 例行肺血栓摘除术的急性肺栓塞患者中,26 例获得成功并存活 1 个月以上。研究者认为,手术成功率的提高(89%)主要取决于不断进步的手术技术、快速准确的诊断以及对患者的严格挑选。因可避免溶栓治疗发生严重颅内出血等的危险性,肺血栓摘除术已经作为急性肺栓塞的常规治疗方法之一,而不是其他方法无效时的最后选择。

手术方法:急性手术方法是肺动脉切开血栓取出术。全身麻醉成功后,常规建立体外循环,升主动脉及右心房插管,在中低温体外循环下心脏停搏或不停搏分别经升主动脉 - 上腔静脉窗下方切开右肺动脉;经主肺动脉切口直至左肺动脉,直视下取出新鲜松脆血栓或部分机化血栓。慢性病变可行肺动脉血栓内膜剥脱(PTE),在深低温停循环或中低温下心脏不停搏或停搏条件下,经升主动脉 - 上腔静脉窗切开右肺动脉,取出新鲜或松脆血栓,再经上腔静脉右侧切开右肺动脉段或亚段分支剥脱其机化血栓性内膜;再经主肺动脉至左肺动脉切口取出左肺动脉内血栓并进行血栓内膜剥脱;当肺动脉内回血太多影响手术视野时,将流量降低,最低至 0.5~1L/(m^2·min)。在深低温间断停循环下进行右、左肺动脉血栓取出及内膜剥脱时,每次停循环时间在 20 分钟左右,其间全身恢复灌注 10 分钟左右。根据患者情况可在术前或术中置入下腔静脉滤器。

【病例解析】

病例摘要

主诉

患者,男,45 岁,主因"胸闷、气短 4 个月"入院。

现病史

4 个月前无明显诱因出现胸闷、气短,活动后加重,伴干咳,无胸痛、咯血,无发热。行保守治疗未见缓解,现患者自觉症状较前加重。行肺动脉 CTA 示:双侧多发肺栓塞,右侧著,右下肺实变影,肺梗死? 心包积液,肝多发小囊肿可能大。为求进一步治疗收入心血管外科。

既往史:9 个月前左下肢骨折史。否认高血压、糖尿病、冠心病。

查体

体温 36.4℃,脉搏 94 次/min,呼吸 30 次/min,血压 120/90mmHg。颜面无水肿,口唇轻度发绀,颈静脉怒张。双下肺叩诊浊音,呼吸音低,心界不大,心率 94 次 /min,肺动脉瓣区第二心音亢进。

辅助检查

肺动脉 CTA 示:右肺动脉远段管腔内可见充盈缺损,右上肺动脉主干及其分支未显影;右下肺动脉管腔内充盈缺损,其分支未显影;左下肺动脉部分远段分支未显影部分分支内可见充盈缺损。双侧多发肺栓塞,右侧著,右下肺实变影,肺梗死? 心包积液,肝多发小囊肿可能大。

心脏超声:①右心增大,左心受压变小;②右心室壁增厚,室间隔与左心室后壁同向运动;③肺动脉主干及分支内径增宽,融合部 37mm,下腔静脉内径 20mm。LVEF 60%。超声提示:肺动脉高压(中度),右心增大,右心室壁增厚,肺动脉主干及分支内径增宽,三尖瓣反流(中度),主动脉瓣反流(轻度),二尖瓣反流(轻度),左心室舒张功能减低,心包积液(少量)。

解析

根据患者临床表现、查体、肺动脉 CTA 及心脏超声检查,作出诊断:肺栓塞,慢性血栓栓塞性肺动脉高压,三尖瓣关闭不全(中度)。根据患者年龄、心功能、血栓部位等情况,建议行外科手术治疗。

指南解读

2016 年欧洲心脏病协会推荐施行 PTE 的临床指征

一旦确诊患者罹患慢性血栓栓塞性肺动脉高压(CTEPH),就应该考虑是否施行 PTE。施行 PTE 的临床指征为:①纽约心脏协会心功能分级Ⅱ~Ⅳ级;②血栓位于手术可及的肺动脉主干、叶动脉或段动脉中;③没有严重的伴发疾病;④如果有手术指征,年龄、肺血管阻力大小和心功能不全程度均不是手术禁忌。

治疗经过

患者行冠脉造影 + 右心导管 + 支气管动脉栓塞术,全身麻醉体外循环下行肺动脉血栓内膜剥脱术,术前麻醉后测肺动脉压为重度肺动脉高压。手术过程:全身麻醉成功后,常规建立体外循环,升主动脉及右心房插管,在中低温体外循环下心脏停搏,分别经升主动脉 - 上腔静脉窗下方切开右肺动脉,经主肺动脉切口直至左肺动脉,直视下取出部分机化血栓行肺动脉血栓内膜剥脱。术后给予抗凝、抗炎、强心等对症支持治疗。恢复顺利,术后超声心动:右心增大,左心内径正常范围;各室壁厚度及运动正常;各瓣膜形态及运动未见异常;主动脉未见异常,肺动脉主干增宽;心包腔内未见明显液性暗区。超声提示:肺栓塞取出术后,肺动脉高压(轻度),右心增大,肺动脉主干增宽,三尖瓣反流(轻度),左心室舒张功能减低;LVEF 63%。出院前再次行超声检查:肺栓塞取出术后,目前心脏结构及血流未见异常;LVEF 68%。准予出院。

知识点

肺动脉血栓内膜剥脱围术期要点

1. 术中注意 ①术中尽可能完全摘除远端栓子,直至支气管动脉有大量鲜红色的血液流出;剥离层面应包括血栓本身和增厚的内膜。在手术过程中寻找剥离层面时,如果手术视野布满经支气管动脉或其他侧支循环的回血而影响手术操作,则可开始停循环,但每次停循环的时间不应超过 20 分钟。正确的应剥离层面的特点是层面呈珍珠白且感觉柔滑,若略带紫或桃色则提示层面过深,需立即调整。②手术中根据支气管动脉反流的情况,采用间断深低温停循环或深低温低流量的体外循环方式,停循环和低流量过程中应用甲泼尼龙 20mg/kg,注意脑保护。

2. 术后注意　肺再灌注后肺水肿是肺动脉血栓内膜剥脱术后围术期死亡的一个重要原因,对此处理除了限制入量、加强利尿、维持心功能外,呼吸治疗非常重要。因此术中、术后呼吸辅助非常重要,一般需应用 PEEP 5~10cmH$_2$O(1cmH$_2$O=0.098kPa),应用反比通气,将吸呼比调整到(2~3):1,增加吸气和通气平台时间,增加肺泡内压力,减轻肺水肿,改善气体交换。必要时需使用 ECMO 辅助治疗。

(李海洋)

推荐阅读文献

[1] SHANNON MB,ROMAN J,SCOTT M. et al.Antithrombotic therapy and prevention of thrombosis,9th ed: American College of Chest Physicians evidence-based clinical practice guidelines.Chest,2012,141(2 Suppl): e351S-e418S.

[2] DEN EXTER PL,HOOIJER J,DEKKERS OM,et al. Risk of recurrent venous thromboembolism and mortality in patients with cancer incidentally diagnosed with pulmonary embolism: a comparison with symptomatic patients. J Clin Oncol,2011,29(17): 2405-2409.

[3] JIMÉNEZ D,AUJESKY D,DÍAZ G,et al. Prognostic significance of deep vein thrombosis in patients presenting with acute symptomatic pulmonary embolism. Am J Respir Crit Care Med,2010,181(9):983-991.

[4] STEIN PD,CHENEVERT TL,FOWLER SE,et al. Gadolinium-enhanced magnetic resonance angiography for pulmonary embolism: a multicenter prospective study (PIOPED Ⅲ). Ann Intern Med,2010,152(7):434-443.

[5] BAUER KA. Recent progress in anticoagulant therapy: oral direct inhibitors of thrombin and factor Xa. J Thromb Haemost,2011, 9(Suppl 1):12-19.

[6] TASK FORCE M,GALIE N,HUMBERT M ,et al. 2015 ESC/ERS guidelines for the diagnosis and treatment of pulmonary hypertension: The Joint Task Force for the Diagnosis and Treatment of Pulmonary Hypertension of the European Society of Cardiology (ESC) and the European Respiratory Society (ERS) Endorsed by: Association for European Paediatric and Congenital Cardiology (AEPC),International Society for Heart and Lung Transplantation (ISHLT). Eur Heart J,2016,37(1):67-119.

第七章

终末期心脏病治疗

第一节 心脏辅助装置

本节要点

1. 心力衰竭的治疗方法　临床上心力衰竭的常用治疗方式是药物治疗、外科手术治疗、心脏移植等。随着技术的发展,心脏机械辅助循环治疗已经成为一种成熟的治疗方法。

2. 机械辅助循环装置的类型　机械辅助循环治疗包括主动脉内球囊反搏、体外膜氧合、心室辅助装置、全人工心脏及其他的循环支持系统。

3. IABP 的临床适应证　顽固性左心衰竭伴心源性休克,急性心肌梗死合并心源性休克,急性心肌梗死出现机械并发症如乳头肌断裂、室间隔穿孔等,顽固性不稳定型心绞痛,为高危外科及冠状动脉旁路移植术的患者提供心脏辅助过渡,外科重症体外循环脱机过渡,高危 PCI 预防性植入,晚期风湿性心脏病患者及 EF<30% 心力衰竭患者。

4. 体外膜氧合　其原理是将体内的静脉血引出体外,经过特殊材质人工心肺旁路氧合后注入患者动脉或静脉系统,起到部分心肺替代作用,维持人体组织脏器的氧合及血供,是走出心脏手术室的体外循环技术。

5. 左心室辅助装置的并发症　出血、血栓、右心衰竭、装置故障、感染等。

心力衰竭是临床引起患者死亡的重要原因之一。临床上心力衰竭的常用治疗方式是药物治疗、心脏移植等。随着技术的发展,心脏机械辅助循环治疗已经成为一种成熟的治疗方法。心脏机械辅助循环装置(mechanical circulation support, MCS)是指用人工制造的机械装置,部分或完全替代心脏的泵血功能,保证全身组织、器官的血液供应。除了临床常用的机械辅助循环治疗形式(主动脉内球囊反搏)外,2013 年美国心脏病学会/美国心脏协会(ACC/AHA)心力衰竭指南中,已经将心室辅助支持列为治疗心力衰竭的重要方式。心室辅助支持与别的治疗方式不同,其通过血液引流,直接从心室卸负荷,部分或全部代替心脏的泵血功能,类似心脏移植。然而,与心脏移植不同的是,它不需要来之不易的供者心脏。

机械辅助循环治疗包括主动脉内球囊反搏(IABP)、体外膜氧合(ECMO)、心室辅助装置(VAD)、全人工心脏(TAH)及其他的循环支持系统。

一、主动脉内球囊反搏

主动脉内球囊反搏(IABP)是一种机械循环辅助方法,通过在左锁骨下动脉开口远端和肾动脉开口上方的降主动脉内植入一根带球囊的导管,在心脏舒张期球囊充气,在心脏收缩前球囊放气,达到辅助心脏功能的作用。1958 年,Harken 首次提出主动脉内球囊反搏的概念。1967 年,美国纽约州迈玛摩利医院的 Kantrowitz 医生首先将这种主动脉内球囊反搏技术用于临床,成功救治了 2 例药物治疗无效的急性心肌梗死合并严重心源性休克的患者,至今 IABP 在国内外应用已十分普遍。IABP 可增加冠状动脉血流来改善心肌氧供给,改善外周循环,减少主动脉内舒张末期容量及心脏收缩时左心室后负荷,减少心肌耗氧,增加心肌收缩力,改善心功能。

（一）IABP 的应用原理

IABP 是一种机械循环辅助方法,通过在左锁骨下动脉开口远端和肾动脉开口上方的降主动脉内植入一根带球囊的导管,在心脏舒张期球囊充气,在心脏收缩前球囊放气,达到辅助心脏功能的作用。心脏舒张期,球囊充气,主动脉舒张压升高,冠状动脉流量增加,心肌供血增加;心脏收缩前,球囊排气,主动脉压下降,心脏后负荷下降,心脏射血阻力减少,心肌摄氧量下降。

IABP 与药物治疗的比较:IABP 对于衰竭心脏的疗效优于目前应用的任何药物,儿茶酚胺类药物能增强心肌收缩力、提高血压、增加心肌供血,但也增加心脏射血阻力和心肌摄氧量,从而加重心肌缺血坏死,导致恶性循环;扩血管药能降低心脏射血阻力,但也降低血压而减少心肌供血,在血压低的情况下不能应用;IABP 既增加心脏氧供,又减少氧耗。

（二）IABP 的血流动力学效应

IABP 可以降低左心室后负荷、减轻心脏做功,左心室收缩压和射血阻力降低 10%~20%;左心室舒张末期容量下降 20%;心排血量增加 $0.5L/(min \cdot m^2)$。IABP 可以提高舒张压,增加冠状动脉灌注,用于重症冠状动脉旁路移植术患者、急性心肌梗死患者、晚期风湿性心脏病患者及 EF<30% 的心力衰竭患者;可以增加全身重要器官血灌注,肾血流增加 19.8%、肝血流增加 35%、脾血流增加 47%,循环稳定,微循环改善,尿量增加;降低右心房压及肺动脉压,右心房压降低 11%,肺动脉压降低 12%,肺血管阻力降低 19%,对右心功能也有一定的帮助和改善。

（三）IABP 的临床应用适应证

顽固性左心室衰竭伴心源性休克,急性心肌梗死合并心源性休克,急性心肌梗死出现机械并发症如乳头肌断裂、室间隔穿孔等,顽固性不稳定型心绞痛,为高危外科及冠状动脉搭桥的患者提供心脏辅助过渡,外科重症体外循环脱机过渡,高危 PCI 预防性植入,晚期风湿性心脏病患者及 EF<30% 心力衰竭患者。

（四）IABP 的禁忌证

①显著的主动脉瓣关闭不全;②主动脉窦瘤破裂、主动脉夹层;③凝血功能障碍;④脑出血急性期;⑤心脏外科手术畸形矫治不满意者;⑥有转移肿瘤或严重凝血机制障碍者。

（五）IABP 的植入及其工作模式

在严格无菌操作下,以 Seldinger 穿刺法常规于左或右侧股动脉穿刺,送入导丝,预扩后植入 IABP 鞘导。如患者身高大于 165cm,则选择 40ml 的 IABP 球囊导管;如身高低于 165cm,则选择 34ml 的 IABP 球囊导管。常用型号:Arrow 40ml、30ml 等;Datascope 40ml、34ml 等。球囊导管植入后连接于主动脉内球囊反搏机,以心电触发模式 1:1 起搏(合并心房颤动患者使用压力触发模式)。IABP 球囊导管保留于体内 1~2 周,最长可维持 1 个月左右。在体内期间,终止搏动不能超过 30 分钟。IABP 植入后,低分子量肝素 40mg 皮下注射(每日 2 次),不需监测活化凝血时间(ACT)。IABP 导管中心腔每小时用 5~10ml 肝素盐水冲洗(5 000IU 肝素 /500ml 生理盐水)。IABP 应用期间常规使用抗生素并详细记录相关并发症。

（六）球囊反搏时机的选择

通常有两种方法来触发球囊的反搏,首先可以根据球囊顶端记录的动脉波形进行触发,也可以通过心电图 QRS 波形在时间上进行控制。这两种方法均有效,当患者出现心律失常时,宜采取动脉波形进行触发。IABP 控制台亦可以手工对球囊进行充放气调节。要求球囊反搏必须在准确的时间内进行充放气,理想状态下球囊应在主动脉瓣刚一关闭时充气,与动脉波形的两个上升波之间切迹相对应。同时,最好在左心室即将射血前球囊放气,如果在舒张期放气过早,则疗效不佳。

辅助有效的指标为:升压药用量逐渐减少,心排血量增加,血压逐渐回升,心率、心律恢复正常,尿量增加,末梢循环改善,手脚变暖。如应用 IABP 后病情无改善,甚至恶化,应进一步查找原因。应用 IABP 者部分治疗失败,常见的原因有:应用太晚,起初试图用药物纠正心力衰竭,对应用 IABP 犹豫不决,低血压时间长,组织缺氧,造成多脏器功能不可逆性衰竭;撤除过早,病情有所恢复,但尚未稳定,撤出 IABP 后又重新恶化;病情过重,IABP 在心脏具有一定的收缩功能和维持一定血压的情况下才有效,更严重的心力衰竭需左心室辅助装置或心脏移植;有影响心脏的机械性因素,如先天性心脏病(简称"先心病")畸形矫正不满意、冠状动脉搭桥后桥阻塞,这些患者应用 IABP 无效,应尽早再次手术。

(七) 脱离 IABP

IABP 通常与正性心肌药物同时使用,在患者使用正性心肌药物适宜的剂量情况下,血流动力学稳定 24 小时后考虑撤离 IABP。如果多巴胺用量 <5μg/(kg·min),且依赖性小,减药后对血流动力学影响小;心指数 >2.0L/(min·m^{-2});平均动脉压 >80mmHg;尿量 >1ml/(kg·h);手足暖,末梢循环好,意识清醒,问答正确;已撤除呼吸机且血气正常;减少反搏频率或反搏幅度时,上述指标稳定。将球囊调整至 1:2 的模式,对患者的血流动力学观察 4~6 小时,如果保持稳定,再将球囊调整至 1:3 的模式,继续观察 4~6 小时。如平稳可脱离球囊,较为安全的方式是在 1:3 的模式下逐渐减少球囊容量,最终撤离球囊。但大多数患者并不采取这种方式。撤离球囊时,用注射器抽空使球囊放气,将套管和球囊一起拔出。徒手压迫 30 分钟,见无渗血,无菌敷料加压包扎,嘱患者术肢制动 8~12 小时,24 小时方可下床活动,密切观察穿刺处皮肤有无出血现象。

(八) IABP 的并发症及防治

IABP 的并发症多与器具本身和插管技术有关,血管并发症多与插管有关。经皮插管和切开插管引起的血管并发症没有显著差异,也有报道经皮插管引起的血管并发症发生率高。IABP 相关并发症及预防措施如下:

1. 下肢缺血 发生率为 5%~20%。表现为缺血肢体疼痛,皮肤苍白、变凉,足背动脉搏动消失。注意抗凝要适当,选择合适的球囊导管,持续反搏,注意下肢动脉搏动(也可用多普勒超声监测)、温度、颜色的变化,及时处理异常情况。原因:股动脉粥样硬化斑块狭窄;血栓脱落,下肢动脉栓塞;球囊导管或鞘管粗、股动脉细、阻塞股动脉;球囊导管或鞘管周围血栓形成。处理:当出现远端肢体缺血时,应拔出球囊、修复血管、清除血栓。如果必要,在相应的位置重新安放球囊,如无效则要实施股 - 股动脉旁路移植术。

2. 感染 注意无菌操作,合理使用抗生素。原因:IABP 后需抗凝治疗的患者,置管处的切口渗血多引起继发感染,或无菌操作不严格。

3. 局部或全身性出血 局部出血可给予缝合及沙袋压迫,全身性出血的应调节抗凝血药。原因:人工血管吻合口缝合不严,血管分支损伤;体外循环机制紊乱,胸腔或心包引流液多。

4. 导管插入夹层 一般考虑手术修补。预防:切开法插入导管时认清解剖层次,先吻合人工血管后插入导管;经皮穿刺法植入时,穿刺针回抽血液通畅,以保证穿刺针在血管腔内。

5. 动脉撕裂穿孔 手术修补。预防及处理:操作准确轻柔,遇阻力时可旋转导管方向,不可暴力强行插入,如发生动脉撕裂穿孔,要立即手术。

6. 球囊破裂 导管囊内见到血液即可确定。一旦发生,应尽快抽除球囊内气,并迅速拔除导管,以防血栓形成。预防及处理:应用前常规检查球囊有无破裂,球囊不要接触尖锐、粗糙物品,一旦发生要立即更换球囊导管,否则进入球囊的血液凝固,球囊将无法拔出,只能通过动脉切开取出。

上述并发症如注意防治,其发生率并不高,不会影响 IABP 临床疗效。

二、体外膜氧合

体外膜氧合(extracorporeal membrane oxygenator,ECMO):其原理是将体内的静脉血引出体外,经过特殊材质人工心肺旁路氧合后注入患者动脉或静脉系统,起到部分心肺替代作用,维持人体组织脏器的氧合及血供,是走出心脏手术室的体外循环技术。ECMO 的基本结构包括血管内插管、连接管、动力泵(人工血泵)、氧合器(人工肺)、供氧管、监测系统。ECMO 分为静脉 - 静脉 ECMO(VV ECMO)及静脉 - 动脉 ECMO(VA ECMO),心脏外科常用的是 VA ECMO。

(一) VA ECMO 的原理和结构

血液中的氧合可以利用体外膜氧合通过动脉 - 静脉(VA)通路或静脉 - 静脉(VV)通路获得。为了辅助衰竭的心脏,VA ECMO是必需的,利用一个静脉插管及动脉插管分别作为引流管及灌注管,利用血泵及氧合器代替心脏及肺的功能。基本原理和体外循环的原理一样。插管位置可以位于中心或者外周,取决于当时的情况。VA ECMO操作方便易行,适合于急诊患者短期使用。使用VA ECMO的患者需要严格抗凝,通常情况下患者使用呼吸机维持呼吸。

VA ECMO的基本结构包括血管内插管、连接管、动力泵(人工心脏)、氧合器(人工肺)、供氧管、监测系统。临床上常将可抛弃部分组成套包,不可抛弃部分绑定存放,并设计为可移动,提高应急能力。

(1) 氧合器(人工肺):其功能是将非氧合血氧合成氧合血,又称人工肺。氧合器有硅胶膜型与中空纤维型两种。硅胶膜型相容性好,少有血浆渗漏,血液成分破坏小,适合长时间辅助,例如支持心肺功能等待移植、感染所致呼吸功能衰竭。其缺点是排气困难,价格昂贵。中空纤维型易排气,2~3日可见血浆渗漏,血液成分破坏相对大,但由于安装简便仍首选为急救套包。如需要,稳定病情后可于1~2日内更换合适的氧合器。

(2) 动力泵(人工心脏):作用是形成动力驱使血液向管道的一方流动,类似心脏的功能。临床上主要有两种类型的动力泵:滚轴泵、离心泵。由于滚轴泵不易移动,管理困难,在急救专业首选离心泵作为动力泵。离心泵的优势是安装、移动方便,管理方便,血液破坏小;在合理的负压范围内有抽吸作用,可解决某些原因造成的低流量问题;新一代的离心泵对小儿低流量也易操控。

(3) 肝素涂抹表面技术:在管路内壁结合肝素,肝素保留抗凝活性,即肝素涂抹表面技术。目前常用的有Carmeda涂抹。使用肝素涂抹表面技术可以使血液在低活化凝血时间(ACT)水平不在管路产生血栓;肝素涂抹表面技术可减少肝素用量、减少炎症反应、保护血小板及凝血因子。因此肝素涂抹表面技术可减少ECMO并发症、延长支持时间。

(二) ECMO与传统体外循环的区别

ECMO与传统体外循环的区别:①ECMO是密闭性管路,无体外循环过程中的储血瓶装置,体外循环则是开放式管路,有储血瓶作为排气装置。②ECMO的管路,由于是肝素涂层材质,并且是密闭系统管路,无相对静止的血液,ACT 120~180秒,体外循环则要求ACT>480秒;③ECMO维持时间1~2周,有超过100日的报道,体外循环一般不超过8小时。④体外循环需要开胸手术,需要时间长,要求条件高,很难实施。ECMO多数无须开胸手术,操作相对简便快速。

(三) 适应证

1. 心脏术后因心肌顿抑导致心力衰竭,不能脱离体外循环。

2. 心脏术后出现肺水肿或合并可逆性的肺动脉高压。

3. 心肌炎、冠状动脉痉挛等所致急性心力衰竭。

4. 心脏移植或心室机械辅助装置植入前的辅助治疗。

5. 心肺移植术后心肺功能不全或肺动脉高压危象。

6. 各种原因引起的严重急性肺损伤。

7. 药物或呼吸机治疗无效的新生儿顽固性肺动脉高压。

8. 应用于某些气管手术和神经外科手术。

(四) 应用指征

1. ECMO的循环支持指征

(1) 心脏排血指数<2.0L/(m^2·min)已达3小时以上。

(2) 代谢性酸中毒,BE<-5mmol已达3小时以上。

(3) 平均动脉压过低,新生儿<40mmHg,婴幼儿<50mmHg,>3岁儿童和成人<60mmHg。

(4) 尿量<0.5ml/(kg·h)。

(5) 手术畸形矫正满意,使用大剂量血管活性药物效果不佳,难以脱离体外循环支持。

2. ECMO的呼吸支持指征

(1) 肺氧合功能障碍,PaO_2<50mmHg或$D_{A-a}O_2$>620mmHg。

(2) 急性肺损伤患者,PaO_2<40mmHg,pH<7.3已达2小时。

（3）机械通气 3 小时后，$PaO_2 < 55mmHg$（FiO_2 1.0），$pH < 7.3$。

（4）机械通气期间出现严重气道损伤。

（五）禁忌证

1. 体重低于 2kg，胎龄不足 32 周的新生儿。

2. 长时间机械呼吸支持治疗（新生儿 10 日，成人 7 日），导致肺组织纤维化和严重的气压伤等不可逆改变的患者。

3. 长时间处于休克状态的患者，持续代谢性酸中毒，$BE < -5mmol$ 超过 12 小时；持续尿量 $< 0.5ml/(kg \cdot h)$ 超过 12 小时。

4. 不可逆的肺疾病，近期又无移植治疗可能的患者，如广泛肺纤维化。

5. 有明显出血倾向，特别是颅内出血的患者。

6. 多器官功能衰竭的患者。

7. 不可逆的脑损害。

8. 严重感染或晚期恶性肿瘤患者。

（六）相对禁忌证

①机械通气 >7 日；②不可逆的或慢性的心功能不全；③年龄 >60 岁。

（七）插管位置

1. 股静脉 - 股动脉　适用于成人或体重较大儿童。存在上半身冠状动脉和脑组织灌注不充分的缺点。

2. 颈内静脉 - 颈动脉　婴幼儿常用。不足之处是非搏动灌注成分较多，血流动力学不易保持稳定。

3. 右心房 - 升主动脉　插管及撤除操作复杂，但由于在主动脉根部灌注，有利于改善心肌供血。尽量采用外周血管插管，以减少出血和感染的概率。循环辅助一般为 5 日左右，可选用离心泵和中空纤维氧合器。

（八）并发症

ECMO 的并发症主要包括机械原因和生理原因两大类。机械原因如回路血栓堵塞或脱落、氧合器功能不良、机械泵或加热器故障、置管和拔管相关并发症等。一旦发生上述并发症，应迅速让机体从 ECMO 上脱离，并恢复治疗前的机械通气，同时处理相应的回路问题。

生理原因主要与 ECMO 扰乱凝血功能和动脉搏动灌注方式有关，主要包括：

1. 中枢神经系统　在儿童，由于 ECMO 无脉搏转流和右颈动脉的结扎改变了正常的血液循环方式，有可能导致右脑损伤和听力损害，ECMO 期间保持正常的头位以利于良好的颅内血供，对预防中枢神经系统并发症十分重要。为避免右颈内静脉血液淤滞，有学者建议经颈内静脉向脑端置管，充分引流颅内血液从而减轻脑淤血。此外，镇静剂的应用可减少 ECMO 期间躁动和癫痫的发生。

2. 血液系统　主要是出血倾向，ECMO 一般采用全身肝素化，出血不可避免，严重出血将危及患者生命。有统计表明，新生儿 ECMO 脑内出血的发生率为 29%，但这种出血极易发生在非足月胎龄的患儿（<34 周）。足月胎龄患儿 ECMO 发生颅内出血与出生时颅脑损伤有关。在胎龄不足 35 周的新生儿应用 ECMO，几乎 100% 发生脑室出血，因此 ECMO 禁用于胎龄不足 36 周的新生儿。除了颅内出血外，ECMO 治疗过程中有很多插管，全身肝素化后易发生出血，严重时应终止 ECMO。ECMO 转流期间血小板易黏附于硅胶膜和管道表面，导致血小板持续破坏和消耗，因而 ECMO 对血液系统损害最大的是血小板。故 ECMO 治疗期间一般需每日补充浓缩血小板。红细胞破坏和溶血也容易发生，因而成人有时需补充浓缩红细胞。肝素化回路可减少血细胞的破坏，降低出血的发生率，但价格较昂贵。

3. 心血管系统　ECMO 期间有时出现心搏出压和搏出量极度降低的现象，即心脏晕厥现象。一般持续时间较短暂，具体机制不明，但与死亡率有关。此外，高血压也是 ECMO 期间一种危险的并发症，可增加颅内出血的危险，甚至诱发心脏压塞。栓塞也是常见并发症，气栓或者血栓可引起神经系统和外周组织梗死的相应症状。

4. 其他　少尿在 ECMO 早期常见，另外还有感染、水电解质紊乱、酸碱平衡失调等。应注意出血、血栓、感染、肢体缺血等应用 ECMO 后常见的并发症，应注意引流液颜色。适应证选择不当或操作不够熟练，也可引起局部出血、疼痛或假性动脉瘤，故 ECMO 后需注意观察患者穿刺点的情况，必要时床旁开胸止血。注意预防感染。

三、心室辅助装置

心室辅助装置（ventricular assist device，VAD）是将心脏内的一部分血液引流到辅助装置中，并通过 VAD 提供的机械动力重新注入循环系统，部分或完全替代心脏的泵血功能，从而减轻心脏负担，保证全身组织、器官的血液供应。VAD 主要应用于心脏功能恢复前的过渡治疗、移植前替代治疗和心力衰竭患者的终末期治疗。1963 年，Debakey 首次将带有瓣膜的搏动泵用于心脏术后的低心排患者，进行左心辅助，1 周后成功存活，从而揭开了 VAD 治疗心力衰竭的序幕。1984 年，第一个经美国食品药品监督管理局（FDA）批准的 Novacor 泵应用于临床。我国近年也开展 VAD 的研发，部分研发装置已经进入临床试验阶段。

（一）适应证

各种原因引起的严重心力衰竭、低心排血量综合征、传统药物治疗或其他辅助手段不能维持稳定的循环状态都可以作为 VAD 治疗的适应证。

1. 心脏外科术后，严重低心排血量综合征，药物治疗或其他辅助手段（如 IABP）无效，循环状态持续恶化者。

2. 内科各种原因引起的重症心力衰竭患者，如发生急性失代偿，常规治疗手段无效，应用 VAD 可以提高救治成功率。

3. 等待心脏移植患者如心功能急剧恶化，用 VAD 延长等待时间，为患者创造手术机会。

4. 不适合进行心脏移植患者，使用 VAD 行永久替代治疗。

5. 用永久起搏器和 / 或植入性除颤器不能控制的恶性室性心律失常，也是植入 VAD 的适应证。

6. 入选合适的患者非常重要，入选患者是否适合植入 VAD，决定着 VAD 植入后的效果。一般从血流动力学状态及其他方面来决定合适的入选患者。植入 VAD 的血流动力学标准包括：

（1）心指数 $<2.0L/(min \cdot m^2)$（药物无效或主动脉内球囊反搏后）。

（2）动脉收缩压 $<80mmHg$（或平均动脉压 $<65mmHg$）。

（3）肺毛细血管楔压（又称"肺动脉楔压"）$>20mmHg$。

（4）尿量 $<20ml/h$（成人，利尿剂应用后）。

（5）体血管阻力 $>210kPa \cdot s/L$（2 100dyn·s/cm^5）。

（6）血管活性药物治疗效果不佳［两种及多种血管活性药物达中到大剂量治疗：肾上腺素 $\geq 0.15\mu g/(kg \cdot min)$，多巴酚丁胺 $\geq 10\mu g/(kg \cdot min)$，多巴胺 $\geq 10\mu g/(kg \cdot min)$，米力农 $\geq 0.5\mu g/(kg \cdot min)$］。

非血流动力学方面：要保证长期辅助装置植入的成功，必须进行其他方面的评估。

肾功能不全（存在于大多数心功能不全的患者）是植入 VAD 后效果不佳的一个重要因素。长期进行透析的患者不适合进行 VAD 植入。而且，对于持续进行静脉 - 静脉血滤（CVVH）治疗的患者，或血肌酐大于 265.2mmol/L（3.0mg/dl）的患者不适合进行永久辅助治疗。

肝功能的情况也要进行仔细的评估。研究表明，当患者术前直接胆红素异常时，植入 VAD 后患者的存活率有所下降。肝功能状态也与 VAD 植入后患者的生存率相关。对于永久辅助治疗的患者，当患者的国际标准化比值（INR）大于 2.5，和 / 或丙氨酸氨基转移酶（ALT）及天冬氨酸氨基转移酶（AST）大于正常值 3 倍时，应排除入选。

当有严重的肺部病变，例如当 FEV$_1$ 小于 1L 时，不适宜进行长期植入 VAD。其他需考虑因素包括认知功能障碍、既往有神经系统事件并有后遗症、严重的外周血管病变（例如有严重的肢体缺血或静息痛、截肢）、严重营养不良。须注意恶性肿瘤不是禁忌证。

年龄本身并不是植入 VAD 的绝对禁忌证，但国际心肺移植协会（ISHLT）建议，对年龄大于 60 岁的患者进行其他的临床风险评估。

（二）禁忌证

1. 神经系统功能障碍（脑出血、血栓等）。

2. 频发室性心律失常，药物不能控制。

3. 严重的肝、肾功能不全，AST、ALT 或血清总胆红素（TBIL）> 正常值 5 倍的患者。

4. 血清肌酐 >443μmol/L 或需要肾脏替代治疗。

5. 不能控制的感染等。

6. 严重的呼吸功能障碍。

7. 消化道溃疡病史。

8. 曾经有过心脏移植或主动脉瓣置换（机械瓣）的患者。

9. 血小板计数 <50×10⁹/L。

10. 主动脉瘤 >5cm 未经治疗。

11. 严重肺动脉高压患者，>8 Wood 单位（1Wood 单位 =1mmHg·min/L），药物治疗无效者。

12. 周围血管疾病。

13. 患者有严重的主动脉关闭不全等。

14. 心肺复苏 >30 分钟。

15. 不同意 VAD 植入者。

（三）心室辅助装置的种类

1. 第一代血泵为搏动泵，常用的有 Novacor 泵、HeartMate XVE 泵、Excor 泵、BVS 5000 泵等。20 世纪八九十年代应用最多，主要供短期应用，部分可长期使用。但由于体积大、耗能多、并发症多，随着第二代血泵的临床应用，临床上已经少用或停用。

1984 年，第一个经美国 FDA 批准应用于临床的是 Novacor 泵，植入数量超过 1 600 例患者，其中德国应用最多，超过 1 500 例。它在世界将近 100 个医学中心中使用，以耐久性著称。我国阜外医院成功进行了此泵的植入 1 例，辅助 2 年，并成功地进行了心脏移植。

HeartMate XVE 泵是一种气动、产生搏动血流的辅助泵，它可以行左心室、右心室及双心室辅助，不能植入体内。2001 年的 REMATCH 临床试验表明，应用左心室辅助（应用血泵为 HeartMate XVE 泵）治疗明显优于单纯药物治疗的患者。2003 年 7 月，美国 FDA 根据这个临床试验，批准 HeartMate XVE 泵进行永久支持治疗。HeartMate XVE 泵成为第一个经美国 FDA 批准的用于永久辅助的 VAD，其通过推板产生搏动性血流，植入患者的体表面积要求大于 1.5kg/m²。它的内表面进行特殊涂层，可不用抗凝。大规模的临床试验表明，其临床结果优于单纯药物治疗。

BVS 5000 泵也是一种气动、产生搏动血流的辅助泵，可以行左心室、右心室及双心室辅助，适用于短期辅助，可以产生大约 6I/min 的流量。1999 年 9 月，据 BVS 5000 泵的全球数据库统计，有 1 513 人植入此泵，其中 63% 用于术后心力衰竭患者，多为双心室辅助，平均的辅助时间是（5.5±6.4）日。阜外医院主要应用此泵进行短期心室辅助。

然而，随着长期植入后其机械故障及感染的发生率增加及新一代血泵的出现，目前第一代血泵的临床应用急剧减少甚至停用，国际心室辅助协会的统计资料也证明了这一趋势。Novacor 泵在 2012 年被停止使用，其余血泵都极少应用于临床。

2. 第二代血泵为旋转泵（即持续流血泵，包括轴流泵及离心泵），是目前临床应用最多的血泵。常用的有 HeartMate II 泵、Jarvik 2000 泵、MircorMed DeBakey 泵、Hemopump 泵等，主要应用于移植前的过渡支持治疗及永久辅助治疗。

临床上长期植入搏动泵后，感染、泵失功及血栓等并发症的发生率高。第二代血泵部分克服了这些问题，其特点是旋转叶片转动使血流成为持续性血流。优点：体积小、易植入；没有瓣膜装置部分，没有球囊室，减少感染发生率；结构简单，减少了泵失功的发生率。

HeartMate II 泵为轴流血泵，是替代 HeartMate XVE 的产品，技术较为成熟。其临床应用已超过

17 000 例患者,最长的辅助时间是 8 年,有 100 例患者辅助时间超过 5 年。患者年龄跨度大,10~91 岁。2003 年开始临床试验,2005 年获得欧洲的 CE 认证,可以进行移植前过渡治疗及永久支持治疗。

移植前过渡治疗的临床试验:Miller 等报道,2005—2006 年,在全美 26 个心脏中心进行植入 HeartMate Ⅱ泵后移植前过渡的临床试验。入选了 133 例等待心脏移植的终末期心力衰竭患者。以 180 日为研究终点,观察患者是否进行心脏移植、撤机或者继续使用血泵辅助,平均辅助时间为 126 日。结果表明,辅助 3 个月后,患者的心功能及生活质量都有明显提高。HeartMate Ⅱ泵可以应用于移植前过渡使用,2008 年美国 FDA 正式批准其进行移植前过渡使用。

永久辅助治疗的临床试验:Slaughter 等报道,2005 年 4 月—2007 年 5 月,美国 38 个心脏中心,共入选 200 例心力衰竭患者,其中 134 例植入 HeartMate Ⅱ泵,66 例植入 HeartMate XVE 泵,试验终点为 2 年内再次手术换泵或脑血管意外的发生率、生存率及并发症的发生率等。临床试验表明:与搏动泵(HeartMate XVE 泵)相比,旋转泵(HeartMate Ⅱ泵)可以显著提高患者 2 年的生存率,分别为 24% 及 58%。无神经系统并发症及泵失功分别为 11% 及 46%。2010 年 1 月被批准应用于不适合心脏移植的患者进行永久支持使用。2014 年辅助循环协会的注册登记研究表明,HeartMate Ⅱ泵在进行永久辅助临床治疗中,其临床治疗效果优于其他血泵。

Jarvik 2000 泵为可植入的轴流泵,重约 85g,直径约 2.5cm。转速为 8 000~12 000 转/min,在 100mmHg 的后负荷下可以产生 3~6L/min 的血流量。在美国、欧洲及亚洲等地获得医疗认证;作为心脏移植前过渡和永久支持治疗;最长植入时间为 7 年半,使用超过 600 例。2005 年在欧洲取得 CE 认证,用于移植前过渡治疗及永久辅助治疗。目前在美国,正在进行永久辅助治疗的临床试验,入选 204 例患者植入 Jarvik 2000 泵,202 例患者植入 HeartMate Ⅱ血泵作为对照组。

Micro Med DeBakey 泵为可植入轴流泵,有 7 个国家 46 个心脏中心 370 例患者使用;长 7.5cm,直径 2.5cm;转速可达 10 000 转/min,可以在后负荷为 100mmHg 时产生 5~6L 的流量。泵的一端接以金属钛制成的流入管道,流出管道为一人工血管,可植入胸腔。在欧洲已获得医疗认证,目前在美国进行临床试验。

3. 第三代血泵尚处于研制及临床试验阶段。其突出特点是利用磁悬浮或水力悬浮,从而不需要轴承,可以减少机械磨损及对血细胞的破坏,减少血栓及感染等。有 HeartWare 泵、Incor 泵、DuraHeart 泵等。

HeartWare 泵是一种磁悬浮离心血泵。从左心室心尖部插管,重仅 145g,可以提供 10L/min 的流量。可以放置体内,可以进行双心室辅助,为离心泵类型中体积最小的。2012 年美国 FDA 批准其可以进行移植前的过渡治疗使用。2013 年在美国 50 个心脏中心开始进行永久植入的临床试验。目前,HeartWare 泵在 37 个国家共 230 个心脏中心使用,包括在美国有 100 个心脏中心,共植入数量超过 5 000 例。HeartWare 泵可以不用正中开胸而从侧开胸植入。

Incor 泵是第一个投入临床应用的采用磁悬浮轴承的轴流泵。Incor 泵的核心部分是一个微型轴流泵,包括导叶、转子叶轮和静子扩压器。转子和静子叶型均利用 CFD 模拟流场比较后,采取阿基米德螺旋设计以减小剪切力。100mmHg 压力下,血流量为 5L/min 时工作转速 8 000r/min。2002 年世界第一例 Incor 泵在德国植入人体。目前,Incor 泵正在欧洲进行临床试验,最长的辅助时间为 2 年,患者依然存活。

DuraHeart 泵是一个磁悬浮的离心泵,包括磁悬浮轴承、叶片及直流无刷电机。血泵使用磁悬浮技术,免去使用物理轴承,从而可以实现叶片的自由旋转,提高了耐久性。该泵重 540g,直径为 72mm,高 45mm,已获得欧洲 CE 认证,进入临床使用。2010 年 1 月在美国 40 个心脏中心进行移植前过渡治疗的临床试验。

（四）心室辅助装置的植入方式

根据左心辅助泵的体积不同,泵体可以放置于患者的体外、腹壁肌层及胸腔内。搏动泵根据辅助时间的长短,可以植入腹壁肌层或者放置于体外;轴流泵和离心泵,一般可以置于胸腔,适应于长期辅助及永久辅助。

临床上,引流管的位置有心尖部、心耳、左心房顶、房间沟处,其中以心尖部最为常见。左心辅助血泵的灌注管可以位于升主动脉、降主动脉、腹主动脉及股动脉。长期辅助一般连接于升主动脉、降主动脉;短期辅助也可以连接于股动脉。随着技术的发展,目前非植入式血泵已经极少应用或停用。最常见的血泵植入形式为植入式,用于长期辅助或永久辅助使用。一般引流管的位置是从心脏心尖部插入,血液经过血泵后,灌注管引流到升主动脉或降主动脉。心尖部插管是心脏移植前过渡血泵植入治疗的理想位置,但不宜选用作为心脏功能恢复前过渡治疗方式。优点:引流通畅,特别是扩张型心肌病,管道固定好,由于心尖距皮肤近,适宜各种体重患者,不影响关胸。缺点:插管时损伤心肌,有出血危险。左心室较小时,引流不好。以上植入方式可以在体外循环下或非体外循环下植入。手术入路方式根据手术情况,可以采取正中开胸或侧开胸的方式。

（五）并发症

VAD 植入后的并发症包括:出血、心律失常、心包积液、装置故障、溶血、肝功能不全、高血压、感染、心肌梗死、神经系统并发症、精神障碍、肾功能不全、呼吸衰竭、右心室衰竭、非神经系统梗死、静脉系统栓塞、伤口裂开等其他并发症。其中,神经系统并发症、多器官功能衰竭、右心室衰竭和心律失常是导致死亡最常见的并发症。在 LVAD 植入的前 60 日内累计并发症发生率高达 89%。

1. 出血　在 LVAD 植入后,出血是一个常见的并发症,需要二次开胸止血的比例为 20%~60%。输血后需要复苏的患者与并发症及死亡率相关。一项研究表明,搏动泵及持续性血泵患者 1 年的平均输血量为 1.66L 及 2.45L。在术后早期,出血的风险持续存在,比其他常规抗凝患者的出血发生率高。在晚期出血患者中,持续性血泵植入患者的消化系统的出血发生率更高一些。导致患者术后出血的原因:术前存在凝血功能障碍;长时间 CPB 引起血小板破坏,致低纤维蛋白原血症;手术游离广泛、多处插管和血小板损耗;术后残余肝素作用;长时间心功能不全导致肝功能降低,进而降低了血小板的数量和功能;VAD 对血小板及凝血因子的破坏。预防及对策:①术前根据患者一般情况,给予补充凝血因子;②根据 ACT 的值调整肝素用量,保持 ACT 在 200~250 秒;③必要时进行开胸止血,减少出血引起的不良后果。

2. 右心室衰竭　在 LVAD 植入的患者中右心室衰竭的发生率为 20%~40%,大约 5% 的患者需要右心室辅助治疗。预防及对策:术前对于右心室的功能进行判断很有必要,包括中心静脉压、肺血管阻力。术后治疗很重要,主要有避免出血、右心室前负荷要适当、降低右心室后负荷。必要时进行双心室辅助治疗。

3. 气栓　辅助泵开启时,如果左心室内血液未充满,或泵内排气未彻底,泵产生的负压可将左心室内空气吸入泵体内,从而导致体循环气栓。

4. 血栓栓塞

(1) 植入后密切检测管道情况,有无附着物存在等。

(2) 根据 ACT 的值调整肝素用量,保持 ACT 在 200~250 秒。

(3) 一旦有怀疑有血栓存在,应及时进行血泵置换或溶栓治疗,降低栓塞引起危害的程度及范围。

5. 溶血

(1) 严密监测游离血红蛋白含量,观察患者尿量、颜色等。

(2) 一旦发生溶血,及时查找原因,给予对应措施。如:机械原因引起的溶血,及时联系技术人员;血栓引起的溶血,及时进行溶栓治疗或更换部件;管道引起的溶血,及时更换管道等。

6. 装置故障　对于搏动性血泵来说,装置的耐久性是限制其长期应用的一个方面,一般在 18 个月时,瓣膜或轴承都有损伤。持续性血泵的发展大大降低了此种并发症的发生。在一项研究中,没有有关持续性血泵的机械故障(轴承或泵本身)发生。经皮导线及装置模块的改进将进一步降低机械并发症,目前这种机械并发症只有 9%。Michigan 大学的研究报道,LVAD 组及 BiVAD 植入组装置故障的发生率分别为 9% 及 11%。辅助装置的机械故障一旦发生,须及时更换装置。

7. 装置相关的感染　在 REMATCH 试验中,败血症及装置故障是导致患者死亡的主要原因。在植入后的 3 个月内,装置感染的发生率为 28%。主要部分在导线穿出的部位及囊袋处,给予局部处理及抗感染治疗。持续性血泵感染的发生率约为搏动泵的一半。

8. 神经系统并发症　LVAD 植入的患者发生神经系统血栓栓塞是非常致命的。神经系统缺血及出血的发生率为 8%~20%。每个装置的发生率不一样。Tsukui 等报道,HeartMate XVE 泵,Thoratec BiVAD 及 Novacor 泵在 6 个月时神经系统障碍的免除率分别为 75%、64% 及 33%。

随着越来越多的患者植入心室机械循环辅助装置,2005 年,美国成立了国际机械辅助循环装置的注册登记研究机构,旨在帮助提高机械循环辅助装置的临床疗效,进行新的血泵临床试验及相关研究。2015 年国际机械辅助循环协会(INTERMACS)的统计资料表明,目前为止,共 15 000 余例患者植入心室机械辅助装置。自 2008 年以来,持续性血泵的使用日益增多,最近几年几乎都为持续性血泵。

虽然左心室机械辅助装置作为一种临床治疗方法正日益发挥着重要作用,但长期植入后并发症如血栓、泵功能障碍、溶血等严重影响患者的生活质量,甚至生命。如何开发性能更优越、并发症发生率更低的 VAD 是下一步努力的方向。

【病例解析】

病例摘要 1

主诉

患者,男,67 岁,以"发作性胸痛 9 年,加重 5 小时"入院。

现病史

患者 9 年前开始,间断发作胸痛、胸闷,不伴出汗、四肢乏力,多发生于爬楼梯及步行 1 000m 左右,情绪激动时发作,每次持续约半小时,自行含服硝酸甘油片后症状缓解,未予诊治。8 年前因劳累后再发胸痛,程度较前剧烈,伴大汗,就诊于当地医院,冠脉造影示"三支病变"。心电图示:急性下壁心肌梗死;给予右冠状动脉植入支架 3 枚,术后规律服药,未再发胸痛。半个月前,患者劳累后再发胸痛,自服硝酸甘油片后症状缓解;5 小时前,患者睡眠过程中发作胸痛,伴大汗,无恶心、呕吐,无头晕、晕厥等,持续约 40 分钟,自服硝酸甘油片后症状不缓解,急诊来医院。

既往史:患者高血压史 20 年,糖尿病史 5 年,应用皮下注射胰岛素控制血糖。高脂血症 5 年,应用他汀类药物;否认药物过敏史。无输血史。

查体

体温 36.5℃,心率 60 次/min,呼吸 16 次/min,血压 180/110mmHg。双肺呼吸音清,未闻及干湿啰音。心尖搏动正常,各瓣膜听诊区未闻及杂音及心包摩擦音。

辅助检查

心脏超声:LVDD 50mm,LVEF 43%。左心室前壁、前间隔中下段、下壁室壁运动幅度减低,心尖圆隆;二尖瓣少量反流。

肾动脉造影:左肾动脉狭窄 40%~50%。

心肌梗死三项:全血肌红蛋白 43.9μg/L,全血肌酸激酶同工酶 2.26μg/L,全血肌钙蛋白 I 0.044μg/L。

 解析

根据患者主诉、症状及既往史,心电图、超声心动图及心肌酶学等检查结果,考虑急性冠脉综合征。急诊行冠脉造影示:左主干 50% 狭窄,前降支中段 95% 狭窄,回旋支中段 99% 狭窄,右冠状动脉中段 100% 狭窄,于 IABP 辅助下,心绞痛症状消失。

住院经过

患者 1 周后,IABP 辅助下,在全身麻醉、常温、心脏不停搏下行冠状动脉旁路移植术,行升主动脉 - 大隐静脉 - 对角支吻合、左胸廓内动脉 - 前降支吻合、升主动脉 - 大隐静脉 - 右冠状动脉主干吻合、升主动脉 - 大隐静脉 - 第二钝缘支吻合。术后第 1 日拔除气管插管,撤除 IABP。患者恢复顺利,给予抗血小板聚集、降压、调脂等对症治疗,1 周后顺利出院。

解析

患者在 IABP 辅助下，降低左心室后负荷、减轻心脏做功，降低心肌摄氧量，同时左心室收缩压和射血阻力降低 10%~20%；左心室舒张末期容量下降 20%；心排血量增加 $0.5L/(min\cdot m^2)$。提高舒张压，增加冠状动脉灌注，全身重要器官血灌注增加，循环稳定，微循环改善，尿量增加。故患者的心绞痛症状消失，临床症状改善。

知识点

IABP 的适应证

IABP 的适应证包括顽固性左心室衰竭伴心源性休克、急性心肌梗死合并心源性休克、急性心肌梗死出现机械并发症（如乳头肌断裂、室间隔穿孔等）、顽固性不稳定型心绞痛、为高危外科及冠状动脉搭桥的患者提供心脏辅助过渡、外科重症体外循环脱机过渡、高危 PCI 预防性植入。本例为急诊植入 IABP，为冠状动脉旁路移植术的患者提供心脏辅助，提高舒张压，增加冠状动脉灌注，全身重要器官血灌注增加，循环稳定，微循环改善，尿量增加，为围术期提供心脏辅助。

病例摘要2

主诉

患者，男，60 岁，56kg。以"发作性胸闷、气短 11 年，夜间不能平卧，食欲缺乏 3 个月"收入院。

现病史

11 年前活动后胸闷、气短，到当地医院检查，给予强心、利尿治疗后好转；此后，不规律服药，间断胸闷、气短，未予特殊处理。3 个月前夜间不能平卧，食欲缺乏，到当地医院检查，超声提示：扩张型心肌病，二尖瓣关闭不全，三尖瓣关闭不全。

既往史：否认高血压史、糖尿病史，否认高脂血症；否认药物过敏史。无输血史。

查体

心率 110 次 /min，血压 90/55mmHg，呼吸 18 次 /min；SpO_2 75%，两肺满布湿啰音。

辅助检查

心脏超声：左心房室明显增大，左心室舒张末期内径 98mm，室间隔运动不协调，收缩弥漫减低，左心室射血分数 27%，二尖瓣中量反流，三尖瓣中量反流，心功能减低，肺动脉高压。

胸部 X 线片示：两肺淤血，肺动脉段平直，左心室大。

冠脉造影：未见有意义的冠状动脉狭窄病变。

入院诊断：扩张型心肌病，二尖瓣关闭不全，三尖瓣关闭不全，肺动脉高压，心脏扩大，心律失常，心功能IV级。

解析

根据患者主诉、症状、体征及既往病史，心电图、超声心动图等检查结果，考虑扩张型心肌病、二尖瓣关闭不全、三尖瓣关闭不全、肺动脉高压、心脏扩大、心律失常、心功能IV级。积极行药物治疗，效果不佳，故拟行心脏移植手术。

治疗经过

患者在全身麻醉低温体外循环下行心脏移植手术。手术过程顺利,CPB 共 210 分钟,阻断 68 分钟,辅助 133 分钟。因患者 PAP 63/33mmHg(46.5mmHg),停机困难,遂建立 ECMO 进行辅助;ECMO 辅助 5 日后复查超声:左心室舒张末期内径 36mm,EF 55%。血流动力学平稳,撤除 ECMO,共辅助 147 小时。患者痊愈出院。

解析

患者在全身麻醉低温体外循环下行心脏移植手术。停机困难,药物治疗无效,建立 ECMO 进行心脏辅助治疗。ECMO 是将体内的静脉血引出体外,经过特殊材质人工心肺旁路氧合后注入患者动脉或静脉系统,起到部分心肺替代作用,维持人体组织脏器的氧合及血供,能够较长时间进行心肺辅助治疗。本例为心脏移植术后不能脱离体外循环机的病例,需要较大流量的心脏辅助,故使用 ECMO 行心肺辅助治疗。

病例摘要 3

主诉

患者,男,70 岁,以"发作性胸痛 8 年,加重 2 月余"入院。

现病史

8 年前患者开始出现爬四楼感到胸痛,停下休息数分钟后症状缓解,在当地医院诊断为"冠心病",给予硝酸甘油、硝苯地平、心血康胶囊等药物治疗,一般活动不受限。3 个月前无明显诱因出现胸痛加重,伴喘憋,大汗,就诊当地医院,诊断为"冠心病,急性非 Q 波心肌梗死,心脏扩大,心功能Ⅳ级(Killip 分级)"。行心脏超声检查:左心室舒张期直径67mm,左心室射血分数为28%。给予药物治疗:卡维地洛 12.5mg,2 次 /d;螺内酯 40mg,2 次 /d;呋塞米 40mg,1 次 /d;硝酸甘油 15mg,3 次 /d;贝那普利 2.5mg,1 次 /d;辛伐他汀 10mg,1 次 / 晚;地高辛 0.25mg,1 次 /d。症状好转后出院,坚持服药。2 个月前再次出现喘憋住院,行胸部 X 线片及肺部 CT 检查,提示支气管炎伴右肺感染、右侧少量胸腔积液;心脏超声提示左心室舒张末期内径为 72mm、左心室射血分数为 29%,符合陈旧性前下壁后壁心肌梗死改变。给予扩冠、抗凝、利尿、调脂、抗感染等药物治疗。

既往史:否认外科手术史,有高血压史 20 年,最高 180/140mmHg。血压控制可,120/80mmHg。

辅助检查

超声心动:左心房室明显增大,室间隔运动不协调,收缩弥漫减低,左心室射血分数 28%,二尖瓣中量反流,三尖瓣中量反流,心功能减低,肺动脉高压;胸部 X 线片示:两肺淤血,肺动脉段平直,左心室大。

心肌代谢检查:左心室前壁近心尖、心尖部、下后壁血流灌注受损,部分心肌存活,间隔部血流灌注受损,心肌存活。冠脉造影:前降支大量血栓形成,95% 狭窄,回旋支 100% 狭窄,右冠状动脉 100% 狭窄。

入院诊断:冠状动脉粥样硬化性心脏病,陈旧性前壁、侧壁及下壁心肌梗死,心脏扩大,心功能Ⅳ级,高血压。

治疗经过

患者在全身麻醉低温体外循环下行冠状动脉旁路移植术、二尖瓣成形术、室壁瘤折叠术。CPB 共 223 分钟,阻断 125 分钟,辅助 90 分钟。因术毕患者停机困难,药物辅助及 IABP 治疗无效后,动脉血压小于 80mmHg,平均动脉压小于 65mmHg,遂建立左心室辅助血泵进行辅助;心室辅助 8 日后撤除 VAD。

解析

　　患者在全身麻醉低温体外循环下行冠状动脉旁路移植术、二尖瓣成形术、室壁瘤折叠术。停机困难，药物治疗无效，进行左心室辅助治疗。如同正常心脏工作的原理一样，VAD 的主要部分是一个血泵，它的一端连接在左心室，另外一端连接的主动脉，将左心室的氧合血泵入的外周，供应包括脑、肾、肝等主要脏器等和组织的血液供应，从而保证个体存活，能够较长时间地进行 VAD 治疗，作为心脏功能恢复前的循环支持使用。

 知识点

左心室辅助装置的适应证

　　1. 尽管使用最大量的药物治疗和 / 或 IABP 治疗，仍不能维持有效的外周器官的血液供应。
　　2. 植入机械辅助装置的血流动力学标准见前文。
　　3. 用永久起搏器和 / 或植入性除颤器不能控制的恶性室性心律失常也是植入左心室辅助装置的适应证。

（张　岩）

推荐阅读文献

朱晓东，张宝仁 . 心脏外科学 . 北京：人民卫生出版社，2007.

第二节　心脏移植

本节要点

　　1. 流行病学　根据国际心肺移植协会注册登记资料显示，截至 2016 年 6 月 30 日，累计注册登记心脏移植患者 135 387 例，其中成人 120 991 例，儿童 14 396 例。

　　2. 手术适应证　心脏移植的绝对适应证有：①心力衰竭引起的血流动力学不稳；②影响日常生活的、严重的不可再血管化的冠心病；③药物、介入治疗或外科消融等常规治疗手段无效的反复发作的室性心律失常。

　　3. 手术方式　心脏移植手术包括供心获取和移植物再植；移植物再植的手术方式包括双房吻合法（Shumway 技术）、双腔静脉吻合法（Sarsam 技术）、全心吻合法（Dreyfus 技术）三种原位心脏移植技术以及异位心脏移植技术。

　　4. 移植后免疫抑制方案　移植后免疫抑制方案包括免疫抑制诱导治疗、维持治疗和急性排斥反应时的强化治疗。

　　5. 心脏移植术后并发症　严重并发症包括急性移植物失功、出血、心律失常、慢性排斥反应、慢性肾功能不全、继发感染以及恶性肿瘤等。

一、概述

　　心脏移植作为治疗终末期心力衰竭行之有效的治疗手段，其研究和探索历史已逾百年。关于实体器官移植的概念早在 19 世纪初就被提出,但直到 19 世纪 90 年代法国外科医生 Alexis Carrel 发明并完善血管吻合技术,脏器移植才有实现可能。人类心脏移植的实质性进展始于 20 世纪 50—60 年代,在体外循环技术支持下,斯坦福大学的 Shumway 教授及其团队在实验犬身上成功实施原位心脏移植术,其心脏移植吻合技术一直沿用至今。世界上第一例成功的人类心脏移植于 1967 年由 Bernard 医生在南非开普敦实施,患者存活了 18 日,但最终死于肺炎。之后在全球各心脏中心开展的心脏移植短期效果均很差,主要原因是外科技术缺陷以及缺乏有效的免疫抑制药物,心脏移植术陷入停顿状态。1976 年,瑞士科学家 Jean-Francois Borel 在一种土壤真菌中发现了环孢菌素 A,并在动物实验获得成功后将其应用于临床,这一突破性成果攻克了免疫排斥反应壁垒,大大提高了心脏移植手术成功率,心脏移植术迎来了快速发展的"黄金"20 年,但由于供者匮乏,心脏移植进入发展平台期;自 2004 年后,心脏移植量逐年稳步回升,特别是 2015 年全球心脏移植创历史新高,达 5 074 例,全球共有 416 个中心可开展心脏移植。

二、心脏移植的适应证和禁忌证

(一)心脏移植的适应证

心脏移植的适应证主要依据疾病的发展和预后情况,但尚无明确、固定的判断和预测标准。最基本原则:不可逆的疾病不能通过其他疗法来治疗,患者的预期寿命小于 1 年。

1. 心力衰竭　终末期心力衰竭伴或不伴有室性心律失常,经系统完善的内科治疗或常规外科手术均无法使其治愈,预测寿命 <1 年。例如:心肌梗死后瘢痕负荷重而有活力心肌少,心肌梗死后心力衰竭,经内科保守治疗、一次或多次内科介入治疗、一次或多次外科手术治疗后,不适宜再行冠状动脉干预治疗的患者,经临床、影像学和其他理化检查为缺血性心肌病的患者,应考虑心脏移植手术。

2. 心肌病　各种原发性心肌病句括扩张型心肌病、梗阻性肥厚型心肌病、限制型心肌病、心肌致密化不全、心内膜弹力纤维增生症、致心律失常型右心室心肌病及慢性克山病等。各种心肌病临床上多出现进行性加重的心力衰竭、心脏扩大和 / 或恶性室性心律失常。

3. 先天性心脏病　严重复杂先天性心脏病,缺氧严重,或伴心力衰竭,无法常规于术矫治,如先天性左心室发育不良综合征、严重的三尖瓣下移畸形、复杂的单心室伴有主动脉瓣下狭窄、完全心内膜垫缺损等,可以在儿童期施行心脏移植,其预后比矫正术更好。

4. 心脏瓣膜病　无法常规手术治疗的终末期瓣膜病,心脏瓣膜病在晚期出现严重的充血性心力衰竭时,因为多种原因如心室巨大、射血分数极低,而经抗心力衰竭治疗或心肌药物负荷试验证实心脏功能不可逆受损情况下,不能进行瓣膜置换术,可以考虑心脏移植。

5. 心脏外伤、肿瘤　无法常规手术治疗的心脏外伤、心脏肿瘤等,以及心脏移植后移植物广泛性冠状动脉粥样硬化、心肌纤维化或无法控制的急性排斥反应等。

(二)心脏移植的禁忌证

心脏移植手术并非使用于所有的心力衰竭患者,心脏移植的禁忌证仍存在争论,理想的心脏移植受者应为无应用免疫抑制剂禁忌、无外科禁忌证、心理状态稳定的患者。心脏移植的禁忌证可分为绝对禁忌证和相对禁忌证两种。相对禁忌证的患者在某些条件适合的情况下,仍可接受心脏移植手术。

1. 绝对禁忌证

(1)肺血管阻力过高:经完善的内科治疗,仍有重度肺动脉高压(一般情况下肺动脉平均压 >60mmHg,肺血管阻力 >8Wood 单位,但应结合患者有无重度二尖瓣反流综合评价)。

(2)感染性疾病:全身有活动性感染病灶,如化脓性感染败血症、活动性结核、肾病综合征、出血热及寄生虫感染等,以及还无法有效控制的感染。因为感染性疾病会因术后免疫抑制剂的使用而更加严重,严重时可在短期内因感染败血症而死亡,因此心脏移植手术须安排在活动性感染被完全控制后。

(3) 近期有严重肺部疾病史:由于与呼吸系统有关的疾病在开胸手术后可因为诱发严重的呼吸功能衰竭和感染导致患者死亡。

(4) 重要脏器不可逆性病变:充血性心力衰竭患者,肺、肝、肾等重要脏器因淤血或灌注减少,可发生不可逆性损伤。许多患者在心脏功能改善后,脏器功能可以得到逐渐恢复。手术前需严格检查各个脏器功能,判定是否为可逆性。如肝脏伴有不可逆性病变患者,术后可因凝血功能障碍导致术后大出血,或因免疫抑制剂致肝功能衰竭死亡。

(5) 系统性结缔组织病:严重的系统性结缔组织病合并有全身性疾病或免疫系统有关的系统性疾病,如系统性红斑狼疮、进行性系统性硬皮病等。在 2016 年 ISHLT 指南中,淀粉样变性已不再是心脏移植的手术禁忌证。

(6) 心脏外恶性肿瘤:未能通过放化疗和手术控制,或者已经发生转移不宜实施移植手术。

(7) 活动性消化性溃疡者:此类疾病应在妥善治疗之后才能进行心脏移植,否则移植之后易导致无法控制的消化道大出血。

(8) 供受者 ABO 血型不相容:可能引起手术后超急性排斥反应,迅速导致供者心脏功能衰竭,不应实施心脏移植手术。但有文献指出婴幼儿间 ABO 血型不相容进行心脏移植可诱导免疫耐受,个别情况下可尝试。

(9) 淋巴细胞毒试验:阳性受者与供者行淋巴细胞毒交叉实验,如交叉实验阳性者,表明受者体内存在针对供者的预存抗体,为心脏移植绝对禁忌。

(10) 群体反应性:抗体阳性(PRA)升高 >70%,则应视为禁忌证,应予以治疗,待 PRA 降低后再予手术或者选择供受者淋巴毒试验阴性供者。

(11) 不服从治疗或滥用毒品者,以及精神病、心理不健康者:由于移植手术产生强烈的心理暗示作用,另外由于某些免疫抑制剂对神经系统产生副作用,可致患者出现幻觉,生活习惯、作息规律改变,因此精神病及心理障碍者更可能诱发或加重原有疾病,难以配合治疗。在手术前要详细了解患者既往有无吸毒史、精神病史或者家族史。

2. 相对禁忌证

(1) 肺血管阻力为 5~7Wood 单位的患者移植术后发生右心衰竭的风险极高,应有降肺动脉压治疗和右心室辅助装置准备。

(2) 一般而言,年龄大于 65 岁的患者较不适合作为心脏移植受者。但是若身体其他器官状况特别好的患者例外。

(3) 当恶性肿瘤能够妥善治疗,就不是移植的绝对禁忌证。一般来说,恶性肿瘤经系统治疗后 5 年内没有复发的现象,可考虑实施心脏移植。

(4) 肺肝肾等器官有不可逆性功能衰竭,不适合作为心脏移植的受者,但可考虑行相关脏器联合移植。

(5) 消化性溃疡病、憩室炎应在妥善治疗之后才能进行心脏移植,否则移植之后易导致无法控制的大量胃出血。

(6) 进行性的中重度脑血管或者外周血管病变手术后虽可使血管病变加重,但处于陈旧期或后遗症期的患者并不影响心脏移植手术效果。

(7) 慢性乙型或丙型病毒性肝炎患者移植手术后应用免疫抑制剂可以引发进行性肝功能不全及肝硬化,严重者可发生癌变。

(8) 其他严重的外周动脉阻塞性疾病,过度肥胖等应该慎重考虑是否进行心脏移植。

指南解读

心脏移植诊疗指南(2010,ISHLT)(一)供心选择(Ⅰ类推荐)

1. 存在顽固性室性心律失常,需要大剂量血管活性药物维持循环[多巴胺≥20mg/(kg·min)或相当剂量的肾上腺素类药物],前负荷充足前提下超声显示室壁运动异常或血管活性药物下LVEF<40%,供心不适宜用于心脏移植(证据等级:B)。

2. 供心功能良好,但存在主动脉瓣二瓣化畸形且瓣膜功能正常可采用;主动脉瓣及二尖瓣解剖结构和功能异常,可行瓣膜修复或置换后进行心脏移植(证据等级:C)。

3. 从供受者体重匹配而言,供者体重不低于受者体重70%,或男性供者体重>70kg,或女性供者体重不低于男性受者体重80%,心脏移植较安全(证据等级:C)。

4. 一般而言,冷缺血时间不超过4小时,但如果供者年轻、心功能正常无血管活性药物,缺血时间可超过4小时(证据等级:C)。

三、心脏移植手术技术

(一)供心获取

在器官获取前,应尽量维持供者的血流动力学稳定,避免低血压、低体温、低氧血症、电解质及酸碱代谢紊乱及过量血管活性药物的应用等情况。供者均在人工呼吸机辅助通气的状态下进行手术,部分患者可能有气管切开,需避免切口污染。供者仰卧位,常规消毒铺巾,胸骨正中切口,切开皮肤直达胸骨,纵行锯开胸骨,胸撑撑开,倒"T"型剪开心包,充分显露心脏。供心如处于过度充盈状态,劈开胸骨和剪开心包时应注意避免损伤心脏。心包切开后首先观察心脏形态及左、右心室活动情况,明确有无外伤或胸外心脏按压造成的心血管损伤,触摸主动脉根部压力及主动脉壁是否有钙化斑块,如供者年龄超过45岁或合并高血压、糖尿病、高脂血症等,须探查冠状动脉,了解有无粥样硬化斑块或钙化。

在确定心脏无明显异常后,充分游离上下腔静脉、主动脉及肺动脉。于升主动脉远端近无名动脉处阻断主动脉,升主动脉近心端前壁插灌注针,加压灌注4℃改良St.Thomas Ⅱ停搏液1 000ml,灌注压力50~60mmHg,流量250~300ml/min。于心包反折处剪开右上肺静脉及上腔静脉,以便充分行左右心腔引流减压;触摸主动脉根部压力及有无左心室饱胀,并于心包腔内放置冰屑或冰盐水降温,观察心脏停搏情况。待心脏完全停搏,停搏液灌注完毕后,尽量多保留上腔静脉并横断,避免误伤窦房结;将心脏轻柔牵向左侧,在靠近心包反折处切断右上及右下肺静脉,贴近膈肌处切断下腔静脉;将心脏牵向右侧,切断左上及左下肺静脉;而后左手将心脏向头部轻柔托起,分离心房和大血管后方的纵隔组织,最后左手伸入横窦,提起主动脉阻断钳,在阻断钳远端近无名动脉处横断主动脉,在左右肺动脉分叉处切断肺动脉,完整取出供心。注意如果需行全心移植,供心切取应保留完整左心房。供心取出后,立即置于无菌袋内,将无菌袋置于装有冰屑的无菌盆中。经升主动脉根部灌注4℃HTK液2 000ml,时间8~10分钟,灌注同时,术者可轻轻按摩心脏,并洗净心腔内残留血液,将心脏完全浸入灌注液中,排出袋内空气,扎紧袋口;再外套2层无菌塑料袋,各塑料袋间盛少量无菌冰屑,每层袋口分别结扎。将盛有心脏的三层塑料袋植入装有无菌冰屑的金属桶内,外面再套以消毒塑料袋,密封扎紧,平稳放入盛满冰块的冷藏箱内转运。

(二)双房法原位心脏移植

供心与受者的左、右心房直接吻合,其优点是手术操作简单,术后心肌活检容易,对双肺影响小。缺点是:对供、受者体型匹配要求高;心房腔增大,心房内易形成涡流和血栓;保留供、受者的两个窦房结,易发生窦性心律失常,房室瓣关闭不全。手术步骤如下:

1. 建立体外循环,受者心脏摘除

(1) 对于严重心力衰竭、恶性心律失常或再次手术的患者,备股动、静脉转流。

(2) 游离主动脉及肺动脉间隙,于上腔静脉心包反折处向上游离1~2cm,分别于主动脉、上腔静脉、右心房近下腔静脉口、右上肺静脉、左上肺静脉4-0 prolene线缝荷包,主动脉插管,上腔静脉插直角引流管(26~28F),下腔静脉插螺纹软管,左上肺静脉插左心房引流管,转流。

(3) 阻断主动脉,于主动脉窦管交界上0.5cm切断主动脉,于肺动脉瓣交界上0.5cm上切断肺动脉,于左心房室沟外0.5cm处切开左心耳和左心房侧壁、下壁及左心房顶,于右心房室沟外0.5cm切开右心房,上至左心房切口相连,下至冠状窦口与左心房切口相连,沿三尖瓣瓣环切断房间隔,移除病变心脏。

2. 供心植入 标准的吻合顺序是"左心房—右心房—主动脉—肺动脉",而笔者所在中心将手术流程优化改为"左心房—主动脉—开放主动脉—右心房—肺动脉",可减少供心缺血时间,缩短主动脉阻断时间,一边继续完成右心吻合,一边辅助心脏,且开放后并不影响吻合操作。

(1) 吻合左心房:悬吊右心耳及右心房壁中下段,充分显露左心房及右心房吻合口,修剪左心房壁,可适当保留部分心大静脉壁以利吻合组织结实(可依据供心左心房大小,通过切开左心房顶调节左心房吻合口周径)。4-0 prolene线从左上肺静脉外向内进针,供心左上肺静脉内向外连续缝合,再依次连续缝合至右下肺静脉,4-0 prolene线加固缝合。再于供心窦房结处右心房壁外向内进针,缝合于受者左心房壁相应处,4-0 prolene线再次加固;如果左心房壁较薄,可用COSEAL胶喷洒吻合口,预防术后出血(图7-2-1)。

(2) 吻合主动脉:修剪受心和供心主动脉,使之长短合适,其标准在兼顾右心房吻合不至太低,4-0 prolene短针,从3点方向顺时针连续缝合至9点,如果两动脉直径不匹配,可行较小动脉"V"字形切开扩大以利吻合,再用4-0 prolene线从12点开始向两侧吻合,避免针距过宽,开放主动脉(图7-2-2)。

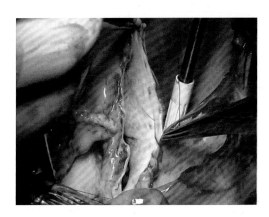
图 7-2-1 供受心左心房吻合

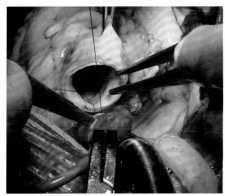
图 7-2-2 供受心主动脉吻合

(3) 吻合右心房:于供心下腔静脉中点前方切开直至右心耳,4-0 prolene长针从冠状窦对应部位向上顺时针吻合至右心房中点,另一针逆时针连续吻合至右心房中点,双层加固,一般应剪除受心的右心耳(图7-2-3)。

(4) 吻合肺动脉:修剪供者及受者肺动脉使之为大小合适的长度,5-0 prolene长针连续缝合,尽量少缝外膜,窄针距,预防肺动脉狭窄(图7-2-4)。

(5) 血流动力学稳定后,停止体外循环,超滤完成后拔除腔静脉插管,鱼精蛋白中和肝素,适当回输机器管道内血,拔除主动脉插管,仔细止血,常规置心外膜起搏器,关胸。若血流动力学欠稳定,可植入IABP后再尝试停止体外循环。

3. 双房吻合法心脏移植的手术要点

(1) 如果供心太大,可以将左胸腔打开,并切开左侧心包,使部分供心植入左侧胸腔。

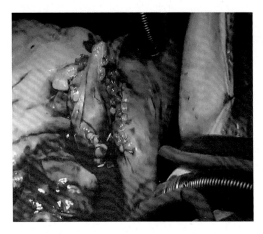

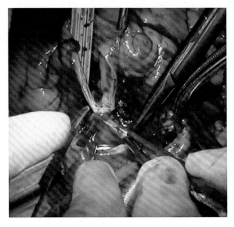

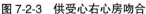

图 7-2-3　供受心右心房吻合　　　　　　　　图 7-2-4　供受心肺动脉吻合

（2）部分患者术前常由于儿茶酚胺分泌过多，外周血管易痉挛，停机后应多采用主动脉根部测压。

（3）左心房后壁缝合务求确切，心脏复跳后该处出血不容易检查，止血困难，所以从吻合一开始就要注意逐渐缩小两者的差别。

（4）保留主动脉及肺动脉长度要适当，尤其是肺动脉，过长容易发生扭曲，针距不宜太宽，外膜不宜带太多，以防吻合口狭窄。

（5）如若存在血流与正常不一致时建议抗凝至少 3 个月。

（三）全心原位移植

全心原位移植术由法国 Dreyfus 1991 年首次报道，需要做左右肺静脉、上下腔静脉、肺动脉和主动脉共 6 个吻合口。首先，分别将供心的左肺上下和右肺上下静脉修剪成共同开口，并尽可能地保留上下腔静脉。从受者左肺静脉右侧内壁水平处以 4-0 聚丙烯双针缝线进针，在供心相应的左肺静脉袖状口水平缝出，自上方开始分别按顺时针和逆时针方向连续外翻缝合肺静脉壁，于左肺静脉左侧壁两针交汇处打结。同法，自右肺静脉左侧内壁开始连续外翻缝合右肺静脉壁，于右肺静脉右侧壁 2 针交汇处打结。将供心位置放止，分别从腔静脉的腔内后壁开始用 4-0 聚丙烯缝线连续缝合上下腔静脉，肺动脉和主动脉的吻合以及心脏复苏等步骤同标准法。该术式保持了正常左右心房的形态与大小，更符合生理要求，减少术后房室瓣关闭不全和心律失常的发生，常用于心脏肿瘤需完全切除左心房组织患者。

（四）双腔静脉吻合法原位心脏移植

双腔静脉吻合法由 Sarsam 1993 年首次报道，受者的上下腔静脉及右心房的处理类似于全心原位移植术，左心房的操作类似于双房吻合法原位心脏移植术，切除受者的右心房，保留左心房后壁（图 7-2-5）。相对于双房吻合法，双腔静脉吻合法保留右心房的完整性，右心房吻合口的并发症明显减少，且术后右心房压低，祛除受者窦房结，减少心律失常和二尖瓣关闭不全的概率；受者左心房后壁保留使手术操作较全心法简便，缩短手术时间。较常用于复杂先天性心脏病、房室及大血管异位者和适合供受者大小不一致者。

1. 受心切除近心端切除主动脉、肺动脉，自上下腔静脉入心房水平切除右心房。

2. 左心房吻合（同双房法）。

3. 主动脉吻合，开放主动脉。

4. 5-0 prolene 线连续缝合上腔及下腔静脉，注意吻合的血管避免扭曲（同全心法）。

5. 吻合肺动脉。

（五）异位心脏移植

异位心脏移植又称"并列式心脏移植""背驮式心脏移植"，主要的适应证是一些不适合进行原位心脏

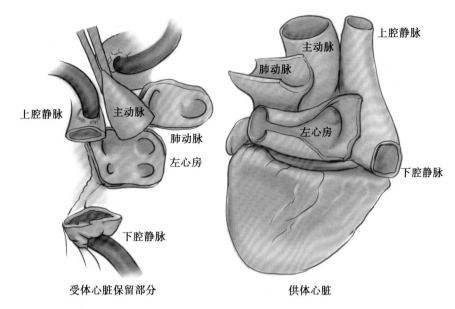

图 7-2-5　双腔静脉吻合法原位心脏移植

受体心脏保留部分　　　　供体心脏

移植的情况。如供心过小,不能负担全身循环功能,作为寻找新的供心时期过渡而用。异位心脏移植分为全心异位(并列)心脏移植手术和左心异位(并列)全心移植手术。

全心异位心脏移植手术方法:在体外循环下,切开右侧纵隔胸膜,将供心放入右侧胸腔,沿受者的房间沟的下方与房间沟平行切开右心房壁,上达左心房顶,下达左心房底部。用 4-0 聚丙烯缝线自左心房切口的后壁开始,绕左心房壁一周连续外翻缝合完成左心房吻合。自受者上腔静脉与右心房的交界偏后方,作一纵切口,用类似吻合左心房的技术吻合右心房。4-0 聚丙烯缝线做供者的主动脉和受者主动脉端侧连续外翻缝合。借用一段人工血管完成供心肺动脉与受者肺动脉的端侧吻合。左心异位心脏移植手术方法:结扎供心的上下腔静脉后,将供心放入受者的右心房胸腔,做供者肺动脉与受者右心房的吻合、供者左心房与受者左心房的吻合、供者主动脉和受者主动脉的端侧吻合(图 7-2-6)。

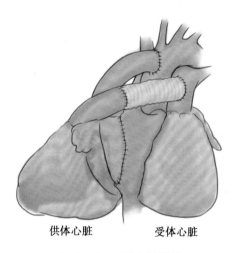

供体心脏　　　受体心脏

图 7-2-6　异位心脏移植

（六）特殊供心的心脏移植

常用的原位心脏移植术有双房法和双腔静脉法,但对于再次手术心脏移植、小儿心脏移植,以及某些特殊病种,如复杂先天性心脏病(完全型大动脉转位、肺静脉异位引流等)、心脏肿瘤、右位心等,这些常规移植方法不能有效解决实际问题。以下结合几种特殊心脏移植术式予以总结和探讨,以供参考。

1. 再次心脏移植　在患者接受心脏移植后,由于急性或慢性排斥反应不能控制,使移植的心脏功能下降而威胁患者的生命时,再次心脏移植或另外再增加一个辅助移植心脏,是挽救患者的唯一方法。由于早年供者来源不足,这一术式很少开展,但随着心脏移植患者越来越多,再次心脏移植的患者也逐步增多。

再次心脏移植的手术方式分为原位心脏移植后的再移植和异位心脏移植后的再移植。目前主要以第一种为主。

再次心脏移植的手术风险除了首次心脏移植的风险外,还有第一次心脏移植引起的粘连,特别是当心脏功能差时,搬动心脏和分离粘连所引起出血可引起心脏停搏。手术时应常规备股动脉静脉转流,手术中先解剖右心房和主动脉,若有心脏破裂出血或心脏停搏,及时行股动静脉转流建立体外循环。与普通再次心脏手术程序不同,受者心脏的切除可用电刀进行,以减少出血,术后输注凝血物质(血小板、冷沉淀、血浆等)有助于止血。

2. 小儿心脏移植　纵观1988—2014年儿童心脏移植受者病因诊断,心肌病是儿童心脏移植患者的首要病因,但<1岁的婴儿主要移植原因目前仍然为先天性心脏病,随着时间的推移,心肌病的比例逐步增高。此外,不同病因的心脏移植患者生存期也不同,从病因和生存期的关系分析得出,心肌病的术后1年存活率要高于先天性心脏病患者。

因儿童胸腔小,获取供心时动作应细致轻柔,避免操作所致心脏损伤。建议供心采取多层液体隔离,减少直接与冰接触,避免冷损伤。建议使用冷HTK液保存、运输。受者>10岁,左心室直径>5.7cm原则上可以使用年轻、成人供心;若供心太大,易继发高血压、反应性肺血管痉挛,加重供心右心负担;小供心(供/受<0.6),左心/右心适应性一般1周左右可代偿适应;若停机困难,可用ECMO辅助,应保持较快心率,以保证足够的每分钟心排血量。移植术中排除所有可纠治因素仍不能脱离体外循环时,以及术后出现进行性移植物衰竭时,应尽早使用ECMO,并积极纠治ECMO支持时出现的左心膨胀问题。儿童心脏移植排斥反应较轻,无须等到心功能Ⅳ级才考虑做心脏移植,取决于手术的效果和长期存活率,可遵循"但求最快,不求最好"原则。供者短缺仍为儿童心脏移植发展的最大限制因素。很多患儿仍然必须通过机械装置来等待心脏移植手术,长期心脏辅助装置在儿童心脏移植中效果也已明确证实有效。随着免疫抑制剂的开发和免疫抑制方案的调整,将进一步提高移植患者的远期生存率。

【病例解析】

病例摘要1

患者,男,20岁,诊断为心脏低分化肉瘤术后复发,左心房、右心房巨大占位,二尖瓣口阻塞并重度关闭不全,PET未见全身其他组织和器官转移。术中见患者左心房后壁多个新生物形成,基底部宽大,最大者7cm×6cm大小,部分新生物接近肺静脉开口,纵隔可见淋巴结增生。修剪供心时将每侧上下静脉间的房壁组织纵行切开,使左右侧肺静脉形成一个独立的开口。手术完整切除左心房肿瘤,切除全部左心房壁,保留左右侧肺静脉开口,同时清扫纵隔淋巴结,将左右侧肺静脉与供心左心房后壁吻合,再吻合主动脉,开放阻断钳,恢复供心血流,再依次吻合上腔静脉、下腔静脉、肺动脉,从而完整保留全部供心的心脏移植(图7-2-7)。

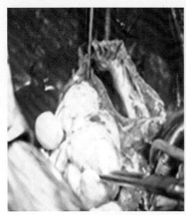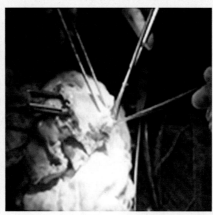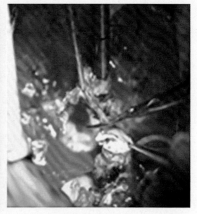

图7-2-7　完整地切除左心室及左心房肿瘤,清除纵隔部分淋巴结,保留左上左下、右上右下肺静脉开口。先吻合左侧肺静脉,再吻合右侧肺静脉,行腔静脉吻合

病例摘要 2

　　患者,女,11 岁,诊断为终末期复杂先天性心脏病右位心、完全性心内膜垫缺损、肺动脉瓣狭窄、共同瓣关闭不全。患者心尖指向右下,心脏大部分在右侧胸腔,下腔静脉位于脊柱前方,上腔静脉位于脊柱右侧,主动脉位于肺动脉右侧。手术按经典心脏移植切除左心房、保留左心房后壁,完整切除右心房。移植术中将供心心尖向右旋转 90°,即供心以左心房为中点顺时针旋转 90°。分别将供者左上肺静脉与受者左下肺静脉吻合、供者左下肺静脉与受者右下肺静脉吻合,使得供者心尖指向右侧胸腔,再吻合主动脉,开放阻断钳,恢复供心血流,充分游离受者上腔静脉,与供者上腔静脉端端吻合。因供心为成人心脏,心房较大,将受者下腔静脉直接吻合于右心房,缝闭供者下腔静脉,最后吻合肺动脉,从而将正常位置的左位心形成受者右位心(图 7-2-8)。

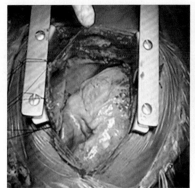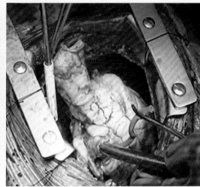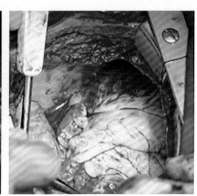

图 7-2-8　供心以左心房为中心顺时针旋转 90°,即供者左上肺静脉与受者左下肺静脉吻合

病例摘要 3

　　患者,男,18 岁,诊断为终末期复杂先天性心脏病:完全型肺静脉异位引流,肺动脉瓣及左心室流出道狭窄,二尖瓣、三尖瓣重度关闭不全,左心室发育不良,永存左上腔静脉。术中见四个肺静脉经垂直静脉汇入右侧上腔静脉,手术结扎垂直静脉;常规切除病变心脏左心房及完整的右心房,将共同静脉干与受者保留左心房侧侧吻合,重建左心房后壁,扩大左心房吻合口,再与供心左心房吻合,再吻合主动脉,开放阻断钳,恢复供心血流,再依次吻合上腔静脉、下腔静脉、肺动脉,切断左侧上腔静脉,8mm 人工血管连接左上腔远心端与右心房(图 7-2-9)。

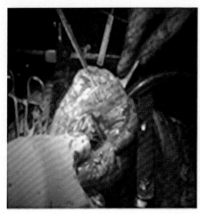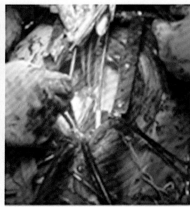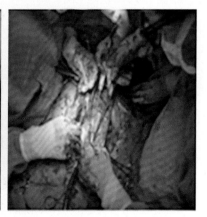

图 7-2-9　切除病变心脏后,将共同肺静脉干与受者左心房吻合,同时结扎垂直肺静脉,再与供心左心房吻合,8mm 人工血管连接左上腔静脉与右心房(经主动脉前)

典型病例分析

以上 3 个病例均诊断明确,为终末期心脏病,患者反复发作心力衰竭,内科治疗或传统外科修复手术无效,需实施心脏移植。移植物再植手术均采用双腔静脉法吻合,以尽可能保留右心房活动度,避免影响左侧心房的吻合。保留供心左心房及右心房的完整性的心脏移植术,因心房的大小和几何形态不变,移植后房间隔完整,房室瓣不会因"十"字结构扭曲而发生关闭不全,从而改善了心脏功能,减少术后心律失常的发生。右位心移植术由于供心旋转移位,为了避免腔静脉扭曲导致血液回流异常,术中应尽可能游离上腔静脉并扩大下腔静脉吻合口。对于各种复杂先天性心脏畸形移植术,供心获取时应尽量多地保留供者组织以利于术中应用。

指南解读

心脏移植诊疗指南(2010,ISHLT)(二)术后早期处置(I 类推荐)

1. 移植患者术后早期监测包括:①持续心电监护;② 12 导联心电图;③无创血压监测;④直接右心房测压或中心静脉测压;⑤左心房测压或肺毛细血管楔压;⑥间断测量心排血量;⑦持续动脉血氧饱和度监测;⑧持续尿量监测(证据等级:C)。

2. 为维持血流动力学稳定,应持续输注血管活性药,使用最低有效量并争取在术后 3~5 日撤除。可选择方案包括:①异丙肾上腺素 1~10μg/min;或②多巴酚丁胺 1~10μg/(kg·min)± 多巴胺 1~10μg/(kg·min);或③异丙肾上腺素 1~10μg/min ± 多巴胺 1~10μg/(kg·min);或④米力农 0.375~0.75μg/(kg·min)(证据等级:C)。

3. 移植术后如果体外循环难以撤机或移植物功能不全,如需要联用大剂量血管活性药物;或血流动力学不稳定,持续恶化,心肌摄氧量 MVO₂<50%,应尽早使用循环机械辅助(证据等级:B)。小型心室辅助装置(如 TandemHeart、Levitronix Centrimag)可针对右心室、左心室或双心室功能不全提供支持,其优点是植入、撤除快捷,护理方便(证据等级:C)。

4. 移植术后心律失常的处理　围术期可使用异丙肾上腺素或茶碱加快心率;停机后即使受者为窦性心律,也应放置房室心表起搏导线;术后可使用临时起搏器维持心率 >90 次/min(证据等级:B)。

5. 移植术后输液管理　中心静脉压(CVP)保持在 5~12mmHg,如需胶体置换,最好在术后 24 小时内,且首选血制品(证据等级:C)。术后输注相容血制品不增加排斥风险,对于 ABO 血型不相容的儿童心脏移植,应综合考虑供受者血型选择血制品;血制品应清除白细胞,如供受者均为巨细胞病毒阴性,则血制品也应为巨细胞病毒阴性(证据等级:B)。

6. 移植术后肾功能不全的处理　如果受者出现少尿、无尿或血肌酐在 2~4 小时内快速升高,应尽早使用血液透析(证据等级:B)。容量超负荷时,除了间断静脉注射,还可连续输注高效能利尿剂,联用噻嗪类利尿剂或醛固酮受体拮抗剂(证据等级:C)。

四、心脏移植术后的并发症

心脏移植术后的早期并发症包括早期移植物失功、急性或超急性排斥反应、心律失常、出血和感染。早期移植物失功的机制包括缺血/再灌注损伤和继发于肺动脉高压的右心衰竭,在术后 30 日死亡患者死因中占 40%。供心冷缺血时间过长和受者肺动脉阻力过高是早期移植物失功的主要危险因素。治疗为使用正性肌力药、血管扩张药物降低后负荷和肺循环阻力,乃至机械辅助,个别情况下需要再次移植。超急性排斥反应是一种罕见的早期排斥反应,表现为再灌注后即可出现的移植物微血管损伤血栓形成,并导致移植失败。其机制是受者血液中已有针对供者的特异性抗体,这些受者往往术前群体反应性抗体(PRA)滴度高,移植术前需要反复、仔细进行供受者交叉配对来减少这一灾难性并发症的发生。

心脏移植术后急性右心衰竭的处理流程见图 7-2-10。

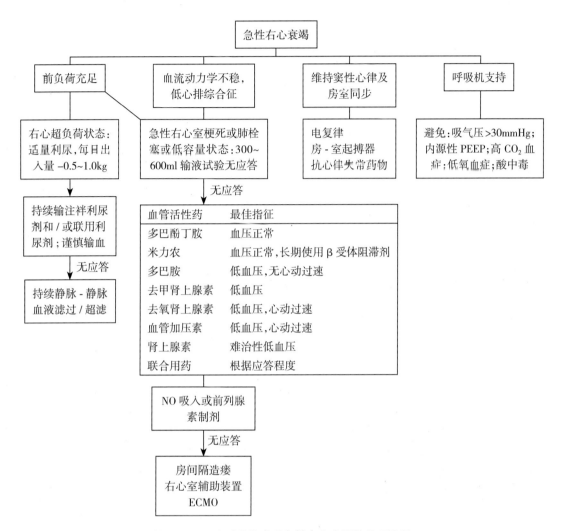

图 7-2-10 心脏移植术后急性右心衰竭的处理流程

(一)排斥反应

除了暴发性或重度急性排斥反应外,急性排斥反应一般没有临床症状,但它的发作频次与移植物存活期和移植物血管病发生率正相关,因而要通过定期心内膜活检排除。一般情况下,术后 1 个月内每周做 1 次心内膜活检,之后每 2 周 1 次至术后 3 个月,之后频次可渐减少。由于心内膜活检的有创性以及可引起三尖瓣损伤的风险,目前筛查急性排斥反应的替代方法正在研究中,包括使用基因芯片技术筛查在早期排斥反应中表达升高或降低的基因。前期研究已初步显示通过基因标志物筛查方法对于减少心内膜活检次数有积极作用。

2004 年 ISHLT 修订了急性排斥反应的病理学表现,分类如下:

0 级,无排斥反应。

1R 级,轻度:间质和 / 或血管周围淋巴细胞浸润,伴 1 个心肌细胞损伤灶。

2R 级,中度:2 个及以上淋巴细胞浸润灶伴心肌损伤。

3R 级,重度:弥漫性淋巴细胞浸润,多个心肌细胞损伤灶,伴或不伴心肌水肿,出血或血管炎。

该版本 1R 级包括 1990 年版本中的 1A、1B 和 2 级,2R 级是 1990 年版本中的 3A 级,而 3R 级是 1990 年版本中的 3B 和 4 期。

（二）出血

胸腔出血是所有心脏手术术后常见并发症，但心脏移植患者由于其特殊的病理生理改变，更容易发生术后出血，应予以足够重视。患者术前长时间心力衰竭继发肝功能不全、凝血因子合成障碍，患者因长期卧床而接受抗凝、抗血小板聚集治疗以及手术吻合口多，左心房后壁位置隐蔽等均是造成术后出血的危险因素。因此，术前应停止一切抗凝血药，至少1周，待凝血因子恢复正常后才能进行手术；在术前和术中应用抗纤维蛋白溶解剂、抑酞酶和新鲜冻干血浆等作为预防性措施；加强胸骨缝合，对胸骨稳定性的要求比一般手术更高，不仅为了减轻术后疼痛，改善呼吸功能，更能防止术后胸骨渗血。术后出血的预防和处理在于外科操作时严密止血、术后严密监测，一旦发现大量出血尽早开胸探查，清除血凝块并放置引流管。

（三）心律失常

心脏移植术后心律失常很常见，一般情况下，由于移植物无神经支配，患者通常心动过速；但心动过缓或交界性心率也并非罕见，尤其是冷缺血时间过长引起窦房结或房室结缺血损伤时；而且心脏移植术后的大部分心律失常都与冷缺血造成的窦房结功能障碍有关。大多数情况下窦房结功能会渐渐恢复，但仍有4%~12%患者需要植入永久起搏器，研究显示，此时双腔房室序贯起搏器是首选。

（四）心脏移植物血管病变

心脏移植物血管病变（CAV）是引起受者远期病残和死亡的主要原因。2007年ISHLT报道，心脏移植术后5年发生CAV以及其引起的远期移植物失功占死亡患者死因构成的30%，心脏移植术后10年约有50%患者会出现冠脉造影可检测的CAV。CAV有多因素的病理生理机制，包括免疫性和非免疫性。除了常见的危险因素（如高血压、年轻患者、男性和供心已知冠状动脉病变等）外，代谢综合征标志物也与CAV相关。CAV的弥漫性提示免疫机制的重要性，实验室证据提示免疫系统激活引起血管内皮细胞的炎症反应和组织损伤是CAV的始动因素。供受者间的HLA-DR错配也是危险因素之一；但HLA-B位点错配可能有保护作用。环孢素这一主要的免疫抑制剂可影响一氧化氮合成、产生氧自由基而损伤血管内皮细胞功能。

CAV是一种弥漫性病变，除了影响心表冠状动脉，还可影响心脏微循环乃至冠状静脉。CAV的组织学表现为向心性纤维性内膜增生、平滑肌细胞增生、中层炎症反应和纤维化，以及血管病理性重构，这些病理改变均引起血管腔进行性狭窄、冠状动脉血流减少和内皮功能障碍。CAV的常规诊断技术是冠脉造影，它的特异性高达97.8%，但敏感性仅为79.3%。检测血管内膜异常的早期检测方法是血管内超声，它能早期诊断、精确评估血管粥样病变程度并指导早期干预。

尽管有证据显示，心脏移植物可出现再神经化，但绝大多数心脏移植患者发作心肌缺血或心肌梗死时不会出现心绞痛，因此，CAV引起心肌缺血通常是隐匿性的，可直接表现为心力衰竭、心律失常或心源性猝死。一旦确诊，CAV通常不可逆转；由于其弥漫性病变，血管成形或冠状动脉旁路移植术对于改善长期预后作用有限。解除传统的冠心病危险因素可延缓疾病进展改善预后。

实验室和临床证据显示他汀类调脂药对于预防CAV有积极作用，此外，他汀类药物还可延缓移植术后肾功能不全进展。但严重CAV，唯一有效的治疗方法是再次移植。近年来随着对CAV发生发展的病理机制和自然进程的深入了解，CAV治疗方法也取得显著进展。最近研究表明mTOR抑制剂如西罗莫司或依维莫司有效减轻了CAV进展。西罗莫司也被证实对血管床的损害轻于环孢素，它有利于维持一氧化氮稳态，降低血浆内皮素浓度。含西罗莫司的免疫抑制方案与含环孢素者相比，心表冠状动脉内皮细胞功能障碍发生程度更轻，而且西罗莫司组的平均动脉血压更低，提示其保护作用不限于冠状动脉系统。

（五）慢性肾脏病

心脏移植术后慢性肾脏病是患者病残和死亡的又一重要原因。一项分析1994—2006年心脏移植患者的数据表明移植术后肾功能不全发生率在增加，心脏移植术后10年98%患者发生高血压，14%出现肾功能不全，8%血肌酐>2.5mg/dl，5%需透析治疗。这可能与移植患者术前即存在引起慢性肾脏病的危险因素有关,因为引起心力衰竭的危险因素大多也可引起肾衰竭,如高血压、动脉粥样硬化、糖尿病等;不过,移植术后使用钙调磷酸酶抑制剂(CNI)是肾功能进一步恶化的独立危险因素。联用环孢素 A 和西罗莫司进一步加重环孢素介导的肾功能损害,但将环孢素 A 替换为吗替麦考酚酯后肾功能改善明显。

(六) 感染

社区获得性和机会致病菌感染在慢性免疫抑制患者身上发生率均增加。但对于每位心脏移植患者,感染风险取决于流行病发作情况以及患者的免疫抑制强度。免疫抑制强度随着术后时间推移而改变,在术后免疫抑制诱导期其强度最强,该期感染风险也最高,且一直持续到术后 6 个月。此后,如无明显排斥反应,糖皮质激素减量并渐渐停用,其他免疫抑制维持治疗药物用量在减少,从而感染的风险也减少。社区获得性病原菌通常有呼吸道病毒(流行性感冒、副流行性感冒病毒、呼吸道合胞病毒和腺病毒)以及常见细菌链球菌、支原体、军团菌、李斯特菌和沙门菌。心脏移植患者通常建议其接受肺炎球菌和流行性感冒疫苗但其预防效果较普通人群弱。移植人群和普通人群感染后的最大区别在于前者出现症状早,严重程度更明显和同时感染超过 1 种致病菌。还有一种移植人群感染的特有现象是潜伏感染的再发作,甚至是源自供者的潜在感染。大多数情况下,是指巨细胞病毒、带状疱疹、单纯疱疹病毒的再燃。不过,结核分枝杆菌、弓形虫以及地域性的组织胞浆菌和芽生菌感染也时有发生。

(七) 恶性肿瘤

恶性肿瘤发生是长期服用免疫抑制剂的常见并发症。根据 ISHLT 数据,心脏移植术后 10 年内发生各类恶性肿瘤的概率是 33%,主要是由慢性致肿瘤性病毒感染引起,如 EB 病毒感染引起术后淋巴组织增生障碍,人类疱疹病毒 8 型引起卡波西肉瘤,人乳头瘤病毒引起皮肤肿瘤等。除西罗莫司外的其他免疫抑制剂均不同程度增加肿瘤发生风险,而越来越多的证据显示西罗莫司可降低肿瘤的发生。大部分肿瘤与皮肤相关(占 61%),实体肿瘤(前列腺、肺、膀胱、乳腺、宫颈和肾脏)合计占 18%,淋巴组织增生性疾病占 6%。

指南解读

心脏移植诊疗指南(2010,ISHLT)(三)免疫抑制治疗(I 类推荐)

1. 无论血清胆固醇水平如何,成人心脏移植患者应在术后 1~2 周开始使用他汀类药物(证据等级:A)。儿童心脏移植受者的免疫抑制维持方案应常规包括钙调磷酸酶抑制剂(CNI),儿童受者接受他汀类药物应检测肌酸激酶(证据等级:C)。

2. 怀疑有症状性急性细胞免疫性排斥反应(ACR)时,应尽早进行心内膜下心肌活检(EMB);无论 EMB 显示何种程度排斥反应(1R、2R、3R),有症状性 ACR 首选治疗为静脉激素冲击治疗;如果血流动力学不稳定或激素冲击治疗 12~24 小时后无改善,可联合使用抗胸腺免疫球蛋白;必要时连用血管活性药物维持心排血量和血压,以及预防性使用抗生素;治疗 ACR 后 1~2 周再次 EMB;调整免疫抑制维持方案以避免复发;定期进行心脏超声检查以评估 ACR 对移植物功能的影响;如果 EMB 提示排斥反应程度轻而血流动力学影响大,应排除抗体介导的排斥反应;IL-2 受体阻滞剂不能用于逆转 ACR(证据等级:C)。

3. 对于无症状性 ACR,EMB 提示 3R 级排斥反应,即使无症状、移植物功能正常,也应予以静脉激素冲击治疗;2R 级排斥反应可予以静脉或口服激素治疗;2R 级或 3R 级排斥反应发生后需调整免疫抑制维持治疗方案,如增加药物剂量、增加药物种类或更换方案。

4. 对于复发或激素抵抗的 ACR,可考虑抗胸腺免疫球蛋白治疗,重新制订免疫抑制维持方案,并增加监测移植物功能频率(证据等级:C)。

5. 急性抗体介导排斥反应(AMR)一旦诊断立即治疗,甚至在手术室内开始。包括:①激素冲击;②血浆置换;③静脉用免疫球蛋白;④静脉用 CNI(或 CYA、TAC)+MMF;⑤血管活性药物;⑥循环机械辅助(证据等级:C)。

> 6. 对于排斥风险较低患者(无循环抗 HLA 抗体、非多产女性、无排斥反应病史、老年受者),通常移植术后 3~6 个月可撤除激素;如果 CNI 与 MMF 联用,CNI 血药浓度标准可适当降低,因为二者联用抗排效果好且肾功能损害副作用小(证据等级:B)。
>
> 7. 心脏移植物血管病变(CAV)的一级预防包括严格控制心血管疾病的危险因素(高血压、高血糖、高血脂、吸烟、肥胖)以及预防 CMV 感染(证据等级:C)。他汀类药物被证实可减少 CAV 发生及改善长期预后,可用于所有移植患者(证据等级:A)。每年或每两年进行一次冠脉造影检查以排除 CAV,PCI 术后 6 个月应复查冠脉造影,因为心脏移植患者支架内在狭窄率明显升高(证据等级:C)。
>
> 8. 对心脏移植受者进行针对普通人群的肿瘤筛查(如乳腺癌、结肠癌、前列腺癌等),同时密切排查皮肤肿瘤和移植后淋巴组织增生障碍(PTLD);如果筛查发现与淋巴系统无关的实体肿瘤,无须调整免疫抑制剂强度。在特定情况下方可考虑调整免疫抑制治疗,如出现白细胞减少症可将骨髓抑制药物减量(证据等级:C)。

(刘义华　董念国)

推荐阅读文献

朱晓东,张宝仁.心脏外科学.北京:人民卫生出版社,2007.

第三节　人　工　心　脏

本节要点

1. 人工心脏的发展史　人工心脏统称为机械循环辅助(MCS),根据设计和血流特点的不同,分成三大类:具有搏动血流的心脏辅助装置、全人工心脏、轴流泵式心脏辅助装置。人工心脏的发展有接近 60 年的历史,2010 年后随着轴流泵式心脏辅助装置的发展和出色的临床效果评价,人工心脏的临床应用得到快速发展。

2. 心力衰竭的病理生理及临床表现　心力衰竭是由于任何心脏结构或功能异常导致心室充盈或射血能力受损的一组复杂临床综合征,是各种心脏疾病的严重和终末阶段,发病率高,是目前最重要的心血管病之一。心力衰竭发生发展的基本机制是心室重塑。当心力衰竭发生后,神经体液代偿机制激活:①交感神经兴奋性增强;②肾素 - 血管紧张素系统(RAS)激活。血流动力学表现为:心排血量下降和外周血管阻力升高,导致肺淤血、体循环静脉淤血和体循环灌注不足。临床表现为端坐呼吸、发绀、气促、咳嗽、咳粉红色泡沫痰、四肢湿冷,查体可见双下肢水肿,双肺闻及中、小湿啰音。严重者出现肝肾损害,甚至生命危险。

3. 心力衰竭的治疗和人工心脏的手术适应证　慢性心力衰竭的治疗首先通过改变生活习惯、药物和手术治疗,祛除可能导致心力衰竭进一步发展的诱因,然后严格控制身体的容量负荷和体重,针对交感神经兴奋性增强和 RAS 系统激活进行有效的药物治疗,预防急性失代偿性心力衰竭的发生,减缓或逆转慢性心力衰竭的进一步发展。急性失代偿性心力衰竭发生后,需要严格控制容量负荷,适当减轻心脏后负荷和强心治疗,监测组织和重要脏器灌注情况,必要时进行循环辅助治疗。难治性终末期心力衰竭发生后,评价患者一般状况后,可选择心脏移植或人工心脏替代治疗。

4. 人工心脏手术及术后并发症　人工心脏术前对心肺功能的评估很重要,尤其是右心功能和肺循环阻力,决定了患者需要哪种人工心脏进行替代治疗,在手术植入人工心脏的过程中,需要同期处理合并的心内畸形;VAD 和 TAH 手术方式有所不同,VAD 需要保留全部心脏组织,而 TAH 则需要将双心室全部切除,仅保留心内膜垫组织用于缝合;人工心脏常见并发症有围术期出血、术后人工心脏内血栓形成、人工心脏故障和感染。

一、人工心脏发展史

人工心脏统称为机械循环辅助(mechanical circulation support,MCS),根据设计和血流特点的不同,分成三大类:具有搏动血流的心脏辅助装置(pulsatile flow ventricular assist devices,PVAD)、全人工心脏(total artificial heart,TAH)、轴流泵式心脏辅助装置(rotary ventricular assist devices,RVAD)。

人工心脏的研究历史可追溯到 1958 年,Kolff 和 Akutso 成功地使用实验犬完成人工心脏的置换手术,但受限于人类技术和对心力衰竭知识的了解,人工心脏并没有表现出良好的临床效果。早期致力于心脏替代治疗的科学家们极力模仿心脏生理,同时进行 PVAD、TAH 和 RVAD 的研究,成立了相关组织进行管理和交流。研发思路主要向 PVAD 和 TAH 倾斜,并根据心脏需要辅助的时间,希望研发出短期辅助装置和长期辅助装置。但搏动血流需要的能源为气泵,而气泵本身的技术限制,使得人工心脏使用的方便性大打折扣,也不能对患者进行长期支持。在 20 世纪 90 年代,PVAD 被美国食品药品监督管理局(FDA)认定为心脏移植前的"桥接"治疗手段。人们意识到气泵作为人工心脏的局限性,开始研究电力驱动的 PVAD,取得了较好的长期临床效果,2002 年美国 FDA 认证 PVAD 的代表性产品 HeartMate XVE(图 7-3-1)作为终末期心力衰竭的永久替代治疗。到 21 世纪初,电力驱动的轴流技术发展,以及人们对心脏血流动力学知识的不断探求,临床科学家们发现轴流泵式心脏辅助装置有其技术上的优势:装置可以做到小巧、能源和信号传输容易、能源获取方便。这使得 RVAD 进入快速发展期,并在临床应用中取得不俗的表现。HeartMate Ⅱ 就是一款以电力为能源的 RVAD,也是 HeartMate XVE 的升级产品,在 2010 年获得美国 FDA 在终末期心力衰竭的永久替代治疗的认证。将使用 HeartMate Ⅱ(图 7-3-2)的患者和心脏移植的患者进行比较,发现 5 年生存率几乎没有什么差别。2010 年后人工心脏在临床中的应用快速发展起来,各个厂家开始大力发展 RVAD,在临床应用比较多的还有 HeartWare(图 7-3-3),但由于缺乏临床使用的长期效果评价,还只能作为心脏移植前的桥接治疗手段应用于临床。

HeartMate Ⅱ 和 HeartWare 在临床上只能应用于右心功能损伤轻的左心衰竭患者,对于左、右心功能均严重受损的终末期患者,只能考虑使用 TAH 进行左、右心室的替代治疗。早期的 TAH 都是非植入式的,通

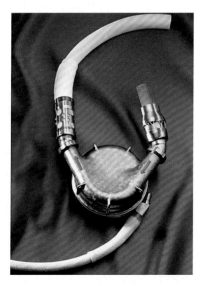
图 7-3-1　HeartMate XVE

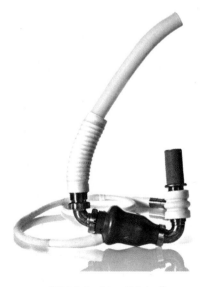
图 7-3-2　HeartMate Ⅱ

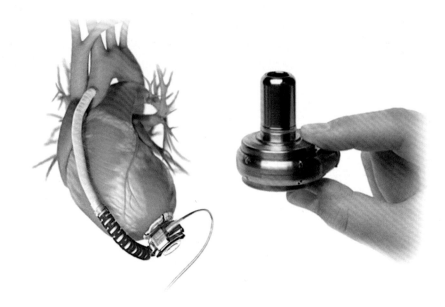

图 7-3-3　HeartWare

过人工血管将双心室的血引流出体外,经过气泵驱动的人工心脏,再进入同主动脉和肺动脉连接的人工血管,从而进行有效的体肺循环。使用这种装置的患者,需要镇静状态下长期卧床,极少数患者的心脏功能可以恢复到撤除心脏辅助的状态,绝大部分患者需要等待心脏移植。在等待供者心脏的过程中,患者可能会出现严重的感染、血液系统异常造成的凝血障碍,这些并发症都可能对患者造成致命性打击。临床科学家们开始致力于开发能够植入人体的 TAH,作为心脏移植前的桥接治疗手段。经过现代材料和制造技术的不断发展,在 21 世纪初完成了第一例可植入式 TAH 的临床应用。现在临床应用最为广泛的两种 TAH 分别为 Syncardia Temporary TAH(图 7-3-4)和 AbioCor TAH(图 7-3-5)。

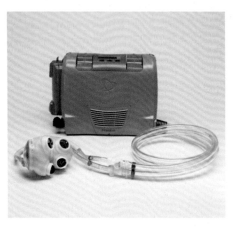

图 7-3-4　Syncardia Temporary TAH

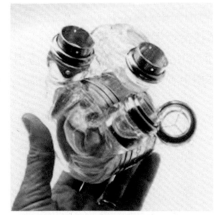

图 7-3-5　AbioCor TAH

二、心力衰竭

(一) 定义及流行病学特点

心力衰竭是由于任何心脏结构或功能异常导致心室充盈或射血能力受损的一组复杂临床综合征,其主要临床表现为呼吸困难和乏力(活动耐量受限),以及体液潴留(肺淤血和外周水肿)。心力衰竭为各种心脏疾病的严重和终末阶段,发病率高,是目前最重要的心血管病之一。我国现阶段还缺乏心力衰竭患病率的普查结果,但根据《中国心力衰竭诊断和治疗指南 2014》在对多家医院进行调查研究后认为:我国现阶段心力衰竭的发病率逐年提高,随着年龄增长,发病率会提高;男性发病率高于女性;经济发达地区发病率高于经济欠发达地区;冠心病导致的心力衰竭比例逐年提高,瓣膜病导致的心力衰竭比例在逐步下降。欧美国家的心力衰竭流行病特点同我国相似,美国心力衰竭的发病率 2.6%,估计需要心脏辅助的患者人群达3 万人;欧洲地区估测需要心脏辅助的患者人群达 6 万人。

（二）病理生理及临床表现

在缺血、心肌毒性药物、嗜心肌病毒等危害因素的作用下,心室壁厚度改变、心腔扩大的过程中,心肌细胞、细胞外基质等均有相应的变化,也就是心室重塑过程。心力衰竭发生发展的基本机制是心室重塑。当心力衰竭发生后,神经体液代偿机制激活:交感神经兴奋性增强;肾素 - 血管紧张素系统(RAS)激活,导致水钠潴留,外周血管收缩。临床表现为心率增快、双下肢水肿、四肢湿冷。

左心衰竭发生时,可引起不同程度的肺淤血,主要表现为呼吸困难和肺水肿。呼吸困难(dyspnea)是指患者主观感到呼吸费力或"喘不过气"的感觉。根据呼吸困难的进展程度,呼吸困难的临床表现分为劳力性呼吸困难、夜间阵发性呼吸困难和端坐呼吸。其发生机制主要是左心室容量负荷增多,左心室过度充盈,心室舒张末心室壁张力明显升高,心肌摄氧量增加,心肌细胞过度拉伸,心肌细胞损害。肺淤血无法缓解的情况下,肺毛细血管压升高,肺毛细血管内静水压的升高导致血管壁通透性增大,肺组织间隙和肺泡内组织液生成增多,超过淋巴回流能力时导致肺水肿发生。患者表现为端坐呼吸、发绀、气促、咳嗽、咳粉红色泡沫痰等,听诊双肺闻及中、小湿啰音。

在慢性心力衰竭时,机体可通过压力感受器的刺激引起外周小动脉收缩,同时由于心脏本身及心脏以外代偿反应等活动,体循环动脉血压维持正常,这有利于保证重要生命器官的血液供应,维持机体正常活动。但急性或严重心力衰竭时,由于心排血量急剧减少,动脉血压随之下降,导致肝、肾等重要脏器的灌注不足,出现肝损害和尿量减少的临床表现,更严重的情况下可出现心源性休克,威胁生命。

（三）心力衰竭的分类

心力衰竭根据不同的临床关注重点有很多分类方法,本章以心力衰竭发展的临床阶段进行分期。沿用美国心脏协会(AHA)的方法,将心功能分成四期(图 7-3-6)。A 期:存在发展为心力衰竭的高危因素,但不伴有结构性心脏病和心力衰竭临床表现,如高血压、糖尿病、使用心脏毒性化疗药物和心肌病家族史。B 期:出现结构性心脏病但没有心力衰竭症状,包括心腔形态改变、心室扩张、瓣膜损害、左心室肥厚和心室收缩舒张功能障碍,如心肌梗死、高血压后左心室肥厚、无症状的瓣膜病、无症状的左心室射血分数下降。C 期:结构性心脏病合并既往或新发的心力衰竭症状,如左心室收缩舒张功能下降后的呼吸困难,运动耐量下降;大多数急性失代偿性心力衰竭都属于这一期。D 期:难治性心力衰竭,需要特殊治疗。如:安静状况下依然存在心力衰竭症状,需要住院药物治疗并可能通过药物治疗无法安全出院的患者,此类患者需要心脏移植或人工心脏治疗。临床上常用的根据患者活动耐量的纽约心脏协会(NYHA)心功能分级,主要都集中在 AHA 心功能分期的 C 期和 D 期。

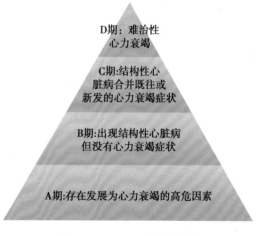

D 期：难治性
心力衰竭

C期:结构性心
脏病合并既往或
新发的心力衰竭症状

B期:出现结构性心脏病
但没有心力衰竭症状

A期:存在发展为心力衰竭的高危因素

图 7-3-6　AHA 心功能分期

三、心力衰竭的治疗和人工心脏的手术适应证

（一）慢性心力衰竭的治疗

1. 一般治疗　祛除导致心力衰竭的各种诱发因素,监测每日液体出入量的变化和体重变化,体重控制在基础体重的 3% 范围内,调整生活方式,倡导低盐低脂饮食,适度运动。

2. 药物治疗

(1) 合理使用利尿剂是治疗心力衰竭药物取得成功的关键因素之一,有液体潴留证据的所有心力衰竭患者均应给予利尿剂(Ⅰ类,C级)。

(2) ACEI 是被证实能降低心力衰竭患者病死率的第一类药物,也是循证医学证据积累最多的药物,是公认的治疗心力衰竭的基石和首选药物。所有 LVEF 下降的心力衰竭患者必须且终身使用,除非有禁忌证或不能耐受(Ⅰ类,A级)。处于阶段 A 的心力衰竭高发危险人群,应考虑用 ACEI 预防心力衰竭症状的出现(Ⅱa类,A级)。

(3) β 受体阻滞剂对于结构性心脏病、伴 LVEF 下降的无症状心力衰竭患者,无论有无心肌梗死,均可应用。C 期、LVEF 下降、病情稳定的慢性心力衰竭患者必须终生应用。D 期心力衰竭患者在严密监护和专科医师指导下也可应用。伴二度及以上房室传导阻滞、活动性哮喘和反应性呼吸道疾病患者禁用。

(4) ARB 可与血管紧张素Ⅱ(AngⅡ)的 1 型受体结合,阻断血管收缩、水钠潴留、组织增生、胶原沉积、促进细胞坏死和凋亡等。适应证基本与 ACEI 相同,推荐用于不能耐受 ACEI 的患者(Ⅰ类,A级)。

(5) 醛固酮受体拮抗剂适应于 LVEF≤35%、C 和 D 期的患者;已使用 ACEI(或 ARB)和 β 受体阻滞剂治疗,仍持续有症状的患者(Ⅰ类,A级);急性心肌梗死后 LVEF≤40%,有心力衰竭症状或既往有糖尿病史者(Ⅰ类,B级)。

(6) 地高辛适用于已应用 ACEI(或 ARB)、β 受体阻滞剂、醛固酮受体拮抗剂和利尿剂治疗仍持续有症状、LVEF≤45% 的患者(Ⅱa类,B级)。尤其适用于心力衰竭合并心室率增快的心房颤动患者。

(7) 通过外科手术、内科介入治疗,纠正可能存在的结构性心脏病、改善心肌血供和各种有潜在风险的心律失常。

(二) 急性心力衰竭的治疗

1. 一般治疗　采用能够降低心脏前负荷的体位卧床休息;对于低氧血症和呼吸困难明显的患者吸氧治疗;严格控制液体出入量和体重管理。

2. 药物治疗

(1) 急性心力衰竭伴肺循环和/或体循环明显淤血的容量负荷过重患者,可以使用高效能利尿剂。

(2) 血管扩张药物可降低左右心室充盈压和全身血管阻力,也可降低收缩压,从而减轻心脏负荷,但没有证据表明血管扩张剂可改善慢性心力衰竭急性发作患者的预后。收缩压水平是评估此类药是否适宜的重要指标。收缩压 >110mmHg 的患者通常可安全使用;收缩压在 90~110mmHg,应谨慎使用;收缩压 <90mmHg,禁忌使用,因可能增加急性心力衰竭患者的病死率。

(3) 急性心力衰竭后出现低心排血量综合征,为缓解组织低灌注所致的症状,保证重要脏器血流动力学稳定,可使用正性肌力药物。常用药物有儿茶酚胺类药物(多巴胺、多巴酚丁胺)、磷酸二酯酶抑制剂(米力农)、钙离子增敏剂(左西孟旦)。

3. 非药物治疗　对于药物治疗无法改善因左心衰竭导致的低心排患者,可以考虑使用 IABP 进行左心辅助;单纯吸氧治疗无法改善的低氧血症和肺瘀血严重的患者,可以积极进行机械通气治疗;出现肝肾损伤,导致内环境管理困难和高容量负荷无法通过利尿缓解的患者,可以进行连续性肾脏替代治疗(CRRT)治疗;其他治疗效果均不满意,无法改善组织和重要脏器灌注的情况下,可使用 ECMO 维持有效循环,根据患者心脏原发病和功能恢复情况决定是否进行人工心脏或心脏移植治疗。

心力衰竭治疗流程见图 7-3-7。

(三) 难治性终末期心力衰竭的治疗

对使用优化的药物和常见机械辅助治疗后仍处于 AHA 心功能分期 D 期心力衰竭的患者,如适合心脏移植,等待心脏移植过程中可植入 LVAD 或 TAH(Ⅰ类,B级)以改善症状,降低因心力衰竭恶化住院和过早死亡的风险。如不适合心脏移植,右心功能损害又不严重,预期生存时间大于 1 年者,可使用 LVAD 作为心力衰竭的永久替代治疗(Ⅱa类,B级)。其适应证为:使用优化的药物和常见机械辅助治疗后仍有严重

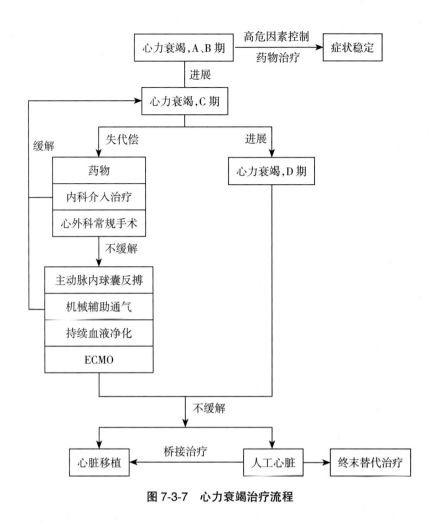

图 7-3-7 心力衰竭治疗流程

症状,>2 个月,且至少包括以下一项者。① LVEF<25% 和峰值摄氧 <12ml/(kg·min);②近 12 个月内无明显诱因,因慢性心力衰竭急性加重住院次数次≥3 次;③依赖静脉正性肌力药物治疗;④因灌注下降而非左心室充盈压不足[PCWP≥20mmHg,且收缩压≤80mmHg 或心指数≤2L/(min·m²)]导致的进行性终末器官功能不全。但对于年龄 >65 岁的难治性心力衰竭患者进行 LVAD 治疗,还缺乏大量的临床证据支持,存在争议。

四、人工心脏手术及术后并发症

1. 心肺评估 符合前述人工心脏替代治疗适应证的患者,在术前需要进一步评估可能存在的结构性心脏病、右心功能不全和肺血管阻力。对于需要 LVAD 辅助的患者,术前需仔细评估右冠状动脉病变,如合并右冠状动脉病变必须积极进行介入或冠状动脉旁路移植手术,确保围术期不出现因右冠缺血导致的右心功能不全。因先天性心脏病心内外分流导致的左心衰竭患者,进行人工心脏植入术时,需同时纠正分流畸形,避免术后可能出现的右心功能不全和右向左分流导致的低氧血症。合并瓣膜病变的患者,为了达到良好的血流动力学特点,需要同期手术处理瓣膜疾病。右心功能不全同 LVAD 的围术期风险和长期预后有密切的关系,LVAD 术后因右心功能不全而进行右心室辅助装置(RVAD)的比例在 15%~20%。LVAD治疗后再次行 RVAD 治疗的患者在围术期的风险和术后并发症发生率上高于一期行 TAH 的患者,因此术前对右心功能的判断十分重要。但现在对于右心功能的精确临床评价还是一个挑战,Kormos 医师团队使用中心静脉压和肺毛细血管楔压比值(CVP/PCWP)来判断右心室功能,如果该比值小于 0.63 可提示右心功能尚可。Catena 团队则使用三尖瓣反流情况(tricuspid valve regurgitation,TVR)、右心室面积变化分数(fractional area change,FAC)、右心室流出面积变化分数、三尖瓣瓣环平面收缩偏移(tricuspid valve annular

plane excursion,TAPSE)四项指标综合判断右心室功能。

手术后机械通气时间的长短,是一个独立预测VAD术后死亡率和并发症的预测因子,术前应该尽量缓解患者肺部合并症,并评估肺血管阻力,选择肺血管阻力在3 Wood单位以下的患者作为适合人工心脏的患者群。

2. 手术过程　人工心脏的植入手术根据人工心脏的类型不同,手术方式有所不同,这里我们将常见的人工心脏植入手术方式进行介绍。为保证手术过程中,组织器官的灌注,并防止动脉系统气体栓塞,建议手术在常规体外循环下进行;如果不需要进行其他心内结构异常的手术治疗,可以不用阻断主动脉进行操作。

常见的左心室辅助装置(LVAD)的植入部分包括引流部(inlet conduit)、泵体(pump)、流出道(outlet graft)和线缆。手术过程中,选取左心室心尖,距离前降支2cm以上的部位作为引流部的植入部位,心尖打孔器打孔,用带垫片的缝线间断缝合,把缝合环固定在心尖孔周围(图7-3-8),然后将LVAD引流部插入左心室,同缝合环紧密相连,将泵的主体放置在心包膈面的腹壁下囊袋里(HeartWare先固定缝合环,再心尖打孔,泵体可直接放置在心包内,见图7-3-9);使用主动脉侧壁钳钳夹升主动脉,将流出道人工血管端侧吻合在升主动脉上,截取适当长度并充分排气后同泵体相连(图7-3-10);向下肢方向,腹壁下脂肪层建立隧道,切口于平脐水平右侧,将控制电缆由此切口引出,并妥善固定。使用控制器启动LVAD,逐渐增加泵辅助流量,结合体外循环缓慢降低辅助流量,经食管心脏超声对左右心室的匹配性充盈进行监控,完成参数设置。

常见的植入式TAH手术也需要体外循环的辅助。术中将左右心室完全切除,保留两个心室的部分流入道心肌组织,完全切除患者四个瓣膜的瓣叶,将人工心脏的二尖瓣和三尖瓣瓣环分别缝合在患者二尖瓣

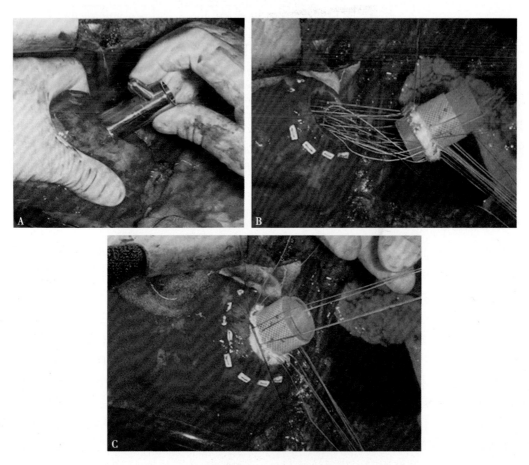

图7-3-8　HeartMate人工心脏流入道心尖手术
A. 打孔器心尖打孔;B. 心尖切口预置带垫片缝线,并固定在缝合环上;C. 缝线打结。

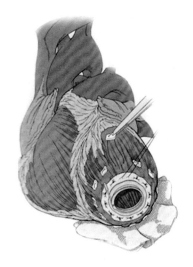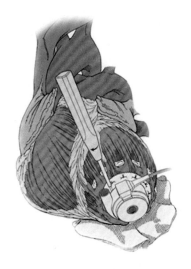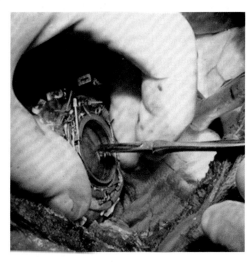

图 7-3-9 HeartWare 人工心脏流入道心尖手术示意图及术中图片

右图显示缝合环固定好后,再进行心尖打孔。

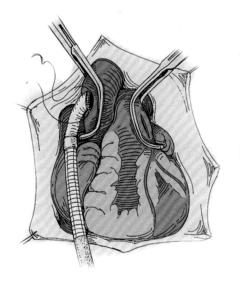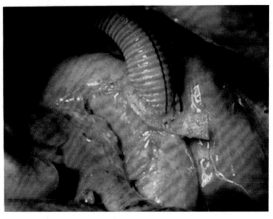

图 7-3-10 人工心脏流出道人工血管手术示意图和术中图片

和三尖瓣上,再用保留的流入道心肌组织加强缝合,防止严重出血;最后将主动脉和肺动脉分别和人工心脏的人工主动脉和肺动脉吻合。在吻合过程中注意人工心脏的方向,避免吻合后血管扭曲。将人工心脏的驱动线缆或驱动管路由腹壁下组织潜行并引出体外,同控制台进行连接。控制台调整人工心脏的工作参数,并缓慢撤离体外循环。

3. 围术期常见并发症

(1)围术期出血和术后人工心脏内血栓形成是最常见的并发症。通过手术技术的改进,围术期出血同术前患者国际标准化比值(INR)直接相关。导致患者 INR 升高的因素有很多,如术前抗凝血药的使用、肝肾功能损伤后的凝血障碍,术前调整 INR 至正常水平十分重要。人工心脏内血栓形成可造成人工心脏机械障碍,导致停泵的生命威胁,究其原因可能和泵的设计相关。有临床观察发现 HeartMate Ⅱ术后 1 年的血栓发生率高达 10%,这些患者大部分需要二次更换 LVAD,可能的原因是 HeartMate Ⅱ的泵需要达到 8 000 转/min 左右,才能维持正常的心排血量,而泵的转速高意味着产热多,增加了血栓形成的风险。相关技术人员正在努力解决泵转速和血栓形成的问题,HeartMate Ⅲ已经进入临床研究阶段,研究解决泵高转速的问题。

（2）人工心脏故障是最常见的泵停原因，研究表明绝大部分是因为使用者操作错误或缺乏人工心脏的知识导致的。术前对患者进行人工心脏操作的培训，制造商对于人机交互平面的改进，可以有效改善人工心脏故障的发生。

（3）感染是人工心脏植入术后患者死亡的另一个高危因素。根据感染的部位可分为电缆感染、人工心脏腹壁下囊袋感染。电缆感染最为常见，原因是电缆经过皮下隧道后需引出体外，增加了皮下组织和外界感染因素接触的可能性，一旦感染很难控制，重点在于预防感染（图 7-3-11）。电缆设计之初，部分厂商就在电缆表面覆盖了一层纤维，并加入生物抗感染处理，使得人的成纤维细胞能够容易附着在电缆表面，形成纤维包裹；另外，规范化的周期性创口换药，也能减少感染的发生率。囊袋感染往往继发于电缆感染，对于难以控制的囊袋感染，需要手术清理囊袋，二次置换人工心脏。

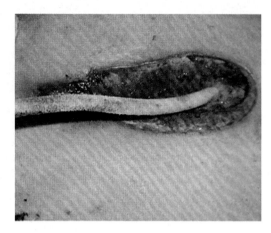

图 7-3-11　电缆感染，在电缆穿出皮肤处形成溃疡和窦道

【病例解析】

病例摘要

主诉

患者，男，56 岁，主因"间断胸闷气短、乏力 5 年，加重 3 日"入院。

现病史

患者 5 年前出现活动后胸闷气短症状，易于疲劳，外院心电图检查提示陈旧性前壁心肌梗死。行超声心动图示：二尖瓣少量反流，左心室增大，LVEF 32%，行冠脉造影检查提示前降支闭塞，并行支架植入，术后患者症状略有缓解。2 年前患者胸闷气短加重，长期口服呋塞米、螺内酯、贝那普利、阿司匹林治疗，并间断出现夜间不可平卧，住院治疗或自行口服药物后可缓解。患者 3 日前症状再次发作，自行加大利尿剂物治疗无明显缓解。为求进一步诊治入住心血管外科。

既往史

患者高血压史 20 余年，最高 160/90mmHg，药物控制可。否认糖尿病史。

查体

体温 36.5℃，心率 112 次/min，呼吸 28 次/min，血压 85/40mmHg。双肺闻及湿啰音。心尖搏动位于第 6 肋间锁骨中线外侧，二尖瓣听诊区可闻及明显的收缩期 2/6 级吹风样杂音。双下肢可凹性水肿，四肢末端湿冷。

辅助检查

心电图：窦性心动过速、完全性左束支传导阻滞、$V_1 \sim V_6$ 深 Q 波。

超声心动图：舒张期左心室 73mm，左心房 49mm，室间隔厚度 6mm，左心室射血分数（EF）25%，左心室弥漫性运动幅度减低；二尖瓣瓣叶正常，收缩期中央型中度反流；右心室内径正常，三尖瓣少量反流。

解析

患者中老年男性，曾因冠心病行前降支支架植入手术，术后反复出现胸闷气短，活动耐量下降，夜间不可平卧和阵发性呼吸困难，长期口服药物治疗，症状逐渐加重。心电图提示：陈旧性心肌梗死，左束支传导阻滞。心脏超声提示左心功能严重受损。综合考虑患者缺血性心肌病诊断可能性较大，急性失代偿左心衰竭，低心排表现。

治疗经过

患者入院后表现为急性左心衰竭,胸闷憋气,双下肢水肿,双肺湿啰音,四肢湿冷,尿少,血压偏低,给以静脉利尿治疗效果不满意;给予多巴酚丁胺 5μg/(kg·min) 和呋塞米 10mg/kg 持续静脉泵入治疗,患者尿量和外周组织灌注逐渐改善,症状逐渐缓解,3 日后可平卧休息;逐渐减药过程中,患者症状再次发作。行心肌核素显像检查提示:左心功能重度受损,LVEF 18%,左心室前壁、侧壁、前室间隔大面积坏死心肌。入院后 13 日在全身麻醉体外循环下行二尖瓣成形术,LVAD(HeartMate Ⅱ)植入术,术后 2 日脱离呼吸机治疗,8 日顺利出院。出院后 1 个月复查人工心脏工作正常(图 7-3-12)。

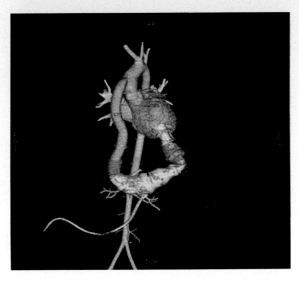

图 7-3-12　HeartMate Ⅱ植入术后 1 个月 CT 检查结果

 解析

患者慢性左心衰竭,反复因心力衰竭急性加重入院。此次急性失代偿性心力衰竭发作,伴有低心排表现,给予静脉强心利尿治疗好转,依赖于静脉正性肌力药物和静脉利尿剂。辅助检查提示缺血性心肌病,左心功能严重受损,肝肾功能尚可。患者人工心脏辅助手术指征明确。

(廉波　陈彧)

推荐阅读文献

[1] 中华医学会心血管病学分会. 中国心力衰竭诊断和治疗指南 2014. 中华心血管杂志,2014,42(2):98-122.
[2] KORMOS R,MILLER L. Mechanical circulatory support. Philadelphia:Elsevier,2011.

中英文名词对照索引